U0732451

心血管疾病诊治与介入手术应用

（上）

姚海木等◎主编

吉林科学技术出版社

图书在版编目（CIP）数据

心血管疾病诊治与介入手术应用/ 姚海木，张颖，马宁主编. -- 长春 :吉林科学技术出版社，2016.9
ISBN 978-7-5578-1199-0

Ⅰ. ①心… Ⅱ. ①姚…②张…③马…Ⅲ. ①心脏血管疾病—诊疗②心脏血管疾病—介入性治疗Ⅳ. ①R54

中国版本图书馆CIP数据核字(2016) 第205060号

心血管疾病诊治与介入手术应用

XINXUEGUAN JIBING ZHENZHI YU JIERU SHOUSHU YINGYONG

主　　编　姚海木　张　颖　马　宁
出 版 人　李　梁
责任编辑　许晶刚　陈绘新
封面设计　长春创意广告图文制作有限责任公司
制　　版　长春创意广告图文制作有限责任公司
开　　本　787mm×1092mm　1/16
字　　数　822千字
印　　张　33
版　　次　2016年9月第1版
印　　次　2017年6月第1版第2次印刷

出　　版　吉林科学技术出版社
发　　行　吉林科学技术出版社
地　　址　长春市人民大街4646号
邮　　编　130021
发行部电话/传真　0431-85635177　85651759　85651628
85652585　85635176
储运部电话　0431-86059116
编辑部电话　0431-86037565
网　　址　www.jlstp.net
印　　刷　虎彩印艺股份有限公司

书　　号　ISBN 978-7-5578-1199-0
定　　价　130.00元
如有印装质量问题　可寄出版社调换
因本书作者较多，联系未果，如作者看到此声明，请尽快来电或来函与编辑部联系，以便商洽相应稿酬支付事宜。

编 委 会

主　编:姚海木　张　颖　马　宁

姜　辉　赵　平　胡尔西旦·那斯尔

副主编:赵桂香　何鹏义　于林君

庞　琳　崔　杰　朱凌华

冯　赟　司玉臻　徐占领

编　委:(按照姓氏笔画)

于林君	中国人民解放军第153中心医院
马　宁	郑州大学第一附属医院
王连友	中国人民解放军第153中心医院
王　银	中国人民解放军第451医院
冯　赟	甘肃省灵台县人民医院
司玉臻	中国人民解放军第88医院
朱凌华	青岛阜外心血管医院
孙　哲	沈阳军区总医院
何鹏义	新疆医科大学第一附属医院
张再伟	山东省济宁市第一人民医院
张　颖	新疆医科大学第五附属医院
陈荔荔	胜利油田中心医院
庞　琳	中国人民解放军第202医院
赵　平	内蒙古自治区人民医院
赵桂香	新疆医科大学第六附属医院
胡尔西旦·那斯尔	新疆医科大学第一附属医院
姜　辉	沈阳军区总医院
姚海木	郑州大学第一附属医院
徐占领	安阳地区医院
高　群	西安市解放军三二三医院
崔　杰	北京中医药大学东方医院

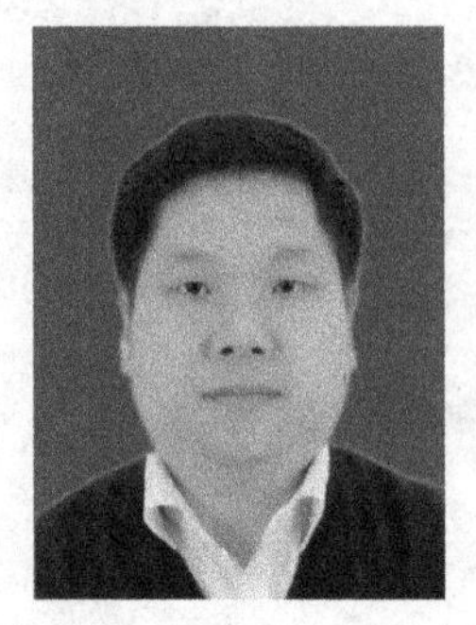

姚海木，男，46岁，1967年5月出生，郑州大学第一附属医院心内科，主任医师，临床医学博士，硕士研究生导师。1990年毕业于河南大学医学院，2003年9月至2006年6月就读于首都医科大学附属安贞医院，获博士学位。多年来一直从事心内科临床和教学工作，对心血管疾病的诊治具有丰富的临床经验。近年来主要从事心血管疾病的介入治疗（冠心病介入治疗、心脏起搏与电生理）。发表专业学术论文30余篇，其中SCI收录3篇（第一作者）；参编论著2部，获河南省科技厅科技成果奖3项。

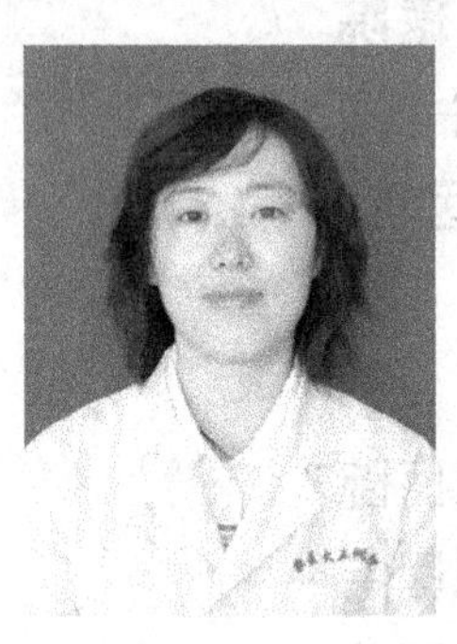

张颖，女，1977年生，新疆医科大学第五附属医院心内科主治医师。2007年毕业于天津医科大学临床医学专业，硕士研究生于2010年毕业于新疆医科大学心血管内科。现从事心血管内科临床工作10年，具有扎实的理论基础和丰富的临床经验。擅长心血管内科常见病、多发病、心血管急症的诊断和治疗及心血管介入治疗，尤其在高血压诊治方面有一定的研究。长期从事心血管专业医疗、科研及教学工作，并取得电生理介入资质，参加省市级课题多项，发表学术论文10余篇，核心期刊4篇，参编著作1部。

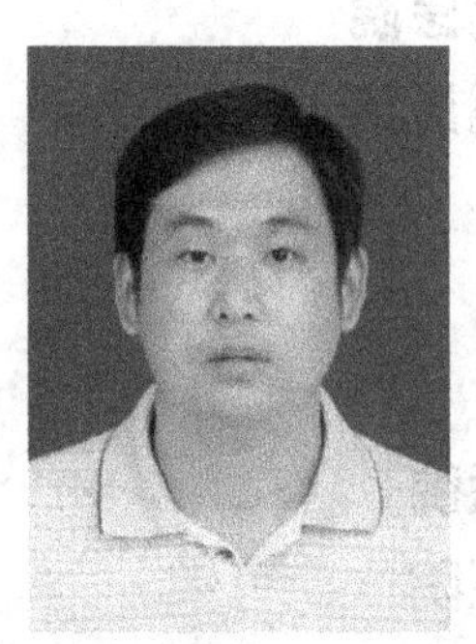

马宁，男，1982年出生，医学博士，现为郑州大学第一附属医院心血管外科主治医师，河南省医师协会心血管外科医师分会青年委员会委员。2006年赴瑞典Lund大学医院心胸外科学习。2008年硕士毕业于郑州大学。2011年博士毕业于上海交通大学医学院。2016年赴美国纽约St. Joseph医院学习。从事心血管外科，具有深厚的理论基础和丰富的临床经验，擅长诊治常见的先天性心脏病（尤其是腋下小切口治疗房间隔缺损、室间隔缺损）、瓣膜病及冠心病。参加国家科技部“十二五”科技支撑计划子课题《中国心脏外科房颤射频消融治疗技术的有效性及安全性的多中心临床研究》。发表国内外论文十余篇。主编专著1部。

前　言

心血管疾病是一种严重威胁人类，特别是中老年人健康的常见病。我们从临床实践中逐渐对心血管疾病的病理生理产生了更加深入的认识。医学科技伴随而来的是更多科学先进的诊疗设备与方法，我们将其逐步应用于临床，以帮助我们更好地服务于患者，帮助患者更好的摆脱心血管疾病困扰。本编委会特编写此书，为广大从事于心血管专科一线临床医务人员提供借鉴与帮助。

本书共分为十三章，内容涉及心血管系统常见内外科疾病的诊治及护理，包括：心血管疾病常见症状、心血管常见疾病的心电图表现、超声心动图、高血压、心力衰竭、冠状动脉疾病、心肌病、心包疾病、感染性心内膜炎、晕厥、心律失常、心血管外科疾病以及心血管疾病的护理。

针对书中涉及各临床疾病均给予了详细叙述，包括：病因、病理、临床表现、辅助检查、诊断、鉴别诊断、治疗及预防等。本书内容丰富，结合临床，旨在为广大心血管专科临床医护人员起到一定的参考借鉴用途。

为了进一步提高心血管内外科医护人员的临床诊疗水平，本编委会人员在多年心血管疾病诊治经验基础上，参考诸多书籍资料，认真编写了此书，望谨以此书为广大医务人员提供微薄帮助。

本书在编写过程中，借鉴了诸多心血管相关临床书籍与资料文献，在此表示衷心的感谢。由于本编委会人员均身负临床诊治工作，故编写时间仓促，难免有错误及不足之处，恳请广大读者见谅，并给予批评指正，以更好地总结经验，以起到共同进步、提高心血管内外科医务人员诊疗水平的目的。

《心血管疾病诊治与介入手术应用》编委会

2016 年 9 月

目　　录

第一章　心血管疾病常见症状

第一节　胸痛

胸痛是一种常见的临床症状，是心内科门诊、急诊常见主诉之一，其病因繁杂，涵盖了心血管、呼吸、消化、运动、神经和精神等系统以及心脏、主动脉、肺、食管、纵隔和胸壁各层等器官的众多疾病，不同原因所致胸痛的危险性有较大差异，迅速筛选可能致命的疾病以及避免因胸痛导致的过度检查和治疗，是临床医生面临的巨大挑战。

一、胸痛分类

引起胸痛的疾病种类很多，故存在多种不同的病因分类方法。由于约有50％的病例是由心源性病因引起的，而另外50％的病例是由非心源性病因引起的，因此从急诊处理和临床实用的角度出发，可将引起急性胸痛的疾病分为心源性胸痛和非心源性胸痛相关疾病两大类，进一步将心源性胸痛分为缺血性和非缺血性两类。了解急性胸痛的病因，提高早期诊断和鉴别诊断的水平，减少漏诊误诊，有助于不同病因的患者得到及时正确的处理。胸痛病因见表1—1。

表1—1　胸痛病因分类

心源性	缺血性胸痛	急性冠状动脉综合征、稳定型心绞痛
胸痛	非缺血性胸痛	主动脉夹层、心脏压塞、急性心包炎、梗阻性肥厚型心肌病、二尖瓣脱垂、主动脉瓣疾病、心脏挤压伤(冲击伤)等
非心源性胸痛	胸壁疾病	肋软骨炎、肋间神经炎、带状疱疹、急性皮炎、皮下蜂窝织炎、肌炎、肋骨骨折、血液系统疾病所致的骨痛(急性白血病、多发性骨髓瘤)等
	呼吸系统疾病	肺栓塞、胸膜炎、自发性气胸、肺炎、急性气管—支气管炎、胸膜肿瘤、肺癌等
	纵隔疾病	纵隔脓肿、纵隔肿瘤、纵隔气肿
	消化系统疾病	胃食管反流病(包括反流性食管炎)、食管痉挛、食管裂孔疝、食管癌、急性胰腺炎、胆囊炎、溃疡穿孔等
	心理—精神性疾病	抑郁症、焦虑症、惊恐障碍等
	其他	过度通气综合征、痛风、外伤、颈椎病

二、胸痛问诊

胸痛病史对诊断非常重要，需要了解患者年龄，胸痛的部位、性质、程度、持续时间、诱发和加重因素、缓解方式、有无放射痛及其伴随症状。

1.发病年龄　青壮年胸痛首先考虑自发性气胸、心肌炎、主动脉夹层、神经痛，40岁以上则须注意心绞痛、心肌梗死、肺栓塞。

2.胸痛部位和放射　大部分疾病引起的胸痛常有一定部位。例如：胸壁疾病所致的胸痛常固定在病变部位，且局部有压痛；若为胸壁皮肤的炎症性病变，局部可有红、肿、热、痛表现；

带状疱疹所致胸痛，可见成簇的水泡沿一侧肋间神经分布伴剧痛，且疱疹不超过体表中线；肋软骨炎引起胸痛，常在第1、2肋软骨处见单个或多个隆起，高部有压痛，但无红肿表现；心绞痛及心肌梗死的疼痛多在胸骨后方和心前区或剑突下，可向左肩和左臂内侧放射，甚至达小指，也可放射至左颈或面颊部，误认为牙痛；夹层动脉瘤引起疼痛多位于胸背部，向下放射至下腹、腰部与两侧腹股沟和下肢；胸膜炎引起的疼痛多在胸侧部；食管及纵隔病变引起的胸痛多在胸骨后；肝胆疾病及膈下脓肿引起的胸痛多在右下胸，侵犯膈肌中心部时疼痛放射至右肩部；肺尖部肺癌(肺上沟癌、Pancoast 癌)引起疼痛多以肩部、腋下为主，向上肢内侧放射。

3. 胸痛程度和性质　胸痛的程度可呈剧烈、轻微和隐痛。胸痛的性质可有多种多样。例如：带状疱疹呈刀割样或灼热样剧痛；食管炎多呈烧灼痛；肋间神经痛为阵发性灼痛或刺痛；心绞痛呈压榨样或闷痛或烧灼痛并有窒息感；心肌梗死则疼痛更为剧烈并有恐惧、濒死感；气胸在发病初期有撕裂样疼痛；胸膜炎常呈隐痛、钝痛和刺痛；夹层动脉瘤常呈突然发生胸背部撕裂样剧痛或锥刺痛；肺梗死亦可突然发生胸部剧痛或绞痛，常伴呼吸困难与发绀。

4. 疼痛持续时间　肌肉痉挛或血管狭窄缺血所致的疼痛为阵发性，炎症、肿瘤、栓塞或梗死所致疼痛呈持续性。如：心绞痛发作时间短暂(持续 1～15min)，休息或含服硝酸甘油可缓解，而心肌梗死疼痛持续时间长(20min 以上至数小时)且不易缓解。

5. 影响疼痛因素

(1)深吸气或咳嗽：肌肉骨骼疾病、气胸、胸膜痛(如肺栓塞造成的胸膜炎)、心包炎之疼痛皆可因深吸气或咳嗽而加重。心肌缺氧、食管痉挛引起的疼痛不随呼吸或咳嗽加重。

(2)姿势的改变：肌肉骨骼疼痛会因胸廓或上臂的运动而加剧。心包炎疼痛于卧位时会加剧，坐姿时有所减轻。胃食管反流于卧位时加剧，甚至可能于夜间痛醒。

(3)饮食、运动或药物：消化道疾病以抑酸剂或改善胃动力治疗可以缓解。心肌缺氧引起的胸痛给予抑酸剂无法改善，且运动会加剧疼痛；而休息或舌下含服硝酸甘油多可缓解。

三、体格检查

1. 一般情况　两上肢血压和脉搏、呼吸次数、体温、心率，面色是否苍白，有无大汗(常见于心肌梗死、主动脉夹层或肺栓塞)，是否新出现偏身轻瘫(怀疑主动脉夹层)。

2. 脉搏　触诊桡动脉和股动脉脉搏，检查双侧桡动脉脉搏是否一致，股动脉搏动是否存在。

3. 血压　双上肢血压是否一致，下肢血压和上肢血压比值是否大于 1。如双上肢血压不一致，或下肢血压低于上肢血压，提示主动脉夹层。

4. 触诊　胸壁、低位颈椎和胸椎检查是否存在高限性触痛、病理性骨折、脊柱功能障碍，是否有带状疱疹之皮肤病灶，有无胸壁高限性压痛、骨折。

5. 胸部听诊　双侧呼吸音是否一致，听诊一侧呼吸音减低，叩诊为过清音和触觉语颤增强，提示气胸。有胸部摩擦音，提示胸膜炎。双下肺湿啰音，提示心力衰竭。

6. 心脏检查　心音是否低钝，各瓣膜区是否存在杂音。

7. 上腹部触诊　检查腹部有无触痛，可提示胆囊疾病或消化性溃疡。

8. 双下肢　有无静脉曲张，有无水肿。

四、实验室检查

1. 血常规、血气分析、D－二聚体　如存在低氧血症（PaO_2＜60mmHg，$PaCO_2$＜40mmHg），同时D－二聚体高于500μg/L提示肺动脉栓塞。

2. 心肌坏死标志物　目前常用的心肌坏死标志物包括肌钙蛋白I(troponin I，TnI)、肌酸激酶同工酶MB(creatine kinase isoenzyme，CK－MB)和肌红蛋白（myoglobin，Mb），是心肌梗死重要诊断指标。TnI一般在胸痛后3h升高，24h达高峰，持续10～14天恢复正常。CK－MB一般在胸痛后3～4h升高，24h达高峰，持续72h恢复正常。TnI＞0.1μg/ml而CK－MB不增高提示存在心肌微小梗死灶。CK－MB升高1倍以上提示存在较大范围心肌坏死。上述两指标作为诊断心肌梗死的标志。Mb阳性诊断价值小，Mb阴性可除外心肌梗死。

五、辅助检查

1. 心电图　对诊断心绞痛和心肌梗死非常重要，心绞痛的心电图表现为胸痛伴相应导联ST段水平或下斜型下移0.1mV以上或胸痛伴T波倒置，胸痛缓解时ST段或T波恢复正常。心肌梗死心电图表现为相应导联ST段弓背向上抬高0.1mV以上。需特别注意的是，一方面，发生心绞痛或心肌梗死时，心电图可能没有明显ST－T改变，另一方面，无症状的心电图ST－T改变不能作为冠心病心绞痛的诊断依据。心电图有助于鉴别心肌梗死、心包炎和肺栓塞。肺栓塞时，心电图表现为电轴右偏、Ⅰ导联有S波、Ⅲ导联有Q波和T波倒置（即所谓$S_{I}Q_{III}T_{III}$图形）。心包炎的特征性表现为低电压和广泛导联鞍型ST段抬高。

2. 运动试验　包括运动平板试验、核素心肌显像、负荷超声心动图。需结合受检时运动耐受力、症状、收缩压与心率反应进行判读，若心电图各对应导联发生ST段下降或上升大于1mm，持续1分钟以上，则判读为阳性，考虑有心肌缺血。对冠心症的诊断、预后、冠状动脉血运重建的评估均可提供可靠参考。注意：急性胸痛发作、急性冠状动脉综合征、急性心力衰竭患者不可进行此项检查。

3. 动态心电图　对无症状心肌缺血、变异型心绞痛、心律失常尤其有用。

4. X线　X线胸片用于诊断气胸、骨折、肺梗死、肺炎、胸膜炎。立位成像在消化性溃疡并发穿孔时，可发现横膈下有游离气体。

5. 超声心动图　用于诊断心包疾病、心脏瓣膜功能失常、心肌肥厚、室壁运动异常、心内膜感染、房室间隔缺损等各类先天性或后天性心脏疾患；也可作为主动脉夹层和肺栓塞的筛查方法。

6. 计算机化断层显像(CT)　包括肺CT、冠状动脉CT、肺动脉CT、主动脉CT等。用于诊断肺肿瘤、低中危人群冠心病、肺栓塞、主动脉夹层。

7. 食管检查　包括胃镜检查、钡餐透视、食管测压法等。

8. 脊柱X线检查　检查颈椎、胸椎等。

9. 冠状动脉造影　了解冠状动脉病变情况，并评估施行经皮腔内冠状动脉成形术(PTCA)、支架置入术的可行性。

六、急性胸痛诊治流程

（一）评估病情和稳定生命体征

对急性胸痛就诊的患者，立即评估病情严重程度，尽早识别出致命性胸痛非常重要。首先应该想到的致命性胸痛相关疾病包括急性冠状动脉综合征[acute coronary syndrome，ACS，主要包括：ST 段抬高型心肌梗死（ST segment elevation myocardial infarction，STEMI）、非 ST 段抬高型心肌梗死（non ST segment elevation myocardial infarction，NSTEMI）、不稳定型心绞痛（unstable angina，UA）]、主动脉夹层、肺栓塞、张力性气胸。具体措施如下：

1. 5min 内完成第一份 18 导联心电图，测量血压、心率，评估患者精神状态及皮肤是否湿冷。

2. 判断是否存在危及生命的症状和体征（包括：突发晕厥或呼吸困难，血压＜90/60mmHg，心率＞100 次/分，皮肤湿冷、胸痛伴出汗），有上述症状或体征之一，立即建立静脉通路、给予心电监护及吸氧等，稳定生命体征。

3. 体格检查　包括颈静脉有无充盈，双肺呼吸音是否一致，双肺有无啰音，双上肢血压是否一致，心音是否可闻及，心脏瓣膜有无杂音，腹部有无压痛和肌紧张。

4. 了解病史　包括此次胸痛发作的时间、诱因、部位和性质，胸痛与呼吸的关系，含服硝酸甘油的效果，既往胸痛病史，既往冠心病、糖尿病和高血压病史，既往治疗史。

5. 尽快完善血气分析、心肌损伤标志物、肾功能、血常规、床旁胸片和超声心动图检查。

6. 经上述检查，明确诊断 ACS 的患者按 ACS 诊治相关指南处理，高度怀疑主动脉夹层、肺栓塞等非缺血性疾病患者，接受主动脉 CT 或肺动脉 CT 检查明确诊断，分别请相关专科会诊，给予相应治疗。

经上述检查，明确诊断 ACS 的患者按 ACS 诊治相关指南处理，高度怀疑主动脉夹层、肺栓塞等非缺血性疾病患者，给予对症治疗（包括吸氧，低血压时给予升压治疗，高血压时给予扩血管治疗），并尽快请相关科室会诊，明确诊断，进行相应治疗。

常见致命性胸痛相关疾病的鉴别诊断思路：

提示高危 ACS 的胸痛特征：

· 症状：胸痛于静息或轻微活动时发作，伴呼吸困难、大汗、意识丧失，持续 20min 以上，过去 48h 内反复发作；

· 体征：低血压，心率增快，心音低钝，奔马律，心脏杂音；

· 心电图：病理性 Q 波，ST－T 改变；

· 生化检查：肌钙蛋白升高超过正常值 99 百分位；

· 超声心动图：节段性室壁运动减弱或消失。

提示肺栓塞的胸痛特征：

· 症状：呼吸困难、呼吸急促、类胸膜痛、晕厥；

· 体征：发热、低血压、心率增快；

· 心电图：完全性右束支传导；

· 阻滞、顺钟向转位、$S_{I}Q_{III}T_{III}$ 改变、胸前导联非特异性 ST－T 改变；

· 胸部 X 线：正常或胸腔积液或楔形渗出影像；

· 动脉血气：顽固性低氧血症；D－二聚体≥500μg/L；

· 超声心动图：右室增大、肺动脉高压、右室负荷重表现；

· 有下肢深静脉血栓，长期卧床病史。

提示主动脉夹层的胸痛特征：

· 胸痛为撕裂样；

·胸痛向颈部、背部、臀部或下肢放射；

·体征：高血压伴休克体征，双上肢血压相差 20mmHg 以上或下肢血压较上肢血压低 10mmHg 以上，心脏杂音，脉搏减弱或消失；

·胸部 X 线：升主动脉增宽；

·超声心动图或主动脉 CT 提示主动脉夹层。

提示心脏压塞的胸痛待征：

·症状：胸部压迫感伴气短；

·体征：低血压、心动过速、颈静脉怒张、脉压减小、奇脉；

·心电图示低电压、电交替；

·胸部 X 线示心界增大；

·超声心动图提示心包积液。

（二）中低危缺血性胸痛诊断评估流程

1. 就诊时心电图和肌钙蛋白正常患者，须重复观察 6h 后心电图或肌钙蛋白变化。如果患者持续胸痛，或需要应用硝酸甘油缓解，提示高危，建议 15～30min 内复查心电图，并连续监测。

2. 如果患者复查心电图 ST－T 动态变化或肌钙蛋白升高或血流动力学异常提示 UA 或 NSTEMI。请按照 UA/NSTEMI 相关指南处理。

3. 如果患者就诊后间隔 6h 或胸痛后 6～12h 心电图无 ST－T 动态改变或肌钙蛋白没有升高，提示患者近期发生心肌梗死或死亡风险为低危或中危，危险分层可使用 TIMI 评分或 GRACE 评分。

（1）对于低危患者，如没有其他引起胸痛的明确病因，可出院后 72h 内进行心脏负荷试验或冠状动脉 CT 检查并门诊就诊。

（2）对中危患者建议行超声心动图检查、心脏负荷试验或冠状动脉 CT 检查，并请心内科医生会诊。

（3）经上述检查，症状提示为非缺血性胸痛，要注意除外其他非缺血性胸痛相关疾病。

典型缺血性胸痛特征：

·胸痛与劳力程度相关，位于胸骨后，或牙齿、耳朵、颈部、下颌、肩部、背部、上臂或上腹；

·持续时间一般小于 10min；

·休息或含服硝酸甘油 3～5mm 内可缓解可能为缺血性胸痛特征；

·符合上述 3 点中的两点。

非缺血性胸痛特征：符合上述 3 点中的 1 点，或全部不符合。

非典型胸痛不能完全除外 ACS。女性、糖尿病患者和老年患者有时症状不典型。

（三）非缺血性胸痛的诊断评估思路

非缺血性胸痛是指经过适当的评估手段（如冠状动脉造影）排除冠心病后，其他疾病引起的反复发作的心绞痛样胸部不适。引起非缺血性胸痛的病因较多，其中临床最常见的是胃食管反流病、胸壁综合征、急性心包炎、惊恐发作、颈椎病等。详细了解患者的症状、体征和病史对判断胸痛病因至关重要。

常见非缺血性胸痛相关疾病鉴别诊断思路：

提示胃食管反流病（GERD）的胸痛特征：

· 胸骨后疼痛伴反酸、烧心，多在夜间或凌晨发作，与运动无关，平卧位或进食后加重，硝酸甘油可缓解症状；

· 胃镜提示食管炎症及溃疡，食管下段 24h pH 值监测有助于诊断；

· 质子泵抑制剂(proton－pump inhibitor，PPI)试验：足量服用 PPI，如胸痛症状明显缓解，考虑为 GERD，无效则考虑非 GERD 相关胸痛。

提示急性心包炎的胸痛特征：

· 症状：胸痛随呼吸、咳嗽、体位改变或吞咽加重，伴发热；

· 体征：心包摩擦感，心包摩擦音；

· 心电图提示广泛导联 ST 段弓背向下抬高。

提示惊恐发作的胸痛特征：

· 发作无明确诱因或有精神因素参与；

· 突发胸痛、呼吸困难、濒死感、四肢麻木、无力、出汗，伴多个系统自主神经功能紊乱表现。每次持续约十余分钟可自行缓解，一般不超过 1h，恢复后如常；

· 体格检查：表情紧张，血压升高，心率增快；

· 心电图无 ST－T 动态变化，心肌生化标志物正常，胸片正常，血气分析正常。

提示为颈椎病的胸痛特征：

· 心前区疼痛持续时间较长，一般持续 2～3h。疼痛往往先从肩部、肩胛间再转至心前区，颈臂活动、咳嗽时疼痛加重，同时可伴有颈椎病的其他症状，如颈部酸痛、肢体发麻等；

· 抗心绞痛药物无明显效果；

· 人为压迫颈椎旁压痛区可诱发心绞痛样发作；

· 按颈椎病治疗可减少心前区疼痛发作；

· 胸痛发作时心电图无 ST－T 动态改变，心肌生化标志物正常。

(张颖)

第二节 晕厥

晕厥无处不在。每个人、每种场合都可能出现晕厥。美国波士顿大学弗莱明翰心脏研究中心的统计显示，约 40％的人一生会经历至少一次晕厥，住院和急诊患者中分别有 1％～6％和 3％为晕厥患者。因此，基层医生认识晕厥、掌握晕厥的诊断与危险分层极为重要。

一、概念与分类

什么是晕厥？晕厥是由于短暂的全脑组织缺血而引发的短暂意识丧失。晕厥有四大特征，即一过性；发作迅速；持续时间短；自行恢复。意识的丧失不等于晕厥。晕厥只是短暂的意识丧失。晕厥需要与其他意识障碍相鉴别(图 1－1)，它与休克的区别在于能够自然恢复。

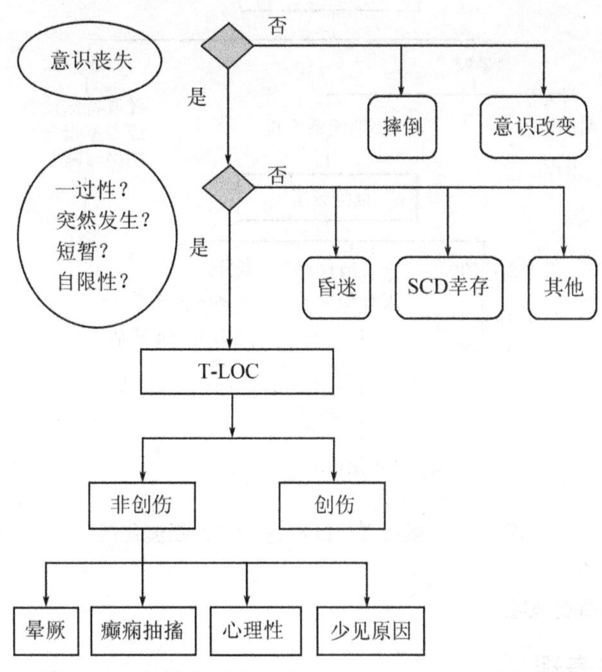

图 1－1　短暂意识丧失(T－LOC)。SCD:心脏性猝死

晕厥分为三大类:反射性晕厥、直立性晕厥、心源性晕厥。其中,反射性晕厥中的血管迷走神经性晕厥(即常说的晕倒,由情绪或长时间站立等刺激引起,常伴有出汗、面色苍白、恶心等)是导致晕厥的最主要原因。心源性晕厥,即心律失常和器质性心脏病导致的晕厥,是导致晕厥的第二位原因,心源性晕厥的患病、发病情况差别很大,老年住院患者心源性晕厥发病率较高。自主神经功能障碍(ANF)引起的直立性低血压(OH)又分为早期 OH、典型 OH(典型自主神经调节失常)、延迟(进行性)OH。

二、诊断流程

对出现短暂意识丧失的患者进行初步评估,除了详细询问病史、体格检查(包括测量不同体位血压)以及心电图等检查内容外,提出在此基础上,可以适当增加其他的检查以保证诊断准确:①40 岁以上患者建议首先进行颈动脉窦按摩;②对于有心脏病病史或怀疑此次晕厥与结构性心脏病或其他心血管疾病有关的患者,建议进行超声心动图检查;③对于怀疑因心律失常而导致晕厥的患者,应给予实时心电监测;④若晕厥与体位变化有关或怀疑反射性晕厥时,则应进行相关检查,如卧立位试验和(或)直立倾斜试验等;⑤仅在怀疑非晕厥原因造成的短暂意识丧失的情况下,进行神经科检查或血液检查。

当初步评估后尚无法明确晕厥原因时,要求立即对患者的主要心血管事件及心脏性猝死的风险进行评估。具体流程如图 1－2 所示。

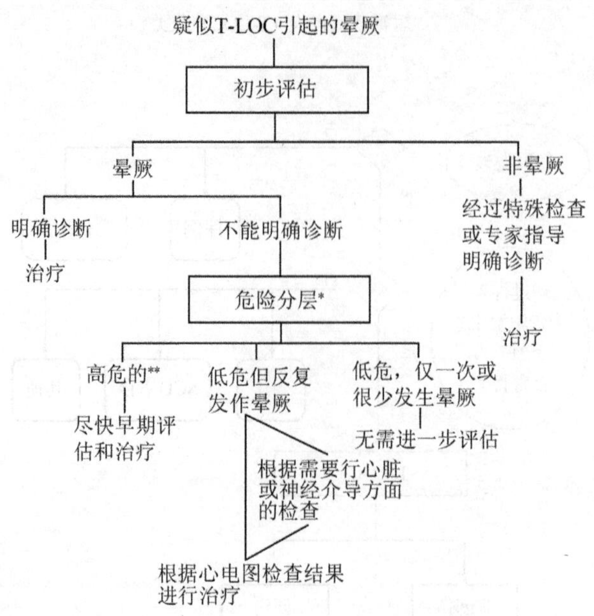

图 1－2　疑似 T－LOC 患者的诊断流程图

* 可能盖要实验室检查

* * 短期发生严重事件的风险

三、危险分层与表现

晕厥危险分层：需要立即住院和详细评估短期内有高度风险的指标包括严重的结构性心脏病或冠状动脉粥样硬化性心脏病（心力衰竭、左室射血分数降低或陈旧性心肌梗死）。

提示心律失常性晕厥的临床和心电图表现：劳力或卧位时发生晕厥；晕厥之前感觉心悸；有家族性心脏性猝死家族史；非持续性室性心动过速；双束支阻滞（完全性左束支传导阻滞或完全性右束支传导阻滞合并左前分支或左后分支阻滞）或其他室内传导阻滞 QRS 波时限≥120ms；在没有应用负性变时性药物和体育训练的情况下，严重窦性心动过缓（＜50 次/分）或窦房传导阻滞；预激综合征；QT 间期延长或缩短；伴 V_1～V_3 导联 ST 段抬高的右束支传导阻滞（Brugada 综合征）；右胸导联 T 波倒置，ε 波和心室晚电位提示致心律失常性右室心肌病（ARVC）。

严重并发症：严重贫血：电解质紊乱。

四、治疗

（一）晕厥治疗的一般原则

晕厥治疗的一般原则是延长生命，预防复发，防治躯体损伤。根据晕厥不同病因、发病机制和危险分层采取不同的治疗策略。治疗流程图见图 1－3。

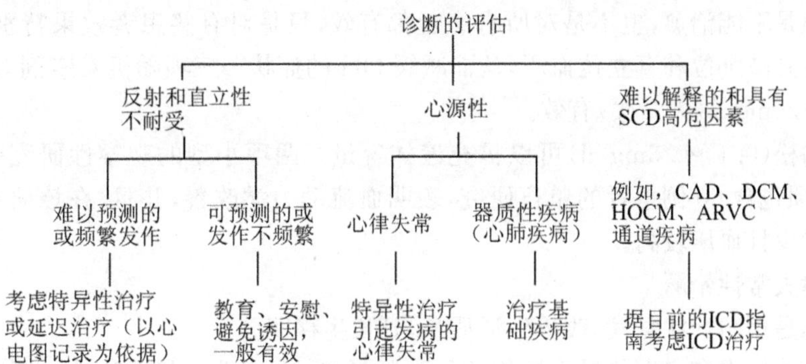

图 1－3　晕厥的治疗。ARVC：致心律失常性右室发育不良；CAD：冠状动脉疾病；DCM：扩张型心肌病；HOCM：梗阻性肥厚型心肌病；ICD：埋藏式心脏复律除颤器；SCD：心脏性猝死

（二）反射性晕厥和直立性低血压

治疗方面最大的进展是在生活方式方面，反射性晕厥非药物治疗的基石是教育，让患者相信这是一种良性情况。一般来讲，最初的治疗涉及让患者了解这一疾病及如何避免诱因（如闷热而拥挤的环境，血容量不足）等相关方面的教育。早期识别前驱症状，采取某些动作以终止发作[如仰卧位、物理反压练习（PCM）]。避免引起血压降低的药物（包括 α 受体阻滞剂、利尿剂和酒精）。

对于不可预测的频繁发作的晕厥需给予其他治疗。特别是非常频繁发作影响到生活质量、反复晕厥（没有或仅有非常短的晕厥先兆）有外伤的危险、晕厥发生在高危作业时（如驾驶、操作机器、飞行、竞技性体育运动等）。

1. 反射性晕厥　“物理反压练习”为反射性晕厥的一线治疗。“物理反压练习”即双腿肌肉等长收缩 PCM（双腿交叉），或双上肢肌肉等长收缩 PCM（双手紧握和上肢紧绷），在反射性晕厥发作时能够显著升高血压，多数情况下可使患者避免或延迟意识丧失。多中心前瞻性研究证实了这一结果。倾斜训练可能会减少晕厥复发。但是患者依从性较差，治疗受到影响。

许多试图用于治疗反射性晕厥的药物结果都令人失望。这些药物包括 β 受体阻滞剂、丙吡胺、东莨菪碱、茶碱、麻黄碱、依替福林、米多君、可乐定和 5 羟色胺重吸收抑制剂。由于在反射性晕厥时外周血管常常不能得到适当的收缩，α 受体激动剂（依替福林和米多君）曾被使用。但是，治疗效果不一致。专家组认为，在反射性晕厥患者长期单独使用 α 受体激动剂治疗可能有一些作用，对于偶发患者不建议长期治疗。除了生活方式和物理反压练习，在长时间站立或从事常常诱发晕厥的活动前一小时服用单剂量的药物，在有些患者可能有用。

起搏治疗反射性晕厥的随机对照试验得出的结果相反。专家组认为迷走神经性晕厥中血管减压部分通常起主要作用，所以得出欠佳的结果并不奇怪。而颈动脉窦晕厥心脏起搏治疗可能有效，双腔起搏一般优于单腔心室起搏。

2. 直立性低血压和直立性不耐受综合征　教育和生活方式的改变同样可以显著改善直立性低血压的症状，即使血压的升高幅度很小（10～15mmHg）。药物诱发的自主神经衰竭的治疗原则是消除药物作用。扩张细胞外容量是重要的治疗目标。对无高血压的患者，应指导摄入足够的盐和水。每天达到 2～3L 液体和 10g NaCl。生活方式如睡眠时床头抬高（10°）可预防夜间多尿，可维持更好的体液分布，改善夜间高血压。老年患者可使用腹带或弹力袜治疗。有先兆症状的患者应鼓励他们进行“物理反压练习”如下肢交叉和蹲坐。

与反射性晕厥相比，在慢性自主神经衰竭患者中一线治疗结合使用 α 受体激动剂米多君是有用的。但是不能治愈,也不是对所有患者都有效,只是对有些患者效果特别明显。毫无疑问米多君可升高卧位和直立位血压,从而减缓 OH 的症状。三项随机安慰剂对照试验中证实米多君(5～20mg,每天 3 次)有效。

氟氢可的松(0.1～0.3mg/d)可以扩充液体容量。两项小型的观察性研究(与头高位睡眠联合)和一项包含 60 例患者的单盲研究,表明血流动力学改善,并且,在该研究中,接受治疗的患者症状少且血压较高。

(三)心律失常性晕厥

治疗目标是预防症状复发,改善生活质量,延长生存期。

窦房结功能异常和房室传导系统疾病导致的晕厥,应该进行起搏治疗。同时指出,永久右室心尖部起搏的不良作用近来受到重视,但是替代的起搏位置的选择还存在争议。对于那些合并左室射血分数(LVEF)受损、心力衰竭以及 QRS 波延长的房室传导阻滞的患者,应该行双心室起搏。

对房室结折返性心动过速、房室折返性心动过速以及典型房扑相关性晕厥的患者治疗上首选导管消融。对于这些患者,药物治疗仅限于准备消融前或者消融失败的患者。对于与心房颤动(房颤)或者非典型心房扑动(房扑)有关的晕厥的治疗应该个体化。

尖端扭转型室性心动过速导致的晕厥并不少见,如果是药物引起的获得性 QT 间期延长所致,应立即终止应用可疑药物。对心脏正常或仅有心功能轻度受损的心脏病患者,室性心动过速(室速,VT)引起的晕厥,可选择导管消融或药物治疗。对于心功能受损且有晕厥的患者、非可逆性原因导致的室速或室颤的患者,应植入埋藏式心脏复律除颤器(ICD)。尽管 ICD 常不能防止晕厥的复发,但是可以减少心脏性猝死。

(四)继发于器质性心脏病或心血管疾病的晕厥

对于继发于器质性心脏病的晕厥患者,包括先天性心脏畸形或者心肺疾病,治疗目标不仅仅是防止晕厥再发,而且要治疗基础疾病和减少心脏性猝死的风险。

有些晕厥患者,即使全面检查后其发生机制仍不清楚或不肯定,这种情况下,对于心脏性猝死高危患者仍应针对疾病进行特异性治疗,以减少死亡率或威胁生命的不良事件的发生。对这些患者的治疗目标主要是降低死亡风险。然而,即使进行了基础疾病的有效治疗,患者仍然有晕厥再发的风险,对此,医生要心中有数。比如,ICD 植入后患者仍可能发生意识丧失,这是因为 ICD 可防止发生心脏性猝死而不能治疗晕厥的病因。对于心力衰竭(心衰)的心脏性猝死研究(SCD－HeFT)进行分析表明,与胺碘酮或安慰剂相比,ICD 不能防止晕厥再发。这意味着需要对晕厥的机制进一步研究并尽可能找到特定的治疗方法。

1.缺血或非缺血性心肌病　急性或慢性冠心病且左室射血分数受损的患者的死亡风险是增加的,必须进行缺血评价,如果符合指征应进行再血管化治疗。除此之外必须进行心律失常评价,包括心室刺激在内的电生理检查,因为再血管化治疗并不能改善发生恶性室性心律失常的病理基础。对于心衰患者如果符合目前指南中 ICD 植入指征,无论晕厥发生机制如何均应安装 ICD。包括缺血性或扩张型心肌病左室射血分数减低(LVEF＜35%,NYHA＞Ⅱ级)的患者。

如果晕厥患者左室功能有一定储备并且电生理检查阴性,不必积极予以 ICD 治疗。对于充血性心力衰竭,左室射血分数明显降低的患者应予 ICD 治疗。即使不能预防晕厥,但是能预防猝死,有晕厥的患者比没有晕厥的患者猝死率要高。

2.肥厚型心肌病　晕厥是肥厚型心肌病发生心脏性猝死的一个主要危险因素，特别是近期发生过晕厥(<6月)。相反，年龄较大(>40岁)且为远期晕厥史(大于5年)的患者以及有典型血管迷走性晕厥的患者发生心脏性猝死的风险低。然而，除了自限性室性心动过速外，还有其他许多机制能导致肥厚型心肌病患者出现晕厥，包括室上性心动过速、严重流出道梗阻、心动过缓、运动时血压不能相应升高以及反射性晕厥。有无其他心脏性猝死危险因素如家族性心脏猝死史、非持续性室速的发生频率、运动低血压以及显著心肌肥厚有助于危险性评估，研究表明ICD对有高危因素的肥厚型心肌病患者有效。

3.致心律失常性右室心肌病/发育不良　大约有三分之一的致心律失常性右室心肌病(ARVC)患者发生晕厥。青年、广泛右室功能异常、累及左室、多形性室速、晚电位、ε波以及有家族性心脏猝死史的患者，应予以ICD治疗，在一项多中心研究中，对132例安装了ICD的患者观察了预防心脏性猝死的作用。安装了ICD，不明原因晕厥的患者每年死亡率为15%，与那些有心脏骤停或血流动力学改变的室速患者类似。

4.原发性心电疾病患者　晕厥被看作是遗传性心脏离子通道异常患者的不良预兆。在没有其他原因可以解释或者不能除外晕厥是由室性心动过速引起时，应该考虑安装ICD。尽管晕厥的机制是多种多样的，一些是由威胁生命的心律失常引起，而大多数则为良性原因所致，如反射性晕厥等等。因此，在这种情况下，晕厥并不意味着会出现危及生命的心脏事件，其敏感程度远不及有明确心脏骤停史。在长QT间期综合征(LQTS)中，特别是LQTS2和LQTS3型，18岁前心脏事件的次数、QT间期显著延长以及女性均预示预后不良。自发性1型心电图改变的Brugada综合征患者的预后比2型心电图改变或者由药物诱发的患者要差。ICD对晕厥患者的使用仍存争议，比在心脏性猝死中使用ICD的问题要多。基于传统检查的遗传性疾病在良性与恶性之间的鉴别诊断上往往十分困难。因此，在一些患者考虑安装ICD之前理论上应该进行更详尽、更准确的检查(比如植入心电记录器)以明确晕厥的发生机制。

(张颖)

第三节　呼吸困难

呼吸困难是一种主观上觉得空气不足、呼吸费力和胸部窒息的感觉。而客观上表现为呼吸频率、深度和节律的改变。可以出现在生理状态下，如重体力负荷，也可以是一些病理生理状态的临床表现。病理性的呼吸困难是指在一般情况下，不应该出现呼吸困难的体力活动时出现的呼吸困难。本章节将重点围绕心源性呼吸困难的病因、病理生理机制、表现形式、体格检查特征、特异性的辅助检查、诊断和鉴别诊断进行阐述。

一、病理性呼吸困难的常见原因

多种疾病均可以表现为呼吸困难，临床上以心源性和肺源性呼吸困难最常见，二者可以有相似的症状和体征，容易混淆，因此需要医生根据患者的基础疾病、呼吸困难的诱因、辅助检查结果等综合判断，最终确定呼吸困难的原因。心源性呼吸困难主要见于左心衰竭，高血压性心脏病、冠心病、心肌病、心脏瓣膜疾病、心律失常等终末期均可以出现左心衰竭。心包积液、缩窄性心包炎、先天性心脏病也可以引起呼吸困难。肺源性疾病、代谢性和脑血管疾病等也可以出现呼吸困难的表现，因此，确定心源性呼吸困难前需排除下列所述的引起呼吸困难的原因：

1. 肺源性　影响呼吸运动、气道通畅，气体交换的所有肺部疾病都可以引起呼吸困难，主要表现为以下三种形式：

(1)吸气性呼吸困难：表现为喘鸣，吸气时胸骨、锁骨上窝及肋间隙凹陷(三凹征)。常见于喉、气管狭窄，胸廓畸形等。

(2)呼气性呼吸困难：呼气相延长，伴有哮鸣音，见于支气管哮喘和慢性阻塞性肺疾病。

(3)混合性呼吸困难：见于肺炎、支气管扩张、肺脓肿、肺结核、肺癌、肺间质纤维化、大量胸腔积液、气胸等。

2. 急性呼吸窘迫综合征　见于严重感染，创伤，大量输血，急性坏死性胰腺炎等。多种炎症细胞介导肺部炎症反应. 肺微血管通透性增高，肺泡渗出增多，肺气体交换受损。

3. 中毒性　糖尿病或尿毒症引起的代谢性酸中毒，pH 值降低，刺激外周化学感受器或直接兴奋呼吸中枢，增加呼吸通气量，表现为深而大的呼吸。呼吸抑制剂如吗啡、巴比妥类等中毒时，也可抑制呼吸中枢，使呼吸浅而慢。一氧化碳和亚硝酸盐中毒，使血红蛋白携氧能力丧失，引起呼吸困难。

4. 血源性　重度贫血和大出血时红细胞数目减少，红细胞携氧减少，导致血氧不足。

5. 脑源性　见于呼吸中枢受影响的疾病，如脑炎、脑血管病变、脑肿瘤、脑外伤。

6. 精神性　精神创伤、癔症也可有呼吸困难发作，其特点是呼吸快而表浅，因呼吸性碱中毒常伴有手足抽搐、麻木。

二、心源性呼吸困难的病理生理机制

左心衰竭引起呼吸困难的主要病理生理机制是肺循环淤血。左室收缩功能降低，左室舒张末压力增加，左房压升高，肺静脉回流障碍，肺循环毛细血管压力升高，造成肺淤血。

心包积液引起呼吸困难的病理生理机制是心包腔内压力升高到一定程度，心室舒张受限，引起肺静脉压升高和肺循环淤血。缩窄性心包炎引起呼吸困难的病理生理机制是增厚致密的心包固缩和压迫心脏，心脏舒张受限，舒张期回心血量减少，一方面体循环淤血，造成胸腔积液和腹水，肺脏受压，有效气体交换面积减少；另一方面肺循环淤血。限制型心肌病引起呼吸困难的病理生理机制是心肌本身病变，心脏舒张功能受限，引起一系列病理生理反应类似于缩窄性心包炎。

左向右分流的先天性心脏病(室间隔缺损、房间隔缺损、动脉导管未闭)引起呼吸困难的主要病理机制是肺内血流量增多；右向左分流的先天性心脏病引起呼吸困难的主要病理机制是低氧血症。

三、心源性呼吸困难的表现形式

1. 劳力性呼吸困难　随体力活动发生的呼吸困难，休息可以减轻或消失，是左心衰竭和二尖瓣病变的最早和最常见症状。

一些劳力性呼吸困难发作实际上是心绞痛发作，原因是体力活动造成心肌缺血，导致心脏收缩功能下降，射血减少，血液回流入心脏减少，肺循环淤血，而呼吸困难的表现较胸痛症状更明显，这常见于老年人和糖尿病患者。

2. 夜间阵发性呼吸困难　患者入睡后因憋气而惊醒，坐位后缓解，症状缓解后平卧入睡，可能再次出现憋气采取坐位。这是左心衰竭的典型表现。

3 端坐呼吸　平卧即出现呼吸困难，患者被迫采取坐位或半卧位以减轻呼吸困难。各种心脏病发展到一定程度都可能出现端坐呼吸。

4 急性呼吸窘迫　患者突发喘憋，不能平卧，患者处于濒死状态，有粉红色泡沫痰从口、鼻涌出，见于急性左心衰竭。

突然发生的呼吸困难是急性心肌梗死不典型症状的最常见类型。当呼吸困难掩盖了急性心肌梗死的其他临床表现，临床医生常常只考虑在原有疾病的基础上发生了急性左心衰竭，忽视急性心肌梗死的可能性，造成误诊和漏诊。

四、查体

心源性呼吸困难听诊时往往在肺底部于吸气末闻及细湿啰音，P_2 可亢进，可闻及收缩早期奔马律，心脏体征与引起心源性呼吸困难的原发病相关，重度心力衰竭因每搏量下降，表现为脉压变小，脉搏快而且细弱。

五、辅助检查

1. 超声心动图　超声心动图有助于诊断心脏原发病及测定心功能，左心衰竭的患者左室射血分数降低，低于 50%。但是超声心动图的射血分数代表左室收缩功能，舒张性心力衰竭的患者左室射血分数正常。

2. X 线胸片　心源性呼吸困难（左心衰竭）患者的 X 线胸片上表现为肺血管淤血和肺水肿的征象，即两肺纹理增多、增粗、模糊，两肺上野静脉影显著，下野血管变细，两肺门有呈放射状分布的大片云雾状阴影。胸片可以发现肺部原发病，有助于肺源性呼吸困难的诊断，从而帮助心源性呼吸困难的鉴别诊断。

3. B 型利钠肽（BNP）和 N 端前体－B 型利钠肽（NT－pro－BNP）　BNP 是人体内一种神经激素，主要在心室容量负荷和压力负荷增大时，BNP 的生成及释放增多。BNP 和 NT－pro－BNP 对于心力衰竭导致的呼吸困难阴性预测值较高。如果 BNP＜100pg/ml 或者 NT－pro－BNP＜300pg/ml，意味着心力衰竭的可能性非常小，应该更多地考虑非心源性因素导致的呼吸困难。但是，急性左心衰竭发生 1～2h 内，BNP 或者 NT－pro－BNP 可能正常。血浆 BNP 水平对于诊断和鉴别心源性呼吸困难和非心源性呼吸困难有着既安全方便，又准确及时，灵敏度、特异度高的优点。因此在临床上被广泛用于呼吸困难的鉴别诊断，很多医院可以床旁检测 BNP 或 NT－pro－BNP。

六、左心衰竭所致呼吸困难

临床上左心衰竭所致的呼吸困难最常见，其临床特点有：

1. 患者有严重的心脏病史。
2. 呈混合性呼吸困难，卧位及夜间明显。
3. 肺底部可出现中、小湿啰音，并随体位而变化。
4. X 线检查　心影有异常改变；肺门及其附近充血或兼有肺水肿征。
5. 超声心动图　左室射血分数降低。
6. BNP　BNP＞300pg/ml 或者 NT－pro－BNP＞1500pg/ml。

七、心源性呼吸困难的诊断和鉴别诊断

1. 心源性呼吸困难（左心衰竭）最容易与肺源性呼吸困难（慢性阻塞性肺疾病、支气管哮喘）相混淆，两者鉴别见表1－2、1－3：

表1－2　心源性呼吸困难与肺源性呼吸困难的鉴别

呼吸困难	心源性（左心衰竭）	肺源性（慢性阻塞性肺疾病）
病史	心脏原发病	慢性咳嗽、咳痰史
病理生理基础	肺淤血	气体交换异常
呼吸特点	浅表、快，不以呼气性呼吸困难为主，坐位呼吸困难缓解	深大，频率正常，以呼气性呼吸困难为主，咳嗽、咳痰后呼吸困难缓解
肺部体征	常出现湿啰音	常出现干啰音，呼气相延长
劳力性呼吸困难	有	有
夜间阵发性呼吸困难、端坐呼吸	常见	不常见
心脏体征	心界扩大，心脏杂音，奔马律	心界正常，无心脏杂音，无奔马律
X线胸片	心影扩大，肺纹理增强，两肺上野静脉影显著，下野血管变细，肺门影增大，可出现KerleyB线	心影狭长，肋间隙增宽，肺野透光度增力口，肺野外带纹理纤细、稀疏、变直，内带增粗、紊乱
超声心动图	左室射血分数降低	左室射血分数正常
BNP或NT－pro－BNP(pg/ml)	BNP＞300；NT－pro－BNP＞1500	常BNP＜100；NT－pro－BNP＜300
血气	除发生急性肺水肿伴肺泡渗液出现时 PaO_2 降低，其他情况 PaO_2 一般正常	PaO_2 降低和（或）$PaCO_2$ 升高
肺功能	正常	异常

表1－3　心源性呼吸困难与支气管哮喘的鉴别

	心源性呼吸困难	支气管哮喘
发病年龄	40岁以后起病	多于儿童青少年起病
病史	心脏病史	家族或个人过敏史
发作时间	夜间发作	多于季节交替时发作
肺部体征	散在或弥漫哮鸣音	广泛哮鸣音和湿啰音
心脏体征	心界扩大，奔马律，器质性杂音	正常
胸片	肺淤血，左心扩大	肺野清晰，肺充气过度表现
治疗	强心、利尿、扩血管，吗啡治疗有效	支气管扩张药、激素治疗有效

2. 心源性急性呼吸困难和急性呼吸窘迫综合征起病急骤、凶险，需要快速、准确识别，两者鉴别见表1－4：

表 1－4　心源性急性呼吸困难与急性呼吸窘迫综合征的鉴别

	心源性急性呼吸困难	急性呼吸窘迫综合征
病史	心脏原发病	肺损伤、脓毒症、重症胰腺炎、大量输血
呼吸困难	与体位相关，卧位加重	与体位无关
痰	粉红色泡沫状	稀水样
湿啰音	肺底部	分布广泛，且高调
胸片	胸片表现与症状同时出现和消失	胸片表现类似于肺泡性水肿，治疗后变化缓慢
肺毛细血管楔压	＞18mmHg	≤18mmHg
治疗	对强心、利尿、扩血管治疗反应好	对强心、利尿、扩血管治疗反应差

（姚海木）

第四节　心悸

心悸是一种患者在主观上对心脏搏动的不适感觉，患者自己感觉到心慌、心跳的一种症状，多伴有心前区不适感。临床表现为心搏增强，心率加快或减慢，心律失常等。若发生在缓慢心率时，常被描述为“心跳增强而有力”；若发生在快速心率时，则被描述为“心跳剧烈得要从口中蹦出”，常有奔马感。目前对心悸发生机制尚无满意解释，多与心动过速、心律不齐和每搏量的增多有关，但也与不同个体的神经类型和敏感程度有明显关系。

一、发病机制和病因

引起心悸原因很多，部分属于病理性，亦有不少是生理性。一般来说，在重体力劳动、剧烈运动，过度兴奋和紧张时可感到明显心悸不适，这是一种生理现象。临床上，患者以心慌或心悸就诊的原因常为以下情况。

（一）心律失常所致心悸

1. 心动过速　心率快于平时心跳范围（正常成人每分钟心跳 60～100 次，一般很少超过 90 次）。一旦心率＞100 次/分，就会感到心慌或心悸不适。也有一些老年人（或有迷走神经张力增高或病态窦房结综合征等），平时心率 60 次/分左右，一旦心率快于 80 次/分，也可产生心慌的感觉。心动过速常见于窦性心动过速，快速房颤、房扑，室速等。尤其是心律失常突然发作时更易引起心悸，其原因是心率增加，心室舒张期缩短，充盈不足引起心瓣膜及心室肌收缩力增高，导致心搏增强而引起心悸。心动过速类型的诊断有赖于心电图及电生理检查。

2. 心动过缓　在心率＜60 次/分（如窦性心动过缓、房室传导阻滞）时，一些患者可出现心悸感。常见于窦性心动过缓、高度房室传导阻滞、房室交界性心律、自发性室性心律、病态窦房结综合征、房颤转复成窦性心律后、迷走神经兴奋性增高等。心悸的原因是由于心率缓慢，心室充盈度增加，舒张期延长，每搏量增加，心搏增强所致。

3. 心律不齐　最常见的是期前收缩及房颤。由于过早搏动，在一个较长的代偿间期后出现的心室收缩强而有力，使患者心前区突然跳动而感到心悸。而代偿间歇时患者常诉心脏停搏。也有一些期前收缩（早搏），患者无明显感觉，尤其是房性早搏。

（二）高动力状态所致的心脏收缩增强

1. 生理性心悸　可见于健康人过度体力活动或情绪激动、紧张、恐惧、焦虑时，心悸的发生也可与生活习惯(如大量吸烟,饮酒,饮浓茶、咖啡)等及应用某些药物有关。

2.病理性心悸　是由病理性心搏增强所致,见于:

(1)心脏疾病:由于心脏本身病变导致心脏收缩力增强,心脏血流量增加,以致引起心脏负荷过重,心脏增大,而产生心悸。如先天性心脏病(包括室间隔缺损、动脉导管未闭)、风湿性心脏病(主动脉瓣狭窄及关闭不全、二尖瓣狭窄及关闭不全)、高血压性心脏改变、冠心病、脚气病性心脏病、克山病、原发性心肌病及体动静脉瘘所致者,心悸常为首发症状,劳累后尤为明显。

(2)心脏排血增加

1)甲状腺功能亢进:由于基础代谢率增高,交感神经兴奋性增强,心率增快,心排血量增加而导致心悸。

2)贫血:轻度贫血者活动后常感心悸,严重贫血者休息时也会感到心悸。慢性贫血时心悸症状可不明显,但心脏听诊可闻及收缩期杂音。贫血时血红蛋白含氧量减少,组织器官通过机体代偿功能来保证供氧。急性失血性贫血时可出现明显的心悸。

3)高热:急性感染时因发热,机体代谢率增高,组织耗氧量增加,机体通过增加心率而提高心排血量,以保证供氧,故可感心悸。

4)低血糖:由于低血糖时释放过多肾上腺素,可产生心悸。

5)嗜铬细胞瘤:血中儿茶酚胺水平可能会突然增高,肾上腺素和去甲肾上腺素水平增高,可使血压阵发性增高而引起心悸。

6)此外,结核病活动期、急性风湿热、亚急性心内膜炎、布鲁菌病等也常引起心悸。

(三)药物和食物

一些药物如肾上腺素、麻黄碱、氨茶碱、阿托品、甲状腺制剂、单胺氧化酶抑制剂等也可引起心搏增强或心律不齐而感到心悸。除了这些药物,大量吸烟和饮酒,饮浓茶、咖啡,以及吸食摇头丸和冰毒等也都会出现心悸。

(四)心脏神经官能症

多见于青、中年,女性多见。除心悸外,往往伴有头晕、头痛、失眠、乏力、注意力不集中等。心悸发作时常有情绪激动的诱因或近期生活压力过大,伴有过度换气(大喘气),主诉中还有胸痛、憋气和呼吸困难等。本病是自主神经功能失调致心脏血管功能紊乱而引起的临床综合征,发病多与精神、情绪、过度疲劳有关。

二、评估要点

(一)对心悸的患者,病史询问中既要关注与心脏疾病有关的因素,同时也要注意患者的生活、饮食习惯,以及近期的一些情感因素,应包括以下几个方面:

1.是否与劳累、情绪激动、精神刺激、睡眠差等诱因有关,是否伴有头晕、头痛、健忘和乏力。

2.是否有劳累后呼吸困难、喘憋、不能平卧、尿少、水肿等。

3.是否有多饮、多食、怕热、易出汗、手颤、体重减轻等。

4.是否有头晕、眼黑、出冷汗、呕血及便血史。

5. 心悸为阵发性还是持续性，发作时间长短，以及发作和终止是突然还是徐缓的。

6. 既往是否有心脏病史，以及高血压、风湿性疾病、甲状腺功能亢进症（甲亢）、肺结核病史。

7. 服药史。

8. 有否吸烟，饮酒，饮浓茶、咖啡等。

（二）体格检查

1. 注意心脏体征，包括心界大小、心率、节律、心音强弱以及各瓣膜听诊区的杂音等。

2. 测量四肢血压，注意脉压等。

3. 有无周围血管征。

4. 有无贫血及内出血体征。

5. 甲状腺有无增大，有无眼球突出，甲状腺有无血管杂音等。

（三）辅助检查

根据患者具体情况可考虑完善以下检查：

1. 血红蛋白，白细胞计数及分类，血小板计数。

2. 心电图注意和以往检查结果进行对照比较，必要时做电生理检查、超声心动图、24h 动态心电图（Holter），有时对心脏病的诊断有很大帮助。

3. 检查基础代谢率，三碘甲状腺原氨酸（T_3）、四碘甲状腺原氨酸（T_4）、促甲状腺素（TSH）、血清蛋白结合碘等。

4. 查血糖、尿糖。

5. 怀疑嗜铬细胞瘤时，应检查 3－甲氧基 4－羟基苦杏仁酸（VMA）、儿茶酚胺。

6. 胸部 X 线检查。

7. 查红细胞沉降率（血沉），有指征的做抗链球菌溶血素“O”、C 反应蛋白或结核感染的检测。

三、诊断思路

心悸的鉴别诊断步骤首先是明确心悸是否为心脏本身节律紊乱所致，然后进一步确定器质性疾病所致的心悸或是属于生理性心悸。

步骤一：如患者就诊时，仍然有心悸不适，则可通过心脏听诊和心电图，了解心率、心律和心音，常能做出心悸是否由心律失常所致的判断。如果患者主诉心悸为间歇性，就诊时并无心悸症状，则可考虑进行动态心电图或心脏电生理检查，以明确是否存在阵发性心律失常。

步骤二：若患者就诊时，自觉心悸，而心脏听诊发现心律和心率基本正常，心电图检查时心律和心率在正常范围，则应考虑患者的心悸为非心律失常原因所致。这时应注意鉴别心悸是病理性或是精神因素所致。一般来说，由心脏疾患所致者，多有器质性心脏杂音及心脏扩大。若属于高动力循环状态，除有原发疾病的临床表现外，常有下列特点：心率相对较快，心音增强，有周围血管征。临床上还要注意心悸的伴随症状，对诊断有重要提示（见下文）。

步骤三：排除了器质性疾病后，方可考虑心悸不适感与精神因素有关（心脏神经官能症）。心脏神经官能症常同时伴有神经衰弱的表现，多见于年轻女性和围绝经期妇女，除心悸外还常有多种心脏方面的症状，如心动过速、胸闷、气短、心前区隐痛或刺痛，并有神经系统和全身不适，如头痛、眩晕、耳鸣、失眠、乏力、注意力不能集中。体格检查常可发现有心动过速、呼吸加快、双手震颤和腱反射亢进。心电图可有一过性 ST－T 改变，且长年看病但诊断不详。

心脏神经官能症患者心电图一过性的改变有时易与冠心病相混淆，普萘洛尔（心得安）试验有助于鉴别诊断，心脏神经官能症患者试验后大多数心电图恢复正常，导致 T 波恢复直立，若非如此这类患者应进行随访或进一步检查评估。

四、鉴别诊断

1. 心悸伴随心率快而规整　窦性心动过速、阵发性心动过速（阵发性室上性心动过速、阵发性室性心动过速）、心房扑动。

2. 心悸伴随心率慢而规整　窦性心动过缓、三度房室传导阻滞、病态窦房结综合征、心房扑动呈 4∶1 下传、室性自主心律。

3. 心悸伴随心律不齐　包括二度房室传导阻滞、窦性心律不齐、窦性心律伴期前收缩、窦性停搏、心房颤动等。

4. 心悸伴有呼吸困难、喘憋不能平卧　常见于心力衰竭、急性心肌梗死、心肌炎、重症贫血或心脏神经官能症。

5. 心悸伴胸痛　常见于心肌炎、心包炎、心绞痛、心脏神经官能症。

6. 心悸伴晕厥、抽搐　常见于高度房室传导阻滞、心室颤动，以及阵发性室速所致的阿一斯综合征发作。

7. 心悸伴出汗　常见于甲状腺功能亢进、低血糖、嗜铬细胞瘤。

8. 心悸伴苍白无力、头晕　多见于各种类型的贫血、出血。

9. 心悸伴发热　常见于风湿热、结核病、心肌炎、感染性心内膜炎、甲亢、贫血和其他发热性疾病。

10. 心悸伴失眠、头晕乏力等神经衰弱征象　常见于心脏神经官能症。

五、临床处理

心悸症状有可能是困扰患者的长期问题，患者反复多处就诊而得不到缓解，也有可能是心悸症状急性发作而到急诊求治，临床上应根据患者的具体情况而进行酌情处置。图 1－4 列出了心悸患者的临床处理流程，主要是根据患者病情是否稳定以及是否为心源性心悸而采取不同的处理方法。

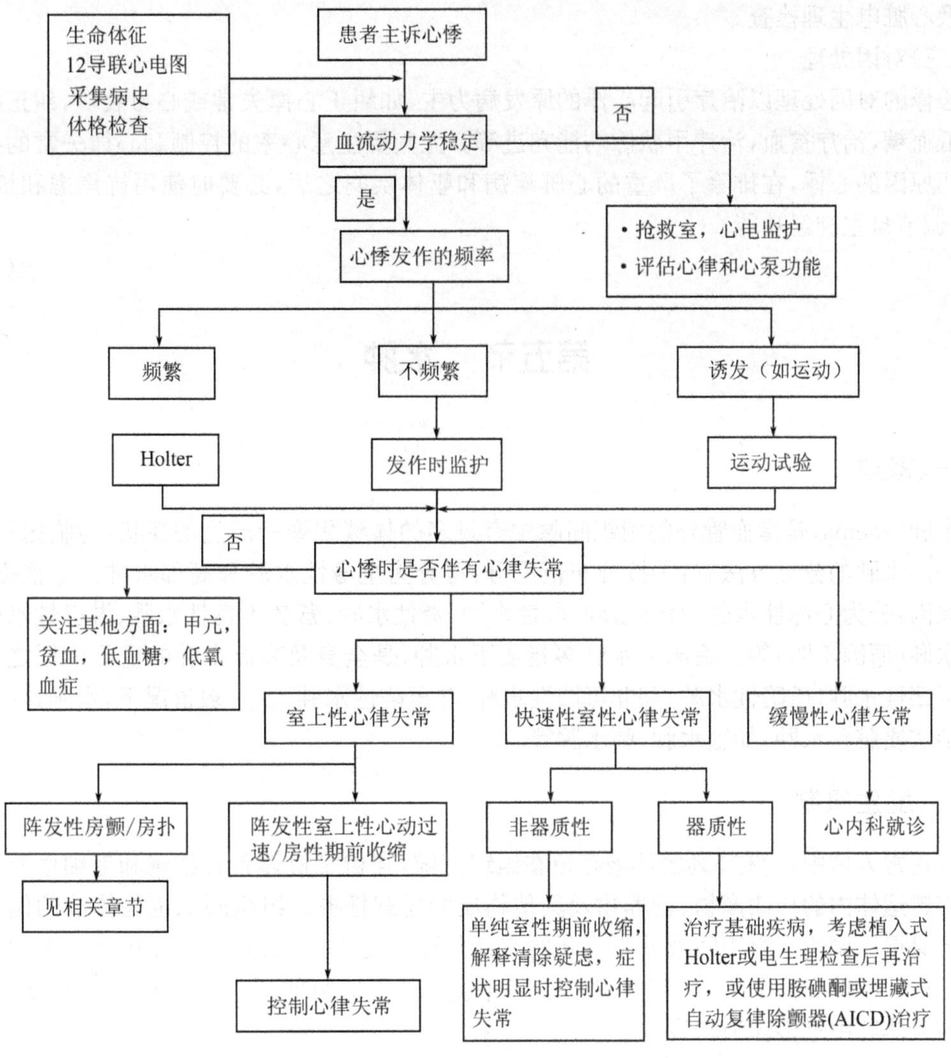

图 1－4 心悸患者的处理流程

(一)紧急处理

心悸患者如果出现下列情况之一则需要紧急处理:大动脉搏动消失、意识障碍、末梢循环障碍、呼吸困难。此时应评估患者的呼吸、脉搏、血压,保持患者的呼吸道通畅。对血流动力学不稳定的患者立即送入抢救室,吸氧,进行生命体征监护,建立静脉通路。

如果患者的血流动力学稳定,可进入下一步。

(二)进一步评估分析引起患者心悸不适的原因

1. 询问病史注意点　有无诱因,发病缓急,病程长短;心悸是持续性还是阵发性,是偶发还是频发;有无发热;有无多食、怕热、易出汗、尿少或水肿,患者的服药史和饮食情况;有无心脏疾病史或甲亢病史。

2. 体格检查注意点　注意有无贫血貌;心脏边界、心率、节律、有无杂音;有无血管杂音,颈动脉搏动;甲状腺大小、震颤以及血流杂音,有无突眼征等。

3. 可能需要的相关检查　全血细胞计数、血电解质、肝肾功能、动脉血气、甲状腺功能测定、胸部 X 线检查、心电图/Holter 检查、超声心动图、腹部 B 超(肾上腺、胰腺)、运动平板试验以及心脏电生理检查。

(三)对因处理

心悸的对因处理以治疗引起心悸的原发病为主,如纠正心律失常或心力衰竭,纠正缺氧,纠正低血糖,治疗贫血,治疗甲状腺功能亢进等。尤其要注意心率的控制和心律失常的处理。对不明原因的心悸,在排除了严重的心脏疾病和躯体疾病之后,必要时使用抗焦虑和抗抑郁药物,调节自主神经功能。

(张颖)

第五节　水肿

一、概述

水肿(edema)是指血管外的组织间隙中有过多的体液积聚所产生的症状,为临床常见症状之一。水肿的分类方法有:①按分布范围分:可分为全身性水肿和局部水肿。②根据水肿发生原因:分为心源性水肿、肾性水肿、肝性水肿、炎性水肿、营养不良性水肿、淋巴性水肿、特发性水肿(原因不明)等。临床上水肿多指皮下水肿,是全身及局部水肿的重要体征之一,又分为可凹性水肿(压陷性水肿)和非可凹性水肿(非压陷性水肿)。一般情况下,水肿这一术语不包括实质脏器水肿,如脑水肿、肺水肿等。

二、发生机制

在正常人体中,约有5%的体液存留在组织间隙,穿梭于机体各种细胞和毛细血管之间,担负着转运体内的代谢产物、营养物及其他物质的运载任务。组织间隙也是体液的储备库,在需要时得以调用。组织间液处于不断的交换与更新之中,组织间液量却相对恒定,这依赖于血管内外液体交换平衡和体内外液体交换平衡。如果这两种平衡被破坏,就有可能导致组织间隙或体腔中过多体液积聚。

(一)血管内外液体交换障碍

1. 毛细血管内静水压过高　主要原因是静脉压增高。引起静脉压增高的因素有:①心功能不全:右心功能不全使上、下腔静脉回流受阻,体循环静脉压增高,是心源性水肿的重要原因;②血栓形成或栓塞、肿瘤压迫可使局部静脉压增高,形成局部水肿;③血容量增加也可引起毛细血管流体静压增高,毛细血管流体静压增高将导致有效流体静压增高,平均实际滤过压增大,使组织间液生成增多。

2. 血浆胶体渗透压降低　血浆胶体渗透压降低是由于血浆蛋白减少所致。其中白蛋白是决定血浆胶体渗透压高低的最重要的因素。引起白蛋白减少的原因有①合成减少:见于营养不良致合成原料缺乏或严重肝功能障碍致合成白蛋白的能力低下。②丢失过多:见于肾病综合征,由于肾小球基底膜严重破坏,使大量白蛋白从尿中丢失。③分解增加:恶性肿瘤、慢性感染等使白蛋白分解代谢增强。④血液稀释:见于体内钠、水潴留或输入过多的非胶体溶液使血浆白蛋白浓度降低。血浆胶体渗透压降低使有效胶体渗透压降低,平均实际滤过压增大而致组织间液生成增多。

3. 毛细血管壁通透性增加　当机体出现炎症、酸中毒及过敏时,由于血浆蛋白浓度远远高于组织间液蛋白浓度，因而微血管壁通透性增高使血浆蛋白渗入组织间隙，造成血浆胶体渗透压降低和组织间液胶体渗透压增高，有效胶体渗透压降低，平均实际滤过压增大。

4.淋巴回流障碍　在某些病理情况下，当淋巴管阻塞使淋巴回流受阻时，可使含蛋白的淋巴液在组织间隙中积聚而引起水肿，这种情况可见于：①淋巴结的摘除，如乳腺癌根治手术时广泛摘除腋部淋巴结引起该侧上肢水肿；②淋巴管堵塞，如恶性肿瘤细胞侵入并堵塞淋巴管，丝虫病时主要淋巴管被丝虫阻塞，可引起下肢和阴囊的慢性水肿。

（二）体内外液体交换障碍

正常人体主要通过肾的滤过和重吸收来调节水和钠盐的摄入量与排出量的动态平衡，从而保证体液总量和组织间隙液量相对恒定。任何原因使肾小球滤过率减少而肾小管重吸收率并未减少，或肾小球滤过率没有明显变化而肾小管重吸收明显增强，再或肾小球滤过率减少而肾小管重吸收增强同时出现，都会导致肾小球、肾小管平衡失调，从而引起水、钠排出减少，在体内潴留。其主要机制为：肾小球滤过率下降；肾小管对钠、水的重吸收增强。

三、病因及临床表现

（一）全身性水肿（anasarca）

当液体在体内组织间隙呈弥漫性分布时呈全身性水肿，常见的原因有：

1.心源性水肿（cardiac edema）　主要是右心衰竭的表现。常见于冠心病、风湿性心脏病、高血压病、梅毒性心脏病等各种器质性心脏病引起的瓣膜、心肌等病变所造成的充血性心力衰竭，缩窄性心包炎等。发生机制主要为：①心力衰竭时，肾血流量减少，肾小球滤过率下降使原尿生成减少。②心力衰竭时，肾素－血管紧张素系统激活，使醛固酮分泌增多，肾远曲小管对钠的重吸收加强。而且通过血容量感受器反射性地引起抗利尿激素分泌增多。利钠激素和心房肽分泌减少。肾血流重新分布和滤过分数增加，使肾小管对钠、水重吸收增加。上述原因均引起水、钠潴留。③心力衰竭时，心收缩力减弱致排血量减少，静脉回流受阻，再加之钠、水潴留使血容量增多等作用，均使静脉压升高，后者又引起毛细血管流体静压升高和淋巴回流受阻，引起组织水肿。心力衰竭患者由于胃肠道淤血和肝淤血，使蛋白质摄入减少、消化吸收障碍和血浆白蛋白合成减少，引起血浆胶体渗透压降低，进一步加重水肿。

心源性水肿的特点是：①水肿逐渐形成，首先表现为尿量减少，体重增加，然后逐渐出现下肢及全身水肿。②水肿先从身体的下垂部位开始，逐渐发展为全身性水肿。一般首先出现下肢可凹性水肿，以踝部最为明显。③伴有右心衰竭和静脉压升高的其他症状和体征，如心悸、气喘、颈静脉怒张、肝大，甚至胸腔积液、腹水等。

2.肾性水肿（renal edema）　原发于肾损害的全身水肿。肾性水肿产生机制：①肾小球滤过率下降，而肾小管对水、钠重吸收尚好，从而导致水、钠潴留，此时常伴全身毛细血管通透性增加，因此组织间隙中水分潴留，此种情况多见于肾炎，如急性肾小球肾炎、慢性肾小球肾炎、肾盂肾炎肾衰竭期等。②由于大量蛋白尿导致血浆蛋白过低所致，血浆胶体渗透压明显降低。此种情况多见于肾病，如肾病综合征、肾动脉硬化症、肾小管病变等。③肾实质缺血，导致继发性醛固酮增多，加重了水、钠潴留。根据其发生机制的不同，可将肾性水肿分为肾炎性水肿与肾病性水肿两类。

肾性水肿的临床特点：水肿多从眼睑、颜面开始，而后逐步扩展致全身；多以晨起时最明显，活动后逐渐减轻（严重者变化不明显）；常同时伴有蛋白尿、血尿、管型尿、少尿及高血压等其他肾病表现。

3.肝性水肿(hepaticedema) 原发于肝脏疾病的体液异常积聚称为肝性水肿。其发生的机制主要由于肝蛋白质合成障碍使血浆白蛋白减少,血浆胶体渗透压降低,醛固酮和抗利尿激素等在肝内灭活减少可使钠、水潴留等。常见于肝硬化、肝坏死、肝癌、急性肝炎等。

肝性水肿具有以下特点:首先发生于足踝部,逐渐向上蔓延。头面部及上肢常无水肿。严重时出现腹水、胸腔积液。

4.营养不良性水肿(nutritional edema) 主要是由于各种原因所导致的蛋白质摄入不足和(或)消化吸收障碍,蛋白质排泄或丢失过多等所造成的,如长期的饥饿、肠道蠕动亢进、吸收面积减少、慢性消耗性疾病、大面积烧伤和渗出、急性或慢性失血、大量蛋白尿等。其特点是水肿发生前常有消瘦、体重减轻等表现。皮下脂肪减少所致组织松弛、组织压降低,加重了水肿液的潴留。水肿常从足部开始逐渐蔓延全身。血液生化检查可见血浆蛋白明显降低。

5.妊娠性水肿(cyesedema) 部分妇女在妊娠后,随妊娠月份增加而出现水肿,以下肢为明显,体重也可显著增加,常伴高血压、尿少,尿检验可见有蛋白。这种妊娠水肿在妊娠中、晚期多见,与内分泌改变有关。此外,由于妊娠子宫增大,压迫导致淋巴回流受阻,也是造成下肢水肿的原因。

6.内分泌性水肿(endocrine edema) 由于内分泌与代谢功能紊乱所引起。既可以表现为全身性水肿,也可以表现为局部性水肿。如甲状腺功能减退所引起的黏液性水肿(myx-edema),其主要特点表现为颜面及下肢的非可凹性水肿;见于肾上腺皮质功能亢进所引起的醛固酮增多症、皮质醇增多症,垂体前叶功能低下等。部分女性有随月经周期出现的周期性水肿,或在服用避孕药、注射排卵药后可引起水肿。

7.特发性水肿(idiopathic edema) 该型水肿为一种原因未明或原因尚未确定的(原因可能一种以上)综合征。常见于中年女性。水肿多为轻中度,往往呈周期性,其发生与体位有着密切的关系,在长时间站立或活动、吃盐后出现或加重,平卧位休息后又逐渐减轻至消失。水肿常发生在早晨,颜面及手部比较明显,下午以下肢和足部显著。特发性水肿大多无严重后果,病情常周而复始,一般不会有明显的进展。

(二)局部性水肿(local edema)

液体聚积在局部组织间隙时称为局部性水肿;常见的原因有:

1.淋巴性 分为原发性淋巴性水肿(先天性淋巴性水肿、早发性淋巴性水肿),继发性淋巴性水肿(肿瘤、感染、外科手术、辐射等)。

2.静脉阻塞性 见于肿瘤压迫或肿瘤转移,局部炎症,静脉血栓形成,血栓性静脉炎,瘢痕收缩以及创伤等,可分为慢性静脉功能不全、上腔静脉阻塞综合征、下腔静脉阻塞综合征以及其他静脉阻塞。

3.炎症性 为最常见的局部水肿,见于丹毒、疖肿、卢德维(Ludovici)咽峡炎、蛇毒中毒等。

4.变态反应性 见于荨麻疹、血清病以及食物、药物等引起的过敏反应等。

5.血管神经性 属于变态反应性或神经源性,可因昆虫机械刺激、温热刺激或感情激动而诱发,部分病例与遗传有关。

(三)临床分度

临床上根据水肿程度可分为轻、中、重三度。

轻度：水肿仅发生于眼睑、眶下软组织、胫骨前、踝部皮下组织，指压后可出现组织轻度凹陷，平复较快。有时早期水肿，仅有体重迅速增加而无水肿征象出现。

中度：全身疏松组织均有可见性水肿，指压后可出现明显的或较深的组织凹陷，平复缓慢。

重度：全身组织严重水肿，身体低垂部皮肤紧张发亮，甚至可有液体渗出，有时可伴有胸腔、腹腔、鞘膜腔积液。

（四）水肿对机体的影响

水肿对机体具有多种不利的影响，其影响大小取决于水肿的部位、程度、发生速度和持续时间。

1.细胞营养障碍　组织间隙液体积聚使组织细胞与毛细血管之间的距离加大，氧与营养物质运输时间延长；水肿液的堆积还可压迫高部毛细血管，致使血流量减少，造成细胞营养障碍。水肿部位易发生组织损伤、溃疡而不易愈合。

2.器官功能障碍　水肿可导致相应器官功能障碍，如胃肠黏膜水肿可影响消化吸收，肺水肿可引起呼吸功能障碍，心包积液可影响心脏泵血功能，喉头水肿可致气道阻塞甚至窒息，脑水肿可致颅内压增高，甚至形成脑疝，危及生命。生命重要器官急速发生的水肿危害较大，而缓慢发生的非要害部位水肿（如肢体水肿）对机体的影响较小。

四、问诊要点

水肿患者除询问一般病史资料外，对于水肿患者应注意追问以下情况：①过去有无水肿，水肿的发展情况，是持久性或间歇性。②水肿出现的部位，是全身性还是高限性，是否为对称性、可凹陷性，与体位的关系。如为全身性则应注意询问有无心脏病、肾病、肝病及内分泌疾病病史。女性患者还应询问水肿与月经周期的关系。③最近有无接受过某些制剂或药物治疗，如大量盐水、肾上腺皮质激素、睾酮、雌激素等。

（冯赟）

第二章　心血管常见疾病的心电图表

一、正常心电图

(一)正常心电图的波形特点与正常值

1. P 波　P 波是由左右心房除极产生，其时限 0.08～0.11s。正常 P 波为窦性 P 波，其形态在大部分导联呈钝圆形，有时可有轻度切迹，P 波方向，由于心房除极的综合向量指向左、前、下方，所以Ⅰ、Ⅱ、aVF、V_3～V_6 导联 P 波直立；aVR 导联 P 波倒置；其余导联 P 波直立、双向或倒置。只要Ⅱ导联的 P 波直立，aVR 导联的 P 波倒置，即为窦性心律。肢体导联 P 波振幅不超过 0.25mV，胸前导联振幅＜0.20mV。V_1 导联首先由右房除极产生的低幅初始正向部分，其振幅(mm)×宽度(s)乘积称为起始 P 波指数(IPI)，正常＜0.03mm·s。V_1 导联 P 波终末部分为负向代表左房除极形成，振幅应＜0.1mV，其振幅和时间的乘积称为 P 波终末电势(ptf)绝对值＜0.03mm·s。

2. PR 间期　代表自心房开始除极至心室开始除极的时间。心率在正常范围时，成人的 PR 间期在 0.12～0.20s。幼儿及心动过速时，PR 间期相应缩短。

3. QRS 波群　QRS 波群是左右心室除极形成的一组波群。

(1)时限：正常成人中多为 0.06～0.10s，最宽不超过 0.11s，儿童上限为 0.09s。

(2)形态与振幅

肢体导联：①成年人Ⅰ导联以 R 波为主，儿童和青少年电轴可以轻度右偏，其 R/S≤1；②Ⅱ导联以 R 波为主；③Ⅲ导联形态多变，可负可正，正常个体 R 波可以出现粗钝和切迹，最易受呼吸的影响；④aVR 导联以负向波为主；⑤aVL 导联一般以 R 波为主，如 QRS 电轴＞＋90°，则以负向波为主；⑥aVF 导联以 R 波为主。$R_{Ⅱ}$＜2.5mV；R_{aVR}＜0.5mV；R_{aVL}＜1.2mV；R_{aVF}＜2.0mV；其中各导联 R＋S≤0.5mV 为低电压。

胸导联：①V_1、V_2 导联以负向波为主；②V_5、V_6 导联以 R 波为主。胸导联 QRS 波群的移行规律是从 V_1 至 V_5 导联，R 波逐渐增高，S 波逐渐变浅，因此 V_1 导联上的 R/S＜1.0，V_5、V_6 导联上的 R/S＞1.0，过渡区 V_3、V_4 导联 R/S＝1.0。正常 Q 波＜1/4R，时限＜0.04s。V_1 导联中不应有 q 波，但可呈 QS 型。R_{V1}＜1.0～1.1mV；R_{V5}＜2.5mV；R_{V1}＋S_{V5}＜1.2mV；R_{V5}＋S_{V1}男＜4.0mV，女＜3.5mV。

4. J 点　QRS 波群的终末与 ST 段起始部的交点，称为 J 点，大多在等电位线上，通常随 ST 段的偏移而移位。早期复极时 J 点上移，心动过速时因 Ta 波重迭于 QRS 波群后段而使 J 点下移。

5. ST 段　自 QRS 波群终点至 T 波起点的线段称为 ST 段，为心室除极结束后缓慢复极的一段短暂时间。正常的 ST 段为一等电位线，有时亦可有轻微的偏移，但任一导联下移不应超过 0.05mV，V_1～V_3 导联抬高不超过 0.3mV，V_4～V_6 以及肢体导联抬高不超过 0.1mV。

6. T 波　心室快速复极所形成的 ST 段之后的一个圆钝而较大且时程较长的波。其升支与降支不对称，升支较缓，降支较陡，顶端圆钝。方向与 QRS 波群主波方向一致。但 V_1 的 T 波向上，则 V_2～V_6 导联就不应再向下。正常情况下，除Ⅲ、aVL、aVF、V_1～V_3 导联外，T 波的振幅不应低于同导联 R 波的 1/10，T 波高度在胸导联有时可高达 1.2～1.5mV 也属正常。

7. QT 间期 从 QRS 波群的起点至 T 波终点代表心室肌除极和复极全过程所需的时间。QT 间期的长短与心率的快慢密切相关，心率越快，QT 越短，反之越长。心率在 60～100/min 时，QT 的正常范围为 0.32～0.44s。因为心率对 QT 间期的影响很大，所以常用校正的 QT 间期，即 QTc=QT $\sqrt{RR}$。QTc 相当于 RR 间期为 1s（心率为 60/min）时的 QT 间期，正常 QTc 的上限为 0.44s，超过此值即属延长。

8. U 波 是在 T 波后 0.02～0.04s 出现的圆钝状低平波，方向与 T 波相同。胸导联较易见到，尤以 V_3 导联较为明显。形成机制尚不清楚，可能是浦肯野纤维复极或乳头肌复极所致。

（二）小儿心电图的特点

小儿的生理发育迅速，其心电图变化也较大。总的趋势为由最初的右心室占优势变为左心室占优势的过程，其具体特点如下：

1. 小儿心率较成人快，至 10 岁以后可大致保持成人的心率水平（60～100/min），小儿的 PR 间期较成人短，7 岁以后趋于恒定（0.10～0.17s），小儿的 QTc=(0.40±0.023)/$\sqrt{RR}$，较成人略长。

2. 小儿的 P 波时限较成人稍短（儿童<0.09s），P 波的电压于新生儿较高，以后则较成人为低。

3. 婴幼儿常呈右室占优势的 QRS 图形特征。Ⅰ导联有深 S 波，V_1（V_{3R}）导联多呈高 R 波，而 V_5、V_6 导联常出现深 S 波。R 波电压随年龄而增加，以后则高于成人，Q 波较成人为深（常见于Ⅱ、Ⅲ、aVF 导联），3 个月以内婴儿的 QRS 初始向量向左，因而无 q 波。新生儿期的心电图主要呈“悬垂型”，心电轴>+90°，以后与成人大致相同。

4. 小儿 T 波的变异较大，新生儿期其肢体导联及左胸导联常出现 T 波低平、倒置。

二、心室肥大与心房肥大

（一）心房肥大

1. 右房肥大 右房肥大时，向前下的起始除极向量增大，心电图表现为Ⅱ、Ⅲ、aVF 导联出现高而尖的 P 波，振幅大于 0.25mV，称为“肺型 P 波”，常见于慢性肺源性心脏病以及某些先天性心脏病。在合并慢性肺气肿时，P－QRS 波群的电压降低，即使Ⅱ、Ⅲ、aVF 导联的 P 波电压达不到 0.20～0.25mV 的诊断标准，只要 P 波呈尖峰状，其电压达到同导联 R 波的 1/2 时即应考虑右房肥大。一般各个导联的 P 波时程均不超过 0.10s。

2. 左房肥大 左房肥大时其终末向左后的除极向量增大，时间延长，心电图表现为Ⅰ、Ⅱ、aVL、aVF、V_4～V_6 导联 P 波增宽，≥0.11s，常呈双峰型，峰间距≥0.04s，典型者多见于二尖瓣狭窄，称为“二尖瓣型 P 波”。V_1、V_2、V_3 导联出现以负向波为主的正负双向型 P 波，Ptf_{V1} 绝对值≥0.04mV·s。

3. 双房肥大 右房与左房都肥大时，心电图表现为 P 波振幅增高和增宽，而呈双峰型，临床见于风湿性心脏病和先天性心脏病。Ⅱ、Ⅲ、aVF 导联 P 波振幅≥0.25mV，P 波时间≥0.11s。V_1 导联 P 波呈双向，起始部分高而尖，≥0.15mV，终末部分宽而深，Ptf_{V1} 绝对值≥0.04mV·s。

（二）心室肥大

1. 左室肥大 左室肥大时，左室的电活动占优势，QRS 向量向左（后）方向增大，QRS 时限可延长，电压增高并伴 ST－T 改变。

(1)左室高电压的传统诊断为：① R_{V5}＞2.5mV 或 $R_{V5}+S_{V1}$＞3.5mV(女)，＞4.0mV(男)；② R_{I}＞1.5mV 或 $R_{I}+S_{III}$；③ R_{aVL}＞1.2mV 或 R_{aVF}＞2.0mV。

(2)心电轴左偏，但一般不超过－30°。

(3)QRS 波群时限＞0.10s(一般不超过 0.11s)。

(4)在以 R 波为主的导联中 T 波低平、双向或倒置，可伴 ST 段压低。

在左室高电压的基础上，结合其他阳性指标，可以考虑左室肥大的诊断。符合条件越多及超过正常范围越多者越可靠，具体需结合临床其他资料，进行综合分析。

2.右室肥大　右室肥大达一定程度时，综合向量逆转，从正常左室优势出现变为右室优势，右前向量突出增大，心电图表现为：① R_{V1}＞1.0mV，S_{V1} 较正常减少或消失，V_1(或 V_{3R})导联 R/S＞1；② V_5 的 R/S≤1；③ $R_{V1}+S_{V5}$＞1.2mV；④ aVR 导联 R/S 或 R/q≥1(R＞0.5mV)；⑤电轴右偏。

3.双室肥大　当左右心室都肥大时，有可能因两侧心室的综合向量互相抵消而呈现大致正常的心电图，或仅表现为左室肥大。胸导联出现左心室肥大图形，同时出现以下心电图改变之一：①额面 QRS 电轴右偏超过＋90°；②显著顺钟向转位；③ V_1 导联 R/S＞1；④ V_5～V_6 导联 S/R＞1；⑤右房肥大；⑥aVR 导联 R/q≥1，R＞0.5mV。

三、心肌缺血

当心室肌某一部分发生缺血时将影响复极的正常进行，常见的心电图表现为 ST 段偏移、T 波变化和 U 波倒置等，有时也可引起 QRS 波群变化。

1.T 波的改变　心内膜下心肌缺血时，局部心肌的复极较正常推迟，由于最后心内膜下心肌复极时没有与之抗衡的心电向量存在，导致心电图上出现与 QRS 主波方向一致的对称性直立高耸的 T 波。心外膜下或透壁心肌缺血时，心内膜复极在先而心外膜复极在后，因而出现与正常方向相反的 T 向量，心电图表现为对称性深倒置的 T 波。

2.ST 段改变　心肌缺血时除可出现 T 波的改变外，还可出现 ST 段的改变或同时伴有 ST 段改变。

心内膜下心肌缺血时，可表现为 ST 段下移。ST 段下移可以分为 J 点型、上斜型、水平型和下垂型四种(图 2－1)。下垂型、水平型 ST 段下移≥0.1mV 有诊断价值。J 点型 ST 段下移在 J 点之后 0.08s 处下移≥2mm 也有诊断价值。心绞痛发作时、运动试验时 ST 段下移比较显著，有时心肌缺血仅表现为 ST 段轻度下移或水平延长。ST 段下移的程度与冠状动脉供血不足的程度有一定相关性。

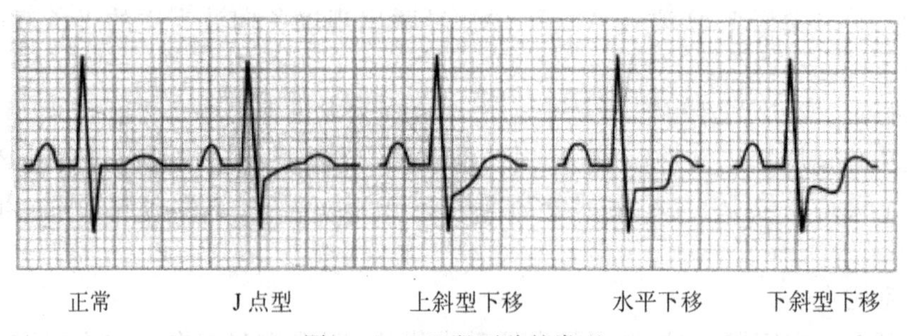

图 2－1　ST 段下移的类型

心外膜下或透壁性心肌缺血可表现为ST段抬高，主要见于变异型心绞痛。ST段抬高的诊断标准为：2个或2个以上肢体导联ST段抬高≥1mm，抑或2个或2个以上胸导联ST段抬高≥2mm。缺血性ST段抬高呈弓背向上，伴有对应导联ST段下移。若ST段持续抬高，提示可能发生心肌梗死。

四、心肌梗死

心肌梗死根据病程分为急性和陈旧性心肌梗死；按病变范围分为透壁性和非透壁性心肌梗死；按心电图有无病理性Q波分为Q波型和非Q波型心肌梗死；按部位分前壁、侧壁、下壁、右室心肌梗死和心房心肌梗死等类型。

（一）急性心肌梗死

1. 急性心肌梗死的典型心电图演变　从急性心肌梗死发生的最早期开始连续观察心电图变化，可分为3个阶段。

（1）超急性期：见于急性心肌梗死的极早期（数分钟或数小时）。由于急性损伤性阻滞可造成心室激动时间延长，QRS波幅增加，面向损伤面的导联ST段斜形升高，T波对称直立高耸。

（2）急性期：此期开始于梗死后的数小时或数日，持续到数周，心电图表现为2个或2个以上的导联新出现病理性Q波[≥0.03s和（或）≥1mm]；ST段起始部呈弓背向上抬高；直立型T波可演变为后支开始倒置，并逐渐加深（图2－2）；新出现的完全性左束支阻滞。

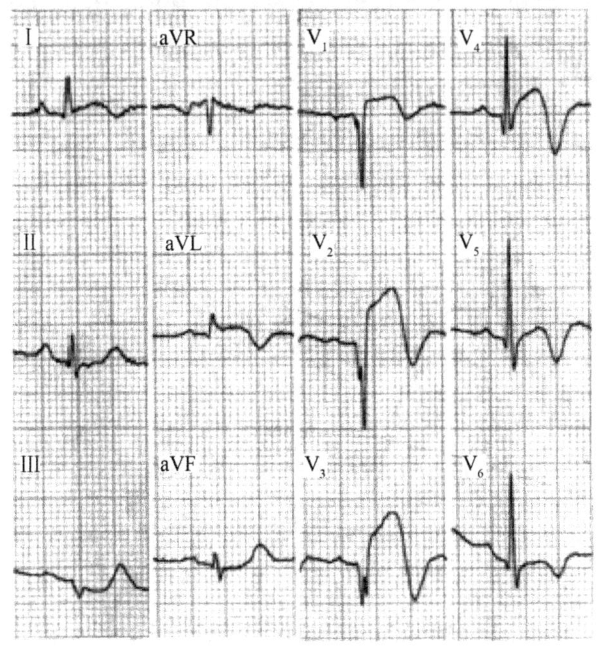

图2－2　急性前壁心肌梗死

（3）亚急性期（稳定演变期）：出现于梗死后数周到数月。心电图表现为病理性Q波增深增宽或其后R波振幅下降，或保持不变；ST段逐渐下降至基线；T波倒置逐渐增深再缓慢恢复，或长期保持倒置。

2. 急性非Q波型心肌梗死　指确有急性心肌梗死但心电图没有病理性Q波表现。主要表现为 ST－T 改变，可分为 3 个类型：①ST 段抬高型，占 40%～50%；②ST 段下移型，占 30%～40%；③T 波倒置型，约占 20%。上述 ST－T 改变持续 24h 以上且有动态变化，应考虑急性非 Q 波型心肌梗死的诊断。

3. 急性心肌梗死的定位与受累血管　通过心电图可判断心肌梗死部位并初步确定受累血管（表 2－1）。

表 2－1　急性心肌梗死的定位与受累血管

受累的心壁	导联	受累血管	镜像改变
前壁	V_2、V_3、V_4、V_5	前降支	Ⅱ、Ⅲ、aVF
前间壁	V_1、V_2、V_3	前降支或对角支	V_7、V_8、V_9
侧壁	V_5、V_6	回旋支	Ⅱ、Ⅲ、aVF
广泛前壁	V_{1-6}、Ⅰ、aVL	前降支	Ⅱ、Ⅲ、aVF
高侧壁	Ⅰ、aVL	回旋支	Ⅱ、Ⅲ、aVF
前侧壁	V_3、V_4、V_5、V_6、Ⅰ、aVL	前降支	Ⅱ、Ⅲ、aVF
下壁	Ⅱ、Ⅲ及 aVF	右冠脉或回旋支	Ⅰ、aVL
正后壁	V_7、V_8、V_9	右冠脉或回旋支	V_1、V_2、V_3、V_4
右室	V_{4R}、V_{5R}、V_{6R}	右冠脉	无

（二）陈旧性心肌梗死

多数仅残留病理性 Q 波，但相当一部分病例 T 波不再恢复直立，说明心肌梗死周围心肌长期处于供血不足状态，但却不一定有临床心绞痛症状，其诊断应密切结合临床。

五、心肌炎与心肌病

（一）急性心肌炎

心肌细胞发生弥漫性炎性浸润，心肌细胞变性、溶解和坏死，并累及起搏及传导系统，引起 QRS 低电压、病理性 Q 波、ST－T 改变、心脏传导障碍和各种心律失常。

（二）原发性心肌病

1. 扩张型心肌病　没有“典型性”的 ECG 表现，常可见窦性心动过速，房性和室性心律失常或传导异常。除 ST 段和 T 波改变外，可出现心前区 R 波递增不良或病理性 Q 波。

2. 肥厚型心肌病

(1)非对称性室间隔肥厚：Ⅰ、Ⅱ、Ⅲ、aVL、aVF 及 V_5、V_6 导联产生病理性 Q 波（深而窄，不超过 0.04s)，T 波常直立，个别有 ST 段抬高者但无动态改变。

(2)心尖肥厚型心肌病：V_3、V_4 导联巨大倒置的 T 波（＞10mm)、伴 ST 段下移及左室电压升高。

（三）急性心包炎

心包炎早期 PR 段下移（aVR 除外），伴有心包积液时可出现 QRS 波低电压和（或）电交替。特征性心电图改变为 ST 段呈斜直形或弓形抬高，凹面向上，一般不超过 4～5mm。

六、电解质紊乱及药物对心电图的影响

1. 低血钾　T 波平坦或倒置；U 波显著；ST 段轻度压低；P 波振幅和宽度增加；PR 间期延长；QTc 间期延长；早搏及各种心动过速。T 波和 U 波的振幅变化是其典型的特征性变化。

2. 高血钾　T 波高尖；PR 间期延长；QRS 波群时限延长；P 波平坦甚至完全消失。

3. 低血钙　ST 段延长，QTc 间期延长

4. 高血钙　ST 段缩短，QTc 间期缩短。

5. 洋地黄效应　洋地黄直接作用于心室肌，使动作电位时相缩短以至消失，并减少时相幅度，心电图表现为：①ST 段下垂型压低；②T 波低平、双向或倒置，双向 T 波初始部分倒置，终末部分直立变窄，ST－T 呈“鱼钩型”；③QT 间期缩短。

6. 洋地黄中毒　可以出现各种心律失常：频发性及多源性室性期前收缩、室性心动过速（特别是双向性室性心动过速）甚至室颤。交界性心动过速伴房室脱节，房性心动过速伴不同比例的房室阻滞。也可发生窦房阻滞伴交界性逸搏或窦性停搏、心房扑动、心房颤动等。

七、心律失常

（一）窦性心律失常

1. 正常窦性心律　P 波在Ⅰ、Ⅱ、aVF 导联直立，aVR 导联倒置，V_1 导联正负双向。每个窦性 P 波之后均继以 QRS 波群，PR 间期＞0. 12s；正常窦性心率的范围是 60～100/min，婴儿期心率为 110～150/min，年龄增长，心率逐渐减慢，8 岁时接近成人。

2. 窦性心律不齐　窦性 P 波，PP 间期不等，相差＞0. 12s（或 0. 16s）。

3. 窦房结内游走心律　P 波为窦性，但同一导联上窦性 P 波可有轻度变化；PR 间期在 0. 12～0. 20s 范围内，但其间期可随心率略有差异；多有窦性心律不齐。

4. 窦性心动过缓　窦性 P 波，成人 P 波的频率＜60/min，PR 间期≥0. 12s。

5. 窦性心动过速　窦性 P 波，成人 P 波的频率＞100/min，很少超过 160/min，PR 间期≥0. 12s。

6. 窦性停搏　心电图出现长的 PP 间期，此间歇不是基本窦性 PP 间期的倍数。

（二）期前收缩

期前收缩又称“过早搏动”，简称“早搏”，是最常见的心律失常，是在窦性或异位心律的基础上，心脏某一起搏点比基本心律提前发出激动，过早地引起心脏一部分或全部除极。早搏的基本心电图特征是：提前出现的 QRS 波群或 P 波，其后有一个较正常延长的代偿间期。

1. 房性期前收缩　提前出现的房性 P 波，形态与窦性 P 波有一定的差别；PR 间期≥0. 12s；房性 P 波后可以继以一个正常或变异（差异传导）的 QRS 波群，也可以不继以 QRS 波群（“房早未下传”）；代偿间歇多不完全。

2. 交界性期前收缩　提前出现的与窦性心律基本相同的 QRS－T 波（伴室内差异性传导时可变形可见逆行 P波，出现在 QRS 波群之前，P′R＜0. 12s，或出现在 QRS 波群后，RP′多＞0. 16s；早搏后代偿间期可完全或不完全。

3. 室性期前收缩　提前出现宽大、畸形的 QRS 波群，时限≥0. 12s，其前无相关的 P 波；ST－T 呈继发性改变，与 QRS 波群的主波方向相反；代偿间期绝大多数是完全的。

4. 室性并行心律　异位室性搏动与窦性搏动的联律间期不恒定；长的两个异位室性搏动间的间距，是最短的两个异位搏动间距的整倍数；可以产生室性融合波，其形态介于以上两种 QRS 波群之间。

（三）异位性心动过速

1. 室上性心动过速

（1）房室折返性心动过速（AVRT）：房室旁路参与的房室折返性心动过速，心动过速可被

早搏诱发或终止，心电图表现为：①节律规整，频率在 150～250/min，多数≥180/min；②QRS 波群形态、时限均正常，也可呈束支阻滞型；③逆行 P 波位于 QRS 波群之后；④RP′<P′R，RP′>0.07s。心电图可有预激波或正常。

(2)房室结折返性心动过速(AVNRT)：房室结双径路引起的房室结折返性心动过速，可被早搏诱发或终止，心电图表现为：①节律规整，频率在 150～210/min，平均 170/min；②QRS 波群形态、时限正常，也可呈束支阻滞型；③逆行 P 波与 QRS 波群部分重叠；④RP′<P′R，RP′<0.07s。

2. 房性心动过速　心电图表现：P′波形态与窦性不同；频率>100/min，最高可达 250/min；PR 间期正常或延长，PP过快时可出现 2∶1 或 3∶1 传导。

3. 室性心动过速　心电图中连续出现 3 个或 3 个以上宽大畸形的 QRS 波群，频率高于 100/min，RR 间期可匀齐，但相差很少超过 0.03s。窦性 P 波与宽大畸形的 QRS 波群常无关，形成房室脱节，故 PR 间期不固定，且 P 波的频率常较 QRS 波群频率低；偶尔室上性激动可下传心室产生心室夺获(QRS 波群提前出现，形态与窦性心律时相同)或形成室性融合波(图 2—3)。发作时间持续<30s，不伴有明显血流动力学改变的室速为非持续性室速。发作时间持续 30s 以上，或持续时间不到 30s，但可引起明显血流动力学障碍的室速为持续性室速。若宽阔畸形的 QRS 波群围绕基线不断扭转其主波的正负方向，通常每隔 3～10 个同向波之后就会发生扭转翻向对侧，这种特殊类型的室速称为尖端扭转型室速。

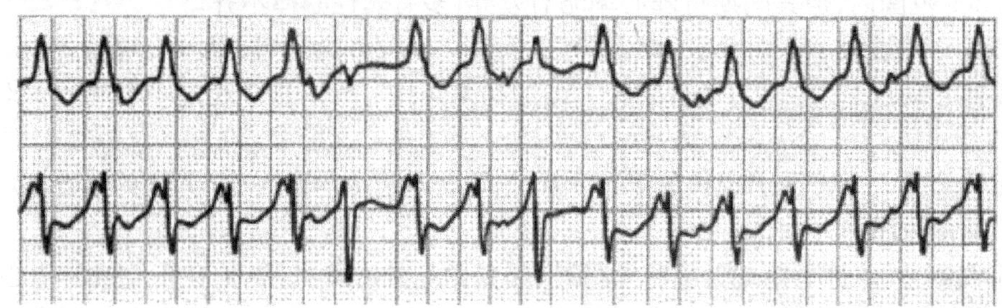

图 2—3　室性心动过速

4. 非阵发性心动过速　实际是加速了的房性、交界性或室性自主心律，其频率比各部位的自主频率快，但比阵发性心动过速慢。交界性的频率为 70～130/min，室性的频率为 60～100/min。

(四)扑动与颤动

1. 心房扑动　心电图上 P 波消失，代之以波形相同、波幅相等、间期匀齐、波间无等电位线的锯齿状波(F 波，在Ⅱ、Ⅲ、aVF 及 V_1 中易于辨认)，F 波频率为 240～430/min；房室传导可呈不同比例(2∶1 和 4∶1 下传最常见)；QRS 波群形态、时限正常，也可呈束支阻滞型。

2. 心房颤动　心电图表现为 P 波消失，代之以形态不同、振幅大小不等、波间无等电位线的 f 波，频率为 350～600/min；RR 间期绝对不齐。若伴有完全性房室传导阻滞，则心室律可能匀齐。

3. 心室扑动　心电图表现为规则的、振幅相等的连续波形，不能区分出 QRS 波与 ST 段和 T 波。每个扑动波由圆钝的上升段和下降段组成，形态似正弦波，频率为 180～250/min。

4. 心室颤动　心电图表现为 QRS 波与丁波完全消失，代之以形态不同、大小各异、极不匀齐的颤动波(F 波)，频率在 250～500/min。

（五）逸搏与逸搏心律

当上位节律点出现停搏或节律明显减慢，或者因传导障碍而不能下传时，或者早搏后代偿间歇等，低位起搏点发出一个或一串冲动，1～2个者为逸搏，连续3个以上者为逸搏心律。

1.房性逸搏心律　心电图表现为：P波的形态不同于窦性，心房率为50～60/min，PR间期>0.12s。

2.交界性逸搏心律　最常见的逸搏心律，见于窦性停搏以及三度房室阻滞等。心电图表现：QRS波群形态与窦性下传的QRS波群一致；P波位于QRS波群前时，PR间期小于0.10s；或在QRS波群附近（前、中、后）出现逆行P′波，其在Ⅰ、Ⅱ、aVF导联倒置，aVR导联直立，P′R间期<0.12s，RP′间期<0.20s；QRS频率为40～60/min，慢而规则。

3.室性逸搏心律　多见于双结病变或发生在束支水平的三度房室传导阻滞。其QRS波群呈室性波形，频率一般为20～40/min，可以不规则。

（六）反复搏动

反复搏动又称反复心律，是指心脏某一心腔激动后，经传导激动对侧心腔，传导过程中发生单次折返，使原激动起源的心腔再次激动，可以分为房性、交界性和室性反复心律。

1.交界性反复搏动　交界性逸搏或交界性心律时，QRS波群后出现逆行P′波，RP′间期>0.20s时，P′到下一个QRS波群（R′）间期常延长，RR′间期一般≤50s。

2.室性反复搏动　室性宽QRS波群后为逆行P′波，P′波后跟随着室上性窄QRS波群（R′），RR′间期比正常窦性心律时的RR间期短。

（七）传导异常

1.窦房阻滞

（1）二度Ⅰ型窦房阻滞：窦性PP间期逐渐缩短，之后出现一个长的PP间期，此后重复该现象。长的PP间期小于基本窦性PP间期的2倍。

（2）二度Ⅱ型窦房阻滞：预期产生的PP间期间歇性脱落，长的PP间期是基本窦性PP间期的倍数。

2.房内阻滞　心电图表现为P波增宽≥0.12s，出现双峰，切迹间距≥0.04s。结合临床资料与左房肥大鉴别。

3.房室阻滞

（1）一度房室阻滞：心电图表现为PR间期延长，成年人PR间期>0.20s（老年人>0.22s，小于14岁的儿童>0.18s），或对2次检测结果进行比较，心率没有明显改变而PR间期延长超过0.04s。

（2）二度房室阻滞：心电图表现为部分P波后QRS脱漏，可分为两型。①二度Ⅰ型房室阻滞（莫氏Ⅰ型）：P波规律出现，PR间期逐渐延长，R－R间期逐渐缩短，直至出现一次QRS波群脱漏。漏搏后PR间期缩短，随后又逐渐延长至QRS波群脱漏。可周期性反复出现，也称为文氏现象。②二度Ⅱ型房室阻滞（莫氏Ⅱ型）：PR间期恒定（正常或延长），部分P波后无QRS波群。连续出现2次或2次以上的QRS波群脱漏，称为高度房室传导阻滞。

（3）三度房室阻滞：又称完全性房室阻滞。P波与QRS波群无关（PR间期不固定），心房率快于心室率。出现交界性逸搏心律时，QRS波群形态正常，频率为40～60/min；出现室性逸搏心律时，QRS波群宽阔畸形，频率20～40/min。偶有P波下传心室者，称为几乎完全性房室阻滞。心房颤动时，心室率慢而绝对规则，为心房颤动合并三度房室阻滞。

4.束支与分支阻滞

(1)右束支阻滞:完全性右束支阻滞为:①QRS 波群时限≥0.12s;②V_1、V_2 导联 QRS 波呈 rsR型或 M 形;Ⅰ、V_5、V_6 导联 S 波增宽而有切迹,其时限≥0.04s;aVR 导联呈 QR 型,其 R 波宽而有切迹;③V_1、V_2 导联 ST 段轻度压低,T 波倒置;Ⅰ、V_5、V_6 导联 T 波方向一般与终末 S 波方向相反,仍为直立。不完全性右束支阻滞时形态类似,只是 QRS 波群时限<0.12s。

(2)左束支阻滞:完全性左束支阻滞为①QRS 波群时限≥0.12s;②Ⅰ、V_5、V_6 导联呈宽大 R 波,R 波粗钝有切迹,无小 q 波及 S 波,V_1、V_2 导联呈宽大而深的 QS 或 rS 波(其 r 波极为低小);③ST－T 方向与 QRS 波主波方向相反。不完全性左束支阻滞时形态类似,而 QRS 波群时限<0.12s。左束支阻滞合并心肌梗死时,常掩盖梗死的图形特征而难以诊断。若左胸导联均呈 QS 波,Ⅰ、V_6 导联出现 Q 波,V_1、V_2 导联出现 R 波等,均应高度怀疑合并心肌梗死。

(3)左前分支阻滞:最早的间隔和下壁除极向量指向右下方,最大 QRS 综合向量指向左、后、上方。心电图表现为:①心电轴明显左偏达－30°～－90°;②Ⅱ、Ⅲ、aVF 导联呈 rS 型,$S_{Ⅲ}>S_{Ⅱ}$,Ⅰ、aVL 导联呈 qR 型,$R_{aVL}>R_{Ⅰ}$;③QRS 波群时限<0.12s。

(4)左后分支阻滞:除极向量方向与左前分支阻滞相反,初始 10～20ms 指向左上;随后最大 QRS 综合向量指向下、右、后方。心电图表现为:①电轴右偏＋90°～＋180°;②Ⅰ、aVL 导联呈 rS 型,Ⅱ、Ⅲ、aVF 导联呈 qR 型(q 波时限<0.025s),$R_{Ⅲ}>R_{Ⅱ}$;③QRS 时限<0.12s。

5.干扰与脱节　心脏同时存在两个节律点,各自起搏控制其周围的心肌并向外传导,激动产生的不应期使其后传导来的激动不能兴奋局部心肌,而影响激动的推进,称为干扰。当两个节律点的频率相近时,会连续产生干扰现象,引起干扰性分离被称为干扰性脱节。干扰现象的心电图表现多样,如传导延缓、中断、房室脱节等,与传导阻滞类似,需与病理性传导阻滞鉴别。房性期前收缩的代偿间歇不完全、插入性期前收缩后的窦性 PR 间期延长等,均是干扰现象。干扰性脱节可见于窦性心率减慢,或交界性(室性)心率增快,心电图表现为心房率慢于心室率,而两者分离。

6.预激综合征　预激综合征指在正常的房室传导途径之外,心房和心室之间还存在附加的房室传导束(旁路),其类型有:

(1)WPW 综合征,即经典型预激综合征,属显性房室旁路。心电图表现:①PR 间期<0.12s;②QRS 波群增宽,时限≥0.12s;③QRS 波起始部有预激波(δ 波);④PJ 间期一般正常(≤0.27s);⑤继发性 ST－T 改变。大致分为两型:A 型(左侧旁路),$V_{1\sim6}$导联预激波和 QRS 波群均直立,Ⅰ导联和 aVL 导联预激波为负向;B 型(右侧旁路),$V_{1\sim3}$导联 QRS 波群以负向为主,$V_{4\sim6}$导联预激波和 QRS 波均直立。

(2)短 PR 综合征,心电图表现:①PR 间期<0.12s;②QRS 波时限正常(伴右束支阻滞或室内传导阻滞外);③QRS 起始部无预激波。

(3)Mahaim 型预激综合征,心电图表现:①PR 间期正常或延长;②QRS 波时限延长,呈类完全性左束支阻滞图形;③QRS 起始部有预激波(S 波);④可伴继发性 ST－T 改变;⑤心动过速时,QRS 波表现为类左束支阻滞的宽大畸形,V_1 导联呈 rS。

八、心脏起搏心电图

(一)单腔起搏心电图

1.心室按需起搏(VVI)　指心室单腔起搏、单腔感知、感知自身信号后的反应是抑制心室起搏脉冲的发放。心室起搏的心电图表现为在钉样起搏信号后紧跟着一个起搏脉冲引发宽大畸形的 QRS 波群（>0.12s），T 波方向与 QRS 波群主波方向相反。右室心尖部起搏产生类左束支阻滞 QRS 波群，Ⅱ、Ⅲ、aVF 导联的主波向下，心电轴左偏。右室流出道起搏产生类左束支阻滞 QRS 波群，Ⅱ、Ⅲ、aVF 导联的主波向上，心电轴正常或右偏。若一部分心室肌被自身节律控制，另一部分被起搏节律所激动，则形成真性室性融合波。QRS 波群形态介于完全心室起搏和窦性激动下传的 QRS 波形态之间。假性室性融合波的心电图表现为 QRS 波群为窦性激动自身下传的形态正常的 QRS 波，心室起搏无效，起搏信号叠加在 QRS 波中。

2. 心房按需起搏（AAI）　指心房单腔起搏、单腔感知、感知自身信号后的反应是抑制心房起搏脉冲的发放。右心房起搏最常见的部位是右心耳。心电图表现为：钉样起搏信号后紧跟着心房除极波（P 波），起搏的 P′波形态不同于窦性 P 波。自身心律与起搏节律发生干扰时，可产生房性融合波。

3. 单腔起搏器工作异常的心电图改变

（1）感知异常：分为感知不良和感知过度。起搏器的感知器对自主的 P 波或 QRS 波不能感知，仍按自身的基础起搏周期发放的起搏脉冲，称为感知不良或感知低下（图 2－4）。起搏器对肌电干扰或远场电位发生感知，称为感知过度，心电图表现为起搏暂停或起搏间期延长（图 2－5）。

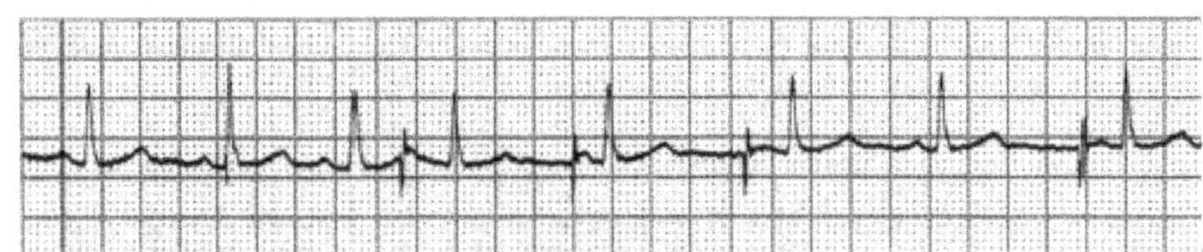

图 2－4　AAI 起搏，心房感知低下

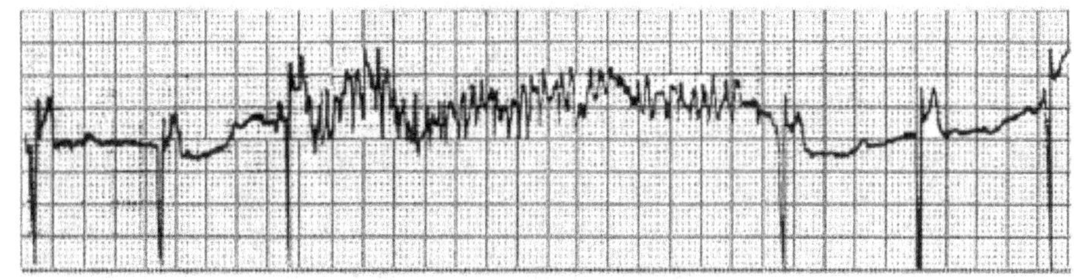

图 2－5　VVI 起搏，心室感知过度

（2）起搏功能障碍：心电图上表现为起搏间期长于基础起搏间期或逸搏间期，起搏信号后无相应的 P′波（AAI）或 QRS 波群（VVI）（图 2－6）。

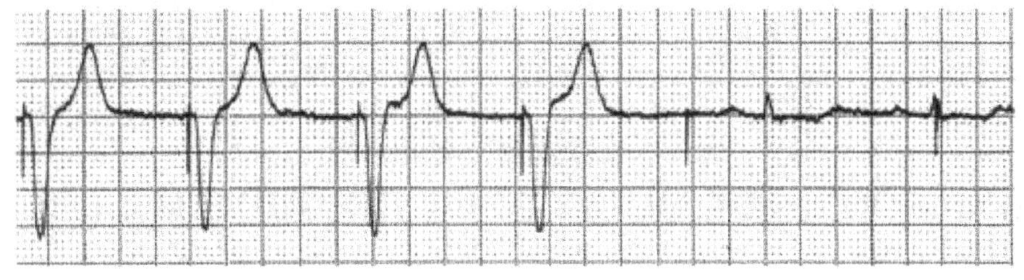

图 2－6　VVI 起搏，心室起搏不良

（二）双腔起搏心电图

1. DDD 起搏　具有心房、心室的起搏功能和心房、心室的感知功能，还具有房室之间类房室结样的传导功能。DDD起搏心电图可表现为4种图形。

(1)心房心室顺序起搏:在一个心动周期内前后有2个钉样信号,第一个钉样信号后是起搏心房的P波,第二个钉样信号后为起搏心室的宽大畸形QRS波,2个钉样信号之间是AV间期(相当于PR间期),AV间期可根据临床需要进行调整。

(2)心房感知、心室起搏(类似于VAT起搏):在自身P波(窦性或房性)后的一段时间(AV间期)后,跟随一个钉样起搏信号和一个起搏脉冲引发的宽大畸形的QRS波(>0.12s),T波方向与QRS波主波方向相反。

(3)心房起搏、心室感知:心电图表现类似AAI。

(4)心房心室均为感知:心电图中无起搏脉冲的钉样信号,P波及QRS波群均为自身激动图形。

2. DDI起搏　为房室顺序起搏,心房感知仅抑制心房起搏脉冲的发放而不触发心室起搏,直至心室间期达到下限频率间期时,才发放心室起搏脉冲。

3. 双腔起搏器工作异常的心电图表现

(1)感知异常:①心房感知低下,自身心房波后出现心房起搏脉冲,QRS波群可以是自身下传或起搏的(图2-7)。②心房感知过度:呈VAT模式工作,心室起搏脉冲前无心房波,有时可见肌电干扰(图2-8)。③心室感知低下,自身的QRS波后出现心室起搏的脉冲信号。④心室感知过度,心房、心室起搏脉冲均被抑制,导致起搏频率变慢甚至出现长间歇(图2-9)。

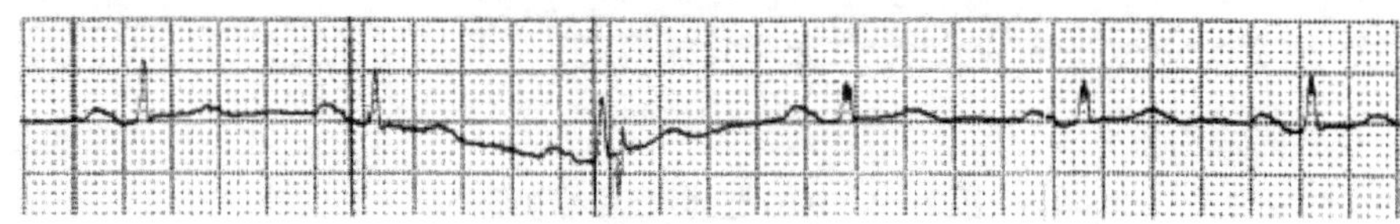

图2-7　DDD起搏,心房感知低下,心室安全起搏,心室假性融合波

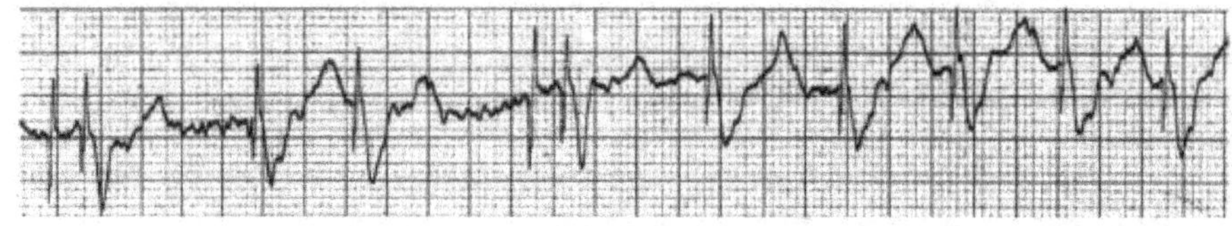

图2-8　DDD起搏,心房感知过度

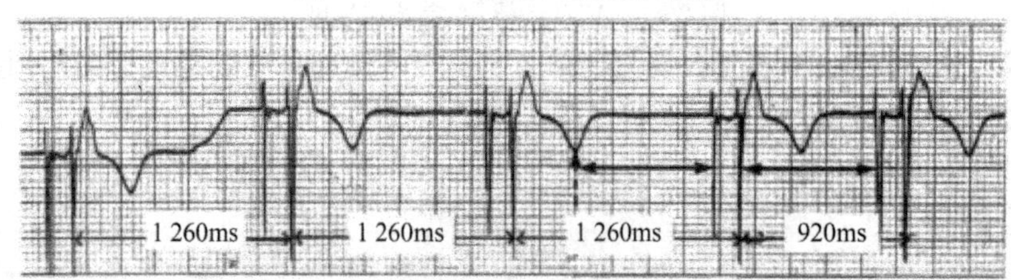

图2-9　DDD起搏,心室感知过度

(2)起搏异常:分为心房起搏不良和心室起搏不良,表现为起搏脉冲信号无相应的起搏夺获的P波或QRS波。

(3)起搏器介导性心动过速:①有明确的诱发原因(房早、肌电位干扰等);②VAT起搏模式;③心动过速频率匀齐,心动过速频率等于上限频率,心动过速时经起搏器房室1∶1传导;④心动过速有突发突止的特点(图2-10)。

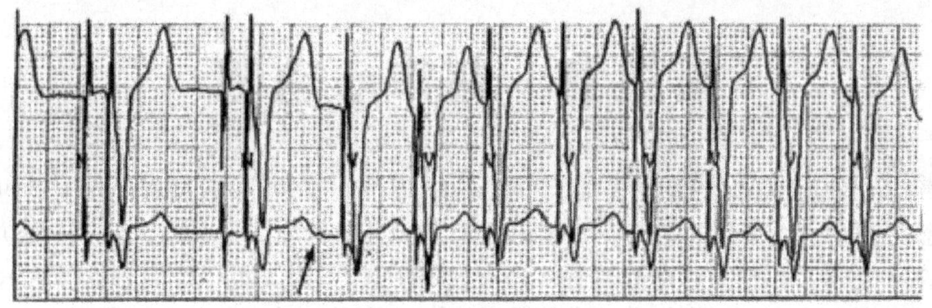

图 2－10　DDD起搏，起搏器介导性心动过速

（陈荔荔）

第三章　超声心动图

超声心动图应用二维图像能够显示心脏结构，评估心脏功能；通过彩色多普勒可以观察血流状态，应用频谱多普勒可以评估心脏和血管的血流动力学，通过对患者进行随访可以了解治疗效果，它既可以作为诊断心血管疾病有效的工具，同时又可以作为心血管疾病的研究工具，在临床诊断和研究中发挥着越来越重要的作用，其临床应用价值已经得到大家的公认。

一、基本工作原理、诊断技术与正常参考值

当超声波在均一介质中传播时，在保持初始方向的同时，逐渐被吸收和散射。当其遇到两个不同介质的界面时，部分超声波信号则被反射回来。不同的组织或者界面对于超声波的反射强度不同（如肌肉、骨组织或钙化组织比血液反射能力更强）。发射脉冲和接收反射信号之间的时间延迟，反射信号的强度，提示该组织反射回声的特性或组织间的界面反射。返回探头的信号可以提示超声波穿透的深度和反射的强度。这些信号传送到显示器上或打印纸上的灰阶图像一强回声显示为白色，低回声显示为灰色，无回声显示为黑色。

超声心动图就是利用超声波的穿透性和反射性，通过计算机技术处理和成像。目前经胸和经食管超声心动图检查常规技术包括：M 型超声心动图、二维超声心动图和血流多普勒超声心动图（表 3－1）。

表 3－1　超声心动图主要成像模式及其应用

二维超声成像	· 解剖结构
	· 心室和瓣膜的运动
	· 指导 M 型和多普勒取样
M 型超声	· 测量心腔和血管内径
	· 测量心脏时间间期
脉冲波多普勒成像	· 正常瓣膜血流频谱
	· 左室舒张功能
	· 每搏量和心排血量
连续波多普勒成像	· 瓣膜狭窄的程度
	· 瓣膜反流的程度
	· 分流的速度
彩色血流成像	· 评价反流和分流

M 型超声心动图只在一条线上发射超声波信号，接收时沿时间轴线展开，对于记录组织的运动具有高度敏感性（大于二维超声心动图）。其提供一个随时间变化的图像深度和回声强度信息，直接观察运动组织的变化（如瓣膜的开放和关闭，心室壁的运动）。超声波声束必须尽量与观察组织垂直。可以手动或自动测量心腔的大小，室壁的厚度。

二维超声心动图可以显示心脏的切面图像，初步快速判断组织结构。如果进行连续成像，那么，在显示器上可以观察到心腔、瓣膜和血管的实时情况。

多普勒超声心动图包括脉冲多普勒和连续多普勒，脉冲多普勒能够对紊乱的血流进行定

位，或可测量局部血流的速度。而连续多普勒则可以对心内的血流进行定量分析。

彩色血流成像是一种自动化的脉冲波多普勒二维图像。它沿着二维图像的扫描线计算血流的速度和方向，并对其进行彩色编码。背离探头的血流标记为蓝色，朝向探头运动的血流标记为红色。流速越高彩色越鲜亮。超过速度极限，出现色彩翻转。高速湍流和局部加速血流通常标记为绿色。

为了保证超声心动图检查的质量，进行超声心动图检查的仪器必须具备以上功能。

完整的经胸超声心动图检查，应该完成下列基本切面图像扫查：①胸骨旁长轴切面；②胸骨旁心底短轴切面；③二尖瓣水平短轴切面；④乳头肌水平短轴切面；⑤心尖水平短轴切面；⑥心尖四腔切面；⑦心尖二腔切面；⑧心尖长轴切面；⑨心尖五腔切面；⑩剑突下多切面；⑪胸骨上窝切面和胸骨旁右室切面。

经胸超声心动图需要多切面成像，同时需要进行标准切面成像，有利于将不同检查结果进行比较。

超声测量的正常值受很多因素的影响，如身高、性别、年龄、体育锻炼（运动员）等。一般而言，身材高大、男性和运动员的测量值会比较大。

如身材高大者，可以用体表面积（BSA）进行校正。成人二维超声心动图正常参考值见表3－2。

表3－2　成人二维超声心动图正常男女参考值

左室内径	收缩末期	26.7～29.2mm(女) 28.1～31.9mm(男)
	舒张末期	42.2～44.7mm(女) 44.8～47.9mm(男)
室壁厚度	舒张期室间隔	6.47～9.09mm(女) 8.29～9.50mm(男)
	后壁	6.72～8.71mm(女) 8.21～9.18mm(男)
	收缩期室间隔	9.87～13.4mm(女) 12.0～14.5mm(男)
	后壁	11.2～13.9mm(女性) 13.1～15.0mm
缩短分数		37%～41%(女) 34%～40%(男)
射血分数*		61%～68%(女) 57%～66%(男)
左房(LA)		26.2～32.7mm(女)
内径主动脉根		27.8～34.2mm(男)
内径		18.2～20.1mm(女) 19.7～22.1mm(男)
右室(RV)		19.3～22.8mm(女)
内径(舒张)		18.9～24.0mm(男)

*为四心腔切面 Simpson 法测量结果

多普勒超声心动图可以探查心内血流速度，正常心脏各瓣膜的前向血流速度见表3—3。

表3—3　正常成人各瓣膜峰值速度范围(m/s)

瓣膜	峰值速度范围
主动脉瓣(收缩期)	1.11～1.34(女)
	1.10～1.29(男)
左室流出道(收缩期)	0.79～1.07(女)
	0.87～1.00(男)
二尖瓣(舒张期)	
E峰	1.09～0.67(女)
	0.97～0.65(男)
A峰	0.46～0.93(女)
	0.46～0.89(男)
E/A比值	1.79～0.76(女)
	2.06～0.78(男)
三尖瓣(舒张期)	
E峰	0.46～0.79(女)
	0.48～0.70(男)
A峰	0.34～0.50(女)
	0.36～0.49(男)
肺动脉瓣(收缩期)	0.85～0.97(女)
	0.87～0.97(男)

二、临床适应证的选择

有效与合适的超声心动图检查，不仅可以为临床进行快捷诊断，同时也可以为临床治疗决策提供重要的信息，不合适的超声心动图检查，既浪费患者的诊治时间，也浪费目前我国有限的医疗资源，因此，合理应用超声心动图对心血管专业医师显得尤为重要。所有临床认为有必要或需要进行超声心动图检查的患者，包括须确诊或除外心血管疾患，以及正常人群的体检，都应是超声心动图检查的适应证。但下列情况需要结合临床，考虑是否进行必要的超声心动图检查。

1.房间隔缺损、室间隔缺损、或动脉导管未闭修补术后1年以上无症状的常规检查。

2.无心脏病证据但有孤立的房性和室性期前收缩的患者。

3.对几年内曾进行过左室功能的检查(包括超声心动图，左室质量，单光子发射计算机体层摄影，心脏核磁共振)正常且临床情况没有发生任何改变的患者进行左室功能评价。

4.对二尖瓣脱垂无二尖瓣反流或有轻度反流，且临床情况没有变化的患者进行常规复查。

5.对无症状的轻度主动脉狭窄或者轻到中度的二尖瓣狭窄，且临床情况没有任何改变的患者进行再评估。

6.对无症状的轻度反流，临床情况无变化，左室内径正常的患者进行常规复查。

7. 对人工瓣膜没有瓣膜功能异常证据且临床情况无改变的患者进行常规复查。

8. 对出现短暂发热，但无细菌学证据或新出现杂音的自身或人工瓣膜的患者进行评估。

9. 对于高血压而无心脏损害证据的患者进行评估。

10. 已知有心脏损害的高血压患者临床情况无变化时进行复查。

11. 对临床情况无变化的心力衰竭（包括收缩期和舒张期心力衰竭）患者进行常规复查。

12. 对于临床情况无变化的肥厚型心肌病患者进行常规复查。

13. 确定心房颤动或心房扑动患者左房内是否有血栓，以决定进行抗凝治疗，而不是进行电复律治疗。

三、心脏疾病相关症状与体征超声心动图临床应用价值

（一）杂音

1. 由于心内血流的湍流导致杂音产生，主要与以下因素有关。

（1）正常瓣膜的血流速度高或流量较大。

（2）通过病变瓣膜的前向血流。

（3）瓣膜的反流。

（4）血流分流（心腔或血管之间存在异常交通）。

（5）通过狭窄血管的血流。

2. 在评价心脏杂音时，超声心动图检查的目的包括以下几个方面。

（1）确定病变的部位、病因及其严重程度。

（2）确定血流动力学变化。

（3）了解并发症。

（4）了解继发性改变。

（5）评价心脏大小和功能。

（6）为将来随访建立参考资料。

（7）治疗后的再评估。

3. 一旦发现心脏杂音，无论男女老幼，无论何时何地，都应该进行超声心动图检查，以诊断或排除下列心血管疾病。

（1）先天性心脏病。

（2）风湿性心脏病。

（3）肥厚梗阻型心肌病。

（4）急性心肌梗死合并机械并发症。

（5）主动脉夹层合并主动脉瓣关闭不全。

（6）乏氏窦瘤破裂。

4. 下列情况应考虑超声心动图的适应证。

（1）有杂音，同时伴有循环和呼吸系统症状。

（2）有杂音，无症状，但临床上强烈提示可能伴有结构性心脏病。

（3）有杂音，无症状，但临床上难以除外心脏疾病。

（二）胸痛

胸痛由心源性和非心源性因素引起，成人胸痛大多数由冠心病所致，其他心血管异常也

可引起胸痛,如肥厚型梗阻性心肌病、主动脉狭窄、主动脉夹层、心包炎、二尖瓣狭窄和肺栓塞等。超声心动图可用于胸痛患者的诊断和鉴别诊断。

1.急性持续性胸痛患者,超声心动图的适应证

(1)急性胸痛时,提供心脏疾病的诊断,并提供瓣膜、心包或原发性心肌疾病的依据。

(2)心电图尚未证实,临床怀疑急性心肌梗死的患者。

(3)临床怀疑主动脉夹层的患者。

(4)血流动力学不稳定的患者。

2.急性冠脉综合征患者,超声心动图的适应证

(1)怀疑急性缺血或用标准方法没有证实的梗死。

(2)左心室功能的评估。

(3)下壁梗死合并右心室梗死的患者。

(4)机械并发症和附壁血栓的检测。

(5)缺血的定位和严重程度的评估。

3.对急性冠脉综合征可进行危险分层和预后的超声心动图评价

(1)梗死范围大小和受累心肌的确定。

(2)住院患者心功能的评估。

(3)心电图提示缺血,住院或出院后早期的评估。

(4)评估存活心肌,确定再血管化的效果。

(5)再血管化后心室功能的重新评估。

4.慢性缺血性心脏病　超声心动图可用于以下情况。

(1)有症状的患者心肌缺血的诊断。

(2)静息状态下,整体心功能的评估。

(3)再血管化前,存活心肌的评估。

(4)再血管化后,伴典型症状患者的再狭窄的评价。

(三)气短或呼吸困难

心脏疾病或肺部疾病均可引起气短或呼吸困难,超声心动图可以帮助诊断和鉴别诊断心脏疾病所致的气短或呼吸困难。

(1)二尖瓣狭窄。

(2)左心房肿瘤。

(3)左心衰竭。

(4)肥厚性心肌病。

(5)心包积液或缩窄性心包炎。

(6)危重或极危重肺动脉栓塞。

(四)晕厥

晕厥可分为心源性或非心源性晕厥,心源性晕厥以心律失常为多见,但有些心脏结构异常所导致的晕厥,超声心动图可以帮助诊断和鉴别诊断。

1.先天性心脏病

(1)法洛四联症。

(2)完全型心内膜垫缺损。

(3)单心室。
(4)大动脉转位。
(5)冠状动脉畸形。
(6)主动脉二叶瓣。
2. 心肌病
(1)肥厚型心肌病。
(2)致心律失常右心室发育不良心肌病。
3. 继发性心脏结构异常
(1)风湿或退行性变所致严重主动脉瓣狭窄。
(2)危重或极危重肺栓塞。
(3)主动脉夹层。
(4)乏氏窦瘤破裂。
(5)急性心肌梗死。
(6)左心房黏液瘤。
(五)下肢水肿

水肿可以由多种原因引起,心力衰竭是其常见原因之一,超声心动图可以帮助诊断下列原因引起的心力衰竭。

(1)风湿性心脏病严重二尖瓣狭窄。
(2)慢性阻塞性肺病。
(3)右室心肌病如致心律失常右室发育不良心肌病,右室致密化不全心肌病等。
(4)成人先天性心脏病如房间隔缺损。
(5)缩窄性心包炎。

四、已知心脏疾病超声心动图临床应用价值

(一)瓣膜狭窄
瓣膜狭窄时,超声心动图的作用:
1. 评价血流动力学改变的严重程度。
2. 评价心室腔的大小、功能和(或)血流动力学的变化。
3. 原有瓣膜狭窄,现在症状和体征发生改变时的重新评估。
4. 原有瓣膜狭窄,在妊娠期间,血流动力学改变的严重程度和对心室代偿功能的评估。
5. 有严重狭窄,但临床无症状患者的重新评估。
6. 对轻至中度无症状的主动脉瓣狭窄,并伴有左心室功能不全或肥厚的患者的再评估。
7. 对介入治疗效果的评价。
(二)瓣膜反流
瓣膜关闭不全时,超声心动图可用于:
1. 评价血流动力学改变的严重程度。
2. 评价心室腔的大小、功能和(或)血流动力学的变化。
3. 对轻至中度关闭不全,并伴有症状变化的患者的再评估。
4. 对严重关闭不全,无症状患者的再评估。

5.原有关闭不全,在妊娠期间血流动力学改变的严重程度和心室代偿功能的评估。

6.对无症状的轻至中度关闭不全患者,伴有心室扩张的评估。

7.对严重关闭不全和心功能代偿期,药物治疗效果的评估。

(三)感染性心内膜炎

对临床疑诊或确诊感染性心内膜炎的患者,超声心动图的临床价值:

1.血培养阴性,临床高度怀疑心内膜炎患者赘生物的检测。

2.怀疑有感染性心内膜炎的先心病患者,赘生物的检测。

3.明确感染性心内膜炎瓣膜损害的特征和检测,心脏代偿情况和对血流动力学的影响。

4.并发症的检测,如脓肿、穿孔等。

5.严重心内膜炎的重新评估,如血流动力学改变的严重程度、主动脉瓣受累、持续的发热和菌血症、临床症状变化等。

(四)人工瓣膜置换

人工瓣膜置换术后,超声心动图适应证包括:

1.人工瓣膜置换术后,临床症状和体征发生改变的患者。

2.临床症状和体征没有变化,轻至中度心功能不全的患者。

3.临床症状和体征没有变化,瓣膜功能正常患者的常规评估。

(五)扩张型心肌病

扩张型心肌病中超声心动图的作用:

1.临床诊断心力衰竭或怀疑心肌病患者的左心室大小和功能的评估。

2.中心静脉压升高,临床高度怀疑由心脏病所致的患者。

3.呼吸困难,伴有心脏疾病的临床体征。

4.不能解释的低血压患者。

5.已经诊断心肌病,临床体征有变化患者的左室功能的再评价。

6.药物治疗心功能的评估与随访。

(六)心包疾病

心包疾病的超声心动图的临床价值:

1.怀疑心包疾病的患者。

2.怀疑有心包出血的患者,如创伤、介入治疗及外科手术后等。

3.难治性心包积液或诊断早期缩窄的随访。

4.急性心肌梗死伴有持续性胸痛、低血压,并发现心包摩擦音的患者。

5.有心包压塞征象的患者。

(七)心脏肿物和肿瘤

对已知心脏肿物和肿瘤超声心动图的作用:

1.心脏肿物所致的临床事件或临床综合征患者。

2.心脏疾病所致的肿物,需要根据超声心动图进行抗凝或外科治疗的患者。

3.心脏肿瘤切除术后,以及术后复发的随访。

4.心脏转移瘤的随访与监测。

(八)大血管疾病

大血管疾病的超声心动图的作用:

1. 明确主动脉夹层的诊断、分型以及并发症，帮助临床治疗决策。
2. 明确主动脉瘤的部位、大小。
3. 明确主动脉破裂的部位。
4. 马方综合征或其他结缔组织疾病所致的主动脉根部扩张。
5. 主动脉夹层修补术后的随访。

（九）肺部疾病

已知肺部疾病患者的超声心动图指征：

1. 怀疑肺动脉高压的患者。
2. 肺栓塞并怀疑在肺动脉、右心房、右心室有血栓者。
3. 肺动脉高压患者治疗后的随访。
4. 心源性与非心源性呼吸困难病因的鉴别。
5. 肺部疾病伴有心脏受累患者。

（十）高血压

临床诊断高血压病超声心动图的作用：

1. 静息状态下左心室功能，左心室肥厚，或向心性重构对临床决策非常重要的患者。
2. 合并冠心病的患者。
3. 左心室功能不全患者，临床症状和体征有变化时左心室大小和功能的随访。
4. 左心室舒张功能异常伴有或不伴有左心室收缩功能异常。
5. ECG 无左心室肥厚的临界高血压患者决策时，左心室肥厚的评估。

（十一）心律失常

心律失常患者的超声心动图适应证包括：

1. 临床怀疑有结构性心脏病的心律失常患者。
2. 家族史伴有遗传性心脏疾病的心律失常患者。
3. 射频消融前总体评估。
4. 需要治疗的心律失常患者。
5. 心脏转复的患者。
6. 以前有脑栓塞事件考虑与心房内血栓有关的患者。
7. 抗凝是禁忌证，但根据超声心动图结果决定转复的患者。
8. 以前证实有心房内血栓患者。
9. 根据预后的因素而考虑转复的患者。

（十二）严重外伤

严重外伤时，超声心动图对下列情况有助于了解心血管系统的损害：

1. 血流动力学不稳定患者。
2. 严重挤压伤和胸腔穿透伤。
3. 机械性通气的多发性外伤和胸腔外伤患者。
4. 血流动力学不稳定的多发性损伤。
5. 怀疑主动脉损伤的患者。
6. 潜在的导管、导引钢丝、起搏电极或心包穿刺针损伤伴有或不伴有心脏压塞的患者。

（十三）成人先天性心脏病

1. 成人先天性心脏病，超声心动图的作用

(1)确定静脉、心房、心室和动脉之间的关系。

(2)评价腔室大小及心室功能。

(3)对心内及心外分流的定性、定位及定量诊断。

(4)确定左心室和右心室流出道、瓣膜狭窄的部位和程度。

(5)评价瓣膜反流。

(6)估测肺动脉压。

(7)显示主动脉缩窄和估计梗阻的程度。

(8)证实心内和(或)中心血管附壁血栓。

(9)房室瓣解剖和功能的评价。

(10)幼年接受复杂先天性心脏病外科手术成长至成人过程中定期随访。

2.成人先天性心脏病超声心动图的适应证

(1)临床怀疑先天性心脏病。

(2)已知先心病,临床特征有变化。

(3)已知有先心病,但诊断不明确。

(4)已知有先心病,心室功能和房室瓣反流需要随访。

(5)已知有先心病,必须进行肺动脉压随访。

(6)手术修补后随访。

(7)瓣膜成形术或换瓣后患者的随访。

(十四)儿科心血管疾病

1.当新生儿存在下列情况,应进行超声心动图检查

(1)发绀、呼吸窘迫、充血性心力衰竭或动脉搏动异常。

(2)染色体畸形或主要心血管畸形者。

(3)早产儿心肺功能改善不明显者。

(4)与心脏遗传疾病有关的综合征。

(5)心脏杂音和心脏体征异常者。

(6)一级亲属(父母,兄弟,姐妹)有先天性心脏病,或胎儿心脏超声心动图怀疑有先天性心脏病。

2.婴幼儿、青少年出现下列情况,应进行超声心动图检查

(1)婴幼儿典型的或病理性杂音。

(2)胸片显示心脏扩大或心影异常。

(3)临床提示右位心者。

(4)有已知心脏缺陷,需确定药物或手术和介入治疗时间者。

(5)有已知心脏缺陷,术前评估。

(6)有已知心脏缺陷,物理体征有改变。

(7)获得性或先天性心脏病术后随访,临床怀疑有残余漏、心室功能不全、肺动脉高压、血栓、脓肿或心包积液等评估。

(8)心血管疾病伴有显性遗传综合征者。

(9)马方综合征的诊断和随访。

(10)神经肌肉疾病伴有心肌受累者的随访。

(11)运动诱发心前区疼痛或晕厥者。

(12)有高血压和晕厥病史。

(13)持续发热,临床怀疑心肌炎、风湿热或川崎病。

(14)血液病或肿瘤患儿应用细胞毒性药物心肌受损的诊断和随访。

(15)心脏移植后随访。

五、常用的超声心动图特殊检查适应证

(一)经食管超声心动图

经食管超声心动图是经胸超声心动图的补充,常用于经胸超声心动图成像效果较差的患者,如肥胖、胸廓畸形、肺气肿、机械通气状态下的患者。

经食管超声心动图适应证:

1.可疑的急性主动脉病变包括分离和破裂的评估。

2.对于非冠脉的介入手术中进行指导,包括:肥厚型心肌病的室间隔切除,二尖瓣球囊扩张,卵圆孔或房间隔缺损,以及室间隔缺损的封堵,射频消融术。

3.确定反流的机制和评价是否适合瓣膜修补。

4.二尖瓣或主动脉瓣机械瓣置换术后,怀疑瓣周漏。

5.对中度或高概率的感染性心内膜炎患者进行诊断和处理(如菌血症,尤其是葡萄球菌和真菌血症)。

6.有心内装置的患者持续发热。

7.评价房扑/房颤患者是否需要抗凝和(或)电复律和(或)射频消融治疗。

8.确定房颤或房扑患者左房内是否存在血栓,以决定抗凝治疗或电复律。

9.对于经胸超声心动图、心电图均正常且无房颤/房扑病史的患者确定其栓子来源是否为心源性的。

10.心外科手术中指导瓣膜修补或成形术效果,复杂先天性心脏病矫正治疗后血流动力学状况,有无残余分流和梗阻。

(二)负荷超声心动图

负荷超声心动图分为运动负荷超声心动图和药物负荷超声心动图,运动负荷超声心动图可分为踏车运动和平板运动负荷超声心动图,药物负荷超声心动图可分为多巴酚丁胺、双嘧达莫和腺苷负荷超声心动图,可作为冠心病等常见心脏疾病诊断和评价的手段。

负荷超声心动图可以用于下列情况:

1.胸痛综合征或心绞痛的患者,中度或高度怀疑冠心病或幼年曾患川崎病患者,ECG不能提供确切信息,能够运动者可以进行运动负荷超声心动图,不能运动者行药物负荷超声心动图。

2.心导管检查已知冠心病有再血管化适应证患者,缺血性心肌病存活/缺血心肌的评估。

3.可疑主动脉瓣狭窄伴有低心排血量的证据,常规经胸超声心动图可能低估瓣膜狭窄的程度,应用多巴酚丁胺负荷超声心动图评价瓣膜狭窄程度。

(三)右心声学造影

经周围静脉注射过氧化氢溶液或其他方法产生的微泡,当这些微泡通过心脏和血管系统遇到超声波时,由于血液与微泡界面之间声阻的差异而出现强回声,超声心动图能够显示这

些强回声的运动与行走方向，由于用于右心声学造影的微泡平均直径通常＞50μm，使其难以通过肺循环，因此可以用于下列心血管疾病的诊断。

1. 先天性心脏病房间隔缺损，室间隔缺损轻度的右向左分流的诊断。

2. 右心室心内膜边界的确定。

(四)左心室声学造影

经肺声学造影剂微泡平均直径通常为 4～6μm，经周围静脉注射后，右心系统显影后数个心动周期后，造影剂可以到达左心系统，进行左心室显影。

左心室造影适用于下列情况：

1. 确定心内膜边界。

2. 判断室壁瘤的大小和范围。

3. 鉴别心内的附壁血栓。

4. 增加负荷超声心动图的敏感性(美国超声心动图学会建议负荷超声心动图在非造影剂影像条件下，≥2 个连续心肌节段显示不清者，可以进行左室声学造影)。

5. 选择性心肌声学造影有助于指导肥厚性梗阻型心肌病的介入治疗。

六、超声心动图新技术

(一)组织多普勒及其相关技术

组织多普勒成像是以低速运动的心肌组织为研究对象，其衍生的相关技术如速度、位移、应变、应变率以及组织同步化成像等，可定量评价局部心肌的机械做功以及心脏收缩和舒张运动的同步与协调性。其临床应用价值主要体现在以下几个方面：

1. 能够有效评价心脏运动的协调性(心室内和心室间)，可以帮助心脏再同步化治疗选择患者，优化治疗效果。

2. 能够准确区分和测量心脏时间间期，为研究病理和病理生理状态下心脏时间间期的再分布提供了可靠的手段。

3. 能够定量评价静息和负荷状态局部心肌的机械做功。可以无创地评价心肌梗死后局部心肌功能恢复。

4. 能够定量评价局部心肌功能的早期损害。

(二)斑点追踪超声心动图

斑点追踪技术主要是通过对高帧频二维超声图像中的天然声学标记点即斑点回声进行逐帧追踪，从而对心肌的运动和形变进行重建，因此也有称之为斑点追踪超声心动图。

目前斑点追踪超声心动图主要适用于：

1. 冠心病或其他影响心肌疾病的局部和整体心肌功能的评价。

2. 心力衰竭患者心室内同步性的评价。

(三)实时三维超声心动图

实时三维超声心动图能够立体显示心脏的三维结构，清晰显示心脏结构毗邻组织之间的关系和心内血流状态，目前实时三维超声心动图有经胸实时三维超声心动图和经食管实时三维超声心动图两种模式，经胸实时三维超声心动图由于成像范围、成像角度和图像质量等因素，还不足以应用到临床诊断，经食管实时三维超声心动图能够对心脏进行全方位成像，主要应用于下列情况：

1. 心内结构的三维显示，有助于结构性心脏病的诊断和治疗。

2. 心腔容量的三维计算，有助于心腔容量的准确测量。

3. 术中监测可提供清晰的解剖方位图像，为术中治疗决策提供重要的信息。

（四）心肌声学造影

心肌声学造影可以通过无创的方法评价局部心肌的血流灌注以及灌注速率，它既可以估测局部心肌的血流量，同时可以了解冠脉微循环的储备能力。

心肌声学造影目前的研究和潜在的应用前景：

1. 从心肌微循环水平评价冠状动脉狭窄程度。

2. 心肌声学造影估测冠脉微循环储备能力。

3. 心肌声学造影判断缺血心肌和测定“危险区”心肌。

4. 心肌声学造影判定心肌梗死后的存活心肌。

5. 新型的载体性造影剂将具备可携带药物、基因、单克隆抗体等物质的功能。可载血管新生基因或血管内皮生长因子的微泡，经静脉进行心肌靶向治疗。

上述这些超声心动图新技术处于研究阶段，不足以进行常规的临床应用，其真正的临床应用价值还需要通过临床试验进一步证实。

（五）超声心动图的局限性

1. 超声心动图图像质量对结果的影响　尽管超声心动图能够快速实时为临床提供心脏结构、血流动力学和心脏功能的大量信息，其前提是有清晰的超声心动图图像，多数患者的超声心动图检查都可以获得清晰的图像，但是在下列情况下进行超声心动图检查，难以获得清晰和标准的图像，从而直接影响超声心动图临床诊断结果：

（1）非常肥胖的患者。

（2）胸壁畸形患者。

（3）慢性肺部疾病（例如低通气或者肺纤维化的慢性气道阻塞性肺疾病）。

（4）机械通气患者。

2. 超声心动图难以明确的诊断　由于各种超声心动图仪器分辨率和穿透力的不同，对心腔内的肿物有时难以明确诊断，常见于下列情况：

（1）新鲜血栓。

（2）＜2mm 的肿物，如肿瘤、血栓和赘生物等。

（王银）

第四章 高血压

第一节 原发性高血压的治疗方法和实施

治疗高血压的主要目的是最大限度地降低心血管疾病发生和导致死亡的总体危险。依据心血管疾病危险因素多少、是否出现靶器官损害和心血管疾病及糖尿病，来判断心血管风险高低，这就是临床上对患者进行危险分层，并依据这种分层给予患者相应的治疗。确诊高血压的患者无论为低危、中危、高危或极高危，首先都需要进行生活方式干预；对于高危、极高危患者立即开始药物治疗；低危及中危患者针对血压及危险因素进行数周干预并监测，若收缩压＜140mmHg 和舒张压＜90mmHg 可继续监测；若收缩压≥140mmHg 和(或)舒张压≥90mmHg，低、中危患者均开始药物治疗。本章介绍目前大家关注的降压目标值、临床常用降压的方法，强调心血管疾病危险因素综合控制和伴心血管疾病患者的处理原则。

一、目标血压

根据欧洲心脏学会－欧洲高血压学会(ESC－ESH)《欧洲高血压处理指南》和我国 2010 年《高血压防治指南》推荐一般高血压患者应将血压降至 140/90mmHg 以下。2010 年《高血压防治指南》推荐 65 岁及以上老年人的 SBP 应控制在 150mmHg 以下，如能耐受可进一步降低。对于高危患者，包括伴有肾脏疾病、糖尿病或病情稳定的冠状动脉粥样硬化性心脏病(CAD)的高血压患者治疗宜个体化，一般可以将血压控制于 130～139/80～85mmHg，接近这一范围低限即可，进一步降低血压需慎重。

(一)冠心病患者

INVEST(International Verapamil SR－Trandolapril Study)研究发现 CAD 患者降压的目标值为 129/74mmHg。TNT(Treating to New Targets)研究揭示了 CAD 患者中心血管事件的发生和血压过度降低的关系，提出最佳血压的控制目标为 140/79.8mmHg，当收缩压低于 110mmHg、舒张压低于 60mmHg 时，心脏事件的发生风险明显升高。在 PROVE IT－TIMI(PRavastatin Or atorVastatin Evaluation and Infection Therapy－Throm－bolysis In Myocardial Infarction)研究中，研究者纳入了 4162 名急性冠脉综合征(ACS)患者，结果表明血压为 136/85mmHg 时心脏事件的发生率最低；收缩压在 110～130mmHg、舒张压在 70～90mmHg 波动时，心脏事件的发生率相对较低，J 型曲线的曲率变化都不大；但当血压降至 110/70mmHg 以下时，心脏事件的发生率就开始有明显升高。SMART(Secondary Manifestations of Arterial Disease)研究纳入了 5788 有症状的心血管疾病的受试者，并随访 5 年，788 受试者发生了新的心血管事件，789 人死亡，研究中最佳血压目标为 143/82mmHg。安慰剂对照研究结果显示冠心病心绞痛患者进一步降低血压可以减少心血管事件的发生。EUROPA 研究提示血压 128/78mmHg 优于 133/80mmHg，CAMELOT 研究认为 124/76mmHg 优于 130/77mmHg。因此对于冠心病患者血压的目标值为 130/80mmHg，但未避免强化降压后增加心血管事件，血压不应低于 110/60mmHg。

(二)糖尿病患者

糖尿病患者心血管事件的风险是正常人的3倍。2007年ESC－ESH《欧洲高血压处理指南》糖尿病患者降压标准是130/80mmHg以下；2009年ESC－ESH《欧洲高血压处理指南》再评价将糖尿病患者降压目标由原来的血压130/80mmHg调整为血压小于140/90mmHg，最佳血压范围波动在130～139/80～85mmHg。在INVEST研究中，糖尿病受试者分为SBP未达标（＞140mmHg）、SBP达标（130～140mmHg）及强化降压组（SBP＜130mmHg）。SBP未达标组患者死亡、心肌梗死及卒中的发病率比正常人高50%；强化降压组随访30个月及5年后，全因死亡率增加8%，而且当SBP＜115mmHg时，全因死亡率有了更明显的增加。ACCORD－BP（Action to Control Cardiovascular Risk In Diabetes－Blood Pressure Arm）研究评估了4733名糖尿病患者强化降压（平均血压119.3/64.4mmHg）和标准治疗（平均血压133.5/70.5mmHg），得到的两个重要结论是：强化降压可能是危险的，但可明显减少卒中的发生；收缩压低于115mmHg是危险的。在IDNT（Irbesartan Diabetic Nephropathy Trial）研究中，舒张压小于85mmHg会增加心肌梗死风险，导致全因死亡率的增加，但减少卒中的发生。近期研究还发现了糖尿病患者降压和远期终点之间存在J型曲线，实验纳入了126092名糖尿病患者，强化治疗组严格控制血压在130/80mmHg以下，和标准降压组（SBP 130～139mmHg）相比全因死亡率反而有所增加。UKPDS研究发现糖尿病患者收缩压水平与大血管及微血管病变密切相关，收缩压大于120mmHg时上述并发症持续性增加。因此糖尿病患者降压目标为130/80mmHg，但避免强化降压，收缩压低于115mmHg时心血管风险增加。

(三)慢性肾脏病（非糖尿病性）患者

MDRD及AASK研究中，针对非糖尿病肾病将研究对象分为标准降压组和强化降压组，目标血压分别为140/90mmHg和125/75mmHg，肾功能恶化的主要终点及死亡、肾衰、心血管事件等次要终点两组间均无统计学差异，但强化降压组患者蛋白尿改善更为显著。IDNT及Jafar TH等的观察性研究发现非糖尿病肾病患者收缩压降至120gmmHg至少是受益的。因此对于非糖尿病肾病的患者，若仅有微量蛋白尿或肌酐轻度升高，在患者能耐受的情况下目标血压可控制在130/80mmHg以下，若肾功能严重受损[肾小球滤过率低于30ml/(min·1.73m^2)]或终末期肾病，降压目标为140/90mmHg。

(四)脑血管疾病患者

发病72小时内急性缺血性卒中，未抗凝的缺血性卒中不急于开始降压治疗；对于血压严重升高的患者（＞220/120mmHg），前24小时降压幅度可达15%，但不超过25%，过快降压可致脑血管供血不足而增加新发缺血性卒中的风险；接受抗凝治疗的患者中，若血压超过185/110mmHg，则应开始降压治疗，有助于减少出血性卒中的发生；有高血压病史且正在服用降压药物者，如神经功能平稳，可于脑卒中后24小时开始使用降压药物。

急性脑出血患者，若SBP＞200mmHg或平均动脉压＞150mmHg，需积极降压，持续静脉给药；若SBP＞180mmHg或平均动脉压＞130mmHg，疑有颅内压升高的患者，要降颅内压，间断或持续的静脉给药降低血压；如没有颅内压升高的证据，则考虑用间断或持续的静脉给药轻度降低血压至160/90mmHg或降低平均动脉压至110mmHg。

通过对PROGERSS研究中卒中和脑缺血发作的存活者进行分析，结果提示目标收缩压为130mmHg以下，同时发现收缩压降至120mmHg，卒中复发（尤其是出血性卒中）显著减少。强化降压无疑可以降低卒中的发生，因此提倡尽早进行降压治疗。但对于有缺血性卒中病史的患者因颅内血供储备欠佳，供血受灌注压影响大，因此首先将血压降至140/90mmHg以下，若能耐受可逐步降至130/80mmHg。

（五）老年患者

20世纪90年代的一部分研究证实了老年人群中血压的J型曲线。SYST－EUR（Systolic Hypertension in Europe）研究发现DBP的理想值为70mmHg，无节制的降低舒张压会导致心血管事件的增加。多个研究观察到与年龄相关的J型曲线：小于60岁的人群最佳收缩压为110mmHg，60～70岁为135mmHg，大于70岁为140mmHg，舒张压的理想水平：小于80岁的人群为75mmHg，大于80岁为70mmHg。收缩压的控制要特别慎重，最近Ogihara等人对1500名老年高血压患者的队列研究发现，在第三年末强化降压（SBP＜120mmHg）和标准降压（SBP 120～139mmHg）相比，心血管事件的发生率明显升高。

二、降压治疗方法

（一）健康生活方式

去除不利于身体和心理健康的行为和习惯，即可以预防、延迟或减轻高血压的发生、发展，还可以提高降压药物的疗效，从而降低心血管风险。

1. 戒烟　吸烟是心血管疾病的主要危险因素之一，被动吸烟也会显著增加心血管疾病危险。吸烟可使交感神经兴奋性增强，血中儿茶酚胺水平升高。医师应强烈建议并督促高血压患者戒烟，并指导患者必要时药物辅助戒烟。对戒烟患者进行随访和监督，避免复吸。

2. 限制饮酒　饮酒量与高血压的发生呈线性关系，限制饮酒量则可显著降低高血压的发病风险。不提倡高血压患者饮酒，所有人群均应控制饮酒量，每日酒精摄入量男性不应超过25g，女性不应超过15g。合理限酒收缩压可下降2～4mmHg。

3. 减少钠盐摄入　钠盐可显著升高血压，增加高血压的发病风险，而钾盐则可对抗钠盐升高血压的作用。世界卫生组织推荐钠盐摄入量每日应低于5g。所有高血压患者尽可能减少钠盐的摄入量，并增加食物中钾盐的摄入量。尽可能减少烹调用盐，使用可定量的盐勺；减少味精、酱油等含钠盐的调味品用量；少食或不食含钠盐量较高的各类加工食品；增加蔬菜和水果的摄入量。食盐摄入量5g/d，收缩压下降4～6mmHg。

4. 控制体重　超重和肥胖是导致血压升高的重要原因之一，腹型肥胖还会进一步增加高血压等心血管与代谢性疾病的风险，控制并达到理想体重、减少体内脂肪含量，可显著降低血压。最有效的减重措施是控制能量摄入和增加体力活动。适当控制主食及控制高热量食物的摄入，同时进行规律的、中等强度的有氧运动。以每周减重0.5～1.0kg为宜，直至达到正常体重标准。对于非药物措施减重效果不理想的重度肥胖患者，应在医师指导下，使用减肥药物控制体重。减重10kg收缩压下降9mmHg。控制体重过程中注重营养均衡的合理膳食，收缩压下降8～14mmHg。

5. 体育运动　一般的体力活动可增加能量消耗，对健康有益。规律的体育锻炼可降低血压、改善糖代谢。建议每天应进行30～45分钟适度活动，以有氧运动为宜，如步行、慢跑、骑车、游泳、做健美操、跳舞等，每周3次以上。规律适度的体育运动使收缩压下降4～9mmHg。

6. 减轻心理压力　长期、过度的心理反应，尤其是负性的心理反应会显著增加心血管风险。帮助患者缓解精神压力以及治疗病态心理，必要时建议患者寻求专业心理辅导或治疗。

尤其年轻高血压患者以舒张压升高为主，长期心理压力致交感兴奋性增加，心理减负有助于血压的控制及药物作用的充分发挥。

(二)药物规范应用

药物治疗的目的是有效控制高血压的疾病进程，预防高血压急症、次急症的发生；有效预防或延迟脑卒中、心肌梗死、心力衰竭、肾功能不全等发生。

1.各类降压药物的应用　常用降压药物包括钙拮抗剂(CCB)、血管紧张素转换酶抑制剂(ACEI)、血管紧张素Ⅱ受体阻滞剂(ARB)、利尿剂、β受体阻滞剂和α受体阻滞剂，适用于合并不同临床情况的高血压(表4－1)。

表4－1　高血压合并不同临床情况降压药物的选择

临床情况	药物选择		
靶器官损害			
左心室肥厚	ACEI	CCB	ARB
动脉粥样硬化	CCB	ACEI	
微量白蛋白尿	ACE1	ARB	
肾功能受损	ACEI	ARB	
临床事件			
既往卒中病史		任选	
既往心肌梗死	βB	ACEI	ARB
心绞痛	βB	CCB	
心力衰竭	βB	CCB	
心房颤动			
复发性	ARB	ACEI	
永久性	βB	CCB(非二氢吡啶)	
蛋白尿	ACEI	ARB	袢利尿剂
外周血管病	CCB		
其他情况			
老年人	利尿剂	CCB	
代谢综合征	ACEI	ARB	CCB
糖尿病	ACEI	ARB	
孕妇	CCB	甲基多巴	βB

(1)CCB：通过阻断血管平滑肌细胞上的钙离子通道发挥扩张血管、降低血压的作用。二氢吡啶类CCB适用于老年高血压、单纯收缩期高血压、稳定型心绞痛、动脉粥样硬化症及妊娠患者。常见不良反应包括反射性心跳加快、面部潮红、下肢水肿、齿龈增生等。心动过速与心力衰竭患者应慎用；急性冠状动脉综合征患者一般不推荐使用短效硝苯地平。非二氢吡啶类CCB，也可用于降压治疗，常见不良反应包括抑制心脏收缩功能和传导功能。二度及三度房室传导阻滞、心力衰竭患者禁用。CCB可与其他四类药联合应用。

(2)ACEI：通过抑制血管紧张素转换酶、阻断肾素－血管紧张素系统发挥降压作用。诸多大规模临床试验结果显示此类药物对于高血压患者具有良好的靶器官保护和心血管终点事件预防作用。尤其适用于伴慢性心力衰竭、心肌梗死、糖尿病及非糖尿病肾病、心房颤动的预防、左心室肥厚、代谢综合征、蛋白尿或微量白蛋白尿患者。限盐或加用利尿剂可增加ACEI的降压效应,对糖脂代谢无不良影响。最常见不良反应为干咳,多见于用药初期,症状较轻者可坚持服药,不能耐受者可改用ARB。其他不良反应有低血压、血钾和(或)血肌酐升高、皮疹,偶见血管神经性水肿及味觉障碍。长期应用应定期监测血钾和血肌酐水平。禁忌证为双侧肾动脉狭窄、高钾血症及妊娠妇女。

(3)ARB:通过阻断血管紧张素Ⅱ型受体发挥降压作用。国外大量较大规模的研究结果显示,ARB可降低高血压患者心血管事件危险,降低糖尿病或肾病患者的蛋白尿及微量白蛋白尿。适用于心力衰竭、心肌梗死后、心房颤动、糖尿病肾病、左心室肥厚、代谢综合征、微量白蛋白尿或蛋白尿患者,亦适用于因咳嗽不能耐受ACEI的患者。长期应用可升高血钾,应注意监测血钾及肌酐水平变化。双侧肾动脉狭窄、妊娠妇女、高钾血症者禁用。

(4)利尿剂:通过排钠利尿、降低高血容量发挥降压作用。主要为噻嗪类利尿剂,包括氢氯噻嗪和吲哒帕胺。小剂量噻嗪类利尿剂(如氢氯噻嗪6.25～25mg)对代谢影响很小,与其他降压药(ACEI或ARB)合用可显著增加的降压效果。适用于老年高血压、单纯收缩期高血压或伴心力衰竭患者,也是难治性高血压的基础药物之一。不良反应与剂量相关,通常应采用小剂量。噻嗪类利尿剂可引起低血钾,长期应用者应定期监测血钾,并适当补钾,痛风患者禁用,高尿酸血症以及明显肾功能不全者慎用。醛固酮受体拮抗剂如螺内酯适用于心力衰竭及心肌梗死后患者,在与其他具有保钾作用的降压药如ACEI或ARB合用时需注意发生高钾血症的危险。螺内酯长期应用有可能导致男性乳房发育。

(5)β受体阻滞剂:通过抑制交感神经活性、抑制心肌收缩力及减慢心率发挥降压作用,除降压外可保护靶器官、降低心血管事件风险。β受体阻滞剂尤其适用于伴快速性心律失常、心绞痛/心肌梗死、慢性心力衰竭、妊娠高血压患者。常见的不良反应有疲乏、肢体冷感、激动不安、胃肠不适等,还可能影响糖、脂代谢。二度及三度传导阻滞、重症哮喘患者禁用。慢性阻塞性肺疾病、运动员、周围血管疾病或糖耐量异常者慎用。

(6)α受体阻滞剂:不作为一般高血压治疗的常规用药,适用于高血压伴前列腺增生患者,也用于难治性高血压患者的治疗。开始给药应在睡前,以预防直立性低血压发生,最好使用控释制剂。直立性低血压者禁用,心力衰竭者慎用。

2.使用降压药物原则　降压达标的进程:根据患者临床情况、血压水平及可能导致的临床后果,历时不同时程将血压降低到前述目标血压。大多数高血压患者在数周至数月内将血压逐渐降至目标水平。年轻、病程较短的高血压患者,可较快达标;老年人、病程较长或已有靶器官损害或心血管疾病的患者,宜缓慢平稳降压,以免重要脏器不耐受血压骤降而出现灌注不足。

应用降压药物遵循的原则:小剂量起始,优先选择长效制剂,联合用药及个体化原则。

(1)小剂量:初始治疗时通常采用较小而有效的治疗剂量,并根据需要,逐步增加剂量。

(2)优先应用长效制剂:尽可能使用1天/次给药、持续24小时有降压作用的长效药物,以有效控制夜间高血压与清晨高血压,更有效预防心血管疾病发生。如使用中、短效制剂,则需每天给药2～3次,以达到平稳控制血压。

(3)联合用药:通过不同作用机制降压药物联合应用增加降压效果,并可相互抵消或降低不良反应。适用于低剂量单药治疗疗效不满意时、2级以上高血压、高于目标血压20/

10mmHg 和(或)伴有多种危险因素、靶器官损害或临床疾患的高危人群。初始治疗即需要应用 2 种小剂量降压药物联合治疗或用固定复方制剂以达到目标血压。

优化联合治疗方案:①二氢吡啶类 CCB+ACEI 或 ARB:CCB 直接扩张小动脉,ACEI 或 ARB 扩张动静脉,二者协同降压。ACEI 或 ARB 可抵消二氢吡啶类 CCB 常见的踝部水肿的不良反 ACEI 或 ARB 也可部分阻断 CCB 所致反射性交感兴奋性增加和心率加快的不良反应。②ACEI 或 ARB+噻嗪类利尿剂:通过抑制 RAS 系统及降低容量双重途径发挥降压作用,对血钾的双向影响互相抵消。ACEI 或 ARB 可减少噻嗪类利尿剂对代谢的不良影响。③CCB+噻嗪类利尿剂:FEVER 研究证实,二氢吡啶类 CCB+噻嗪类利尿剂治疗,可降低高血压患者脑卒中发生的风险。④二氢吡啶类 CCB+β 受体阻滞剂:CCB 扩张血管和轻度增加心率的作用与 β 受体阻滞剂的缩血管及减慢心率的作用相互抵消。

多种药物的联合应用:在上述两药联合加上另一种降压药物便构成三药联合方案;在上述三药联合基础上加第 4 种药即为四药联合的方案,主要适用于难治性高血压患者。

固定配比复方制剂:也称为单片固定复方制剂,通常由不同作用机制的两种降压药组成。使用方便,多数每天服药 1 次,可改善治疗的依从性及疗效,是联合治疗的新趋势。对 2 级或 3 级高血压或高危患者可作为初始治疗的选择药物。目前上市的新型固定配比复方制剂包括:ACEI 或 ARB+噻嗪类利尿剂、二氢吡啶类 CCB+ARB、二氢吡啶类 CCB+β 受体阻滞剂、噻嗪类利尿剂+保钾利尿剂。

(4)个体化:根据患者年龄、血压水平及特点、危险因素、亚临床靶器官损害以及合并的临床疾病情况、药物耐受性或长期承受能力,选择适合患者个体的降压药物。

3. 正确监测血压　监测形式包括诊室血压测量、动态血压监测和家庭自测血压。诊室血压监测受环境因素影响较大,易出现白大衣效应,因随机性和监测频率低,因此还有很不足,但仍是广泛应用于临床诊疗,流行病学调查工作中,而不能作为主要形式。动态血压监测尽管能准确地测量血压,也可评估血压短时变异和昼夜节律,但作为监测手段便利性差,因此不能作为血压规律监测的主要手段。家庭自测血压可以用于评估数日、数周甚至数月、数年血压的长期变异或降压治疗效应,还能避免白大衣效应,有助于增强患者的参与意改善患者的治疗依从性。

使用上臂式全自动或半自动电子血压计,并定期进行验证。选择大小合适的气囊袖带,气囊至少应包裹 80%上臂。测血压前,患者应至少安静休息 5 分钟,取坐位或卧位,上臂与心脏处在同一水平。将袖带紧贴缚在被测者的上臂,袖带的下缘应在肘弯上 2.5cm。间隔 1～2 分钟重复测量,取 2～3 次读数的平均值。监测频率:为保证血压控制的稳定性,尤其老年患者晨峰明显、血压波动大,需多点监测:晨峰、药物峰浓度时及药物作用接近空白期(尤其短效药物服药前)时血压。血压控制平稳者,可每周选取 1 天测量血压;对初诊高血压或血压不稳定的高血压患者,建议连续测量血压 7 天(至少 3 天)。详细记录每次测量血压的日期、时间以及所有血压读数。

三、干预血压以外的心血管危险因素与心、脑、肾保护

治疗高血压的同时,干预所有其他的可逆性心血管疾病危险因素(如吸烟、血脂异常、肥胖等),并对靶器官损害和同时存在的各种心血管疾病进行有效干预。

(一)其他心血管疾病危险因素的控制

1.调脂治疗　高血压伴有血脂异常显著增加心血管疾病危险,对高血压合并血脂异常的患者,应同时采取积极的降压治疗以及适度的调脂治疗。ASCOT研究结果显示,调脂治疗作为一级和二级预防分别使脑卒中风险降低15%和30%。国际诸多他汀类治疗冠心病的研究结果表明,冠心病合并高血压患者的二级预防能显著获益,明显减少冠心病事件及总死亡率。他汀类药物应用过程中应注意肝功能异常和肌肉疼痛等不良反应,需定期检测血常规、肝功能和肌酸激酶。

2.血糖控制　高血压伴糖尿病患者心血管疾病发生危险更高。2010年《中国高血压防治指南》指出高于正常的空腹血糖或糖化血红蛋白(HbAlc)与心血管危险增高具有相关性。治疗糖尿病的理想目标是空腹血糖≤6.1mmol/L、HbAlc≤6.5%。对于老年人,尤其是病程长、并发症多、自我管理能力较差的糖尿病患者,血糖控制不宜过于严格,空腹血糖≤7.0mmol/L,HbAlc≤7.0%,餐后2h血糖≤10.0mmol/L即可。对于中青年糖尿病患者,血糖应控制在正常水平,即空腹血糖<6.1mmol/L、餐后2h血糖<7.8mmol/L、HbAlc≤6.5%。

3.高同型半胱氨酸血症治疗　高同型半胱氨酸血症使动脉粥样硬化及冠心病风险增高,与脑卒中发生危险有关,且补充叶酸降低血同型半胱氨酸可降低脑卒中风险。对伴有血同型半胱氨酸升高的高血压人群,降压治疗同时补充叶酸(200μg/d)可降低心血管疾病的风险。

(二)心、脑、肾的保护

心、脑、肾的保护是指高血压患者发生心、脑、肾等靶器官损害和心血管疾病时的治疗。这里我们强调临床医师对每一位患者都要想到靶器官损害和心血管疾病的问题;对于有靶器官损害和心血管疾病的患者选用降压药物要合理;最好能够发现早期的心血管疾病患者。

1.抗血小板治疗　阿司匹林应用于心血管疾病二级预防中可有效降低严重心血管事件风险。①高血压合并稳定性冠心病、心肌梗死、缺血性脑卒中或短暂性脑缺血发作及周围动脉粥样硬化疾病患者,应用小剂量阿司匹林(100mg/d)进行二级预防。②急性冠状动脉综合征、缺血性脑卒中或短暂性脑缺血、闭塞性周围动脉粥样硬化症时,急性期予负荷剂量(300mg/d),而后应用小剂量(100mg/d)作为二级预防。③高血压伴糖尿病、心血管高风险者(10年心血管总风险>10%)可用小剂量阿司匹林(75~100mg/d)进行一级预防。④阿司匹林不能耐受者以氯吡格雷(75mg/d)代替。

高血压患者长期应用阿司匹林应注意:①需在血压控制稳定(<150/90mmHg)后开始应用,未达良好控制的高血压患者,阿司匹林可能增加脑出血风险。②服用前应筛查有无发生消化道出血的高危因素,如65岁以上、消化性溃疡、同时服用皮质类固醇或其他抗凝药或非甾体抗炎药等。如果有高危因素应采取预防措施,包括筛查与治疗幽门螺杆菌感染、预防性应用质子泵阻滞剂等。③合并活动性胃溃疡、严重肝病、出血性疾病者需慎用或停用阿司匹林。

2.高血压并发心房颤动的抗凝治疗　心房颤动是脑卒中的重要危险因素,非瓣膜性心房颤动患者每年发生缺血性脑卒中的风险性为3%~5%。所有高血压并发心房颤动的患者都应进行血栓栓塞的危险评估,并按照指南进行抗凝治疗,在国际标准化比值(INR)指导下口服抗凝剂华法林。目前已有新型抗凝药物问世,将为心房颤动抗凝提供新的选择。

(胡尔西旦·那斯尔)

第二节 高血压危象的诊断与处理

高血压危象(hypertension crisis)指原发性或继发性高血压患者在某些诱因作用下,血压急剧升高(BP＞180/120mmHg)以及由于血压升高引起的心、脑、肾、眼等脏器急性损害的临床综合征。1997 年高血压预防、诊断、评价与治疗联合委员会第六次报告(JNC6)根据靶器官损害和是否需要立即降压治疗而将高血压危象分为高血压急症(hypertensive emergencies)和高血压次急症(hypertensive urgencies)。2003 年 JNC7 沿用了以上概念。除血压升高的绝对数值和速度外,靶器官受累程度极为重要,在并发急性肺水肿、主动脉内膜剥离症、心肌梗死或脑血管意外等时,即使血压水平仅中度增高,也应视为高血压危象。

一、高血压危象的分类及处理原则

(一)分类

高血压急症指血压明显升高伴靶器官损害,需住院和进行胃肠外药物治疗。主要包括的内容见表 4－2。

表 4－2 高血压急症

急进性/恶性高血压有心、肾、眼底损害
高血压脑病
严重高血压出现急性心血管疾病
脑血管疾病
脑内出血
蛛网膜下腔出血
急性动脉粥样硬化血栓性脑梗死
快速进行性肾衰竭
心脏和血管疾病
急性主动脉内膜剥离症
急性左心衰伴肺水肿
急性心肌梗死
不稳定型心绞痛
子痫或妊娠期严重高血压

高血压次急症也称为高血压紧迫状态,是指血压显著升高,但不伴靶器官损害。通常不需要住院,但应立即进行口服降压药联合治疗,应仔细评估、监测高血压导致的心肾损害并确定高血压的可能原因。主要包括的内容见表 4－3。

表 4－3 高血压次急症

儿茶酚胺过高分泌状态
嗜铬细胞瘤危象
食物或含酪胺药物与单胺氧化酶抑制剂相互作用
少数严重撤药综合征,如撤除可乐定等
冠状动脉搭桥术后高血压
头部损伤后的高血压

(二)处理原则

在治疗上,高血压急症应静脉给药。待血压降至安全范围(160/100mmHg 以下)后,再过渡到口服降压药。2010 年《中国高血压防治指南》中指出高血压急症应静脉输注降压药,1 小时使平均动脉血压迅速下降但不超过 25%,在以后的 2～6 小时内血压降至约 160/100mmHg 左右。但下列情况应除外:

1. 急性缺血性卒中　目前没有明确临床试验证据要求立即抗高血压治疗。

2. 主动脉内膜剥离症　如能耐受应将收缩压迅速降至 100mmHg 以下。

高血压次急症则可在几小时至 24 小时内将血压降至安全水平,可采用口服降压药缓慢降压,防止降压过快、过低,造成心、脑供血不足和肾血流量下降,而加剧心、脑、肾症状。2010 年《中国高血压防治指南》中常见高血压急症静脉注射或肌肉注射降压药见表 4－4。

表 4－4　高血压急症静脉注射降压药

药名	剂量	起效时间	持续时间	不良反应
硝普钠	0.25～10μg/(kg·min)IV	立即	1～2 分钟	恶心、呕吐、肌颤、出汗
硝酸甘油	5～100μg/min IV	2～5min	5～10min	头痛,呕吐
酚妥拉明	2.5～5mg IV 0.5～1mg/min IV	1～2min	10～30min	心动过速、头痛、潮红
尼卡地平	0.5～10μg/(kg·min)IV	5～10min	1～4h	心动过速、头痛、潮红
艾司洛尔	250～500μg/kg IV 此后 50～300μg/(kg·min)IV	1～2min	10～20min	低血压、恶心
乌拉地尔	10～50mg IV 6～24mg/h	5min	2～8h	头晕、恶心、疲倦
地尔硫䓬	10mg IV 5～15μg/(kg·min) IV	5min	30min	低血压、心动过缓
二氮嗪	200～400mg/(kg·min) IV 累计不超过 600mg	1min	1～2h	血糖过高,水钠潴留
拉贝洛尔	20～100mg IV,0.5～2.0mg/min IV24h 不超过 300mg	5～10min	3～6h	恶心、呕吐、头麻、支气管痉挛、传导阻滞、体位性低血压
依那普利拉	1.25～5mg 每 6h IV	15～30min	6～12h	高肾素状态血压陡降、变异度较大
肼苯哒嗪	10～20mg IV	10～20min	1～4h	心动过速、潮红、头痛、呕吐、心绞痛加重
	10～40mg IV	20～30min	4～6h	
非诺多泮	0.03～1.6μg/(kg·min)IV	＜5min	30min	心动过速、头痛、恶心、潮红

注:IV,静脉注射;急症降压药使用详见各种药物的说明书。

二、不同类型高血压急症的处理

(一)恶性高血压

患者常常表现为突发头痛、头晕、视力障碍、心悸、气短等症状,舒张压常达 130mmHg 以上。眼底检查常可表现为视网膜渗出与出血,甚至视乳头水肿。常伴有不同程度的心、脑、肾功能不全。合并肾功能不全时,降压药物的使用应从小剂量开始、逐渐加量,选择经肾排泄或代谢的降压药，剂量应控制在常规用量的1/2～2/3，最好能根据药物的血浆半衰期和患者的肌酐清除率来决定用药剂量及方法。血压降至150/90mmHg为宜。药物选择上，首选血管紧张素转化酶抑制剂（ACEI）也可应用血管紧张素Ⅱ受体阻滞剂（ARB）：当血肌酐＜265μmol/L（3mg/dl）时，应用ACEI是安全的；对于有经验的高血压科医师，血肌酐在353μmol/L（4mg/dl）甚至于442μmol/L（5mg/dl）也可应用，但需要严密观察血钾及血肌酐的变化。虽然选用钙拮抗剂（CCB）可能增加肾小球的"三高"，但在严格控制血压达标后也具有肯定的肾脏保护作用；新型CCB如贝尼地平可降低肾小球内压。也可选用利尿剂。而β受体阻滞剂因降低肾血流量和肾小球滤过率（GFR）应避免使用。

（二）高血压脑病

高血压脑病指血压骤然升高引起脑水肿和颅内压增高而产生脑功能急性或亚急性病变的临床综合征。患者常表现为脑水肿和颅内压升高的症状和体征，通常舒张压＞120mmHg。眼底检查有局限或弥漫性视网膜血管痉挛。脑脊液压力升高，并可有蛋白升高的表现，需与脑卒中、脑炎、癫痫等鉴别。在此类患者中过快降压可能导致脑灌注不足，造成脑损害，建议最初1小时降压幅度不超过25%。常用药物为尼卡地平、拉贝洛尔等。

（三）高血压合并脑卒中

1.缺血性脑卒中　多数患者在脑卒中后24小时内血压自发降低。病情稳定而无颅内高压或其他严重并发症的患者，24小时后血压水平基本可反映其病前水平。目前关于脑卒中后早期是否应该立即降压、降压目标值、脑卒中后何时开始恢复原用降压药以及降压药物的选择等问题尚缺乏可靠研究证据。国内研究显示，入院后约14%的患者收缩压≥220mmHg，56%的患者舒张压≥120mmHg。在更确定的数据出现之前，建议以审慎的态度来处理高血压。2010年《中国急性缺血性卒中诊治指南》中推荐：①准备溶栓者，应使收缩压＜180mmHg、舒张压＜100mmHg。②缺血性脑卒中后24小时内血压升高的患者应谨慎处理。应先处理紧张焦虑、疼痛、恶心呕吐及颅内压增高等情况。血压持续升高，收缩压≥200mmHg或舒张压≥110mmHg，或伴有严重心功能不全、主动脉夹层、高血压脑病，可谨慎给予降压治疗，并严密观察血压变化，必要时可静脉使用短效药物（如拉贝洛尔、尼卡地平等），最好应用微量输液泵，避免血压降得过低。③有高血压病史且正在服用降压药者，如病情平稳，可于脑卒中24小时后开始恢复使用降压药物。④脑卒中后低血压的患者应积极寻找和处理原因，必要时可采用扩容升压措施。具体药物选择上，高血压降压药物选择的一般原则也适用于卒中患者。急性卒中患者颅内压增加对患者不利，因此多数不适用硝酸酯类，但并存急性心肌梗死伴血压升高者可用硝酸酯类药物。收缩压＞240mmHg，需快速降压时，硝普钠是最好的选择。有研究显示ACEI或ARB能增加溶栓药物的效应，但对脑出血是否有影响还不明确。脑卒中急性期用ACEI联合溶栓应小心血管性水肿的发生。

2.自发性脑出血　2010年《美国高血压学会（AHA）自发性脑出血指南》指出：

（1）如SBP＞200mmHg或MAP＞150mmHg，则考虑持续静脉给药以积极降低血压，每5分钟监测1次血压。

（2）如SBP＞180mmHg或MAP＞130mmHg，并有疑似颅内压（ICP）升高的证据，则考虑监测ICP，采取间断/持续静脉给药以降压，保持大脑灌注压（CPP）在60～80mmHg。

（3）如果SBP＞180mmHg或MAP＞130mmHg，没有疑似ICP升高的证据，则考虑间断/持续静脉给药以适度降低血压（如MAP降至110mmHg或目标血压为160/90mmHg），每隔

15 分钟对患者进行临床复查。

(4)目前研究表明自发性脑出血患者收缩压 150～220mmHg 的在急性期将收缩压降至 140mmHg 是安全的(Ⅱa,B)。

关于脑卒中急性期降压治疗，目前仍缺乏能提供充分证据的大型临床试验。除关注血压外，还应注意卒中的整体治疗：如卒中单元、降低颅压及其他特殊治疗如溶栓、抗凝、降纤及抗血小板等。

(四)高血压合并左心衰/肺水肿

临床征象通常只有肺充血的征象，可能是轻微或严重的急性肺水肿。由于它出现的非常迅速，故被称为“闪电性肺水肿”。收缩功能通常可以保持，患者 LVEF 通常为 45%～50%，左室舒张功能异常常见。因此洋地黄类药物不是主要的，除非合并快速性心律失常。治疗原则为迅速有效降低左室前、后负荷，减少心肌缺血，消除肺水肿，保持足够的通气。治疗步骤主要包括：①吸氧；②CPAP 或非侵入性通气/短期侵入性机械通气；③静脉应用抗高血压药物。不应使用β受体阻滞剂，可以单独或联合应用以下药物：

1. 袢利尿剂(静脉)，特别是慢性心力衰竭伴明确液体负荷过重者。

2. 静脉应用硝酸甘油或硝普钠以减少前后负荷并增加冠脉血流。

3. 应用 CCB(如尼卡地平)，因为这些患者通常有舒张功能不全伴后负荷增加。

(五)高血压合并不稳定型心绞痛和急性心肌梗死

治疗上可以参考有关不稳定型心绞痛和急性心肌梗死的各项处理指南，治疗原则主要为降低心肌耗氧和增加心脏供血。入院血压＞180/110mmHg，为溶栓禁忌，可改行急诊 PCI，或先降压再溶栓。静脉滴注硝酸甘油可增加狭窄部位血供，可合用β受体阻滞剂，也可加用 ACEI/ARB 或 CCB。

(六)高血压合并主动脉内膜剥离症

此类患者常见症状如下：

1. 胸痛　向胸前及背部放射，随主动脉内膜剥离波及范围扩展而延至腹部、腰部、下肢及颈部。疼痛剧烈，呈刀割或撕裂样。因剧痛可呈休克外貌，焦虑、大汗、面色苍白、心率加速。少数起病缓慢者疼痛可以不明显。

2. 高血压　患者血压多增高，如外膜破裂出血则血压降低。

3. 心血管症状　主动脉瓣关闭不全；心力衰竭；脉搏改变，一侧脉搏减弱或消失；胸骨上窝可触到搏动性肿块；主动脉内膜剥离破裂入心包腔引起心脏压塞；主动脉内膜剥离破裂入胸膜腔引起胸腔积液。

4. 压迫症状　主动脉内膜血肿压迫腹腔动脉、肠系膜动脉时可引起恶心、呕吐、腹胀、腹泻、黑便等症状；压迫颈交感神经节引起 Horner 综合征；压迫喉返神经致声嘶；压迫上腔静脉致上腔静脉综合征；累及肾动脉可有血尿、急性肾功能衰竭。

5. 神经症状　主动脉内膜剥离延伸至主动脉分支颈动脉或肋间动脉，可造成脑或脊髓缺血，引起偏瘫、昏迷、神志模糊、截瘫、肢体麻木、反射异常、视力与大小便障碍。

对于急性心肌梗死患者，尤其是下壁心梗患者，临床上存在非心肌梗死所能解释的表现时，如血管压迫症状，神经症状，疼痛持续剧烈，血压不低或非常规降压药物所能控制的顽固性高血压，心电图未见特异性动态改变等，需要仔细体检及进行相关检查，观察有无主动脉内膜剥离症可能。

此类患者的治疗原则为：减低心肌收缩力，减慢左室收缩速度(dυ/dt)和外周动脉压。一般SBP控制在100～120mmHg，心率控制在50～70次/分。

主要治疗措施包括：

①止痛。

②降压与抑制心肌收缩力：首选β受体阻滞剂、硝普钠、拉贝洛尔、维拉帕米、哌唑嗪，利血平也可选用，一般不用ACEI(避免干咳不良反应的影响)。

③补充血容量：心脏压塞、胸腔或主动脉破裂者输血。

④血管置换或支架治疗。

手术指征为：

①急性主动脉内膜剥离近端分离。

②急性主动脉内膜剥离远端分离伴以下情况：进展的重要脏器受损；动脉破裂或濒临破裂(如囊性动脉瘤形成)；主动脉瓣反流；逆行进展至升主动脉；马方综合征。

患者血压下降后疼痛明显减轻或消失是夹层分离停止扩展的临床指征。需要注意的是，合并有主动脉大分支阻塞的高血压患者，因降压能使缺血加重，采用降压治疗应慎重。对血压不高者，不应用降压药，但可用β受体阻滞剂减低心肌收缩力。

(七)嗜铬细胞瘤

临床症状多种多样，可表现为：阵发性高血压；或持续性高血压，可酷似急进性高血压；也可出现高血压与低血压交替；直立性低血压。同时可以出现代谢紊乱综合征，因甲状腺素及肾上腺皮质激素分泌增加，胰岛素分泌下降，表现为血糖升高，血脂升高，怕热、多汗、体重减轻等。出现高血压危象紧急处理时首选酚妥拉明，立即静脉推注酚妥拉明1～5mg，使血压降至160/100mg以下，继之以10～50mg加入5%葡萄糖盐水中缓慢静脉滴注，应同时注意处理可能发生的心律失常和心力衰竭。可合用β受体阻滞剂。拉贝洛尔以β受体阻滞为主，在嗜铬细胞瘤患者中使用存在争议。

(赵桂香)

第三节　顽固性高血压的诊断与处理

人类健康隐形杀手一高血压，越来越严重的威胁着人类的健康。由高血压和其他心血管疾病危险因素导致的一系列心血管疾病，已占到我国人口总死亡原因的第一位；高血压还可以引起肾功能衰竭、尿毒症，最终需要肾移植或透析治疗，耗费巨额医疗费用；高血压还可以导致双目失明、心力衰竭，严重影响人们生活质量等等。高血压的危害触目惊心，它的发病情况如何呢？在我国共进行了四次全国性抽样调查。1959年患病率为5.11%；1979年患病率为7.73%；1991年患病率为11.88%；2002年中国居民营养与健康状况调查结果显示，中国成人高血压患病率达18.8%，但我国人群高血压知晓率仅为30.2%、控制率仅为6.1%，高血压防治任务艰巨。尽管多数高血压患者的血压用1～2种抗高血压药物便能得到满意控制，但顽固性高血压在高血压患者中所占比例不能忽视，这也是导致高血压控制率低的因素之一。

一、顽固性高血压的概念与流行病学

(一)定义

对于顽固性高血压的定义,过去世界高血压学术界一直没有统一意见,直到2003年美国高血压预防、检测、评估与治疗的全国联合委员会第7次报告(JNC7)对顽固性高血压诊断标准做出明确规定:顽固性高血压是指高血压患者接受至少3种不同机制的降压药治疗后,血压仍高于目标值。在所给降压药中,至少包括一种利尿剂,且每种药物剂量比较合适。需要4种药物才能控制的高血压,也被列为顽固性高血压。

(二)流行病学

由于医疗研究单位无统一的诊断标准及筛选程序不一,导致了顽固性高血压的患病比率难以确定,顽固性高血压的实际患病率更是难以阐明。大多数人认为在高血压人群中顽固性高血压占5%以上,其患病比率伴随高血压严重程度的增加而上升。在美国国民健康营养状况调查(NHANES)中,正在接受治疗的高血压患者中仅有53%患者血压控制在140/90mmHg以下。高血压控制率低是目前所面临的一大难题,顽固性高血压是其中一个主要原因。美国Framingham心脏研究的横断面分析表明,48%高血压患者在药物治疗后血压可控制在140/90mmHg以下,其中75岁以上患者血压达标仅占40%。按照美国JNC7推荐的降压标准,高危人群如DM、CKD患者,其血压未达标比例更高,如NHANES研究中,仅37%CKD患者控制在130/80mmHg以下,25%DM患者控制在130/80mmHg以下。在我国目前还没有顽固性高血压相关的大规模流行病学调查,据估计顽固性高血压占高血压患者的5%～20%,在专科就诊的患者中可能高达25%～30%。

著名的HOT研究结果表明,在高血压人群中,服用三种或三种以上的抗高血压药物治疗,93%的患者能将舒张压控制在90mmHg以下,约7%的患者达不到理想水平,那么这部分患者已属于顽固性高血压。

在预测血压难以控制的因素中,年龄是最主要的因素,年龄越大,收缩压越不容易控制。75岁以上的老年人能满意控制血压的患者仅占1/4左右。舒张压控制不满意的因素中,最重要的是肥胖,有1/3的肥胖患者不能满意的控制舒张压。而我国成人超重率高达22.8%,肥胖率为7.1%。研究显示,与高盐摄入相比,肥胖是更为强烈的因素。

二、病因与发病机制

(一)不健康生活方式

研究证实,高血压患者非药物治疗与药物治疗紧密结合,才能取得最佳降压效果。非药物治疗也就是我们所说的生活方式的改善。

肥胖与高血压关系密切,超重和肥胖是高血压最重要的危险因素之一。在Framingham的研究中,70%的男性高血压和60%的女性高血压可直接归因于肥胖。同时肥胖也是部分高血压患者血压顽固、不易控制的重要原因之一。2008年4月,美国心脏协会(AHA)公布的《顽固性高血压指南》中指出:"高龄和肥胖是顽固性高血压的两项强危险因素。随着患者年龄和体重的增加,这种情况变得更为常见。"因此减轻体重对降低血压和减少对降压药的应用有明显益处。

减少钠盐摄入:高盐(高钠)摄入是国际上公认的高血压危险因素之一。大量动物实验、人群调查及干预研究均证实，膳食钠摄入量与血压呈正相关。高钠摄入是导致血压升高的最重要环境因素之一。高钠饮食在顽固性高血压患者中也很常见，特别是对钠盐敏感的患者。限钠盐饮食（每天食盐量小于6g），同时补充足量的钙、钾、镁对降低高血压有益。

戒烟、限酒：吸烟是高血压发病的独立危险因素，吸烟和心血管疾病密切相关。有研究显示，吸烟能使血压上升5～10mmHg，并使心率每分钟平均加快10～20次。因此，高血压患者应该戒烟，戒烟后半年心血管危险的发生率就会改善。文献报道，在吸烟的高血压患者中顽固性高血压患者占42%，明显高于不吸烟的对照组（25%）。其原因是烟中有害成分通过肝脏P－450酶系统加速对β受体阻滞剂降解，而影响其降压效果。此外，烟中的尼古丁还可以通过阻断β_2受体的扩张血管作用，使α受体引起缩血管作用增强。大量饮酒可以升高血压，这种升压作用直接来源于乙醇，所以无论饮什么样的酒，其中的乙醇起同样的作用。大量饮酒不仅升高血压，还会干扰某些降压药物的疗效，增加高血压患者治疗的困难。酗酒是顽固性高血压的特征之一。研究表明：减少饮酒量可以明显的降低血压，并使顽固性高血压发生率明显下降。中华营养学会建议成年男性饮用纯乙醇量每日不应超过25g，成年女性不应超过15g。

（二）继发性高血压未得到处理

据不完全统计，约10%～30%的顽固性高血压属于继发性高血压，因此在顽固性高血压的诊断中应注意筛查继发性高血压，如肾动脉狭窄、原发性醛固酮增多症、嗜铬细胞瘤、阻塞性睡眠呼吸暂停综合征。这些疾病特别是嗜铬细胞瘤对高血压药物治疗反应很差，而表现为顽固性高血压。老年性高血压患者要注意排除甲状腺功能减退症。肾动脉狭窄是典型的继发性高血压的病因，年轻患者多数是大动脉炎或纤维肌性发育不良所致，诊断并不困难，但老年患者，尤其是合并高血压、高脂血症和糖尿病患者，绝大多数为肾动脉粥样硬化所致。原发性醛固酮增多症在顽固性高血压中的发生率高达17%～22%。血浆醛固酮浓度/血浆肾素活性值（ARR）作为筛选试验具有较高敏感性和特异性，阻塞性睡眠呼吸暂停综合征近期才被归入继发性高血压范畴，但其在高血压患者中有着较高的发病比率，如果睡眠呼吸暂停不能有效解决，其高血压控制常常很困难，是顽固性高血压的常见病因之一。

（三）精神因素

随着社会的发展，生活节奏日益加快，在竞争如此激烈的社会中，人们压力可想而知，精神处于高度紧张中。大量研究证明应激可引起高血压，不少高血压患者工作时血压升高，中午和夜间休息时血压正常。此类血压升高常伴心动过速，心动过速是高血压患者交感神经激活的重要标志。精神压力引起的血压过度反应：在ASH年会上，阿根廷学者Ingaramo报道由于精神压力引起收缩压增高≥25mmHg，或舒张压增高≥15mmHg，或平均血压增高≥20%者称之为血压过度反应。此类高血压患者应用降压药物不一定奏效，导致顽固性高血压，而给予抗抑郁、焦虑治疗后血压较易控制。

（四）药物因素

由药物引起的血压升高，我们称之为药源性高血压。可以引起血压升高的药物主要有口服避孕药、单胺氧化酶抑制剂、糖皮质激素作用的药物及甘草类。

1. 口服避孕药　口服避孕药是育龄妇女最基本的避孕措施，但部分妇女在服用避孕药后有升高血压的潜在危险，其发生率在18%以下，停药后血压可逐渐恢复正常。目前认为避孕药所致的血压升高与雌激素含量过高有关。因为雌激素可增加肾素分泌，引起血浆中血管紧张素Ⅱ浓度升高，而血管紧张素Ⅱ可使血管收缩，促进钠进入细胞内，并可使醛固酮分泌增加，钠水潴留，引起血压升高。对此类高血压的治疗，主要是停服避孕药，改用其他避孕措施。

2. 单胺氧化酶抑制剂　这类药物包括各种肼类抗抑郁药如优降宁及痢特灵等，它主要是拮抗单胺氧化酶及其他酶类，不利于细胞内外的儿茶酚胺灭活，即阻碍肾上腺素和去甲肾上腺素的失活，而使血管收缩作用增强。临床主要表现有心慌、全身血管搏动、剧烈的头痛、面色潮红、出汗、血压升高。有的表现为危象，如极度衰竭、血压明显升高、半身不遂、昏迷甚至死亡。大部分高血压危象消失后并不伴有明显后遗症。治疗的关键在于预防，即不用这类药物。

3. 糖皮质激素作用的药物　通过水钠潴留、允许作用、促进血管紧张素原的产生及诱发动脉粥样硬化的形成引起血压升高。

4. 甘草类　甘草制剂可通过干扰糖皮质激素代谢，增加血液中糖皮质激素浓度而发挥盐皮质激素样活性。甘草甜素及甘草次酸的化学结构与皮质激素很相似，他们本身也可与盐皮质激素受体结合。

5. 其他药物　非类固醇类抗炎药物，如吲哚美辛等，因能使体内的前列腺素生成减少，于是血压升高；损害肾脏的药物所致的高血压，如非那西汀；直接引起血管收缩的药物，如麦角胺、毒扁豆碱及有关碱类。一部分顽固性高血压患者是由于服用了上述升高血压的药物，导致血压顽固不降，应避免使用上述可以引起血压升高的药物。

（五）假性顽固性高血压

1. 血压测量技术问题　正确的血压测量方法：许多人认为测量血压的方法很简单，但能正确测量血压的人数仅占少数。2002 年北京国际高血压学术研讨会上，美国一位教授在关于血压测量的专题讲座上提到，他的研究小组在美国国内医护人员中所做的调查发现，无论是在校医学生，还是住院医师、主治医师，能规范进行血压测量的比例均在 10％以下。可见不规范测量血压的人数占绝大多数。那么如何才能正确测量血压呢？

首先，被测量者需注意的事项有：

（1）检查前 5 分钟内不要做体位变动，安静休息，精神放松。测量前 30 分钟内避免受寒、用力、疼痛、疲劳、进食、吸烟和饮咖啡等，应排空膀胱。

（2）体位：被测量者取坐位，最好坐靠背椅；裸露右上臂，肘部置于与心脏同一水平。若疑有外周血管病，首次就诊时应测双臂血压。

其次，测量环境的要求：

（1）检查室温度适当，理想的室内温度应在 21℃左右。

（2）安静无噪声环境。

再次，测量者需注意的事项：

（1）血压计的选择：最好选择符合计量标准的水银柱式血压计进行测量。若使用机械式气压表或符合国际标准（BHS 和 AAMI）的电子血压计，需与水银柱式血压计同时测值校正。

（2）袖带的束缚：将袖带贴缚在被测者上臂，袖带松紧以能容纳两手指为宜。袖带下缘应距肘弯 2.5cm。袖带与心脏在同一水平。

（3）将听诊器的胸件置于肘窝肱动脉处，不可塞于袖带下（常犯的错误）。不论被测者体位如何，血压计均应放在心脏水平。

（4）袖带大小应合适，袖带气囊至少应包裹 80％上臂。大多数人的臂围 25～35cm，宜使用宽 13～15cm、长 30～35cm 规格的气囊袖带，肥胖者或臂围大者应使用大规格袖带，儿童用较小袖带。

(5)测量时快速充气，气囊内压力应达到桡动脉搏动消失并再升高 30mmHg，然后以恒定速率(2～6mmHg/s)缓慢放气。心率较慢时放气速率也应较慢。获取舒张压读数后快速放气至零。

以上任何一个环节有问题，都将导致血压测量不准确，例如患者胳膊较粗时，检查袖带是否短。有些老年人肱动脉明显硬化，难以被血压计的气囊压迫而阻断血流，那么测得的血压值(收缩压)高于实际血压。

2. 白大衣高血压　“白大衣高血压”是指有些患者在诊室测量血压时血压升高，但在家中自己测血压或 24h 动态血压监测时血压正常。这是患者见到穿白大衣的大夫后出现精神紧张，焦虑，使血管收缩，增加外周阻力，从而导致血压上升。这在顽固性高血压患者中较常见，女性和老年人中较易发生。24h 动态血压监测可以避免此种情况发生。

3. 患者服药依从性较差　我国的高血压知晓率仅为 30.2%，说明对高血压及心血管疾病防治健康教育普及水平有待提高。高血压号称沉默的杀手，发病时间漫长，早期无明显症状。从而导致了患者对高血压的严重性认识不足，不重视服药的规律性。另外，还有些患者工作繁忙，加之服药的复杂性导致未按时服用药物；有些因为经济原因；有些由于药物的不良反应：如头痛、头晕、恶心、呕吐、乏力，特别是之前没有症状的患者服药后反而出现了上述不适，患者难以接受，自行停药。造成了血压控制不理想，久之发展为顽固性高血压。

4. 治疗方案不恰当　选用了不合理的治疗方案，联合用药不恰当及非个体化用药方案是导致顽固性高血压的因素之一，一部分医师对降压药的药理作用了解不足，不能合理选择药物。血压观察是终生和连续的过程，因此自测血压是提高疗效必不可少的环节。自测血压可以改善患者对药物的顺应性及依从性。一项研究表明，大于 2/3 的顽固性高血压患者伴有血浆容量负荷增高。因此，在顽固性高血压患者中，控制钠盐摄入及增加利尿剂有助于更好的控制血压。小剂量利尿剂长期应用不会引起交感神经系统激活，常常可以加强降压效果。根据患者具体情况采用作用机制不同的降压药物合理的联合应用，尽可能选用长效降压药，提高患者对药物的顺应性和依从性。

三、病理生理特点

顽固性高血压的病因复杂多样，有些原因尚不清楚，病理生理也较复杂。患者经历了从轻度高血压到中、重度高血压的进展过程。大、小动脉重构促进高血压的进展和心血管疾病的发生，血管重塑是顽固性高血压的病理基础。有学者认为高血压时小动脉结构变化可能有两种形式：①向心性重构，即血管外层和管腔减小、中层/管腔比值增加、中层的截面积不变；②肥厚性重构，即中层厚度侵犯管腔内，导致中层截面积和中层/管腔比值增加。高血压时，在血管细胞增生、凋亡、炎症和纤维化等复合作用下，增加细胞基质整联蛋白和改变血管的几何形状，以致血管结构改变。长期血管收缩可以诱导血管平滑肌细胞围绕小血管管腔排列，使收缩血管的结构被包埋，小血管重构的早期是适应性的过程，随着病情的发展，最终变为适应不良和失代偿，促进高血压靶器官损害和心血管疾病的发生。

高血压发病机制十分复杂，中枢神经系统功能紊乱导致交感神经递质释放，肾素一血管紧张素系统异常激活，均可引起血管强烈收缩升高血压和血管重构。国内有学者发现，39 例顽固性高血压患者血液中抗 AT_1 受体抗体阳性率为 46.2%，血管紧张素Ⅱ增高占 46.2%，抗 AT_1 受体抗体阳性或血管紧张素Ⅱ增高两者总检出率为 82.1%；在普通高血压患者中抗 AT_1 受体抗体检出率仅为 10.5%，说明抗体产生可能继发于血管损害。一些资料显示，高血压的发生、发展与神经内分泌异常、自身免疫应答也有关系。

四、临床特点与诊断

(一)临床特点

虽然顽固性高血压形成的病因不同、病程长短不一、并发症多少不一、临床表现呈多样性，但除血压不易控制之外，与一般高血压临床表现基本相似。顽固性高血压患者常有不同程度的自主神经功能紊乱和靶器官损害的临床表现。多数患者有头晕、头痛的症状，这与血压异常增高及波动有关。还有患者表现为耳鸣、眼花、失眠，这可能是患者并发脑动脉硬化引起脑供血不足所致。此外，严重的患者会出现心慌、胸闷、气短、乏力，这可能与顽固性高血压造成心脏损害有关系。当患者出现高血压急症时，常常表现为剧烈头痛、恶心、呕吐、心动过速、面色苍白、视物模糊、神志障碍等。大量临床资料表明，顽固性高血压患者共有的临床特点有：①存在不良的生活方式，例如过量饮酒、抽烟、嗜咸饮食、睡眠不足等。②服药依从性差，这部分患者对自我的健康保健意识不强，缺乏高血压知识，随意更改降压药物等。③治疗方法不当，药物剂量不足或未使用利尿剂。④白大衣现象，患者常有性情急躁、焦虑、精神过度紧张而血压偏高。

(二)诊断

严格按照顽固性高血压定义确定顽固性高血压并不难。要找出引起顽固性高血压的原因，如确定继发性高血压各原发性疾病是有一定困难的，需要到高血压专科诊疗，或者临床医师到高血压专科接受培养，提高对顽固性高血压诊疗水平，再进行对顽固性高血压患者的诊疗，会给患者带来更多的益处。

首先，正确的测量血压是重中之重。

其次，重视 24h 动态血压监测，通过 24h 动态血压监测可以识别"白大衣高血压"和"白大衣现象"。

其三，排除继发性高血压。

虽然继发性高血压的病因广泛，涉及学科众多，但是在平时的诊治过程中，医师不可能从头到脚，从内到外的进行鉴别诊断。虽然诊断技术的发展迅速，但不能忽视基础病史的询问、体格检查及常规的化验，因为这些是诊断的基础。

五、顽固性高血压的处理

高血压患者在一般降压药物治疗或大剂量联合药物治疗 1 个月以上，血压仍持续增高，此时要仔细分析病情，找出其原因，从而有针对性的治疗。

(一)加强健康教育

很多顽固性高血压患者是由于不健康生活方式引起的，患者未限制烟酒、高脂饮食、高钠饮食、不控制体重等均导致血压难以控制；自行选择的药物不恰当，剂量不足，联合应用不恰当，或服药依从性差，未遵从医嘱坚持药物治疗，骤然自行减药或停药及未采用有效的非药物治疗等，血压当然难以控制；服用了有升高血压的药物，血压也难以控制。临床上，上述因素消除之后大部分高血压患者血压是可以控制在正常范围的。但患者要想纠正以上不足,一定要有健康的知识,而健康知识获得要靠医师的健康教育。所以临床医师一定要动员患者坚持健康生活方式。每位医师有很多令人信服的案例,患者戒烟限酒、低盐饮食、减肥后血压得到理想控制。

(二)正规测血压

由于血压测量不规范导致的假性顽固性高血压患者在接受正规的测量血压后就会当场排除。因情绪及精神因素可引起"白大衣效应"及"白大衣高血压"导致血压值升高,医师诊室是难以判断的,可让患者在家测血压或接受动态血压监测提供诊断依据。

(三)寻找继发性高血压的证据

对于顽固性高血压患者一定要由高血压专科医师或专门从事高血压诊疗工作的医师或相关专科的医师查找高血压原因。同时根据其继发原因对因治疗,使患者高血压得到病因治疗。

1.原发性醛固酮增多症 原发性醛固酮增多症(primary aldoste-ronism)是导致顽固性高血压最常见的继发性高血压病因之一。该疾病是由于肾上腺皮质发生病变从而分泌过多醛固酮,导致钠水潴留,血容量增多,肾素一血管紧张素的活性受抑制,典型临床表现为顽固性高血压、低血钾为主要特征的综合征。造成原醛的病因有肾上腺醛固酮腺瘤(APA)、原发性肾上腺皮质增生(PAH)、特发性肾上腺皮质增生(IHA)、糖皮质激素可抑制性醛固酮增多症(GRA)、肾上腺醛固酮腺癌(APA)等。腺瘤和腺癌应首选手术治疗。APA 应及早手术治疗,术后大部分患者可治愈。PAH 单侧或次全切除术亦有效,但术后部分患者症状复发,所以近年来多采用药物治疗。IHA 及 GRA 宜采用药物治疗。凡确诊 IHA、GRA 及手术治疗效果欠佳的患者,或不愿手术、不能耐受手术的 APA 患者均可用药物治疗。醛固酮拮抗剂:螺内酯是治疗原醛的首选药物,剂量从 60mg/d 逐渐增加至 120mg/d。用药后血压在 1~4 周方可满意降至目标水平,因顽固性高血压患者多数病程较长,常合并全身动脉粥样硬化及脏器损害,通常需要与一种或两种其他类型降压药物联合应用。与 ACEI 或 ARB 联合应用时,可能会引起高钾血症。最初严密观察患者的血钾、血尿素氮和肌酐,前 2 周每 3 天检查 1 次,之后可每 2 周检查 1 次,若正常可每 1~2 个月检查 1 次。GRA 是一种基因异常所致的原醛,用地塞米松治疗效果满意,而用醛固酮拮抗剂则效果差,但用药期间应定期检测电解质的变化。

2.嗜铬细胞瘤 大多数良性嗜铬细胞瘤患者,可手术切除肿瘤得到根治。而未被诊断者有巨大的潜在危险,可在药物、麻醉、分娩、手术等情况下诱发高血压危象或休克。此外,有部分嗜铬细胞瘤为恶性,早期诊断、切除肿瘤可减少转移的发生。嗜铬细胞瘤定性及定位诊断明确后,应及早手术治疗。不需要急诊手术的患者应做充分的术前准备,最好是病情被良好控制后再行手术治疗,避免术中出现高血压危象而危及生命。手术前确诊后应立即药物控制,以防出现高血压急症。主要药物为长效 α 受体阻滞剂,包括酚妥拉明、哌唑嗪、特拉唑嗪。

3.肾血管性高血压 肾血管超声及 CTA 是诊断肾动脉狭窄较敏感的方法,根据其狭窄的程度确定治疗方案,包括经皮肾动脉球囊成形术、支架置入术等。血管紧张素转换酶抑制剂(ACEI)和血管紧张素Ⅱ受体阻滞剂(ARB)对于双侧肾动脉狭窄或孤立肾并肾动脉狭窄者禁用。而单侧肾动脉狭窄的患者是否能用存在学术争论:ACEI 或 ARB 扩张了肾小球出球动脉但前端有动脉狭窄,必然导致肾小球缺血,该侧肾会继续萎缩。但在临床实践过程中单侧肾动脉狭窄的患者在使用此类药物后血压得到较好的控制，而肾功能无恶化趋势，所以作者认为单侧肾动脉狭窄的患者应在密切监测尿量、肌酐及电解质的前提下谨慎使用。

4. 肾实质疾病　对于肾脏疾病引起来的继发性高血压，控制血压，保护肾脏是核心，可选用血管紧张素转换酶抑制剂（ACEI）、血管紧张素Ⅱ受体阻滞剂（ARB）、钙拮抗剂（CCB）。这些药物作用机制虽然各不相同，但都显示出明显降低血压及不同程度的减少尿蛋白和延缓肾功能恶化的治疗作用。大多数慢性肾小球疾病患者都存在钠平衡失调所致的容量扩张以及水钠潴留，在控制水盐摄入的同时适当应用小剂量利尿剂，作为肾性高血压的治疗基础。

（四）药物的合理选择

很多患者的血压难以控制是因为未应用利尿剂。有研究发现顽固性高血压患者都存在一定程度隐性体液潴留，增加利尿剂的剂量后可改善血压的控制。另外一项研究也发现使用利尿剂、增加利尿剂的剂量或根据肾功能调整利尿剂之后，血压明显改善。大多数患者应用噻嗪类利尿剂后能满意的控制血压。慢性肾脏疾病患者（肌酐清除率＜30ml/min）需要应用袢利尿剂控制血压。大多数患者需要联合降压药物治疗，从药物机制上考虑，联合应用不同类降压药物是合理的，已应用多种降压药物但血压仍不能控制的患者加用醛固酮抑制剂有效。联用≥3 种药物时需要个体化，考虑患者以前是否曾有过药物不良反应、血压控制不好的原因、并存疾病（如糖尿病和慢性肾脏疾病）和药物费用问题，因此不能标准化。

当确定为治疗不当引起的顽固性高血压的时候，应停用原治疗方案，重新开始新治疗方案，打断恶性循环。每种类型的降压药均包含数种不同的药物，同种类型的不同降压药其降压效果均有所不同，比如硝苯地平和尼莫地平均属于钙拮抗剂，但前者的降压作用要显著强于后者，所以在选择药物时不仅要严格按照联合降压方案用药，还要根据患者血压升高程度选择相应降压药。旧的复方制剂在保护脏器功能方面虽然目前尚无大规模的循证医学资料，但在经济贫乏的地区仍然不失为治疗顽固性高血压的药物。另外需要重视的问题是长效降压药物一定要观察到足疗程，比如大多数长效降压药最大的降压效果在用药后 2～3 周出现，所以观察的时间不能少于 2～3 周。在用常规剂量的药物不能发挥满意的降压效果时要果断地加大剂量至最大，如仍不能控制，应加用静脉注射降压药，最有效的是硝普钠，根据血压水平调整剂量，及时打断恶性循环，待血压稳定在目标水平后序贯口服药物维持。在选择口服药物的同时，需注意药物不良反应，加强对患者健康宣教，提高患者对药物和非药物治疗的依从性、顺应性。

（冯赟）

第四节　老年高血压的诊断与处理

随着老龄化社会的到来，老年人群在我国整个人群的比例逐渐增大，作为心血管疾病主要危险因素的老年高血压所占比例亦将增加。老年高血压作为高血压的一种特殊类型，已成为我国老年人群心血管疾病发病和死亡最重要的危险因素，是威胁老年人健康和生命的主要原因之一。近年来，老年高血压的患病率、致残率和死亡率在逐渐增高，并随年龄而递增，因此防治老年高血压日益紧迫。由于老年人高血压在发病机制、临床表现、诊断治疗及预后等方面均有其特征，故了解和掌握这些特点，对于老年高血压的防治甚为必要。

一、老年高血压的定义及流行病学

(一)定义

老年是一个生物学概念,目前尚无可靠的分界标准,一般仍采用时间年龄分界法。欧美国家一般以 65 岁为老年的界限,我国中华医学会老年医学分会于 1982 年根据 WHO 西太平洋地区会议精神,提出的老年界限为≥60 岁。根据 1999 年 WHO/国际高血压学会《高血压防治指南》,年龄在 60 岁或以上、血压持续或非同日 3 次以上收缩压≥140mmHg 和(或)舒张压≥90mmHg,可定义为老年高血压。若收缩压≥140mmHg,而舒张压<90mmHg,称单纯收缩期高血压(isolated systolic hypertension,ISH);而收缩压和舒张压均升高,称混合型高血压,多由中青年高血压延续而来。2010 年《中国高血压防治指南》提出的老年界限为≥65 岁。

(二)流行病学特点

Framingham 流行病学研究显示,随着年龄增长高血压的患病率逐渐增加。美国 1991 年第 3 次国家健康调查资料显示:≥18 岁非老年人高血压患病率为 23%,而≥65 岁老年人高血压患病率高达 50%。1991 年我国高血压抽样调查资料显示:非老年人高血压患病率为 13.6%,≥60 岁人群的高血压患病率是 40.4%。2002 年全国居民营养与健康状况调查资料显示,我国≥60 岁老年人群的高血压率为 49.1%,显著高于整体人群的 18.8%。据此患病率和 2005 年我国人口数推算,目前我国老年高血压患者已达 8346 万,约每 2 位老年人中就有 1 人患有高血压,患病数量占世界各国首位。我国老年高血压患病率未显现"北高南低"的地域差异,老年女性高血压患病率接近甚至超过男性,但≥80 岁老年人这种性别差异在缩小。近年来,我国老年高血压患者数呈持续增加的趋势。其主要原因有:①我国人口老龄化的不断发展。WHO 公布的数据显示,2000 年中国≥65 岁人群占总人口的比例为 7.0%,预计 2020 年为 11.0%,到 2040 年将达到 19.7%;我国 2000 年卫生部公布的数据显示:年龄≥60 岁的人群占总人口的 10.45%,2003 年为 11.96%,2005 年为 13.00%。②我国老年人高血压患病率呈增加趋势。1991 年全国高血压调查结果显示,年龄≥60 岁人群的高血压患病率为 40.4%,到 2002 年增加 8.7%,增幅为 21.5%。另有研究显示,部分城市老年人群的高血压患病率≥60%。

高血压是中国人群心血管疾病最重要的危险因素之一,对老年人群的健康影响尤为突出。我国队列研究显示,在相同血压水平时,伴随糖尿病、肥胖、血脂异常等其他危险因素数目的增加,总心血管疾病发病危险也增加;在老年高血压病例中 60%～85%的患者均伴有任意 1 项其他心血管疾病危险因素。在调整高血压和其他危险因素后,与 35～39 岁年龄组相比,≥60 岁人群的总心血管疾病发病危险增加 5.5 倍。

虽然在老年人群中高血压的患病率非常高,但其控制状况却很不理想。Framingham 研究发现,随着年龄增长,接受降压药物治疗的高血压患者的血压控制率逐渐下降。在年龄<60 岁、60～79 岁和≥80 岁的人群中,血压控制正常率分别为 38%、28%和 23%。2002 年全国居民营养健康状况调查资料显示,我国老年人群中高血压的治疗率和控制率分别为 32.2%和 7.6%,虽然高于全国人群的平均水平,但与发达国家比较仍处于低水平,存在很大差距。因此,有效地防治老年高血压是减少老年心血管疾病危害的最主要措施之一。

二、老年高血压的病理生理机制

老年高血压发病机制和病理生理特点除了与成年人有相同之处外，心血管系统的老龄化与高血压也有密切关系。单纯收缩期高血压是老年高血压的主要类型，也是老年高血压的一个显著特征。老年人单纯收缩期高血压的主要发病机制是大动脉硬化，导致动脉顺应性减退。研究发现，随着人类年龄增加，个体动脉管壁僵硬度逐渐增加、弹性减退。从30～80岁，收缩压几乎呈线性增加，而舒张压升高至50岁开始下降，这些变化导致年龄相关的脉压增大(表4-5)。

表4-5　增龄性血压改变(mmHg)

年龄(岁)	舒张压	收缩压	平均血压	脉压	血流动力学改变
30～49	↑	↑	↑	→↑	R>S
50～59	→	↑	→	↑↑	R=S
≥60	↓	↑	→↓	↑↑↑	S>R

注：R，小血管阻力；S，大血管僵硬度。

(一)大动脉硬化

老年人动脉硬化发病率较高，其动脉壁特别是大动脉壁发生许多病理改变，包括中层弹性纤维减少或丧失，胶原纤维增多，内膜粥样硬化、中层钙化，内膜表层不规则，内膜下间隙的细胞浸润。动脉僵硬度是决定血管顺应性的决定因素。有些疾病过程，如糖尿病、慢性肾衰和弥漫性动脉粥样硬化会加速主动脉和中心动脉的老化过程，使动脉较早地出现硬化。

随着动脉僵硬度的增加，脉搏波的传导速度亦发生改变。脉搏波是由入射波(前向波)和反射波(回向波)两部分叠合而成。脉搏波传导速度和形态与年龄和动脉壁的僵硬度直接关联。老年个体则由于主动脉脉搏波的传导速度加快，使回向波较早地返回落入主动脉根部。在收缩晚期，这种反射波与前向传导波重叠，造成中心收缩压的一种“加强”(augmentation)性升高。研究表明，血管顺应性减低35%～60%会使收缩压升高12%～18%，舒张压降低12%到24%。由反射波提早返回会使老年个体主动脉的收缩压增大30～40mmHg。

外周阻力是指小动脉和微动脉的血流阻力。体循环血流的阻力即总外周阻力，其主要决定因素是微动脉管径的变化。老年人随着年龄增长，小动脉壁的透明样变性和结构重塑、管壁增厚、壁/腔比值增加，而引起血管缩窄，血流阻力增大，收缩压也随之增高；同时小动脉壁对血管活性物质如儿茶酚胺、5-羟色胺、血栓素等反应性增强。因此，老年高血压的血流动力学特点是低心排血量和系统血管阻力明显增高，而心排出量比血压水平相同的年轻高血压患者约低25%。

(二)肾脏排钠能力减退

老年人的肾单位随着年龄增长而减少，肾小球滤过率降低，因而肾功能也逐渐减退。而且，肾脏的血液灌注减少这种增龄性改变，在老年高血压患者中更为显著。此外，老年人肾脏排钠功能减退，钠盐进食量增加即可导致水钠潴留，致使血压增高。因此，老年人盐敏感性高血压的发病率也有随增龄而增高的趋势。

(三)α受体功能亢进

老年人灭活和清除体内去甲肾上腺素的能力降低，致使血浆去甲肾上腺素浓度增高。同时，血管平滑肌细胞上的β受体数目随年龄增长而减少或其敏感性下降，而α受体数目不变或相对增多，这样导致 α 受体功能亢进，血管收缩性增加(尤其在外界环境如气温改变时)。

(四)血小板释放功能增强

血小板释放功能随年龄的增长而增强，尤其是在动脉粥样硬化斑块病变部位。血小板中的致血栓与缩血管物质如血栓素 B_2(TXB_2)、血栓球蛋白(β－TG)、血小板第 4 因子(PF_4)、5－羟色胺(5－HT)等过多地释放入血。5－HT 的缩血管活性较弱，但对粥样硬化的血管则有较强的缩血管作用。另外，血管狭窄、血流速度减慢、纤维蛋白原的立体构型改变，均可使血液黏滞度增大，进一步增加血管阻力。近年来发现老年高血压存在动脉内皮功能改变，影响一氧化氮释放和前列环素的合成，进一步加强血小板聚集和释放。

(五)血压调节机制障碍

老年人动脉粥样硬化及老龄化改变，主动脉弓和颈动脉窦的压力感受器的敏感性随之降低，因此老年人对体循环血压的调节能力明显减退。

三、老年高血压的临床特点

已经证实，老年人高血压与年轻人发病机制有所不同。老年人主要是由于动脉硬化引起的大动脉弹性功能减退，导致顺应性降低所致。因此，老年人高血压的临床特点与其病理生理改变密切相关。大量临床流行病学研究表明，老年高血压主要临床特点有以下几点。

(一)单纯收缩期高血压多见

老年单纯收缩期高血压的患病率随着年龄的增长而升高，老年女性比男性更为常见(表 4－6)。Framingham 研究对年龄 65～89 岁的老年人进行了统计，老年人群中单纯收缩期高血压约占 60%。我国统计资料显示，60 岁及以上的人群中，单纯收缩期高血压患病率为 21.5%，占老年高血压总人数的 53.2%。因此，单纯收缩期高血压是老年人高血压最常见的类型，也是老年高血压最重要的特征。由于收缩压比舒张压更准确地预测心血管事件的发生，因此，临床更应重视单纯收缩期高血压的检出与治疗。

表 4－6 与年龄相关的高血压类型

年龄(岁)	血压增高预测指标	收缩期高血压比例
＜40	DBP	16%
40～49	SBP、DBP	25%
50～59	SBP	57%
≥60	SBP、PP	＞80%

注：DBP 为舒张压；SBP 为收缩压；PP 为脉压。

(二)脉压增大

由于老年单纯收缩期高血压患者大动脉顺应性降低，心室射血时不能有效缓冲主动脉内压力升高而引起收缩压升高，同时心室舒张时又无足够弹性回缩而导致舒张压降低或不变，最终造成脉压升高，这是老年人单纯收缩期高血压的另一特征。脉压反映了血液循环的波动性，是衡量大动脉僵硬程度的可靠指标。脉压越大，动脉硬化程度越重。脉压增大是老年人心血管事件发生和死亡的独立危险因子，其预测价值大于收缩压和舒张压。

(三)血压波动大

老年高血压患者的血压变化特点是波动幅度大。特别是老年单纯收缩期高血压表现更为明显，患者无论是活动还是休息，血压均有波动性，尤其是收缩压变化更为明显。

随着年龄增长，压力感受器敏感性降低，血压调节功能减退，致使老年高血压患者的血压波动范围明显大于非老年人，尤以女性、收缩压为甚。主要影响因素有：①进食。老年高血压患者餐后低血压发生率为 48.9%，多发生于早餐后 20～80 分钟，一般血压下降 20～40/10～25mmHg，高碳水化合物饮食后明显。其机制可能与餐后内脏血液灌注增加、压力感受器敏感性降低及餐后交感神经张力不足有关。②体位。老年高血压患者从蹲位、卧位快速变为坐位、直立位可发生直立性低血压，且恢复时间比非老年人长。主要与老年患者压力感受器敏感性降低有关。③季节。血压还可因季节、气候变化波动，通常是冬季高、夏季低。此外，很多老年患者血压昼夜节律变化消失，但一日内血压波动可达 40/20mmHg，个别达 90/40mmHg，易误诊为嗜铬细胞瘤。老年人血压较大幅度波动会影响患者血压总体水平和治疗效果的评估，这就要求医师不能以 1 次血压测量结果来判定血压是否正常，每天至少常规测量 2 次血压。如果发现患者有不适感，应随时监测血压。同时选择药物时需特别谨慎。

（四）清晨高血压多见

老年晨峰血压高是指血压从深夜的低谷水平逐渐上升，在清醒后的一段时间内迅速达到较高水平，这一现象称为清晨高血压。老年高血压患者，特别是老年单纯收缩期高血压患者清晨高血压现象比较常见。清晨血压升高幅度计算方法各异，常用的方法为起床后 2h 内的收缩压平均值和夜间睡眠时收缩压最低值（包括最低值在内 1h 的平均值）之差，≥35mmHg 为清晨高血压，有的患者可达 70～80mmHg。老年人此时段的心血管事件增多与清晨高血压相关，应引起临床高度重视。

（五）易发生体立性低血压

老年高血压患者除具有较大的血压波动外，还有体位改变时易发生低血压的独特临床表现。测量患者平卧 10 分钟后血压和站立 3 分钟后血压，站立后血压值低于平卧位，收缩压相差＞20mmHg 和（或）舒张压相差＞10mmHg，诊断为体位性低血压。体位性低血压主要表现为头晕目眩、站立不稳、视物模糊、软弱无力等，严重时会发生大小便失禁、出汗甚至晕厥。老年人体位性低血压发生率较高，并随年龄、神经功能障碍、代谢紊乱的增加而增多。有研究发现约 1/3 老年高血压患者可能发生直立性低血压，重者血压波动可达 80/30mmHg，多见于体位突然发生变化以后，血压突然下降。此外，老年人对血容量不足的耐受性较差，任何导致失水过多的急性病、口服液体不足以及长期卧床的患者，都容易引起直立性低血压。

药物引起体位性低血压较常见，应高度重视。容易引起直立性低血压的药物包括四类。①抗肾上腺素药物：如妥拉唑林、酚妥拉明等，作用在血管的 α 肾上腺素受体上，阻断去甲肾上腺素收缩血管作用。②抗高血压药物：可使血管紧张度降低，血管扩张和血压下降。尤其在联合用药时，如钙通道拮抗剂（CCB）＋利尿剂等。③镇静药物：以氯丙嗪多见。氯丙嗪除具有镇静作用外，还有抗肾上腺素作用，使血管扩张，血压下降；另外还能使小静脉扩张，回心血量减少。④血管扩张药物：如硝酸甘油等，能直接松弛血管平滑肌。

其发生机制可能与老年人压力感受器调节功能减退、血管收缩因子活性下降或分泌不足等有关。因此，老年高血压患者，特别是老年单纯收缩期高血压患者应避免由卧位突然起立，亦要避免过多服用利尿剂、镇静剂和某些易引起直立性低血压的降压药物。

（六）并发症多而严重

国内外研究结果均证实，收缩期高血压和舒张期高血压均可导致心血管疾病并发症，而收缩期高血压患者其发生率更高，病情更为严重。而老年高血压患者多以收缩压增高为主，尤其是中心动脉压升高，其靶器官损害和心血管疾病较中青年高血压患者为多。有资料统计，老年高血压患者心血管疾病并发症发生率为40%，显著高于中青年患者(20.4%)。其心血管疾病较严重，包括冠心病、心力衰竭、脑卒中、肾功能不全、主动脉内膜剥离症等。西方国家以冠心病多见，我国则以脑卒中多见。由此可知，老年收缩期高血压对人们的健康危害是严重的。

(七)盐敏感性高血压的发生率高

个体间对盐负荷或限盐呈现不同的血压反应，存在盐敏感性(salt sensitivity)。盐敏感性是原发性高血压的一种中间遗传表型。有资料提示，血压的盐敏感性除了与种族有明显相关性，盐敏感性高血压的发病率也随年龄的增高而增加，在老年高血压患者特别是老年女性中更为明显，且有遗传倾向。

(八)假性高血压多见

老年高血压患者还存在假性高血压(pseudohypertension，PHT)的问题。国内外研究报道，老年人假性高血压检出率约为50%。假性高血压是指常规袖带测压法所测得的血压高于通过动脉穿刺而直接测得的血压值。多数学者认为如果袖带测压所测收缩压和(或)舒张压分别高于直接测压所测收缩压和(或)舒张压10mmHg即可诊断为PHT。

假性高血压产生的原因在于：有严重动脉硬化的患者在使用仪器间接测量血压时，气袖压力常难于压迫住僵硬的肱动脉，以致出现测量值过高，产生“假性高血压”。其在某种程度上反映了动脉硬化的程度。老年人动脉硬化发病率明显高于中青年人，也是老年患者中假性高血压，或实际中心动脉血压明显低于无创性血压观测值的原因。因此，对于高龄或有明显主动脉硬化表现的老年患者，首次测得血压高，但无靶器官受累时要注意是否存在PHT。如果血压正常的老年人存在PHT，药物降压治疗可能会带来严重的不良反应，并可能导致治疗过度。

(九)白大衣高血压多见

白大衣高血压是指患者仅在诊室内测得血压升高而诊室外血压正常，24h动态血压监测(ABPM)的平均血压也为正常(白昼血压＜135/85mmHg)的现象，又称“诊所高血压”。白大衣高血压约占原发性高血压的20%，这种现象在老年单纯收缩期高血压患者中更为多见，可高达40%。白大衣高血压虽多不引起心脏结构和功能的改变，但对靶器官的损害仍高于血压正常人。

老年人血管顺应性下降、紧张等应激反应引起的收缩压反应性升高增加，并且血压波动增加使压力感受器的敏感性下降，从而更易出现“白大衣现象”。对于考虑可能为白大衣高血压患者，ABPM显然较诊所检测血压更为准确，因此应当推荐使用。最近，有临床资料显示，在家自测血压的患者比诊所测血压者具有更高的准确性和治疗依从性。因此，提倡老年患者在医师指导下家庭自测血压，可以避免白大衣高血压，识别隐匿性高血压，从而客观反映患者长期、真实的血压水平，有较积极的临床意义。

(十)病死率较高

大量流行病学研究结果提示，老年高血压，特别是老年单纯收缩期高血压患者的死亡率明显高于混合型高血压。大多数由严重心血管疾病急症发作所致，如脑血管意外、冠心病心肌梗死、心力衰竭及肾衰竭等。国内一组报道，老年单纯收缩期高血压病死率为14.9%，而混合型高血压病死率为9.8%。其中死于脑血管疾病发作者，单纯收缩期高血压占9.6%，混合型高血压占 5.2%；死于心脏病发作者，单纯收缩期高血压占 5.3%，混合型高血压仅占 1.0%。HDFP 采用多元回归法分析老年单纯收缩期高血压，在控制其他危险因素之后，60～69 岁组收缩压每升高 1mmHg，每年死亡率则增加 1%。由此可见，老年单纯收缩期高血压不但易发生心血管疾病，而且是高血压患者致死的主要临床类型，故应加强防治老年单纯收缩期高血压。

四、老年高血压的诊断及危险评估

（一）老年高血压诊断

1. 血压测量　老年高血压患者通常在靶器官出现损害之前很长时间无任何症状，常称为“隐形杀手”。对老年人特别是有高血压家族史者，应定期测量血压，有利于早期诊断。

老年人的血压不易测得很准确，其原因是多方面的（表 4－7）。由于动脉血管壁僵硬，容易测得过高，即所谓假性高血压。在诊断老年人高血压时，是真性还是假性高血压，必须区分清楚。若发现血压较高，临床上既无症状又无靶器官损害的证据，应高度怀疑假性高血压的可能。1985 年，Messerli 首先提出了 Osler 征可作为假性高血压的无创性诊断方法，即将袖带充气超过收缩压 20mmHg 以上，此时能触及桡动脉的搏动，表示 Osler 试验阳性，提示假性高血压。但由于 Osler 征可重复性较差，因而限制了其临床应用，确诊假性高血压要依据动脉内直接测压。

表 4－7　影响老年人血压间接测量的因素

问题	结果
1. 由于动脉血管的顺应性降低，动脉内血压与袖带测量二者间之差	血压水平测量过高 假性高血压
2. 大的听诊间隙	血压测量过低
3. 听诊读数间收缩压大的回落	如果仅以第一个读数为准 则造成收缩压水平假性增高
4. 测量的重复性差	血压水平的不正确评估，特别当依据仅有的一二次 测量结果判定时
5. 未测立位血压	忽略掉体位性血压下降
6. 两上臂血压不同	血压测量过低
7. 在进食的 2h 内测量血压	因餐后血压下降造成假性血压水平低

2. 诊断标准　目前，世界各国对老年高血压的诊断标准均沿用成年人高血压的标准。还应注意，应结合家庭自测血压和 24h 动态血压监测（ABPM）进行诊断。家庭自测血压对于常规的老年高血压患者的评估是有益的，ABPM 对老年人群中的假性高血压、清晨高血压及血压波动性等的评估是必需的、有效的。与诊室血压相比，家庭血压或 ABPM 对预测老年高血压的预后方面意义较大。

2010 年《中国高血压防治指南》推荐，家庭自测血压正常上限参考值为 135/85mmHg，动态血压的正常值为 24h 平均值＜130/80mmHg，白昼平均值＜135/85mmHg，夜间平均值＜120/70mmHg。

3. 明确病因　在诊断老年高血压时，必须排除继发性高血压。老年人继发性高血压占高血压比例少，主要见于肾血管性高血压；而老年人肾动脉狭窄多为动脉粥样硬化所致，占终末期肾病的5%～15%，同时双侧肾动脉狭窄是血管紧张素转换酶抑制剂的绝对禁忌证，治疗前必须明确。有些内分泌疾病如原发性醛固酮增多症、嗜铬细胞瘤、甲状腺功能亢进等也是老年人继发性高血压的病因。

老年人如表现为严重或顽固性高血压、从年轻时即发生的高血压、原来控制良好的血压突然恶化、高血压为突然发病表现以及合并有周围血管病者，应高度怀疑继发性高血压的可能。其次，老年人过量饮酒和使用非留体抗炎药也可导致继发性高血压，且常被忽略，应详细询问病史。

（二）危险评估

随年龄的增长，老年人不仅高血压患病率增加，同时合并其他心血管疾病的危险因素（如肥胖、血脂异常、糖尿病等）或靶器官损害的情况也增加。老年高血压患者多属高危及极高危患者。同时，在危险因素、靶器官损害及合并心血管疾病方面，老年高血压患者具有与中青年患者不同的特点。按照2005年《中国高血压防治指南》，根据血压水平、心血管危险因素、靶器官损害、并存的心、脑、肾、血管疾病及糖尿病等资料进行危险性评估，以制定治疗计划和判断预后。

1.危险因素　老年人收缩压随年龄的增长而上升，而舒张压在>60岁后则缓慢下降，脉压增大。Framingham研究已表明，老年高血压患者脉压与严重的靶器官损害显著相关。同时，老年患者中代谢综合征的患病率高（最高可达30%～40%），而高血压与危险因素同时存在时动脉粥样硬化更易发生和发展。因此要重视对老年高血压相关的心血管危险因素的检测和评估，如体重、血糖、血脂、吸烟、家族史、炎性指标等。

2.亚临床靶器官损害及心血管疾病

（1）心脏：老年高血压患者中，常见到舒张性心力衰竭。大多数舒张性心力衰竭患者（88%）患有高血压，血压控制不良是诱发舒张性心力衰竭的最常见因素；心房颤动、心房扑动等心律失常的出现也加重舒张性心力衰竭的发生。同时，心房颤动在老年患者中较常见，我国学者研究显示，年龄>80岁的人群心房颤动患病率达7.5%。高血压导致的左心室肥厚和左心房增大都是心房颤动发生的独立危险因素。

（2）血管：血管的损害以大动脉僵硬度增加为主要表现，与增高的脉压相关。老年患者的动脉硬化常表现为多支血管动脉硬化并存（颈动脉、股动脉、肾动脉内膜中层厚度增加或有斑块）。在中国，年龄>50岁的心血管疾病高危人群中，下肢动脉疾病发病率为25.4%。目前，颈动脉超声技术常用于检测血管损伤及更准确地危险分层，颈一股动脉脉搏波传导速度>12m/s已被用于评估中年高血压患者的主动脉功能异常，踝臂指数<0.9也提示周围血管损害。

（3）肾脏：老年高血压患者的肾血流、肾小球滤过率（eGFR）和肾小管功能随着年龄增加而降低，早期血肌酐可能相对正常，但eGFR或肌酐清除率有下降趋势。微量白蛋白尿较为常见。中晚期肾功能不全的发生率明显增加且大于年轻人。

（4）脑：血压控制不佳的老年高血压患者常发生脑卒中。头颅CT、MRI检查是诊断脑卒中的标准方法，通过MRI进行的无创脑血管显像可用于老年高血压患者的危险分层。MRI检测出的小的无症状脑梗死、微小出血及脑白质损伤的患病率随着增龄及血压值增加而增加，并与脑卒中、认知功能障碍、痴呆风险的增加相关。老年认知功能障碍至少部分与高血压有关，故对老年高血压患者可进行认知评估。

五、老年高血压的治疗

(一)老年高血压患者治疗的益处

老年高血压患者病程较长,靶器官损害普遍较重,治疗难度相对较大。但大量随机临床试验表明,对年龄>60 岁高血压患者(无论是混合型高血压或单纯收缩期高血压),降压治疗均能显著降低心、脑血管发病率和病死率,使老年患者获益。据 SHEP、Syst－Eur、Syst－China 等单纯收缩期高血压临床试验的综合分析,降压治疗可使脑卒中事件下降 33%,冠心病事件下降 23%(表 4－8)。

表 4－8　九项老年高血压的临床研究内容及结果

研究项目	人数	年龄(岁)	方法	起始血压(mmHg)	脑卒中下降率	心血管危险下降率
SCOPE	4694	平均 76	ARB－安慰剂	平均 166/90	23.6%	10.9%
EWPHE	840	≥60	利尿剂－安慰剂	>160/90	52%	5.2%
STOP－H	1627	70～84	β受体阻滞剂或利尿剂－安慰剂	180～230/105～120	47%	40%
MRC－E	4396	65～74	β受体阻滞剂、利尿剂－安慰剂	>180/90	25%	17%
SHEP	4736	≥60	利尿剂－安慰剂	>160/<90	36%	32%
Sys－Eur	4695	≥60	CCB－安慰剂	>160/<95	42%	31%
Sys－China	2394	>60	CCB－安慰剂	>160/<95	38%	37%
ANBP2	6083	>65	ACEI－利尿剂	>160/90		11%
STONE	1632	≥60	CCB－安慰剂	≥160/≥96		

长期以来,由于专门针对≥80 岁老年人的降压治疗研究很少,国内外学者对≥80 岁老年高血压患者的降压治疗策略一直存在很大争议,在很大程度上影响了这一特殊人群的血压控制率。近年来,随着相关研究证据的逐渐积累,>80 岁老年高血压患者降压与获益之间的关系日渐明朗。

高血压最佳治疗(HOT)China 研究中 80～90 岁亚组分析显示,老年高血压患者应用长效钙拮抗剂(CCB)降压效果显著,达标率高,且显著降低了心血管终点事件发生率。这一研究为>80 岁老年患者的降压治疗提供了重要依据。HYVET(hypertentionintheveryelder-lytrial)研究,年龄≥80 岁、收缩压≥160mmHg/舒张压≤110mmHg 的老年高血压患者通过有效的治疗,使血压控制:在 150/80mmHg 以内。结果显示,治疗组和安慰剂组比较,主要终点致死、非致死性脑卒中及各种原因死亡均降低具有显著意义。我国已进入老龄化社会,估计有 1 亿 3 千多万老年人,80 岁以上老年高血压患病率达 70%以上。毫无疑问,HYVET 研究将为老年高血压治疗产生积极的影响。

(二)老年高血压的治疗策略

老年高血压治疗的总目标是保护靶器官,最大限度地降低心脑血管及肾脏并发症和死亡的总风险,改善患者生活质量,延长患者寿命。

1.降压达标　老年人的血压究竟控制在什么水平最为恰当?JNC7 和 ESC/ESH 2007 指南指出,所有年龄患者的血压目标值都<140/90mmHg。ESC/ESH 2007 指南还指出,如果患者能耐受,还可以降得更低。糖尿病、高危/极高危以及脑卒中、冠心病、肾损害等血压应<130/80mmHg。

在 SHEP 试验中,血压降至<150mmHg 时对脑卒中的预防效果是最强的。Framingham

研究中，对＞65岁有心血管疾病并发症的老年人进行了18年的随访研究，发现收缩压在140～150mmHg的患者组心血管风险最小，提示可能是老年人的合适血压水平。

由于多数老年人经联合用药后也难以达到收缩压＜140mmHg，同时老年人具有病程长、衰老程度重、动脉粥样硬化明显、靶器官损害严重等特点，2010年《中国高血压防治指南》提出，老年高血压患者收缩压目标值＜150mmHg，而一般人群应＜140/90mmHg，表明老年人目标值不同于非老年人，可能更符合老年人的临床实际。

老年高血压降压治疗过程中应注意舒张压不要低于60mmHg，否则是预后不佳的危险因素。大量临床资料表明，当老年高血压患者舒张压低于60mmHg时，易发生心肌缺血，诱发心绞痛发作，甚至发生急性心肌梗死。老年人在降压治疗中是否存在J形曲线，目前尚无一致的看法。SHEP试验（老年收缩期高血压的临床试验治疗）结果表明，舒张压降低至70mmHg以下的患者，冠心病死亡率并未增加。一般来讲，老年单纯收缩期高血压患者降压治疗后的舒张压不能低于65mmHg。如经降压治疗舒张压低于65mmHg，应同时佐以硝酸酯类药物，以免舒张压过低。

2.宜缓慢降压，避免血压大幅度波动　老年人由于压力感受器的敏感性降低，对波动较大的血压难以做出迅速而准确的调节，不能耐受短时间内大幅度的降压，否则易引起重要器官供血不足，加重靶器官损害。故老年人的降压速度要比非老年人缓慢。

在非紧急情况下，降压药应从小剂量开始，逐渐增加剂量，60～79岁老年人可在3个月内达到血压目标值，≥80岁老年人达标时间更长，数月甚至1～2年。如血压＞180mmHg时，先将血压降至160mmHg以下，如血压160～179mmHg先降低20mmHg，如能耐受，再逐步降低些，最好降至目标血压值。对于急症高血压的治疗，要求非老年人平均血压在24小时内降低20mmHg，而老年人只需降低10～20mmHg，然后采取缓慢降压。

在减少血压波动方面，尽可能选择不良反应少、服用方便、能持续24小时作用的长效制剂药物。

3.干预可逆性危险因素　高血压治疗的主要目的是最大限度地降低心血管疾病死亡和致残的总危险，在治疗高血压同时，还应干预所有可逆性危险因素（如吸烟、高脂血症、糖尿病等）和处理同时存在的各种临床情况。

4.重视非药物治疗　非药物治疗是老年高血压患者降压治疗中非常重要的一环，是药物治疗的基础，也是最容易取得效果的一种方法，包括改善生活方式、消除不利于心理和身体健康的行为和习惯。具体内容如下：

（1）合理膳食，减少钠盐的摄入。中国营养学会推荐每人每日食盐量不超过6g。

（2）适当减轻体重，建议体重指数（BMI）控制在24kg/m^{2}以下。高血压患者BMI减少10％则可使其胰岛素抵抗、糖尿病、高脂血症和左心室肥厚有所改善。

（3）适当补充钾和钙盐，鼓励摄入新鲜蔬菜、水果、脱脂牛奶，以及富含钾、钙、膳食纤维、不饱和脂肪酸的食物。

（4）减少膳食脂肪摄入，脂肪量应控制在总热量的25％以下，饱和脂肪酸的量应＜7％。

（5）限制饮酒。中国营养学会建议成年男性一天饮用酒精量＜25g，成年女性＜15g。每日摄入酒精量＞30g者，随饮酒量的增加血压显著升高。此外，饮酒降低降压药物的疗效，高血压患者应严格限制饮酒量。

（6）运动有利于减轻体重和改善胰岛素抵抗，提高心血管调节能力，降低血压。可根据年龄和身体状况选择适合的运动方式，如快步行走，一般每周3～5次，每次30～60分钟。

(7)减轻精神压力，保持心理平衡，避免情绪波动。心理因素是影响老年高血压的重要因素，精神抑郁状态可增高血浆儿茶酚胺水平及增强交感神经活性，影响降压药物的疗效，因此在治疗老年高血压时，应尽量减少或消除引起血压波动的情绪因素，如焦虑、生气等。

研究表明超重、饮酒、高钠饮食是高血压的3大危险因素。老年人对钠很敏感，钠摄入量与血压呈正相关。TONE试验(Trial of nonpharmacologic Interventions in the Elderly)对60～80岁1级高血压患者进行减轻体重和限钠干预，随访15～36个月，结果发现把钠的摄入量降至80mmol(2g)/d，在以后的随访中血压均有显著降低，大约有40%的患者甚至不需继续服用降压药物。限盐再加上控制体重，血压会进一步降低。有研究表明，单纯的限钠、运动、减重方案能使老年高血压降低6/5mmHg。

5.老年高血压药物治疗

(1)适应证：①根据高血压危险分层的结果，建议低危老年高血压患者，首先应生活方式干预数月，无改善者可考虑开始药物干预；②中危患者在强化生活方式干预数周后如无效，可予药物治疗；③对高危和极高危患者应立即启动降血压药物治疗。在临床药物治疗中，对于高危和极高危患者，可考虑一开始采用两种药物联合治疗，以保证患者的最大获益和安全。

(2)降压药物的选择：降压治疗获益主要来自血压的控制，因此选择合适的降压药物是非常重要的。目前常用降压药物主要包括5大类，即CCB、利尿剂、血管紧张素转换酶抑制剂(ACEI)、血管紧张素受体阻滞剂(ARB)以及β受体阻滞剂。对于中青年患者，这5类降压药物均安全有效，都可用于一线治疗。但对于老年高血压患者，降压药物的选择应该考虑到老年患者的特点、高血压分级和有无并发症，以及可能出现的不良反应，并需了解既往用药有利和不利的反应、心血管危险因素、靶器官损害、心血管疾病、肾脏疾病、糖尿病或其他共存的疾病对降压药物疗效和耐受性的影响。理想的降压药物应当符合以下条件：①平稳、有效；②安全、不良反应少；③服药简单、方便，尽量选择作用持续24小时的长效制剂，每日一次服药，利于提高依从性。

1)CCB：该类药物在老年高血压的治疗中具有充分证据，具有最多的“本土化”循证医学证据。近年来先后结束的HOT China、FEVER、STONE以及Syst－China等研究一致显示CCB对于我国老年高血压患者具有良好疗效。此类药物不仅可以显著提高老年单纯收缩期高血压的达标率，更可显著降低心血管终点事件的发生率，因而被视为老年高血压患者的首选用药。

2)利尿剂：特别适宜于老年高血压患者。SHEP研究显示老年收缩期高血压患者用小剂量氯噻酮(12.5mg)平均治疗5年后，脑卒中事件的发生率降低了36%。HYVET研究进一步肯定了噻嗪类利尿剂在老年高血压治疗中的重要地位。然而，迄今为止尚缺乏以我国人群为基础的大型临床试验证据，我国现行指南对利尿剂的推荐主要以国外研究为依据。由于长期应用大剂量利尿剂可显著增加电解质紊乱、糖及脂代谢异常的风险，老年高血压患者使用利尿剂应从小剂量开始，并注意监测不良反应，如体位性低血压、电解质紊乱、血脂异常与高尿酸血症等。大剂量或袢利尿剂仅适宜于合并心力衰竭的患者。

3)ACEI与ARB：由于老年高血压患者多数为低肾素活性者，因此ACEI或ARB类药物对其的降压效果可能弱于中青年患者。此二类药物的优势在于对心率和心排血量无明显影响，不影响糖代谢，适用于伴有心力衰竭和糖尿病者，不良反应较少，因此仍可作为一线降压药物。

4)β受体阻滞剂：是另一类疗效得到大规模临床试验确定的药物，特别适宜于合并心绞痛、心力衰竭和曾有过心肌梗死的患者。不良反应有压抑、乏力、肢冷和心动过缓等。

5)α受体阻滞剂：由于此类药物易引起直立性低血压，特别是老年患者发生率更高。目前国内外相关指南已不推荐将其用于一线降压药物。但老年高血压合并前列腺肥大者仍可考虑应用，如特拉唑嗪等。用此药治疗时应从小剂量开始，于睡前服用，根据患者治疗的反应逐渐调整剂量，并注意监测立位血压以避免发生直立性低血压，尤其于首次应用时。

(3)药物治疗原则

1)个体化用药：个体化原则对治疗高血压具有普遍意义，而对老年高血压患者尤为重要。应针对个人病情，采取疗效最佳、不良反应最少的药物，做到用药个体化。一般来说，治疗药物选择可根据老年高血压患者以下三方面因素进行综合分析。①老年人病理改变：如血压水平和类型、伴随的危险因素、靶器官损害及并存的临床疾病等，治疗前应正确评估病情。如单纯收缩期高血压首选利尿剂和二氢吡啶类钙拮抗剂；伴冠心病、心肌梗死者首选β受体阻滞剂、ACEI、长效CCB；伴前列腺增生的患者宜用α受体阻滞剂。②老年人的特殊生理改变：老年人机体代谢和内环境平衡功能呈生理性退化，易出现药物不良反应和直立性低血压、餐后低血压等改变。故应避免使用强利尿剂、α受体阻滞剂和神经节阻滞剂等。③药物本身的特性。

2)小量开始，逐渐加量：采用最小有效剂量以获得满意的疗效，而使不良反应减至最小。可以根据年龄和反应逐步调整剂量，以获得最佳疗效。

3)联合用药：为使血压达标，尤其控制老年收缩期高血压，单药治疗的效果有限，常需≥2种药物联合应用。联合治疗可以从不同的机制来进行药物干预，降低每种药物的剂量，减少不良反应，增加疗效，改善依从性。对2、3级高血压或高危/极高危的患者，应选择联合治疗，不能达标者可以增加剂量或联合应用≥3种的药物。

目前推荐的药物联合治疗是利尿剂与CCB、ACEI、ARB的联合；CCB与ACEI、ARB及β受体阻滞剂的联合。也可以选择含有利尿剂的固定复方制剂，但需监测血钾。

(4)应注意的问题

1)防止低血压(因为心血管反射功能减退，对容量不足及交感神经抑制剂敏感)。

2)直立性低血压(测坐位及立位血压)。

3)降压药剂量宜小，递增时间需更长。

4)忌用易发生体位性低血压药物：哌唑嗪、柳胺苄心安等。

5)忌用影响认知能力的药物，如可乐定等。

总之，近年来陆续揭晓的临床研究表明，高血压严重危害着老年人群的身体健康，科学合理的降压治疗有助于减少高血压所致的靶器官损害，降低心血管事件的危险性。因此在今后的临床实践中，应着力加强对老年高血压的关注，改善其防治水平。

(朱凌华)

第五节 少年儿童高血压的诊断与处理

随着生活水平的提高，近年来少年儿童高血压的发病率有逐渐增加的趋势。最近有关儿童高血压的检测、评估和治疗取得了重大进展。美国建立了少年儿童期正常血压的全国大型数据库,对血压不正常儿童的发现能力得到了显著提高。根据近 10 年我国部分省市的调查结果,儿童高血压患病率,学龄前儿童为 2%～4%,学龄儿童为 4%～9%。一项 20 年的队列研究显示,43%的儿童高血压 20 年后发展成为成人高血压,而儿童血压正常人群中发展为成人高血压的比例只有 9.5%。探索少年儿童血压演变规律、识别高血压易患因素对于有效控制成人高血压、预防心血管疾病具有重要意义。少年儿童高血压在病因、判定标准以及治疗方面均与成人高血压有所不同。

一、少年儿童高血压的诊断

(一)少年儿童高血压的定义及血压正常值

高血压是以动脉血压(收缩压/舒张压)升高为特征,可伴有心、脑、肾、血管等器官的功能或器质性损害的临床综合征。所谓高血压是人为划定的一个标准,其目的在于加强高血压的预防和治疗,以减少高血压造成的心血管疾病发生率和死亡率。人群血压值呈连续的单峰分布,似钟形曲线,在所谓"正常血压"与"高血压"之间没有一个截然的分界点。少年儿童高血压的评定,目前尚缺乏统一的标准。参照世界卫生组织(World Health Organization,WHO)制定成人高血压标准方法制定儿童高血压标准比较困难,这是因为血压值在群体呈连续性分布,而儿童处于生长发育期,正常血压和高血压之间并没有绝对分界线,只能人为地制定一个阈值,以便作为儿童各种不同年龄血压高低的标准。

以往大多采用 4 种方法作为儿童高血压的评定标准:①学龄前儿童血压≥110/70mmHg,学龄儿童血压≥120/80mmHg;②收缩期血压及舒张期血压大于该年龄性别的第 95 百分位(≥P_{95});③血压值超过该年龄、该性别组均值以上 2 个标准差;④血压≥120/80mmHg,并且超过该年龄、该性别均值 2 个标准差。

当前国际上多采用 2004 年美国国家高血压教育项目(NHBPEP)儿童青少年工作组对儿童高血压的定义:3 次或 3 次以上平均收缩压和(或)舒张压大于等于同性别、年龄和身高儿童血压的第 95 百分位。采用百分位法,按照以下标准将儿童高血压分为前期、Ⅰ期和Ⅱ期。前期:血压介于第 90～95(不含 95)百分位或血压超过 120/80mmHg 但是低于 95 百分位;Ⅰ期:血压介于第 95～99 百分位加 5mmHg;Ⅱ期:血压大于第 99 百分位加 5mmHg。另外白大衣高血压(white coat hypertension)是指患儿在诊室或者医院等医疗机构测量的血压大于 95 百分位,而在医疗机构之外平均血压小于 90 百分位(表 4－9)。

表 4－9　美国 NHBPEP 关于少年儿童血压的分类和分级

血压范畴	定义
正常	>第 90 百分位
高血压前期	第 90～95 百分位
高血压	
Ⅰ期	第 95～99 百分位＋5mmHg
Ⅱ期	>第 99 百分位＋5mmHg

表 4－10、表 4－11 为 2010 年依据我国 11 余万儿童青少年血压调查数据研制出的中国儿童青少年血压参照标准。关于柯氏音第Ⅳ时相(K4)或第Ⅴ时相(K5)哪个更能真实反映儿童舒张压水平,至今尚无定论,故该标准同时给出 K4 和 K5 的诊断切点。

表 4－10 中国儿童血压评价标准－男(mmHg)

年龄(岁)	SBP			DBP－K4			DBP－K5		
	P_{90}	P_{95}	P_{99}	P_{90}	P_{95}	P_{99}	P_{90}	P_{95}	P_{99}
3	102	105	112	66	69	73	66	69	73
4	103	107	114	67	70	74	67	70	74
5	106	110	117	69	72	77	68	71	77
6	108	112	120	71	74	80	69	73	78
7	111	115	123	73	77	83	71	74	80
8	113	117	125	75	78	85	72	76	82
9	114	119	127	76	79	86	74	77	83
10	115	120	129	76	80	87	74	78	84
11	117	122	131	77	81	88	75	78	84
12	119	124	133	78	81	88	85	78	84
13	120	125	135	78	82	89	75	79	84
14	122	127	138	79	83	90	76	79	84
15	124	129	140	80	84	90	76	79	85
16	125	130	141	81	85	91	76	79	85
17	127	132	142	82	85	91	77	80	86

定义:正常高值血压(high normal)－SBP 和(或)DBP≥P_{90}～P_{95},或 12 岁及以上儿童,SBP 和(或)DBP≥120/80mmHg。

高血压(hypertension)－SBP 和(或)DBP≥P_{90}～P_{99}。

严重高血压(severe hypertension)－SBP 和(或)DBP≥P_{99}。

表 4－11 中国儿童血压评价标准－女(mmHg)

年龄(岁)	SBP			DBP－K4			DBP－K5		
	P_{90}	P_{95}	P_{99}	P_{90}	P_{95}	P_{99}	P_{90}	P_{95}	P_{99}
3	101	104	110	66	68	72	66	69	72
4	102	105	112	67	69	73	67	69	73
5	104	107	114	68	71	76	68	71	76
6	106	110	117	70	73	78	69	72	78
7	108	112	120	72	75	81	70	73	79
8	111	115	123	74	77	83	71	74	81
9	112	117	125	75	78	85	72	76	82
10	114	118	127	76	80	86	73	77	83
11	116	121	130	77	80	87	74	77	83
12	117	122	132	78	81	88	75	78	84
13	118	123	132	78	81	88	75	78	84
14	118	123	132	78	82	88	75	78	84
15	118	123	132	78	82	88	75	78	84
16	119	123	132	78	82	88	75	78	84
17	119	124	133	79	82	88	76	78	84

对个体而言,只有经过 3 次及以上不同时机测量的血压水平≥P_{95}方可诊断为高血压,随

后要进行高血压程度的分级。①高血压 1 级：P_{95}～P_{99}＋5mmHg；②高血压 2 级：≥P_{99}＋5mmHg。儿童中“白大衣高血压”现象较为常见，可通过动态血压监测予以鉴别。

（二）少年儿童血压的测量

少年儿童的血压不容易测量准确，一方面与 Korotkoff 音在儿童难以听清楚，另一方面由于儿童上臂粗细程度不一，所用血压袖带大小往往不合适等有关。房间温度高低也影响血压的测量，室内温度过高会使收缩压降低，而舒张压升高。收缩压在上午比下午大约低 2mmHg 左右，而舒张压上、下午变化不大。收缩压在春天比冬天高，舒张压冬天比春天高。

1. 袖带的选择　3 岁以上儿童血压的测量用标准的水银式血压计，袖带的选择见表 4－12。最佳袖带气囊袋的长度以被测儿童上臂周径为准，应能包绕上臂周径的 80％～100％，其最佳宽度应为上臂周径的 40％。袖带气囊过短或过窄容易使血压测量值偏高，而过长和过宽的袖带又会使血压测的过低。

表 4－12　血压袖带大小选择的标准

上臂周径（cm）	气囊大小（宽×长）（cm）
≤13.0	6.5×12
＞13～20	7.5×18
＞20～24	9.0×30
＞24～27	10.2×22
＞27～30	12.0×23

2. 血压测量　测血压前 30 分钟内避免剧烈活动，禁止进食、吸烟、饮茶或咖啡，不服用影响血压的药物，同时排空膀胱，静坐 5 分钟以上。被测者取坐位，肘部和心脏置于同一水平，勿悬空测量，一般测量右上臂血压。听诊器置于肘窝近心端内侧、袖带下缘下方肘动脉搏动处（大约在肘窝以上 2cm 处），为能更清晰地分辨较低的 Korotkoff 音，可使用钟式听诊器。

3. 舒张压的判定　成年人舒张压以 Korotkoff 第 5 音，即消失音为准。在少年儿童，特别在青春前期 Korotkoff 第 4 音（K4）和第 5 音之间相差数毫米汞柱，有些儿童的第 5 音甚而可以到零。美国国家高血压教育项目（NHBPEP）儿童高血压工作组自 1977 年以来先后 4 次发布儿童青少年高血压诊断、评价和治疗报告，在 1977 年第一次报告中，规定以 K4 作为 DBP。1987 年第二次报告建议 3～12 岁仍以 K4 作为 DBP，而 13～18 岁采用 K5 为 DBP 为与成年人使用 K5 保持一致。在 1996 年和 2004 年的第三、四次报告中规定统一以 K5 作为 DBP，当 K5 非常低如趋近于零或不存在时，则选用 K4 作为 DBP。2010 年公布的《中国高血压防治指南》考虑到我国儿科教学和临床一直采用 K4 为舒张压，以及相当比例的儿童柯氏音不消失的显示状况，建议实际测量中同时记录 K4 和 K5。

应用动态血压监护仪可进行动态血压监测（ambulatory blood pressure monitoring，ABPM），用来提供有关血压变化的信息，是诊断少年儿童高血压的有效方法，可以用于确定白大衣高血压、高血压导致靶器官损害的危险性以及抗高血压药所致的低血压情况。

4. 婴、幼儿血压的测量　3 岁以下儿童的血压用听诊法难以听清楚，主张用自动血压测量仪测量，常用者为示波测量法。在新生儿，婴幼儿，以及进行监护需要反复测量血压者用示波测量法。在测量过程中应反复进行校正。

二、少年儿童高血压的原因及相关因素

少年儿童高血压与成人一样分为继发性和原发性两种。不同年龄组高血压病因可能不同，儿童以继发性高血压为主。随年龄增长，原发性高血压的比例逐渐升高，进入青春期的青少年高血压多为原发性。

（一）继发性高血压

1. 肾实质性疾病　肾实质性疾病约占儿童继发性高血压的60%。各种原发性和继发性的肾脏病变都可以引起高血压，包括急性或慢性肾炎、肾盂肾炎、肾病综合征、多囊肾、肾发育不良、狼疮肾炎、紫癜性肾炎、溶血尿毒综合征、肾结核、肾创伤等。

2. 肾血管性疾病　肾血管疾病约占儿童继发性高血压的10%。肾动脉狭窄、肾动脉或静脉血栓栓塞等均可成为儿童高血压病因，新生儿高血压主要是肾血管疾病所致。

3. 心血管疾病　心血管疾病约占儿童继发性高血压的14%。多见于先天性主动脉缩窄、多发性大动脉炎。脉压大的心脏病如主动脉瓣关闭不全、动脉导管未闭、主一肺动脉隔缺损；心脏病手术后如动脉导管未闭术后、主动脉缩窄术后可有一过性高血压。

4. 内分泌性疾病　内分泌性疾病约占儿童继发性高血压的10%。包括肾上腺皮质增生症、原发性醛固酮增多症、嗜铬细胞瘤、神经母细胞瘤、甲状腺功能亢进症等。

5. 神经系统性疾病　包括脑炎、脊髓灰质炎、颅内肿瘤、脑外伤、出血、水肿等。

6. 其他　长期应用肾上腺皮质激素、促肾上腺皮质激素等可导致继发性高血压。

（二）原发性高血压

20世纪70年代末以来，国际上陆续开展了对少年儿童血压演变规律的流行病学研究，并提出成人原发性高血压大多起源于少年儿童时期。那些在幼年阶段血压处于高百分位的儿童，血压会一直处于较高水平，并有可能发展成为成年时期的高血压。因此，早期识别少年儿童高血压危险因素、演变轨迹有助于预防和延缓成人高血压、心血管疾病并发症的发生。

1. 少年儿童血压的演变规律　迄今，大量横断面调查和前瞻性观察都一致证明了在不同地理、文化和社会经济特征的多数群体中，血压随年龄的增长而增高，存在正相关关系。一般讲，无论男女其收缩压随年龄增长而增高的趋势贯穿人的一生，而舒张压的年龄增长趋势止于55～60岁，故老年期脉压加大，单纯收缩期高血压患病比例增加。尽管很少有证据证明生命早期不同性别间存在血压差异，但从青春期开始，男性血压上升速度明显加快，因此在青春期和成年早期男性血压较同龄女性为高，而女性在50岁以后血压水平增高速度加快，并超过男性，进人老年期其平均血压又高于男性。

对少年儿童血压的流行病学调查表明，儿童血压的演变也随年龄的增长而升高，且血压的演变存在一定程度的轨迹现象（tracking），这种轨迹从婴幼儿时期已开始，贯穿整个青少年时期，直至成年。因此，对少年儿童血压演变规律和增长趋势的探索，对于研究成人原发性高血压的发生发展具有重要意义。据国外资料报道，不同地区，不同人群中儿童血压水平表现出一定程度的差异，但血压随年龄增长而增高的趋势是相对一致的。资料显示：①不同国家和地区中男、女孩的血压水平均随年龄的增长而增长，且增长幅度表现为收缩压大于舒张压，男孩大于女孩；②男、女儿童血压的平均水平在不同年龄段上表现出一定程度的差异。无论男女在婴幼儿期（6周以前）血压上升很快，然后趋于平稳直到5岁左右，此期间男女儿童血压差异不大。6岁以后血压持续上升，直到青春期。青春期男、女孩的血压变化具有一定的差

别。在 NHES(美国国家健康检查调查)中,发现 6～11 岁女孩收缩压上升的坡度比 12～17 岁间坡度为陡,而男性则相反。此期间男孩的血压水平略低于同年龄组的女孩,青春期以后,男孩的血压增长速度一直高于女孩,而且男女孩的血压油线交叉的年龄段与其身体形态发育的年龄大致相仿(表 4－13,表 4－14)。这一现象提示,血压演变可能与性成熟有联系,一般女孩性成熟较男孩为早。总体上,少年儿童血压增长的趋势呈现出波浪式变化的特点,一般在 8～14 岁年龄段收缩压出现较迅速的增长。

表 4－13　由 75 项研究中得到不同年龄男性儿童血压混合平均值(mmHg)

年龄(岁)	SBP		DBP_{IV}		DBP_{V}	
	人数	均值	人数	均值	人数	均值
6	6931	100.6	2866	63.2	2144	59.2
7	18292	101.8	4010	64.9	6005	61.0
8	11618	103.3	4140	66.3	3577	60.2
9	10661	104.8	3218	67.5	2590	63.1
10	10788	105.8	3086	67.5	2295	63.5
11	13365	107.5	4263	68.5	4411	64.6
12	13007	108.6	4858	69.0	4873	64.7
13	8849	111.9	4236	69.7	2774	64.5
14	9071	114.8	4083	70.2	3719	65.4
15	6981	118.3	2051	72.3	3818	67.3
16	7704	121.1	2001	73.2	5556	68.8
17	7852	122.8	2436	72.2	4992	70.8
18	11932	122.6	9032	72.3	3044	71.6

表 4－14　由 75 项研究中得到不同年龄女性儿童血压混合平均值(mmHg)

年龄(岁)	SBP		DBP_{IV}		DBP_{V}	
	人数	均值	人数	均值	人数	均值
6	6405	100.3	2147	61.0	2040	59.5
7	12332	101.8	3897	66.0	5831	61.8
8	10985	103.8	3860	66.5	3402	62.0
9	10284	104.8	3169	67.7	2382	63.2
10	10389	106.7	3083	67.9	2223	63.6
11	12985	109.0	4268	69.1	4250	64.2
12	12023	110.4	4712	70.5	4117	65.5
13	7708	113.3	4052	72.1	2425	67.7
14	7350	113.9	3065	71.0	3319	67.5
15	6767	114.7	2112	71.9	3592	68.4
16	7839	115.7	1539	72.5	5476	70.6
17	8206	114.7	3116	68.3	4752	71.7
18	10964	111.3	8243	67.3	2808	72.5

多数学者认为，少年儿童血压随年龄发生变化是身体生长发育过程中的一种伴随现象。对 2946 名 4～14 岁的儿童进行了 4 年的纵向研究，结果显示在进行单因素分析时，如未消除体重、身高等生长发育指标对血压的向，儿童的血压均随年龄的增长而增高；在进行多因素分析时，控制了体重、身高等因素的影响后，儿童血压的变化与年龄变化之间无相关性。

2. 少年儿童高血压易患因素

(1)初始血压水平：对血压演变规律的跟踪观察发现，少年儿童血压发展呈“轨迹”现象。那些在幼年阶段血压即偏高的儿童，其血压随年龄增高的趋势更明显，亦即在低年龄时血压在相同年龄的人群中处较高百分位者至年龄稍长后，血压会一直稳定地保持在同年龄组中较高水平，至成年时期发展为高血压的危险性明显增大。幼年时基础血压水平的高低和以后血压随年龄而上升的幅度成正比，即原来血压偏高者以后上升快。本研究室对 3978 名 5～15 岁青少年 8 年前瞻性随访结果显示，约有 9.96%的青少年从基线开始一直居较高百分位。故青少年初始血压水平高是成年后高血压易感人群，应加强对这部分人的血压监测，并采取积极预防措施。

儿童血压的轨迹现象强度的计量方法主要有两种：一是相关系数法，即采用同一个体两次不同时间所测得的血压值所计算的相关系数；二是百分位数法，当对某一儿童群体的血压值进行追踪观察时，对血压值处在某一百分位数以上的人群进行计数，以经过一定时间观察后血压值仍处在这一百分位数以上人数占观察前这一水平上人数的百分率来表示。Framingham 曾对 5209 个样本的队列随访 18 年，采用简单线性回归计算，无论收缩压、还是舒张压基线与随访血压均有良好相关性，其中男性收缩压的相关系数间隔 4 年为 0.60，10 年为 0.56，舒张压则分别为 0.60 和 0.53。自 20 世纪 70～80 年代，国际上相继建立了一些儿童血压队列进行长期跟踪随访，以观察血压的“轨迹”现象，其中包括最著名的 Bogalusa Heart Study。通过对 1505 名年龄 5～15 岁的儿童 15 年随访结果，Bogalusa 研究发现，基线血压在第 80 百分位(P_{80})以上者，有 40%的收缩压和 37%的舒张压持续居于 P_{80} 百分位以上；与同年龄、同性别的基线血压偏低儿童相比较，随访时发生高血压的危险性增加 3.6～2.6 倍。本研究室对汉中农村 4623 名年龄 6～15 岁青少年血压进行 8 年随访证明，基线收缩压百分位与 8 年后的收缩压百分位相关系数，男性为 0.33，女性为 0.28，舒张压均为 0.20；基线收缩压在第 75 百分位以上者，8 年后收缩压≥140/90mmHg 几率是基线收缩压在第 50 百分位以下者的 3.9 倍。初时血压百分位越高，其后发生高血压的相对危险就越大。因此，青少年初始血压水平高者，是成年人高血压易感人群。

鉴于儿童血压测量变异较大，有学者指出必须在多次测量的基础上才能获得较稳定的轨迹状态，且测量次数越多轨迹状态就越稳定。另有研究结果提示基础血压的测量有望获得较稳定的轨迹状态。总之，大量研究结果提示儿童血压轨迹现象具有以下特点：①轨迹强度较成人相对较弱；②轨迹系数与追踪观察的时间长短有关，测量间隔时间越长，轨迹系数相对越小；③轨迹系数与初测年龄有关，初测年龄越小，轨迹系数相对越小；④收缩压的轨迹现象较舒张压明显；⑤轨迹系数与初测血压值的大小有关。初测血压偏高组血压轨迹现象最明显，其次为血压正常组，血压偏低组最弱；⑥与新生儿出生体重有关。有学者认为儿童的血压与新生儿出生体重呈负相关。

(2)遗传因素：研究发现，少年儿童高血压显示出强烈的家族性倾向，受遗传学影响，一些家庭聚集现象甚至从儿童时期即显示出来。提示原发性高血压的家族倾向在生命早期即已建立,而且这种影响在其他危险因素存在的情况下可以被增强。家庭聚集性是研究血压遗传因素的重要途径之一。Montreal 养子研究表明,父母与亲生子女间收缩压相关系数为 0.32,养父母与养子间的相关系数仅为 0.09。这种亲生父母与子女间血压相关,而养父母与养子间血压不相关现象提示,遗传因素比环境因素在决定血压水平和致家庭聚集性方面更占优势。Zinner 等的研究也发现,父母与子女之间、子女与子女之间血压均值有明显相关性,高血压患者后代的血压比其他同龄人的血压偏高,而且在不同研究中均可被重复。我国学者通过对中、小学生双胞胎血压的流行病学研究发现,不论是单卵双生还是双卵双生,也无论是收缩压还是舒张压,血压的聚集现象也是显著的,且单卵双生子比双卵双生子血压聚集更明显。Platt 等对有严重高血压的四对双卵双生子的研究发现,其收缩压、舒张压明显一致(表 4—15)。

表 4—15 双卵双生子中的严重高血压聚集现象

双生子	性别	年龄	收缩压/舒张压(mmHg)
1	男	57	150/85
	女	57	140/80
2	女	57	170/90
	女	57	240/110
3	男	48	260/150
	男	48	210/130
4	男	47	230/130
	男	47	205/130

包括 Mcllhang 在内的许多研究发现,不论在基础状态下还是冷加压试验中,同卵双生子间收缩压的差异显著小于异卵双生子,亦即前者血压的一致性高于后者。他们据此计算的高血压在双胞胎人群中的遗传度为 63%～69%(表 4—16)。提示至少在双胞胎人群中,遗传因素对血压的影响比环境因素更重要。

表 4—16 双胞胎中收缩压的差异和遗传度

作者	双胎数(对)		收缩压差异的平均值(mmHg)		遗传度
	异卵	同卵	同卵	异卵	
Weitz	34	27	6.7	11.6	0.67
Von Venschuer	35	22	5.8	10.0	0.66
Zipperlen	34	35	3.9	6.7	0.66
Curtius	42	25	5.6	9.2	0.63
Malkova	62	80	5.8	10.1	0.67
Kahler	12	18	6.3	11.4	0.69
Mcllhany					
基础状态	87	68	4.1	7.2	0.68
冷加压试验	86	66	6.2	10.3	0.64

Bianchi 等研究发现,双亲均为正常血压者子女患高血压的概率是 10%,而双亲均为高血压者其患病率则为 45%。多项研究表明,高血压先证者亲属中高血压患病率趋势为一级亲属＞二级亲属＞三级亲属＞无血缘关系者,父亲和(或)母亲有高血压者,其子女的高血压患病率远高于父母血压均正常的子女,这些均说明遗传因素在高血压的发生中有明显作用。

(3)超重/肥胖:超重/测肥胖已经成为当今全球范围内儿童和青少年越来越被重视的社

会和医学问题。腹型肥胖在儿童及青少年时期即显示出对包括高血压在内的心血管危险因素的决定性作用。

Qing 等在一个包括有非裔美国人、亚洲人、高加索人在内的大型儿童样本中调查身体脂肪分布与血压的关系，脂肪分布通过测量皮肤皱襞厚度和双能量 X 线吸收测量学（DXA）来认定，对男孩和女孩的测量结果分别进行回归分析，结果通过测量皮肤皱襞厚度和 DXA 两种方法都发现在青春期男孩中腹型肥胖与血压呈正相关，而对于女孩腹型肥胖与血压则没有显著联系。1996 年对中国内地 8 个城市 208513 例 0.1～6.9 岁的学龄前汉族儿童进行的大型流行病学调查结果显示，在肥胖及非肥胖儿童中收缩压和舒张压都随 BMI 的增加而增加。在肥胖组儿童 BMI 增加 1kg/m^2，收缩压平均增加 0.56mmHg，舒张压平均增加 0.54mmHg；在非肥胖组儿童中 BMI 增加 1kg/m^2，收缩压平均增加 22mmHg，舒张压平均增加 1.20mmHg。在非肥胖儿童中 BMI 对血压的影响几乎是肥胖儿童的 2 倍。许多实验研究证明，高血压及正常血压人群减轻体重都可使血压下降，由于 BMI 在非肥胖儿童中与血压升高有明显关系，预防体重过度增加或异常增加可以减少以后血压的升高。本研究室对少年儿童队列 8 年随访研究发现，初时体重指数在其百分位 90（P_{90}）或以上者，8 年后随访血压≥140/90mmHg 的几率是体重指数＜P_{90} 百分位的 1.85 倍。基线体重或身高对未来血压预测意义相对偏小，而体重的增长幅度对成年高血压有较大的预测价值。Burke 等也报道，青少年时期过度增加的体重是成年后血压增高的重要危险因素之一。因此不仅在儿童期，而是从儿童至成年始终保持在一个理想的体重范围对于预防血压升高、防治心血管疾病都非常重要。肥胖相关性高血压的基础治疗是减轻体重，经常参加体力活动并减少静坐时间将有助于体重控制并可预防以后血压继续过度升高。对于血压水平处在高血压前期范围和高血压的儿童和青少年应积极鼓励进行饮食调节，在家中实施的干预措施可以提高成功率。

（4）高胰岛素血症/胰岛素抵抗：动物实验和临床研究表明，胰岛素抵抗独立于年龄、性别、糖耐量异常、体重指数及血脂水平，而同原发性高血压密切相关；高血压患者无论在空腹还是糖负荷状态下血胰岛素水平都显著升高。并有研究证实，胰岛素抵抗较高胰岛素血症与非肥胖、非糖尿病高血压之间的关系更为密切。

在少年儿童高血压研究中发现，血浆胰岛素水平与血压明显呈正相关。1991 年 Ferrari 以及此后的 Roy 等研究发现，父亲或母亲有高血压病的年轻正常血压子女也比对照组有较高的胰岛素水平和较差的胰岛素敏感性，表明胰岛素抵抗与高血压有遗传背景相关联，且发现胰岛素抵抗组及其子女血浆 RA、AngⅡ、ALD 高于对照组，说明胰岛素抵抗可能与交感神经系统（SNS）激活相关。高血压家系三代观察发现，高血压遗传因素可影响第二及第三代子女，无论是否遗传高血压，都毫不例外地遗传胰岛素抵抗。对一组平均年龄 13 岁，父母有高血压的正常血压儿童经过一夜禁食和静脉注射葡萄糖后，这些孩子的血浆胰岛素水平显著升高而血压无显著变化，提示与成人一样高胰岛素血症/胰岛素抵抗的出现可能先于青少年血压升高。在儿童和青少年中，胰岛素水平和血压直接相关且没有明显的种族差异。尽管有些研究发现胰岛素敏感指数同有无高血压家族史无关，但仍发现有高血压家族史的人群胰岛素敏感性显著下降。Mattiasson 等对有高血压家族史的 32 名男性和无高血压家族史且血压、糖耐量均正常的 22 名男性进行为期 5 年的随访，发现 5 年后病例组和对照组收缩压和舒张压均升高，且病例组的舒张压增加得更多。我们的研究发现，血压偏高少年儿童或有高血压家族史青少年其血胰岛素水平显著高于血压正常或高血压家族史阴性少儿；血胰岛素水平≥P_{75} 者，收缩压≥P_{90}。少年儿童所占百分比及随访 5 年中收缩压增长幅度均显著大于血胰岛素水平≤P_{50} 者。提示胰岛素抵抗/高胰岛素血症在少儿时期已发挥作用,参与高血压的始动机制。

(5)宫内环境因素:早在20世纪70年代有人提出胎儿在妊娠期宫内发育情况对儿童的血压亦有影响。胎儿宫内发育迟缓和出生时相对较低的体重都被认为是成年后原发性高血压的危险因素。大量流行病学研究证实,血压值与出生体重之间成负相关关系。Lew等对极低出生体重的婴儿(VLBW≤1500g)和正常出生体重婴儿(NBW>2499g)于18岁后分别测量血压,发现极低出生体重的青少年有较高的收缩压和舒张压。24h动态血压监测显示不论是在觉醒状态还是在睡眠状态,极低出生体重的青少年的平均收缩压较高,而舒张压没有显著差异。认为这种负相关性可能影响了胎儿动脉血管结构阻力、激素水平及肾单位的发育,而这种负相关可持续到成年以后,成为原发性高血压的一个原因。在调整了出生时身高、现在的BMI、年龄和身高等因素后,高血压的男性青少年的出生体重每增加1kg,血压即有显著下降。研究还发现,出生体重和儿童早期体重对于血压的影响是相互独立的。在调整了BMI后,出生体重与成年收缩压的相关关系没有改变,而儿童期体重增加速度较快者,其成年后倾向于较肥胖;出生时体重较低者,其成年后不易肥胖但更倾向于中心型脂肪堆积。低出生体重与成年后高血压的关系与其产后的发育、成年后的身材或者其他一些生活方式方面的因素无关,这提示至少有一部分高血压的危险因素取决于胎儿期。

此外,流行病学观察母亲与孩子血压的相关性显著高于父亲与孩子血压的相关性,提示母亲在妊娠期对孩子的血压可能有影响。一项相对较小的研究发现,母亲在妊娠期患有高血压而且在产后仍持续有高血压者,她们的后代在青少年时期的血压就显著高于那些母亲在妊娠期及产后血压均正常的后代。Sheill等通过对妊娠期妇女进行饮食干预,追踪她们后代成年后的血压,发现在妊娠后半期进食肉和鱼较多的妇女其后代成年后有较高的收缩压,进食鱼较多而肉不多的妇女其后代有较高的舒张压,且这些相关性不受妊娠期母亲的血压、身材高矮、有无吸烟习惯的影响。显示出母亲在妊娠后期高动物蛋白、低碳水化合物饮食与其后代血压偏高有关,其机制可能与母亲在妊娠期摄入较高的必需氨基酸,而母体对这些氨基酸的需要和利用之间的不适应所带来的新陈代谢压力有关。

(6)盐敏感性:盐是高血压重要的环境因素之一,盐敏感性是连接盐与高血压的遗传基础,是原发性高血压的中间遗传表现型。调查发现,不同国家、不同种族人群中盐敏感者检出率不一,低者占5%,高的可达25%~30%,高血压患者及有高血压家族史的人群中比例占50%~60%,老年人、黑种人人群中比例较大。在我国少年儿童人群调查中,盐敏感者的检出率21%,其中高血压家族史阳性者检出率为40%,家族史阴性者检出率为14%。儿童时期盐摄入的高低可能对其成年后的血压发展起决定作用。有学者对一组青年血压等相关因素的10年随访研究中发现,盐敏感者的血压在10年后的增加幅度明显高于盐不敏感者。对美国一组血压正常的黑种人青年研究发现,盐敏感者若同时合并高血压家族史阳性青年,则无论对盐负荷还是心理应激时的血压反应均明显增大。为此,Falkner等认为,盐是高血压重要的环境因素之一,而盐敏感性可能成为青少年血压增高的一种重要的遗传因子。最近,分别由Weinberger和Morimoto发表的对盐敏感者长达27年、18年随访调查结果表明,盐敏感的高血压患者较盐不敏感的高血压患者心血管事件发生率及死亡率显著升高,提示盐敏感性是独立于其他因素的一个心血管事件的独立危险因子。

(7)行为心理:儿童的行为心理因素在一定程度上可能影响着儿童血压。据报道血压偏高儿童倾向于内向型、稳定型个性。肥胖儿童的总智商和操作智商低于健康儿童,久之则出现抑郁、自卑等情绪变化,引起被动、退缩等个性和行为特征,最终形成内向型性格。随着医学模式的转变，现代身心医学认为个性与血压有一定关系。国内外研究报道成人的A型性格与高血压的发生密切相关。采用ROY量表研究情感行为与青少年血压关系发现，易怒性格女孩血压偏高。有研究证实，当人处于压抑、焦虑状态，感情不能表达时，血液中肾上腺皮质激素稳定在相当高的水平，导致交感神经兴奋，心排血量和动脉外周阻力增加，从而使血压升高。有学者通过艾森克个性问卷调查556名儿童，以研究个性与血压的关系，发现血压偏高儿童倾向于内向、稳定型个性。个性的形成主要是在儿童时期，可塑性强，受环境因素特别是家庭环境和教育方法的影响大，所以应加强心理卫生工作，培养儿童良好处世态度，克服消极情绪，改善不良性格，使他们具有乐观主义精神，具有适应环境改变的能力。

三、少年儿童高血压的临床表现

少年儿童高血压的临床症状多不典型，轻者常无症状，容易被忽略，小儿常因缺乏主诉或表达不准确，导致早期症状如烦躁、激动等不易被重视，常不能被及时发现，往往是常规体格检查或因其他疾病就诊时测量血压而发现高血压。临床症状重者可致组织器官功能衰竭，与血压增高程度及病情速度密切相关。在血压明显增高时可出现头晕、头痛、易激动、生气、恶心、呕吐等表现。血压急剧增高，病情发展严重时可致高血压脑病，除较常见的剧烈头痛、头晕、恶心、呕吐、烦躁外，可出现视物模糊、失语、肢体瘫痪、抽搐、昏迷，处理不及时可出现脑疝、呼吸循环衰竭、肾衰竭等。

高血压的体征主要是血压增高。长时间高血压造成左心室增大，心尖搏动强，第2心音增强，心尖部收缩期杂音，发生心力衰竭时可出现奔马律、肺部湿啰音。左心室肥厚是儿童原发性高血压最突出的靶器官损害，占儿童高血压的10%～40%。脑缺血脑水肿时语言、视力障碍，肢体活动障碍及神志改变。

继发性高血压的症状和体征因原发病而异。血压非常高，不易下降，无家族史是少年儿童继发性高血压的临床特点。积极寻找病因至关重要。肾脏疾病可有血尿、蛋白尿、肾功能不全的表现；嗜铬细胞瘤可表现为阵发性出汗、头痛、心悸；醛固酮增多症可出现阵发性肌无力和痉挛；主动脉缩窄患儿上肢血压高，下肢血压很低甚至测不到，足背动脉搏动消失；肾动脉狭窄者腹部、腰部听诊可闻及血管杂音；腹部肿块见于肾盂积水、多囊肾、嗜铬细胞瘤、神经母细胞瘤或肾胚胎瘤等。

另外，少年儿童原发性高血压多有家族史，占50%以上。50%的少年儿童高血压伴有肥胖。少年儿童高血压并发症较少，由于少年儿童对高血压的耐受性较强，他们较少发生脑卒中、心肌梗死及高血压引起的肾功能不全。

四、少年儿童高血压的治疗

对于少年儿童高血压的治疗，要注意：①不能由偶然的一次血压升高就给予药物治疗，必须按照高血压诊断程序审慎检查，确诊后再进行治疗。②一旦确诊血压升高，舒张压超过90mmHg时，必须积极治疗，要做全面的鉴别诊断。

（一）检查评估

少年儿童高血压检查评估的主要目的：

1. 筛查可能的继发性原因。

2. 进行高血压的分级。

3. 了解并存的疾病或危险因素，如肥胖、血脂紊乱、糖代谢异常（包括糖尿病家族史）。

4.判断靶器官损害。主要包括以下方面：

(1)心脏：儿童、青少年高血压引起的左心室肥厚最常见，患病率约14%～42%。左心室肥厚是成人心血管事件的独立危险因子，但对儿童、青少年尚无相关研究。超声心动图是评估左心室肥厚的首选方法。

(2)血管：血管壁早期改变为血管内膜增厚，可发展为动脉粥样硬化。家族性高胆固醇血症儿童动脉内膜增厚。不论是否患高血压，动脉内膜增厚还与超重、肥胖有关，使高血压儿童的动脉僵硬度增加。

(3)肾脏：高血压性肾损害表现为肾功能降低、肾小球滤过率下降。通过 Schwartz Formula 公式计算肾小球滤过率，以年龄、身高、血清肌酐为基础，其中有一个年龄依赖系数(早产儿 0.33、足产儿 0.45、2～12 岁儿童 0.55、13～18 岁女孩 0.55、13～18 岁男孩 0.70)。

(4)脑：癫痫、卒中、视力障碍是儿童和青少年高血压的严重并发症，临床重视不够，早期诊治可有效避免。除了神经病学、眼科学评估，对急症患者需要行脑电图、CT、MRI 等，以排除颅内出血、非活动性梗死、脑白质病变。

(5)眼底：儿童、青少年高血压引起的小动脉病变可在早期发生。迄今对儿童高血压导致视网膜病变研究较少。研究显示，51%患者存在视网膜异常，舒张压增高 10mmHg，视网膜动脉缩小 1.43～2.08mm。

5.常规检查　临床常规检查能筛查出引起少年儿童高血压的原发病类别，因少年儿童高血压易发生炎症性疾病，所以要查血沉、抗“O”抗体、C 反应蛋白等指标。

6.有助于高血压病因诊断的几个问题。

(1)注意伴随症候群表现：这对鉴别不同病因有重要意义，如出现满月脸、低血钾、高血钠考虑为库欣综合征；如合并交感神经功能亢进症状(高代谢、高血压、心率快、头痛)考虑为嗜铬细胞瘤；少尿、血尿、水肿常为肾炎表现；水肿明显、大量蛋白尿、低血浆蛋白为肾病综合征。

(2)血压升高的特点：血压升高严重者常见于嗜铬细胞瘤、肾血管性病变。血压升高较轻者常见于甲状腺疾病、动脉导管未闭、主动脉瓣关闭不全、小儿肥胖、原发性高血压等。脉压差增大者常见于动脉导管未闭、主动脉瓣关闭不全、甲状腺功能亢进等。

(3)发病年龄与病因的关系：①新生儿时期常见有主动脉缩窄(婴儿型)，颅内出血，缺氧缺血性脑病，肾血管病变等；②新生儿至 2 岁常见有肾血管病变、肾脏疾病(多囊肾、肾盂肾炎、肾母细胞瘤)、动脉导管未闭、神经母细胞瘤等；③2～8 岁常见有急性肾炎、肾性肾炎、肾血管疾病、动脉导管未闭；④8 岁以上常见有急性肾小球肾炎、肾炎性肾病、肾盂肾炎、原发性高血压、大动脉炎、主动脉缩窄(成人常见)、结缔组织病等引起的血压升高。

(二)治疗

1.一般原则　儿童高血压一般主张早期治疗，治疗措施包括非药物治疗、药物治疗和其他治疗(包括手术及介入治疗等)。

目前国际上尚没有针对儿童高血压治疗的权威指南。2004 年美国 NHBPEP 对儿童高血压的治疗建议：

(1)高血压前期：主要是非药物治疗(如超重儿童实施控制体重计划，进行规律的体育活动和饮食控制)。通常不需药物治疗，除非有慢性肾脏疾病、糖尿病、心力衰竭或左心室肥厚等必要指征。

(2)高血压Ⅰ期：在非药物治疗的同时，有出现临床症状的高血压、继发性高血压、高血压靶器官损害、合并 1 型或 2 型糖尿病等非药物治疗效果不满意时应开始给予药物治疗。

(3)高血压Ⅱ期：非药物治疗的同时加药物治疗。

2.非药物治疗 非药物治疗措施是少年儿童高血压治疗的第一步，主要是改变生活方式：

(1)减肥及有氧运动：肥胖儿童减肥后收缩压、舒张压都可以获得有效的控制。所有超过理想体重的高血压患儿均应纳入个体化、被监测、被指导的减重计划中。应鼓励高血压患儿，积极参与体力活动或运动，如有规律性体育锻炼(慢跑、游泳、骑自行车、健身运动、登山等)，以达到控制体重，降低血压的作用。有关儿童高血压运动量目前尚无定论，最佳血压控制所需的运动强度、持续时间及频率目前还在试验研究之中。

(2)饮食控制：适当控制碳水化合物的过量摄入对控制肥胖儿童的体重很有意义。盐的摄入量与血压之间关系密切，调查我国人群发现不仅成年人钠盐摄入高，儿童青少年盐的摄入量也远超标。生命早期是盐一血压关系的关键时期，盐摄入情况对决定将来的血压发展轨迹起着至关重要的作用。因此防治高血压限盐应从儿童做起，减少盐的摄入量，同时增加钾、钙、镁的摄入对于降低血压有一定的效果。

3.药物治疗

(1)药物治疗指征：高血压儿童如果合并下述1种及以上情况，则需要开始药物治疗。①出现高血压临床症状；②继发性高血压；③出现高血压靶器官的损害；④糖尿病；⑤非药物治疗6个月后无效者。

(2)药物治疗原则：①轻度高血压患儿有用药指征时应从单药开始，中度高血压患儿为达到目标常需2种或多种降压药联合治疗。所有抗高血压药物都应该从最小推荐剂量开始，剂量渐增加，直到血压控制满意。达到最大推荐剂量后，但疗效仍不满意或出现不能耐受的不良反应，则应考虑添加另外一种类型的药物或联合用药。②选用不影响患儿正常发育，且对重要脏器功能损害小的药物。③为了既能达到满意疗效又可尽量减少药物不良反应，最好使用药效持续时间长的长效降压药物。严重的有症状的高血压应该静脉输注抗高血压药物进行治疗。④经治疗血压控制满意后可逐步减少降压药剂量直至停药，切不可骤停。⑤降压药剂量的调整不宜过于频繁。⑥治疗过程中需定期监测患儿血压，评价治疗效果。

(3)降压目标：无论是原发性高血压还是继发性高血压，降压药物治疗的目标是将血压控制在同性别、年龄和身高儿童血压第95百分位以下($<P_{95}$)，对有合并症或有高血压靶器官损害的患儿应将目标血压降至同性别、年龄和身高儿童血压第90百分位以下($<P_{90}$)。

(4)常用降压药物及分类：目前WHO推荐的一线降压药为利尿剂、β受体阻断剂、CCB、ACEI、ARB以及α受体阻断剂，其在儿科临床均有应用。

利尿剂：儿科临床使用的利尿剂主要为噻嗪类药物，其作用于髓袢升支的皮质部位和远曲小管前段，可抑制钠离子、氯离子和水的再吸收。由于利尿剂长期应用可能引起糖脂代谢异常、血电解质和尿酸代谢紊乱等不良反应，因此一般不作为首选药。但感染后肾小球肾炎水钠潴留引起的高血压患儿应首选利尿剂。常用剂量：氢氯噻嗪1次/日，1～3mg/kg，应用时注意监测血电解质，长期应用时注意随访血脂和血糖。

钙拮抗剂(CCB)：CCB主要通过阻滞钙内流和细胞内钙移动而抑制心肌和平滑肌收缩，降低外周血管阻力，血压下降。儿科临床常用硝苯地平片缓释片或控释片。此外，苯磺酸氨氯地平起效和缓，渐进降压，不良反应相对较小。儿科临床起始剂量为一日1次，2.5～5mg，最大日剂量可至10mg。

肾素血管紧张素系统抑制剂：该类药物包括ACEI和ARB，对儿童进行性肾损害具有较突出的保护作用。ACEI 或 ARB 可选择性降低出球小动脉阻力，减低肾小球内压，从而延缓肾脏进行性损害。肾小球疾病、糖尿病肾病和肾血管硬化所致的高血压由于机理相似，使用 ACEI 或 ARB 均能获得显著的减轻蛋白尿的疗效。肾血管狭窄所致肾性高血压患儿不宜使用 ACEI 或 ARB。患者在接受 ACEI 或 ARB 治疗后如果出现血肌酐异常增高，需警惕其有肾血管性高血压的可能。ACEI 或 ARB 的常见不良反应有咳嗽、皮疹、粒细胞减少、可逆性急性肾功能衰竭等。

β受体阻滞剂：主要用于轻中度高血压，尤其是心率较快者。

(5)个体化治疗：儿童高血压治疗特别强调个体化，在选择降压药时需结合患儿的病情、病理生理改变、有无并发症、降压药药理作用等相关因素综合考虑。起始治疗一般选用 ACEI、CCB 或β受体阻断剂。若血压仍高于同性别、年龄和身高儿童血压第 95 百分位，则 3～4 周后可采用药物联合治疗，常用药物组合为 ACEI＋CCB、ACEI＋噻嗪类利尿剂或β受体阻滞剂＋CCB。若血压控制仍不满意，则联合应用 ACEI＋CCB＋α受体阻滞剂或β受体阻滞剂或噻嗪类利尿剂。其他可选用的尚有可乐定、拉贝洛尔、肼屈嗪或米诺地尔等。

4. 其他治疗　对于肾胚胎瘤、肾上腺肿瘤、嗜铬细胞瘤、颅内肿瘤、神经母细胞瘤、肾血管畸形以及大动脉狭窄等原因引起的高血压，可行手术治疗。近年来，由于介入技术的日益成熟，经皮球囊导管扩张术或血管内支架治疗肾动脉狭窄、主动脉缩窄等原因引起的高血压也取得了良好的疗效。

（于林君）

第六节　继发性高血压的诊断

1955 年 Conn 描述了一例非常特殊的患者，患者为年轻女性，有头痛、夜尿增多、腿软乏力伴高血压。对这位患者进行分析检查，在肾上腺发现腺瘤，并诊断出原发性醛固酮增多症，为继发性高血压。

1958 年我国黄宛、刘力生教授注意到高血压患者中有一组较为特殊的病历，其高血压与一般的高血压患者明显不同，特点是：①年龄较轻(多在 20 岁左右)；②女性患者较男性患者为多；③多数表现为重度、急进性或恶性高血压，一般药物治疗很难奏效；④不少患者有不同程度的炎症表现(如低热、血沉快等)。对这组患者，他们认为有其特殊的原因，与所谓的高血压病截然不同。研究证明这组患者为多发性大动脉炎，继发性高血压，并在国际上首先报道。

由此看来，早期继发性高血压诊断需要依靠典型症状，特异性体征才能考虑到某一种疾病；然后再接受一般的实验室检查即继发性高血压的筛查；然后进行特异的定性、定因到定位确诊检查，形成了继发性高血压诊断思路。这一诊断思路指导了临床工作几十年，以至于各个高血压防治指南都极力推崇。但现在由于体检的开展，能够发现一些临床线索，如血钾低、腹部或肾上腺占位，提醒临床医师对患者进行继发性高血压的筛查与确诊。也有的高血压患者在进行常规四肢血压测量中发现上肢血压升高而下肢血压降低或一侧肢体无脉，就很容易想到相应继发性高血压鉴别诊断问题。但与此相反，很多继发性高血压患者很少有典型临床症状，甚至根本无任何特异症状。上述两方面的情况就使得诊断继发性高血压相应思路要发生变化。作者认为继发性高血压诊断强调两个方面：一是筛查方法，二是确诊程序。本章将分别讨论。

一、继发性高血压的特性

(一)继发性高血压的分类与病因

与原发性高血压相比较,继发性高血压种类繁多、涉及面广,有以下特点:首先病变部位广泛:上至头颅(如颅脑外伤、颅脑肿瘤等),下至盆腔(如异位嗜铬细胞瘤等);外自皮肤(如严重烧伤等),内至主要脏器(如肾源性、先天性心血管畸形等)。按系统分类,继发性高血压涉及的系统有循环系统、泌尿系统、内分泌系统、神经系统、消化系统、生殖系统、血液系统的很多器官和组织(如结缔组织疾病与高血压密切相关)。另外,有很多综合征也可引起高血压(如代谢综合征、睡眠呼吸暂停低通气综合征)。还有很多癌症晚期患者也可引起高血压。此外,继发性高血压还涉及医源性(如避孕药、雄性激素等药物)、外伤及职业病(如酒精中毒、铅中毒等)。表4—17是按发生部位及特性对继发性高血压病因进行分类。

表4—17 继发性高血压的分类

1.肾性高血压	(4)垂体疾病
(1)肾实质性疾病	肢端肥大症
①急性、慢性肾小球肾炎,肾盂肾炎,遗传性、放射性、红斑狼疮性肾炎	3.神经源性高血压
	(1)脑部肿瘤
②多囊肾	(2)脑炎
③肾盂积水	(3)延髓型脊髓灰质炎
④分泌肾素性肿瘤	(4)家庭性自主神经功能异常
⑤糖尿病性肾病	(5)肾上腺外嗜铬细胞瘤
⑥结缔组织疾病	4.机械性血流障碍性高血压
(2)肾血管性疾病	(1)动静脉瘘(佩吉特病、动脉导管未闭)
①纤维肌性结构不良致肾动脉狭窄	(2)主动脉瓣关闭不全
②动脉粥样硬化致肾动脉狭窄	(3)主动脉缩窄
③肾梗死	(4)动脉粥样硬化性收缩期高血压
④多发性大动脉炎累及肾动脉致肾动脉狭窄	5.外源性高血压
⑤肾动脉血栓形成	(1)中毒
⑥肾动脉内膜剥离	①铅中毒
(3)肾外伤	②铊中毒
①肾周围血肿	(2)药物
②肾破裂	①交感神经胺类
2.内分泌性高血压	②单胺氧化酶抑制剂与麻黄碱或与含酪胺(包括含酪胺高的食物、干酪、红酒)的食品合用
(1)甲状腺疾病	
①甲状腺功能亢进症	①避孕药
②甲状腺功能减退症	②大剂量泼尼松
(2)甲状旁腺疾病	(3)食物
甲状旁腺功能亢进	摄食甘草过量
(3)肾上腺疾病	6.妊娠高血压综合征
①库欣综合征	7.其他继发性高血压
②原发性醛固酮增多症	(1)真性红细胞增多症
③先天性肾上腺增生性异常综合征	(2)烧伤
④嗜铬细胞瘤	(3)类癌综合征
⑤糖皮质激素反应性肾上腺功能亢进	

(二)流行病学

继发性高血压在高血压人群中究竟占多大比例目前不十分清楚,因为做好继发性高血压的诊断涉及医学各个领域,想要从为数众多的高血压人群中将继发性高血压患者准确、完全地筛选出来是困难的,就目前的诊断水平而言,可以说是不现实的。另外因检查者的诊断水平、被检查人群的选择以及检查方法的准确性和针对性等因素不同,报道的数字不一致。与国外文献比较,我国高血压患者中继发性高血压病种多,占高血压比率也高;近来国内外继发性高血压确诊的比率在逐渐增加,可能与诊断技术水平提高有关。以后我国广大临床医师更重视做好继发性高血压的筛查和确诊工作,将会更多地发现各种继发性高血压原发疾病,使更多的高血压患者得到病因治疗,高血压得到控制,心、脑、肾得到理想保护。

(三)继发性高血压特性与诊断的意义

1.血压特性　年轻患者多见(<30 岁),血压波动大,血压水平中、重度升高,降压药物疗效差,血压难以控制。其导致血压顽固的机制很明确,血压的形成决定于动力(心脏收缩力和大动脉弹性回缩力)、阻力(外周血管阻力与血液的黏稠度)及循环血容量,上述诸因素增强都会导致血压升高。部分继发性高血压的原发疾病会分泌大量的血管活性物质(如儿茶酚胺、血管紧张素等)和造成水钠潴留,因此比原发性高血压更加难以控制。

2.靶器官损害严重　继发性高血压除了血压难以控制对靶器官造成损害以外,与之伴随的低血钾、高醛固酮、皮质醇增多、高儿茶酚胺、高肾素活性等所导致的心血管损害可独立于高血压之外,对心、脑、肾等重要脏器的损害更为严重。

3.诊断的意义　对继发性高血压的鉴别诊断非常重要。因为:①只有排除继发性高血压,才能使原发性高血压的诊断得以成立。②继发性高血压一经确诊,多可通过手术等方法治愈,否则,按原发性高血压的方法处理不但浪费降压药,而且严重者可危及生命。③对靶器官保护作用明确,继发性高血压治疗不仅通过降压保护心、脑、肾,更是通过去除病因、针对发病机制治疗,从根本上逆转靶器官损害,预防心血管疾病的发生发展。

二、继发性高血压筛查方法

所谓继发性高血压筛查方法就是让人们既考虑到继发性高血压的可能,又要找到其线索,为确诊奠定基础,使患者尽快得到病因治疗,控制血压;同时使原因疾病导致的过多内分泌物质(如血儿茶酚胺、血浆肾素活性、血管紧张素、醛固酮、甲状腺激素及皮质醇等)恢复到生理水平,从而为减少靶器官损害及防治心血管疾病起到重要作用。但是针对目前我国约 2 亿的庞大高血压人群,要想对每一个血压升高并超过正常的患者,实施每一种继发性高血压的每项鉴别诊断的措施几乎是不可能的,事实上也是不必要的。因此,我们对高血压科患者做鉴别诊断时,应该要有一定的思路。如前所述,早期继发性高血压的筛查思路是首先依据典型症状、特异性体征,再到进一步接受一般实验室检查,然后进行特异的定性、定因到定位检查。随着体检的普及和广大临床医师对高血压的重视等,越来越多的继发性高血压的检出并非是通过典型症状或特异性体征,而是通过常规的检查或体检发现,如体检发现低血钾、体检发现腹部包块、常规检查发现四肢血压不对称等,而此时患者并未出现典型症状。由此可知,详细体格检查及必要的实验室检查也都已经成为筛查的重要方法,因此,必须要向广大临床医师说明。

（一）症状

1. 典型症状　典型症状系指继发性高血压各原发疾病本身的症状。如当高血压患者出现肌无力、周期性四肢麻痹；明显的怕热、多汗、消瘦；阵发性高血压伴头痛、心悸、皮肤苍白及多汗；血尿；睡眠时反复出现呼吸暂停等症状时应想到继发性高血压的可能。各种继发性高血压的常见症状详见表4－18。

表4－18　常见继发高血压的典型症状

疾病名称	发病年龄	病程	血压高度	典型的症状	症状发作诱因	敏感的降压药	控制血压症状变化
原发性醛固酮增多症	30～50岁，女性多见	病程较长	血压中重度升高	一般降压药疗效不明显。头疼、口干、夜尿增多、心律失常、发作性软瘫、周期性麻痹、手足抽搐、肢端麻木等	饱餐后、高钠饮食、服用利尿剂	螺内酯	用螺内酯治疗可以减轻症状
嗜铬细胞瘤	20～50岁，儿童占10%	病程较长，有复发	重度升高	高血压（阵发性或持续性，血压波动大）、头痛、心悸、多汗、高代谢状态（怕热、多汗、体重减轻等）、高血糖，高血压发作时还可见恶心、呕吐，面色苍白，四肢发凉，直立性低血压，紧张、焦虑、甚至恐惧等症状	改变体位、按摩或挤压腹部、活动、情绪变化或排大小便等可诱发发作	α受体阻滞剂	部分消失用α受体阻滞剂治疗者血压控制后症状明显减轻
肾实质性高血压	中青年人多见	较长	血压持续升高	发病前有感染史，伴有发热、水肿、尿频、尿痛、血尿等，或既往有肾小球肾炎病史，血压持续增高，对降压药物不敏感，眼底病变重	着凉或感染疾病	利尿剂 ACEI 或ARB	部分消失
肾血管性高血压	青、少年女性多，中、老年男性多	病程较短，进展迅速	中重度升高	血压正常者出现高血压后即迅速进展或原有高血压的中老年患者血压近期迅速恶化，舒张压中重度升高，或应用抗RAAS药物后血肌酐异常升高，甚至诱发急性肾衰竭	过度劳累或饮食不当或着凉等	ACEI 或ARB	部分消失
库欣综合征	25～45岁，女性多发	不定	轻、中、重度血压升高	不同程度的高血压、满月脸、水牛背、锁骨上窝脂肪垫、悬垂腹，皮肤薄、紫纹、瘀斑、肌肉萎缩、女性月经紊乱、闭经，男性阳痿等、面色红润，痤疮，毛发增多。精神症状，色素沉着	劳累饮食不当、情绪变化	无特异性降压药	不能
OSAS	中年男性多发	不定	不同程度升高	打鼾，日间嗜睡，肥胖	不健康生活方式	无特异降压药	不能
甲状腺功能亢进症	年轻女性多发	短	轻度升高	血压升高（以收缩压升高为主、脉压差大）、怕热、多汗、易饥饿、多食、心悸、心力衰竭，腹泻、易激动、双手细微颤抖、眼征，女性月经稀少，男性阳痿	情绪激动	β受体阻滞剂	不能

（续表）

疾病名称	发病年龄	病程	血压高度	典型的症状	症状发作诱因	敏感的降压药	控制血压症状变化
甲状腺功能减退症	各年龄女性多见	不定	轻度升高	高血压(以舒张压升高为主)畏寒、乏力、表情淡漠、面色苍白、水肿、体重增加、唇厚舌大、皮肤粗厚、毛发稀疏、声音低沉、记忆力减退、智力低下、嗜睡、黏液性水肿、便秘、贫血	感染疾病	无特异降压药	不能
主动脉缩窄	青少年或婴儿男性多见	短	中重度升高	上肢血压升高，而下肢血压不高或降低。反常的上下肢血压差，下肢动脉搏动减弱或消失，有冷感和乏力感	劳累	ACEI	不能
多发性大动脉炎	青少年女性多发	不定	中重度升高	发病前数周，少数患者可有全身不适，易疲劳、发热、出汗、关节炎和结节红斑等，发病后有头晕、疼痛、视力减退、四肢间歇性活动疲劳、动脉搏动减弱或消失		ACEI	部分减轻

据上述列表中各继发性高血压的典型症状不难想到相应继发性高血压各原发疾病的可能，但继发性高血压种类繁多，临床医师（特别是一些非专业的医师）不可能对每一种继发性高血压特异症状都能记住，但可抓住以下情况让患者进入继发性高血压筛查之中。

(1)抓特征性：①年轻患者（发病年龄＜30 岁），但血压水平中、重度升高。②降压药物效果差、血压难以控制。③血压波动大。④清晨或夜间高血压。⑤急进性或恶性高血压，病程进展迅速，靶器官损害严重。⑥高血压合并血尿、蛋白尿、肾功能受损及贫血等。⑦严重低血钾或伴自发性低血钾等。⑧睡眠时反复出现呼吸暂停或气憋现象，口唇甲床发绀。⑨合并代谢综合征的高血压患者。

(2)抓特殊时期的症状：如发现血压升高之前有感冒、发热、咽痛、水肿、血尿等病史。

(3)症候群：如持续头痛、夜尿增多、肌无力、周期性四肢麻痹；明显怕热、多汗、消瘦；阵发性高血压伴头痛、心悸、皮肤苍白及多汗。

2. 症状的变化　症状典型的继发性高血压，毋庸置疑比较容易引起临床医师的注意。但有的继发性高血压患者症状并不典型，包括：①有的只有部分症状；②有的症状轻而被忽略；③有的甚至无症状或症状出现的晚。

（二）体征

1. 重要体征　高血压患者最重要、最基本、最常规的体征就是坐位血压的测量。首诊高血压患者强调卧位四肢血压测量，伴头晕的高血压患者还应强调立位血压的测量等，在体格检查方面应注意以下几点：

(1)检查血管搏动情况。

(2)体型，强调腹围的测量。

(3)皮肤多汗及毛细血管情况。

(4)面部及下肢水肿的有无。

(5)第二性征的发育情况，包括阴毛、乳房发育等。

(6)心率及心脏杂音。

(7)血管杂音,包括锁骨上、眼部、胸部、上腹部、腰背部。

(8)眼底检查。

常见继发性高血压的典型体征详见表4－19。

表4－19　常见继发性高血压病的典型体征

疾病名称	典型体征	单纯血压控制后体征能否消失
肾血管性高血压	血压高、舒张压中重度升高,腰部或腹部可闻及血管杂音(高调、粗糙收缩期或双期杂音)	不能
多发性大动脉炎	动脉搏动减弱或消失,颈部、锁骨上下区、肾区等部位可闻及血管杂音,四肢血压不对称,相差在20mmHg以上	不能
肾实质性高血压	高血压、水肿、多囊肾者肾区可扪及肿大肾脏	部分体征消失
嗜铬细胞瘤	血压极高、波动大、直立性低血压,约15%的患者可触及腹部肿块、低热或发作时体温升高,心律失常	可缓解
库欣综合征	满月脸、水牛背、锁骨上窝脂肪垫、悬垂腹,皮肤薄、紫纹、瘀斑、肌肉萎缩、水肿	不能
原发性醛固酮增多症	心律失常,腱反射减弱	可缓解
睡眠呼吸暂停低通气综合征	肥胖,打鼾,可见口唇发绀	不能
甲亢继发血压高	心率增快、心音增强、双手颤抖、甲状腺肿大、眼征	不能
甲减继发血压高	表情淡漠、嗜睡、面色苍白、黏液性水肿、体重增加、皮肤粗糙、毛发稀疏、声音低沉、心音低钝、心率减慢	不能
主动脉缩窄	下肢动脉搏动减弱或消失。在胸背部和腰部可听到收缩期血管杂音,并在肩胛间区、胸骨旁、腋部和中上腹可能有侧支循环动脉的搏动、震颤和杂音	不能

2.体征也可变化

(1)患者无体征:有的原发性醛固酮增多症患者整个病程中并不出现明显体征,前面刚举的症状不典型原发性醛固酮增多症的例子就是最好的说明,患者整个患病过程中并未出现典型症状,也没有明显的体征。如睡眠呼吸暂停低通气综合征,患者可有发绀的表现,但起床活动后,发绀就会有所减轻或者消失等。

(2)由于没有检查造成体征变化:由于高血压患者人数多,临床医师面临的患者多,在人们心中继发性高血压是少数,还有的患者不配合检查要求就诊直接开药的现象,以上原因容易造成患者体征被忽视。如作者曾诊治一例反复心力衰竭伴心脏杂音的患者,一接诊就测四肢血压发现上肢血压很高而下肢血压低,因此使误诊30年的主动脉缩窄的诊断得以明确,手术治疗后,患者一直健康生活和工作着。

(三)实验室检查

现在越来越多的人通过常规检查发现低钾、肾上腺肿块、贫血、肾功能受损等问题。这些问题(线索)让高血压科医师想到某一种继发性高血压的诊断。所以说实验室检查结果也应成为继发性高血压筛查的方法。提示继发性高血压常规实验室检查的阳性结果详见表4－20。

表4－20　提示有继发性高血压常用实验室检查

异常检查结果	资料来源			可能提示的继发性高血压
	体检报告	既往资料	常规检查	
血常规异常：（白细胞、红细胞、血红蛋白）	√	√	√√	白细胞计数升高→炎症性疾病 红细胞计数增多→真性红细胞增多症、睡眠呼吸暂停低通气综合征 血红蛋白降低（贫血）→肾实质性高血压（慢性肾小球肾炎、慢性肾功能不全等）
尿常规异常（尿蛋白、红细胞、白细胞）	√√	√	√√	蛋白尿→肾实质性高血压 蛋白尿、红细胞和管型尿，血中尿素氮和肌酐水平略增高→急性肾小球肾炎。 尿中白细胞增多，也可同时有蛋白、红细胞和颗粒管型，后期尿浓缩功能差，为低比重尿→慢性肾盂肾炎急性期或慢性活性期
肾功能异常（血肌酐）	√√	√	√√	肌酐升高→肾实质性高血压 尿酸高→肾实质性高血压至肾功能不全时 促进蛋白质的分解、抑制蛋白质的合成至负氮平衡至尿素氮升高→库欣综合征
电解质异常（钾、钠、氯）	√	√	√√	钾［低钾（2.0～3.5mol/L）或正常低值］、钠（正常或偏高）、氯（正常或偏低）→原发性醛固酮增多症 低钾→原醛、Liddle综合征、肾血管性高血压、肾素分泌瘤 高钾→肾实质性高血压等［肾功能严重受损（GFR＜20ml/min）或伴中度背功能不全（GFR20～60ml/mb）和集合小管功能受损时］
血糖异常（空腹血糖、餐后2h血糖）	√√	√	√√	升高→嗜铬细胞瘤、甲状腺功能亢进症、皮质醇增多症（糖代谢异常）、原症发性醛固酮增多症
血脂异常	√√	√√	√√	促进脂肪分解，使血中自由脂肪酸浓度升高→嗜铬细胞瘤可引起血脂异常
甲功五项异常（甲亢、甲减）	√	√	√√	异常→甲状腺功能减退或甲状腺功能亢进症高血压
肾素－血管紧张素－醛固酮异常			√√	高醛固酮：醛固酮分泌增多且不被高钠负荷产生的高血容量所抑制；低肾素：肾素分泌受抑制且不因立位及低钠所刺激；原醛？ 肾素、醛固酮增高→肾血管性、肾实质性、肾素分泌瘤、急进型恶性高血压
心电图发现异常	√√	√	√√	心律失常→嗜铬细胞瘤、原发性醛固酮增多症、甲状腺功能亢进症 U波→原发性醛固酮增多症、肾素瘤 胆石症→嗜铬细胞瘤
腹部B超发现异常	√√	√	√√	发现肾上腺占位性病变→原发性醛固酮增多症或嗜铬细胞瘤或皮质醇增多症 发现肾脏占位病变→肾素瘤或肾脏肿瘤
肾动脉超声发现异常			√√	肾动脉狭窄→肾血管性高血压、大动脉炎
四肢血压测量发现异常			√√	上肢血压高，下肢血压低→主动脉缩窄，一侧或一个肢体血压低→多发性大动脉炎

注：√√主要来源，√可能的来源。

从上表可以看出，医师通过认真仔细阅读最基本的常规检查项目，不仅可以了解高血压患者所合并最为常见的代谢异常，部分反应靶器官损害的状况，而且还可以提示某些继发性高血压的线索。所以要充分重视患者的常规检查，但同时应避免过度及一些不必要的检查，以免造成医疗资源的浪费，给患者增添经济负担同时也对其身体造成损伤。通常这些常规检查资料有以下三个来源：①患者既往看病已做的检查资料；②患者单位体检报告；③对初诊高血压患者的常规检查。另外，广大医师应学会充分利用患者的检查资料。如作者在门诊就曾遇到这样一例高血压患者，患者因为高血压来看病，但曾因为肾结石而做过几次肾脏 CT，结果从患者的肾脏 CT 片子中我们发现了片中可见肾上腺肿物，最后确诊为原发性醛固酮增多症，肾上腺腺瘤，继发性高血压。

三、继发性高血压确诊程序

对于从上面临床症状、体征和实验室非特异检查等方面总结获得的信息对患者进行筛查后，就应马上进行继发性高血压相应原发疾病的确诊工作。因此，研究、应用继发性高血压诊断程序就显得格外重要。

（一）总体诊断程序

对每一种具体继发性高血压均有独特的诊疗程序，但为培养临床医师分析思路可应用一个总体的诊断程序，见表 4－21。

表 4－21 继发性高血压原发疾病诊断程序

步骤	依据	特定人群
1. 重视筛查	警惕性高，相应知识丰富	代谢综合征、顽固性高血压、波动大的血压、心血管疾病情重，有发热夜尿增多、乏力等症状
2. 寻找依据	症状、体征、实验室检查	做过检查（体检或就诊）的人，有实验室检查结果的人，所有继发性高血压有相应症状体征的人
3. 确定对象	寻找到依据组合、分析	拟定某一种疾病的人
4. 定性诊断	可疑对象定性特殊检查结果	确定对象的患者
5. 定因诊断	继发性高血压原发疾病原因	定性诊断的患者
6. 定位诊断	影像学资料、放射性核素资料	定性诊断的患者

以嗜铬细胞瘤（PHEO）为例介绍继发性高血压诊断程序，因为嗜铬细胞瘤的临床表现具有多样性、易变性和突发性，这给诊断带来很大困难。因此，嗜铬细胞瘤诊断清楚了，其他的继发性高血压就迎刃而解了。

1. 可疑对象的确定　可有典型症状，为便于记忆，提出 6 个“H”开头的英文单词。包括：hypertension（高血压）、headache（头痛）、heart consciousness（心悸）、hypermetabolism（高代谢状态）、hyperglycimia（高血糖症）、hyperhidrosis（多汗）。

可以症状不典型，只有部分症状甚至无症状。

2. 定性检查　定性诊断的指标包括血、尿儿茶酚胺（CA）浓度的测定。

（1）影响 CA 测定因素包括：含 CA 的药物如去甲肾上腺素、肾上腺素、左旋多巴及甲基多巴；影响 CA 血液浓度的药物如拉贝洛尔、四环素、红霉素及氯丙嗪；含荧光影响 CA 测定的药物如奎宁及哌替啶；突然停药引起 CA 升高的药物，如可乐定；引起 CA 增高的饮食品，如酒精等。

(2)一次或几次血浆CA浓度正常不能除外PHEO之可能,北京阜外心血管疾病医院高血压诊治中心在被证实的45例PHEO中有3例血CA属正常范围,手术后肿瘤的病理及肿瘤组织的生化测定均证明为PHEO。

(3)一次升高的血CA不能肯定PHEO的诊断,如精神紧张、心绞痛等均可引起血CA浓度增高,肾功能不全可影响血CA的排除,使血CA浓度增高而出现假阳性,故PHEO不发作时的血CA增高比发作时血CA增高更具有诊断价值。

(4)抑制试验,作者认为口服酚苄明试验(口服酚苄明10mg每日3次,3天后血压正常,临床阵发性症状明显减轻或消失为阳性)。

3.病因诊断　根据病变性质嗜铬细胞瘤分良性和恶性,根据来源又分肾上腺髓质和交感神经节来的。

4.定位诊断　CT在双肾上腺水平部位及腔静脉分段取血查CA浓度,如某一部位的检查结果出现峰值为阳性结果时,可以确定病变在该部位为PHEO定位。这种方法还不能确定PHEO的诊断,须进行进一步检查^{131}I－MBG显像。

放射性^{131}I－MBG显像对多发、体积及恶性转移的PHEO尤其适用,准确性高于CT检查,而当有阳性发现再用CT显像观察其解剖部位及与周围脏器的关系,以利于手术的定位。

(二)继发性高血压诊断的本质与内涵

1.明确病变与血压的关系　明确高血压病因既是临床医师对患者负责的表现,同时也是医师技术水准的体现。尤其是对可疑继发性高血压患者进一步检查发现病灶时(如肾上腺腺瘤、肾上腺增生等),不仅给患者心理宽慰,同时也会增添医师的成就感,这不难理解。但如没有进一步明确病变是否与高血压有关,就进行盲目的手术治疗,这无疑会对患者造成很大的损伤。如在高血压诊治就能见到为数不少的肾上腺增生的高血压患者,对其进一步低盐饮食激发试验检查,发现患者的血浆肾素活性、醛固酮浓度等并无异常,说明增生的肾上腺并没有功能。而在对其低盐的过程中的发现患者对低盐特别的敏感,从而更支持原发性高血压的诊断。所以在未明确病变与高血压的关系之前,不要盲目地进行手术治疗。不要忘记原发性高血压的可能,所有继发性高血压的重要特点之一是高血压本身,这也是原发性高血压的主要特点,所以,对任何继发性高血压患者的鉴别诊断须考虑到原发性高血压的可能,对原发性高血压的诊断必须建立在继发性高血压被排除的基础上。

2.材料搜集认真,检查结果准确

(1)临床资料(包括病史、体检)的收集,必须仔细认真;如对夜尿增多的症状要问清楚白昼排尿的次数及每次尿量,才能真正判断夜尿是否增多。

(2)常规化验、生化试验数据以及某些特殊检查的具体要求等此类必须做到客观准确;如临床上应避免对试验结果造成影响的因素,如为诊断原发性醛固酮增多症则需低钠膳食NaCl(2g/d),3天加立位3～4小时在站立时再取血查血浆肾素活性和血浆醛固酮浓度。但当怀疑为肾实质或肾血管性高血压时,则需在普食卧位的条件下查肾素、血管紧张素Ⅱ及醛固酮的水平,以避免因低钠或立位刺激高血压患者肾素、醛固酮水平的升高,而影响判断。另外,需认真确定有关生化试验的正常值,为准确起见,各个试验室应自己测定正常值,这样可避免一些试剂及其他条件带来的误差。

3.保护患者利益为根本

(1)尽量从病史中寻找临床线索:如发现血压升高之前有无感冒、发热、咽痛及血尿、水肿等诱因。有无前面内容中所说的常见症状和体征。既往诊疗过程中对各类降压药物的反应情况如何，如对ACEI或ARB效果好，要想到肾动脉狭窄性高血压的可能；对α受体阻滞剂效果好，要想到嗜铬细胞瘤的可能；既往使用各种降压药均有效，只因未长期坚持治疗，而出现血压波动或降压效果差，则要想到原发性高血压的可能等等。所以通过详细的询问病史，就能从中发现很多相关的临床线索，但患者遭受的痛苦却是最小的，而从根本上保护患者的利益。

(2)寻找相关临床线索：尽量阅读、分析患者既往的检查，如低钾肯定要想到原发性醛固酮增多症，但动态改变的血钾正常低值同样也具有提示意义，所以系统查看和认真分析患者既往的检查资料既是对患者最好的心理安慰，同时也是医师负责任的表现。

(3)检查适可而止：如果对每一位高血压患者都进行继发性高血压的全面的排查，势必会造成医疗资源的严重浪费、也会增加患者的负担。为此，建议对临床特点比较典型的继发性高血压患者做系统检查；对其他大多数的患者可做一般检查；避免过度和一些不必要的检查；避免不对患者的病情进行分析就直接给患者做含有损伤的检查，如头疼就直接给患者做头颅CT等检查，胸闷就直接给患者做冠状动脉CTA检查等；一定要避免为了诊断而在短期内重复给患者做相同的检查或因为熟人介绍的关系而一就诊就给患者做大量的检查，包括含X线的检查，而无形之中给患者的身体造成损伤。例如作者曾收治多例因为过度检查或频繁检查而造成患者肾功能受损的患者。在此特举一例以示提醒，49岁中年，因长期高血压、糖尿病未得到理想控制，患者肾功能已处于临界状态，多次复查尿常规均提示蛋白尿＋＋～＋＋＋，考虑到继发性高血压的可能，于外院行腹主动脉CTA检查，检查前一周查肌酐为83.4μmol/L，检查后半个月内复查肌酐逐渐上升至140～167μmol/L。

(4)检查矛盾时学会抓重点：当通过病史和化验数据提示患者肾功能已处于临界状态，但根据患者的病情又需要做多项含造影剂的检查时，则挑最有意义的做，如当怀疑患者有肾动脉狭窄但同时又怀疑冠状动脉狭窄的情况下，可以在给患者做冠状动脉造影的同时，顺便检查其肾动脉，以尽量减少或避免对患者的身体造成损害。

(5)重视随诊观察：如患者经系统检查未发现异常而一时诊断不清时可先控制血压并进行密切随诊，因为有的疾患在早期不易被发现。

（胡尔西旦·那斯尔）

第七节　大动脉炎与高血压

原发性血管炎是一类以血管壁炎症和坏死为基本特征的疾病，随受累血管的类型、大小、部位、病理特点不同，可产生相应的组织器官供血不足的临床表现。按受累血管大小进行分类，大动脉炎属于大血管性血管炎。

常见的大动脉炎，是指主动脉及其主要分支以及肺动脉的慢性进行性非特异性炎症引起的不同部位动脉狭窄或闭塞，少数也引起动脉扩张或动脉瘤，出现相应部位缺血表现。由于病变部位不同，其临床表现各异。本病男女之比，日本为1∶9.4；中国1∶3.2，以青年女性和儿童多见，平均年龄22岁；30岁以前发病约占90%，40岁以内发病至少占98%，40岁以后较少发病。但近年解放军总医院风湿科统计显示40岁以上发病的大动脉炎并非少见，男性患者的年龄要晚于女性，且出现急性炎症反应的相对较少，病情活动性及严重程度较女性为轻。

大动脉炎是继发性高血压的病因之一，我国近年多家医院多发性大动脉炎临床分析显示高血压的发生比率在45%～65%；北京协和医院和吉林第一医院对儿童大动脉炎进行总结，儿童大动脉炎较成人起病急、病情重，预后差。儿童大动脉炎常见临床症状高血压占89.2%～94.3%、无脉或脉弱占67.8%～74.1%，应注意测量血压以免漏诊误诊。

继发性高血压主要由胸腹主动脉型大动脉炎导致。大动脉炎性肾血管性高血压最为常见，约占大动脉炎继发性血管狭窄的80%，其特点如下：无原发性高血压家族史；多为<30岁女性；全身症状如发热等；病程较短；高血压程度重，以舒张压增高明显；可闻及脐上高调的收缩期血管杂音；四肢血压水平不对称；应用ACEI或ARB后发生氮质血症；单侧肾萎缩或低钾血症。大动脉炎伴有胸降主动脉狭窄、主动脉瓣关闭不全、继发性主动脉粥样硬化时多表现为收缩期高血压。

一、病因与发病机制

大动脉炎的病因不明。多数人认为是一种自身免疫性疾病，与遗传因素、内分泌异常、感染（链球菌、结核分枝杆菌、病毒等）后机体免疫功能紊乱有关。综合致病因素在不同的环境下作用于主动脉和（或）其主要分支，产生多发非特异性动脉炎。大动脉炎主要累及弹力动脉，呈全层动脉炎，如主动脉及其主要分支、肺动脉和冠状动脉，也累及肌性动脉。约84%的患者病变侵及2～13支动脉。据Lupi等对107例患者统计，受累动脉的好发部位依次为：锁骨下动脉85%，降主动脉67%，肾动脉62%，颈动脉44%，升主动脉27%，椎动脉19%，髂动脉16%，脑动脉15%，肠系膜动脉14%，冠状动脉9%。病变以主动脉分支起始部较显著，常呈节段性分布，在两个受累区之间可见到正常组织区，即跳跃性病变（skip lesion）。早期受累的动脉壁全层均有炎症反应，以外膜最重，中层次之。晚期以纤维化为主，呈广泛不规则性增厚和僵硬，造成不同程度的动脉狭窄或闭塞，偶有血栓形成，部分动脉壁弹力纤维和平滑肌断裂变薄形成动脉扩张或形成动脉瘤。肺动脉病变与主动脉基本相同，双侧弹性和肌性动脉受累后可出现肺动脉高压。冠状动脉也可受累，典型表现为局限在开口处及其近端的狭窄性病变。国外报道，大动脉炎累及冠状动脉的发生率为9%～10%。

二、临床特点与诊断

（一）临床

1. 全身症状　非特异性系统症状出现在局部症状或体征出现前数周，患者可有全身不适、乏力、发热、纳差、盗汗、体重下降、关节肌肉酸痛和结节红斑等全身症状，可急性发作，也可隐匿起病。国外统计数据表明，33%的患者会出现这些起始症状，确诊的患者中约50%可以明确回忆起以往出现过这些症状。当局部症状或体征出现后，全身症状可逐渐减轻或消失，多数患者则无上述症状。

2. 局部症状体征　受累血管局部征象如锁骨下、颈动脉或腹部血管杂音；四肢脉搏可减弱或消失；椎动脉受累引起体位性眩晕或晕厥；高血压多见于肾动脉狭窄或肾脏以上腹主动脉狭窄所致。

根据病变部位可分为四种类型：头臂动脉型（主动脉弓综合征）；胸、腹主动脉型；广泛型和肺动脉型。

血压异常可以出现在大动脉炎各种临床类型中，也可以为患者的首发症状和体征。多见的表现为血压升高、血压降低或测不出、双上肢或上下肢血压比例失常。因此在好发人群测量四肢血压显得尤为重要，对临床上有低热、关节痛及类似感冒样症状时，尤其是青年女性，应仔细进行体格检查，从双侧以及上下肢肢体血压的测定和外周血管的体检中发现线索。

(1)头臂动脉型(主动脉弓综合征)：颈动脉和椎动脉狭窄和闭塞，可引起脑部不同程度的缺血，出现头晕、眩晕、头痛、记忆力减退、单侧或双侧视物有黑点，视力减退，视野缩小甚至失明，嚼肌无力和咀嚼疼痛。少数患者因局部缺血产生鼻中膈穿孔，上腭及耳廓溃疡，牙齿脱落和面肌萎缩。脑缺血严重者可有反复晕厥、抽搐、失语、偏瘫或昏迷。上肢缺血可出现单侧或双侧上肢无力、发凉、酸痛、麻木甚至肌肉萎缩。少数患者可发生锁骨下动脉窃血综合征，在患侧上肢活动时出现一过性头晕或晕厥。查体时可发现颈动脉、桡动脉和肱动脉搏动减弱或消失(无脉征)，两上肢收缩压差大于 10mmHg，单侧或双侧上肢血压下降，甚至测不到血压。约半数患者于颈部或锁骨上部可听到收缩期血管杂音，少数伴有震颤，但杂音响度与狭窄程度之间，并非完全成比例，轻度狭窄或完全闭塞的动脉，则杂音不明显，如有侧支循环形成，则血流经过扩大弯曲的侧支循环时，可以产生连续性血管杂音(图 4－1)。

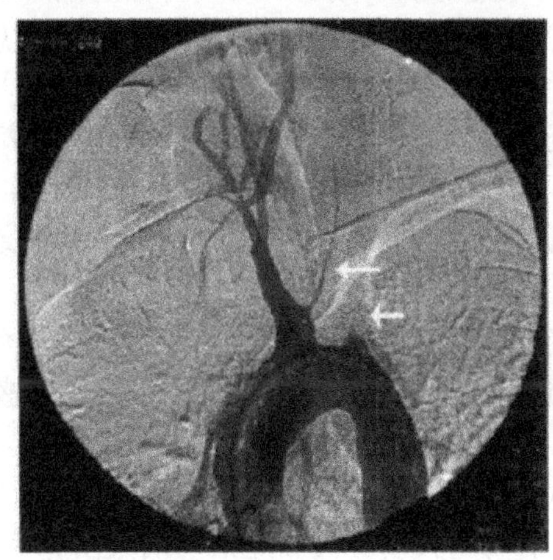

图 4－1　大动脉炎血管造影，左颈总动脉和锁骨下动脉闭塞

(2)胸、腹主动脉型：由于缺血，下肢出现无力、酸痛、皮肤发凉和间歇性跛行等症状，特别是髂动脉受累时症状最明显。肾动脉受累出现高血压，可有头痛、头晕、心悸。合并肺动脉狭窄者，则出现心慌、气短。少数患者因病变累及冠状动脉而发生心绞痛或心肌梗死。

高血压为本型的一项重要临床表现，尤以舒张压升高明显，主要由肾动脉狭窄引起，肾动脉狭窄越严重，舒张压越高；此外胸降主动脉严重狭窄，使心脏排出的血液大部分流向上肢而可引起节段性高血压；主动脉瓣关闭不全可导致收缩期高血压等。在单纯肾血管性高血压中，其下肢收缩压较上肢高 20～40mmHg。单纯胸降主动脉狭窄则上肢血压高而下肢血压低或测不出，二者合并存在时，则上下肢血压相差更大。

大动脉炎累及升主动脉，使之发生扩张，累及主动脉瓣产生纤维化和增生，均可以导致主动脉瓣关闭不全，主动脉瓣听诊区可闻及舒张期吹风样杂音。据报道主动脉瓣关闭不全的超声多普勒检出率已达 13.7％。

肾动脉狭窄患者下脐上 2～7cm 及脐左右各 2.5cm 范围内可闻及二级以上高调收缩期血管杂音，但并非肾动脉狭窄的特异体征，未闻及血管杂音也不可排除肾动脉狭窄。部分患者背部脊柱两侧或胸骨旁可闻及收缩期血管杂音，其杂音部位有助于判定主动脉狭窄的部位及范围。如胸主动脉严重狭窄，于胸壁可见浅表动脉搏动(图 4－2)。

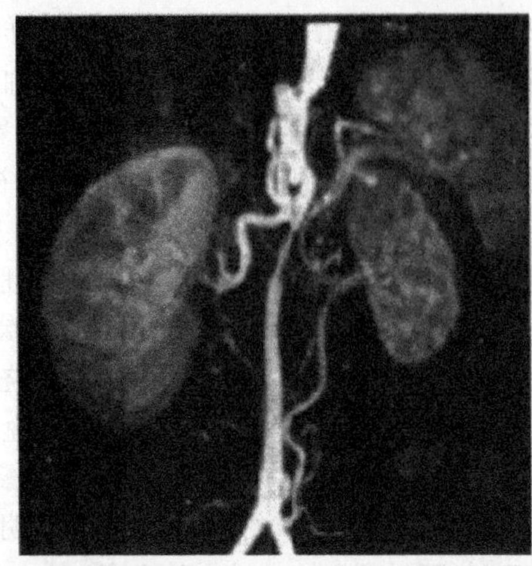

图 4－2　腹主动脉大动脉炎 MRA，膈下腹主动脉严重狭窄

(3)广泛型：兼具前述Ⅰ型和Ⅱ型的特征，属多发性病变，多数患者病情较重。

(4)肺动脉型：本病合并肺动脉受累约占 50％，前述三种类型均可合并肺动脉受累，各类型中伴有或不伴有肺动脉受累之间无明显差别，单纯肺动脉受累者罕见。肺动脉高压大多为一种晚期并发症，约占 1/4，多为轻度或中度，重度少见。临床上常表现为心悸、气短。肺动脉瓣听诊区可闻及收缩期杂音和肺动脉瓣第二音亢进，肺动脉狭窄较重的一侧呼吸音减弱。

(二)辅助检查

1. 实验室检查　目前尚无特异性血化验项目，可见正细胞正色素性贫血、轻度白细胞血小板增高、血沉增快、低白蛋白血症、高 γ 球蛋白血症等。寻找敏感的血清学标志物是大动脉炎研究的一个方向，新近在对大动脉炎发病机制的研究中发现，血清白介素－6(IL－6)、RANTES(regulated upon activation，normal T cell expressed and secreted)、基质金属蛋白酶－3、基质金属蛋白酶－9 在活动期大动脉炎和非活动期大动脉炎及健康正常人间有显著差异，并随着激素的应用和活动性的控制而下降，他们有可能成为新的活动性标志物。

(1)红细胞沉降率(ESR)和 C 反应蛋白(CRP)：是反映本病病变活动的重要指标。疾病活动时增快，病情稳定恢复正常。

(2)血清抗主动脉抗体：对大动脉炎诊断有一定价值。其滴度≥1∶32 为阳性，≤1∶16 为阴性。大动脉炎患者阳性率可达 91.5％，假阴性占 8.5％。

(3)抗链球菌溶血素“O”抗体：抗体的增加仅说明患者近期曾有溶血性链球菌感染。本病仅少数患者出现阳性反应。

(4)抗结核菌素试验：资料提示，约 22％～40％的患者有活动性结核。对结核菌素强阳性反应的患者，要仔细检查，如确认有结核病的可能应抗结核治疗，但各种抗结核药物治疗对大动脉炎本身无效。

(5)其他：少数患者在疾病活动期白细胞增高或血小板增高，是炎症活动的一种反应。少数抗核抗体或类风湿因子阳性。可出现慢性轻度贫血，为长期病变活动或女性激素水平增高影响造血功能所致。高免疫球蛋白血症比较少见。

2. 影像学检查

(1)X 线检查：可发现不同程度的心脏扩大，多为以左室为主的轻至中度增大，高度增大者少见，可伴有肺淤血等左心功能不全的表现。胸主动脉变化包括降主动脉中下段或全段普遍内收，内收段常有搏动减弱或消失；弓降部边缘不整或扩张；病变部位钙化，常伴管腔狭窄或扩张。累及肺动脉者有时可见一侧或双侧区域性肺缺血征象，即肺纹理稀疏、纤细，肺野透亮度增加。

（2）心电图：可提示左室高电压，左心室肥厚或劳损。少数可出现冠状动脉供血不足甚至心肌梗死改变。

（3）踝臂指数：踝臂指数（ankle－brachial index，ABI）是踝部动脉收缩压与肱动脉收缩压的比值，ABI 可间接评估下肢动脉血管开放情况，正常值 0.9～1.3。高血压患者如果 ABI＜0.9，年轻者应怀疑有大动脉炎的存在。

（4）彩色多普勒超声检查：超声下大动脉炎血管显示其内膜中层弥漫性不规则环形增厚，增厚的管壁回声多呈低回声，内膜面较为平整，环形增厚的动脉壁包围狭窄的管腔构成“通心粉”征。超声可探查颈动脉、锁骨下动脉、肾动脉、髂股动脉等的狭窄或闭塞，但多限于近段，对其远端分支探查较困难。血管内超声（IVUS）可发现本病主动脉中膜有不同程度增厚，回声增强，有时可见钙化。外膜可见增厚，动脉周围广泛纤维化。主动脉壁顺应性下降。有些区域难以看出主动脉壁的分层。国外近年应用高分辨率超声观察大动脉炎患者的颈动脉发现，活动期大动脉炎患者经治疗后进入非活动期，颈动脉内膜厚度也随之降低，结果显示测量颈动脉内膜－中膜厚度（CCA－IMT）对大动脉炎活动性判断的敏感性为 80％，特异性在 60％～70％，在非颈动脉闭塞的病例中更为敏感。

（5）CT 血管造影（CTA）和磁共振（MRI）检查：CTA 检查可见不同程度的主动脉壁增厚，多累及全周，也可见新月形的局部增厚，钙化检出率高于 X 线检查，部分病例可见附壁血栓。动脉期及延迟增强扫描，增厚管壁的非均匀性增强，反映动脉中膜活动性炎症病变，有助于本病活动期与非活动期的判断。CTA 检查适用于大动脉炎的长期随访。MRI 无需造影剂，可多体位成像为其优点，特别是磁共振显示出受累血管壁的水肿情况，有助于判断疾病是否活动。

（6）数字减影造影检查（DSA）：是目前诊断大动脉炎最有效的检查。对头颅部动脉、颈动脉、胸腹主动脉、肾动脉、四肢动脉、肺动脉及心脏房室腔等均可进行此项检查。能确定受累血管部位和血管狭窄的程度，并可发现早期的大动脉炎。病变多累及腹主动脉、胸降主动脉、锁骨下动脉和肾动脉等部位，常为多发病变，主要为动脉管腔粗细不均或比较均匀、边缘比较光滑的向心性动脉狭窄和阻塞。常伴有狭窄后扩张，部分病例可见管腔扩张和动脉瘤形成。本法缺点是对脏器内小动脉，如肾内小动脉分支显示不清，必要时仍需进行选择性动脉造影。

（7）动脉造影：可直接显示受累血管管腔变化、管径的大小、管壁是否光滑、受累血管的范围和长度。

3. 眼底检查　大动脉炎眼底为本病特异性改变，但发生率仅约为 14％。可分为三期：1 期（血管扩张期），视盘发红、动静脉扩张、淤血、静脉管腔不均，毛细血管新生、小出血、小血管瘤、虹膜玻璃体正常；2 期（吻合期），瞳孔散大，反应消失、虹膜萎缩、视网膜动静脉吻合形成、周边血管消失；3 期（并发症期），表现为白内障、视网膜出血和剥离等。其他患者眼底检查可为正常或高血压眼底。

（三）诊断

目前尚无大动脉炎的统一诊断标准。

典型临床表现者诊断并不困难，40 岁以下女性，具有下列表现一项以上者应怀疑本病：①

单侧或双侧肢体出现缺血症状，表现为动脉搏动减弱或消失，血压降低或测不出；②脑动脉缺血症状，表现为单侧或双侧颈动脉搏动减弱或消失以及颈部血管杂音；③近期出现的高血压或顽固性高血压，伴有上腹部二级以上高调血管杂音(肾动脉周围)；④不明原因低热，伴血管杂音及血管脉搏异常改变者；⑤典型高安病眼底病变者。

可依据美国风湿病学院(ACR)诊断(分类)标准：符合表38－1中三项或三项以上者可诊断为大动脉炎见表4－22。

表4－22　美国风湿病学院大动脉炎诊断(分类)标准

条目	定义
发病年龄≤40岁(尤其是女性)	40岁前出现和有过大动脉炎的症状和体征
肢体缺血	活动时一个或多个肢体尤其是上肢出现逐渐加重的无力和肌肉不适
肱动脉搏动减弱	一侧或双侧肱动脉脉搏减弱或消失
血压差＞10mmHg	上肢间收缩压相差＞10mmHg
锁骨下动脉或主动脉区杂音	一侧或双侧锁骨下动脉或腹主动脉区可听及的血管杂音
血管造影异常	主动脉及其分支、上下肢大血管的局部或阶段性狭窄或闭塞，除外动脉硬化、动脉纤维肌肉发育不良等病因

同时需除外先天性主动脉缩窄、肾动脉纤维肌性结构不良(FMD)、动脉粥样硬化、血栓闭塞性脉管炎、白塞病、结节性多动脉炎及胸廓出口综合征。可疑患者应行血管造影或MRA、CTA等检查明确诊断。

三、治疗

大动脉炎的血管病变，从肉芽肿性炎症发展到纤维性内膜增生，甚至到闭塞之前，都缺乏特异性症状，导致患者错过治疗机会，待到出现血管闭塞症状时，药物治疗已很难逆转。约20％大动脉炎是自限性的，在发现时疾病多已稳定，对这类患者如无合并症可随访观察。对发病早期有上呼吸道、肺部或其他脏器感染因素存在，应有效地控制感染，对防止病情的发展可能有一定的意义。有结核菌感染者，应同时抗结核治疗。

(一)疾病活动期治疗

糖皮质激素对本病活动仍是主要的治疗药物，及时用药可使缺血症状改善，动脉造影异常改善，异常脉搏减轻或恢复。一般口服泼尼松每日1mg/kg，早晨顿服或分次服用，维持3～4周后逐渐减量，每10～15天减总量的5％～10％；通常以ESR和CRP下降趋于正常为减量的指标，剂量减至每日5～10mg时，应长期维持一段时间。如用常规剂量泼尼松无效，可改用地塞米松，危重者可静滴氢化可的松100mg/d。但要注意激素引起的库欣综合征、易感染、继发性高血压、糖尿病、神经精神症状和胃肠道出血等不良反应，长期使用要防止骨质疏松。

细胞毒药物仅适用于糖皮质激素未能控制症状，或糖皮质激素治疗不能缓解的患者，一般与激素合用。环磷酰胺能减少系统性大血管炎死亡率，联合使用可减少糖皮质激素的用量。起始剂量环磷酰胺2mg/(kg·d)和硫唑嘌呤1～2mg/(kg·d)，甲氨蝶呤每周0.3mg/kg。孕妇禁用。出现脑或肢体缺血症状或高血压者，应合用扩张血管、改善微循环、抗血小板、抗高血压治疗。

(二)疾病稳定期治疗

1.扩血管、改善微循环　应用扩血管、改善微循环治疗，能部分改善因血管狭窄较明显患者的临床症状，如：胰激肽释放酶 120～240mg，每日 3 次；维脑路通 0.2～0.3g，每日 3 次；川芎嗪 100mg，每日 3 次；抗栓丸 2～3 粒，每日 3 次，也可静脉滴注羟乙基淀粉、川芎嗪等，每日 1 次，2～3 周为一疗程。

2.抗血小板　阿司匹林 50～100mg，每日 1 次。日本的一项研究表明抗血小板药物治疗对缺血性事件有一定的保护作用。

3.抗高血压　应积极控制血压，但一般降压药物反应不佳，降压药物以钙拮抗剂较为合适，可合用 α、β 受体阻滞剂及利尿剂。如无双侧肾动脉狭窄或孤立肾者，可应用 ACEI、ARB。

4.经皮腔内血管成形术　适用于血管近、中段的较短的非完全闭塞性病变。完全闭塞性病变因大动脉炎病理改变的特殊性，操作困难，易出现严重并发症。目前已应用治疗肾动脉、腹主动脉及锁骨下动脉狭窄等，获得了较好的疗效。

5.外科手术治疗　药物或介入治疗无效或失败，并有外科手术指征者应行手术治疗。一般应在病情稳定，血沉正常，脏器功能尚未消失时手术；复旦大学中山医院血管科总结发现对于重要脏器(颈动脉和肾动脉病变引起的脑部和肾脏缺血难以建立足够侧支循环)出现明显缺血的患者，只要体温、血象正常，血沉＜40mm/h 即可以手术。

目前推荐的手术适应证：①肾血管性高血压；②有心脏或脑血管缺血的临床表现，经造影证实病灶；③严重的下肢间歇性跛行；④反复发作的短暂性脑缺血发作(TIA)和可复性缺血性脑神经功能缺失(RIND)⑤影像学提示主动脉及其分支狭窄或闭塞；⑥主动脉缩窄性高血压；⑦主动脉瘤样病变。

(三)预后

本病为慢性进行性血管病变，对所有大动脉炎患者均需要进行大血管影像学检查及长期随访，动态观察动脉受累情况，受累后的动脉由于侧支循环形成丰富，故大多数患者预后好，可参加轻度工作。有随访表明该病患者 5 年生存率 93%，10 年生存率%%，大于 15 年的生存率为 83%；其中是否并存高血压尤为重要，没有高血压的患者 10 年生存率要较伴有高血压的患者高 15%。

大动脉炎累及冠状动脉保守治疗预后较差，多数患者死于心脏事件，应尽早行冠状动脉旁路移植术。

大动脉炎的预后主要取决于高血压的程度及脑和冠状动脉的供血情况。其并发症有脑出血、脑血栓形成、心力衰竭、肾功能衰竭、心肌梗死、主动脉瓣关闭不全、失明等。死因主要为脑出血和心力衰竭，肾功能衰竭少见。

(朱凌华)

第八节　肾脏疾病与高血压

高血压是心血管疾病患病和死亡最常见的危险因子，肾脏在高血压的发生发展中起着重要作用，两者常常相互影响。由肾脏疾病引起的高血压临床上称为肾性高血压。影响血压最常见的肾脏疾病为肾实质性病变、肾血管性病变，其他如多囊肾、肾脏肿瘤[近球装置细胞瘤、肾母细胞瘤(Wilms 瘤)和肾细胞癌]、肾脏位置异常、胡桃夹综合征、肾脏畸形、占位以及持续性血液透析等。在肾脏疾病的进展过程中可产生高血压，后者又加剧肾脏病变使肾功能减退，形成恶性循环。本章只介绍肾实质性高血压和肾血管性高血压的发病机制、诊断及治疗。

一、肾实质性高血压

（一）病因

由单侧或双侧肾实质疾病所引起的高血压统称为肾实质性高血压。高血压发生率除与疾病性质相关外，也与病理改变及肾功能状态有关。就肾小球疾病而言，病理表现呈增殖性或（和）硬化性病变者高血压发生率高；无论哪种肾脏病当其发展至肾功能不全时，高血压发生率均显著增加。导致高血压的常见肾脏疾病见表4－23。

表4－23　常引起高血压的肾脏疾病

单侧肾脏疾病：	膜性肾病
反流性肾病	IgA肾病
慢性肾盂肾炎	系膜增殖性肾炎
肾盂积水	微小病变病
其他	继发性肾小球疾病
节段性肾发育不良（常见）	糖尿病肾病
放射性肾炎	狼疮性肾炎
肾梗死（常见）	慢性间质性肾炎
肾结核	结节性多动脉炎（常见）
双侧肾脏疾病：	硬皮病肾损害（常见）
原发性肾小球疾病	溶血性尿毒症综合征
毛细血管内增殖性肾炎	成人型多囊肾
新月体肾炎	终末期肾脏病：
局灶节段肾小球硬化	慢性肾功能衰竭
膜增殖性肾炎	肾移植后

（二）高血压的发病机制

血压靠血容量和血管阻力两大因素维系。在肾实质高血压中，单纯的容量性或单纯的阻力性高血压均少见，绝大多数患者两者并存。水钠潴留导致的血容量增加和肾素－血管紧张素系统活性增强是最重要的两个因素。不同的肾实质疾病其发生机制是不完全相同的。

1.容量依赖型高血压　约90％的肾实质高血压是由于水钠潴留和血容量扩张所致。当肾实质性病变使肾脏失去排泄饮食中所含的适量的水、盐时，就会造成水钠在体内潴留，进而使血容量过多引起高血压。这类患者体内的血浆肾素活性和血管紧张素Ⅱ的浓度通常是低的，其高血压可以通过限制水、盐的入量或通过透析除去体内过多的水、盐达到降压的目的。导致水钠潴留的原因有：①肾小球滤过率减低，造成水钠滤过减少；②肾小管功能损害，使水钠转运调节失衡；③肾髓质分泌前列腺素减少，引起水钠排泄障碍；④肾缺血使肾素分泌增多，激活RAAS系统，促进醛固酮分泌增多，导致远端肾小管重吸收水钠增多；⑤其他钠利尿激素作用减少。由于水钠潴留，导致血容量和细胞外液量扩张使回心血量增加，心搏出量增加，各组织器官的血液灌注量增加，通过自身调节机制，全身小动脉收缩，周围血管阻力增加。肾实质性高血压的早期是容量扩张和心搏出量增加的结果，其后高血压的维持主要是周围血管阻力增高，血管内皮细胞肿胀引起血管内腔缩窄，弹性减低，血管阻力增加，同时血管对儿茶酚胺的反应性增强，并使血管紧张素Ⅱ对血管受体的亲和力提高，增加升压反应。

2. 肾素依赖型高血压　约10%的肾实质性高血压是因为肾素－血管紧张素－醛固酮升高所致。利尿、脱水不但不能控制这类高血压，反而可能因肾血流量的下降导致肾素分泌增加，致血压更高。ACEI类药物应用可使此型高血压急剧下降。部分肾脏实质性疾病，其病变广泛且伴血管病变致肾缺血，释放大量肾素，全身小动脉管壁收缩而导致高血压。血管紧张素Ⅱ通过以下机制使血压升高：①作用于血管平滑肌使细胞质内钙离子浓度增加而引起血管收缩；②通过对动脉交感神经末梢的作用，增加去甲肾上腺素的释放，减少其摄取，造成局部去甲肾上腺素浓度增加；③通过中枢神经系统致交感神经兴奋，使血管对去甲肾上腺素和血管紧张素Ⅱ的反应性增强，并增加心搏出量；④刺激醛固酮的分泌；⑤作用于脑，刺激抗利尿激素的释放。这些因素通过增加周围血管阻力和（或）水、钠潴留，容量扩张，加强心肌收缩力，增加心搏出量而引起血压升高。由于肾实质损害后激肽释放酶及前列腺素合成释放减少，这些舒张血管物质的减少也是高血压形成的重要因素。

（三）临床表现与诊断

与同等水平的原发性高血压比较，肾实质性高血压的眼底病变更重，心血管疾病更易发生，更易进展成恶性高血压，所以预后更差。肾实质性疾病中最常见的各种肾小球肾炎，患者常出现水肿、血尿、蛋白尿及肾功能损害等异常。慢性肾炎有急性肾炎史或反复水肿史，蛋白尿出现在高血压之前，常伴有明显贫血，血浆蛋白降低，氮质血症。慢性肾盂肾炎女性多见，常有尿路感染史，可出现尿频、尿急、尿痛等症状，尿常规示白细胞、脓细胞、管型、蛋白等，尿细菌培养阳性可支持此诊断。多囊肾常有家族史，超声可明确诊断。

（四）肾实质高血压的治疗

1. 原发病的处理　首先应处理相应的肾实质疾病，因其涉及的病种较多，这里不详细讨论，具体内容参考有关书籍。这里重点讨论血压靶目标值的问题。目前包括美国预防、检测、评价和治疗高血压全国联合委员会第七次报告（JNC7）、2010年《中国高血压防治指南》在内的多个指南中，公认肾脏疾病的血压应该控制在130/80mmHg以下。国际肾脏病协会高血压糖尿病肾病专业组推荐：对早期糖尿病，血压应该控制在130/85mmHg；对临床显性糖尿病，血压应控制在125/75mmHg以下；慢性肾功能不全或尿毒症，血压应控制在130/85mmHg以下；对透析患者，血压应控制在135/90mmHg以下。所有指南针对糖尿病患者均推荐将血压控制到较低水平以使患者远期受益，但这并未被前瞻性研究所证实。也有研究显示，当收缩压＜120mmHg时，患者死亡率将增加，需引起大家足够重视。

2. 高血压的处理　应遵循如下原则：①血压不宜下降过快、过猛，应在2～3周内逐渐将血压降达目标值。②优先选择长效降压药，以减少血压波动，使血压在24小时内稳定于目标值范围。③特别注意夜间高血压及清晨高血压的控制，夜间血压应比白昼血压低10%～20%，清晨应不出现“晨峰”。④降压治疗之初就常需要两种或两种以上降压药物联合治疗。JNC7明确指出，治疗慢性肾脏病合并高血压常需联合应用降压药。⑤长期应用降压药时需注意药物对糖代谢、脂代谢及嘌呤代谢的影响。

高血压药物治疗：

（1）个体化用药：慢性肾病患者选用降压药物时应根据个体化选择药物。例如糖尿病肾病的特点是早期阶段即出现高血压、蛋白尿，同时或继之出现慢性肾脏疾病，因此对于糖尿病肾病合并高血压的患者降压治疗的目标值为＜130/80mmHg。无论有无高血压，糖尿病肾病的患者均应使用ACEI或ARB来阻止或减少蛋白尿。非糖尿病肾病包括肾小球疾病、肾动脉、肾小管间质性改变及多囊肾等疾病。在这些患者的治疗中，蛋白尿的水平对诊断及判断预后均有非常高的价值。肾小球疾病的特征是尿蛋白水平高，较高的尿蛋白水平预示着急进性肾病和高危的慢性肾脏疾病。对于非糖尿病肾病高血压患者降压的目标值仍为＜130/80mmHg。

(2)不同降压药物在肾实质性高血压的作用

1)血管紧张素转换酶抑制剂(ACEI)：ACEI治疗肾实质性高血压时的降压及肾脏保护(减少尿蛋白及延缓肾损害进展)疗效已被许多临床循证医学试验证实，它能通过两种效应延缓肾损害进展。即血流动力学效应和非血流动力学效应。血流动力学效应是指改善肾小球内高压、高灌注及高滤过而发挥的效应早已被证实，肾小球内"三高"能加速残存肾单位的肾小球硬化，所以降低球内"三高"即能有效延缓肾损害进展。非血流动力学效应主要包括：改善肾小球滤过膜选择通透性；保护肾小球足细胞；减少肾小球内细胞外基质蓄积。虽然全部降压药均具有血压依赖性肾保护效应，但是除ACEI及ARB外，其他药物均无上述非血压依赖性保护效应，因此，ACEI及ARB的肾脏保护作用最强，且血压正常的慢性肾衰竭的患者也能应用其保护肾脏。

2)血管紧张素Ⅱ受体阻滞剂ARB：ARB类药物在治疗肾实质高血压上的疗效也被许多临床循证医学试验所证实。在降压作用上，ARB与ACEI都主要通过阻断AngⅡ发挥效应。但是它们的某些作用机制仍存在差异，如ARB阻断AngⅡ与AT_1R结合后，将促使AngⅡ更多地与2型受体结合，导致血管舒张，血压降低。而ACEI能抑制缓激肽酶2降解缓激肽，使体内缓激肽及前列腺素增多，也导致血管舒张血压下降。在不良反应上，ACEI会引起咳嗽、血钾增高及Scr上升，后二者主要见于肾功能不全患者，而ARB不会引起咳嗽，血钾增高及Scr上升的不良反应，理论上讲也可能比ACEI轻。

在应用ACEI或ARB治疗肾实质性高血压时，还应注意以下事项：①要遵循一般原则，即从小量开始，无不良反应再逐渐加量，对老年人尤应如此。在用药期间要避免血容量不足，包括脱水及肾脏有效血容量不足，否则Scr将会异常升高(上升超过30%即为异常)。②以前认为CKD患者Scr＞265μmol/L(3mg/dl)即不宜应用ACEI及ARB，现在此禁忌已被突破，认为此时应用ACEI或ARB仍能延缓肾损害进展。但此时应高度警惕高钾血症的发生。③现在认识到肾组织中AngⅡ浓度远远高于循环中浓度，因此，ACEI及ARB必须要用大剂量才能有效抑制肾组织中的AngⅡ，发挥非血压依赖性肾脏保护作用。到底用多大的剂量目前还无统一认识。两药联合治疗肾实质性高血压疗效可能优于单药。

3)钙拮抗剂(CCB)：二氢吡啶类钙拮抗剂治疗肾实质性高血压时，对肾脏有无保护作用已有共识，关键要看它能否将系统血压控制到目标值，只要能达标，此类药物肯定对肾脏发挥保护作用。近年已问世一些能阻断T型钙通道的新型二氢吡啶类CCB，它们对肾小球微循环的作用与L型钙通道CCB完全不同。因为T型钙通道在入球和出球小动脉壁上同时分布，所以它们对入、出球小动脉的扩张作用相等，不会增加肾小球内"三高"。

4)其他降血压药物：已证实现代常用的其他降压药，如利尿剂、β受体阻滞剂及α受体阻滞剂等，都具有血压依赖性肾脏保护效应，使用这些药物治疗肾实质性高血压时，只要把系统血压降达目标值，均能延缓肾功能损害进展。但并未发现这些药物具有非血压依赖性肾脏保护效应，所以一般将它们配伍使用。CKD患者常伴发高脂血症及高尿酸血症，而糖尿病肾病患者又存在糖代谢紊乱，故治疗这类患者应考虑这些药物对代谢的影响。

(3)联合用药：首选 ACEI 或(和)ARB 配合小剂量利尿剂应用。小剂量利尿剂排钠，能增强 ACEI 及 ARB 降压疗效；对高血容量患者适量利尿，也能帮助降压。利尿药一定不能过量。肾功能不全患者还要参考 Scr 水平选用利尿药，Scr<159μmol/L(1.8mg/dl)时，可用噻嗪类利尿药；而 Scr>159μmol/L(1.8mg/dl)时，则只能用袢利尿剂，因为噻嗪类利尿药已无疗效。如果血压还不达标，就应参考患者心率选择下一配伍用药。

二、肾血管性高血压

肾血管性高血压是继发性高血压常见的原因之一，占全部高血压患者 1%～5%。是可治愈高血压中最常见的疾病，所谓肾血管性高血压是指一侧或双侧肾动脉及其分支阻塞、狭窄导致肾缺血，由于肾缺血而引起的高血压。

引起肾血管性高血压的病因很多，大致可分为以下几种：①动脉粥样硬化症。②大动脉炎。③动脉瘤。④肾动脉栓塞。⑤肾动脉周围病变压迫。⑥肾动脉先天异常。

上述各因素引起肾动脉主干及其分支狭窄，造成肾实质缺血，一般均可出现高血压症状。

(一)病理

1.肾血管病理变化　国外文献中按其动脉本身损害，分为动脉粥样硬化及纤维肌性结构不良，前者发病率较高，约占肾血管性高血压病例的 2/3，结合我国的实际情况。可分为四种类型。

(1)动脉粥样硬化型：肾动脉粥样硬化是全身血管疾病的重要组成部分。老年患者居多，男性多于女性，多见于白种人。硬化斑块 85%在主动脉口，1/3 患者为双侧，其损害往往发生在动脉内膜。除肾动脉主干受累外偶尔波及其远端分支，形成栓塞及动脉瘤。单侧病变时，左侧多于右侧。

(2)肾动脉纤维肌性结构不良型：此型多见于年轻女性，肾动脉损害主要发生在中段 1/3 和远段 1/3，多累及分支。单侧时右侧较多见。动脉腔内可出现多处狭窄，血流经过狭窄处形成涡流而引起狭窄后扩张，故在肾动脉造影上出现“串珠样”改变。

(3)炎症型：大动脉炎是指人体主动脉的一种非特异性炎症反应，它可能是细菌感染的免疫性反应。发病率我国较西方为高，多发于年轻人。当慢性炎症侵及肾动脉开口时则可导致肾动脉管腔狭窄，引起高血压。主动脉损害常为节段性。血管外膜增厚，存在细胞浸润，血管内膜明显增殖，管腔闭塞。中层有血栓形成，弹性纤维有明显破坏，被胶原所代替。内膜增厚，使肾动脉开口狭窄，造成肾脏缺血。

(4)其他：肾脏创伤或肾脏异常活动可引起肾动脉内膜损伤，使内膜增生而导致肾动脉狭窄。肾动脉内血栓形成或栓塞、肾动脉瘤、肾动脉夹层动脉瘤、肾动静脉瘘、肾外纤维索条或附近的肿瘤压迫，都可引起肾缺血，但均较少见。

2.肾实质病理变化(Floyer 肾的临床意义)　肾脏的病理改变与肾动脉病变直接相关。肾动脉狭窄侧肾主要表现为肾实质逐渐萎缩。表面呈分叶状；在显微镜下可见肾小管呈缺血性萎缩，继之肾小球变小、硬化、肾球囊纤维化。肾实质由于得到侧支循环供应营养，并无缺血坏死。对侧正常肾脏由于长期受高压灌注的冲击及高肾素、高醛固酮的共同危害，出现肾小动脉硬化，这种改变是病侧肾被手术摘除后血压不降的原因。原来无肾动脉狭窄的“健侧肾”受上述病理改变的影响，一方面发生广泛的坏死性动脉炎及其他与恶性高血压相同的肾损害，另一方面又成为高血压的病因。肾动脉狭窄侧的肾组织，由于狭窄阻止了高压的冲击即受到保护，得以维持正常的肾组织结构，如果肾动脉狭窄一经解除，即可恢复肾功能，而遭损害的对侧肾则病变如故，该肾称为 Floyer 肾。Floyer 肾概念的提出有重要的临床意义：对怀疑有肾动脉狭窄的患者，应及时检查，明确诊断。

急进性（或恶性）高血压与顽固性高血压患者，由于对治疗反应差，并且血压长期处于很高的水平，故双肾均因受到长期高压灌注的冲击而产生一系列病理生理变化，所以对这类患者也应进行及时、有效的降压治疗。

（二）高血压的发病机制

单侧或双侧病变患者的血浆肾素活性都可升高，肾动脉狭窄的患者用血管紧张素转换酶抑制剂治疗后，更容易出现血压下降，并可引起氮质血症。肾脏在人体内血压调节方面占有极其重要的地位，其中包括肾脏对升压物质的分泌，即所谓肾素－血管紧张素－醛固酮系统；肾脏抗压物质的分泌作用，所谓激肽释放酶－激肽－前列腺素系统等。不论单侧还是双侧狭窄，体循环和肾静脉中肾素水平均很难区别。双侧肾动脉狭窄患者的肾素水平以最缺血一侧的肾脏为著。双侧肾动脉狭窄或孤立肾患者，经过血管成形术血管重建后经常出现多尿，而单侧狭窄患者无这种反应，这说明单侧和双侧肾动脉狭窄的病理生理学存在着区别。

多年来，人们对于肾性高血压模型的研究，已经分别建立了一肾一夹型（1K1C）、二肾一夹（2K1C）和二肾二夹型（2K2C）三种经典模型。分别相当于人类一侧肾动脉狭窄对侧肾脏存在实质性病变、一侧肾动脉狭窄对侧肾脏正常及双肾动脉狭窄的患者。研究发现二肾二夹型动脉血浆中肾素水平明显升高，而一肾一夹型则正常。由此认为两种模型有着不同的发病机制，一肾一夹型主要与水钠潴留有关，而二肾二夹型和二肾一夹血压升高主要由肾素分泌增多，激活肾素－血管紧张素－醛固酮系统所致。许多肾血管性高血压患者，存在轻、中度继发性醛固酮增多症，这是由于肾脏合成的前列腺素类物质与 RAAS 之间能够互相影响，RAAS 的激活可刺激 PGE_2 的合成，而 PGE_2 亦能激活 RAAS。

（三）临床表现与诊断

肾动脉狭窄在相当长的时间只有血流动力学变化而没有临床症状，但是随着狭窄进一步加重可有顽固性高血压、肾功能衰竭、不稳定型心绞痛、蛋白尿、肺水肿等严重的并发症，这需要我们通过寻找临床线索来发现高危人群。

1. 临床特征

（1）病史：这是筛选患者的重要依据，通常有以下几个特点：①青年发病，常小于 30 岁，亦可见于 55 岁以上突然发病的恶性或顽固性高血压患者。②发病历史短。大多数患者发病时间在 2 年以内，或病史在 2 年以上者，过去其症状多不严重，而发病急剧多在数月之内。③高血压发展迅速，往往出现高血压脑病危象，一般收缩压在 160mmHg、舒张压在 100mmHg 以上。④原为缓进型原发性高血压近期却急剧恶化。⑤在上腹部正中或左右上腹部发生疼痛后，血压突然急剧升高。⑥既往有肾及肾周围组织外伤或手术病史的高血压患者。⑦一般无高血压家族史。⑧药物治疗不满意。

（2）体征：在全面检查的基础上，特别注意视力及眼底检查、心脏检查、颈部和周围血管搏动情况，尤其要注意股动脉及足背动购的搏动情况，在上腹部正中、脐两侧 2～3cm 范围内或肋脊角处可闻及粗糙响亮的收缩期杂音。对于不明原因的氮质血症而尿常规正常的老年人；抗高血压治疗时出现肾功能恶化，特别是在使用 ACEI 或 ARB 类药物后出现；单侧肾脏缩小；反复发作肺水肿；伴发周围血管病的大量吸烟患者应警惕肾动脉狭窄的发生。

2. 诊断

(1)初步化验检查:①尿常规偶有蛋白尿,应与肾炎和肾盂肾炎相鉴别。②电解质测定有轻度低血钾之可能,肾功能已受累者除外。

(2)卡托普利一肾素激发试验:正常情况下,服用转化酶抑制剂卡托普利后,通过抑制血管紧张素Ⅱ的负反馈作用可增强机体的高肾素反应。这种反应在肾动脉狭窄患者中尤为突出,给口服卡托普利 1 小时之后血浆肾素增高程度显著大于原发性高血压。

(3)核素检查:常规肾图检查的准确度较差,但应用开博通后行肾图或肾动态扫描对肾动脉狭窄诊断的敏感性及特异性均可达 70%～98%。肾动脉狭窄时刺激肾素一血管紧张素系统活性,通过血管紧张素Ⅱ对出球小动脉的收缩作用有助于维持肾小球内压及肾小球滤过率。使用血管紧张素转化酶抑制剂抑制血管紧张素Ⅱ的生成,可降低肾小球内压及肾小球滤过率。在服用卡托普利前和服用之后,用放射性核素扫描技术能够更理想地检测单侧肾脏的缺血情况,其敏感性和特异性可达 90%以上。但对于双侧肾动脉狭窄及肾功能下降的患者,检查的准确性明显下降。

(4)超声检查:可在形态学及血流动力学两方面进行观察。本法的敏感性为 40%～60%。其优点包括:简单易行、可重复、无创、不需检查前停用降压药,对单侧及双侧病变均可良好观察等。其缺点主要为:选用参数不同及检查者手法不同可影响检查结果,对副肾动脉及肾动脉分支观察效果欠佳。检查时常受到肥胖、腹腔胀气、近期外科手术的影响。腹部超声了解肾脏有无萎缩或形态改变也可作为筛选检查。

(5)CT 血管造影术(CTA):随着影像学技术的进步,CT 造影术的应用愈来愈广。CTA 对肾动脉狭窄诊断的准确性较高,其敏感性及特异性均可达 95%以上。并可进行图像的三维重建。三维重建的缺点可能放大病变的程度。

(6)磁共振血管造影术(MRA):对肾动脉狭窄诊断的准确性较高,特异性可达 92%～97%。MRA 是一种无创性的血管成像技术,能清晰地显示肾动脉及其分支的三维形态和结构,MRA 可以准确地显示血栓斑块,有无夹层动脉瘤等情况。其突出的缺点是缓慢的血流或复杂的血流常会造成信号缺失,夸大狭窄度,在显示硬化斑方面亦有一定的局限性。体内有金属潴留物的患者属 MRA 禁忌。

(7)肾动脉血管造影:目前仍为确诊肾动脉狭窄的“金标准”,可反映肾动脉狭窄的部位、范围、程度、病变性质、远端分支及侧支循环情况,并可观察肾脏形态和功能改变以及对血管扩张或手术指征的判断。由于常规造影需用造影剂较多,有造成造影剂肾病的危险,目前多结合使用数字减影技术以减少造影剂用量,结合肾静脉取血分别测定不同侧的肾素活性对单侧肾动脉狭窄的术后疗效判断有一定的帮助。

(8)肾动脉狭窄造影表现:①肾动脉狭窄或闭塞。大动脉炎及动脉粥样硬化所致狭窄多位于肾动脉根部,距肾动脉开口处及近 1/3 段,而纤维肌肉增生所致狭窄多位于中远段,可累及分支。②窄后扩张,常见于重度局限狭窄,多呈梭形扩张。③动脉瘤形成:可呈梭状或串珠状,串珠状为肌纤维结构不良的典型表现。④侧支循环形成:一般起于肾包膜动脉、腰动脉、输尿管动脉等。⑤在上述基础上,出现肾实质显影延迟、浅淡、肾萎缩。但应与双侧或单侧肾盂肾炎所致的肾萎缩鉴别,后者肾动脉常显示除肾动脉开口大小正常外,肾动脉干普遍萎缩变细。

(9)本病的发病率较低,因此一般不建议对所有高血压患者进行肾血管狭窄的筛查,因此,应根据临床表现寻找线索筛选肾动脉狭窄,具体见表 4－24。

表 4－24 疑有肾血管性高血压患者的诊断思路

低度怀疑(可不予进一步检查)
临界、轻度或中度高血压而无高血压家族史
中度怀疑(建议进一步非侵入性检查)
严重高血压(舒张压大于 120mmHg)
高血压经标准降压治疗效果不佳
年龄 20 岁以前或 50 岁以后出现的中重度高血压
高血压伴腹部血管杂音(音调高、时限长、位于肾动脉区)
中度高血压并吸烟或伴有其他血管的阻塞性病变
无法解释的血清肌酐持续性增高
高血压对血管紧张素转换酶抑制剂反应敏感
高度怀疑(直接考虑行肾动脉造影)
严重高血压(舒张压高于 190mmHg)伴进行性肾功能不全或对多种降压药联合治疗效果不佳
急性型或恶性高血压(眼底视网膜病变Ⅲ～Ⅳ期)
高血压近期内无法解释的血清肌酐突然升高
高血压使用血管紧张素转换酶抑制剂后诱发血清肌酐突然升高
中、重度高血压且检查发现双侧肾脏大小不等

3.治疗

(1)原发病的处理:根据肾动脉狭窄的不同原因有所不同。对于动脉粥样硬化性肾动脉狭窄治疗包括控制心血管疾病的危险因素,稳定动脉粥样硬化的斑块及降压治疗。多发性大动脉炎的活动期,应用糖皮质激素、免疫抑制剂等药物。纤维肌性结构发育不良患者无需特殊的处理。

(2)高血压的处理

1)主要目标:控制血压,防止高血压对靶器官的损害;改善肾缺血的状态;纠正严重的肾动脉狭窄以防止肾功能减退或使已受损的肾功能得到改善并恢复。

2)治疗方法:主要包括药物治疗、经皮腔内肾动脉血管成形术和外科手术三种方法。根本治疗手段是血管重建。临床观察结果显示血管再通术不仅可以改善高血压。亦可改善肾功能。药物治疗可能不改善肾功能,甚至加速肾功能的恶化。经皮腔内肾动脉血管成形术能获得与手术治疗同样的良好效果。目前,介入经皮腔内血管成形术治疗主要采用肾动脉球囊扩张和肾动脉支架置入术,具有创伤小、安全简便和效果好等优点,是治疗肾血管性高血压的首选方法。

在选用任何一种治疗方案时都应该明确以下几个概念:并不是所有的肾动脉狭窄都引起高血压;长期高血压及动脉硬化可引起肾动脉狭窄,原发性高血压可和肾血管性高血压并存;缺血性肾病是一种进展性疾病;对于肾动脉狭窄的治疗既要考虑到血压的控制,也要重视对肾功能的保护。

A.药物治疗:所有的肾血管性高血压患者均需要药物治疗以控制血压。药物治疗的主要适应证是:手术或肾动脉成形术术前控制血压;手术或重建后血压仍不能控制者。药物治疗原则与原发性高血压相似,但肾血管性高血压主要是因肾血管病变导致肾脏缺血并激活 RAAS 而引起的;少部分则表现为非肾素依赖性,其机制主要与水钠潴留有关。大多数患者肾素活性、血管紧张素Ⅱ及醛固酮浓度增加,血压常较高,对一般降压药物不敏感,而需用拮抗肾素的β受体阻滞剂或(和)拮抗血管紧张素Ⅱ的血管紧张素转换酶抑制剂(ACEI)、血管紧张素Ⅱ受体阻滞剂(ARB)才能有效。单侧肾血管性高血压,可用β受体阻滞剂或ACEI或ARB治疗;双侧肾血管性高血压禁用ACEI或ARB药物。这是因为,双侧或独肾的肾动脉狭窄者,应用ACEI或ARB时,由于其具有优先扩张出球小动脉的作用,导致肾小球滤过率下降,患者的肾功能恶化,血肌酐、尿素氮急剧上升。由于单侧肾动脉狭窄的患者亦有可能发展为双肾动脉受累,所以在使用两类药物时应格外小心,严密监测肾功能及电解质。一旦出现肾功能减退,即应停用。此外,肾血管性高血压患者还可选用钙拮抗剂等其他降压药物。钙拮抗剂可以降低入球小动脉阻力而不改变肾小球滤过率。利尿剂可刺激肾素—血管紧张素系统,对高肾素性高血压不宜应用。需要强调的是,此类患者联合用药大部分是针对高血压,对缺血性肾病的治疗效果有待观察。另外大多数粥样硬化性肾动脉狭窄患者的高血压在肾动脉狭窄纠正后尽管血压会减低,但大多数还需要继续药物治疗。而且随时间的推移,降压药的数量亦增加。肾血管性高血压患者血压不可降得太低,否则可能导致肾功能严重损害。

B. 介入治疗:主要包括肾动脉球囊扩张术和肾动脉支架术。肾动脉球囊扩张术尤其适用于纤维肌性发育不全患者,但是大动脉炎及动脉粥样硬化后常发生再狭窄(尤其病变在肾动脉开口处时)。因此,这些患者在球囊扩张后提倡放置支架。大约3%～10%的介入治疗患者可能出现手术并发症,如内膜撕裂、血栓形成等。近10余年,已有数个临床观察及荟萃分析对比了药物治疗及介入治疗的疗效,对比结果多数认为两者在控制血压及患者存活上无明显差异,因而主张只有药物治疗抵抗或不耐受的严重高血压患者才行介入治疗。ACC/AHA 2006年制定的《外周动脉疾病患者治疗指南》支持这一观点。但对于肾动脉纤维肌性发育不全患者,尤其近期刚出现高血压者,可以首选介入治疗。现在缺血性肾病治疗的资料主要来自动脉粥样硬化性肾动脉狭窄。为防止患者肾功能进一步损害,适时进行经皮腔内肾血管成形术并放置支架治疗很重要。目前对治疗适应证及禁忌证仍有争论。有文献报道,如果符合下列指标,进行血运重建治疗后肾功能可能挽救:①超声等影像学检查显示肾脏长径>9cm;②肾动脉造影发现堵塞血管远端已建立侧支循环并恢复血运;③核素肾显像证实病肾仍具有部分功能。而认为如下情况,重建治疗对挽救肾功能已无意义:①Scr>265μmol/L;②肾脏长径<8cm;③彩色多普勒超声检测肾内血流阻力指数>80。需要强调的是,决定血管重建术后肾功能疗效的指标,并不是肾动脉狭窄的程度,而是肾实质不可逆性病变(纤维化)轻重。

C. 外科手术:包括动脉内膜切除、旁路搭桥及自身肾移植等,以使病肾重新获得血供,主要适应证为皮腔内肾血管成形术禁忌或估计疗效不好及介入治疗失败。文献显示。两者在保护肾功能远期疗效上并无显著差异。

怀疑肾动脉狭窄患者的诊治流程见图4—3。

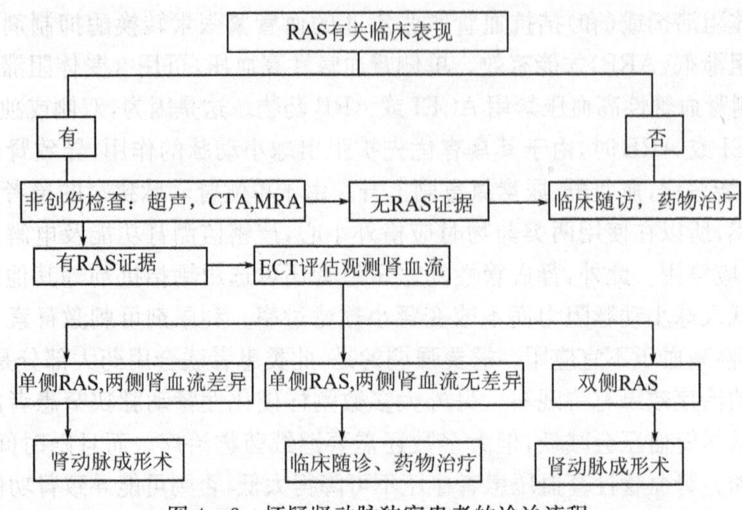

图 4-3 怀疑肾动脉狭窄患者的诊治流程

RAS,肾动脉狭窄;CTA,CT 血管造影;MRA,磁共振成像血管造影

（崔杰）

第九节 原发性醛固酮增多症与高血压

原发性醛固酮增多症(PA,简称原醛症)是以血压升高、低血钾、高血浆醛固酮浓度、低血浆肾素活性为特征的临床综合征,又称 Corm 综合征,是继发性高血压的常见病因之一。它是由于肾上腺皮质肿瘤或增生,分泌过多的醛固酮所致,但以腺瘤为多见,故经手术切除肾上腺腺瘤后,原发性醛固酮增多症可以得到治愈,但如果不能做到早期明确诊断和及时治疗,则长期高血压可导致严重的心、脑、肾及外周血管损害。

一、流行病学与病因分类

(一)流行病学

原醛症被认为是最常见的继发性高血压,既往有报道原醛症占高血压的 0.4%～2%。随着医学的进展,诊断技术不断进步和临床对高血压病因学的不断重视,发现原醛症在高血压患者中达到了 10%～20%,且在正常血钾的高血压患者中也可高达 9.5%。

由意大利的 Gian Paolo Rossi 教授所做的研究发现,1125 例高血压患者中原发性醛固酮增多症有 126 例,占 11.2%。David A 的研究发现在 88 例难治性高血压中原发性醛固酮增多症占到了 20%。

来自新加坡一组华人的研究发现,经过筛查,350 名高血压患者中有 63 人被诊断为原醛症,占 18%,而这 63 名原醛症的患者中只有 13 人(21%)伴有低血钾。

新疆维吾尔自治区人民医院高血压专科 4642 例住院患者中内分泌性高血压共计 142 人(男性 79 例,女性 63 例),占住院高血压患者比率 3.06%。142 例内分泌性高血压患者中,原醛症 83 例,占住院高血压患者比率 1.79%。

(二)病因分类

原醛症的病因主要有下述几种类型:以特发性醛固酮增多症(又称特醛症)及肾上腺皮质

醛固酮分泌腺瘤为多见，其他少见类型包括原发性肾上腺增生、肾上腺醛固酮癌、异位分泌醛固酮的肿瘤及家族性醛固酮增多症（Ⅰ型及Ⅱ型）。

1. 肾上腺皮质醛固酮分泌腺瘤（aldosterone－producing adenoma，APA）　APA 是原醛症的主要病因，约占 70%～80%，多为单一腺瘤，左侧多见，大多数腺瘤直径小于 2cm，其包膜完整，切面为金黄色，均质实性，光镜下显示为肾上腺皮质球状带细胞、网状带或致密细胞，以及大小不同的球状带和束状带细胞的"杂合细胞"，有些腺瘤可同时存在球状带细胞弥漫性增生。

2. 肾上腺皮质球状带增生（特发性醛固酮增多症，idiopathic hyperaldosteronism，IHA）　IHA 为原醛症的另一常见病因，约占 20%～30%。病理变化为双侧肾上腺皮质球状带小结节增生，患者对肾素－血管紧张素的反应增强，醛固酮分泌不呈自主性。取站立位时，血肾素的轻微升高即可使血醛固酮增多。静脉滴注血管紧张素Ⅱ后，患者醛固酮分泌增多的反应较正常人和分泌醛固酮腺瘤患者强。

3. 原发性肾上腺增生症（primary adrenal hyperplasia，PAH）　病理变化为双侧肾上腺结节性增生，并常出现有一侧较大的结节。患者取站立位后血醛固酮下降或不变，尿 18－羟皮质醇及皮质醇升高。一侧肾上腺全部或部分切除可使患者高血压、低血钾得以有效控制。

4. 家族性醛固酮增多症

（1）家族性醛固酮增多症Ⅰ型：1966 年由 Suth－erland 首先报道，患者多为青年起病，肾上腺呈结节性增生。又称糖皮质激素可抑制性醛固酮增多症（glucocorticoid－remediable aldosteronism，GRA），多为常染色体显性遗传疾病，发病机制为同源染色体间遗传物质发生不等交换，第 8 号染色体上 11 羟化酶基因和醛固酮合成酶基因形成一融合基因，融合基因的 5′端为部分 11－羟化酶基因，3′端为部分醛固酮合成酶基因，因此编码的蛋白具有醛固酮合成酶的活性。正常时醛固酮合成酶在肾上腺皮质球状带表达，而 11－羟化酶在束状带表达，嵌合基因的形成导致醛固酮合成酶在束状带异位表达，并受 ACTH 的调控，所以患者醛固酮分泌可被糖皮质激素抑制。

（2）家族性醛固酮增多症Ⅱ型：1992 年由 Sto was ser 首先报道，依据病情程度不一，病理类型可为肾上腺腺瘤或增生，抑或同时存在。因此凡是一个家系中出现两个以上且确诊的原醛症患者，并醛固酮不能被地塞米松抑制试验所抑制，及基因学检查无融合基因的存在，即可确诊为家族性醛固酮增多症Ⅱ型。

5. 肾上腺皮质醛固酮分泌腺癌（aldosterone－producig adrenal carcinoma）　很少见的一种病因，约占 1%，肿瘤一般较大，除分泌醛固酮外，还可分泌其他皮质类固醇，如糖皮质激素和雄激素等。在细胞学上常难以确定肿瘤的恶性性质，如出现转移病灶则可确诊。

6. 异位醛固酮分泌腺瘤或癌（ectopic aldosterone－producing adenoma and carcinoma）很罕见，可发生于肾内的肾上腺残余肿瘤或卵巢肿瘤，也有发生于睾丸肿瘤的报道。

7. 糖皮质类固醇可抑制性醛固酮增多症（glucocorticoid－suppressible hyperaldosteronism，GSH 或 glucocorticoid－remediable aldosteronism，GRA）　GSH 是一种特殊类型的原醛症，较罕见，约占 1%，又称为地塞米松可抑制性醛固酮增多症（dexmethasone－suppressible hyperaldosteronism DSH）或 ACTH 依赖性醛固酮增多症（ACTH－dependent hyperaldosteronism）。GSH 有明显的家族遗传倾向，可能为常染色体显性遗传，及与醛固酮合成酶基因的异位表达有关。

8. 对肾素有反应的醛固酮分泌腺瘤(aldosterone－producing renin responsive adenoma，AP－RA) AP－RA又称为血管紧张素Ⅱ反应性腺瘤(angiotensin Ⅱ responsive adenoma，AⅡ－RAPA)，其病理形态为腺瘤，但其组织学变化与一般APA不同，此类患者的体位变化对肾素－血管紧张素－醛固酮系统的影响与IHA相似，此类型罕见。

二、高血压的发生机制

原醛症的实质是因醛固酮自主分泌过多，使机体内潴钠而致血钠、血容量增多，增加钾的排泄，并使肾素分泌受抑制的盐敏感性高血压，故为高醛固酮、低肾素性高血压，如果病程延长和病情加重，可能导致低钾血症。肾上腺皮质增生(ACH)指肾上腺皮质体积和重量增加，包括球状带、束状带及网状带细胞单纯增生或混合增生，ACH引起皮质功能亢进。肾上腺皮质球状带肿瘤或增生时，分泌过多的调节盐和水代谢的盐皮质类固醇(主要为醛固酮)，主要引起电解质代谢紊乱，即原发性醛固酮增多症；束状带肿瘤或增生时分泌过多的调节糖、蛋白质和脂肪代谢的糖皮质类固醇(主要为皮质醇)，引起皮质醇增多症。PA通常是由肾上腺腺瘤、单侧或双侧肾上腺增生引起的，在罕见病例中是由GRA遗传条件引起的。

肾上腺皮质过量分泌醛固酮引起血压升高机制：①钠潴留使细胞外液扩张，血容量增多；②血液和血管壁细胞内的钠离子增加，使管壁对去甲肾上腺素等加压物质反应增强，同时醛固酮亦可增强此反应。但当血钠浓度增高和血容量扩张到一定程度时，刺激心房内压力感受器使心房肌分泌心钠素(ANP)，它是一种排钠、利尿、降压的循环激素，可抑制肾近曲小管钠的重吸收，使远曲小管钠离子浓度增加，尿钠排泄增加，出现钠“脱逸”现象；并且肾上腺髓质也可合成ANP，通过旁分泌作用抑制醛固酮分泌。因此原发性醛固酮增多症高血压较少出现水肿和恶性高血压。

三、临床表现与诊断

(一)临床表现

以高血压、低血钾、高醛固酮和低肾素为特征，主要有三组症状：

1. 高血压症状　为最早且最常见的早期症状，可为轻度的血压增高，甚至少数患者可以没有高血压，随着病情的进展程度可由轻度发展为严重的高血压，并对降压药物治疗反应差；虽眼底病变与高血压的程度不成正比，但同样可引起心、脑、肾等靶器官损害。

2. 神经肌肉功能障碍，以严重肌无力和周期性麻痹较常见，有时也会出现手足搐搦、感觉异常等症，据报道神经肌肉功能障碍在亚洲尤其在中国较为常见。

3. 失钾性肾病及血钾过低症　原醛症患者因肾小管排K^+过多，可有自发性低血钾(2.0～3.5mmol/L)，但也有一部分患者血钾正常，而进食高钠饮食或服用含利尿剂的降压药物后可诱发低血钾，其表现为多尿、夜尿增多、心律失常及低钾的心电图表现等。长期低血钾可致肾小管空泡变性，使尿浓缩功能受损，患者有口渴、多尿且尿比重低，夜尿量明显多于日尿量，病情严重者出现肾功能损害。低血钾可抑制胰岛素的分泌，因此长期低血钾可使部分患者出现糖耐量减低甚至糖尿病。临床生化显示低血钾、低血镁、血钠增高或位于正常高限、代谢性碱中毒、糖代谢异常和尿钾排泄增多，同时醛固酮分泌增多及血浆肾素活性受抑制等改变。其中低血钾在APA患者中更为突出，而在IHA和地塞米松可抑制性的原醛症的患者中可不明显甚至缺如，根据临床表现并结合血液生化检查，原醛症的初步诊断可以确定。因高血压病、继发性醛固酮增多症、肾血管性高血压等也可出现类似的表现，故尚须行一些临床试验进行鉴别诊断。

（二）实验室检查

1.血、尿 K^+ 测定　化验检查示血清 K^+ 浓度降低或正常、尿 K^+ 排量增高、血清 Na^+ 浓度正常或略高于正常，血氯化物浓度正常或偏低。若血 K^+ ＜3.5mmol/L，尿 K^+ ＞25mmol/24h；血＜3.0mmol/L，尿 K^+ ＞20mmol/24h，则说明肾小管排钾过多，进行以上电解质浓度测定前，至少应停服利尿剂2～4周。

2.血、尿酸碱度测定　动脉血气分析示血pH呈碱性，二氧化碳结合力正常或高于正常，提示代谢性碱中毒，但当病程长伴有肾功能损害时也可被代偿。尿一般呈中性或偏碱性。

3.血浆醛固酮（ALD）浓度、肾素活性（PRA）、血管紧张素Ⅱ（AngⅡ）浓度测定　分别于普食卧位过夜，如排尿应于次日4点之前，4～8点保持卧位，晨8点空腹卧位取血，然后立位活动2小时后于10点立位取血测定醛固酮浓度、肾素活性和血管紧张素Ⅱ浓度，正常人因站立后RAS活性增强，血浆醛固酮浓度上升，APA患者肾素活性明显受抑制，站立也不能使肾素活性明显增高及醛固酮的分泌增多；而IHA由于站立后血浆肾素轻度上升，同时此型对血管紧张素的敏感性增加，可致醛固酮的分泌增加；继发性醛固酮症的患者站立后肾素活性可高于正常。如患者不能坚持站立2小时，则只测定卧位血；如患者在站立过程中有不适或晕厥时，则立即让患者躺下、抽血及结束试验。

4.皮质醇浓度测定　原醛症患者测定24h尿游离皮质醇及血浆皮质醇浓度正常。

（三）诊断途径及标准

1.筛选人群　2008年原醛症指南推荐，应在有相对高度怀疑为原醛症的患者中进行检测，包括JNC7定义的2级（血压≥160～179/100～109mmHg）、3级（血压≥180/110mmHg）高血压、药物抵抗性高血压、高血压伴有持续性或利尿剂引起的低钾血症、高血压伴有肾上腺意外瘤、有早发高血压或40岁以前发生脑血管意外家族史的高血压患者；同时也推荐在原醛症患者一级亲属的所有高血压患者中进行该病的筛查。

2.筛选试验　原醛症的实质是因醛固酮自主分泌过多，使机体内潴钠而致血钠、血容量增多，并使肾素分泌受抑制的盐敏感性高血压，故为高醛固酮、低肾素性高血压。因此指南推荐，首先应测定并运用血浆醛固酮浓度（PAC）与肾素活性（PRA）比值（aldosterone to renin ratio，ARR）在上述患者中筛查原醛症患者。目前大多数学者认为，在高盐饮食摄入3天以后即24h尿钠排量＞200～250mmoL，如24h尿醛固酮排泄量＞14μg，或血浆醛固酮浓度（PAC）＞15ng/dl（415.5pmol/L），PAC（ng/dl）/PRA[ng/（ml·h）]比值＞20时，诊断原醛症的敏感性为95%，特异性为75%；当PAC（ng/dl）/PRA[ng/（ml·h）]比值＞50时，特异性明显提高，但需除外因使用利尿剂使血钾降低而抑制醛固酮的分泌，或因肾脏受损而出现的低PRA，故采用PAC/PRA比值仅作为原醛症的筛选试验（表4－25～表4－27）。

表 4－25　对血浆醛固酮水平影响极小、在病例发现和 PA 验证性试验期间可以用于控制高血压的药物

药物	类别	常用剂量
维拉帕米缓释	非二氢吡啶类钙拮抗剂	90～120mg，每日 2 次
肼屈嗪	血管舒张剂	10～12.5mg，每日 2 次，需要时增加剂量
盐酸哌唑嗪	α 受体阻滞剂	0.5～1mg，每日 2～3 次，需要时增加剂量
马来酸多沙唑嗪	α 受体阻滞剂	1～2mg，每日 1 次，需要时增加剂量
盐酸特拉唑嗪	α 受体阻滞剂	1～2mg，每日 1 次，需要时增加剂量

表 4－26　可能影响 ARR、从而导致假阳性或假阴性结果的因素

因素	对醛固酮浓度的影响	对肾素浓度的影响	对 ARR 的影响
药物			
β 肾上腺素受体阻滞剂	↓	↓↓	↑(FP)
中枢性 α_2 受体拮抗剂（如可乐定和 α 甲基多巴）	↓	↓↓	↑(FP)
NSAIDs	↓	↓↓	↑(FP)
排钾利尿剂	→↑	↑↑	↓(FN)
保钾利尿剂	↑	↑↑	↓(FN)
ACE 抑制剂	↓	↑↑	↓(FN)
ARBs	↓	↑↑	↓(FN)
Ca^{2+} 拮抗剂(DHPs)	→↓	↑	↓(FN)
肾素抑制剂	↓	↑↓[a]	↑(FP)[a]
钾状态			↓(FN)
低血钾	↓	→↑	↓(FN)
钾超载	↑	→↓	↑(FP)
饮食钠			
限制钠	↑	↑↑	↓(FN)
钠超载	↓	↓↓	↑(FP)
老龄	↓	↓↓	↑(FP)
其他情况			
肾损伤	↓	↓	↑(FP)
PHA－2	↓	↓	↑(FP)
妊娠	↑	↑↑	↓(FN)
肾血管 HT	↑	↑↑	↓(FN)
恶性 HT	↑	↑↑	↓(FN)

ACE，血管紧张素转化酶；ARB，血管紧张素Ⅱ型受体阻滞剂；DHP，二氢吡啶类；FP，假阳性；FN，假阴性；HT，高血压；NSAID，非甾体抗炎药；PHA－2，2 型假性醛固酮减少症（家族性高血压和高钾血症伴肾小球滤过率正常）。

肾素抑制剂降低 PRA，但是升高 DRC。对于以 PRA 测定的肾素，预计这可能导致假阳性，对于以 DRC 测定的肾素，预计这可能导致假阴性。

表 4－27　ARR 的测定：建议的方法

ARR 测定
A. ARR 测定的准备：应办事项
1. 测定使用注射器和针（不首选 Vacutainer，以最小化假性增加钾的风险）缓慢收集的血液中的血浆钾后，尽力纠正低血钾；收集期避免紧握拳；松开止血带（如果使用以达到针头插入）后等待至少 5 秒，保证在收集 30 分钟内从细胞分离血浆
2. 鼓励患者放宽（而非限制）钠摄入
3. 至少停用 4 周明显影响 ARR 的药物：
a. 螺内酯、依普利酮、阿米洛利和氨苯蝶啶
b. 排钾利尿剂
c. 自甘草根衍生的产品（如糖果甘草、咀嚼烟草）
4. 如果没有上述药物的 ARR 结果不是诊断性的，如果使用相对不干扰的药物可以控制高血压，停用至少 2 周其他可能影响 ARR 的其他药物：
a. β 肾上腺素受体阻滞剂、中枢性 α_2 受体拮抗剂（如可乐定和 α－甲基多巴）、非甾体抗炎药
b. 血管紧张素转化酶抑制剂、血管紧张素受体阻滞剂、肾素抑制剂、二氢吡啶类钙通道拮抗剂
5. 如果有必要保持控制高血压，以对 ARR 影响较小的其他抗高血压药开始[如维拉帕米缓释片、肼屈嗪、哌唑嗪、多沙唑嗪、特拉唑嗪
6. 确定 OC 和 HRT 状态，因为含雌激素的药物可能降低 DRC，当测定 ARC（而非 PRA）时导致假阳性 ARR。不要停用 OC，除非对替代有效避孕有信心
B. 血液收集状态
1. 患者起床（坐着、站立或步行）至少 2 小时或坐 5～15 分钟后，在上午 10 点左右收集血液。
2. 慎重收集血液，避免停滞和溶血
3. 在运送至实验室期间和离心前，在室温保存样本（不要在冰上，因为这将促进无活性肾素转化为活性肾素），快速冷冻血浆组分等待测定
C. 解释结果时要考虑的因素
1. 年龄：在＞65 岁的患者中，单独可以降低肾素超过醛固酮，导致 ARR 升高
2. 采集标本时间、近改良状况，体位，以及体位持续时间
3. 药物
4. 血液收集方法，包括这样做的任何难度
5. 钾水平
6. 肌酐水平（肾衰竭可能导致假阳性 ARR）

注：HRT，激素替代治疗；OC，口服避孕药。

3. 确诊试验　实验室检查测定的激素水平显示：原醛症患者同时伴升高的醛固酮水平和被抑制的肾素活性，但皮质醇水平正常；但有的血钾正常的原醛症患者在高钠试验时可诱发低血钾的发生，且高醛固酮水平不被高钠所抑制；低钠试验时原醛症患者的低肾素水平亦不因低钠刺激而升高，故可用钠负荷试验来帮助进行原醛症的鉴别诊断。此外，ACEI 可通过抑制正常人或继发性醛固酮增多症患者的血管紧张素Ⅰ到血管紧张素Ⅱ的转换而减少醛固酮水平，但不能抑制及减少原醛症患者的醛固酮自主分泌，故可行卡托普利试验鉴别有无醛固酮自主分泌增多。氟氢可的松为盐皮质激素，可通过潴钠抑制正常的醛固酮分泌，但也不能抑制原醛症患者的醛固酮自主分泌。因此指南推荐在 ARR 增高的患者中，再选择下述 4 种试验之一并根据结果作为确诊或排除原醛症的依据，即口服钠负荷试验、盐水输注试验、氟氢可的松抑制试验或卡托普利试验。也有国外学者提出需同时有上述两个试验证实均不能抑制自主分泌的醛固酮水平才能确诊原醛症。证实试验不能在病因上确定原发性醛固酮增多症的分型（表 4－28）。

表 4－28 原醛症验证试验

验证性试验	流程	解释	关注的问题
口服钠负荷试验	患者应当增加他们的钠摄入至＞200mmol/d(约 6g/d)，连续 3 天，通过 24h 尿钠含量验证。患者应当接受足够的缓释氯化钾补充，以保持血浆钾在正常范围内。在从第 3 天早晨至第 4 天早晨收集的 24 小时尿液中，测定尿醛固酮	如果不存在 PA 可能与测定的较低尿醛固酮水平共存的肾病时，尿醛固酮低于 10μg/24h(27.7nmol/d)，PA 不可能。Mayo Clinic 的尿醛固酮排泄升高[＞12μg/24h(＞33.3nmol/d)，在 Cleveland Clinic＞14μg/24h(38.8nmol/d)]，使 PA 高度可能	在重度未控制高血压、肾功能不全、心功能不全、心律失常或重度低血钾患者中，不应当进行该试验。24 小时尿液收集可能不方便。对于尿醛固酮(醛固酮 18－氧－葡萄糖醛酸或对酸敏感的代谢物)，实验室特异性的 R1A 性能差，可能影响诊断准确性，目前采用的 HPLC－串联质谱法可以避免这个问题。Aldosterone 醛固酮－18－氧－葡萄糖醛酸是肾脏代谢物，在肾病患者中它的排泄不增加
SIT(盐水输注试验)	在 8:00～9:30 开始静脉输注 4 小时 2L0.9%盐水前和输注期间，患者保持卧位至少 1 小时。分别在 0 和 4 小时后抽血样，测定肾素、醛固酮、氢化可的松和血浆钾，在整个试验过程中监测血压和心率	输注后血浆醛固酮水平＜5ng/dl，使 PA 诊断不可能，＞10ng/dl 的水平是非常有可能的 PA 迹象。5～10ng/dl 的数值为中等	在重度未控制高血压、肾功能不全、心功能不全、心律失常或重度低血钾患者中，不应当进行该试验
氟氢可的松抑制试验	患者每 6 小时接受 1 次 0.1mg 口服氟氢可的松，持续 4 天，联合补充缓释 KCl(以足以保持血浆 K^+ 的剂量，每 6 小时 1 次，1 天测定 4 次，接近 4.0mmol/L)和补充缓释氯化钠(30mmol，每天 3 次，与食物共服)和充足的饮食盐，以保持尿钠排泄率至少为 3mmol/kg 体重。在第 4 天，在 10:00 测定血浆醛固酮和 PRA，患者处于坐位，在 7:00 和 10:00 测定血浆氢化可的松	第 4 天 10:00 的直立血浆醛固酮＞6ng/dl，提供的 PRA＜1ng/(ml·h)，血浆氢化可的松浓度低于在 7:00 获得的数值(排除混淆的 ACTH 影响)	尽管一些中心在门诊进行该试验(如果患者能够经常就诊，监测他们的血钾)，在其他中心，习惯住院数天 现有的大多数数据来自根据非常大的患者序列确定了能走动患者在第 4 天 10:00 的血浆醛固酮浓度为 6ng/dl 的 Brisbane 组 FST 支持者争论：①对于确证 PA，它是最敏感的；②它是不如 SIT 插入的钠超载法，因此，不太可能刺激非肾素依赖性的醛固酮水平改变；③它考虑了要控制的钾对要监测和检测的 ACTH(通过氢化可的松)的潜在混淆效应；④当经由有经验的人手进行时，它是安全的
卡托普利试验	患者在坐着或站立至少 1h 后，口服 25～50mg 卡托普利。在时间 0 和激发后 1～2h 抽取血样，测定 PRA、血浆醛固酮和氢化可的松，在此时期患者保持坐着	卡托普利正常抑制血浆醛固酮(＞30%)。在 PA 患者中，它保持升高，PRA 保持受抑。在 APA 患者和 IHA 患者之间可以观察到差异，在 IHA 患者中偶然观察到醛固酮水平降低	有大量假阴性或含糊结果报告

（四）定位诊断

1.肾上腺 CT 扫描　对所有定性诊断为原醛症的患者均应做肾上腺定位检查以鉴别其

亚型分类及定位，并除外较大肿物的肾上腺皮质癌。指南推荐肾上腺 CT 扫描为首选的无创性定位方法，因肾上腺腺瘤较小，故应采用高分辨率 CT 连续薄层及造影剂对比增强扫描并行冠状位及矢状位三维重建显像，则可发现几毫米大小的肿瘤并提高肾上腺腺瘤的诊断阳性率。APA 在 CT 上可能显影为小的低密度结节(通常直径<2cm)。IHA 肾上腺在 CT 上可能正常或表现结节样改变。分泌醛固酮的肾上腺癌的直径几乎总是大于 4cm，但是偶尔较小，与大多数肾上腺皮质癌相似，在 CT 上具有可疑的影像表型。

2. 肾上腺磁共振显像(MRI)　MRI 在原醛症亚型中对较小腺瘤的分辨率低于 CT 扫描，故不推荐在原醛症中首选 MRI 检查。

3. 肾上腺静脉血浆醛固酮水平测定　原醛症确诊后如选择手术治疗并且患者也希望手术时，则需鉴别是单侧或双侧肾上腺病变，即鉴别是肾上腺腺瘤或肾上腺增生，因对二者的治疗原则不同，故指南强调应由有经验的放射科医师进行选择性肾上腺静脉插管取血(adrenal venous sampling，AVS)分别测定两侧肾上腺静脉血浆醛固酮和皮质醇水平以确诊腺瘤或增生，可极大提高原醛症的诊断符合率。因 AVS 价格较贵，且为侵入性检查，故应强调适应证并避免肾上腺出血等并发症的发生。

4. 血浆 18－羟皮质酮(18－OH－B)或 18－羟皮质醇(18－OH－F)水平测定　APA 及 PAH 患者中，醛固酮的前体－血浆 18－OH－B、18－OH－F 水平明显增高，血浆 18－OH－B 水平多大于 2.7mmol/L(100mg/dl)，而 IHA 和原发性高血压患者则低于此水平。

5. 地塞米松抑制试验　用于诊断 GSH 患者，在此类患者中，因醛固酮可被小剂量糖皮质激素持久抑制，故口服地塞米松 2mg/d(0.5mg，每 6h 服 1 次)，服药 3～4 周后，PAC 可降至正常，低 PRA、高血压及低血钾等症状可被改善并回复正常或接近正常。长期应用小剂量地塞米松(如 0.5mg/d)即可使患者维持正常状态，因此地塞米松抑制试验是诊断 GSH 的主要依据。

(五)鉴别诊断

1. 肾上腺腺瘤与增生的鉴别

(1)症状与体征：一般来说，APA 患者的高血压、低血钾的症状及体征较 IHA 患者严重，血浆醛固酮水平也较高，血浆肾素水平受抑制更明显。

(2)体位变化：有作者报告测定并比较早 8 点卧位及站立 4 小时后的血浆醛固酮水平可区分 APA 或 IHA。大多数 IHA 患者站立 2～4 小时后，因肾血流量减少而使 PRA 轻度升高而增生的肾上腺组织对 PRA 轻度变化的反应较灵敏，故血浆醛固酮浓度增加。但大多数 APA 患者的血浆醛固酮分泌却对体位的变化缺乏反应，或随着 ATCH 的分泌节律变化而减少，因此血浆醛固酮水平在早 8 点升高，中午时降低，但 PRA 仍受抑制。PAH 与 APA 患者相同，其血浆醛固酮的分泌在直立体位时无明显反应或稍有下降。

(3)血浆 18－羟皮质酮(18－OH－B)或 18－羟皮质醇(18－OH－F)：APA 及 PAH 患者的血浆 18－OH－B 或 18－OH－F 水平明显增高，而 IHA 和原发性高血压患者则降低。

(4)地塞米松抑制试验：GSH 患者的醛固酮过量分泌可被小剂量糖皮质激素持久抑制，而 APA 及 IHA 患者其血浆醛固酮水平仅能暂时被地塞米松所抑制，但抑制时间一般不会长于两周。

(5)影像学检查：进行肾上腺 CT 或 MRI 等影像学检查可鉴别肾上腺增生或腺瘤。

2. 高血压、低血钾的鉴别　临床上有高血压、低血钾的患者，除进行原醛症的确诊检查外，应与以下疾病进行鉴别：

(1)原发性高血压:长期服用排钾利尿剂的原发性高血压的患者,可出现低血钾,应与原醛症进行鉴别。一般来说,此类患者的血钾仅稍低于正常,可停用含利尿剂成分的降压药物观察2～4周,观察血钾变化,若为利尿剂引起,血钾应恢复正常。应详细询问病史及高血压家族史,测定血浆醛固酮、PRA水平,必要时可完善肾上腺CT检查,对鉴别有较大帮助。

(2)继发性醛固酮增多症:因肾血管、肾实质性病变引起的肾性高血压,急进性、恶性高血压致肾脏缺血的继发性醛固酮增多症,大部分患者也可以有低血钾。一般来说,此类患者的血压较高、不易控制,心、脑、肾的靶器官损害相对较重,血浆醛固酮及肾素水平均高;而原醛症的血浆肾素在低钠饮食、利尿剂及站立位等因素刺激下,也不能有明显增高。肾动脉狭窄的患者腹部可以听到血管杂音,肾动脉多普勒超声、肾图、肾动脉CTA及肾动脉造影可以明确诊断。因此,从病史、体征及肾功能检验、血浆醛固酮、肾素活性水平及其他相关辅助检查等方面应不难鉴别。

(3)肾脏疾病

1)低钾性肾病:如低钾性间质性肾炎、肾小管酸中毒、Fanconi综合征等肾脏疾病,因有明显的肾功能改变及血pH的变化,且为继发性醛固酮增多,故不难与原醛症进行鉴别。

2)Liddle综合征:本病为少见的常染色体显性遗传性家族性疾病,表现为肾脏潴钠过多综合征,是因远端肾小管及集合管的上皮细胞钠通道的调控序列发生突变,导致钠通道被过多激活,引起钠重吸收增加,细胞外液容量扩张,钠、钾离子转运异常所致。临床表现为高血压、低血钾、碱中毒、尿钾排泄增多,但醛固酮分泌正常或稍低于正常,口服醛固酮拮抗剂螺内酯不能纠正低钾血症,仅有肾小管钠离子转运抑制剂氨苯蝶啶才能使尿钠排泄增加,排钾减少,血压恢复正常。故可用上述两种药物的治疗效果来进行鉴别。

3)肾素分泌瘤:本病是一种因肾脏产生分泌肾素的肿瘤而致高肾素、高醛固酮的继发性醛固酮增多症,多见于青少年。测定血浆醛固酮水平及肾素活性,行肾脏相关的影像学检查可确诊。

4)雌激素及口服避孕药所致的高血压:因雌激素可通过激活肾素－血管紧张素系统而刺激醛固酮分泌,引起高血压、低血钾,故鉴别主要通过询问病史、服药史及停用药物后可恢复正常来进行判断。

3.与肾上腺疾病的鉴别

(1)皮质醇增多症:因肾上腺肿瘤或增生而分泌大量皮质醇,临床上也可出现高血压、低血钾,但此症患者有典型的向心性肥胖及其他高皮质醇血症的体征,血、尿皮质醇水平增高,可与原醛症鉴别。

(2)异位ACTH综合征:常见于支气管燕麦细胞癌、类癌、小细胞癌、胸腺类癌等恶性肿瘤患者,由于肿瘤组织产生ACTH样物质刺激肾上腺,引起肾上腺皮质增生,临床上出现高血压、低血钾症,但此类患者一般有原发病的症状和体征,也不难鉴别。

(3)先天性肾上腺皮质增生(CAH):此类患者临床上出现盐皮质激素增多的高血压、低血钾等症状,但因同时也存在性激素合成障碍而表现为性腺发育异常,如原发闭经、假两性畸形等。从病史、体征、染色体及实验室检查可鉴别。

(4)肾上腺去氧皮质酮(DOC)或皮质酮(B)分泌瘤:因肾上腺肿瘤分泌大量DOC而产生盐皮质激素性高血压,临床表现为高血压、低血钾。但此肿瘤瘤体通常较大并多为恶性,有的可分泌雄激素或雌激素而在女性出现多毛、在男性出现女性化表现,但皮质醇的分泌正常,有的患者可出现水肿。由于DOC水平明显升高，血浆肾素活性及醛固酮水平可受抑制，但CT扫描可提示肾上腺肿瘤，因此，低醛固酮、低肾素活性的肾上腺肿瘤应注意鉴别是否为肾上腺去氧皮质酮或皮质酮分泌瘤。

四、治疗与预后

（一）手术治疗及术前准备

原醛症患者应根据不同的病因选择不同的治疗方法：外科手术或内科治疗。指南推荐，如确诊为单侧肾上腺醛固酮分泌瘤（APA）或单侧肾上腺增生（PAH），应采用微创手术腹腔镜下行单侧肾上腺切除术。术前应用盐皮质激素受体（MR）拮抗剂治疗以纠正高血压和低钾血症，另外，Inoue等报道用高浓度乙醇行肾上腺动脉栓塞可治疗APA，为难治性高血压或不宜手术治疗的醛固酮瘤患者提供了新的治疗手段。如患者不能手术，或为双侧肾上腺增生如IHA患者最好行药物治疗，此症不论切除单侧还是双侧的肾上腺，均不能满意控制血压，则推荐长期用MR拮抗剂治疗；而应用小剂量肾上腺糖皮质激素长期治疗GRA患者，螺内酯为指南推荐的常用的醛固酮受体拮抗剂，如血钾水平较低，初始剂量可为200～300mg/d，分3～4次口服，待血钾恢复正常，血压下降后，可减至维持量60～120mg/d，长期服用或择期进行手术，术前至少应服用4～6周，除降低血压、升高血钾外，还应使腺瘤对侧的肾上腺皮质球状带受抑制状态得到恢复及用于预计血压对手术治疗的反应效果。除应用螺内酯外，在对原醛症患者行术前准备及非手术患者的长期治疗方面，联用钙拮抗剂对于降低患者血压、改善症状、缩短准备时间方面均取得较好效果，同时亦能减少螺内酯的应用剂量，减轻了长期大量应用螺内酯后出现的男性乳房发育、阳痿、女性月经不调等不良反应。对于血钾仍明显降低的可同时进行补钾治疗，但要注意进行肾功能及血钾的监测。

（二）药物治疗

适用于IHA及各种不能手术的APA腺瘤患者的长期治疗，用法同上述的手术前准备。如长期服用螺内酯出现不良反应时，可改用依普利酮。依普利酮（eplerenone）为高选择性醛固酮拮抗剂，指南推荐为螺内酯不能耐受时的选择用药。其他如CCB、ACEI、ARB、钾制剂等可与螺内酯联合使用作为降压或补钾治疗，但目前无循证医学证据表明它们有拮抗醛固酮的作用，同时使用时应定期检测血钾水平及肾脏功能，特别在肾功能不全的患者要警惕高血钾的发生。

（三）GSH患者的治疗

GSH患者需长期用外源性糖皮质激素治疗/其剂量应能抑制ACTH的分泌，可用地塞米松2mg/d，一般在两周内可使血压下降，血钾、醛固酮和PRA恢复正常，以后逐渐减量至维持量0.5mg/d。此剂量长期服用一般无明显不良反应。

（四）预后

手术切除肾上腺分泌醛固酮的腺瘤后，低钾血症可很快得到纠正，除有较严重的心、脑、肾血管并发症的患者外，大多数患者术后病情可全部缓解达到治愈；而病程长、有较严重的并发症者，手术后高血压及其他症状也可达到部分缓解，血钾可恢复正常。大多数患者手术后，电解质紊乱的纠正较快，而肾素－血管紧张素－醛固酮系统约在6个月内恢复到正常，但高血压可能要持续一段时间，大部分患者术后数月血压可下降至正常或接近正常，其余患者的血压也较术前有不同程度的下降且服用一般降压药物的降压效果也较术前下降明显，也有少数患者需要数年才能恢复正常血压。对于手术后血压无变化，原因为：可能遗留有高功能的肾上腺组织；同时合并有原发性高血压或由于高血压造成明显的肾损害所致。IHA 及 GSH 患者，均需长期服用药物治疗以纠正高血压、低血钾，故需检测血压、血钾的变化，并注意药物的不良反应。

近年来的研究证实，与原发性高血压(EH)患者相比，原醛症患者有更高的心血管事件的患病率和病死率，醛固酮水平增高可伴有血糖调节异常及增加心血管损伤，代谢综合征患病率也明显高于 EH 患者。我们的研究也证实，在原醛症患者中存在胰岛素抵抗、脂联素水平降低；肾上腺增生患者的胰岛素抵抗程度更高，治疗后脂联素水平恢复到正常；肾上腺腺瘤患者手术后糖代谢得到明显改善。因此，应关注原醛症患者的心、脑、肾血管并发症及代谢综合征的患病状况的检查及治疗。

随着对继发性高血压，尤其是内分泌性高血压的认识和重视以及诊断技术的提高，内分泌性高血压在高血压中所占的比例已经发生了明显的变化，但是与国外的文献相比，我们的内分泌性高血压的检出率还比较低，除了可能存在的人群差异外，提示我们的临床医师对于在高血压患者中所存在的这些疾病的重视、认识和诊断水平还存在着比较大的提升空间，有待进一步提高。

（崔杰）

第十节　嗜铬细胞瘤与高血压

嗜铬细胞瘤(Pheochromocytoma，PHEO)是起源于肾上腺髓质、交感神经节或其他嗜铬组织的一种肿瘤，比较少见，是可以发生在任何年龄的良性或者恶性肿瘤。其内的嗜铬细胞持续或间断地释放大量儿茶酚胺，临床上呈阵发性或持续性高血压、头痛、出汗、心悸及伴多个器官功能和代谢紊乱，某些患者可在劳累、妊娠、麻醉或其他应激情况下诱发高血压危象而危及生命。但是如果能早期、正确诊断和治疗，又是一种临床可治愈的继发性高血压。

一、流行病学

第一例嗜铬细胞瘤是 Frankel F 在 1886 年发现的。嗜铬细胞瘤的患病率，因地区及统计方法的不同亦报告不一。Reisch N 等报道，嗜铬细胞瘤占高血压人群的 0.2%～0.4%，年发病率为(2～8)/百万人。国内资料近年报道 PHEO 占高血压人群的患病比率已达到 0.4%～1.2%，但尚缺乏大样本病例的流行病学调查统计。

嗜铬细胞瘤临床表现变异性很大，易与原发性高血压、惊恐发作、甲状腺功能亢进等相混淆，加之其诊断技术的限制，使得嗜铬细胞瘤漏诊率较高。嗜铬细胞瘤来源于肾上腺髓质或交感神经系统的嗜铬组织。可分为散发型和家族型两大类。后者包括单纯的家族性嗜铬细胞瘤及多发性内分泌腺肿瘤综合征等，遗传方式被认为是常染色体显性遗传。从肿瘤的部位不同又可分为肾上腺髓质嗜铬细胞瘤及肾上腺外嗜铬细胞瘤又称为副神经节瘤。

过去认为约 90%的嗜铬细胞瘤位于肾上腺内，90%为单发。但随着嗜铬细胞瘤相关诊断技术的进步，人们对嗜铬细胞瘤的认识也在发生改变。近年国内外统计资料表明，约 85%～90%的嗜铬细胞瘤来源于肾上腺；肾上腺内的单发性嗜铬细胞瘤只占 60%～80%。左、右侧肾上腺的发生率差别不大，但也有作者报道右侧较左侧多见。少数为双侧性或一侧肾上腺瘤与肾上腺外瘤并存，这种多发性嗜铬细胞瘤较多见于儿童和家族性患者。肾上腺外嗜铬细胞瘤主要位于腹膜外腹主动脉旁，约占10%～15%，其他少见的部位为肾门旁、近胰头部位、膀胱内、肝及下腔静脉之间、肝门区、髂窝或近髂窝血管处、卵巢内及直肠后。腹外者甚少见，可位于后纵隔、心脏、脊柱旁及颅内。90%以上的嗜铬细胞瘤或副神经节瘤在横膈以下。肾上腺外肿瘤可为多中心的，局部复发或转移的比例较高，且可在术后数年至十余年才发生，故需长期随访。

90%的嗜铬细胞瘤是单发的。瘤体包膜多较完整，肿瘤大小不一，大多数肿瘤直径小于10cm，多为2～4cm，重量一般多为10～100g，有瘤体重量超过1000g的报道。形状多为圆形或椭圆形，偶呈哑铃形。表面光滑，切面呈颗粒状，肿瘤较大时瘤体内常有局灶性或大片状出血、坏死、囊性变或钙化。显微镜下肿瘤细胞呈多角形，可有菱形，直径15～45μm，排列紧密成细胞巢或索，胞浆丰富；电子显微镜下可见大量富含肾上腺素及去甲肾上腺素的细胞分泌颗粒，易被重铬酸钾染色。90%的嗜铬细胞瘤为良性，10%的肾上腺嗜铬细胞瘤和40%的肾上腺外嗜铬细胞瘤是恶性的。与肾上腺嗜铬细胞瘤相比，肾上腺外嗜铬细胞瘤更可能是恶性的。恶性肿瘤一般较良性肿瘤大，呈分叶状，肿瘤生长一般缓慢，生存期可以较长。但是临床上鉴别良、恶性嗜铬细胞瘤是比较困难的。无论在组织学方面还是生化方面，恶性嗜铬细胞瘤均缺乏特异性指标。诊断主要取决于有无嗜铬细胞的组织内出现转移病灶、肿瘤包膜浸润及血管中肿瘤细胞栓子形成等。转移灶最常见于骨骼、肝脏、淋巴结、肺、大脑、肾脏、网膜等。但发现这些改变时往往已属疾病的较晚时期。近年来由于分子生物学研究的进展，已发现恶性嗜铬细胞瘤的发生与DNA倍体有关，DNA二倍体的肿瘤多为良性，而DNA非整倍体和四倍体则与恶性嗜铬细胞瘤的发病率和死亡率有密切关系。

嗜铬细胞瘤可发生在任何年龄，男性较女性略多，其发病高峰为20～50岁。儿童约占10%，越是低龄的患者，家族性、多发性、肾上腺外，恶性肿瘤的可能性越大，临床往往表现为持续性高血压。

二、病理生理

肾上腺由皮质和髓质组成，髓质起源于外胚层，由大多角形细胞组成，这些细胞可被重铬酸盐染成棕色，故称之为嗜铬细胞。在肾上腺髓质嗜铬细胞胞浆内有大量嗜铬颗粒，它们主要分泌和储存儿茶酚胺，即肾上腺素、去甲肾上腺素和多巴胺。嗜铬细胞瘤内的嗜铬细胞持续或间断的释放大量儿茶酚胺，造成高儿茶酚胺血症。

嗜铬细胞利用食物中存在的苯丙氨酸和酪氨酸合成儿茶酚胺（catecholamine，CA），肾上腺素主要由肾上腺髓质产生，而去甲肾上腺素主要分布在周围交感神经和中枢神经系统。多巴胺在脑组织特别是基底核和正中隆突的浓度最高。儿茶酚胺的合成途径有多种合成酶参与，其中催化酪氨酸转化为多巴的酪氨酸羟化酶是儿茶酚胺合成的限速酶。

儿茶酚胺可以影响所有组织的多种功能，对于维持正常血压及很多生理功能是必不可少的。肾上腺素和去甲肾上腺素是很强的非选择性α受体激动剂及非选择性β受体激动剂。其中肾上腺素与肾上腺素受体的亲和力高于去甲肾上腺素。多巴胺对α和β_1肾上腺素受体有较弱的激动活性，但当多巴胺的剂量增加时，α和β_1受体均被刺激，而使血管收缩、血压升高。

肾上腺素能受体分为α_1、α_2、β_1、β_2、多巴胺－1（DA_1）及多巴胺－2（DA_2）肾上腺素能受体亚型。α_1肾上腺素受体是在突触后并位于效应组织上，刺激后可使血管收缩、血压升高、瞳孔扩大、小肠运动迟缓或子宫收缩。突触前 α_2 肾上腺素能受体受刺激时可抑制去甲肾上腺素分泌。β_1 肾上腺素受体受刺激时使心脏产生正性肌力作用和变时反应、脂肪分解、肾脏分泌肾素增加。β_2 上腺素受体受刺激时，使支气管扩张、骨骼肌血管舒张、糖原分解、子宫和小肠平滑肌舒张。刺激 DA_1 受体可使血管舒张。交感神经末梢突触前 DA_2 受体受刺激后可抑制去甲肾上腺素释放；交感神经节上 DA_2 受体被刺激后可抑制神经节的传导；而激活大脑 DA_2 受体可致呕吐并抑制泌乳素释放。

去甲肾上腺素多兴奋 α 受体，其效应为收缩血管，增高收缩压及舒张压，促进糖原分解，汗液分泌增加。肾上腺素兴奋 β 受体的作用更为突出，其效应为心率增快、心肌收缩力增强、心排血量增加、收缩压升高，在低浓度时对舒张压无影响，而增高浓度后却使舒张压下降，还可使平滑肌扩张、糖原分解、胰岛素分泌增加。多巴胺兴奋多巴胺受体，有时使血管扩张，血压下降。

肾上腺髓质嗜铬细胞可产生肾上腺素和去甲肾上腺素，以后者为主。极少数只分泌肾上腺素。肾上腺外的嗜铬细胞瘤，除主动脉旁嗜铬体所致者外，只产生去甲肾上腺素，不能合成肾上腺素，由于将去甲肾上腺素转变为肾上腺素的苯乙醇胺 N－甲基转移酶需要高浓度的皮质醇才能激活，故只有肾上腺髓质及主动脉旁嗜铬体才具备此条件，此特点对肿瘤的定位诊断有一定的帮助。

嗜铬细胞瘤的分泌形式复杂多样，使得其临床表现亦变化多端。有些瘤体持续释放大量儿茶酚胺，可导致持续性高血压。去甲肾上腺素分泌占主导地位的肿瘤，更多地表现为 α 受体介导的血管收缩反应，常表现为持续性高血压，舒张压升高明显。肾上腺素分泌占主导地位的肿瘤，更多地表现为 β 受体介导心脏刺激作用，出现收缩压升高、出汗和震颤。仅分泌肾上腺素的肿瘤可能表现为低血压而非高血压。较均衡分泌肾上腺素及去甲肾上腺素的肿瘤，易表现为发作性高血压。应注意的是以分泌肾上腺素为主的嗜铬细胞瘤患者，不能首先使用 β 受体阻滞剂，否则 α 受体介导的血管收缩反应失去了 β_2 受体介导的血管扩张作用的拮抗，血压进一步升高，可能出现高血压危象。神经嵴细胞的发育与其他内分泌腺体的发育关系密切，所以嗜铬细胞瘤除分泌肾上腺素及去甲肾上腺素外，尚可分泌多种肽类激素，这些肽类激素可引起嗜铬细胞瘤中一些不典型症状。嗜铬细胞瘤分泌的肽类激素及其所致的相关表现见表 4－29。

表 4－29　嗜铬细胞瘤分泌的肽类激素及其所致的相关表现

肽类激素	表现
肾素	血管收缩
甲状旁腺激素	高钙血症
Y 神经肽	血管收缩、面色苍白
胃动素	腹泻
白细胞介素－6	发热
内皮素	血管收缩
血管紧张素转换酶	高血压
肾上腺髓质素	血管扩张，低血压
舒血管肠肽	面部潮红，腹泻，低血压
心钠素	多尿，低血压
P 物质	面部潮红

三、临床表现与诊断

(一)临床表现

嗜铬细胞瘤的临床表现主要是由于瘤体分泌释放大量的儿茶酚胺所致。由于肿瘤分泌儿茶酚胺的量、比例及分泌节奏的复杂多样,使得嗜铬细胞瘤的临床表现多种多样。随着诊断技术的发展,不典型嗜铬细胞瘤的检出率随之升高。

1. 高血压　血压增高是本病最主要的症状。由于肿瘤分泌肾上腺素及去甲肾上腺素的方式不同,高血压可表现为阵发性、持续性或在持续性高血压的基础上阵发性加剧。50%～60%的患者表现为持续性高血压,其中半数患者表现为阵发性加重。血压波动性大是嗜铬细胞瘤患者的显著特点,这是独立于血压升高之外的心血管疾病危险因素。阵发性高血压是嗜铬细胞瘤的特征性表现,但阵发性高血压并不是嗜铬细胞瘤诊断的必备条件,同时并非所有具有阵发性高血压表现的患者一定是嗜铬细胞瘤。约 40%～50%的嗜铬细胞瘤患者有血压阵发性升高的表现,但发作间歇期血压正常的患者相对少见。多数患者表现为持续性高血压阵发性加重。发作主要是由于较多的儿茶酚胺间歇地进入血循环所致。诱发因素可为情绪激动、体育运动、体位改变、压迫腹部、吸烟、创伤、大小便、灌肠、腹膜后充气造影及麻醉诱导期等。血压骤然升高,收缩,可达 200～300mmHg,舒张压可达 130～180mmHg。患者可出现剧烈头痛、面色苍白、大汗、心动过速、恐惧感及呕吐等。发作严重者可出现高血压脑病、失明、急性左心衰或脑血管意外等。起病急,数分钟即达高潮,发作时间数秒、数分钟、数小时、数天不等。发作频率多少不一,多者一日数次,少者数月一次。随着病程演进,发作渐频,时间渐长,可由数周或数月发作一次逐渐缩短为每天发作数次或十余次。

2. 直立性低血压　嗜铬细胞瘤患者常出现明显的直立性低血压,表现为患者直立位时血压下降伴头晕、心悸、出汗等。发生直立性低血压的原因,可能与长期过量儿茶酚胺的刺激引起外周血管强烈收缩,血管床容积减少,微血管管壁缺氧,通透性增高,血浆外渗,血容量绝对不足;肾上腺素受体调节下降、外周血管对去甲肾上腺素反应下降等多因素有关。嗜铬细胞瘤患者接受 α 受体阻滞剂及扩容治疗后,血容量恢复正常,血压降低,直立性低血压亦明显减轻。

部分患者会出现较严重的持续性低血压,甚至休克。高血压和低血压交替发生,可能与肿瘤释放的缩血管物质(去甲肾上腺素、肾上腺素)和舒血管物质(肾上腺髓质素)的比例变化有关。对于伴发直立性低血压、原有高血压而突然血压下降或高血压与低血压交替发生的患者,如原因不明应考虑嗜铬细胞瘤的可能性。

3. 头痛、心悸、多汗三联征　嗜铬细胞瘤高血压发作时最常见的伴发症状为头痛、心悸、多汗。严重的前额或枕部持续性或搏动性头痛,程度剧烈往往难以忍受,或伴恶心、呕吐。心率增快,多为窦性心动过速。近半数患者基础代谢率增加,但血清甲状腺素水平及甲状腺摄取 ^{131}I 率均正常。代谢亢进可引起患者多汗、消瘦和低热。患者平时怕热或多汗,穿着较周围人明显单薄。阵发性高血压发作时大汗淋漓,但同时面色苍白、四肢发凉。体温有时可达 38～39℃,并伴有白细胞增高而被误诊为感染性疾病。

头痛、心悸、多汗被称为嗜铬细胞瘤三联症,是嗜铬细胞瘤特征性表现。其诊断嗜铬细胞瘤的特异性可达 90%～94%。

4. 内分泌、代谢紊乱　嗜铬细胞瘤分泌大量儿茶酚胺,肾上腺素和去甲肾上腺素在体内可促进糖原分解及糖原异生，对抗内源或外源性胰岛素的降血糖作用，故嗜铬细胞瘤患者通常还伴随有胰岛素分泌功能的降低。有些患者可出现糖耐量异常及糖尿病，甚者可发生糖尿病酮症酸中毒。另外儿茶酚胺类物质可促进脂肪分解，游离脂肪酸升高，半数患者呈高脂血症。肿瘤异位分泌促肾上腺皮质激素(ACTH)、促肾上腺皮质激素释放激素(CRH)也可干扰血糖、脂肪代谢。血糖、血脂代谢紊乱易诱发动脉粥样硬化。少数患者可出现低钾血症，可能与儿茶酚胺促使钾离子进入细胞内及促进肾素、醛固酮分泌有关。部分患者出现高钙血症，可能与肿瘤分泌甲状旁腺激素相关肽有关。

5.其他临床表现

(1)腹部肿块:约15%的患者可在中上腹部触及肿块，个别肿块可很大，如瘤体内有出血或坏死时则在相应部位出现疼痛等症状，出血多时可有血压下降。瘤体自发破裂可导致急腹症。在给高血压患者做腹部检查发现肿块时，尤其是轻轻按压腹部肿块使血压明显升高时，应高度怀疑嗜铬细胞瘤可能。但应注意按压肿瘤时有可能诱发高血压综合征甚至高血压危象发作，应准备好抢救药品及物品。如肿瘤位于盆腔或直肠附近，用力排大便时腹压增加可诱发高血压发作。

(2)心血管系统:嗜铬细胞瘤对心血管系统的影响与高儿茶酚胺血症有关，1958年，Szakas提出儿茶酚胺性心脏病这一概念，特点是由于长期高浓度的儿茶酚胺对心肌的直接毒性作用使心肌细胞出现灶性坏死、变性、心肌纤维化，而残留的心肌细胞层代偿性增生、肥大，心室壁增厚，心肌收缩力下降。临床表现为心肌炎，可引起多种心律失常，如期前收缩、阵发性心动过速甚至心室颤动；发生心肌缺血或心肌梗死；另外儿茶酚胺可直接作用于肺部血管，使其毛细血管网通透性增加，出现非心源性肺水肿。

(3)消化系统:嗜铬细胞瘤在高血压发作时患者常有恶心、呕吐等胃肠道症状。长期高浓度儿茶酚胺使肠蠕动减慢及张力减弱而出现便秘、结肠扩张，甚至肠梗阻。还可发生胃肠道壁内血管增殖性或闭塞性动脉内膜炎而致肠坏死、出血、穿孔，出现腹痛、肠梗死、溃疡出血、穿孔、腹膜炎等症状。儿茶酚胺可减弱胆囊收缩力、增强Oddi括约肌张力，使胆汁贮留从而导致胆石症。分泌舒血管肠肽过多可导致严重的腹泻及水、电解质平衡紊乱。

(4)泌尿系统:长期严重的高血压可发生肾功能减退，出现蛋白尿、血肌酐升高。儿茶酚胺长期升高引起肾动脉痉挛性收缩，动脉壁发生纤维性变及增生也是重要原因。

位于膀胱的嗜铬细胞瘤称为膀胱嗜铬细胞瘤，约占嗜铬细胞瘤的1%，约占肾上腺外嗜铬细胞瘤的10%，占膀胱肿瘤的0.5%。膀胱嗜铬细胞瘤来源于膀胱壁内交感神经系统的嗜铬组织，其中40%在膀胱三角区。女性的发病率高于男性，发病年龄多在10～30岁。约20%的膀胱嗜铬细胞瘤无功能。由于膀胱壁伸张与收缩的牵拉刺激使肿瘤阵发性分泌儿茶酚胺增加，膀胱嗜铬细胞瘤典型表现为:膀胱胀满时出现阵发性高血压，伴头痛、心动过速、出汗、面色苍白等，排尿时症状达高峰，部分患者可发生晕厥，排尿后症状很快缓解。上述过程持续短暂，往往仅数分钟至十余分钟。所以有些患者病程虽长达数年，但并未捕捉到血压升高的证据。膀胱嗜铬细胞瘤还具有间隙性肉眼血尿等膀胱肿瘤的综合征。

(5)血液系统:由于嗜铬细胞瘤可分泌红细胞生成素样因子导致红细胞增多症。另外，在大量肾上腺素作用下，周围血中白细胞也常增多。

(6)神经系统:有些嗜铬细胞瘤患者在高血压发作时伴有精神紧张、烦躁、焦虑、濒死感；严重者出现晕厥、抽搐、癫痫发作等。

(二)实验室检查

1. 儿茶酚胺及其代谢产物的测定　在嗜铬细胞瘤的定性诊断中，测定血浆和尿液中儿茶酚胺及其代谢产物的浓度对于嗜铬细胞瘤的定性诊断具有十分重要的意义。

(1)血、尿 MN 及 NMN 测定：随着医学的发展，测定血浆游离甲氧肾上腺素，包括 3－甲氧基肾上腺素(metanephrine，MN)及 3－甲氧基去甲肾上腺素(normetaneph rine，NMN)是确定和排除嗜铬细胞瘤诊断最好的试验方法，其敏感性及特异性可分别高达 99%及 89%。血 MN、NMN 上升达正常值的 3～5 倍，嗜铬细胞瘤的诊断特异性可达 100%。2001 年，Eisenhofer 报道 82%的嗜铬细胞瘤患者血浆 MN 测定值在正常值的 5 倍以上。血 MN、NMN 测定敏感性高，在相关症状和体征出现之前，往往就已升高，这就提供了嗜铬细胞瘤早期诊断的可能，尤其对于肿瘤体积较小、分泌儿茶酚胺量少的患者。

MN 及 NMN 分别是肾上腺素和去甲肾上腺素的中间代谢产物，是由儿茶酚胺－O－甲基转移酶(COMT)催化生成的。正常情况下，大部分 MN、NMN 是在肾上腺髓质内形成并进入血循环的。而在嗜铬细胞瘤患者，90%以上的 MN 和 NMN 是由嗜铬细胞瘤组织产生的。嗜铬细胞瘤细胞内含有大量的 COMT，导致细胞内儿茶酚胺大量转化为 MN 和 NMN 并释放入血。嗜铬细胞瘤患者血浆内 MN 和 NMN 水平与细胞内儿茶酚胺水平关系更加密切，而与血浆内儿茶酚胺关系不大。

嗜铬细胞瘤发病率不高，是一种比较少见的疾病，血 MN 及 NMN 测定敏感性高，若为正常，能够可靠地排除嗜铬细胞瘤，这在嗜铬细胞瘤的诊断中具有重要的意义。嗜铬细胞瘤患者术后应加强随访，及时发现其再发或转移，血 MN 及 NMN 测定同样具有重要意义。若血 MN 及 NMN 测定为阳性结果，测定值在正常值的 3～5 倍以上，嗜铬细胞瘤的诊断可以确立，此时需要尽快进行影像学检查定位肿瘤。若测定值在正常值的 3 倍以下，应检查有无可造成假阳性结果的情况，包括噪声、焦虑、应激、咖啡因、吸烟、高代谢状态等。在排除上述情况的同时重复检测。

河南省人民医院高血压科于 2004 年在全国首家开展血 MN、NMN 检测，迄今已完成标本量 2000 余例。采用酶联免疫法测定，血 MN 正常值为 0～90pg/ml，血 NMN 正常值为 0～200pg/ml。

尿 NMN、MN 检测无创伤，干扰因素相对较少，仅与临床用药和特定饮食有关。正常人尿 MN 和 NMN 的排泄总量小于 7μmol/d(1.3mg/d)，其中 MN 小于 2.2μmol/d(0.4mg/d)，NMN 小于 5μmol/d(0.9mg/d)。多数嗜铬细胞瘤患者尿 MN＋NMN 排量高于正常值 2～3 倍。加拿大 McMaster 大学 Perry 研究发现，以尿 MN＋NMN＞1000μg/24h 为标准，敏感性为 94.2%，特异性为 95.9%。儿茶酚胺类药物、对乙酰氨基酚、氨苯蝶啶、普萘洛尔、放射造影剂可影响尿 MN 及 NMN 排量。

(2)血、尿儿茶酚胺及尿 VMA 或 HVA 测定：血、尿儿茶酚胺测定的敏感性及特异性均低于血尿 MN、NMN 测定。多数嗜铬细胞瘤患者在发作或不发作时血、尿儿茶酚胺均明显增高，但部分阵发性高血压患者不发作时血、尿儿茶酚胺水平可正常，故收集标本应在高血压发作时进行，并与次日不发作时的同样时间和同样条件下进行比较，可以提高诊断的敏感性。有的患者需多次测定。也有建议应在发作间期留取标本，诊断的特异性更好。3－甲氧基－4－羟基－扁桃酸(vanillylmandelic acid，VMA)是肾上腺素和去甲肾上腺素的最终代谢产物，正常值小于 35μmol/d(7.0mg/d)。高香草酸(homovanillic acid，HVA)是多巴胺的降解终产物,正常值小于 45μmol/d(7.0mg/d)。尿 VMA 及 HVA 测定诊断嗜铬细胞瘤的敏感性和特异性均不及尿儿茶酚胺。同时测定血、尿儿茶酚胺及其代谢产物的水平可增加诊断的准确性。

血、尿儿茶酚胺及尿 VMA 或 HVA 测定可能受到多种生理、病理因素及药物的影响。急性应激状态例如急性心肌梗死、休克、低血糖、血管造影或剧烈运动等可使血、尿儿茶酚胺明显升高。多种药物或食物可影响血、尿儿茶酚胺及其代谢产物的排泄或测定结果。使测定值偏高的有:四环素、红霉素、奎尼丁、尼古丁、水合氯醛、氯丙嗪、阿司匹林、对乙酰氨基酚、拉贝洛尔、异丙肾上腺素、左旋多巴、甲基多巴、茶碱、乙醇、香蕉、拉贝洛尔、硝酸甘油、硝普钠及钙拮抗剂等,突然停用可乐定亦可升高测定值。但是胍乙啶、溴隐亭、利血平及放射造影剂等可使测定值偏低。

2.药理试验　随着血、尿儿茶酚胺及其代谢产物测定的广泛应用,尤其是血 MN 及 NMN 测定的开展,用于诊断嗜铬细胞瘤的药理试验已逐步被取代。

(1)激发试验:适用于临床上疑诊为嗜铬细胞瘤的阵发性高血压患者,在其血压正常时或较长时间未能观察到症状发作,上述检查又不能排除或确诊的患者。该试验有一定危险性,应严格掌握适应证,即使有适应证,也应首先做冷加压试验。试验时应严密监护血压、心电等,准备好酚妥拉明注射液和除颤器,以防意外。胰高血糖素、磷酸组胺、酪胺等可用于激发试验。

(2)抑制试验:适用于持续性高血压、阵发性高血压发作期或上述激发试验阳性的患者,当血压≥170/110mmHg 时,可做下述抑制试验进一步明确诊断。常用的有酚妥拉明试验和可乐定试验。

酚妥拉明是短效 α 肾上腺素能受体阻滞剂,可阻断儿茶酚胺在组织中的作用,鉴别高血压是否由于嗜铬细胞瘤分泌过多儿茶酚胺所致。从上肢较大静脉中穿刺并滴注生理盐水以保持静脉通道,同时每 25 分钟测一次血压、心率,如血压平稳并持续≥170/110mmHg 时,从输液皮管中快速静脉注射酚妥拉明 1～5mg,于注药后每 30 秒测血压、心率 1 次,3 分钟后每 1～2 分钟测血压、心率 1 次,共 15～30 分钟。监测血压、心率直到恢复至基础值。如注射酚妥拉明后 2～3 分钟内血压下降 35/25mmHg 且持续 3～5 分钟或更长时间,则为阳性反应,高度提示嗜铬细胞瘤。正常人及其他高血压患者收缩压下降一般不会超过 30mmHg。酚妥拉明抑制试验的阳性率在 80%左右。肾功能衰竭或服用血管扩张剂治疗的患者可有假阳性反应。如注射酚妥拉明后患者出现低血压休克时,首先应加快输液速度,尽快增加血容量,如仍有严重低血压则静脉滴注去甲肾上腺素或去氧肾上腺素,必要时可用肾上腺皮质激素治疗。

可乐定是作用于中枢的 α_2 肾上腺素能激动剂,可减少中枢神经系统儿茶酚胺的释放,使嗜铬细胞瘤患者及其他高血压患者血压下降,但对嗜铬细胞瘤分泌和释放儿茶酚胺无抑制作用,不减少嗜铬细胞瘤患者血尿儿茶酚胺水平。患者安静平卧,先行静脉穿刺并保留针头以备采取血标本,于 30 分钟时采血做对照值,然后口服可乐定 0.3mg,服药后 1、2、3 小时分别取血测定儿茶酚胺水平。正常人及原发性高血压患者的血浆儿茶酚胺水平可被抑制到正常范围或抑制至少 50%,而大多数嗜铬细胞瘤患者血浆儿茶酚胺水平却不被抑制。试验过程中应密切观察血压变化。该试验适用于基础血浆儿茶酚胺明显升高的患者。试验安全,与胰高血糖素激发试验相比,敏感性高,但特异性较差。

3.影像学　嗜铬细胞瘤一经定性诊断后，应尽快明确定位诊断。

(1)CT 及 MRI 扫描：CT 扫描为首选的无创性影像学检查，可扫描肾上腺或其他有关部位。螺旋 CT 可以发现直径小于 0.5cm 的肿块。必要时可以薄层扫描或增强扫描。CT 对肾上腺嗜铬细胞瘤诊断的敏感性可达到 93%～100%，对肾上腺外肿瘤的敏感性稍低为 90%。有的患者在 CT 扫描过程中由于体位变化或注射显影剂增强显像时，诱发高血压发作，应事先用 α 受体阻滞剂控制高血压，准备好酚妥拉明以增加检查的安全性。在 CT 片上嗜铬细胞瘤瘤体显示为边界清楚的圆形或类圆形软组织块影，增强后瘤实体部分明显增强。肿瘤内常常有坏死、出血或钙化，其密度可不均匀；直径可为数厘米或 20～25cm 不等；恶性者一般瘤体较大，且密度不均，外形不规则，可有周围组织浸润或远处转移。

MRI 优点为不需注射造影剂，患者不暴露于放射线，同时可以提供冠状面和矢状面的图像，有助于鉴别嗜铬细胞瘤和肾上腺皮质肿瘤，可用于孕妇。

(2)B 超检查：B 超检查分辨率不高而不易发现较小的肿瘤，敏感性不及 CT，但其具有无创性、价格低廉、方便宜行、易被患者接受等多种优点，可作为嗜铬细胞瘤的初筛定位手段，特别对于发生在腹腔、盆腔、膀胱等肾上腺外部位的肿瘤有较大的诊断价值。当疑诊嗜铬细胞瘤，且未完全排除嗜铬细胞瘤诊断时，不能进行肿块的穿刺，探头的加压力度要适当。

(3)间碘苄胍(metaiodobenzyl guanidine，MIBG)扫描：^{131}I－MIBG 扫描是目前用于发现肾上腺外嗜铬细胞瘤的最好定位检查。MIBG 是一种肾上腺能神经阻滞剂，因其结构与去甲肾上腺素相似，故能被瘤组织的小囊泡摄取并储存。MIBG 用放射性^{131}I 标记后行静脉注射，如为高功能的嗜铬细胞瘤，则^{131}I－MIBG 被瘤细胞摄取而呈现阳性显像，故能对嗜铬细胞瘤同时进行定性和定位诊断。其诊断的敏感性为 78%～95%，特异性为 90%～100%。MIBG 放射性核素扫描对于发现肾上腺外的嗜铬细胞瘤及恶性嗜铬细胞瘤的肾上腺外转移灶有较高的诊断价值，对骨转移能比 X 线更早发现，对恶性嗜铬细胞瘤还有治疗作用。

此项检查操作相对复杂，检查前应服用卢戈碘溶液防止甲状腺对^{131}I 的摄取，在静脉注射后 24、48 或 72 小时分别进行扫描。有些药物可减少肿瘤组织对 MIBG 的摄取，而使检查呈现假阴性结果，如拉贝洛尔、利血平、钙拮抗剂、可卡因、三环类抗抑郁药及含苯丙醇胺的交感胺类等，因此应在检查前一周停用。

(4)生长抑素受体显像：嗜铬细胞瘤及另一些神经内分泌瘤细胞可有生长抑素受体表达，对于^{131}I－MIBG 显像阴性的嗜铬细胞瘤，可换用放射性核素标记的生长抑素(奥曲肽)TCT 与 ECT 融合显像进行检查，协助嗜铬细胞瘤的定性及定位诊断。

4.基因检测　有研究提示有将近 25%的嗜铬细胞肿瘤患者存在基因改变的背景。到目前为止，已发现有 5 个基因的突变与家族性嗜铬细胞瘤有关。当嗜铬细胞瘤伴以下情况时需进一步检查是否为单基因疾病：多发的嗜铬细胞瘤、肾上腺外的嗜铬细胞瘤、青年、有嗜铬细胞瘤家族史、同时有其他肿瘤(如甲状腺、甲状旁腺、肾、脑、颈、胰腺等)。当嗜铬细胞瘤患者存在遗传性综合征时，应建议其家族成员行基因测序检查。

(三)诊断

嗜铬细胞瘤典型的临床表现为阵发性血压升高或持续性高血压伴血压阵发性升高，伴头疼、心悸、怕热、多汗、面色苍白等，对一般降压药物反应差，α 受体阻滞剂效果好。众所周知，应对具有以上表现的患者应进行嗜铬细胞瘤的相关检查。同时在下述情况时亦应考虑嗜铬细胞瘤的可能性。

1. 儿童、青少年急进性或恶性高血压。

2. 不明原因的直立性低血压，或休克，或高、低血压反复交替发作。

3. 应激状态、体位改变、按摩腹部或大小便时血压明显增高。

4. 反复发作的快速性心律失常。

5. 不明原因发热或体重下降。

6. 难治性高血压或仅用β受体阻滞剂治疗反而使病情加重者。

7. 显像技术发现机体内有异常肿物存在，特别是肾上腺肿块。

8. 有甲状腺髓样癌、神经纤维瘤、黏膜神经瘤或其他内分泌肿瘤的高血压患者。

9. 有嗜铬细胞瘤、多发性内分泌腺瘤的家族史。

在全面分析临床资料的基础上，进行血、尿 MN、NMN 测定或者血、尿儿茶酚胺及尿 VMA 或 HVA 测定，必要时进行相关的药理试验，以确定嗜铬细胞瘤的诊断。2002 年荷兰 Radboud 大学医学中心 Lenders 等汇总分析了 214 例嗜铬细胞瘤和 644 例非嗜铬细胞瘤患者的各项检测指标。依诊断嗜铬细胞瘤的敏感性排序为：血浆游离 3－甲氧基肾上腺素(99%)、尿分级 3－甲氧基肾上腺素(97%)、血浆儿茶酚胺(84%)、尿儿茶酚胺(86%)、尿 3－甲氧基肾上腺素总量(77%)和尿香草扁桃酸(64%)；依诊断的特异性排序为：尿香草扁桃酸(95%)、尿 3－甲氧基肾上腺素总量(93%)、血浆游离 3－甲氧基肾上腺素(86%)、尿儿茶酚胺(88%)、血浆儿茶酚胺(81%)和尿分级 3－甲氧基肾上腺素(69%)。

经综合考虑我们认为，在目前临床采用血、尿儿茶酚胺代谢产物测定项目中，血 MN、NMN 测定是最具价值的检查。大量临床资料表明，血 MN 及 NMN 测定正常，嗜铬细胞瘤基本可以排除；血 MN 及 NMN 测定在正常值的 3～5 倍以上，嗜铬细胞瘤的诊断可以确立。

确定了嗜铬细胞瘤的诊断，那么肿瘤的位置在哪里，单发还是多发？我们需要定位诊断。血 MN、NMN 阳性结果的患者，应立即通过影像学检查肿瘤位置。肾上腺外肿瘤的寻找和定位是比较困难的。应注意嗜铬细胞瘤有可能是多发或有转移病灶的，并且可以发生在交感神经链的任何部位，分布很广。

定位诊断首选 CT、MRI 扫描。可以识别肾上腺或腺外肿瘤、转移病灶及明确瘤体与周围组织的关系。B 超易于发现膀胱、心脏等特殊部位的肿瘤。在肾上腺区未发现病灶时，应注意腹膜后腹主动脉旁、膀胱、后纵隔、颅底等部位的扫描。^{131}I－MIBG 扫描能对嗜铬细胞瘤同时进行定性和定位诊断，对于腺外肿瘤和腺外转移病灶的诊断有较高的价值。CT、MRI 扫描与^{131}I－MIBG 扫描相结合，可以大大提高嗜铬细胞瘤定位诊断的成功率。部分定性诊断阳性或高度怀疑嗜铬细胞瘤的患者，可先行^{131}I－MIBG 扫描，在此基础上有目的地进行 CT 或 MRI 检查。

(四)鉴别诊断

1. 原发性高血压　某些高交感神经兴奋性的原发性高血压患者，常伴有心悸、多汗、心排血量增加等表现。部分患者血压波动很大，类似嗜铬细胞瘤的原发性高血压。血尿儿茶酚胺可稍升高。临床上容易与嗜铬细胞瘤混淆。这类患者往往伴有明显的焦虑，对于血压升高的后果过度忧虑。白大衣效应发生率高。对于高血压患者，特别是血压波动大、对降压药物反应异常或焦虑情绪明显者，应尽可能常规进行 24h 动态血压监测，有助于判断患者真实的血压状态，避免过度降压。同时具有上述表现的患者应进行血 MN、NMN 的检查，以除外嗜铬细胞瘤。

2. 惊恐发作 惊恐发作(panic attacks)亦称为急性焦虑发作。患者突然发生强烈不适，可有胸闷、气透不过来的感觉、心悸、出汗、胃不适、颤抖、手足发麻、濒死感、要发疯感或失去控制感。由于症状出现突然且较重，致使患者担心出现灾难性后果。临床表现多样，并会导致患者原有躯体疾病加重，或增加躯体疾病患病危险。反复多次体格检查和治疗增加了不必要的医药开支，同时也加重了患者心理负担，引发更多心理问题。

惊恐发作使血压常突然上升，可达 180～200/100～120mmHg 或以上。镇静药物或暗示治疗有效。随着发作缓解，血压亦随之下降。患者发作间期血压可正常或升高。平素血压波动较大，白大衣效应明显，可能与合并焦虑、抑郁有关。动态血压监测可协助病情判断。部分惊恐发作的患者临床表现酷似嗜铬细胞瘤。

除了嗜铬细胞瘤外，惊恐发作的诊断还应注意排除因心律失常、甲亢、肺栓塞、短暂性脑缺血发作、低血糖、药物戒断反应和癫痫所致的类似发作。

3. 原发性醛固酮增多症 原发性醛固酮增多症是由于肾上腺皮质增生或腺瘤导致的以高血压、高血浆醛固酮浓度、低血浆肾素活性、低血钾为特征的一种继发性高血压。患者血压呈中重度升高，对一般降压药物反应差，部分患者血压的波动也相当大，类似嗜铬细胞瘤的表现。原发性醛固酮增多症肾上腺腺瘤患者的瘤体一般较小，嗜铬细胞瘤瘤体一般较大，进同时行血 MN、NMN 测定可以鉴别。嗜铬细胞瘤患者血浆肾素活性往往是比较高的，可能与高儿茶酚胺和低血容量的刺激有关。嗜铬细胞瘤也可异常分泌肾素。

4. 肾上腺髓质增生 肾上腺髓质增生临床表现与嗜铬细胞瘤相似，主要症状为高血压，可伴有剧烈头痛、心悸、皮肤苍白、出汗、呕吐、胸闷、焦虑等。发作突然，精神刺激、劳累可诱发，在高血压发作时测定其血、尿儿茶酚胺及其代谢产物均明显升高，激发试验和酚妥拉明试验多为阳性。

肾上腺分为头部、体部及尾部，不同部位髓质及皮质的比例不同。正常情况下头部和体部皮质及髓质的比例分别为(4～5)及(8～15)∶1，尾部无髓质。

如果一个高血压患者的临床表现及化验检查与嗜铬细胞瘤相同，而定位检查于肾上腺部位却未能发现肿瘤，除考虑肾上腺外的嗜铬细胞瘤外，则应考虑肾上腺髓质增生的可能，如双侧肾上腺增大，更支持肾上腺髓质增生的诊断，^{131}I－MIBG 扫描对于诊断有很大帮助。但肾上腺髓质增生的最后诊断仍需经病理检查证实。

5. Cushing 综合征 Cushing 综合征也是继发性高血压的常见病因之一，具有肾上腺影像学的异常，诊断嗜铬细胞瘤应注意与之鉴别。Cushing 综合征临床表现复杂多样，主要临床表现有高血压、向心性肥胖、皮肤紫纹及性功能改变等。

6. 冠心病心绞痛 心绞痛发作时血压可急剧上升。心电图检查、对硝酸酯类药物治疗的反应有助于心绞痛的诊断。而在无冠状动脉疾病的嗜铬细胞瘤患者中也可发生心绞痛、心肌缺血、非特异性的心电图改变如室性、室上性心动过速等。因此需详细地询问病史、查体，超声心动图及对硝酸甘油类药物治疗的反应有助鉴别。

7. 糖尿病 糖尿病患者伴高血压、自主神经病变时，血压波动往往较大，直立性低血压发生率高。同时嗜铬细胞瘤患者易伴发糖代谢异常或糖尿病，故需进行鉴别。

8. 甲状腺功能亢进症 甲亢患者可有高血压及高代谢表现，血压大多为轻、中度升高，且以收缩压升高为主，甲状腺激素测定异常。少数嗜铬细胞瘤患者在高血压发作时可因甲状腺充血而致甲状腺肿大，被误诊为甲亢。

9.绝经期综合征　更年期妇女在绝经前后常有发热、多汗、焦虑、血压波动大等表现。可进行性激素、血 MN、NMN 测定明确诊断。

10.颅内病变　脑卒中、后颅窝肿瘤、蛛网膜下腔出血、间脑性癫痫等也可有发作性高血压及儿茶酚胺水平增多。注意有无颅内病变的其他神经系统体征，有助于诊断。

11.药物作用　有些药物或药物间的相互作用可引起类似嗜铬细胞瘤的症状反应，过量使用异丙基肾上腺素、间羟胺、甲基多巴、麻黄碱、可卡因等拟交感神经药物，可引起类似嗜铬细胞瘤的发作性血压升高。突然停用可乐定时会出现“停药综合征”，血压异常升高，甚至超过治疗前水平，并伴有头痛、恶心、呕吐、失眠、面红、手颤、紧张等。症状多于 12～48 小时出现，可持续数天。单胺氧化酶抑制剂与某些药物及富含酪胺的食物相互作用可以引起血压骤然升高，出现高血压危象伴心动过速、呼吸困难、高热、精神错乱等，甚至危及生命。因此需要认真询问服药史，必要时停药观察，同时做血尿儿茶酚胺测定、血药浓度测定以及药物试验等进行鉴别。

四、治疗与预后

大多数良性嗜铬细胞瘤患者，可通过手术切除肿瘤得到根治。嗜铬细胞瘤定性及定位诊断明确后，应及早手术治疗。不需要急诊手术的患者应做充分的术前准备，最好是病情被良好控制后再行手术治疗，避免术中出现高血压危象而危及生命。

对于不能手术的患者和部分手术后患者，需要长期药物治疗，使病情达到满意控制。病情达到满意控制的标准是阵发性高血压的发作频率明显减少，发作程度大大减轻，或无高血压发作；持续性高血压的患者血压控制到正常或大致正常；患者的高代谢症状改善，体重增加，出汗减少，血容量恢复。

(一)药物治疗

1. α 受体阻滞剂

(1)酚妥拉明(phentolamine，regitine)：是短效、非选择性的 α 受体阻滞剂，作用迅速，半衰期短，需反复多次静脉注射或持续静脉滴注，目前常用于高血压危象的治疗及手术中控制血压。高血压危象发生时，应立即静脉缓慢推注酚妥拉明，每 5 分钟 1～5mg。同时密切观察血压，当血压下降至 160/100mmHg 左右时，停止推注，继之以 10～15mg 溶于 5%葡萄糖生理盐水 500ml 中静脉缓慢滴注。

(2)酚苄明(phenoxibenzaming，dibenzyline)：为非选择性的 α 受体阻滞剂，但是对山受体的阻断作用强于受体近百倍，半衰期为 12 小时，作用时间长且较缓和，控制血压较平稳。初始剂量一般为每日 10mg，视血压控制情况逐渐加量，可每 3 天增加 10～20mg，剂量较大时，可分 2 次口服。大多数患者需服用 40～100mg/d，少数患者甚至服用到 200mg/d 或更大剂量。酚苄明的主要不良反应有直立性低血压、鼻黏膜充血。有时由于 α 受体被阻滞后 β 受体活性增强而出现心动过速，此时需要应用 β 受体阻滞剂。睡前服药，服药过程中应注意监测体位血压和心率的变化，并嘱患者避免大幅度的体位变动。

(3)其他 α 受体阻滞剂：哌唑嗪(prazosin，minipress)、特拉唑嗪(terazosin hytrin)、多沙唑嗪(doxazosin，cardura)均为选择性突触后 α_1 受体阻滞剂，不影响受体，因而可避免全部 α 受体阻滞的不良后果。部分患者可出现首剂低血压，血压下降明显，伴头晕，胸闷等不适症状。

(4)乌拉地尔(urapidil，ebrantil)：阻滞突触后 α_1 受体及外周 α_2 受体，但以前者为主，使外

周阻力下降，血管扩张；它还有激活中枢 5—羟色胺—1A 受体的作用而降低延髓心血管调节中枢的交感反馈作用，对心率无明显影响。

2. β受体阻滞剂　若患者合并心动过速，可考虑加用β受体阻滞剂，但只能在充分应用α受体阻滞剂后才能使用。绝不能在未使用α受体阻滞剂的情况下单独或先用β受体阻滞剂，否则会由于抑制了肾上腺素的血管扩张作用而使血压明显升高，甚至导致肺水肿或诱发高血压危象。常用的β受体阻滞剂有普萘洛尔(propranolol)、阿替洛尔(atenolol)、美托洛尔(metoprolol)及艾司洛尔(esmolol，brebibloc)等。食中阿替洛尔、美托洛尔为选择性 β_1 肾上腺素受体阻滞剂，应用更为安全。艾司洛尔是一种短效的 β_1 肾上腺素受体阻滞剂，作用快而短暂，半衰期为 9 分钟，可用于静脉滴注，迅速减慢心率。

3. 钙拮抗剂(CCB)　CCB 通过阻断钙离子内流减少嗜铬细胞及交感神经去甲肾上腺素的释放，减低儿茶酚胺及体内其他收缩血管物质的升压作用，扩张外周小动脉及冠状动脉，降低外周血管阻力，降低血压，增加冠状动脉血流量，预防冠状动脉痉挛。有报道 CCB 还可使血浆儿茶酚胺浓度下降，预防儿茶酚胺引起的心肌损伤。

4. 血管紧张素转换酶抑制剂(ACEI)　嗜铬细胞瘤患者由于高儿茶酚胺和低血容量，刺激肾素分泌增加，而 ACEI 可通过抑制肾素—血管紧张素系统活性降低血压。CCB 和 ACEI 可用于术前联合治疗及需要长期治疗的患者。

5. 血管扩张剂　硝普钠(sodium nitroprusside)作用迅速，可直接作用于血管平滑肌，扩张周围血管，降低血压。用于嗜铬细胞瘤高血压危象发作或手术中血压持续升高者。可用输液泵控制速度，该药见光易变质，注意避光使用，临用前配制，并于 12 小时内用完，一般从小剂量开始，逐渐增加至 50～200μg/min。严密监测血压，根据血压调整药物剂量。

6. 儿茶酚胺合成抑制剂　α—甲基酪氨酸(α—methyl paratyrosine，metyrosine)是酪氨酸经化酶的竞争性抑制剂，该药能通过血脑屏障，通过减少外周及大脑中儿茶酚胺的合成，降低血压。不良反应为嗜睡、焦虑、抑郁、口干，少数老年患者可有椎体外系症状如帕金森综合征等，减量或停药后，上述症状可很快消失。此药应和α受体阻滞剂联合应用。

(二)手术治疗

术前准备：嗜铬细胞瘤患者无论是在手术的麻醉诱导期，还是在术中进行肿瘤剥离、血管结扎和切除肿瘤时，都易造成血压剧烈的波动，诱发高血压危象或休克。所以术前准备的目的就是对大量儿茶酚胺的作用进行有效消除。

1. 平稳降压　上面我们提到了嗜铬细胞瘤的药物治疗，患者需服用足够剂量的α受体阻滞剂或合用β受体阻滞剂，阻断儿茶酚胺的作用，使得循环功能紊乱得以恢复，病情达到满意控制。手术前α受体阻滞剂的应用不得少于 2 周，药物应用到手术前一日为止。合并心动过速或心律失常的患者，可加用β受体阻滞剂。手术前 3 天应常规停用β受体阻滞剂，以防发生麻醉意外。对单用α受体阻滞剂效果不理想的患者，可加用 CCB 或 ACEI 等。

2. 补充血容量　嗜铬细胞瘤患者术前普遍存在严重的血容量不足。术前控制血压的同时积极扩容，使得患者血容量不足的情况得以充分改善。当血压基本控制后，患者可进食正常或高钠饮食，必要时可在手术前静脉输注血浆或胶体溶液，使血容量恢复正常这有利于术中维持血压相对平稳，减少术中因低血压大量快速扩容可能发生的心力衰竭、肺水肿等并发症。

手术切除肿瘤是治疗嗜铬细胞瘤的首选方法。大多数良性肿瘤患者可以通过切除瘤体而痊愈;恶性患者也可最大程度地限制肿瘤的转移扩散。

虽然经过充足的术前准备和完善的麻醉管理,手术期间仍容易出现多种血流动力学紊乱,包括血压过高、低血压甚至休克以及心律失常等。必须及时正确地处理术中出现的上述问题,才能保证手术顺利进行。

(三)恶性嗜铬细胞瘤的治疗

恶性嗜铬细胞瘤的治疗很困难,预后不良。早期手术切除病灶是根治的唯一途径。应切除肿瘤组织、周围软组织及局部淋巴结,并进行邻近组织探查以去除所有可能存在的残留病灶。对于无法切除、切除不全或广泛转移者,除了应用酚苄明或α-甲基酪氨酸缓解症状,目前可选的治疗方法主要有:

1. ^{131}I-MIBG治疗应该是手术切除肿瘤以外最有价值的治疗方法。

2. 化疗　临床常用的化疗方案为环磷酰胺、长春新碱、达卡巴嗪(CVD)联合化疗方案,根据患者情况调整用药周期。恶性嗜铬细胞瘤对化疗多不敏感。

(四)预后

嗜铬细胞瘤患者术后1周内血压及血尿儿茶酚胺仍可能偏高,其原因可能与应激状态、原有体内储存较多量的儿茶酚胺有关。约75%的患者于术后1个月内血压恢复正常,部分病程较长的患者血压可能仍高于正常,但其血压水平也较术前有明显降低,并且用一般的降压药物可获得满意的疗效。

由于嗜铬细胞瘤有复发和恶性倾向,术后应进行密切随访观察。非恶性嗜铬细胞瘤患者手术后5年存活率为95%以上,复发率低于10%;恶性嗜铬细胞瘤患者5年存活率小于50%,已发生转移的恶性嗜铬细胞瘤患者预后不一,重者在数月内死亡,少数可存活10年以上。

(胡尔西旦·那斯尔)

第十一节　库欣综合征与高血压

库欣综合征(Cushing's syndrome,CS)由Harvey Cushing在1912年首先报道,又称皮质醇增多症,其引起的高血压是一种重要的内分泌性高血压。库欣综合征是由于多种病因引起肾上腺皮质长期分泌过量皮质醇所产生的一组症候群,涉及多个系统和组织。主要表现为高血压、向心性肥胖、高血糖、多毛和痤疮。库欣综合征可以发生在任何年龄,以20~40岁为最常见,2/3以上为青壮年,女性明显多于男性,男女之比约为1∶(2~4)。平均病程3年以上,少数为10年以上。

库欣综合征最多见为垂体促肾上腺皮质激素分泌亢进引起的临床类型,又称库欣病(Cushing's disease),约占本病的70%;其次为肾上腺疾病所致。此外长期应用外源性糖皮质激素也可引起类似库欣综合征的临床表现,又称药物性库欣综合征。

一、病因及发病机制

(一)发病率和死亡率

欧洲数据显示库欣综合征的年发病率为(2~3)/100万人,男女比例约为1∶3,国内尚缺乏大规模流行病学数据。在某些特殊人群如2型糖尿病、骨质疏松和肾上腺意外瘤患者中，亚临床库欣综合征的患者比例较高。库欣综合征患者的死亡率较正常人群高4倍，因其最常见的并发症为高血压、糖尿病、骨质疏松及代谢综合征，故增加了心血管疾病的危险性。长期高浓度糖皮质激素所致动脉粥样硬化也是重要的心血管疾病危险因素。库欣综合征患者动脉粥样硬化的形成可能始于过多的内脏脂肪堆积和胰岛素敏感性下降，随后发生的代谢综合征引起血管内皮功能受损和粥样斑块形成和进展，导致该类患者的大多数死因为心、脑血管事件或严重感染。当高皮质醇血症缓解后，其标准化的死亡率(SMR)与年龄匹配的普通人群相当，若治疗后仍存在持续性中度皮质醇增多症的患者，与普通人群相比，SMR增加3.8～5倍。

(二)病因

库欣综合征是指自发性的肾上腺皮质分泌过量皮质醇。自发性皮质醇分泌过多的病因很多，可以分为促肾上腺皮质激素(ACTH)依赖性和ACTH非依赖性两大类：

1. ACTH依赖性库欣综合征　ACTH依赖性库欣综合征即垂体前叶分泌过量ACTH或垂体以外的肿瘤如小细胞肺癌、胸腺类癌等垂体以外的组织分泌过量ACTH，刺激双侧肾上腺皮质束状带增生，进而合成和分泌过量皮质醇。皮质醇是继发性增多，因此该种类型称为ACTH依赖性库欣综合征。

(1)库欣病：垂体性库欣综合征又称库欣(Cushing)病，是指垂体肿瘤或增生分泌ACTH过多而引起。库欣病约占本病患者总数的75％～85％。

1)垂体ACTH腺瘤：70％～80％的库欣病患者为垂体ACTH腺瘤，多数为小腺瘤，其直径＜5mm，10％～20％为大腺瘤。当ACTH腺瘤被完整摘除后，80％以上的患者可获得临床和内分泌功能的完全缓解，但还有不少患者会出现暂时性的垂体－肾上腺皮质功能减低而可能被认为还伴有下丘脑功能异常。ACTH腺瘤并非完全自主性，80％的患者皮质醇分泌可以被大剂量地塞米松所抑制，也可被促肾上腺皮质激素释放激素(CRH)兴奋。

2)垂体ACTH细胞增生：约占库欣病的8％～14％。其增生可为弥漫性、簇状或多结节性，也可在增生的基础上形成腺瘤。垂体ACTH细胞增生的原因尚不清楚，可能为下丘脑自主分泌或为下丘脑以外的肿瘤异位分泌过量CRH所致。

3)垂体ACTH细胞癌：垂体ACTH腺瘤有向邻近组织海绵窦、蝶窦及鞍上池局部浸润的倾向。极个别为恶性，可向颅内其他部位及远处转移。

(2)异位ACTH综合征：约占库欣综合征的10％～20％。1928年Brown报道第一例异位ACTH综合征。垂体以外的肿瘤组织分泌过量有生物活性的ACTH，刺激肾上腺皮质细胞增生并分泌过量的皮质醇。异位分泌ACTH的肿瘤很多：以肺癌，尤其是小细胞肺癌最多；胸腺类癌、支气管类癌、消化道类癌、胰岛肿瘤、甲状腺髓样癌、嗜铬细胞瘤及其他神经节肿瘤均有报道。异位分泌ACTH的肿瘤根据其肿瘤大小、进展快慢、恶性程度大小可分为显性肿瘤和隐性肿瘤两类。前者因瘤体大而容易被发现，但恶性程度高、病情发展快，病程太短，患者主要呈现恶病质状态，色素沉着明显，高血压，低钾性碱中毒，肌无力及水肿，有的还未显现典型的库欣综合征的临床症状时，患者因病情危重而死亡。后者因瘤体小而不易被影像学检查所发现，但因其恶性程度低、发展慢、可有较长的时间逐渐呈现库欣综合征的典型临床症状，有时需与库欣病进行鉴别。

2. ACTH 非依赖性库欣综合征　肾上腺皮质自主地分泌过量皮质醇，其分泌是原发性，不受 ACTH 调节，也不受外源性糖皮质激素抑制。血 ACTH 降低或检测不出。约 20%的库欣综合征为非 ACTH 依赖性。主要包括：

(1)肾上腺皮质腺瘤：多为良性腺瘤，大多数直径为 2～4cm，重 10～40g，呈圆形或椭圆形，有完整包膜，数目一般为单个，左右两侧的发病几率大致相等，偶有双侧腺瘤。肾上腺肿瘤以外的同侧和对侧肾上腺组织可呈萎缩状态，这主要因为过量皮质醇反馈抑制下丘脑 CRH 及 ACTH 的分泌，使下丘脑分泌 CRH 和 ACTH 的细胞处于抑制状态，使得对侧肾上腺处于萎缩状态。

(2)肾上腺皮质腺癌：肾上腺皮质腺癌一般体积比较大，重量多超过 100g，最大可达 2500g，腺癌的形状不规则，呈分叶状，可见出血、坏死及囊性变。肿瘤周围的包膜常有浸润，血管中常有瘤细胞栓子，并可有早期骨、肺、肝及淋巴结的转移。该癌组织还常分泌肾上腺性雄激素，而在女性患者出现男性化表现。

(3)肾上腺皮质大结节样增生：约占库欣综合征病因的 3%～4%，又称腺瘤样增生，一般为双侧，常为多结节融合，体积可大于腺瘤。其病因可能是垂体过量分泌 ACTH，刺激肾上腺皮质增生，然后在增生的基础上形成大结节。由于这些结节有很强的自主性并分泌大量皮质醇，再反馈抑制垂体的 ACTH 分泌功能。此时外源性糖皮质激素也不能抑制其过量分泌的皮质醇。

3. 库欣综合征引起继发性高血压的机制　高血压是库欣综合征的常见表现，占 80%左右。依赖 ACTH 的皮质醇增多症常伴有其他 ACTH 依赖的类固醇水平高，尤其是 11－脱氧皮质酮(DOC)和皮质醇。增高的 DOC 和皮质醇常引起盐皮质激素过多，血浆肾素活性不同但常是正常的，大多数患者的血钾水平是正常的，表明不存在盐皮质激素过多。然而有一小部分患者表现为低血钾，血浆肾素受抑，这些患者中大部分为异位 AOTH 分泌过多或肾上腺肿瘤。尽管有盐皮质激素过多的表现，但醛固酮和 18－羟皮质酮的水平都一直在正常范围或低于正常水平。库欣综合征的高血压在肾上腺皮质增生要比皮质腺瘤的患者要常见的多，这一点提示除了皮质醇，还有其他 ACTH 依赖的类固醇(如 DOC、18－羟皮质酮)促进和维持高血压。另外，肾脏内 DOC 的氧化产物 19－去甲基－DOC 在尿液中的排泄量在原发性(肾上腺)和继发性(垂体)Cushing 综合征都有增高。大多数库欣综合征患者并没有发现具有盐皮质激素增多症的一致表现(如低血钾和低肾素)，糖皮质激素通过非盐皮质激素依赖机制引起高血压。不同的病因，血压升高的程度不同。无论什么病因，下丘脑－垂体肾上腺轴的正常反馈作用消失，皮质醇分泌的昼夜节律消失，皮质醇不同程度地增多。并且通过不同的作用机制引起血压升高。其可能机制为：

(1)皮质醇有弱盐皮质激素的作用，可与盐皮质激素受体结合，钠离子重吸收增加，钾离子丢失增加，引起容量性扩张，血压上升，尿钾排泄增加，此种高血压多为低肾素性高血压。

(2)通过增加肝脏血管紧张素原的合成，激活肾素－血管紧张素醛固酮系统。

(3)增强了糖皮质激素介导的血管对血管收缩剂的反应性。

(4)抑制神经外摄取和儿茶酚胺的降解。

(5)通过抑制磷脂酶A抑制血管舒张系统,从而减少具有血管扩张作用的前列腺素的合成;同时减少缓激肽成分。可以诱导血管平滑肌细胞及内皮细胞增生,促进动脉粥样硬化的发生发展;使钠从细胞内向细胞外的转运,导致由于肾上腺髓质的苯乙醇胺N—甲基转移酶活性增强导致肾上腺素增多,从而使心脏排血量增加。同时增强其对血管紧张素Ⅱ的缩血管反应。此外,由异位促肾上腺皮质激素及肾上腺癌所引致的库欣综合征,盐皮质激素(去氧皮质酮)合成的增加也是导致高血压的原因(图4—4)。

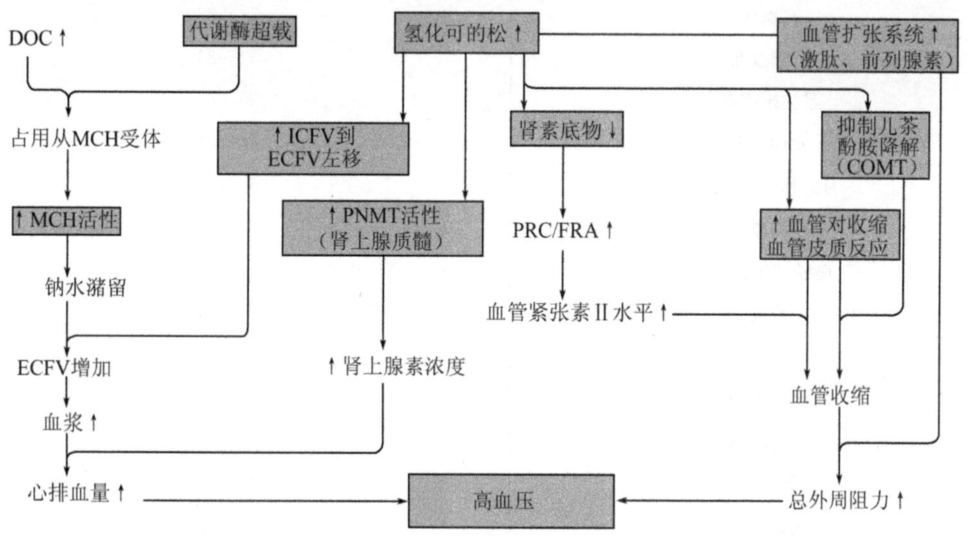

图4—4 糖皮质激素高血压的机制

DOC为脱氧皮质酮;MCH为盐皮质激素;ECFV为细胞外液量;ICFV为细胞内液量;PRC为血浆肾素浓度;PRA为血浆肾素活性;COMT为儿茶酚氧位甲基转移酶;PNMT为苯乙胺—N—甲基转移酶

二、诊断与鉴别诊断

(一)临床表现

长期的高皮质醇血症蛋白质、糖、脂肪和水盐代谢都有严重影响,对其他内分泌系统也有作用,因而出现全身性的复杂的临床综合征。其传统的描述:向心性肥胖、满月脸、多毛、多血质、痤疮和高血压等,这些临床特点不一定同时出现。这主要取决于皮质醇、ACTH和其他肾上腺皮质激素异常分泌水平。其主要临床表现出现频率见表4—30。

表4－30 成人库欣综合征的主要症状和体征出现频率

症状和体征	出现频率(%)
向心性肥胖	79～97
多血质	50～94
糖耐量受损	39～90
乏力及近端肌病	29～90
高血压	74～87
心理改变	31～86
易出现瘀斑	23～84
女性多毛	64～81
月经稀少或闭经	55～80
阳痿	55～80
痤疮、皮肤油腻	26～80
紫纹	51～71
水肿	28～60
背痛、病理性骨折	40～50
多饮、多尿	25～44
肾结石	15～19
色素沉着	4～16
头痛	0～47
突眼	0～33
皮肤真菌感染	0～30
腹痛	0～21

1.水、盐代谢紊乱 皮质醇本身具有潴钠排钾作用,但比较弱。大量的皮质醇可促进肾小管钠重吸收,增加尿钾的排泄。在库欣综合征时,长期持续的高皮质醇血症使电解质紊乱明显地表现出来。体内总钠高,血容量增加,表现为水肿和高血压,同时会出现低血钾、碱中毒。在各种病因的库欣综合征中,异位 ACTH 综合征的水盐代谢紊乱最为严重,库欣病次之,肾上腺腺瘤最轻。

2.蛋白质代谢紊乱引起的临床表现 皮质醇使蛋白质分解加速,合成受抑制。对肌肉的效应是分解代谢,即葡萄糖摄取和代谢减少,蛋白质合成减少,而氨基酸释放增加。其结果:皮下胶原纤维减少而使皮肤变薄,肌肉消瘦;由于毛细血管脆性增加而很易出现瘀斑;皮肤宽大紫纹,典型者如火焰状;伤口不易愈合;严重骨质疏松,易于出现病理性骨折等。

3.脂肪代谢紊乱 在脂肪组织中的主要效应是增加脂肪分解释放三酰甘油和游离脂肪酸。尽管是促进脂肪分解的,但脂肪沉积增加是皮质醇过量的经典临床表现。这种矛盾可以用高水平的皮质醇引起食欲增加,以及这种状态下发生的高胰岛素血症引起的脂肪生成效应来解释。90%以上的患者会出现轻至中度肥胖,而且是向心性肥胖,表现为满月脸、水牛背、锁骨上窝脂肪垫、胸腹部脂肪堆积明显,但四肢较细,臀部脂肪也不多。

4.糖代谢紊乱 通过刺激葡萄糖异生酶,磷酸烯醇丙酮酸羧基酶和葡萄糖－6－磷酸酶增加肝脏糖异生。同时增加肝脏对糖异生激素胰高糖素的反应，也增加糖异生底物从外周组织特别是肌肉的释放。因此皮质醇可促进糖原异生、抑制葡萄糖的利用，对胰岛素和受体结合的亲和力有抑制作用。库欣综合征中半数患者有糖代谢紊乱，20%表现为糖尿病。

5. 钙磷代谢的影响　皮质醇减少小肠钙吸收，可促进骨钙动员，加上因蛋白质分解加速而骨基质减少，使骨质疏松加重，血韩升高，造成负钙平衡，尿钙排泄率明显增加，同时减少肾小管对磷的重吸收，造成磷酸盐尿和血清磷浓度降低，尿钙增加是皮质醇过量的特征。有10%～20%的库欣综合征患者有泌尿系结石。

6. 消化系统　皮质醇过量在消化性溃疡病的发生和复发中的作用是有争议的。长期而非急性使用糖皮质激素增加溃疡病的发生风险。据报道糖皮质激素是引起消化性溃疡病的中等独立效应(相关危险度约 1.4)，当此效应与其他非留体抗炎药的效应联合时，会有协同效应并可能增加危险性。

7. 性腺的抑制　皮质醇对垂体促性腺激素和性腺有双重抑制作用。在男性，可抑制促性腺激素分泌，对应用促性激素释放激素的反应下降和血浆睾酮浓度低下，常有阳痿、性欲低下；在女性，可抑制 LH 对 GnRH 的反应，造成雌激素和黄体素抑制，从而造成月经紊乱、性欲低下和不孕。

8. 生长发育的抑制　皮质醇过量会抑制儿童生长，这可能是对骨细胞的直接效应。儿童期患库欣综合征者常伴生长发育滞缓，青春期迟迟不能到来。

9. 免疫系统的抑制　皮质醇可降低细胞介导的免疫反应，还可抑制炎症介质的产生和作用。长期皮质醇增多造成负氮平衡及免疫力低下，易罹患各种细菌、病毒与真菌的感染，且感染后炎症反应不明显，临床上易被忽略，同时易合并真菌感染，抗感染治疗困难。

10. 精神症状　皮质醇过量时可引起欣快，但长期暴露时会出现各种精神异常。许多患者有认知受损，最常见的是记忆力下降和注意力不集中。库欣综合征患者或轻或重有一些精神症状，轻者情绪不稳定、感情脆弱，注意力不集中，失眠；重者可有抑郁状态和类似精神分裂症样的表现。

(二)诊断与鉴别诊断

不论有无典型的临床表现，库欣综合征的确诊必须有实验室证据。实验室检查是对患者进行激素分泌功能的检测，主要针对皮质醇和 ACTH。影像学检查包括超声、CT、MRI 等检查，用于其定位诊断。70%～80%的垂体病变为微腺瘤，常存在一定比例的无功能腺瘤。因此影像学检查不能替代功能检测。

1. 综合诊断的步骤　库欣综合征的诊断可分为三步骤：定性诊断、病因诊断及定位诊断。通过实验室检查排除或确立库欣综合征的诊断，称为定性诊断。对于确诊的患者应通过实验室检查进一步明确病因，即病因诊断。一旦诊断成立，需要设计进一步的试验以明确病因。库欣综合征的诊断流程见图 4—5。

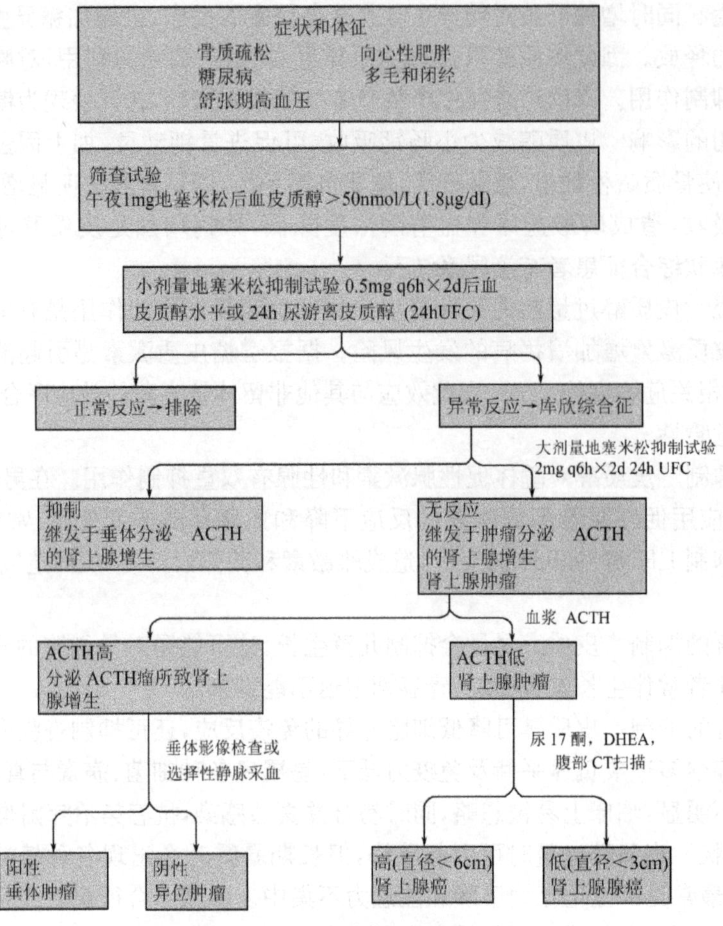

图 4－5 库欣综合征的诊断流程

7－KS 为 17－酮类固醇；DHEA 为脱氢表雄酮；ACTH 为促肾上腺皮质激素

我们的诊断可以分两步走：是否存在库欣综合征，其次明确库欣综合征的病因。特别重要的是，库欣综合征在生化学上已证明才做影像学检查。主要的试验见表 4－31。

表 4－31 库欣综合征的诊断试验和鉴别诊断

诊断
血浆皮质醇昼夜节律
尿游离皮质醇排泄
小剂量地塞米松抑制试验
鉴别诊断
血浆 ACTH
血钾、血碳酸氢盐
大剂量地塞米松抑制试验
甲吡酮试验
促肾上腺皮质激素释放激素兴奋试验
右侧岩下窦插管取血
垂体、肾上腺 CT 或 MRI 扫描
闪烁现象法
肿瘤标志物

对疑诊库欣综合征的总旨，应仔细询问近期内有无使用肾上腺糖皮质激素病史，排除外药源性 CS 的可能。推荐对以下人群进行库欣综合征的筛查：①年轻患者出现骨质疏松、高血压等与年龄不相称的临床表现；②具有库欣综合征的临床表现，且进行性加重，特别是有典型症状如肌病、多血质、紫纹、瘀斑和皮肤变薄的患者；③体重增加而身高百分位下降，生长停滞的肥胖儿童；④肾上腺意外瘤患者。

2.用于定性诊断的筛选试验

(1)血清皮质醇昼夜节律：正常的人皮质醇的分泌具有明显的昼夜节律波动，血皮质醇于晨 6:00～8:00 最高，午夜 24:00 最低。库欣综合征的患者皮质醇昼夜节律消失，午夜皮质醇低谷消失。因此随机的早晨血清皮质醇水平在诊断方面价值小，午夜皮质醇水平升高提示有库欣综合征。超过 90%的血浆皮质醇是与蛋白结合的，因此受到药物或皮质醇结合球蛋白(CBG)水平的影响。

(2)唾液皮质醇：唾液中无 CBG，唾液皮质醇能反映血液中具有生物活性的游离皮质醇水平，不受唾液分泌速率的影响。在不需要住院的情况下，为皮质醇的测量提供了一个敏感的方法。多项研究表明，在诊断库欣综合征中，唾液皮质醇值超过 2ng/ml(5.5nmol/L)有 100%的敏感性和 96%的特异性。

(3)24h 尿游离皮质醇(UFC)测定：1970 年开始应用 UFC 来诊断库欣综合征，它能反映 24h 内皮质醇的整体分泌水平。UFC 检测的是不与 CBG 结合的游离皮质醇，而血清皮质醇检测的是总皮质醇，因此 UFC 不受 CBG 波动的状态和药物的影响。患者应连续 2 次或 3 次留取 24 小时尿，以排除患者收集尿样的错误或者皮质醇阵发性分泌。在库欣综合征患者中有 8%～15%的患者尿游离皮质醇是正常的。如果皮质醇/肌酐反复超过 25nmol，则提示有皮质醇增多症。

(4)小剂量地塞米松抑制试验：正常人服用超生理剂量的糖皮质激素会抑制 ACTH 和皮质醇的分泌。库欣综合征患者由于皮质醇自主分泌，往往不能被小剂量的地塞米松所抑制。午夜给予 1mg 地塞米松，第 2 天 8:00～9:00 点皮质醇水平低于 140nmol/L(<5μg/dl)。其特异性为 95%。

3.病因诊断的实验室检查　病因不同，治疗方法不同，结果也不同，所以病因鉴别是很重要的。病因诊断的实验室检查主要包括以下几方面(表 4－32)：

表 4－32　用于确定库欣综合征不同类型的诊断性试验

试验	垂体大腺瘤	垂体微腺瘤	异位产生 ACTH 或 CRH	肾上腺肿瘤
血浆 ACTH 水平	↑～↑↑	正常或↑	↑～↑↑	
对大剂量地塞米松抑制试验的应答百分比对	<10	95	<10	<10
CRH 试验应答的百分比	>90	>90	<10	<10

(1)大剂量地塞米松抑制试验：其原理是 ACTH 的负反馈控制重新调节到一个比正常水平高的位点。皮质醇水平不能被小剂量地塞米松抑制，但是给予大剂量后可被抑制。与基础皮质醇比较，服用地塞米松后 48 小时的血、尿皮质醇抑制率大于 50%为阳性反应，提示库欣病。而肾上腺肿瘤(腺瘤或腺癌)全部不被抑制。异位 ACTH 综合征中的大多数应不被抑制。这个试验对诊断垂体疾病有 100%的特异性。

(2)血浆 ACTH 测定：血浆 ACTH 水平的测定对于鉴别 ACTH 依赖性和非依赖性有重要价值。库欣综合征患者午夜 ACTH>22pg/ml 时考虑 ACTH 依赖性。如果血浆 ACTH

水平>400pg/ml,则应更多考虑异位 ACTH 综合征的可能,与 30%的库欣病患者有重叠。在库欣病中,大约 50%的患者 9:00 皮质醇正常。

(3)CRH 兴奋试验在 CRH 刺激下,正常人 ACTH 和皮质醇升高(15%~20%),库欣病患者升高幅度更高,ACTH>50%,皮质醇>20%。ACTH 和皮质醇对 CRH 的反应在鉴别库欣病和异位 ACTH 综合征的特异性和敏感性可达 90%。本试验对两种 ACTH 依赖性库欣综合征的鉴别诊断有重要价值。

(4)甲吡酮刺激试验:甲吡酮可以阻断 11-脱氧皮质醇转化为皮质醇,而使血浆皮质醇下降,血浆 ACTH 增加,尿中 17-羟皮质类固醇浓度升高。对鉴别垂体性还是肾上腺性有肯定作用。不适用于鉴别库欣病和异位综合征。这个试验的价值在现代内分泌实践中提出质疑,当其他试验结果不一致时可进行。

(5)岩下静脉窦采血(IPSS):岩下静脉窦导管采血测定中心(近垂体处)及外周血 ACTH 浓度可用来鉴别库欣病和异位 ACTH。库欣病患者垂体附近的 ACTH 浓度较周围静脉高,岩下窦与外周静脉 ACTH 的比值有明显的浓度梯度。库欣病患者中心与外周静脉 ACTH 的比值大于 2.0,异位 ACTH 综合征患者比值小于 1.4∶1。

(三)定位诊断的影像学检查

1.肾上腺　肾上腺 B 超对显示肾上腺肿瘤有定位诊断意义,库欣综合征的肾上腺腺瘤直径>1.5cm,而皮质癌体积更大,均易被 B 超检出,但敏感性较低。目前条件下应以 CT 为首选,其分辨率高。CT 对肾上腺部位进行薄层扫描,可显示肾上腺大小和形态,灵敏度高,可以发现直径 1cm 的占位。对诊断 ACTH 非依赖性库欣综合征患者有很重要的意义。肾上腺皮质腺瘤表现为单侧肾上腺类圆形或椭圆形肿块,直径为 2~3cm,包膜明显,呈低密度,CT 值为 20~30HU。增强后 CT 值为 70HU 左右,对侧肾上腺萎缩变小。肾上腺腺癌少见,CT 表现为形态不规则,分叶状,直径>7cm,密度均匀,边缘模糊,与周围器官粘连,内有出血、坏死及液化,增强扫描可见肿瘤实质中度不均匀强化,可有转移迹象。

醛固酮腺瘤、皮质醇腺瘤和无功能腺瘤均呈边缘光整的类圆形,前二者瘤体直径均≤3cm,而嗜铬细胞瘤和转移瘤的瘤体直径均≥3cm。转移瘤绝大多数呈边缘不光整的不规则形,嗜铬细胞瘤约半数边缘不光整和形态不规则,但均为直径≥4cm。因此肿瘤直径是否≥3cm 应为腺瘤与后二者鉴别诊断的重要依据,表示本组敏感性和特异性分别达 90%和 100%,但此征象对于不同类型腺瘤的鉴别以及嗜铬细胞瘤和转移瘤的鉴别意义不大。肿瘤形态是否呈类圆形和边缘是否光整,对直径≤4cm 的原发肿瘤与转移瘤鉴别意义较大。

2.垂体　垂体 ACTH 瘤以微腺瘤占多数(约 90%),MRI 的发现率约 60%~70%,动态加强 MRI 分辨率更高,而 CT 则较低。蝶鞍 CT 冠状位扫描可以提高检查的阳性率。平扫可见微腺瘤多呈稍低密度或等密度,分辨困难。增强扫描早期,微腺瘤在增强垂体组织内呈现为局限性低密度区,直径为 4~10mm,形态可为圆形、椭圆形或不规则,边界清楚。其间接征象可协助诊断,间接征象常包括垂体增大、垂体上缘不对称或局部膨隆、垂体柄移位等。如果生化测定及其他影像检查都不支持肾上腺肿瘤及异位 ACTH 综合征,即使蝶鞍 MRI 未能发现垂体瘤,也应考虑垂体 ACTH 瘤(或 ACTH 细胞增生)的可能。该检查可显示 60%库欣病患者的垂体腺瘤;对临床表现典型及各项功能试验均支持库欣病诊断的患者,如检出垂体病灶(>6mm)则可确诊,不需再做进一步检查。但在正常人群中 MRI 检出垂体瘤的比例亦有 10%。蝶鞍 MRI 检查优于 CT,为发现异位 ACTH 分泌瘤,胸腺应列入常规检查。即使是应用现代的MRI技术，仍然有大约40%的微腺瘤被漏诊。

3.闪烁法扫描　放射性核素碘化胆固醇肾上腺扫描：诊断准确率可达80%，胆固醇呈两侧浓聚者提示肾上腺皮质增生，浓集仅局限于一侧提示肾上腺腺瘤，腺癌患者两侧均不显影或病变侧不显影而正常侧显影。^{131}I－6－碘乙基－19－去甲胆固醇是最常用的肾上腺显影剂。肾上腺腺瘤能够摄取放射性核素而对侧肾上腺的摄取受抑制。在怀疑肾上腺大结节增生的患者中进行肾上腺闪烁扫描是一项有用的检查。在ACTH依赖性库欣综合征排除了垂体疾病后考虑进行生长抑素类似物(奥曲肽)扫描。

4.骨骼系统的X线检查　主要了解骨密度，是否有骨质疏松、骨折等，脊椎压缩和肋骨骨折最常见，股骨头坏死也有报道。如为恶性的肾上腺肿瘤或异位ACTH分泌瘤，还应注意是否有其他脏器的转移。

(四)鉴别诊断

诊断库欣综合征应与其他皮质醇增多状态相鉴别。

1.单纯性肥胖　可有一些类似皮质醇增多的表现，如体脂堆积、高血压、月经减少、痤疮、多毛、腹部出现条纹等，其血皮质醇水平、UFC及尿17－OHCS都升高。单纯性肥胖的腹部条纹多为白色，宽度一般不超过1cm，多局限于下腹部。血皮质醇昼夜节律正常，可被小剂量地塞米松抑制。

2.2型糖尿病　可有肥胖、高血压、血皮质醇水平升高、UFC和尿17－OHCS都升高。血皮质醇昼夜节律正常，可被小剂量地塞米松抑制。

3.多囊卵巢综合征　该类患者有轻度的皮质醇增多，患者尿17－OHCS及UFC轻度升高，可有肥胖、月经减少甚至闭经、痤疮及多毛。一般无紫纹，B超发现多个卵巢囊肿，垂体和肾上腺影像学检查正常。尿17－OHCS、UFC及17KS可被小剂量地塞米松抑制。

4.外源性库欣综合征　长期应用大剂量的糖皮质激素可造成一系列皮质醇增多的表现。患者血ACTH水平降低，血、尿皮质醇的水平视所应用制剂的不同而定。患者有原发疾病的表现，有应用糖皮质激素的病史，不难与库欣病相区别。

5.假性库欣综合征　假性库欣综合征与轻度库欣综合征的鉴别比较困难。祛除病因后，假性库欣综合征的临床表现很快缓解。

(1)酒精中毒：可出现类似库欣综合征的临床症状，血尿皮质醇激素水平升高，皮质醇昼夜节律消失，皮质醇不能被小剂量地塞米松抑制。可能CRH分泌增加有关。酒后1周化验异常可很快恢复。

(2)抑郁症：临床常表现体重增加，性欲下降，月经紊乱，体内ACTH增加，血尿皮质醇激素水平升高，皮质醇昼夜节律消失，小剂量地塞米松不能正常抑制。2mg地塞米松抑制试验及CRH兴奋试验有助于鉴别。抗抑郁药物治疗后库欣综合征的临床表现可以完全缓解。

三、治疗

明确病因，根据病因及患者具体情况的不同采取针对性的治疗方案，是库欣综合征患者取得良好治疗效果的关键。手术切除肿瘤是根本的治疗方法。药物是辅助性治疗。手术前要控制血压、控制血糖及纠正低血钾。为防止术后发生急性肾上腺功能不全，术前6～12小时开始给予氢化可的松静脉滴注，直至术后4～5天，改为口服维持，剂量逐渐减少。

(一)库欣病

1. 针对垂体的治疗

(1)经鼻经蝶窦垂体显微手术为首选。20 世纪 70 年代初,Hardy 开创了在显微镜的帮助下,行经鼻经蝶窦垂体瘤摘除术,取得了满意的疗效。经蝶手术的疗效与肿瘤大小相关,ACTH 微腺瘤的治愈率可达 80%~90%,大腺瘤的治愈率则不到 50%。长期的高皮质醇血症可抑制腺瘤周围的正常 ACTH 细胞。在腺瘤切除术后可出现 ACTH 缺乏,进而产生继发性肾上腺皮质功能减退。因此术后需补充肾上腺皮质激素。术后出现一过性的垂体一肾上腺功能减退提示肿瘤已成功切除。术后复发率在 10%左右。随着时间的推移,复发率逐渐增加。手术后皮质醇降至正常需要的时间越长,术后复发率越高;肿瘤体积越大,术后复发率越高;儿童复发率高;术后出现一过性的垂体一肾上腺功能减退者复发率则较低。对于手术效果不好或术后复发的病例,可进行再次经蝶垂体手术,也可加垂体放疗或药物治疗,或肾上腺手术。

经蝶手术的并发症主要为尿崩症和垂体功能减退,其发生率与垂体切除的多寡密切相关,尿崩症可为暂时性或持久性的。密切观察尿量、血钠、血渗透压的变化,如证实有持久性尿崩症存在即开始治疗。垂体功能减退中,生长激素缺乏的发生率最高,对库欣病患儿尤为重要,要密切随访,及时治疗。

(2)垂体放疗是库欣病重要的辅助治疗方法:^{60}Co 或直线加速器均有一定效果。有 50%~80%的患者出现缓解,出现疗效的时间在放疗后 6 个月至数年不等。在放射性治疗起效前可用肾上腺酶抑制剂改善高皮质醇血症。腺垂体功能减退为放射性治疗的主要并发症。γ刀治疗垂体 ACTH 瘤,国内外报道较少,其疗效稍优于常规疗效。有些专家把垂体放疗列为首选之一,尤其是儿童患者。

2. 肾上腺切除术　双侧肾上腺切除术为迅速控制高皮质醇血症的有效方法,采用微创肾上腺切除术可减少手术本身给患者带来的损伤。术后因永久性肾上腺皮质功能减退需要终身激素替代治疗。由于手术后存在发生 Nelson 综合征的危险,仅推荐垂体手术失败或垂体手术复发的库欣病患者才考虑行双侧肾上腺切除术。如因某种原因将肾上腺切除术作为库欣病的起始治疗,术后应给予垂体照射,以免引起 Nelson 综合征。

3. 药物治疗　可通过控制下丘脑一垂体的 ACTH 合成和分泌、阻断在肾上腺异常表达的受体、抑制肾上腺糖皮质激素的合成,以及阻断外周腺素的效应来发挥作用,作为控制高皮质醇血症的有效选择。

(1)类固醇合成抑制剂:可明显改善者的临床症状及代谢异常,不能使治病的肿瘤消退,亦不能改善下丘脑一垂体一肾上腺轴的正常功能。一般作为患者的术前准备或放疗前控制病情。主要包括酮康唑、甲吡酮、氨鲁米特。静脉给药的依托咪酯,米托坦可以破坏肾上腺皮质细胞,故又称抗肾上腺药。类固醇合成抑制剂对不同的库欣综合征都可降低皮质醇分泌率,当此类药物奏效时,常出现肾上腺皮质功能低下,密切观察皮质醇的分泌情况,测血清皮质醇、尿游离皮质醇,一旦出现即给予生理性的激素替代治疗。

(2)肿瘤的药物治疗:赛庚啶是 5一羟色胺拮抗剂,能抑制下丘脑释放 CRH,降低 ACTH 和皮质醇的水平。对轻症效果尚可,重症效果欠佳。临床试验证实溴隐亭只对少数库欣病患者有效。生长抑素受体类似物对多种神经内分泌肿瘤均有效。

（二）肾上腺腺瘤的治疗

引起库欣综合征的肾上腺腺瘤需行患侧腺瘤的切除术。术中及手术日常规静脉输注氢化可的松，共约 400mg，术后继续输注 3～5 天，逐渐减量，改为口服激素替代。在切除高功能分泌的肾上腺组织后，由于垂体长期受到抑制，往往出现 1～2 年的肾上腺功能不全期，需要适量的激素替代。当清晨血清皮质醇浓度＞10μg/dl 或外源性 ACTH 兴奋后皮质醇水平峰值＞20μg/dl，即可停药。肾上腺腺瘤术后预后较好。

对于意外瘤的处理原则是首先判定有无分泌功能，有分泌功能，应手术治疗；其次，可根据肿瘤的大小来决定是否进行手术切除，体积大（直径＞3cm）的肿瘤恶性可能性大，应手术治疗，体积小无分泌功能可随访观察。

（三）高血压的控制

病因对高血压的控制至关重要。大多数患者术后高血压可全部缓解而达到治愈；病程长，有较严重的靶器官损伤者，术后高血压可达到部分缓解；合并原发性高血压者，药物的品种和剂量较以前有明显的改善。但是许多术后的患者，容易造成肾上腺皮质功能减退，血压明显下降，心率增快，这时要注意激素的补充。

（四）预后评价

库欣综合征很少自发缓解，若得不到合适的治疗，高皮质醇血症引起的代谢症候群将持续存在。在有效的治疗引人之前，研究显示 50％未治疗的库欣综合征患者在 5 年内就死亡了。若治疗及时，即使后来治疗皮质醇分泌降至正常，但有些临床表现已经不能逆转。难以控制的高血压将持续存在，靶器官的损伤明显，严重的心脑血管并发症常常是本病致死的直接或间接原因。

（于林君）

第五章 心力衰竭

第一节 慢性心力衰竭

一、心力衰竭的病理生理

（一）定义

任何原因引起的初始心肌损伤，导致心脏结构或功能的变化，伴有心室充盈或射血能力受损的一组临床综合征称为心力衰竭。慢性心力衰竭可以有不同病因，不同的临床表现及临床亚型。患者可以表现为各种原发的心血管疾病，即存在心脏重构，从未发生心功能不全征象；或有心功能不全征象，仅通过影像学检查证实，临床无心力衰竭症状和体征；或存在心力衰竭的症状及体征，主要表现为气促、疲乏、运动耐量受限和（或）液体潴留。因此，慢性心力衰竭包括心脏重构、无症状的心功能不全和有症状的心力衰竭的三个层面。心力衰竭是一个发生发展的过程，呈现一个不断进展的趋势，如何采用理想的治疗能够延缓和逆转这一过程。

虽然，有关心衰的定义存在不同的观点，部分专家依然将心衰定义为有症状的临床综合征，将心脏重构划入心衰的范围并未得到所有专家的认可。但是，越来越多的学者意识到心脏重构是慢性心衰的基本发病机制，逆转心脏重构不但可行，而且能够使患者获益，将其列入心衰的范畴是合理的，慢性心衰是一个渐变的过程，只关注临床症状，将忽略心脏重构这样一个重要的环节。

（二）流行病学资料

心力衰竭的发病率呈现逐渐上升趋势，2003 年顾东风等人对我国 35～74 岁城乡居民共 15518 人随机抽样调查的结果显示：心衰患病率为 0.9%，其中男性为 0.7%，女性为 1.0%，女性高于男性（$P<0.05$），不同于西方国家的男性高于女性。这种差异可能和我国女性的风湿性瓣膜病心衰发病率较高有关。随着年龄增高，心衰的患病率显著上升，城市高于农村，北方明显高于南方。这种城乡比例和地区分布与我国冠心病和高血压的地区分布相一致，而这两种疾病正是我国心衰的主要病因。根据我国部分地区对心衰住院病例共 10714 例所作的回顾性调查，病因中冠心病由 1980 年的 36.8%上升至 2000 年的 45.6%，居各种病因之首；高血压病由 8.0%上升至 12.9%；而风湿性心脏瓣膜病则由 34.4%下降至 18.6%。此外，各年段心衰病死率均高于同期心血管病住院的病死率，1980、1990、2000 年心衰住院病死率分别为 15.4%、8.2%、12.3%。提示心衰的预后严重，心衰的死亡原因依次为：泵衰竭（59%）、心律失常（13%）、猝死（13%）。

心衰的预防和治疗已经成为我国主要和逐渐增长的公共卫生问题。尽管心衰的治疗有了很大的进展，心衰的病死率依然很高。根据国外和香港的资料：心衰患者一年病死率在 20%～40%，住院期间病死率为 5%～8%；65 岁以上的老年患者 20%因心衰住院治疗；20%的心衰患者 6 个月内再次住院。

（三）病理生理模型

心力衰竭的发生常常因为初始的心肌损伤所引发，初始的心肌损伤可以表现很明显，例如大面积急性心肌梗死、急性暴发性心肌炎；也可以表现的较为隐蔽，渐进式出现心肌损伤，如遗传性、家族性心肌病、高血压、瓣膜性心脏病等，长达几年甚至十几年后出现有症状的心衰。由于内在的基因缺陷和外在环境的相互作用的差异，心衰的自然病程在个体间明显不同。初始的心肌损伤或不同的病因对预后的影响个体间差异的原因目前还不清楚。目前已知的心衰易感人群，即存在引起心衰的危险因素的人群，主要见于高血压、动脉粥样硬化、糖尿病、代谢综合征、酗酒及服用对心脏有毒害作用的物质、风湿热史、心肌病家族史和睡眠呼吸暂停综合征等。

初始的心肌损伤后，引起短期适应性或代偿性反应，其中重要的是启动 Frank－starling 机制和交感神经系统的激活。Frank－starling 机制是在一定的范围内，随着心室舒张末容积（前负荷）的增加，心肌收缩力增强，而维持心排血量正常或相对正常。交感神经兴奋性增加，同时激活其他神经内分泌细胞因子共同维持血压稳定，保持重要器官的灌注。这两个适应性的反应发生很快，几个心动周期即可出现，对心脏具有一定的保护作用。患者可以在一段时间内没有心衰的症状。

长期、慢性的交感神经系统和肾素－血管紧张素－醛固酮系统的兴奋性增高，多种内源性的神经激素和细胞因子网络的激活或失衡造成继发的心肌损伤，引起左室重构，这一过程又进一步激活神经激素和细胞因子等，形成恶性循环，导致疾病逐渐进展。左室重构一旦发生，即使不依赖于神经激素状态，也足以导致疾病进展到有症状心衰。左室重构伴或不伴有心室腔扩大，通常在数周或数月甚至数年后。因此，心衰是一种渐进性的疾病，一个逐渐发生发展的过程，神经激素－细胞因子的失衡状态是心衰病理生理的重要环节。

（四）神经激素细胞因子网络失衡学说

在某种意义上慢性心力衰竭是一种神经激素细胞因子网络失衡状态。心衰时，交感神经系统和肾素血管紧张素系统被激活，儿茶酚胺、血管紧张素Ⅱ和醛固酮等神经激素和细胞因子通过循环内分泌的方式损伤心血管系统，同时，心肌和血管自身也能够合成和分泌一些神经激素和细胞因子，例如去甲肾上腺素、血管紧张素Ⅱ、醛固酮、内皮素、生长因子（如转录生长因子）和炎症细胞因子（如白介素－1β、肿瘤坏死因子）等，以自分泌和旁分泌的方式影响心肌和血管。心衰时，这些有生物活性的神经激素的过度表达是造成心肌损伤、循环功能受损的原因之一，导致疾病逐渐发生发展。另一方面，来自心房心室的 A 类利钠肽（ANP）和 B 类利钠肽（BNP）也分泌增多，拮抗这些激素和细胞因子对心血管不利的效应。

1. 交感神经系统　心衰时，压力感受器和机械感受器抑制性输入信号的减弱和兴奋性输入信号的增强，这种自主神经系统失衡的净效应是交感神经兴奋性增强，迷走神经冲动减弱，心率变异减少，心率加快，心肌收缩力增强，外周血管阻力增高等。

交感神经的过度激活在增加心肌收缩和松弛的同时，也增加心肌能量的消耗，加重心肌缺血，触发心律失常或猝死。因此，交感神经的激活对心衰的作用是短期起到支撑作用，长期则引起恶性循环。

慢性心力衰竭时存在长期肾上腺素能神经系统的激活，通过 β_1 受体、β_2 受体，可能还有 α_1 受体损伤心脏，但是，β_1 受体系统的长期激活具有更强的心脏毒性。现有的迹象表明，心衰时，交感神经兴奋引起最初的代偿机制，长期兴奋对心脏的损伤作用主要是通过心脏的肾上腺素能神经兴奋性增强引起，而循环中去甲肾上腺素水平增高只起部分作用。去甲肾上腺素是肾上腺素能神经递质，相对选择性作用于 β_1 受体，其亲和力是 β_2 受体的 20 倍，α_1 受体的

10倍。去甲肾上腺素对心肌的毒性是经β受体介导，而不是α_1受体。衰竭心肌交感神经兴奋性增强的致病作用主要通过β_1受体介导，引起心肌重塑，如心肌肥厚和心室扩张、心肌细胞凋亡及死亡等。随着疾病的进展，心肌内去甲肾上腺素浓度逐渐降低，严重心衰的患者存在儿茶酚胺水平的耗竭。

慢性心衰的患者存在β肾上腺素能信号传递系统失敏。心衰患者心肌β_1受体密度下调，这种下调主要与β_1受体蛋白质和mRNA减少有关，与心衰的严重度成比例。相反，β_2受体蛋白质和mRNA水平不变。β肾上腺素能受体激酶(βARK)表达增强，βARK的mRNA水平增高，该酶使β_1、β_2受体磷酸化受阻与G蛋白失偶联。β肾上腺素能系统在衰竭心肌上的这些改变，即β_1受体密度下调和失敏，实际上是对暴露于大量儿茶酚胺引起心脏毒性作用的自我保护性反应。

2.肾素－血管紧张素－醛固酮系统　心力衰竭时，相对于交感神经系统的激活，肾素血管紧张素系统的激活要晚一些。除了循环中的肾素血管紧张素醛固酮系统以外，组织局部也存在RAS系统，例如心脏、血管和脑。体内大多数(约90%)血管紧张素酶(ACE)的活性存在于组织。心衰时，心肌ACE mRNA、ACE结合位点和ACE活性都是增高的。血管紧张素Ⅱ能够通过非肾素或非ACE的途径合成，激肽释放酶和蛋白激酶G使血管紧张素原生成血管紧张素Ⅰ，糜蛋白酶能够使血管紧张素Ⅰ变成血管紧张素Ⅱ。血管紧张素Ⅱ本身可以通过蛋白降解产生三种有生物活性的物质：血管紧张素Ⅲ和Ⅳ，促进血管收缩，以及血管紧张素1－7，后者能够拮抗血管紧张素Ⅱ对内皮功能的有害作用。

血管紧张素Ⅱ作用于血管紧张素Ⅰ类受体(AT_1)和Ⅱ类受体(AT_2)，血管以AT_1受体为主，心肌以AT_2为主，AT_2与AT_1的比值是2∶1，沿心肌神经分布的更多的是受体，AT_2受体在心肌间质和成纤维细胞更丰富。激活AT_1受体导致血管收缩、细胞生长、醛固酮分泌和儿茶酚胺释放，而激活AT_2受体则相反，血管扩张、细胞生长抑制、尿钠增多和缓激肽释放。血管紧张素Ⅱ与受体之间的关系和效应还有一些尚不清楚，总体而言是血管紧张素Ⅱ作用于AT_1、AT_2和其他AT受体交叉对话的综合效应。衰竭心肌中AT_1受体和mRNA水平是下调的，AT_2受体密度上调或不变。

肾素血管紧张素系统的短期激活对维持血流动力学平衡有益，长期的作用则是有害，如促进左心室重构以及心肌、肾脏和其他器官的纤维化等。肾素血管紧张素系统和交感神经系统互为影响，血管紧张素Ⅱ加强交感神经末梢去甲肾上腺素的释放，刺激肾上腺皮质球状带生成醛固酮等，从而加重神经激素的紊乱。

醛固酮的短期作用是促进钠和水的再吸收，对血容量的维持起到一定的作用，这是醛固酮的经典效应。长期持续表达醛固酮则危害心血管系统，引起心肌和血管的肥厚或纤维化，其中主要是由醛固酮的非上皮细胞效应所致。目前已知醛固酮具有内分泌、自分泌和旁分泌的作用，循环中的醛固酮主要来自肾上腺，心肌、血管和脑都存在醛固酮合成酶以及11－β羟类固醇脱氢酶，后者为醛固酮选择性结合所必需，表明醛固酮可以在这些组织产生和发挥效应，这些组织存在醛固酮受体。来自心力衰竭患者的标本显示，心肌醛固酮合成酶的表达增多，并伴有心肌的纤维化和严重左心室肥大，提示局部合成的醛固酮起到重要作用。此外，醛固酮引起内皮功能紊乱，压力感受器功能异常，减少去甲肾上腺素的摄取等，都进一步促进心衰的发生发展。

3.肾脏的神经激素和钠水潴留　心衰时，由于有效的动脉血容量降低，来自左心室、主动脉弓、颈动脉窦和肾脏入球小动脉的压力感受器感受到心排血量的不足和循环血容量的再分布，触发神经内分泌的代偿机制，持续激活交感神经系统和肾素血管紧张素系统，使肾脏入球小动脉收缩、近曲小管钠的再吸收增加，引起钠水潴留和外周血管收缩等。

肾脏交感神经活性增强不仅引起肾血流减少，肾小管钠、水再吸收增加，还刺激垂体后叶引起精氨酸加压素的释放，减少水的排泄，引起血管收缩等；同时使肾素生成增多，激活 RAS 系统，血管紧张素Ⅱ通过多种机制增加钠水潴留。

心力衰竭在某种意义上是一种神经激素失衡的状态，除了交感神经和 RAS 系统的激活外，体内还激活了一些拮抗系统，包括扩血管的物质和利钠肽系统。前列腺素的代谢产物如地诺前列酮(前列腺素 E，PGE_2)和依前列醇(前列环素，PGI_2)在心衰患者的血中是增高的，肾脏的前列环素扩张出球小动脉，并且拮抗精氨酸加压素的作用。利钠肽系统中，A 类利钠肽(ANP 或称心房利钠肽)和 B 类利钠肽(BNP 或脑钠肽)作用最为重要，是拮抗神经激素失衡的主要环节，ANP 和 BNP 增加肾小球的滤过，减少集合管对钠的再吸收，同时抑制肾素和醛固酮的分泌，扩张血管等。但是，严重心衰的患者肾脏对利钠肽反应迟钝，原因尚不清楚。

4. 自主神经/外周血管的神经激素　心衰时，存在自主神经系统功能的紊乱，反射调节机制异常，外周血管阻力增加，迷走神经调控作用减弱。患者直立反应调节异常，运动时，心率无法相应增加，运动后，心率不能很快恢复，心率变异减小，压力感受器功能异常。

心力衰竭时内脏神经系统和局部自动调节机制之间也发生了复杂的相互作用，以保证脑和心脏的血供，减少皮肤、骨骼肌、内脏和肾脏的血流，运动时为了使有限的心排血量到达骨骼肌，内脏血管强烈收缩，消化道和肾脏处于低灌注状态。对外周血管收缩最强的刺激是交感神经释放的去甲肾上腺素，其他缩血管的物质包括血管紧张素Ⅱ、内皮素、神经肽 Y、乌洛滕生、血栓素 A_2 和精氨酸加压素。缩血管的物质的释放引起了扩血管物质的逆向调节，包括利钠肽系统，一氧化氮、缓激肽、肾上腺髓质激素、PGI_2 和 PGE_2 等激素的释放以拮抗缩血管因子的效应。正常人内皮细胞持续释放一氧化氮，内皮驱动的松弛因子能够拮抗缩血管因子的作用，运动时血管能够相应扩张。心衰时，内皮功能异常，内皮介导的血管扩张作用消失，血管处于收缩状态，外源性的左旋精氨酸能够恢复这种扩血管的反应。

心衰患者运动耐量下降是多因素和复杂的，包括如下因素：内皮功能紊乱，外周血管一氧化氮减少；骨骼肌血流调节异常，骨骼肌营养减少，骨骼肌萎缩；运动时每搏量不能相应增加；心肌 β_1 受体密度下调，变力性下降；长期卧床或活动减少引起的去适应状态；骨骼肌肌纤维从慢向快抽搐型转换、快抽搐型萎缩，骨骼肌肌细胞线粒体变小，酶活性降低；肺的顺应性降低，运动时过度通气等。

(五)左心室重构的机制

左心室重构是慢性心衰发生发展的中心环节。左心室重构是指随着初始和继发的心肌损伤，左心室结构、形态、容积和功能发生的一系列改变，包括心肌细胞和组织的生物学缺陷，心室腔的几何学变化。

1. 心肌细胞和组织的生物学缺陷　心力衰竭时，心肌细胞和组织发生了很多生物学的改变，从而导致心肌收缩或舒张功能的异常，主要包括胚胎基因表达，肌球蛋白重链从 α 向 β 转换；心肌细胞肌丝逐渐丢失；细胞骨架蛋白的改变；激动一收缩偶联异常以及 β 肾上腺素能信号传递系统失敏等。

(1)心肌肥厚：血流动力学负荷过重引起两种形式心肌肥厚，即向心性肥厚或离心性肥厚。压力负荷或容量负荷的过重分别引起收缩期或舒张期室壁张力的增加，通过机械传导，激活心肌细胞和细胞外信号传递系统，引起左心室重构。通常压力负荷过重，心肌细胞变宽，肌小节平行排列呈向心性肥厚，心肌组织呈向心性肥厚。容量负荷过重时，心肌细胞瘦长，肌小节呈串联排列，心肌呈离心性肥厚。

当然，心肌肥厚不仅是血流动力学紊乱所致，心肌细胞内在的缺陷也是导致心肌肥厚的重要因素，包括神经激素的失衡等。心肌细胞的肥厚伴随细胞生物表型的改变，胚胎基因程序被再次激活，同时正常成人型基因表达减弱，引起收缩功能异常。刺激胚胎基因表达的因素包括机械的伸展和牵拉、神经内分泌（如儿茶酚胺、血管紧张素Ⅱ）、炎症细胞因子（如肿瘤坏死因子、白介素6）、其他肽类和生长因子（如内皮素）等。

(2)激动－收缩偶联异常：激动收缩偶联是指从动作电位开始到心肌收缩和舒张结束这一过程，严重心衰的患者动作电位异常延长，除极后，瞬间细胞内钙离子浓度升高的幅度变小，表明钙缓慢释放到收缩装置，复极时钙离子浓度缓慢的下降，导致松弛变慢。调钙蛋白的磷酸化状态及丰度的变化可能是决定收缩功能的关键因素。

(3)收缩蛋白和调节蛋白异常：心衰时，收缩蛋白质的异常表现为肌球蛋白重链转向胚胎型；肌球蛋白轻链转向胚胎型；肌钙蛋白T转向胚胎型；肌丝本身蛋白水解功能异常，引起肌纤维崩解。

调节蛋白异常包括肌浆网钙泵ATP酶减少，受磷蛋白减少和理阿诺受体密度降低等。

(4)心肌的变化：心衰时，心肌的变化发生在两个方面：心肌细胞和细胞外基质。心肌细胞除了向心性或离心性肥厚外，尚有细胞坏死、凋亡和自体吞噬，使心肌细胞逐渐减少。心肌细胞的细胞骨架包括肌动蛋白、索蛋白、肌联蛋白、微管蛋白和膜相关蛋白等，心衰时这些细胞骨架也参入左室重构，比如肌联蛋白下调、索蛋白和膜相关蛋白上调等。

心肌细胞外的基质由基底膜、环绕心肌的纤维状胶原网、蛋白聚糖和氨基葡聚糖以及生物活性的信号分子等组成。左室重构的一个重要环节是细胞外基质的改变，包括胶原合成和降解的异常，胶原交联程度的降低，胶原支撑作用的丧失，基质金属蛋白酶增高/金属蛋白酶组织抑制剂作用减弱等，从而引起心肌纤维化。心肌的成纤维细胞是合成和分泌胶原纤维、层黏连蛋白、纤维连接素的来源，成纤维细胞和肥大细胞都参与左心室重构的过程。

2.左心室腔的几何学改变　左心室重构的几何学改变包括左心室扩大；形态由椭圆形变成球形；左心室壁变薄；二尖瓣关闭不全以及左心室收缩和舒张的不同步等。

二、慢性心力衰竭的临床评估

（一）四个阶段和诊断标准

慢性心力衰竭是一个发生发展的渐变过程，通常将其分为四个阶段。

阶段A，心力衰竭易患阶段（前心力衰竭阶段）：存在发生心脏病和心力衰竭的高危因素，没有明显的心脏结构异常，没有心力衰竭的症状和体征，危险因素包括高血压、动脉粥样硬化、糖尿病、肥胖、代谢综合征、酗酒及服用对心脏有毒害作用的物质、风湿热史、心肌病家族史等，这些危险因素造成心脏初始损伤，也可称为心脏重构的启动阶段。

阶段B，无症状心力衰竭阶段：存在心脏重构，有器质性心脏病，无心力衰竭的症状和体征，实验室检查存在心功能不全的征象，例如左心室扩大，左心室射血分数降低，左心室肥厚，左心室舒张功能受损；无症状的瓣膜性心脏病；陈旧性心肌梗死等，也可称为心脏重构阶段。

从这一阶段起，临床诊断进入心力衰竭范围。

阶段C，有症状心力衰竭阶段：有器质性心脏病，近期或既往出现过心力衰竭的症状和体征。可以分为左心衰、右心衰和全心衰。根据左心室射血分数(LVEF小于或大于45%)又可以分为LVEF下降的心力衰竭(HFrEF或收缩性心衰)和LVEF正常或代偿的心力衰竭(HFnEF或舒张性心力衰竭)。

HFnEF是指因左心室松弛和充盈异常导致心室接受血液的能力受损，表现为心室充盈压升高，肺静脉或体循环静脉淤血，而心脏收缩功能相对正常，尚能维持适当的每搏量的一组临床综合征。HFnEF的诊断标准：①存在典型心衰的症状和体征；②左心室射血正常或轻度异常，LVEF≥45%，左室舒张末期容积不大；③超声心动图存在左心室舒张功能异常的证据；④排除其他的心脏结构异常，例如心瓣膜疾病、心包疾病、先天性心脏病，原发性肺动脉高压合并右心衰。

HFrEF的诊断标准：存在心衰的症状和体征；LVEF＜45%；左心室舒张末期容积增大。

阶段D，顽固性或终末期心力衰竭阶段：器质性心脏病严重，即使合理用药，静息时仍有心力衰竭的症状，需特殊干预，如长期或反复因心力衰竭住院治疗；拟行心脏移植；需持续静脉用药缓解症状；需辅助循环支持等。

四个阶段的划分，覆盖了慢性心衰发生发展的全过程，体现了心衰治疗的最新理念，从单纯的治疗心衰的症状，到逆转心脏重构、到早期阻断心脏重构的始动环节这样一个重大的战略转移，全面展开“防”和“治”的攻略。早期的预防将从源头上减少心衰的发生，因此也是心衰临床评估和治疗的重要组成部分。

同时，慢性心力衰竭又是一个临床综合征，因此它的临床评估第一步是明确有无心衰的症状和体征，第二步判断是否存在心脏重构和功能异常的客观依据；第三步是明确具体心脏病病因及特殊病理生理机制和本次心衰发作的诱因。

(二)症状和体征

心力衰竭是一组临床综合征，可以表现为不同的临床类型，如急性或慢性，射血分数正常或下降，左心衰竭、右心衰竭或全心衰竭等。主要症状是呼吸困难、运动耐量下降伴或不伴有肺循环或体循环淤血。

1. 主要症状

(1)呼吸困难：左心衰的主要表现之一，随着心力衰竭程度的加重，依次表现为劳力性呼吸困难、端坐呼吸、夜间阵发性呼吸困难、静息呼吸困难和急性肺水肿。

(2)运动耐量降低：运动耐量降低表现为劳力时或日常活动时气促、乏力、活动受限。疲乏或无力的患者常常伴有肢体的沉重感。采集病史时应记录运动受限的程度，例如爬楼梯、走平路、日常家务活动或生活自理的能力等。

(3)体循环淤血：右心衰相关的症状，淤血性肝大伴随的不适，如腹胀、腹部钝痛、右上腹沉重感等。以及胃肠道淤血的症状，如食欲下降、恶心、胃部气胀感、餐后不适及便秘等。

(4)其他：低心排血量相关的症状，如神志模糊、软弱、肢体冰冷。心衰早期可以出现夜尿增多。少尿则是心衰加重的一种征兆，它与心排血量严重降低导致尿液生成受到抑制相关。长期慢性的肾血流减少可出现肾功能不全的表现，即心肾综合征。心衰的患者可有贫血的症状，除了与慢性肾功能不全(导致促红细胞生成素生成减少、促红细胞生成素抵抗、尿毒症性肠炎及出血，离子吸收减少)有关外，有些药物如阿司匹林可引起的胃肠道出血。重度心衰的老年患者,可出现反应迟钝,记忆力减退,焦虑,头痛,失眠,恶梦等精神症状。

2. 主要体征　心衰患者的体征主要包括三个方面:容量负荷的状况,心脏的体征,相关病因、诱因及并发症的体征。

一般情况:生命体征(呼吸、心率、脉搏,血压)和体位,体重的变化,观察神志、面容和皮肤、巩膜等。

(1)容量负荷的状况

1)体循环静脉高压:颈静脉充盈反映右心房压力增高。三尖瓣反流时,颈静脉搏动明显。正常吸气时,颈静脉压下降,但是心衰的患者是升高的,类似于缩窄性心包炎,称之为 Kussmaul 征。轻度的右心衰患者,静息时颈静脉压力可以正常,但是肝颈静脉反流征阳性,提示腹部充血和右心无法接受和射出增多的血容量。

2)肺部啰音:肺底满布湿性啰音是左心衰至少中度以上的特征性体征,通常出现在双侧肺底,如果单侧出现,则以右侧常见,可能与一侧的胸膜渗出有关。急性肺水肿时,双肺满布粗糙的水泡音和哮鸣音,可伴有粉红色泡沫痰。未闻及啰音并不能排除肺静脉压的显著升高。支气管黏膜充血,过多的支气管分泌物或支气管痉挛可引起干啰音和喘鸣。

3)肝大:肝大常常出现在水肿之前。如果近期内肝脏迅速增大,由于包膜被牵拉可出现触痛,长期心衰的患者触痛可消失。严重的慢性心衰患者,或三尖瓣疾病及缩窄性心包炎引起严重淤血性肝大的心衰患者,也可以出现脾大。

4)水肿:心衰患者水肿的特征为首先出现于身体低垂的部位,常为对称性和可压陷性。可走动的患者首先表现为下午踝部水肿,经过夜间休息,清晨水肿消失;长期卧床的患者表现为骶尾部的水肿。终末期心衰的患者,水肿严重且呈全身性,伴有体重增加,此时查心电图可见 QRS 波群振幅的降低。长期的水肿可以导致下肢皮肤色素沉着、红化和硬结等。合并营养不良或肝功能损害,低蛋白血症时,也可出现全身水肿。

5)胸腔积液、腹水:胸腔积液的出现表明体静脉或肺静脉压力增高,以双侧多见,如为单侧则以右侧更多见。一旦出现胸腔积液,呼吸困难会进一步加重,这是因为肺活量进一步降低,同时激活了 J 受体的缘故。随着心衰的改善,胸腔积液可以逐步吸收,偶尔,叶间包裹性渗出液可持续存在,需要胸腔穿刺治疗。

腹水的发生通常反映了长期的体静脉高压,可见于肝静脉压增高,或腹膜的静脉引流系统压力增高。在器质性三尖瓣疾病或慢性缩窄性心包炎患者中,腹水比皮下水肿更为突出。此外,毛细血管通透性的增高也是一个重要因素。

(2)心脏和血管体征

1)心脏扩大:心脏扩大见于大多数慢性收缩性心衰的患者,但此体征无特异性,一部分患者没有此体征,如单纯舒张期心衰、慢性缩窄性心包炎或限制性心肌病、急性心衰的患者等。

2)奔马律:儿童或年轻人,可以听到生理性第三心音,40 岁以上的成人极少听到这种心音,一旦出现通常是病理性的,称为舒张早期奔马律或第三心音奔马律,多数来自左心室,可见于任何年龄的心衰患者。第三心音奔马律是预测死亡或住院的独立危险因素。

3)P_2(肺动脉瓣区第二心音)亢进和收缩期杂音:随着心衰的发展,肺动脉压力增高,肺动脉瓣区第二心音逐渐增强($P_2 > A_2$)并且广泛传导。收缩期杂音在心衰患者中很常见,多继发于心室或瓣环的扩张所引起的功能性二尖瓣或三尖瓣反流,治疗后杂音可以减轻。

(3)病因、诱因及并发症的体征:器质性心脏病病因的体征,例如风湿性瓣膜性心脏病的心脏杂音等;心衰诱因和并发症相关的体征,如肺部感染、甲状腺肿大、血管杂音、皮疹、黄疸和栓塞征象等。

(三)影像学和实验室检查

全面的询问病史和体检是发现心脏病变最基本和最简易的方法,可提供诊断心脏病的最初线索,但要明确诊断仍需进行影像学检查。影像学检查能够提供心脏重构、心功能状态、心脏病病因等多方面的信息。

1.影像学检查 所有心衰患者初诊时应完成12导联心电图,胸部正、侧位X线片及超声心动图多普勒检查。

(1)心电图:常规检查。心电图可提示心肌缺血或梗死,心房、心室大小,心律失常(快速心律失常、缓慢心律失常及房室传导阻滞),电解质紊乱,起搏器及药物干预,心包疾病,离子通道病等信息,心电图正常不能排除心脏病。心衰常并发心脏电生理传导异常,导致房室、室间或室内运动不同步(不协调),房室不协调表现为心电图中P—R间期延长,使左心室充盈减少;左右心室间不同步表现为左束支传导阻滞,使右心室收缩早于左心室;室内传导阻滞在心电图上表现为QRS时限延长(>120ms)。以上不同步现象均严重影响左心室收缩功能。

(2)X线胸片:常规检查。X线胸片显示心脏大小的外部轮廓,肺淤血、肺水肿、胸腔积液、肺动脉高压、大血管病变、肺部疾病等,侧位片能够反映右心室的大小,不应省略。

(3)超声心动图和多普勒超声心动图:常规检查。超声心动图是诊断器质性心脏病和评估心功能最有价值的方法,能够全面、动态显示心脏结构包括心脏瓣膜、心肌、心包、腔室形态、局部室壁运动有无异常;定量测定心房、心室大小,容积,室壁厚度,射血分数,局部室壁运动等参数;区别收缩性和舒张性心力衰竭,提供无创性血流动力学资料;评估治疗方法和追踪治疗疗效,如瓣膜性心脏病采用球囊扩张抑或外科手术,换瓣术后有无血栓形成等;提供预后信息。急性冠脉综合征时,心室局部运动异常提示有急性心肌梗死的可能,心肌组织多普勒能够提供更多的信息。

超声心动图和多普勒超声心动图在左室射血分数正常或代偿的心衰诊断方面具有较大的价值。通常将其分为4级:松弛异常、假性正常化、可逆性限制型和不可逆限制型。主要通过二尖瓣流速E/A,减速时间DT,ValSalva动作时E/A的变化,舒张早期二尖瓣流速/二尖瓣环间隔处心肌舒张的速度E/e',二尖瓣A波的时间减去肺静脉回流的A波时间等指标进行评估。心肌组织多普勒检测二尖瓣环间隔处心肌舒张的速度e'与血流动力学检测的左心室松弛时间常数ι相关好,相对非依赖于负荷。

二维的超声心动图在评估右心室容积或功能时存在一定的局限性,三维的超声心动图可弥补其缺陷,但需要操作者手动选取多重切面,并人工编辑。

(4)放射性核素心室显影及核素心肌灌注显像:选择性应用。当超声心动图不能提供足够的心功能信息时或者透声窗小,图像显示不清楚时,可选择放射性核素心室显影,能准确测定心室容积、射血分数及室壁运动。核素心肌灌注显像可诊断心肌缺血和MI,并对鉴别扩张型心肌病或缺血性心肌病有一定帮助。

(5)心脏磁共振显像:选择性应用。心脏磁共振显像是评估右心结构和功能最好的方法,需要操作者手动选取多重切面,解剖节段的截取需要人工编辑。心脏磁共振显像有助于评价左右腔室容积、局部室壁运动、心肌厚度和肌重,尤其适用于检测先天性缺陷(如右心室发育不良、心肌致密化不全)、肿物或肿瘤、心包疾病等,同时评价心功能,区别存活心肌或瘢痕组织。

(6)冠状动脉造影:选择性应用。适用于有心绞痛或心肌梗死,需血管重建,或临床怀疑冠心病的患者;也可鉴别缺血性或非缺血性心肌病,对65岁以下不明原因的心衰可行冠脉造影。冠脉造影无法判断是否有存活心肌,而有心肌存活的患者,血管重建可有效改善左室功能。

(7)心内膜活检:选择性应用。心内膜活检的Ⅰ级推荐:新近突然发作的不明原因的严重心衰,时间小于2周,心脏大小正常或左心室扩大伴有血流动力学紊乱;新近发作的不明原因的心衰,2周到3个月,伴有左心室扩大和新发的室性心律失常,二度Ⅱ型或三度房室传导阻滞,常规治疗1～2周无效。下列情况作为Ⅱa级推荐:不明原因的心衰,3个月以上,伴有左心室扩大和新发的室性心律失常,二度Ⅱ型或三度房室传导阻滞,常规治疗1～2周无效;不明原因心衰和心室扩张,怀疑变态反应并且嗜酸性粒细胞增多;心衰怀疑与抗癌药物(蒽环类抗生素)引起的心肌病有关;不明原因的限制性心肌病伴有心衰;怀疑心脏肿瘤;儿童不明原因心肌病。

心内膜活检有助于明确心肌炎症性或浸润性病变的诊断;评估癌症患者继续服用抗癌药物的危险性;拟行心脏移植前证实心脏病性质,权衡心脏移植可行性;发现巨细胞性心肌炎,这种迅速致死的疾病,从而为选择机械循环支持或心脏移植提供依据。

(8)有创性血流动力学检查:选择性应用。主要用于严重威胁生命,并对治疗无反应的泵衰竭患者,或需对呼吸困难和低血压休克做鉴别诊断的患者。

(9)动态心电图:选择性应用。用于怀疑心衰诱因与心律失常有关时;陈旧性心梗患者怀疑心动过速拟行电生理检查前;拟行ICD治疗前。不宜常规运用动态心电图,评估T波电交替、心率变异性。不主张常规行信号平均心电图检查。

(10)心肺运动试验:选择性应用。心肺运动试验检测的运动峰氧耗量主要用于心脏移植前的评估。当无法确定运动耐量降低是否与心力衰竭有关时,可行心肺运动试验。心肺运动试验能够客观反映患者的运动耐量,同时也能显示患者心脏的储备功能。由于运动时峰氧耗量与最大的心排血量呈正相关,通过检测极量运动呼吸时氧的最大消耗量和无氧酵解阈值,可以大致估算最大心排血量。

(11)六分钟步行试验:6min内,如果步行距离＜150m,表明心衰程度严重;150～425m为中度心衰;426～550m为轻度心衰。该试验不但能评定患者的运动耐力,而且可预测患者预后。SOLVD试验亚组分析显示:6min步行距离短的和距离长的患者,在8个月的随诊期间,死亡率分别为10.23％和2.99％(P＝0.01);心衰的住院率分别为22.16％和1.99％(P＜0.0001)。如6min步行距离＜300m,提示预后不良。

(12)NYHA心功能分级:Ⅰ级,患者有心脏病,但是体力活动不受限,日常活动无心衰症状;Ⅱ级,患者有心脏病,体力活动轻度受限,日常活动不出现心衰症状(呼吸困难、乏力);Ⅲ级,患者有心脏病,体力活动明显受限,低于日常活动即可出现心衰症状;Ⅳ级,患者有心脏病不能进行任何体力活动,在静息时亦出现心衰症状。

2.实验室检查　实验室检查可证实导致或加重心力衰竭的病因和诱因,初诊心衰患者应当完成血常规、尿常规、血清电解质(钙、镁)、肾功能(BUN、Cr)、空腹血糖(糖化血红蛋白)、血脂、肝功能和甲状腺功能的测定。随诊时应常规监测血清电解质和肾功能。

(1)血常规:红细胞、血红蛋白、血小板、白细胞及其分类能够提供有无贫血、凝血异常、微生物感染等信息。

(2)尿常规：蛋白尿和尿比重的异常在慢性心衰患者中较为常见。应用抗凝药物时，应注意有无血尿。老年女性患者常伴有泌尿系感染，是容易被忽略的触发心衰的诱因。

(3)血电解质：血钠水平是反映心衰患者预后的重要因素。出现低钠血症时，应鉴别是缺钠性或是稀释性低钠血症。缺钠性低钠血症发生于大量利尿后，属容量减少性低钠血症，常有体位性低血压，尿少而比重高。稀释性低钠血症又称难治性水肿，水潴留多于钠潴留，属高容量性低钠血症，尿少而比重偏低。血钾水平可以正常或降低，尽管使用排钾利尿药，低钾血症并不多见。高钾血症与肾衰竭或药物有关。

(4)肾功能：血尿素氮和肌酐水平是预测心衰患者预后的危险因素。

(5)肝功能：慢性心衰的患者可以伴有淤血性肝大、心源性黄疸、肝功能不全或衰竭等。天冬氨酸转氨酶、丙氨酸转氨酶、乳酸脱氢酶等升高，高胆红素血症常见。急性的肝静脉淤血可以出现严重的黄疸，天冬氨酸转氨酶、碱性磷酸酶升高，凝血酶原时间延长等，心衰治疗好转后肝功能异常迅速消失。长期的心源性肝硬化，白蛋白合成受损，可出现低蛋白血症，心衰患者的水肿进一步加重。

(6)B类利钠肽(BNP)或氨基末端前B类利钠肽(NT－proBNP)：急诊患者怀疑急性心力衰竭时，推荐检测B类利钠肽(BNP)和NT－proBNP。鉴别急性心衰和其他原因的呼吸困难的BNP水平是100pg/ml。非心源性呼吸困难BNP＜100pg/ml。通常BNP＞400pg/ml心力衰竭可能性大。BNP水平受年龄、性别、肾功能等因素影响。NT－proBNP诊断急性心衰的界值以年龄划分：50岁以下，＞450pg/ml；50～75岁＞900pg/ml；75岁以上＞1800pg/ml。NT－proBNP＜300pg/ml者，可排除急性心衰。如果不划分年龄，以NT－proBNP＞2000pg/ml诊断急性心衰的可能性大。总体而言BNP和NT－proBNP阴性预测率高。NT－proBNP也受很多因素的影响，包括心肌病变、心脏瓣膜病变、肺心病(肺栓塞、肺动脉高压)、先心病、心房纤颤、贫血、败血症、卒中和急性呼吸窘迫综合征等。

(7)其他：若怀疑某些少见的心脏病，应行相应的病因检测，如结缔组织疾病、甲状腺疾病、淀粉样变、嗜铬细胞瘤、细菌或寄生虫感染、人类免疫缺陷型病毒、血色素沉着症等。血清铁水平和转铁蛋白饱和度可有助于发现血色素沉着症，心脏或肝脏的磁共振成像或活检可证实铁负荷过重等。

(四)临床评价

心衰患者初诊临床评估的一级推荐：①采集完整的病史和进行全面体格检查，以评价导致心衰发生和发展的心源性和非心源性疾病或诱因；②仔细询问饮酒史、违禁药物或化疗药物应用史；③评估心衰患者耐受日常生活和运动的能力；④所有患者检测血和尿常规、肝肾功能、血清电解质、空腹血糖、血脂，检查甲状腺功能、12导联心电图及X线胸片；⑤所有患者行二维和多普勒超声心动图检查，评价心脏大小、室壁厚度、LVEF和瓣膜功能；⑥有心绞痛和心肌缺血的患者行冠脉造影检查。

随访时的临床评价：①日常生活和运动能力；②容量负荷状况并测量体重；③饮酒、违禁药物及化疗药物应用情况。

(五)心功能和预后的评估

1. NYHA心功能分级　Ⅰ级，患者有心脏病，体力活动不受限，日常活动无心衰症状；Ⅱ级，患者有心脏病，体力活动轻度受限，日常活动不出现心衰症状(呼吸困难、乏力)；Ⅲ级，患者有心脏病，体力活动明显受限，低于日常活动即可出现心衰症状；Ⅳ级，患者有心脏病不能进行任何体力活动，在静息时出现心衰症状。

2. 六分钟步行试验　6min内，如果步行距离小于150m，表明心衰程度严重；150～425m为中度心衰；426～550m为轻度心衰。该试验不但能评定患者的运动耐力，而且可预测患者预后。

3. 心肺运动试验　当无法确定运动耐量降低是否与心力衰竭有关时，可行心肺运动试验。心肺运动试验能够客观反映患者的运动耐量，同时也能显示患者心脏的储备功能。由于运动时峰氧耗量与最大的心排血量呈正相关，通过检测极量运动呼吸时氧的最大消耗量和无氧酵解阈值，可以大致估算最大心排血量。极量运动试验或心肺运动试验，仅用于鉴别劳力受限的原因以及确定高危心衰患者作为心脏移植或其他外科治疗的候选者。

（六）心力衰竭预后的评估

多变量分析表明，以下临床参数有助于判断心衰的预后和存活：LVEF下降、NYHA分级恶化、低钠血症的程度、运动峰耗氧量减少[＜10～14ml/(kg・s)]、血细胞压积降低、心电图12导联QRS增宽、慢性低血压、静息心动过速、肾功能不全(血肌酐升高、eGFR降低)、不能耐受常规治疗，以及难治性容量超负荷均是公认的关键性预后参数。

新近美国公布了一个西雅图心衰预测模型，根据患者的临床情况、实验室检查、药物治疗和非药物治疗等参数，预测1～3年的存活率，并在其他五个大规模临床试验中得到验证，显示准确率较高。

三、慢性心力衰竭的治疗

（一）治疗原则或目标

根据慢性心衰发生发展的四个阶段，治疗原则或目标分别有所不同。心力衰竭易患阶段：控制或消除各种导致心力衰竭和心脏重构的危险因素，早期阻断心室重构的始动环节，预防心室重构的发生。无症状心力衰竭阶段：逆转或减缓心脏重构的进展，治疗心脏病的病因，防止进展到有症状心力衰竭，减少不良事件。有症状心力衰竭阶段：改善或消除心衰的症状和体征，逆转或减缓心脏重构，降低心衰的病死率或致残率；顽固性或终末期心力衰竭阶段：提高患者生存质量，降低心衰住院率。

（二）心脏重构的早期干预

心力衰竭是通过初始的心脏损伤逐渐发生发展起来，减少或消除初始的心脏损伤是预防心脏重构和心力衰竭的关键。

1. 降压达标　Framinghan心脏研究结果显示，收缩期血压每增加20mmHg，慢性心力衰竭的危险性增加56%；高血压导致39%男性心衰和59%女性心衰；而控制高血压可使新发心衰的危险降低约50%。积极降压治疗将降低心力衰竭的发病率。降压目标：一级目标血压＜140/90mmHg；高危人群(糖尿病、或肾功能不全、或脑卒中/TIA史)血压＜130/80mmHg；肾功能不全，尿蛋白＞1g/d，血压＜125/75mmHg。

2. 调脂治疗　近20年中国人群中冠心病病死率的增加主要归因于胆固醇水平的增加。冠心病是我国心衰的第一位病因，积极的调脂治疗将减少冠心病和动脉粥样硬化的发生。治疗目标：极高危人群LDL－C＜2.07mmol/L；高危人群LDL－C＜2.6mmol/L；中危人群LDL－C＜3.41mmol/L；低危人群LDL－C＜4.14mmol/L。所有血脂异常的患者均应强调治疗性生活方式的改变。

3.糖尿病治疗　糖尿病患者每年有3.3%发生心衰。50岁以上、尿白蛋白＞20mg/L的糖尿病患者4%发生心衰，其中36%死亡。糖尿病的女性发生心衰的危险较男性高3倍。UKPDS试验表明，糖尿病伴高血压的患者应用ACEI、β受体阻滞药，新发心衰可下降56%。治疗目标：餐前血糖＜5.6mmol/L(次级目标5.0、7.2mmol/L)餐后2h血糖＜7.8mmol/L(次级目标＜10mmol/L)，糖化血红蛋白(HbAlc)＜7%，LDL＜100mg/dl，TG＜150mg/dl，HDL＞40mg/dl。

4.动脉粥样硬化的治疗　一旦肯定冠心病的诊断和存在外周动脉粥样硬化的依据，推荐抗动脉粥样硬化的治疗，建议采用ABCDE方案，即A：抗血小板聚集或抗凝，抗RAS系统，推荐阿司匹林和血管紧张素转换酶抑制药，不能耐受ACEI的患者选用ARB，心梗后患者加用醛固酮受体拮抗药，特殊情况选用其他抗血小板聚集药物或抗凝；B：控制血压，使用β受体阻滞药；C：调脂治疗，戒烟以及不暴露在吸烟环境；D：健康饮食，治疗糖尿病；E：运动和健康教育。

5.控制其他危险因素　风湿性心脏病是我国心力衰竭的常见病因，应积极治疗风湿热，预防链球菌感染，防止风湿热的复发。酒精性心肌病有增多的趋势，无论是否存在心脏病，均应限制饮酒量，一旦明确诊断为酒精性心肌病，则应完全戒酒。睡眠呼吸暂停综合征是独立于其他危险因素的致心力衰竭因素，相对危险为2.38，超过高血压、冠心病和卒中，应积极干预，使用持续正压呼吸机可以改善症状。长期反复发生快速室上性心动过速可以诱发心动过速性心肌病，应积极恢复窦性心率，或控制心室率。甲状腺疾病，包括甲状腺功能亢进和甲状腺功能减退均可造成心脏损害，应积极给予治疗。

有些药物对心脏有毒性作用，如化疗药物(蒽环类抗生素)、免疫抑制药(曲妥单抗)、大剂量环磷酰胺等可造成心脏损害，建议权衡利弊选择。某些药物应避免应用或慎用，如Ⅰ类抗心律失常药，大多数钙拮抗药(维拉帕米、硫氮唑酮和短效二氢吡啶类药物)，非甾体类抗炎药和COX－2抑制药，三环类抗抑郁药，皮质类固醇和锂等。纵隔放疗可引起心力衰竭，也有使用含麻黄的旧式减肥药引起心衰的报道。

所有的心脏病高危患者均应禁烟，避免使用毒品，减少HIV、肝炎病毒感染的机会。

6.早期发现和干预心脏重构　定期随访和评估高危人群，包括明确心肌病家族史或接受心脏毒性物质的人群。

7.心力衰竭易患阶段药物推荐　血管紧张素转换酶抑制药应用于动脉粥样硬化性疾病、糖尿病、高血压合并心血管危险因素的患者，在这些高危人群中，ACEI能够减少新发的心力衰竭，有效干预心脏重构的始动过程，血管紧张素受体拮抗药也有类似的作用(Ⅱa级推荐)。

心肌梗死的患者，应使用β受体阻滞药，能够减少再次心肌梗死、心力衰竭和死亡的危险。

(四)药物治疗

1.无症状心力衰竭阶段的治疗　无症状心力衰竭阶段的患者，一部分是无症状的左心室功能不全，(左室射血分数低于正常)，另一部分是仅存在左心室重构。这一阶段是发展到有症状、左心室射血分数下降心力衰竭的潜伏期，由于症状本身具有主观性，存在心脏重构便意味着存在发生心力衰竭的病理生理基础。目前的迹象表明，无症状心力衰竭阶段的患者比有症状的心力衰竭患者更多见，积极治疗将改变其发展进程，具有重要的临床意义。

(1)逆转心脏重构的治疗:一旦明确存在左心室重构,推荐使用 ACE 抑制药和 β 受体阻滞药。大规模的临床研究 SOLVI>Asx 证实,慢性左心室射血分数下降而无症状的患者长期应用 ACEI 可延缓心衰症状的发生,降低心衰病死率和住院的联合终点。SOLVD－prevem 和 CARMEN 研究均表明,ACEI 和 β 受体阻滞药联用抗心室重构的作用最强。很多大规模的临床研究已经证实,心肌梗死的患者联合应用 ACEI 和 β 受体阻滞药可以降低再梗死和死亡的危险,延缓心力衰竭的进展。

(2)针对病因治疗:冠心病、心肌梗死和心绞痛的患者应遵循相应的指南进行冠脉血运重建,挽救缺血和冬眠的心肌,逆转和阻断心室重构。

瓣膜性心脏病,如严重的主动脉瓣或二尖瓣狭窄或关闭不全,即使没有心力衰竭的症状也应考虑行瓣膜修复(球囊扩张)或置换术。

心脏病病因属于能够去除或控制的范围时,均应积极治疗,如高血压心脏病、糖尿病性心脏病等。

(3)无症状心力衰竭阶段的药物推荐:除非存在禁忌证,推荐使用血管紧张素转换酶抑制药(ACEI)和 β 受体阻滞药,逆转心脏重构,延缓无症状心功能不全进展到有症状心衰。ACEI 和 β 受体阻滞药的联合应该成为的常规治疗。不能耐受 ACEI 者,可选用 ARB。

2. LVEF 下降,有症状的心力衰竭的治疗

(1)一般治疗

1)去除诱发因素。监测体重,每日测定体重以早期发现液体潴留非常重要。调整生活方式,限钠:轻度心衰患者钠盐摄入应控制在 2～3g/d,中到重度心衰患者应<2g/d;限水:严重低钠血症(血钠<130mmol/L),液体摄入量应<2L/d;营养和饮食:宜低脂饮食,肥胖患者应减轻体重,严重心衰伴明显消瘦(心脏恶病质)者,应给予营养支持,包括给予血清白蛋白;戒烟戒酒。

2)休息和适度运动。失代偿期需卧床休息,多做被动运动以预防深部静脉血栓形成。临床情况改善后应鼓励在不引起症状的情况下进行体力活动,以防止肌肉的"去适应状态",但要避免用力的长时间运动。较重患者可在床边围椅小坐。其他患者可步行每日多次,每次 5～10min,并酌情逐步延长步行时间。NYHA 心功能分级在Ⅱ～Ⅲ级患者,可在专业人员指导下进行运动康复训练,能改善症状、提高生活质量。

HF－ACTION 是首次在 2331 名慢性稳定性心衰患者(LVEF≤35%)中进行的多中心随机对照的运动康复研究,结果表明,在优化的药物治疗的基础上,运动康复训练能够改善患者的生活质量。

3)心理和精神治疗。压抑、焦虑和孤独在心衰恶化中有很大的作用,也是心衰患者死亡的主要预后因素。综合性情感干预包括心理疏导可改善心功能状态,必要时可考虑酌情应用抗抑郁或焦虑的药物。

4)避免使用的药物。下列药物可加重心衰症状,应尽量避免使用:非甾体类抗炎药和 COX－2 抑制药,可引起钠潴留、外周血管收缩,减弱利尿药和 ACEI 的疗效,并增加其毒性;皮质激素,生长激素或甲状腺激素等激素疗法;Ⅰ类抗心律失常药物;大多数 CCB,包括地尔硫䓬、维拉帕米、短效二氢吡啶类制剂;"心肌营养"药,这类药物包括辅酶 Q_{10}、牛磺酸、抗氧化药等,其疗效尚不确定,且和治疗心衰的药物之间可能有相互作用,不推荐使用。

5)氧气治疗。氧气用于治疗急性心衰伴有的低氧血症,单纯慢性心衰并无应用指征,但

对心衰伴夜间睡眠呼吸障碍者，夜间给氧可减少低氧血症的发生。

(2)常规药物治疗：LVEF 下降有症状心力衰竭阶段的常规药物治疗主要包括：利尿药、血管紧张素转换酶抑制药(ACEI)或血管紧张素Ⅱ受体拮抗药(ARB)和β受体阻滞药，必要时加用地高辛。

1)利尿药：液体潴留的心衰患者，利尿药能够改善其心功能、症状和运动耐量，减少心衰致残率和住院率。适度的利尿通过降低心室充盈压和室壁张力，减弱引起心室重构的有害信号传递，间接减缓心室重构的进展。过度的利尿，将导致神经内分泌的进一步激活，引起低血压和血电解质紊乱等。

利尿药是缓解心力衰竭症状最有效的药物，所有心衰患者有液体潴留时，均应选用，以达到既缓解症状又不引起副作用的目的。具体应用指征：心衰患者存在充血的症状，如端坐呼吸，水肿，气促；或有充盈压升高的体征，如颈静脉怒张，肝颈反流征阳性，外周水肿，肺部啰音等。

应用于心衰的利尿药主要包括襻利尿药、噻嗪类利尿药、保钾利尿药。它们分别作用于肾小管的不同部位，抑制钠的再吸收，促进钠和水的排泄。襻利尿药作用于髓襻升支粗段，可增加钠滤过负荷 20%～25%，增加游离水的清除。噻嗪类利尿药主要作用于远曲小管，可增加钠滤过负荷的 5%～10%。保钾利尿药(氨苯蝶啶、阿米洛利和螺内酯)主要作用于集合管。大多数有症状的心衰患者需要选择襻利尿药治疗，利尿效果明显，除非伴有肾功能严重衰竭。噻嗪类利尿药在肾功能受损时(肌苷清除率＜40ml/min)无利尿作用。

出现利尿药抵抗时应排除干扰利尿药作用的因素，如限盐、停用非甾体类抗炎药(例如吲哚美辛能抑制多数利尿药尤其是襻利尿药的利钠作用，并促进利尿药的致氮质血症倾向)，改善肾功能和肾脏灌注等，通常可采用大剂量利尿药持续静脉滴注(呋塞米 40mg，静推，继之 10～40mg/h，静滴)；或采用 2 种或多种利尿药(作用于肾小管不同部位)合用；利尿药与多巴胺或多巴酚丁胺合用等方法缓解。

2)血管紧张素转化酶抑制药：血管紧张素转化酶抑制药是第一个被证实能够改变慢性心力衰竭自然进程的药物。应用血管紧张素转化酶抑制药治疗心衰目的在于逆转或延缓心室重构，降低心衰病死率和心衰住院率。

肾素－血管紧张素系统在心力衰竭的发生发展中起到非常重要的作用。血管紧张素转化酶抑制药通过抑制 ACE，减少血管紧张素Ⅰ向血管紧张素Ⅱ的转换，加强激肽的扩管作用，抑制醛固酮和炎症细胞因子，增强激肽介导的前列腺素的合成，其中阻断血管紧张素Ⅱ诱导的心脏和血管重构是主要作用机制。心血管效应包括降低左、右心室充盈压，增加心排血量，无反射性心动过速，减弱或逆转心肌肥厚和纤维化。

在心衰的实验模型中，ACEI 抗心脏重构的作用优于 ARB，加入激肽受体拮抗药，ACEI 的作用减弱。

ACEI 的临床研究主要分布在两大类型的患者，即慢性心衰患者和心肌梗死合并心衰患者。CONSENSUS－Ⅰ、SOLVD－Rx、SOLVD－Asx 大规模随机双盲安慰剂对照的临床试验证实，ACEI 能够降低慢性心力衰竭患者的病死率，无症状慢性心衰’患者的死亡及住院的复合终点。SAVE、AIRE、TRACE 研究表明，ACEI 可降低心肌梗死合并心功能不全患者的病死率。V－HeFT－Ⅱ研究显示 ACEI 与没有神经内分泌抑制作用的血管扩张药(肼苯达嗪和硝酸酯)对比，可明显降低慢性心衰患者的病死率，表明 ACEI 改善心衰的自然进程并非通过血管扩张的作用。ACEI 治疗心衰的作用是类效应，虽然在抑制组织的 RAS 方面存在差异，但并无临床研究证实组织型 ACEI 优于其他的 ACEI。ACEI 治疗心衰的疗效与年龄、性别、是否合用利尿药、阿司匹林或 β 受体阻滞药无关。这些奠定了 ACEI 作为心衰治疗的基石和首选药物的地位。

LVEF 降低(＜40％～50％)者无论有无心衰的症状，只要无 ACEI 的禁忌证，均应选用。

ACEI 的注意事项：①对有液体潴留的心衰患者，应在使用利尿药的基础上选用 ACEI。②对血流动力学或临床状况不稳定的患者，如合并低血容量或低钠血症的心衰患者，使用 ACEI 易引起低血压或减弱利尿药的疗效，应暂停 ACEI 直至病情稳定。③从小剂量开始，逐渐增加到临床试验使用的靶剂量或者至少达到临床研究中的平均剂量，作为心衰的基础治疗，并长期坚持服用。④ACEI 与 β 受体阻滞药的联用有协同效应，不必因 ACEI 未达到靶剂量而延缓 β 受体阻滞药的应用。⑤禁止突然停药，因有可能诱发心衰加重，除非发生严重副作用。临床应密切观察药物的副作用，定期(首次用药后 1～2 周、剂量调节期、维持期)监测肾功能和血钾，必要时查血常规等。

3)β 受体阻滞药：慢性心衰时交感神经兴奋性增强的致病作用主要通过 $β_1$ 受体介导，β 受体阻滞药具有修复衰竭心肌生物学性质的效应，能够防治、延缓和逆转心肌重构；改善心衰患者的预后，降低心衰患者的病死率和猝死率。同时其抗心肌缺血、抗动脉粥样硬化、抗心律失常、降低血压等效应有利于心衰患者的病因治疗。

慢性稳定性心衰患者能够从长期应用 β 受体阻滞药中获益已为多达 20 个临床试验(逾 2 万例受试者)所证实，入选者均有收缩功能障碍(LVEF＜35％～45％)，NYHA 分级主要为Ⅱ、Ⅲ级，也包括病情稳定的Ⅳ级和 MI 后心衰患者。结果一致显示，长期治疗能改善临床情况和左心室功能，降低病死率和住院率。此外，β 受体阻滞药治疗心衰的独特之处就是能显著降低猝死率 41％～44％。亚组分析表明，在不同年龄、性别、心功能分级、LVEF，以及不论是缺血性或非缺血性病因，糖尿病或非糖尿病患者，都观察到 β 受体阻滞药一致的临床益处。这些试验都是在应用 ACEI 和利尿药的基础上加用 β 受体阻滞药，根据荟萃分析，39 个应用 ACEI 的临床试验，死亡危险性下降 24％，而 β 受体阻滞药并用 ACEI 则可使死亡危险性下降 36％，提示同时抑制两种神经内分泌系统可产生相加的有益效应。绝大多数心衰的患者能够耐受 β 受体阻滞药，即使合并存在糖尿病、慢性阻塞性肺部疾病和外周血管疾病。

β 受体阻滞药的短期应用确有负性肌力的效应，临床试验也表明治疗初期对心功能有明显的抑制作用，左室射血分数降低，但长期治疗(4 个月至 1 年)可使左心室肌重降低，容量减小，心功能明显改善，射血分数增加。这种短期与长期治疗截然不同的效应被认为是内源性心肌功能的“生物学效应”，而且是一种时间依赖性生物学效应。人体研究和动物实验表明，心功能的改善是由于 β 受体阻滞药引起内源性心肌细胞收缩功能的加强，能够改善心肌细胞内钙的传递，同时具有钙增敏效应。

β 受体阻滞药的药理学方面存在很多差异，慢性心衰的患者只能耐受第二代和第三代的 β 受体阻滞药，这些药物可以使衰竭心肌的基因表达发生有利于逆转心脏重构和增加心肌收缩力的改变。目前只有 3 种 β 受体阻滞药被证实能够降低慢性心衰患者的病死率。MERIT－HF 研究证实，控释剂型琥珀酸美托洛尔使慢性心衰患者的年病死率下降 35％；CIBIS－Ⅱ研究证实，比索洛尔使慢性心衰患者的年病死率降低 33％；COPERNICUS 研究证实：卡维地洛使严重的慢性心衰患者(LVEF≤25％)的年病死率降低 38％。三个研究均显示猝死率的明显降低(41%~44%)。CAPRICORN 研究显示，心肌梗死合并心功能不全的患者使用卡维地洛后，年病死率降低 23%，心血管病死率降低 25%，非致命性心肌梗死减少 41%；短效的酒石酸美托洛尔能够降低心衰患者的住院率，改善心功能和生活质量。

适应证：所有慢性收缩性(LVEF 下降)心力衰竭，病情稳定，没有液体潴留，且体重恒定，近期内(至少 4d)不需要静脉给予正性肌力药者，必须应用 β 受体阻滞药，除非有禁忌证或不能耐受。近期急性失代偿的患者，一旦容量达到理想状态，不需要静脉用药(利尿药、血管扩张药和正性肌力药)，应开始滴定 β 受体阻滞药，尽可能在住院期间开始。

β 受体阻滞药的主要注意事项：①起始治疗前患者体重恒定(干体重)，无液体潴留，利尿药已维持在最合适剂量，血流动力学状态稳定。②β 受体阻滞药必须从极小剂量开始，逐渐增加，达最大耐受量或目标剂量后长期维持，即达到 β 受体有效阻滞的剂量，以目标心率为准，即清晨静息心率～55～60/min。③使用 β 受体阻滞药期间(包括调整剂量)，应密切观察药物的副作用，注意监测有无低血压、液体潴留和心衰恶化、心动过缓和房室传导阻滞等。

4)血管紧张素Ⅱ一类受体(AT_1)拮抗药：由于 ACEI 无法完全抑制组织型肾素－血管紧张素－醛固酮系统，应用 ACEI 数月后，循环中血管紧张素Ⅱ和醛固酮水平增高，称为血管紧张素Ⅱ或醛固酮逃逸现象。血管紧张素Ⅱ对心脏及血管不利的生物学效应均通过 AT_1 受体介导。无论是何种途径产生的血管紧张素Ⅱ，血管紧张素ⅡA 一类受体拮抗药(ARB)都能够在受体水平阻断它对心脏和血管重塑的影响，ARB 不干预缓激肽的代谢，故可减少咳嗽等副作用，但同时也失去了缓激肽对心衰的部分有益作用。ARB 与 ACEI 对心衰患者的血流动力学影响相似，中度降低肺毛细血管楔压和肺动脉压，轻度减轻前负荷，增加心排血量。通常不影响心率，除非是低血压引起压力反射的过度激活。

Val－HeFT、CHARM－Alternative，CHARM－Added STRETCH、RESOLVD 等研究确立了 ARB 在治疗慢性心衰中的地位。ARB 能够降低慢性心衰患者死亡和致残的复合终点，包括不能耐受 ACEI 的心衰患者。

在急性心肌梗死合并心衰的患者中对比 ACEI 与 ARB 疗效的研究有两个，OPTIMAAL 研究和 VALIANT 研究，前者证实氯沙坦的作用不及卡托普利，后者表明缬沙坦与卡托普利的作用相当，缬沙坦不劣于卡托普利。因此急性心肌梗死合并心衰依然首选 ACEI，不能耐受时选用 ARB。

现有关于 ACEI 与 ARB 的联用临床试验结论并不一致。在 Val－HeFT 试验中缬沙坦和 ACEI 合用不能降低病死率；仅降低心衰住院率。在 CHARM 试验中坎地沙坦与 ACEI 合用降低心血管病病死率或心衰恶化住院率降低；在 VALIANT 试验中缬沙坦与卡托普利合用的效益并不优于单用其中一种药物，而不良反应却增加。因此，ARB 是否能与 ACEI 合用以治疗心衰目前仍有争论，ESC 指南和 ACC/AHA 指南分别将其列为Ⅱa 类和Ⅱb 类推荐，B 级证据。根据 VALIANT 试验，急性心肌梗死合并心衰的患者，不宜联合使用这两类药物。值得注意的是 Val－HeFT 和 CHARM 合用的研究中 ACEI 的类型和剂量并无明确规定，只是作为背景治疗，从副作用的发生率推测可能是中等剂量，因此，两药的联用仅限于常规治疗无效、疾病继续进展的部分慢性心衰的患者，同时，剂量宜个体化处理。迄今有关 ACEI 与 ARB 联用的心血管临床研究显示，如果 ACEI 与 ARB 都采用大剂量(例如 ONTARGET 研究中 ACEI 和 ARB 均是靶剂量，VALIANT 研究中 ACEI 靶剂量、ARB 靶剂量的 1/2)，则临床均无获益现象，且副作用增多。

ARB的适应证：不能耐受ACEI的LVEF低下的患者，可减低病死率和减少并发症；对轻、中度心衰且LVEF低下者，特别因其他指征已用ARB者，ARB可代替ACEI作为一线治疗；常规治疗后心衰症状持续存在，且LVEF低下者，可考虑加用ARB。

ARB的用法及注意事项与ACEI大致相同，从小剂量开始逐渐增加到中等剂量或靶剂量，同时加用β受体阻滞药。如果采用ARB与ACEI联用，建议选用中、小剂量，或根据患者肾功能、血压，血电解质等情况，个体化处理。

需要强调的是，不宜对RAS系统采用三重阻滞，即ACEI与ARB和醛同酮受体拮抗药三药联用，一方面增加高钾血症、肾功能损害的危险，另一方面无循证医学的依据。二重阻滞是可行的，ACEI与ARB联用有可能进一步使心衰患者获益。对无法应用β受体阻滞药的患者，可试用ACEI与ARB。ARB可以与醛固酮受体拮抗药单独合用。

5)醛固酮受体拮抗药：无论是循环中的醛固酮还是经局部途径自分泌和旁分泌产生的醛固酮均对心血管系统有直接损害，包括促进心肌细胞凋亡和坏死、心肌和血管的纤维化、室性心律失常、交感神经激活、电解质紊乱、压力感受器功能减弱、炎症反应等，醛固体受体拮抗药能够直接干预这些负性作用。ACEI或ARB能够降低醛固酮水平，但是长期治疗则不能维持这种抑制，存在醛固酮逃逸现象，醛固酮受体拮抗药与ACEI或ARB的联用有利于强化对RAS系统的抑制。

RALES研究证实了在严重心功能衰竭(NY－HA心功能分级Ⅲ～Ⅳ)患者中使用螺内酯能够进一步降低慢性心衰患者病死率，降低心衰住院率。EPHESUS研究则在急性心肌梗死合并收缩性心－力衰竭的人群中证实依普利酮可降低心血管病死率和住院的复合终点，同时观察到高钾血症发生率高于对照组。

醛固酮受体拮抗药的应用指征：在肾功能代偿、血肌酐浓度男性≤2.5mg/dl，女性≤2.0mg/dl，血钾＜5.0mmol/L的条件下，LVEF降低，中、重度心力衰竭患者，常规治疗的基础上加用醛固酮受体拮抗药；心肌梗死后伴有左心室功能不全或心力衰竭的患者。

醛固酮拮抗药的应用和注意事项：①从小剂量开始加量至螺内酯25mg/d，依普利酮50mg/d，或酌情隔天一次，长期维持。②正在补钾的患者和潜在肾功能不全的患者容易发生高钾血症和肾衰竭，停止补钾，加用襻利尿药，靶剂量的ACEI或ARB减量。肌酐清除率＜30ml/min时禁用醛固酮受体拮抗药。③老年患者或低体重指数(瘦、肌肉少)的患者血肌酐水平不能准确反映肌酐清除率时，建议使用肾小球滤过率或肌酐清除率监测肾功能的改变。④密切监测血钾和肾功能，近期肾功能不全、高钾血症尤其是需要胰岛素治疗的糖尿病患者不用醛固酮拮抗药。一旦出现腹泻或其他原因的脱水，紧急评估是否需要停用该类药物。

6)地高辛：地高辛抑制$Na^{+}-K^{+}-ATP$酶，使细胞内钠离子增多，通过钠－钙交换，使细胞外的钙离子进入细胞内，同时对肌浆网$Na^{+}-K^{+}-ATP$酶的抑制也使细胞内钙离子增多，最终增强心肌收缩的速率和强度，起到强心的作用。

近年来认识到洋地黄不仅是一个正性肌力药物，而且有部分神经内分泌调节作用，后一效应与非心肌组织的$Na^{+}-K^{+}-ATP$酶的抑制有关。洋地黄对迷走神经传入纤维上的$Na^{+}-K^{+}-ATP$酶的抑制使心脏压力感受器更为敏感，通过中枢神经系统降低交感神经的兴奋性；对肾脏Na－K－ATP酶的抑制，可减少肾小管对钠的重吸收，增加远曲小管钠的释放，使肾球旁细胞分泌肾素减少。慢性心衰患者使用地高辛后循环和心脏中去甲肾上腺素的水平下降，具有拮抗肾上腺素能效应。

地高辛复杂的电生理作用是对心脏起搏和传导的直接影响和对副交感神经间接作用的综合效应。

DIG、RADIANCE 和 PROVED 研究确定了地高辛在治疗心衰中的地位。DIG 研究显示地高辛对总病死率的影响为中性，但地高辛降低心衰住院率，减少心衰致残率；RADIANCE 和 PROVED 研究表明慢性稳定性心力衰竭患者能够从地高辛治疗中获益，撤用地高辛后伴有血流动力学紊乱和病情恶化，患者运动耐量下降；DIG 研究表明慢性心衰患者的病死率与地高辛血药浓度直接相关，高浓度的地高辛增加病死率，男性亚组的结果显示血地高辛浓度维持在 0.6～0.8ng/ml，伴有病死率的下降；女性亚组血地高辛浓度较高，死亡的危险明显增加。提示血地高辛浓度宜控制在 0.5～1.0ng/ml。

地高辛的适应证：左心室射血分数下降的有症状心力衰竭的患者，经心衰常规治疗，仍有心衰症状时，应用地高辛（Ⅱa 级推荐）。心力衰竭合并快速房颤者，推荐应用地高辛以减慢房颤心室率。

地高辛的应用和注意事项：①地高辛的起始剂量和推荐剂量是 0.125～0.25mg/d。对年龄>70 岁，或肾功能不全，或低体重的心衰患者应使用小剂量即 0.125mg/d，或 0.125mg 隔天使用。地高辛血药浓度宜维持在 0.5～1.0ng/ml。②地高辛的禁忌证和慎用情况：禁忌证包括严重缓慢性心律失常，病态窦房结综合征，二度、三度房室传导阻滞，室壁瘤，颈动脉窦综合征，预激综合征，肥厚性梗阻型心肌病，低钾血症和高钾血症。下列情况应慎用：心肌梗死后伴心力衰竭的患者慎用或不用地高辛，特别是进行性心肌缺血者；与抑制窦房结或房室结功能的抗心律失常药物合用时必须谨慎，地高辛宜减量。③注意观察地高辛的副作用：常见的副作用包括心律失常、胃肠道症状、神经精神症状，这些不良反应常出现在血清地高辛浓度>2.0μg/L 时，但也可见于地高辛水平较低时。无中毒者和中毒者血清地高辛浓度间有明显重叠现象，特别在低血钾、低血镁、甲状腺功能低下时。

(3)其他治疗的评估

1)血管扩张药：直接作用的血管扩张药在 CHF 的治疗中并无特殊作用（Ⅲ类，A 级）。V－HeFT－1 研究第一个观察了血管扩张药对慢性心衰患者病死率的影响，证实哌唑嗪的作用与安慰剂相同，二硝酸异山梨醇与肼屈嗪联用能够使两年病死率降低 34%，但是研究终点时，病死率并未降低。美国 FDA 并未赞成二硝酸异山梨醇与肼屈嗪联合治疗慢性心衰。A－HeFT 研究显示二者合用仅对非洲裔美国人有益，但不适于中国。没有证据支持应用 α 受体阻滞药治疗心衰患者（Ⅲ类，B 级）。其他的血管扩张药，特别是无神经内分泌抑制作用的制剂并无降低病死率的作用，如氟司喹南、依前列醇甚至增加病死率，尽管早期小规模的研究证实其能够改善运动耐量。

总之，从改善心衰的自然进程角度讲血管扩张药无效，但它是治疗急性心衰的重要药物，详见急性心衰章节。

硝酸酯类常被合用以缓解心绞痛或急性心衰时呼吸困难的症状（Ⅱa 类，C 级），至于长期应用于治疗慢性心衰，则缺乏证据。为减少该药的耐药性，两次给药之间应至少间隔 10h。

2)重组 B 类利钠肽：奈西利肽是人工合成的 BNP，具有扩张血管和轻度利尿作用，已经获得 FDA 的批准用于治疗慢性充血性心衰急性失代偿，没有心源性休克或低灌注状态者。鉴于该药对预后及肾功能的影响尚无最后的定论，目前推荐为二线的血管扩张药。

奈西利肽作用于血管平滑肌和内皮细胞的利钠肽受体，增加 cGMP 浓度，引起血管平滑肌松弛和血管扩张。15min 起效，半衰期 18min。

几个小规模的临床试验（VMAC、PRECEDENT、EFFICACY、COMPARATIVE 研究）证实奈西利肽能够改善慢性心力衰竭急性失代偿患者的症状和血流动力学状态（肺毛嵌压降低），与多巴酚丁胺比较，可明显减少严重心律失常的发生。荟萃分析表明该类患者采用高于推荐的剂量时，伴有肾功能的下降。FUSIONⅡ研究显示慢性心衰的患者每周 1～2 次静脉滴注奈西利肽 12 周，并无病死率和住院率的获益，但也未见血肌酐升高。

慢性充血性心力衰竭急性失代偿、血压正常、无血容量的不足的患者，在严密监测血压及肾功能的情况下可以考虑使用重组 B 类利钠肽。

3）钙拮抗药：钙拮抗药治疗心衰患者无生存获益的证据，禁用于心衰，患者如果合并高血压或心绞痛，其他药物无效时，可以选用氨氯地平和非洛地平。PRAISEⅠ、Ⅱ和 V－HeFT Ⅲ试验证实氨氯地平和非洛地平长期治疗心衰具有较好的安全性，对生存率的影响为中性。

具有负性肌力作用的钙拮抗药如维拉帕米和地尔硫䓬，对心肌梗死后伴 LVEF 下降、无症状的心衰患者可能有害，不宜应用。

4）正性肌力药物：LVEF 下降、有心力衰竭症状的患者，长期静脉使用正性肌力药是有害的，不主张使用。除非是疾病终末阶段的患者，常规治疗不能稳定病情者可选用正性肌力药缓解症状。

传统的正性肌力药主要指肾上腺素能激动药和磷酸二酯酶抑制药，这些药物通过增加 cAMP 水平和细胞内钙浓度而增加收缩力，一些大规模临床试验证实，这些正性肌力药物长期应用会增加心衰患者的病死率。间断静脉滴注正性肌力药治疗心衰几乎都来自开盲和无对照的研究，大多数研究时间短，无法提供对病死率的影响，只有一个间断静注多巴酚丁胺与安慰剂对比的研究，也是阴性结果。安慰剂对照的临床研究中证实选择性第三类磷酸二酯酶抑制药在引起血流动力学改善的同时伴有病死率的增加。兼有磷酸二酯酶抑制和钾通道拮抗作用的维司立农，以及磷酸二酯酶抑制加钙增敏作用的匹莫苯也伴有病死率的增加，病死率的增加主要因为猝死的增多。在 OPTIME－CHF 研究中，951 名慢性心衰急性失代偿期患者随机、双盲、安慰剂对照接受米力农静脉滴注 48～72h，发现米力农并不降低住院期间病死率及 60d 病死率，也不减少住院天数和再次住院率，且副作用更多。由于缺乏循证医学的支持证据，鉴于这些正性肌力药物的毒性反应，不主张对慢性心衰急性失代偿期的患者间断静脉滴注正性肌力药。

由于缺乏有效的证据并考虑到药物的毒性，对 CHF 患者即使在进行性加重阶段，也不主张长期间歇静脉滴注正性肌力药。对难治性终末期心衰患者，可作为姑息疗法应用。对心脏移植前终末期心衰、心脏手术后心肌抑制所致的急性心衰，可短期应用 3～5d。多巴酚丁胺剂量为 100～250μg/min；多巴胺剂量为 250～500μg/min；米力农负荷量为 2.5～3mg，继以 20～40μg/min，均静脉给予。

新型的正性肌力药左西孟旦主要与肌钙蛋白 C 结合，加强收缩蛋白对钙离子的敏感性，从而增加心肌收缩力，但不增加细胞内的钙浓度，较少触发心律失常。左西孟旦同时促进 ATP 依赖的钾通路的开放，作用于血管平滑肌，引起血管扩张。因其抗心肌缺血的性质，用于缺血性心脏病时优于其他的正性肌力药。静注左西孟旦可引起每搏量的增加，心率增快，心排血量增多；肺毛细血管楔嵌压下降，外周阻力降低；冠脉血流量增多，顿抑心肌收缩和舒张功能改善。

REVIVE、SURVIVE研究均证实左西孟旦治疗急性心衰的有效性和安全性。SURVIVE研究的亚组分析显示在既往有心衰史的亚组中，左西孟旦与多巴酚丁胺比较，左西孟旦降低急性心衰5d和31d病死率，接近达到显著性差异(P=0.05)。左西孟旦在缓解急性心衰症状的同时伴有BNP水平的降低。

左西孟旦半衰期长达80h，单次应用，6～24h的静注。主要是其活性代谢产物OR－1896延长其疗效。

有症状的收缩性心力衰竭伴有低心排量，可以试用左西孟旦。其副作用主要是低血压和心动过速，血红蛋白减少，低钾血症，头痛和兴奋。

5)抗心律失常药物：抗心律失常药物包括胺碘酮，均不推荐作为心力衰竭猝死的一级预防用药。

胺碘酮应用的适应证：无法安置ICD的患者，作为猝死的二级预防的替代治疗；或慢性心力衰竭的患者合并室性心律失常伴有血流动力学紊乱；慢性心力衰竭合并快速房颤，转复或维持窦性心律；对已经安置ICD的患者，可考虑使用胺碘酮减少放电。

鉴于胺碘酮的毒副作用明显，不主张对慢性心力衰竭伴室性期前收缩或无症状的非持续性室速的患者使用，使用胺碘酮期间应密切观察其副作用，定期复查甲状腺功能、肝功能、胸X线片等。

心力衰竭合并心房纤颤时，选用β受体阻滞药和地高辛联用控制快速心室率，达到静息心率80～90/min，运动时<110～130/min，避免用维拉帕米和硫氮䓬酮。如果β受体阻滞药无效或禁忌，可选用胺碘酮，如果药物无法控制心动过速，可选择射频消融(消融房室结)。凡是心衰合并房颤者，需维持抗凝治疗。

不主张在心衰患者中使用Ⅰ类或Ⅲ类抗心律失常药物预防室性心律失常。无症状的室性心律失常无应用抗心律失常药物的指征。

注意心衰患者的联合用药，特别是多种药物均经细胞色素P450的同工酶代谢时，应警惕药物的毒副作用的发生。例如胺碘酮、华法林、他汀类、地高辛等药物合用。

6)抗凝或抗血小板：窦性心律的心衰患者发生血栓栓塞的概率低，不主张预防性应用抗凝或抗血小板药物。心衰患者华法林和抗血小板治疗的WATCH研究因结果阴性而提前终止。

慢性心衰合并下列情况推荐抗凝或抗血小板治疗

①慢性房颤；阵发性房颤；既往有体循环或肺循环栓塞史，包括脑卒中及一过性脑缺血的患者推荐应用华法林，监测INR，使其维持在2～3。

②慢性心衰合并房颤患者中抗血小板药预防脑栓塞发生的价值尚未证实。鉴于无症状性AF复发的比例高并伴栓塞危险，因此，对曾有房颤发作史的所有心衰患者，即使窦性心律者，也予抗凝维持治疗。

③冠心病近期大面积的前壁心肌梗死或室壁瘤；近期心肌梗死伴有左室血栓，选用华法林，将INR维持在2～3，持续到心肌梗死后3个月。

④心衰伴有左心室血栓，根据血栓的特点，例如大小、活动度、钙化程度决定治疗方式，如果不准备手术，应使用华法林抗凝。

⑤心衰合并高凝状态，例如围生期心肌病、卵圆孔未闭，推荐使用华法林抗凝。

⑥有抗凝治疗指征者必须抗凝，但同时存在出血等高风险的心衰患者，推荐抗血小板

治疗。

⑦抗血小板治疗:心衰伴有明确动脉粥样硬化疾病如冠心病或心肌梗死,糖尿病和脑卒中等有二级预防适应证的患者必须应用阿司匹林,其剂量应在每天75～150mg。

⑧大剂量的阿司匹林和非甾体类抗炎药都能使病情不稳定的心衰患者加重。除非存在抗凝或抗血小板治疗的适应证,否则,慢性心衰的患者不推荐常规使用华法林或阿司匹林。

3. LVEF正常,有症状心力衰竭(HFnEF)的治疗　HFnEF治疗的循证医学的依据不多,已有的主要研究结果如下。CHARM－P研究证实坎地沙坦可降低HFnEF患者的心衰住院率;PEP－CHF研究表明培多普利可降低老年心衰患者(HFnEF)的住院率;DIG的亚组分析表明HFnEF的患者如果是窦性心律并不能从地高辛治疗中获益;GISSI－HF研究采用他汀治疗慢性心衰(包括HFnEF)无获益现象;2008年底公布的I－PRESEVE研究是在4128名老年HFnEF(EF≥45%)患者中进行的随机双盲安慰剂对照研究,结果显示厄贝沙坦不能降低HFnEF的患者死亡和特定的心血管疾病(心衰、心肌梗死、不稳定型心绞痛、卒中、房性心律失常或室性心律失常),住院的复合终点一级、二级终点均无显著差异;TOPCAT正在评估螺内酯对HFnEF患者的疗效。因此,现阶段HFnEF治疗主要依据临床经验和特殊的病理生理机制。

HFnEF治疗的策略:降低左室舒张末压,恢复或维持心房收缩功能,减慢心率,防止心肌缺血,改善充盈和逆转左室肥厚。

(1)针对病因治疗:进行基础心脏病的规范化治疗,对高血压伴有HFnEF的患者强化降压治疗,达标血压宜低于单纯高血压患者的标准,即收缩压＜130mmHg、舒张压＜80mmHg;冠心病的高危患者,推荐血运重建;治疗糖尿病;纠正贫血、甲状腺功能亢进、动静脉瘘等高动力学状态;有可能转复为窦性心律的心房纤颤患者,恢复窦律并维持窦律等。

(2)缓解症状:有液体潴留征象的患者选用利尿药可以选用噻嗪类利尿药或袢利尿药,噻嗪类利尿药无效时,改用袢利尿药。过度的利尿,有可能影响血压,使肾功能恶化,应该避免;快速心房纤颤的患者控制心室率,可选用β受体阻滞药或非二氢吡啶类钙拮抗药。

(3)逆转左心室肥厚,改善舒张功能:推荐使用ACEI、ARB、β受体阻滞药等。维拉帕米有益于肥厚型心肌病。对心肌肥厚或纤维化疾病的患者,如高血压、糖尿病等,可以应用醛固酮受体拮抗药。

(4)地高辛不能增加心肌的松弛性,不推荐使用地高辛。

4. 难治性或终末期心力衰竭阶段的治疗　顽固性或终末阶段心衰的诊断需排除因治疗不当或可逆性心衰诱因未纠正等因素,确认所有常规心衰治疗均得到合理应用,而患者仍有静息或轻微活动时气促,极度无力,常有心源性恶病质,需反复住院甚至无法出院。此期的心衰患者病死率高,治疗目的是改善症状,提高生活质量,减少病死率和病残率。

(1)液体潴留:顽固性终末期心力衰竭的治疗,最重要的是如何使利尿药的应用最佳化,在水盐代谢、肾功能、电解质之间寻求平衡。每日限盐2g或更少,入液量＜2L。每日测体重,若体重增加超过1kg/d,应考虑有隐性水肿。顽固性心衰患者低钠血症常常是血管加压素系统高度激活和(或)肾素一血管紧张素一醛固酮系统抑制不充分的结果。血管加压素受体拮抗药可减轻体重和水肿,使低钠血症患者的血钠正常化,有望减少低钠血症的发生。另外,可考虑增加对肾素一血管紧张素一醛固酮系统的抑制或使用重组B类利钠肽。出现低钠血症时,应鉴别缺钠性或稀释性低钠血症,前者发生于大量利尿后,属容量减少性低钠血症,患者可有直立性低血压，尿少而比重高，治疗应予补充钠盐；后者又称难治性水肿，见于心衰进行性恶化者，此时钠、水有潴留，而水潴留多于钠潴留，故称高容量性低钠血症，患者尿少而比重低，治疗应严格限制入水量，并按利尿药抵抗处理。

(2)神经内分泌拮抗药：顽固性终末期心力衰竭的患者常常仅能耐受小剂量的神经内分泌抑制药，或者完全无法耐受。对血压＜80mmHg 或呈外周低灌注状态的患者不要使用 ACEI，对能够耐受小剂量神经内分泌抑制药的患者则应坚持使用。有液体潴留或正在使用正性肌力药的患者不宜用β受体阻滞药。终末期心衰的患者常常血压偏低、肾功能不全，合用 ACEI 易诱发低血压和肾衰竭，加用β受体阻滞药后心衰可进一步加重，此时应权衡利弊，个体化处理。

(3)血管扩张药和正性肌力药物：在临床症状恶化期可选用血管扩张药(硝普钠、硝酸甘油和奈西立肽)和持续静脉滴注正性肌力药物缓解症状，作为姑息治疗手段，不主张常规间歇滴注正性肌力药，可试用钙增敏药左西孟旦。

(4)心衰的非药物治疗：优化的内科药物治疗无效，应考虑非药物治疗，包括心脏移植、左室辅助装置、超滤等。

(5)临终关怀：顽固性心力衰竭经合理的药物治疗仍然无法控制疾病的进展，患者频繁住院，需要间断或持续静脉给予正性肌力药，又无法接受心脏移植或其他机械治疗时，应在患者仍清醒的状态下，与患者及家属讨论生活质量及临终治疗有关事项。向家属和患者交待病情和预后，终末期心衰的患者病死率达 75%。讨论心脏移植和安置左室辅助装置的可能性；已安装 ICD 的患者，应告之除颤可能无效，就是否停止除颤和关闭 ICD 与家属达成共识。

主张尽力缓解患者的痛苦，以减轻症状为目的，包括使用麻醉药、频繁使用利尿药、持续静滴正性肌力药等。避免不必要的检查和干预，与患者和家属协商终末期的支持治疗，在生命弥留之际是否进行心肺复苏，应征询家属意见，当进行积极的操作(气管插管、应用 ICD)也无法改变最终的结局时，不推荐这些操作。

(五)慢性心衰的非药物治疗

1.心脏再同步化治疗　有 15%～30%慢性收缩性心力衰竭的患者心电图 QRS 波群＞120ms，表现为左右心室不能同步收缩和舒张，室间隔矛盾运动，二尖瓣反流时间延长等，这种心室的不同步伴有病死率进一步增高。心脏同步化治疗是指应用双心室起搏装置同时兴奋左右心室，或通过重建左心室游离壁与室间隔之间的同步收缩达到改善心功能目的的一种起搏疗法，在加强心室收缩力的同时减轻继发二尖瓣反流，改善衰竭心肌的生化特性，包括能量利用。通常使用双室起搏(或多部位起搏)，也有一些患者可以单独从左室起搏中获益。几个多中心的随机临床试验证实心脏同步化治疗能够改善心功能，提高运动耐量，改善生活质量，降低病死率和住院的复合终点。CARE－HF 研究证实心脏同步化治疗与标准的药物治疗相比，降低死亡的危险为 36%。

我国心脏同步化治疗的适应证：Ⅰ类适应证：缺血性或非缺血性心肌病；尽管优化的药物治疗，心功能仍为 NYHA 分级Ⅲ级或可以走动的Ⅳ级；窦性心律；左室射血分数≤35%；左室舒张末直径≥55mm；QRS 间期≥120ms 伴有心脏运动不同步。

处理要点：严格遵循适应证，选择适当的治疗人群；应用超声心动图技术更有益于评价心脏收缩的同步性，提高手术成功率，尽量选择理想的左心室电极导线植入部位，通常为左心室侧后壁；术后进行起搏参数优化，包括 AV 间期和 VV 间期的优化；尽可能维持窦性心律，实现100%双心室起搏;继续合理抗心衰药物治疗。

2.埋藏式心律转复除颤器(ICD) MERIT－HF试验中NYHA分级不同患者的死因分析表明,中度心衰患者一半以上死于心律失常导致的猝死,因此ICD对预防心衰患者的猝死非常重要,推荐应用于全部曾有致命性快速心律失常而预后较好的心衰患者。

MADIT－Ⅱ试验在心肌梗死伴有HFrEF的患者中证实与常规药物治疗相比,ICD可减少31%的死亡危险性;SCD－HeFT试验显示中度心衰的患者接受ICD治疗的病死率较未置入ICD下降23%,而胺碘酮不能改善患者的生存率;COMPANION试验证实ICD与CRT的联合治疗(CRT－D)使病死率下降36%。上述临床试验显示ICD可以改善心衰患者的生存率,特别是中度心衰患者。

心衰患者ICD的适应证

(1)心衰伴低LVEF者,曾有心脏停搏、心室颤动(VF)或伴有血流动力学不稳定的室性心动过速(VT),推荐置入ICD作为二级预防以延长生存。

(2)缺血性心脏病患者,MI后至少40d,LVEF≤30%,长期优化药物治疗后NYHA心功能Ⅱ或Ⅲ级,合理预期生存期超过1年且功能良好,推荐置入ICD作为一级预防减少心脏性猝死,从而降低总病死率。

(3)非缺血性心肌病患者,LVEF≤30%,长期最佳药物治疗后NYEF心功能Ⅱ或Ⅲ级,合理预期生存期超过1年且功能良好,推荐置入ICD作为一级预防减少心脏性猝死从而降低总病死率。

(4)对于NYHAⅢ～Ⅳ级、LVEF≤35%且QRS＞120ms的症状性心衰可置入CRT－D,以改善发病率和病死率。

(5)因室颤、室速而出现心室骤停,排除一过性或可逆性因素,推荐置入ICD。

(6)器质性心脏病伴自发持续性室速,推荐置入ICD。

3.主动脉内球囊反搏术 主动脉内球囊反搏术(IABP)是通过动脉置入一根带气囊的导管到降主动脉内、左锁骨下动脉开口的远端,在心脏舒张期气囊充气,心室收缩前气囊排气,从而起到辅助衰竭心脏的作用,是最广泛应用的心脏辅助装置。

IABP的适应证:

(1)心源性休克:急性心肌梗死;心肌梗死伴发机械并发症,二尖瓣反流或室间隔穿孔等。

(2)心脏术后脱离体外循环困难和(或)心脏术后难以控制的低心排血量综合征。

(3)高危心脏病患者手术中预防性应用。

(4)高危患者行冠脉造影、PTCA、冠脉内溶栓、以及非心脏外科手术前后的辅助。

(5)冠心病顽固性心绞痛,心肌缺血引起的顽固性严重心律失常。

(6)心脏移植或心室辅助装置置入前后的辅助。

(7)急性严重病毒性心肌炎伴心衰。

IABP的禁忌证:绝对禁忌证包括主动脉瓣关闭不全和主动脉夹层分离。相对禁忌证包括腹主动脉瘤;降主动脉瘤;严重周围血管疾病如髂动脉或股动脉钙化;近期同侧腹股沟切口;病态肥胖等。

4.心室辅助装置 心室辅助装置传统上用于心源性休克,难治性心律失常患者也是候选对象,不仅应用于慢性失代偿性心力衰竭终末期患者,而且扩展到急性心力衰竭伴心源性休克者,心脏移植候选者等。

心室辅助装置主要有三种用途。功能恢复桥梁：适用于心脏可逆性受损的患者，如心脏手术后心源性休克，急性重症心肌炎等。经过短、中期应用心室辅助装置，心肌损伤得以恢复；心脏移植的过度：慢性失代偿性心力衰竭患者等待心脏移植时，采用心室辅助装置支持到患者获得供体；终末替代治疗：顽固性难治性心力衰竭终末期患者，无法进行心脏移植时使用心室辅助装置维持生命。

REMATCH 随机对照试验结果证实终末期心衰患者无法接受心脏移植者，置入左室辅助装置可明显提高生存率和生活质量。

心衰患者心室辅助装置的适应证

(1)难治性终末期心衰患者，经药物治疗预计 1 年病死率＞50%，需要连续静滴正性肌力药物并且不适合心脏移植，应考虑安置左室辅助装置作为"永久"或"终点"治疗。

(2)严重休克伴靶器官功能受损的心力衰竭患者，尽早采用心室辅助装置，有可能避免靶器官永久损害，增加生存的概率。例如心脏手术后休克；急性心肌梗死后心源性休克；急性重症心肌炎和难治性室性心律失常。

心室辅助装置的禁忌证：①除心脏外伴有不可逆终末器官功能衰竭如肾衰竭，不可逆神经系统损伤等；②严重感染，败血症；③恶性肿瘤和 HIV 阳性。

5. 心脏移植　心脏移植可作为终末期心衰的一种治疗方式，主要适用于无其他可选择治疗方法的重度心衰患者。尽管目前还没有对照性研究，但公认对于特定条件的患者而言，与传统治疗相比，它会显著增加生存率、改善运动耐量和生活质量。除了供体心脏短缺外，心脏移植的主要问题是移植排斥，这是术后 1 年死亡的主要原因，长期预后主要受免疫抑制药并发症影响。近年的研究结果显示，联合应用 3 种免疫抑制药治疗，术后患者 5 年存活率可显著提高达 70%～80%。

联合应用 ACEI 和 β 受体阻滞药，以及近年的 CRT 治疗显著改善了重度心衰患者的预后与生活质量，使许多患者免于心脏移植。

心脏移植适应证：药物及其他治疗均无法治愈的终末期心力衰竭的患者；顽固性心力衰竭引起血流动力学障碍；难治性心源性休克；长期依赖正性肌力药来维持器官灌注；运动峰耗氧量＜10ml/kg 伴无氧代谢；严重心肌缺血，即使冠脉搭桥或经皮冠脉血运重建也无法缓解症状；顽固性恶性室性心律失常，各种干预措施无效。

心脏移植禁忌证：严重的外周及脑血管疾病；其他器官(肾、肝、肺)不可逆损害(除非考虑多器官移植)；有恶性肿瘤史及恶性肿瘤复发；无法或不能耐受术后的药物综合治疗；不可逆的肺动脉高压(肺血管阻力＞6 Wood 单位)；全身感染(HIV、播散性肺结核等)；胰岛素依赖的糖尿病伴有终末器官损伤；吸毒；精神状态不稳定；高龄。

(六)特殊病因心衰的治疗

1. 瓣膜性心脏病　瓣膜性心脏病患者的主要问题是瓣膜本身有器质性损害，任何内科治疗或药物均不能使其消除或缓解。实验研究表明单纯的心肌细胞牵拉刺激就可促发心肌重构，因而治疗瓣膜性心脏病的关键就是修复瓣膜损害。瓣膜性心脏病的介入治疗或手术治疗的指征详见相关章节。

对无法进行手术或手术前后的瓣膜性心脏病合并心衰的患者有些药物可以考虑。

(1)主动脉瓣反流：急性主动脉瓣反流患者不能耐受心衰，手术前为了稳定病情，可静脉滴注硝普钠或正性肌力药(多巴酚丁胺或多巴胺)；严重主动脉瓣反流伴有慢性心衰，存在手术禁忌或手术后仍有持续左心功能不全的患者,可选用 ACEI;无症状的主动脉瓣反流,伴有高血压时,应用 ACEI 和二氢吡啶类钙拮抗药是合理的;对没有高血压的无症状的主动脉瓣反流患者,不主张为了延迟手术而应用血管扩张药。马方综合征的患者,使用β受体阻滞药能够延缓主动脉扩张,手术后,推荐使用β受体阻滞药。最近的资料表明,依那普利也有类似作用。主动脉瓣反流的患者应用β受体阻滞药时应十分谨慎,因为舒张期延长,可使反流量增多。对主动脉瓣反流的患者,应预防感染性心内膜炎的发生。

(2)主动脉瓣狭窄:有症状的主动脉狭窄应尽早手术,没有药物可延缓病情的进展。对无法手术并伴有心衰的患者,可以试用地高辛和利尿药,避免使用β受体阻滞药。如果发生急性肺水肿,有些患者可选用硝普钠。

(3)二尖瓣反流:急性二尖瓣反流时,可应用硝酸酯类或利尿药减轻左室充盈压。硝普钠可以减轻后负荷和反流量。如果存在低血压,可应用正性肌力药。二尖瓣反流合并持续或阵发性房颤,或有栓塞史,或左房血栓,或瓣膜修补术后头 3 个月的患者应抗凝治疗。没有手术的二尖瓣反流患者,房颤无法转复窦率者,应控制心室率。无心衰症状的慢性二尖瓣反流患者,不主张使用血管扩张药,包括 ACEI,但是有心衰症状者,应使用 ACEI,对无,法手术或术后仍有症状的患者,选用 ACEI。无禁忌证的患者,可以考虑应用β受体阻滞药和醛固酮受体拮抗药。对二尖瓣反流的患者,应预防心内膜炎的发生。

(4)二尖瓣狭窄:利尿药和长效的硝酸酯类制剂能够缓解气促的症状,β受体阻滞药或非二氢吡啶类钙拮抗药可减慢心率,能够改善运动耐量。对合并房颤的患者应抗凝治疗。对窦性心律,既往有栓塞史或有左心房血栓的患者应抗凝治疗。未解除二尖瓣狭窄的患者,不主张转复窦率。如果心房轻度增大,房颤新近出现,可以考虑转复窦率。另外,应预防风湿活动和感染性心内膜炎。

对于继发的严重的瓣膜关闭不全,如果是因缺血性心肌病所致,建议在冠脉搭桥的同时行二尖瓣修复。原发性扩张性心肌病伴有严重的二尖瓣反流,优化的药物治疗无效时可以选择性行二尖瓣修复术。

2.单纯右心衰的治疗　单纯的右心衰是指心衰的症状突然出现或逐渐发生并加重,通常没有肺水肿,肺心病、肺动脉高压可能是致病因素,可能存在三尖瓣的关闭不全,以体循环淤血为主要症状,伴有颈静脉充盈,肝颈回流征阳性,下肢水肿等体征。

治疗原则包括减轻充血,改善右室收缩力和右冠脉灌注及降低右室后负荷。主要根据病因和血压水平选择不同的药物,如果收缩压＞100mmHg 下存在体循环淤血,应选用利尿药,同时利尿药的应用需谨慎,短期改善患者症状之后,即应减量并逐渐停用,因右心室充盈压对于维持足够心排血量非常关键;收缩压＜90mmHg 时,推荐正性肌力药,.可以选用左西孟旦或磷酸二酯酶抑制药;如果收缩压继续下降低于 100mmHg,应选用升压药,多巴胺可能更好。如果合并房颤,可选用毛花苷 C 或地高辛减慢房颤心室率。

急性右心衰期间 ACEI、ARB 和β受体阻滞药不宜应用,钙拮抗药也不宜用。

右心衰的病因是慢性阻塞性肺部疾病时,控制肺部感染最为重要,大量利尿使得痰液更为黏稠,应在控制体循环淤血和减轻咳嗽之间寻求平衡,可以采用药物雾化吸入帮助患者排痰。

右心衰的病因是肺动脉高压时,应寻找肺动脉高压的病因。病情稳定者建议行急性肺血管扩张试验,如果试验阳性,选择钙拮抗药,并根据 24h HOLTER 的基础心率选择不同的药物，基础心率较慢的患者选择二氢吡啶类，心率较快的患者则选择地尔硫卓；如果试验阴性，建议采用前列环素类药物、内皮素受体拮抗药、5 型磷酸二酯酶抑制药等新型血管扩张药进行治疗。

对肺动脉高压或急性肺栓塞引起的急性右心衰，如果没有抗凝药物的禁忌证，可以使用肝素或华法林，将 INR 控制在 1.5～2.5，主要是对抗肺血管原位血栓形成和发展。对急性大面积的肺栓塞引起的急性右心衰，在溶栓治疗的时间窗内应选择溶栓治疗。

急性冠脉综合征伴有的急性心衰有一种特殊类型表现为单纯急性右心衰，即急性右心室心肌梗死（常常合并下壁心肌梗死），体征表现为肺部无啰音，血压低，颈静脉充盈，Kussmaul 征等，针对低血压的初始治疗以大量扩容最为重要，通过补充血容量增加右心室的前负荷和心排血量。快速输入 1L 到几升液体，如果低血压仍然存在，应考虑血流动力学检测，同时尽可能开通右冠状动脉。

（张颖）

第二节　急性心力衰竭

一、定义和病因

（一）定义

急性心力衰竭系指急性的心脏病变引起心脏收缩力明显降低或心室负荷加重而导致急性心排血量显著、急剧的降低，体循环或肺循环压力突然增高，导致组织器官灌注不足和急性肺淤血的临床表现。

（二）病因

急性心力衰竭常见病因见表 5－1。

表 5－1　急性心力衰竭常见原因

1. 缺血性心脏病	（1）败血症
（1）急性冠脉综合征	（2）甲状腺毒症
（2）急性心肌梗死机械并发症	（3）贫血
（3）右心室梗死	（4）分流
2. 瓣膜性心脏病	（5）心包压塞
（1）瓣膜狭窄	（6）肺动脉栓塞
（2）瓣膜关闭不全	6. 慢性心衰失代偿
（3）心内膜炎	（1）缺乏依从性
3. 心肌疾病	（2）容量过负荷
（1）围生期心肌病	（3）感染，尤其是肺炎
（2）急性心肌炎	（4）脑血管损害
4. 高血压/心律失常	（5）外科手术
（1）高血压	（6）肾功能异常
（2）急性心律失常	（7）哮喘、COPD
5. 循环衰竭	（8）滥用药物

二、临床表现及分类

(一)慢性心衰恶化或失代偿

明确患者有慢性心衰,但在治疗过程中病情逐渐恶化或失代偿,有体循环和肺循环淤血表现(如双下肢水肿,肝大、淤血,颈静脉怒张和呼吸困难)。入院时患者如有低血压常提示预后差。

(二)肺水肿

患者伴有严重的呼吸窘迫,两肺满布湿啰音伴端坐呼吸。未经氧疗前动脉氧饱和度通常<90%。

(三)高血压性心力衰竭

多由高血压引起心衰的症状和体征,收缩功能多为正常。常有外周血管阻力增加和心动过速的表现。患者常有肺淤血体征,但无体循环淤血。这类心衰患者对治疗反应较好,住院病死率较低。

(四)心源性休克

指经过充分改善前负荷和抗心律失常治疗后仍然存在因心衰引起的组织灌注不足的状态.如收缩压<90mmHg,无尿或少尿(每小时尿量<0.5ml/kg)。心律失常较为常见,易迅速发生器官灌注不足和肺淤血。

(五)单纯性右心衰竭

这类心衰患者的临床表现多以低心排血量为特征.无颈静脉压增高、伴或不伴有肝大和左心室充盈压降低。

(六)急性冠状动脉综合征和心力衰竭

临床上约15%的急性冠状动脉综合征患者伴有急性心力衰竭的症状和体征。而这类急性心衰常与心律失常如心动过缓、心房颤动和室速有关。

三、诊断

(一)早期评估

主要依据病史、正确的体格检查。系统评估非常必要。了解外周灌注情况,如皮肤温度、静脉压等。了解有无收缩期和舒张期杂音以及有无 S_3 和 S_4。急性期二尖瓣关闭不全很常见。同时要明确有无明显的主动脉瓣狭窄或关闭不全。心脏听诊可明确有无肺淤血。颈静脉充盈反映右心室充盈压增高。慢性心衰失代偿时胸腔积液较为常见。

(二)心电图

可提供关于心率、心律、心脏传导和引起心衰常见原因的有用信息。它可反映ST段抬高性或非抬高性心肌梗死。Q波常提示既往有透壁性心肌梗死。心室肥厚、束支传导阻滞、心电非同步化、Q—T间期延长等均可通过心电图明确。

(三)胸部X线

所有急性心衰患者一经住院就应立即进行胸部X线检查,以便评价肺淤血程度和其他肺部疾病,如心影增大、积液和渗出等。

(四)动脉血气分析

所有严重呼吸窘迫的患者都应进行血气分析,了解氧分压、二氧化碳分压和酸碱平衡情况。由于组织灌注不足和 CO_2 潴留引起酸中毒的患者预后较差。无创性脉氧监测常可替代血气分析，但对二氧化碳分压和酸碱平衡状态不能提供有用信息。

(五)实验室检查

初始诊断评估包括全血计数、K^+、Na^+、Cl^- 肾功能、血糖、白蛋白、肝功能和 INR 等。低钠和肌酐水平高是急性心衰患者预后不良的征象。无急性冠脉综合征的急性心衰患者肌钙蛋白可轻度升高。

(六)脑钠肽

急性期检测 BNP 和 NT－proBNP 对除外心衰有阴性预测价值。关于急性心衰脑钠肽的诊断标准目前还未定论。

(七)超声心动图

所有急性心衰患者应尽可能及早进行超声心动图检查来评估左右心室收缩功能、舒张功能、瓣膜结构和功能、心包情况及同步化情况等。

(八)急性心衰患者诊断流程

急性心衰患者诊断流程见图 5－1。

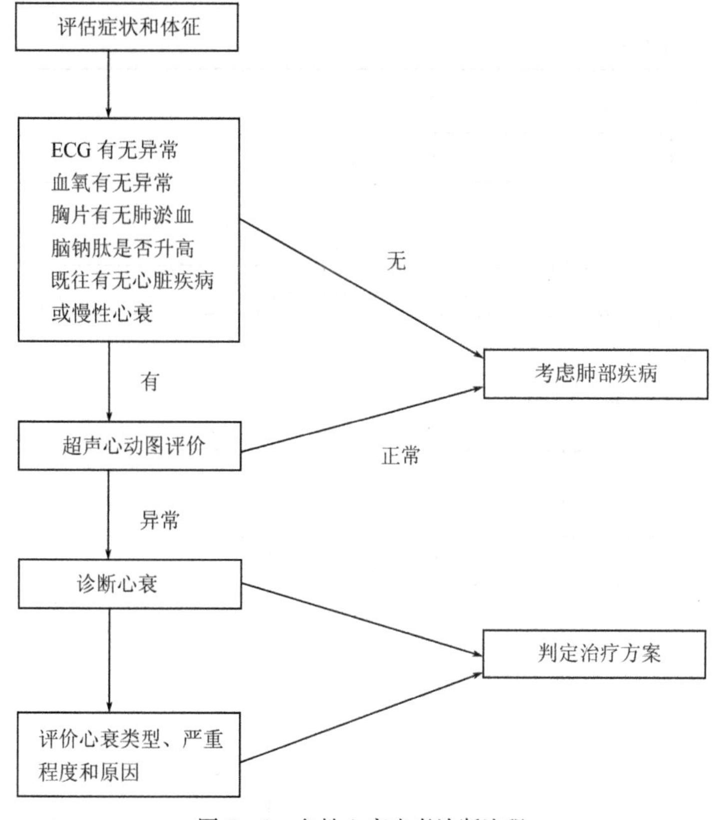

图 5－1　急性心衰患者诊断流程

四、治疗

(一)治疗目的和流程

1. 治疗目的快速改善症状和稳定血流动力学状况(表 5－2)。

表 5－2　急性心力衰竭治疗目的

1. 立即(急诊科/ICU/CCU)
(1)改善症状
(2)恢复氧疗
(3)改善器官灌注和血流动力学
(4)限制心肌和肾脏损害
(5)缩短 ICU 住院期限
2. 暂缓紧急情况(在医院)
(1)稳定病情和制定最佳治疗方案
(2)启动改善预后的药物治疗
(3)选择合适患者进行器械治疗
(4)缩短住院日
3. 长期和出院前处理
(1)制定随访计划
(2)指导患者进行合理生活方式调整
(3)提供充分的二级预防
(4)预防再住院
(5)改善生活质量和提高生存率

2.治疗流程见图 5－2。

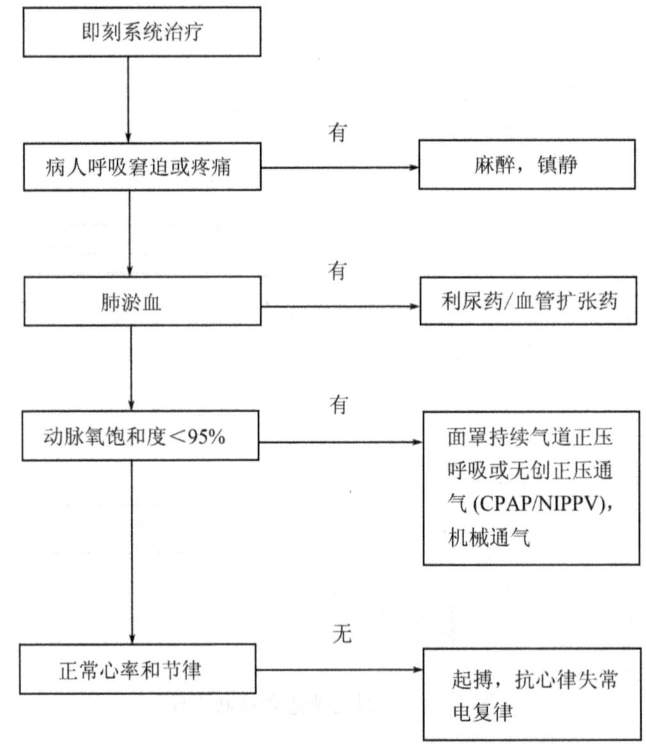

图 5－2　急性心衰治疗流程

(二)氧疗

伴有低氧血症患者应尽早使用氧疗，使氧饱和度≥95％(COPD 患者>90％)，严密监护严重气道阻塞患者以避免发生高碳酸血症。

1. 无创通气的适应证　无创通气可用于无气管内插管的患者。每位急性心源性肺水肿和高血压急性左心衰患者应尽早使用呼气末正压通气(PEEP)以便改善呼吸窘迫症状和相应的临床参数。PEEP无创通气通过降低左心室后负荷改善左心室功能。心源性休克和右心衰竭患者慎用。

2. 无创通气的禁忌证

(1)无意识、严重智力障碍或焦虑患者。

(2)由于进行性危及生命的低氧血症需要立即气管插管的患者。

(3)严重阻塞性气道疾病的患者。

3. 无创通气的使用方法

(1)开始用5～7.5cmH_2O的PEEP,逐渐滴定到临床有反应的水平10cmH_2O;吸入氧浓度(FiO_2)要≥0.40。

(2)持续时间通常为30L/h直到患者气短和氧饱和度得到改善。

4. 可能的不良反应

(1)右心衰竭严重恶化;

(2)高碳酸血症;

(3)焦虑;

(4)气胸;

(5)抽吸。

(三)镇静或止痛

对有气短、呼吸困难、焦虑和胸痛的急性心衰患者早期就应给予吗啡。静脉给予吗啡2.5～5mg,可重复使用,要监测呼吸情况。常有呕吐可使用止吐药。伴低血压、心动过缓、进行性房室传导阻滞或CO_2潴留患者慎用。

(四)襻利尿药

1. 适应证　有肺淤血和容量超负荷症状存在的急性心衰患者要静脉用利尿药。

2. 使用方法

(1)推荐初始剂量　呋塞米20～40mg静推,或(0.5～1mg布美他尼;10～20mg托拉塞米)。起始阶段应定时监测患者尿量,可插导尿管监测患者尿量以便评价治疗反应。

(2)如果患者有容量超负荷时,呋塞米静点剂量可依据肾功能和口服剂量情况来增加。也可在给予初始剂量后连续静脉滴入。呋塞米总量在初始6h要<100mg,在初始24h<240mg。

3. 与其他利尿药联用　袢利尿药与噻嗪类利尿药合用可预防利尿药抵抗。急性心衰患者如果出现容量过负荷,袢利尿药加用氢氯噻嗪25mg(口服)以及螺内酯20～40mg口服。小剂量联用比单药大剂量更有效,且副作用小。

4. 急性心力衰竭利尿药药量和适应证　见表5－3。

表5－3　急性心力衰竭利尿药剂量和适应证

液体潴留	利尿药	日剂量(mg)	注释
中度	呋塞米	20～40	依据临床症状口服或静脉使用
	布美他尼	0.1～1	依据临床反应滴定剂量
	托拉塞米	10～20	监测 K^+、Na^+、肌酐、血压
重度	呋塞米	40～100	静脉增加剂量
	呋塞米静点	(5～40mg/h)	优于大剂量注射
	布美他尼	1～4	口服或静脉
	托拉塞米	20～100	口服
对襻利尿药抵抗	加噻嗪类	50～100	联合优于大剂量袢利尿药
	或美托拉宗	2.5～10	如肌酐清除率＜30ml/min效果更强
	或螺内酯	20～40	如无肾衰和血钾正常或低钾为最佳选择
对襻利尿药和噻嗪类利尿药抵抗	加多巴胺或多巴酚丁胺		如伴有肾衰和低钠时考虑超滤或血液透析

(五)血管扩张药

1.适应证　收缩压＞110mmHg的急性心衰患者推荐静脉应用硝酸甘油和硝普钠。收缩压在90～110mmHg的患者要慎用。这些药物可降低收缩压、左心室和右心室充盈压以及外周血管阻力,改善呼吸困难。

2.使用方法

(1)初始硝酸甘油静脉推荐剂量10～20μg/min,如果需要,每3～5min按5～10μg/min增加剂量。注意监测血压,避免收缩压过度降低。

(2)慎用硝普钠,起始剂量0.3μg/(kg·min),逐步滴定到5μg/(kg·min),要建立动脉通路。

(3)奈西立肽静脉使用速度可先按2μg/kg静注后,再以(0.01～0.03)μg/(kg·min)的速度静点。要严密监测血压,不推荐与其他扩血管药联用。

3.副作用　头痛。急性冠脉综合征患者慎用硝普钠,因可致血压迅速降低。静滴硝酸甘油或奈西立肽也可致低血压。

4.血管扩张药使用剂量和适应证　(表5－4)

表5－4　血管扩张药使用剂量和适应证

血管扩张药	适应证	剂量	主要副作用	其他
硝酸甘油	肺淤血/肺水肿 SBP＞90mmHg	起始10～20μg/min,可增加至200μg/min	低血压头痛	连续用易产生耐药
二硝酸异山梨醇酯	肺淤血/肺水肿 SBP＞90mmHg	起始1mg/h,可增加至10mg/h	低血压头痛	连续用易产生耐药
硝普钠	高血压性心衰肺淤血/肺水肿 SBP＞90mmHg	起始0.3μg/(kg·min),增加至5μg/(kg·min)	低血压氰化物中毒	光敏感
奈西立肽	肺淤血/肺水肿 SBP＞90mmHg	2μg/kg静注,随后(0.015～0.03)μg/(kg·min)静滴	低血压	

（六）正性肌力药

1. 适应证 正性肌力药仅用于收缩压低或伴有低灌注或肺淤血体征的低心排血量心衰患者。低灌注体征包括四肢冰冷，皮肤潮湿，肝肾功能异常，或神志异常。

如果需要，正性肌力药要尽早使用。一旦器官灌注得到恢复或肺淤血减轻要立即停用。因为虽然正性肌力药能立即改善急性心衰患者血流动力学和临床状态，但由于这类药可促使或恶化心肌损害，最终导致短期和长期病死率增加。

正性肌力药可阻止有些心源性休克患者的血流动力学进行性恶化，为机械辅助循环、左室辅助装置和心脏移植提供桥梁准备。

正性肌力药可引起房性和室性心律失常。

2. 使用方法

（1）多巴酚丁胺：它是通过刺激 β_1 受体兴奋产生剂量依赖正性肌力作用。起始剂量为（2～3）μg/（kg・min）静滴，无负荷剂量。依据临床症状、对利尿药反应和临床状态来调整静脉滴注速度。可调至 15μg/（kg・min），同时要监测血压。接受 β 受体阻滞药治疗的患者，多巴酚丁胺剂量要增加至 20μg/（kg・min），才能恢复其正性肌力作用。

（2）多巴胺：它也是通过刺激 β 肾上腺素能受体来增加心肌收缩力和心排血量。一般使用中等剂量即（3～5）μg/（kg・min）有正性肌力作用。多巴胺和多巴酚丁胺对心率＞100/mm 的心衰患者要慎用。一般情况下，小剂量多巴胺与较高剂量多巴酚丁胺联合使用。

（3）米力农：它是 PDE 抑制药，可抑制 cAMP 降解起到正性肌力和周围血管扩张作用。同时增加心排血量和每搏排血量，而肺动脉压力、肺毛细血管压、总外周及肺血管阻力下降。使用方法可先按（25～75）μg/kg 于 10～20min 内静推，然后按 0.375～0.75μg/（kg・min）速度静滴。冠心病患者要慎用，因为它可增加中期病死率。

（4）左西孟旦：它是钙增敏药，通过 ATP 敏感 K 通道介导作用和轻微 PDE 抑制作用来扩张血管。它可增加急性失代偿心衰患者心排血量、每搏排血量，降低肺毛细血管楔压、外周血管和肺血管阻力。使用方法：先按 3～12μg/kg 于 10min 内静注后以（0.05～0.2）μg/（kg・min）连续静点 24h。病情稳定后滴注速度可增加。如果收缩压＜100mmHg，不需要弹丸静注，可直接先开始静滴以避免发生低血压。

（5）去甲肾上腺素：不作为一线药物。如果正性肌力药仍然不能将收缩压恢复＞90mmHg、患者处于心源性休克状态时就要使用。使用剂量为（0.2～1.0）μg/（kg・min）。

（6）洋地黄制剂：这类制剂可轻微增加急性心衰患者心排血量和降低充盈压。仅用于心室率快的心房颤动患者。

3. 急性心衰治疗流程（图 5－3）

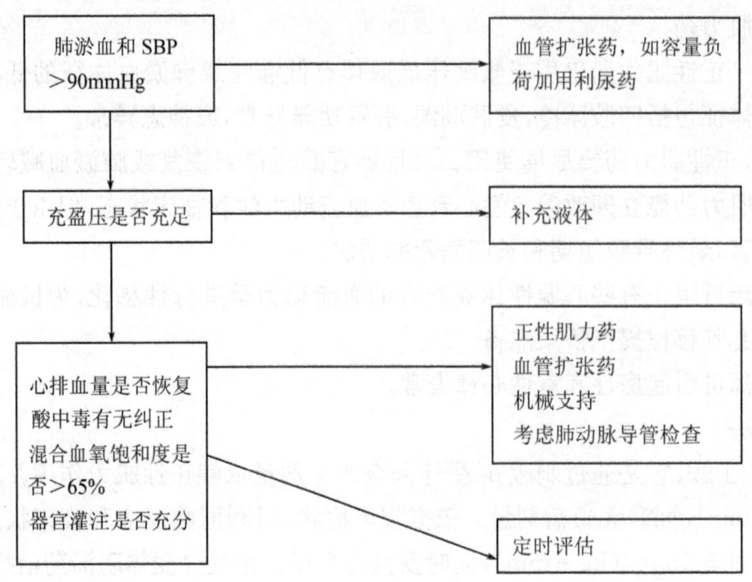

图 5—3　根据左心室充盈压情况治疗急性心衰流程图

(1)按收缩压情况处理流程。

(2)根据左心室充盈压情况治疗流程。

五、处理原则

(一)慢性心衰失代偿

推荐袢利尿药联用血管扩张药。肾功能异常者可将利尿药加量，伴低血压和器官低灌注体征时用正性肌力药物。

(二)肺水肿

吗啡用于肺水肿，尤其是有疼痛和焦虑伴随的呼吸困难。血压正常或高于正常时使用血管扩张药，容量过负荷或液体潴留的心衰患者用利尿药。伴低血压和器官低灌注体征时用正性肌力药。氧饱和度低的用机械通气和面罩吸氧改善。

(三)高血压性心衰

推荐用血管扩张药，但必须密切监测血压。如果患者有容量过负荷或肺水肿时要用小剂量利尿药治疗。

(四)心源性休克

收缩压<90mmHg 的患者建议用正性肌力药。如收缩压仍不能恢复同时伴有持续器官低灌注体征的，必须慎用去甲肾上腺素。同时考虑气管插管和主动脉内球囊反搏(IABP)。考虑外科治疗者可使用左心室辅助装置治疗(LVADS)。

(五)右心衰竭

补充液体一般无效，避免机械通气。当有器官低灌注体征时要使用正性肌力药物。要考虑肺动脉栓塞和右心室梗死的问题。

(六)急性心力衰竭和急性冠脉综合征(ACS)

所有伴有心衰症状和体征的 ACS 患者要做超声心动图评估收缩和舒张功能、瓣膜情况，要除外其他心源性异常或心梗的机械并发症。

六、预后

我国没有相关的资料报告。2008ESC心衰指南报告急性冠脉综合征是新发急性心衰的最常见原因，心源性休克住院病死率高达40%～60%。而高血压性急性心力衰竭住院病死率很低。因急性心衰入院的平均住院日为9d。几乎半数患者12个月内至少住院一次。60d内死亡和再住院预后终点达30%～50%。

（张颖）

第六章　冠状动脉疾病

第一节　冠状动脉粥样硬化性心脏病概述

一、冠心病的概念及其分型

1. 冠状动脉粥样硬化性心脏病(coronary atherosclerotic heart disease)　由于冠状动脉粥样硬化使管腔狭窄或阻塞导致的心肌缺血缺氧性心脏疾病。

2. 冠状动脉粥样硬化血栓性疾病(coronary atherothrombotic heart disease):冠状动脉粥样硬化斑块破裂、糜烂、溃疡而继发血栓形成,导致冠状动脉完全闭塞。

3. 冠状动脉性心脏病(coronary heart disease)　又称为冠状动脉心脏病(coronary artery disease),简称冠心病。广义上是指所有原因引起心肌缺血、缺氧的冠状动脉疾病,包括冠状动脉粥样硬化、炎症(风湿性、梅毒性、川崎病、血管炎和结缔组织疾病等)、痉挛、栓塞、畸形等原因引起者。因95%～99%的冠心病由冠状动脉粥样硬化引起,因此临床上常用"冠心病"代替"冠状动脉粥样硬化性心脏病"。

4. WHO分型　1979年WHO发表的"缺血性心脏病"的命名和诊断标准,将冠心病分为5种类型:隐匿性或无症状性冠心病、心绞痛、心肌梗死、缺血性心肌病、猝死。

5. 冠状动脉缺血综合征　分为慢性缺血综合征(chronic ischemic syndrome)和急性冠状动脉综合征(acute coronary syndrome,ACS)。慢性缺血综合征包括隐匿性冠心病、稳定性心绞痛和缺血性心肌病。ACS包括非ST段抬高性ACS和ST段抬高性ACS。非ST段抬高性ACS包括不稳定性心绞痛和非ST段抬高性心肌梗死;ST段抬高性ACS是指ST段抬高性心肌梗死。

6. 心绞痛(angina)　由于暂时性心肌缺血引起的以胸痛为主要特征的临床综合征,是冠心病的最常见形式。通常见于冠状动脉至少一支主要分支管腔直径狭窄在50%以上的患者,当体力或精神应激时,冠状动脉血流不能满足心肌代谢的需要,导致心肌缺血,而引起心绞痛发作,休息或含服硝酸甘油可缓解。

7. WHO心绞痛分型

(1)劳力性心绞痛:由运动或其他心肌需氧量增加的因素所诱发的心绞痛。劳力性心绞痛包括稳定劳力性心绞痛、初发劳力性心绞痛和恶化劳力性心绞痛。

(2)自发性心绞痛:多发生于休息状态下,与劳力性心绞痛相比,疼痛时间一般较长,程度较重,不易被硝酸甘油缓解。自发性心绞痛包括卧位性心绞痛、变异性心绞痛、中间综合征和心肌梗死后心绞痛。

(3)混合性心绞痛:劳力性心绞痛和自发性心绞痛同时并存。

8. Braunwald心绞痛分型

(1)稳定性心绞痛,是指稳定劳力性心绞痛;

(2)不稳定性心绞痛,WHO分型中除稳定劳力性和变异性心绞痛之外的各种心绞痛;

(3)变异性心绞痛。

9.常用临床分型　分为稳定性心绞痛和不稳定性心绞痛。前者是指稳定劳力性心绞痛；后者是指 WHO 分型中除稳定劳力性心绞痛之外的其他所有类型的心绞痛。

二、冠心病的影响因素及发病机制

(一)心肌氧供与氧耗的影响因素

1.影响心肌氧供的主要因素

(1)心率:过快的心率可因舒张期缩短、心室充盈不足而导致心排血量下降,引起冠状动脉供血相应减少。

(2)冠状动脉灌注压:主动脉舒张压、心室舒张末压是影响冠状动脉灌注压的重要因素,也影响心肌的供血。

(3)动脉氧含量:动脉氧分压、血红蛋白浓度影响动脉氧含量,也影响冠状动脉氧供。

(4)冠状动脉内径:是影响冠状动脉供血的关键因素,与 r^4 成正比(r 为冠状动脉半径)。

2.影响心肌氧耗的主要因素

(1)心率:是影响心肌氧耗的基础因素,心率加快增加耗氧量;

(2)心脏前负荷:主要受血容量的影响,血容量增加引起心室舒张末压增高,室壁张力相应增高,既增加心肌耗氧,又影响室壁供血;

(3)心脏的后负荷:主要受主动脉压和肺动脉压的影响,循环压力升高时心脏后负荷增加,心肌耗氧增多。

3.冠状动脉供血代偿机制　正常情况下,由于神经和体液的调节,心肌需血和供血保持动态平衡。当冠状动脉管腔狭窄<40%～50%时,心肌供血一般不受影响,患者无临床症状,心电图上无心肌缺血的改变,心脏负荷试验也不能诱发心肌缺血的表现。当冠状动脉管腔狭窄达到一定程度时,可引起冠状动脉供血不足。其代偿机制为:冠状动脉扩张以增加冠状动脉供血;冠状动脉储备功能良好,以代偿心肌缺血;侧支循环建立可补偿冠状动脉供血不足。

(二)心肌缺血的发生机制

1.需氧性心肌缺血　安静时心肌供血尚能维持需求,患者无临床症状,但运动、心动过速、情绪激动时可引起心肌需氧量增加,可出现心肌缺血的症状及心电图表现,绝大多数的慢性稳定劳力性心绞痛由需氧性心肌缺血所致。

2.供氧性心肌缺血　由于冠状动脉严重狭窄、粥样斑块破裂或出血继发血栓形成、冠状动脉痉挛导致心肌供血显著减少,在安静状态下也可发生症状性和(或)有心电图的缺血表现。大多数心肌梗死和不稳定性心绞痛由供氧性心肌缺血所致。

3.心肌自身保护机制

(1)心肌缺血预适应:短暂反复缺血发作对随后的缺血发作产生保护作用,延缓心肌细胞的凋亡和减少心肌梗死范围。

(2)心肌冬眠:心肌长期慢性缺血,心肌功能下调以减少能量消耗,并维持基本心肌供氧和耗氧之间的平衡,减少心肌细胞的凋亡和心肌坏死,而当心肌血流恢复后,心肌逐渐并完全恢复其功能。需注意的是,持续而严重的心肌缺血则导致不可逆心肌损伤和心肌坏死。

(3)心肌顿抑:短暂严重的心肌缺血后,虽然心肌的血流灌注和耗氧量已恢复,但心肌功能异常特别是收缩功能异常延迟恢复。

(三)冠状动脉分支病变及其特点

1.正常分支　冠状动脉分为左冠状动脉和右冠状动脉,分别开口于左主动脉窦和右主动脉窦。左冠状动脉有1～3cm的主干(左主干随后分为前降支(left anterior descending coronary artery,LAD)和左回旋支(left circumflex artery,LCX),前降支供应左心室前壁的中下部、室间隔的前2/3、二尖瓣前外乳头肌和部分左心房;左回旋支供应左心室前壁的上部、左心室外侧壁、心脏膈面的左半部或全部、二尖瓣后内乳头肌及部分左心房。右冠状动脉(right coronary artery,RCA)供应右心室、室间隔的后1/3、心室膈面的右侧或全部。

2.病变特点

(1)各分支病变发生率不同,LAD＞RCA＞LCX＞左主干;

(2)病变部位不同而轻重程度不同,近端病变较远端病变重,主支病变较边缘分支重;

(3)狭窄部位多位于血管分叉的开口处,常为偏心性病变,血管横断面上呈新月形。

3.病变类型

(1)根据病变累及冠状动脉分支的多少,分为单支病变、双支病变或3支病变,发生在左主干者为左主干病变;

(2)根据病变的形态,分为偏心病变和向心性病变;

(3)根据病变的长短,将偏心斑块长度＞20mm定为长病变;

(4)根据病变的解剖学特点(病变狭窄程度、长度、累及范围、是否累及分叉等),分为A型病变、B型病变和C型病变。

三、冠心病的心电图特征及鉴别诊断

(一)冠心病常见的心电图变化

1.缺血性T波改变　T波顶端或底端尖锐,两肢对称,波体变窄,形似箭头状,习惯称为冠状T波。当心内膜下心肌缺血时,平均T向量方向由心内膜指向心外膜,面向缺血区心内膜的导联出现T波倒置,面向缺血区心外膜的导联T波直立;如前壁心内膜下缺血,心前导联T波直立,心外膜下缺血时则出现相反的变化,即面向缺血区心外膜的导联T波倒置。T波变化机制为,心肌供血不足时,缺血程度较轻,对心肌损害也较轻,仅影响心肌的代谢过程。由于不影响心肌除极,无损伤电流,因此无QRS波及ST段变化。对心肌代谢的影响导致心肌复极延迟,呈现原发性T波异常,使T波由直立变为倒置。心肌缺血时,平均T向量总是背向缺血区。心内膜下心肌缺血时,该处复极延迟,但复极程序与正常相同,从心外膜下开始,平均T向量的方向由心内膜指向心外膜,T向量投影在缺血区室壁导联轴的正侧,出现直立T波。而当心外膜下心肌缺血时,该处复极延迟,复极程序也与正常不同,从正常的心内膜下心肌开始,其平均T向量背离缺血区的心外膜而指向心内膜,T向量投影在缺血区室壁导联轴的负侧,故T波倒置。若缺血程度较轻,心肌复极分别由心内膜与心外膜反向进行,T波表现为低平。

2.ST段改变　缺血性ST段降低是心肌缺血的典型表现。ST段缺血性下移＞0.05mV,可表现为以下几种图形。

(1)水平型:R波顶点垂线与ST段的交角,水平持续＞0.08秒。在高R波的导联最为明显。

(2)下斜型:ST段远端降低较近端更为明显,与R波交角＞90°。

(3)下陷型:下降主要影响 ST 段中央部分,呈凹面向上的表现。

有时心电图出现近似缺血型的 ST 段改变,其 R 波顶点垂线与 ST 段的交角接近直角,但 QX/QT>50%,持续时间>0.08 秒。急性心外膜下心肌缺血损伤时,出现面对损伤面的导联 ST 段抬高,与之相对应的导联 ST 段下移。ST 段抬高多在数毫米,凸面向上,呈单相曲线。其发生机制为:缺血局限于心内膜下心肌而未影响心肌全层,表现为缺血性 ST 段压低;急性缺血影响心肌全层,表现为透壁性缺血,ST 段表现为损伤性抬高;冠状动脉痉挛患者因痉挛程度不同,心肌缺血的程度也不同,ST 段可表现为抬高,也可表现压低。

3. U 波改变　在 T 波直立的导联出现 U 波倒置,或出现期前收缩后 U 波改变(U 波振幅增加或 U 波倒置),可同时伴有 T 波改变。U 波的发生机制尚未明了,多认为代表后继电位的电流影响,有人认为 U 波代表乳头肌复极。正常 U 波的方向大多与 T 波一致。在 R 波为主的导联出现 U 波倒置即为异常,提示心肌病变,最常见的是冠状动脉供血不足。

4. Q－T 间期延长　Q－T 间期代表心室肌除极和复极全过程所需的时间。心肌缺血影响心肌的复极程序出现 Q－T 间期延长。心肌缺血引起的 Q－T 间期延长容易导致快速性心律失常。

5. 心绞痛发作时心电图变化　①一过性 ST 段缺血性下移;②暂时性、可逆性的 ST 段抬高;③一过性 T 波变化,T 波高耸对称或对称性倒置;④一过性 U 波倒置,多为左侧胸前导联;⑤一过性心律失常;⑥一过性心肌梗死图形;⑦一过性 Q－T 间期延长。

(二)缺血性 ST 段抬高的鉴别诊断

1. 迷走神经张力增高　①ST 段呈上斜型抬高,肢体导联≤0.2mV,胸前导联≤0.25mV;②T 波振幅增高,前肢较长,后肢较短,呈不对称性;③基本心率较慢,多为窦性心动过缓,心率愈慢,ST 段抬高愈明显;④多次复查心电图,ST－T 形态基本不变。

2. 早期复极综合征　①QRS 终末部出现 J 波,在 V_3～V_5 导联较明显,V_1、V_2 导联可呈 rSr型,类似轻度 LBBB;②ST 段自 J 点处抬高 0.2mV,最高可达 0.4mV;③T 波高大,ST－T 改变在Ⅱ、aVF、V_3～V_5 导联较明显,心率增快时 ST－T 可恢复正常,减慢后又恢复原状。

3. 急性心肌梗死　①T 波异常高尖,酷似高血钾的改变;②ST 段显著抬高≥0.3mV,可出现急性损伤阻滞图形;③可出现病理性 Q 波;④ST－T 呈动态演变;⑤患者有剧烈胸痛。

4. 急性心包炎　①窦性心动过速(炎症波及窦房结②除 aVR、V_1 导联外,ST 段普遍抬高(心外膜下心肌损伤);③出现心包积液时,QRS 波振幅减小。

5. 左心室肥厚　ST 段抬高仅限于导联,V_4～V_6 导联下降;左心室电压增高。

6. 左束支传导阻滞　①V_1～V_3 导联 ST 段显著抬高,S 波越深,ST 段抬高程度越重;②T 波高耸,ST－T 改变持续存在;③QRS 波形呈 LBBB 特征。

(三)缺血性 ST 段压低的鉴别诊断

1. 心肌病　肥厚型心肌病 ST 段下降可出现 V_2～V_5 导联上,且可持续存在,心尖肥厚型心肌病在 V_3～V_5 可有宽大的冠状 T 波。扩张型心肌病表现为 ST 段下降,T 波低平,QRS 波时间延长,多伴有室性期前收缩及其他心律失常。

2. 心室肥厚　左心室肥厚表现为 QRS 波电压增高;ST 段下降;T 波负正双向或倒置;右心室肥厚表现为右胸前导联 QRS 波振幅增大;V_1～V_3 导联 ST 下降伴 T 波倒置;QRS 电轴右偏。

3. 束支阻滞　QRS 波具有自身特点,ST 段下降属于继发性,LBBB 见于Ⅰ、aVL、V_4～V_6

导联,RBBB见于V_1、V_2导联,ST段下降并不明显。

4.洋地黄影响　ST段呈鱼钩状下降;T波负正双向倒置;Q－T间期缩短。

5.心肌炎　ST段下降;T波低平或倒置;常有窦性心动过速、P－P间期延长、期前收缩等。

6.X综合征　有心绞痛,有心肌缺血的证据,心电图可有ST－T改变,冠状动脉造影阴性。

7.电张调整性　起搏器置入前ST－T正常,起搏心律持续一段时间后,夺获心搏ST段下降,T波倒置。此种情况还可见于阵发性束支传导阻滞、预激综合征。

8.自主神经功能紊乱　多见于青年女性,ST段下降在0.05mV左右,T波多为低平。

(四)缺血性T波改变的鉴别诊断

1.T波高耸直立　①迷走神经张力增高。②早期复极综合征。③二尖瓣型T波。④AMI。⑤高钾血症:T波高尖,其升支与降支对称、基底变窄呈帐篷状;QRS波时程延长、振幅降低;P波减小或消失;ST段下降;可出现各种心律失常;血清钾浓度增高。

2.T波倒置　在不应出现T波倒置的导联出现T波倒置,或原为T波倒置者倒置的程度加深。①AMI:T波高尖,且双支呈对称性,呈动态演变,如果倒置呈冠状T波;②高血压病:左胸导联T波可倒置。③心肌病:肥厚型、扩张型心肌病,克山病,围生期心肌病等,都可引起T波倒置。④心室肥厚。⑤LBBB。⑥预激综合征。⑦先天性心脏病、风湿性心脏病以及心脏术后。⑧慢性心包炎。⑨心肌炎。⑩二尖瓣脱垂综合征。⑪脑血管意外。⑫Ⅲ度AVB。⑬低钾血症:U波增大,高于同导联T波,以V_2、V_3导联最为明显;T波低平、双向或倒置,T波与U波融合;ST段下降,可>0.05mV;出现各种心律失常;血清钾浓度降低。⑭药物影响。⑮自主神经功能紊乱。⑯体位性T波倒置。⑰电张调整性T波改变。⑱其他因素。

四、冠心病诊断的相关检查

(一)心电图运动试验

对有症状的患者,心电图运动试验有助于稳定性冠心病的诊断及危险分层。但必须在配备严密的监测、抢救设备以及抢救药品的情况下实施,以防试验中的不测事件发生。

1.适应证　①高度怀疑冠心病而心电图正常患者的进一步检查;②对稳定性冠心病患者进行危险分层;③急性冠状动脉综合征住院患者出院前的危险评估;④冠心病患者运动耐量的评价;⑤用于运动负荷的影像学检查,鉴别坏死心肌与缺血心肌。

2.绝对禁忌证　①AMI(2天内);②不稳定性心绞痛;③未控制的心律失常,且引发症状或血流动力学障碍;④心力衰竭失代偿期;⑤Ⅲ度AVB;⑥急性非心源性疾病,如感染、肾功能衰竭、甲状腺功能亢进症;⑦运动系统功能障碍影响试验的进行;⑧患者不能配合。

3.相对禁忌证　①左主干狭窄或类似情况;②重度狭窄性瓣膜病或心室流出道梗阻;③电解质异常;④心动过速或过缓;⑤心房颤动快心室率未得到控制;⑥未控制的高血压[收缩压>160mmHg和(或)舒张压>100mmHg]。

4.运动方案　采用Bruce方案,运动试验的阳性标准为运动中出现典型心绞痛,运动中或运动后出现ST段水平或下斜型下降≥1mm(J点后60～80ms),或运动中出现血压下降者。

5.终止试验　①达到目标心率；②出现典型心绞痛；③出现明显的症状和体征，如呼吸困难、面色苍白、发绀、头晕、眼花、步态不稳、运动失调、缺血性跛行；④随运动而增加的不适感或疼痛；⑤出现 ST 段水平型或下斜型下降≥0.15mV 或损伤型 ST 段抬高≥2.0mV；⑥出现恶性或严重心律失常，如室性心动过速、心室颤动、RonT 室性期前收缩、室上性心动过速、频发多源性室性期前收缩、心房颤动等；⑦运动中收缩压不升或降低＞10mmHg，血压过高，收缩压≥220mmHg；⑧运动引起室内传导阻滞；⑨患者要求结束运动。

6.危险分层　运动试验不仅可检出心肌缺血，提供诊断信息，而且可以检测缺血阈值，估测缺血范围及其严重程度。Duke 活动平板评分已经过临床验证，根据运动时间、ST 段压低和运动中心绞痛的程度进行评分，可作为危险分层的重要指标。Duke 评分＝运动时间(mm)－5×ST 段下降(mm)－(4×心绞痛指数心绞痛指数：0 为运动中无心绞痛；1 为运动中有心绞痛；2 是因心绞痛需终止运动试验。Duke 评分标准为：≥5 分为低危，1 年病死率为0.25％；－10～＋4 分为中危，1 年病死率为 1.25％；≤－11 分为高危，1 年病死率为 5.25％，年龄≥75 岁的老年人对 Duke 评分可能会有影响。

(二)超声与心肌灌注负荷试验

1.影像学负荷试验　包括负荷超声心动图和负荷核素心肌灌注显像，根据负荷方式又分为运动性和药物性，即运动或药物负荷超声心动图、运动或药物负荷核素心肌灌注显像。

2.适应证　①静息心电图异常、束支传导阻滞、室内传导阻滞、ST 段下降＞1mm、起搏心律、预激综合征、心室肥厚等心电图运动试验难以精确评估者；②心电图运动试验不能明确诊断，而冠状动脉性疾病可能性较大者；③既往血运重建(PCI 或 CABG)患者症状复发，需了解缺血部位者；④对于非典型胸痛而冠心病的可能性较低者(如女性)，可替代心电图运动试验；⑤对于评价冠状动脉造影显示的临界病变的严重程度，或已行冠状动脉造影但计划实施血管重建治疗，需要了解心肌缺血部位的患者，可考虑此类检查；⑥冠心病患者经治疗病情稳定后，不适应运动或药物负荷心电图检查者，可进行药物负荷超声心动图或核素心肌灌注显像(必要时进行负荷显像)检查，以判定危险程度与评价预后；⑦病情稳定的心肌梗死患者，在血运重建术前进行核素心肌灌注显像评估心肌坏死中有无存活心肌，必要时进行负荷显像。

3.禁忌证　①冠心病可能性极小，仅为了排除诊断；②能够适应运动或药物负荷心电图试验；③已明确诊断为冠心病，除非为了血运重建了解缺血部位；④近期具有缺血的临床症状或静息心电图的缺血证据，病情不稳定；⑤既往有严重心律失常。

4.结果判定　如果负荷试验阴性，冠心病的可能性较低；已知有冠心病，若负荷试验正常则属于冠心病低危患者，随后的心血管事件的发生率较低。

(三)多排 CT 检查在冠心病中的应用

CT 冠状动脉造影(CTCA)作为冠状动脉成像的无创检查方法，目前已在临床上广泛使用。其对冠状动脉狭窄诊断的敏感性较高，重要的是对冠状动脉狭窄的诊断具有非常高的阴性预测值，对排除冠心病有重要的临床价值。CTCA 能够提供导管冠状动脉造影相似的管腔大小、狭窄程度和斑块性质的信息，但定量 CTCA 正在深入研究中。最近多中心研究显示，冠状动脉视觉评价与 CTCA 定量辅助评价的狭窄严重程度相似。有研究显示，CTCA 在非钙化病变中往往低估斑块容积，而在钙化病变中常常高估斑块容积；在评价冠状动脉血管重构方面与 IVUS 较为一致，但也有高估病变血管正性重构指数的报道；对于 IVUS 检查提示的超声信号衰减，采用 CTCA 评价斑块易损性具有较好的敏感性和特异性，对血管横断面显示的环状延迟显像对发现坏死核心敏感性低(44%),特异性高(96%);评价偏心斑块和薄帽纤维粥样斑块与OCT有较好的相关性;通过钙化积分可预测心血管事件;斑块特征可用于预测急性冠状动脉综合征事件,低CT值和正性重构常代表斑块易损性;发现餐巾指环现象(napkin－ring sign)与斑块的高危程度密切相关,敏感性和特异性都非常高。

1.疑似冠心病　大多数回顾性研究显示,CTCA识别冠状动脉病变的敏感性为98%,特异性为88%。通过对比导管冠状动脉造影的检查结果显示,CTCA识别冠状动脉狭窄>50%的能力与经导管冠状动脉造影相似,将两者引入修正后的Duke预测冠心病指数公式,结果显著相关。定量CTCA对冠状动脉狭窄>50%的敏感性为94%～99%,特异性为64%～82%,定量冠状动脉狭窄的准确性较低。多项CTCA临床研究的亚组分析显示,CTCA对极高危冠心病的诊断准确性似乎更好,总体上CTCA对检出左主干病变的敏感性为100%,特异性99%;检出左前降支病变的敏感性为93%,特异性95%;左回旋支的敏感性为88%,特异性95%;右冠状动脉病变的敏感性为90%,特异性96%。CTCA与核素心肌灌注显像比较,CTCA具有显著的敏感性,但有研究显示CTCA发现的冠状动脉斑块狭窄病变的分布,与由核素心肌灌注显像发现的运动后心肌灌注不良并无明确的关系。负荷心肌灌注显像虽不能排除冠状动脉粥样硬化的存在,但可提示短中期内不良心脏事件发生率极低,相反,CTCA可以检出血流动力学改变并不显著的冠状动脉粥样硬化斑块。多因素回归分析显示,冠状动脉狭窄>50%增加基线的危险因素,核素心肌灌注显像具有独立预测预后的能力,两者结合互为预后提供重要信息。

2.急性胸痛　临床研究显示,冠状动脉CTCA检出轻度斑块的敏感性为100%,特异性54%,对显著狭窄的敏感性为77%,特异性87%,并且经CTCA检查有较低TIMI评分的急性冠状动脉综合征患者均安全出院。结果表明,CTCA对急性冠状动脉综合征的诊断率没有影响,但中危组非必要的入院率减少,住院时间缩短,高危患者住院时间减少更为明显。研究还表明,在低危急性冠状动脉病变人群,CTCA阴性可增加排除严重冠状动脉疾病的可靠性。

3.非心脏手术　多项小规模研究提示,对冠心病低危或中危患者,CTCA阴性结果可能预示着极低的冠状动脉事件,并且使69%的患者免于导管造影检查。相反,如果CTCA结果阳性,则需要经导管冠状动脉造影,以进一步明确冠状动脉病变的严重程度,评价是否需要PCI或CABG。

4.冠状动脉搭桥术后　包括6项研究涉及350例CABG的荟萃分析显示,64排CTCA检出完全闭塞桥血管的敏感性为97%,特异性100%,如果加上显著狭窄,则敏感性为98%,特异性为97%。表明CTCA对中高危桥血管病变具有高度诊断的正确性。另有研究表明,在可评估的血管段中,CTCA对显著狭窄病变的敏感性为86%,特异性为76%。对于CABG患者,CTCA的检查应常规从主动脉弓水平至横膈水平进行检查。

5.支架置入后　近年来64排CTCA多数相关研究的综合数据表明,支架狭窄检出的敏感性为80%～90%,特异性81%～91%,移动伪影可引起支架和冠状动脉边缘显示不清。

CTCA为显示冠状动脉病变及形态的无创检查方法,有较高的阴性预测价值。若CT冠状动脉造影未见狭窄病变,一般不再实施有创检查。但存在LBBB时假阴性率较高,常需要导管检查,而合并心房颤动时因心律不齐且过快,64排CTCA成像质量较差,其结果阴性并不能完全排除冠心病,需要256排CTCA检查以进一步诊断。目前CTCA对狭窄病变及程度的判断仍存在局限性,往往过高估计狭窄的严重程度,特别是冠状动脉存在钙化(易造成伪影)时会明显影响狭窄程度的判断,而冠状动脉钙化在冠心病患者中相对多见。

(四)心脏 MRI 检查在冠心病中的应用

1. MRI 技术　包括电影磁共振成像(梯度回波技术与稳态自由进动技术)、首次通过心肌灌注显像、早期和晚期 Gd 增强技术、水肿成像与冠状动脉成像等。

在屏气下采用以电影方式摄取图像的梯度回波技术已逐渐被稳态自由进动技术替代,成为评估心脏容积、质量和收缩功能的常规方法。由于具有高信噪比、血液和组织对比度强、可清晰显示心内膜界限等特点,被公认为心脏射血分数、心室容量和重量的金标准。

首次通过心肌灌注显像包括静息和负荷心肌灌注显像,采用梯度回波技术并以电影方式记录对比剂通过左心室心肌的灌注过程,可在药物(如腺苷、双嘧达莫、多巴酚丁胺)负荷下对比心肌各节段供血变化,确定有无心肌缺血。心脏 MRI 心肌灌注显像探测心肌缺血的空间分辨率可达 1mm,显著高于其他影像学检查,临床上主要用于心肌缺血的检测和预后判断、血运重建治疗后疗效的评估和随访。

早期 Gd 增强技术采用对比剂观察注射后数分钟内获得的图像(早期 Gd 增强显像,early gadolinium enhancement),主要用于评价微血管阻塞和无复流,此时对比剂尚未进入梗死区,在 T_1 加权像上表现为低信号,而急性损伤和慢性梗死区且无微血管阻塞者表现为高信号。对比剂注射后 10～20 分钟获得的图像(晚期 Gd 增强,late gadolinium enhancement,LGE)是由于心肌纤维膜破坏,进入细胞的 Gd 排除延迟造成的,在 T_1 加权像上表现为高信号。

水肿成像是急性心肌损伤后的心肌组织的磁化特征改变,与炎症反应有关。表现为 T_2 弛豫时间延长,明亮的心肌显像,在心肌梗死急性和亚急性期最明显,随着梗死修复和瘢痕形成,逐渐减弱并消失。T_2 弛豫时间与心肌损伤后心肌水肿的程度呈线性相关,可以区分急性和慢性心肌事件,临床上可用来探测 AMI 后危险心肌,鉴别急性心肌缺血和陈旧性心肌梗死。然而水肿成像并非心肌缺血的特种征象,还可见于心肌炎、应激性心肌病、心脏移植后排斥反应等情况,需要结合临床病史综合判断。

冠状动脉 MRI 目前常用心电触发门控技术,在冠状动脉运动最小的时间段采集信号,以减弱心脏收缩运动引起的伪影,并采用导航回波技术在呼气末采集数据,以提高图像的空间分辨率。心脏 MRI 对冠状动脉远端结构价值有限,可准确显示冠状动脉的近端图像,临床上主要用于冠状动脉形态学成像和评价冠状动脉近端狭窄。在冠心病的评价中可整体检查(1 小时),也可选择部分检查。

2. 临床选择　胸痛的诊断和鉴别诊断:对于急性胸痛低中危患者,心脏 MRI 可通过心肌灌注、LGE 和 T_2 弛豫时间等检测心肌缺血,尤其是 T_2 弛豫时间能在心肌损伤标志物出现异常之前对急性心肌缺血作出判断,对疑似冠心病胸痛患者的早期诊断和排除提供有益的信息。有研究显示,对胸痛就诊患者,心脏 MRI 诊断心肌缺血的敏感性约为 84%,特异性 96%,阳性预测值 85%。同时来自不同的研究表明,负荷心脏 MRI 正常的患者,在随访过程中均未发现有意义的冠状动脉狭窄和心脏事件。

冠状动脉造影正常的心肌损伤的鉴别诊断:对于冠状动脉造影正常的心肌损伤患者,如冠状动脉痉挛、心肌炎、应激性心肌病、肺梗死等患者,能够提供更多的鉴别诊断信息。LGE 水肿的类型常可帮助区别心肌缺血、心肌炎和心肌病。缺血引起的心肌损害常从心内膜开始,向心外膜延展,而缺乏心内膜病变常常是非缺血性心肌病的表现。心肌炎可以出现多种多样的 LGE 类型,典型表现是出现在心肌中层和心外膜并呈带状增强。

识别存活心肌:识别慢性缺血性心脏病,尤其是心肌梗死后冬眠或顿抑心肌,有助于血运重建策略的制定。常用方法包括舒张末室壁厚度(冬眠或顿抑心肌无变薄)、心肌收缩功能储备测定(多巴酚丁胺负荷心肌灌注显像)、对比剂增强心脏 MRI(区别瘢痕组织间接判定),单一检查方法价值有限,多种方法联合有助于提高阳性率和准确性。

心肌梗死的辅助检查和预后评估:《2007 年 AHA 心肌梗死指南》将影像学作为 AMI 的诊断标准。心脏 MRI 检查能在心肌梗死后 30 分钟内、心肌损伤标志物升高前测定缺血心肌,并且通过对比剂晚期强化技术,甚至能测到 1g 的坏死心肌组织,提高了心肌梗死的检出率,尤其是识别微小梗死、发现易漏诊部位(如右心室梗死、乳头肌梗死、心内膜下心肌梗死)等方面具有特殊的优越性。同时通过水肿成像和 LGE 技术,区别缺血和坏死心肌,辅助判定心肌缺血范围和梗死面积,指导血运重建治疗和预后评估。

识别心腔附壁血栓:常用于心腔附壁血栓的筛查,特异性高(96%),但敏感性低(26%);心脏 MRI 在附壁血栓检出方面敏感性高(88%),特异性也高(99%)。

3. 心脏 MRI 检查的适应证　AHA 联合多家机构于 2010 年首次提出了心脏 MRI 检查在心血管疾病中的应用共识,主要用于以下几个方面:

(1)冠状动脉解剖畸形和冠状动脉瘤的诊断,评价冠状动脉的通畅性;

(2)在有经验的心脏中心,可在无电离辐射、不使用造影剂情况下排除左主干和多支冠状动脉病变,用于以心力衰竭为主要表现的缺血性心肌病和扩张型心肌病的鉴别诊断;

(3)对于静息心电图有异常或禁忌运动试验的患者,进行心肌缺血的检测;

(4)介入治疗前评价存活心肌和心肌收缩储备功能;

(5)量化心肌梗死的范围和程度。研究显示,1.5T MRI、32 通道 3.0T MRI 和 64 排 CT 诊断冠心病的准确性、敏感性和特异性无差异,表明 CT 和 MRI 均能比较准确地诊断所有左主干和 3 支病变,64 排 CT 对左回旋支病变的诊断价值优于 3.0T MRI,而 3.0T MRI 对右冠状动脉病变的诊断价值优于 64 排 CT。荟萃分析显示,SPECT、PET 和心脏 MRI 在冠心病诊断方面均具有较高的敏感性,特异性略有不同,其中 PET 最高,心脏 MRI 检查可在无电离辐射和对比剂的情况下,提供接近 PET 的诊断价值。另有荟萃分析表明,SPECT 和负荷超声心动图的诊断率无明显差异,说明心脏 MRI 检查不亚于其他亚影像学检查。然而,目前尚缺乏大规模的循证医学的证据、心脏 MRI 检查的规范操作流程,以及检查费用昂贵等问题。

4. 心脏 MRI 检查的安全性

(1)置入非磁性物质的患者均可在置入后立即进行心脏 MRI 检查,牢固固定于血管壁的置入物如冠状动脉支架、周围血管支架、人工瓣膜和瓣膜成形装置、封堵伞、左心耳封堵器、下腔静脉滤器等,在磁场中不会发生偏移,可安全进行心脏 MRI 检查。

(2)心脏起搏器、ICD、心室辅助装置和主动脉内球囊反搏泵等,目前认为是心脏 MRI 检查的禁忌证。心脏 MRI 检查所用的 Gd 对比剂与碘对比剂比较,安全性高,过敏反应发生率低,然而肾源性纤维化是其严重的并发症,主要发生于急性肾功能不全或重度肾衰竭的患者,在其他人群中非常罕见。欧洲多中心多国家注册研究(European Cardiovascular Magnetic Resonance,EuroCMR)中共有 17767 例患者使用 Gd 对比剂,约 0.17%出现急性不良反应,多数为皮疹、恶心、焦虑等,并且均为轻度。

(3)由于检查时间长,对于高危冠心病患者在检查期间存在较大的风险,因此仅用于冠心病低中危患者。

5.冠心病影像学杂交技术　无创影像技术包括放射性核素显像、多排 CT(multidetector CT,MDCT)和 MRI 等。静息和负荷心肌灌注放射性核素显像技术如单光子发射断层显像(SPECT)或正电子发射断层显像(PET),能够用于诊断冠心病和识别有心脏事件风险的患者。冠状动脉 CT 成像、MRI 等的进一步发展,使影像学识别有意义的狭窄逐渐发展为识别斑块成分,包括易损斑块内的特异性细胞、分子和病理生理过程的识别。心脏影像杂交(hybrid)技术实际上是多种无创影像技术的有效整合,用于识别临界冠心病、判定冠状动脉病变性质和预测未来心血管事件的风险。

研究显示,负荷－静息核素心肌灌注 SPECT 对有血流动力学影响的冠心病诊断的敏感性和特异性分别为 86%和 74%,但对有 3 支血管病变者可低估心肌缺血的程度,并可能显示示踪剂均匀摄取。核素心肌灌注 PET 具有更高的空间和对比分辨率、较强的衰减校正技术,以及局部心肌血流的无创定量,图像质量和诊断准确度高于 SPECT,文献报道其敏感性和特异性分别为 90%和 89%。电子束 CT 通过钙化(CAC)积分以评价冠状动脉斑块负荷总量,是目前公认的预后指标和预测患者死亡的独立因素,其预测价值高于传统的危险因素,但不是冠状动脉狭窄程度的标志。MDCT 不仅可显示血管腔和冠状动脉钙化的信息,还能显示斑块不稳定的征象,如表面不规则、裂纹、溃疡、斑块内低密度及偏心斑块等。源于 MDCT 和 SPECT 而进一步发展并融合多种数据的影像学杂交技术专用软件已用于临床。多项研究显示,核素心肌灌注 SPECT 或 PET 与冠状动脉解剖 MDCT 整合的影像杂交技术,使 MDCT 的特异性和阳性预测值分别由 63%～82%、31%～92%提高到 92%～100%、77%～100%,表明对于早期识别冠心病患者具有重要的临床价值。MRI 检查除了能评价心脏功能、心肌灌注和存活心肌、冠状动脉血流和冠状动脉狭窄外,还能评价斑块的解剖学、形态学,而 ^{18}F－FDG－PET、^{18}F－半乳糖－PET 能够研究动脉粥样硬化的炎症反应程度和相关的代谢过程,有助于评价斑块的稳定性,PET－MRI 影像杂交技术正在临床研究中。

对于有临床症状及检查前冠心病低中危的患者,CTCA 检查可作为除外冠心病首选的无创影像学检查方法。对于 CTCA 检查无异常,无需进一步进行诊断性检查。然而,如果 CTCA 检查显示有病变,需要进一步检查并判定有无血流动力学影响。心脏影像学杂交即冠状动脉解剖学和核素心肌灌注显像相结合的技术,有助于冠状动脉病变和心肌灌注的评价,能够快速诊断并避免连续检查。PET－MRI 检查虽处于初期应用阶段,但对识别冠心病的早期患者具有良好的效果,能够提供高分辨率的解剖学图像。

6.冠状动脉造影检查　冠状动脉造影(CAG)是公认的诊断冠心病的金标准。其二维血管成像仅显示管腔而不能显示血管管壁,有其技术的局限性。CAG 能够清楚显示冠状动脉的起源及其变异;整个左或右冠状动脉主干及其分支的血管腔;了解冠状动脉血管树的情况及有无侧支循环等。可辨认直径约 0.2mm 的冠状动脉细小分支。每一病变部位至少采用 2 个互相垂直的投射部位,以防遗漏偏心病变。狭窄严重程度是以病变段与“正常”血管参照段比较而得到的直径狭窄百分率,目前普遍认为冠状动脉狭窄≥50%有临床意义。CAG 时要按需从不同的部位投照(至少正前位、头位、左肩位、右肩位、脾位、肝位 6 个部位),可清晰显示左、右冠状动脉及其分支情况,以免遗漏相关病变。

再灌注治疗(溶栓和 PCI)后,冠状动脉再通情况可直接通过冠状动脉造影显示血流状态。通常采用 TIMI(thrombolysis in myocardial infarction)血流分级:TIMI 血流 0 级,梗死相关的冠状动脉完全闭塞,远端无造影剂通过;TIMI 血流 1 级,少量造影剂通过血管阻塞处,但远端冠状动脉不显影；TIMI 血流 2 级，梗死相关冠状动脉完全显影，但与正常血管相比远端血流较缓慢；TIMI 血流 3 级，梗死相关的冠状动脉完全显影，但远端血流充盈正常。根据 TIMI 血流分级，TIMI≥2 级血流者判定为冠状动脉再通，但 2 级仍存在血流缓慢的情况，与微血管张力、微栓子栓塞、血液黏滞性等因素有关。

7. 冠状动脉内超声检查　血管内超声（IVUS）的频率范围在 20～45MHz，轴向分辨率为 70～200μm，纵向穿透力＞5mm，而血液成分＞40MHz 时才会出现容易混淆血管界面的斑点图像，灰阶 IVUS 可以准确地显示血管腔的边界以及发现支架内的新生内膜组织，并对血管腔、外弹力膜的横断面积和斑块面积进行定量测定，以及对斑块性质进行定性分析。但由于灰阶 IVUS 提供的仅仅是超声波的振幅信息而不能反映频率信息，不能对冠状动脉斑块的成分进行细致的评价，发现富含脂质斑块的敏感性仅为 67%。在虚拟组织学血管内超声（virtual histology IVUS，VH－IVUS）综合反映了超声的振幅和频率信息，其识别富含脂质坏死斑块的敏感性和特异性可提高到 91.7%和 96.6%。

根据不同的影像学特点，IVUS 将斑块分为低回声斑块、纤维脂质斑块、纤维斑块、钙化斑块、混合斑块。低回声斑块的主要成分回声低于血管外膜回声，超声显示为低回声区或无回声区；纤维斑块的主要成分回声接近于或等同于血管外膜回声，回声信号介入低回声斑块和钙化斑块之间；钙化斑块内有强于血管外膜的回声，且其后伴有声影视为钙化，测量钙化最大角度若＞90°则为钙化斑块，钙化影像更接近于血管内膜属于浅表钙化，钙化影像更接近于外弹力膜属于深层钙化。360°范围内的钙化影像表现为表面成像较亮，其后的超声能量完全遮挡而呈黑色影像。IVUS 也能区别正性重构或负性重构，正性重构多见于急性冠状动脉综合征，如果以重构指数（remodeling index）作为观察指标，重构指数＞1.05 多见于急性冠状动脉综合征，而重构指数＜0.95 多见于稳定性心绞痛患者。信号衰减斑块（attenuated plaque）也往往代表斑块的易损性。在 VH－IVUS 的检查中，信号衰减斑块意味着具有更多的纤维粥样斑块和更大的坏死核心，存在信号衰减斑块的急性冠状动脉综合征患者 C 反应蛋白水平增高、血管造影发现血栓或初始冠状动脉血流 TIMI＜2 级和 PCI 后无复流或慢血流更为常见。VH－IVUS 将冠状动脉粥样硬化分为 5 类，即薄帽纤维粥样硬化、厚帽纤维粥样硬化、病理性内膜增厚、纤维斑块和纤维钙化斑块。VH－IVUS 规定连续性富含脂质坏死核＞10%的斑块面积，与血管腔中心的角度＞30°，且与血管腔直接接触时，定为薄帽纤维粥样斑块。然而，VH－IVUS 尚不能有效识别冠状动脉血栓形成，容易将含有血栓的病变误断为病理性内膜增厚或纤维斑块；当薄帽纤维粥样斑块覆盖血栓时可能被误断为厚帽粥样斑块；钙化其后的病变有可能误断为富含脂质坏死核、纤维组织或纤维脂肪组织。多数 VH－IVUS 研究显示，富含脂质坏死核与支架术后远端微栓塞导致无复流有关。灰阶 IVUS 发现的超声衰减斑块富含微钙化和胆固醇结晶，可广泛见于 AMI，而极少见于稳定性心绞痛。与 VH－IVUS 比较发现，超声衰减斑块含有大量的富含脂质坏死核，并与纤维粥样硬化有关。进一步研究显示，超声衰减斑块使支架置入后无复流或慢血流明显增多，与斑块在支架扩张过程中释放大量微栓塞物质损伤心肌有关。光学相干断层扫描研究显示斑块脂质大小与急性冠状动脉综合征患者介入术后无复流有关。近红外波谱分光镜（near－infrared spectroscopy）研究也显示斑块脂质大小与 PCI 后无复流有关。PCI 前对斑块成分进行评价，有助于 PCI 策略的制定和防治无复流现象。

8. 冠状动脉压力测定　血流储备分数（fractional flow reserve，FFR）是指存在狭窄病变情况下，该冠状动脉所供心肌缺血区域能获得的最大血流与同一区域理论上、正常情况下所能获得的最大血流之比，定义为充血状态下冠状动脉狭窄病变远端的平均压与主动脉平均压的比值。FFR不依赖于心率、血压、心肌收缩力等变化，基本不受微循环障碍的影响。腺苷或罂粟碱(papaverine)可诱导冠状动脉最大充血效应。无论微循环和血流状况如何，正常血管的FFR值应为1；如果FFR<0.75，通常认为心外膜血管的狭窄病变有血流动力学意义。相对冠状动脉血流储备(relative coronary fractional flow reserve，rCFR)和FFR相关性良好，而FFR无法预测微血管病变对绝对冠状动脉血流储备(coronary flow reserve，CFR)的影响，与CFR相关性差。

FFR最有应用价值在于对临界病变的评价、多支病变时罪犯血管的检出、非侵入性检查无心肌缺血证据时决定是否选择血管成形术，以及确定造影所不能显示的病变。有报道认为，如果FFR>0.77，则非侵入性检查如常规运动心电图试验、放射性核素心肌灌注显像或负荷超声心动图均不会有心肌缺血的证据；然而当FFR<0.73时，至少其中之一的非侵入性检查会检测到心肌缺血的存在。在诊断性研究中，当FFR>0.75，认为狭窄没有临床意义，FFR<0.75可作为病变血运重建的指标。回顾性的研究证实，当FFR>0.75，推迟介入治疗是安全的。FFR也用于评价支架置入是否良好。有研究认为FFR>0.94是支架置入后的理想评价指标，与IVUS观察到的支架理想放置相关性良好。

9.光学相干断层扫描　光学相干断层扫描(OCT)是利用光纤干涉仪和能发射低能量、波长1320nm的近红外光源，运用导管技术并通过成像光纤导丝，提供冠状动脉的二维横截面图像和三维重建图。不同组织的光后散射放射指数不同，表现为密度和回声不同的OCT图像。与IVUS相比，钙化组织对红外光线的反射较弱，因而可显示钙化组织和钙化病变后方的组织。临床上所用OCT的轴向分辨率为10～15μm，可提供接近于组织学检查的超高分辨率的图像。

(1)OCT的主要用途：①OCT对斑块纤维帽的厚度及完整性、病变内脂质的识别有重要的临床价值。斑块不稳定与病变内炎性反应的巨噬细胞含量有关，OCT可观察到病变内的巨噬细胞聚集情况。OCT检测病变内巨噬细胞是基于含有巨噬细胞斑块的光折射指数高度不均一而呈现强的光散射现象。主动脉和颈动脉离体标本研究显示，OCT原始数据的光散射现象的程度与纤维帽内巨噬细胞的量高度相关。②判定血栓性质：清晰显示血栓的性质(白血栓、红血栓和混合血栓)并可以定量分析。③评价介入治疗对病变结构的影响，包括评价支架置入后的即刻效果(支架贴壁、支架膨胀、内膜撕裂、组织脱垂)，以及晚期效果(晚期支架粘贴、晚期血栓形成、支架内膜覆盖情况)，远超过IVUS的分辨率。④通过OCT观察药物治疗前后对病变的影响，用以评价治疗效果。

(2)OCT的局限性：OCT穿透力较差，而且血液明显干扰光的传递和深部组织的穿透力，影响检查结果的准确性，不能用于冠状动脉开口部位的病变和直径较大(如>4.0mm)血管的显像，并且仅能显示血管管腔腔面的组织结构，不适合血管壁深层组织结构的显像如深部钙化、血管外膜和支架周围的组织。

五、冠心病治疗

(一)冠心病患者的循证规范用药

国内外相关指南一直强调，改善冠心病预后的重要措施是充分使用有循证医学证据的二级预防药物。目前,我国冠心病患者二级预防的用药状况非常不理想,PURE 研究调查了全球 17 个国家 628 个城市和乡村社区的 153996 位居民的心血管疾病二级预防用药情况,结果显示,接受抗血小板药物、β 受体阻滞剂、ACEI 或 ARB、他汀类药物的治疗率,全球依次为 25.3%、17.4%、19.5%、14.6%,高收入国家依次为 62.0%、40.0%、49.8%,66.5%,中国依次为 15.5%、6.8%、7.8%,2.0%。表明我国二级预防用药明显低于全球水平,与高收入国家相距甚远。

有充分循证医学证据的二级预防药物:①抗血小板药物:若无禁忌证,所有冠心病患者均应长期服用阿司匹林(75~100mg/d),CABG 后 6 小时内开始使用阿司匹林。若不能耐受,可用氯吡格雷(75mg/d)替代治疗。发生急性冠状动脉综合征(ACS)或接受 PCI 治疗的患者,需联合使用阿司匹林(100mg/d)和氯吡格雷(75mg/d)治疗 12 个月。ACS 患者 PCI 术后也可口服普拉格雷(10mg/d)或替卡格雷(90mg/d,每日 2 次),代替氯吡格雷联合阿司匹林,疗程为 12 个月。②β 受体阻滞剂和 ACEI 或 ARB:若无禁忌证,所有冠心病患者均应使用 β 受体阻滞剂和 ACEI。如果患者不能耐受 ACEI,可用 ARB 代替。β 受体阻滞剂可选择美托洛尔、比索洛尔和卡维地洛。个体化调整剂量,将患者清醒时静息心率控制在 55~60 次/分为宜。③他汀类药物:若无禁忌证,即使入院时患者 TC 和(或)LDL-C 无明显升高,也可启动并坚持长期使用他汀类药物。

(二)冠心病多重危险因素的控制

1.改善生活方式　是所有冠心病患者最基本的治疗措施,与预后密切相关。具体措施包括合理膳食、戒烟限酒、控制体重。超重和肥胖患者在 6~12 个月内减轻体重 5%~10%,使 BMI 维持在 18.5~23.9kg/m²;腰围控制在男性≤90cm,女性≤85cm。鼓励体力活动和控制热量摄入,但不推荐使用减肥药物控制体重。

2.控制血压　血压控制目标<130/80mmHg。血压≥140/90mmHg 即可开始给予降压治疗,首选 β 受体阻滞剂、ACEI 或 ARB,必要时加用其他降压药物。

3.调节血脂　控制目标为高危患者 LDL-C<2.6mmol/L,极高危患者(急性冠状动脉综合征、冠心病合并糖尿病)LDL-C<2.1mmol/L。如果患者 TG≥2.3mmol/L,则高危患者的非 HDL-C<3.4mmol/L,极高危患者的非 HDL-C<2.6mmol/L。在增加身体活动和控制体重的基础上,如无禁忌证,即使入院时无明显血脂升高,也启动并坚持使用他汀类药物;如果使用他汀类药物没有达到目标值,或不能耐受他汀类药物,可用依折麦布、胆酸螯合剂和(或)烟酸。对于非 HDL-C 升高者,可适度加大他汀类药物的使用剂量,或加用烟酸或贝特类药物治疗。

4.控制血糖　以 HbAlc≤7%为目标。所有冠心病患者病情稳定后,注意空腹检测血糖,必要时做 OGTT 试验;指导并监督患者改变生活方式,包括严格控制饮食和适当运动,无效者使用降糖药物;加强其他危险因素的控制如体重、血压和胆固醇等。

5.心率管理　心率与冠心病患者的预后呈负相关。各国指南均强调,冠心病患者的静息心率应控制在 55~60 次/分。目前控制心率的药物首选 β 受体阻滞剂,对于使用最大剂量心率仍未控制,或对 β 受体阻滞剂不能耐受或禁忌的患者,《2006 年 ESC、2012 年 ACCF/AHA 指南》推荐,伊伐布雷定适用于窦性心率>60 次/分的慢性稳定性心绞痛患者,单独或与 β 受体阻滞剂联合使用。

（三）冠心病患者的情绪管理

目前的心脏康复主要关注体力活动的恢复，而忽略了患者心理因素对康复的影响。实际上，情绪管理应贯穿于冠心病管理的全过程。心肌梗死对患者及家属都是一种严重打击，突发事件给患者的生活带来巨大变化，迫使患者调整生活状态。常出现的躯体不适使患者出现焦虑、抑郁症状。值得强调的是，除患者本人外，患者的配偶和好友也会感到焦虑，也极大地影响患者的康复。患者和家属的焦虑和抑郁情绪主要源于对冠心病的错误认识和对运动康复的不了解。因此，对患者及其配偶进行疾病的咨询与科普知识普及非常重要，且需要多次重复讲解，这是帮助患者克服不良情绪的关键之一。教会患者自己检测血压和脉搏。患者充分了解自己的疾病及程度，有助于缓解紧张情绪，明确今后努力的目标，提高治疗的依从性和自信心，懂得如何自我管理。运动康复可有效缓解患者的不适症状，同时有助于患者克服焦虑、抑郁情绪，提高自信心。当患者能够完成快走或慢跑，或能够完成一个疗程的运动康复后，会更加坚信自己可以从事正常活动，包括回归工作、恢复正常的家庭生活。

对于冠心病患者，应识别患者有无精神心理问题，对有精神心理问题的患者给予相应的处理。具体措施包括：①评估患者的精神心理状态；②了解患者对疾病的担忧，以及患者的生活环境、经济状况、社会支持，给予有针对性的治疗措施；③通过一对一方式或小组干预对患者进行健康教育和咨询，同时促进患者伴侣和家庭成员、朋友等参与患者的教育和咨询；④轻度焦虑、抑郁以运动康复为主，对焦虑、抑郁症状明显者给予对症药物治疗，病情复杂或严重时应请精神科会诊或转诊治疗。

（四）冠心病患者的睡眠管理

冠心病与睡眠障碍关系密切，Schwartz 等荟萃分析，失眠（除外阻塞性睡眠－呼吸暂停综合征）与缺血性心脏病发病危险的关系，发现在调整年龄和各种心血管危险因素后，入睡困难与冠心病发病的相对危险度为 1.47～3.90。另有研究显示一失眠（＜6 小时）和睡眠过多（＞9 小时）是年龄＞35 岁无心脏病史成年人发生冠心病的独立危险因素，也是冠心病患者发生抑郁的标志之一。临床医生对冠心病患者的失眠问题应当足够重视，早期给予有效的预防和控制。

处理失眠时应当首先明确患者失眠的原因，包括因心血管疾病的症状、冠状动脉缺血导致的心脑综合征、心血管药物、心血管手术后不适、因疾病激发焦虑抑郁、睡眠－呼吸暂停综合征等所致的失眠及原发性失眠。同一患者可能有多种原因导致失眠。对于因症状、疾病导致的失眠，建立良好的医患关系，取得就诊者的信任和主动合作很重要。对于初次诊断冠心病的患者要给予安慰、关心、保证与支持，使患者减轻因冠状动脉供血不足及其治疗而出现的适应不良；不少患者对心肌缺血或治疗怀有恐惧心理，常担忧 PCI 或 CABG 治疗的后果，因此在治疗前应当详细说明治疗的必要性、预期效果及可能发生的不良反应，使患者有充分的心理准备。指导患者适当运动，有助于减轻患者的紧张情绪，改善睡眠。

老年人、合并多种疾病、CABG 后的患者易发生谵妄伴睡眠障碍，应注意治疗原发疾病和诱发因素，如心肌缺血、呼吸困难、低血压、电解质紊乱、焦虑等。同时给予药物对症治疗，如氯丙嗪（chlorpromazine）25mg 肌内注射，奥氮平（olanzapine）2.5～10mg 或奋乃静（perphenazine）1～2mg 口服，均从低剂量开始。对谵妄患者避免应用苯二氮䓬类镇静药物。

患者在发生失眠的急性期尽早使用镇静催眠药物，包括苯二氮䓬类、非苯二氮䓬类或 5－羟色胺再摄取抑制剂（SSRI）。应用原则为短程、足量、足疗程。苯二氮䓬类连续使用不超过

4周。应当注意的是,苯二氮䓬类半衰期较短者比半衰期较长者撤药反应更快更重,因此需要逐步减药直至停药,如劳拉西泮(lorazepam)。用药的同时不可饮酒、饮茶和饮用咖啡等,否则会增加药物成瘾的危险性。一种镇静催眠药物疗效不佳时,可联用其他类别的镇静催眠药物。每种药物都尽量使用最低有效量。对有焦虑、抑郁情绪的患者,建议采用新型抗焦虑药物如SSRI、氟哌噻吨美利曲辛片等,其不良反应较少,且成瘾性低。

治疗原则:①综合治疗:躯体治疗结合心理治疗。②镇静催眠治疗:镇静催眠药治疗要短程、足量、足疗程。③个性化治疗:根据患者年龄、过去疗效、患者的药物治疗意愿和对治疗药物的耐受性及治疗费用等因素,选择合适的药物进行治疗。④注意适应证:选择有适应证处方的药物,开始治疗前让患者知晓药物的起效时间、疗程、可能的不良反应,并要求严格遵医嘱用药。

六、冠心病的康复

(一)冠心病康复的重要性及主要内容

1.冠心病康复的重要性　发达国家的经验表明,冠心病死亡率的大幅下降得益于冠心病的康复与二级预防。20世纪80年代的随机对照试验证明,心脏康复能够降低心肌梗死后患者全因死亡率8%～37%和心血管死亡率7%～38%。另有大量研究证实,稳定性心绞痛、CABG、PCI、各种原因的心力衰竭、心脏瓣膜置换或修复术后及心脏移植术后患者,均可从心脏康复治疗中获益。大量研究还显示,心脏康复能够延缓粥样硬化的进展,降低急性冠状动脉事件的发生率与住院率,接受心脏康复的AMI患者1年内猝死风险降低45%。最近美国一项对60万例老年住院冠心病(急性冠状动脉综合征、PCI或CABG)患者5年的随访研究发现,心脏康复组患者5年病死率较非心脏康复组患者减少21%～34%,并且不论康复次数的多少均可获益,其中高康复次数(≥25次)组降低34%,低康复次数(1～24次)组降低21%,效果与心血管预防用药(如他汀类药物或β受体阻滞剂)相当,而费用显著降低。至今,我国的康复集中在肢体功能的康复,如脑卒中后或创伤后康复,而心脏康复正处于发展阶段。面对我国人口众多和冠心病高发病的趋势,冠心病康复势在必行。

2.冠心病康复的主要内容

(1)生活方式的改变:主要包括指导患者戒烟、合理饮食、科学运动以及睡眠管理。2004年公布的INTERHEART研究,是52个国家(包括中国)262个中心的15152例患者和14820例健康人的对照调查,结果表明全世界各个地区、不同年龄和性别的人群患AMI的危险大多由血脂异常、吸烟、高血压、糖尿病、腹型肥胖、心理社会压力、摄入水果蔬菜少、饮酒、规律的体力活动少所致,这9种危险因素分别可解释男性和女性心肌梗死原因的90%和94%。

(2)双心健康:注重患者心脏功能康复和心理健康的恢复。

(3)循证用药:冠心病的康复必须建立在药物治疗的基础上,根据指南循证用药是心脏康复的重要组成部分。

(4)生活质量的评估与改善:冠心病康复的目的是提高患者的生活质量,使患者尽可能地恢复到正常或接近正常的生活质量水平,因此在冠心病康复和治疗过程中要定期评估生活质量状况。

(5)职业康复:冠心病康复的最终目标是使患者回归家庭、回归社会。患者病后能否回归社会,继续从事其以前的工作或病后力所能及的工作是必须重视的问题。

（二）冠心病康复治疗的分期

冠心病康复治疗分为3个时期，即院内康复期（Ⅰ期）、院外早期康复（Ⅱ期）、院外长期康复（Ⅲ期）。

1.院内康复期（Ⅰ期）　为住院期间的冠心病患者提供康复和预防服务。此期康复的目标是缩短住院时间，促进日常生活及运动能力的恢复，增强患者的自信心，减少心理痛苦，减少再住院；避免卧床带来的不利影响（如运动耐量减退、低血容量、血栓栓塞并发症），提醒戒烟并为院外早期康复提供全面完整的病情信息。

2.院外早期康复（Ⅱ期）　又称为门诊康复期，是冠心病患者整个康复过程的核心阶段。既是院内康复（时间短）的延续，又是院外长期康复（Ⅲ期）的基础。一般在出院后1～6个月进行。PCI、CABG后2～5周常规进行。除了患者评估、患者教育、日常活动指导、心理支持外，此期康复计划增加了每周3～5次心电和血压监护下的中等强度运动，包括有氧运动、阻抗运动及柔韧性训练等。每次持续30～90分钟，共3个月左右。推荐康复运动次数为36次，＞25次。主要目标是恢复日常生活能力和回归工作。

3.院外长期康复（Ⅲ期）　又称社区或家庭康复期。为心血管事件1年后的院外患者提供预防与康复服务，是院外早期康复的延续。此期部分患者已恢复日常活动或已恢复至可重新工作。为减少心肌梗死或其他的心血管风险，必须进一步强化生活方式的改变，继续实施运动康复是必要的。此期的关键是维持已形成的健康生活方式和运动习惯。此期运动的指导应当因人而异，低危患者的运动康复无需医学监护，中、高危患者的运动康复仍需医学监护。对于低危和部分中危患者可进入Ⅲ期康复，高危和部分中危患者应转上级医院继续康复。

（三）冠心病院内康复期的主要内容

1.早期病情评估　进一步明确冠心病的诊断，了解患者目前的症状及药物治疗情况；明确冠心病的危险因素，制订相应的干预计划。

推荐使用调查表进行调查，调查项目包括：①目前疾病：AMI后、CABG后、PCI后、心力衰竭急性期、不稳定性心绞痛、置入起搏器或ICD、其他。②目前症状：典型或不典型心绞痛、呼吸困难或气短、眩晕、血压是否达标、血糖是否达标、其他或无。③既往史：高血压、糖尿病、脑卒中、慢性阻塞性肺病、其他如骨关节活动受损。④目前的用药情况：抗血小板药物、ACEI或ARB、β受体阻滞剂、他汀类药物、硝酸酯类药物、其他。⑤治疗效果：有效、无效。

对冠心病的危险因素也推荐使用调查表，调查的项目包括：①吸烟：吸烟年限与每日吸烟支数、住院时戒烟、既往吸烟（戒烟＞6个月）、既往吸烟（戒烟≤6个月）、无吸烟史。②血脂异常：入院前血脂水平异常、入院后血脂水平异常（如TC、LDL－C、TG、HDL－C的数值）、正常。③超重或肥胖：目前的身高（m）、体重（kg）、计算体质量指数（kg/m^2）；BMI属于正常（18.0～23.9kg/m^2）还是超重（24.0～27.9kg/m^2）、肥胖（≥28.0kg/m^2）。④嗜酒：饮酒年限、每日饮白酒（度数）/红葡萄酒/啤酒（g）。⑤压力及心理问题：高心理压力水平史、以前心理或精神治疗史、表现或行为（生气、抑郁、敌意、孤独）、无。⑥缺乏体力活动：住院前体育运动，注明每周＜3次，每次＜20分钟，连续时间＜3个月，规律运动。

2.患者教育　院内康复期是最佳的教育时期。教育内容有：为患者分析发病原因，从而避免再次发病；让患者了解冠心病的相关知识，避免不必要的紧张和焦虑，控制冠心病的危险因素，提高患者的依从性。对患者家属的教育也同样重要。一旦患者身体状况稳定，有足够的精力和思维敏捷度，并且知晓自己的心脏问题即可开始患者教育。教育的重点是生存教育和戒烟。生存教育的步骤为：请患者回顾心脏疾病发作时的症状和征兆；关于胸痛或不适的特征，如何识别胸痛不适症状与心脏疾病有关；如何采取有效治疗与康复，使不良心脏事件再发的可能性减小；如一旦发生胸痛不适应积极处理，首先停止正在从事的任何活动，马上坐下或躺下；1～2 分钟后没有缓解，立即舌下含服硝酸甘油 1 片，并根据症状有无缓解的情况可每 3～5 分钟舌下含服 1 片，总量不宜超过 3 片。经上述处理后，症状仍不缓解或不具备硝酸甘油急救药物，应立即拨打 120 急救电话，就近送医。心脏事件发生后患者戒烟干预成功率高，多个专业医务人员（如心内科医生、康复科医生、护士等）共同参与可提高戒烟率。

3. 运动康复与生活方式指导　目的是帮助患者恢复体力及日常生活能力，出院时达到生活基本自理。运动康复开始的参考标准为：过去 8 小时内无新发或再发心绞痛；心肌损伤标记（CK－MB、肌钙蛋白）水平无进一步升高；无明显心力衰竭失代偿的征兆（静息时呼吸困难伴湿性啰音）；过去 8 小时内无新发的严重心律失常或心电图改变。通常康复干预于入院 24 小时内开始，如果病情不稳定，可延迟至 3～7 天后酌情进行。运动康复应循序渐进，从被动运动开始，逐步过渡到坐位、坐位双脚悬吊在床边、床旁站立、床旁行走、病室内步行，以及上一层楼梯或固定踏车训练。此期运动康复必须在心电和血压监护下进行（推荐使用遥测运动心电监护系统），运动量宜控制在较静息心率升高 20 次/分左右，同时患者感觉不太费力（Borg 评分＜12）。如果运动或日常活动后心率升高＞20 次/分，患者感觉费力，宜减少运动量或日常活动。

4. 出院计划　给予出院后的日常生活及运动康复的指导，评估出院前功能状态，建议出院前进行运动负荷试验或 6 分钟步行试验，客观评价患者的运动能力，为指导日常生活或进一步运动康复计划提供客观依据；告知患者复诊时间，重点推荐患者参加院外早期心脏康复计划。

（四）冠心病院外早期康复的目标与内容

1. 康复对象的选择　对 AMI 和（或）急性冠状动脉综合征恢复期、稳定性心绞痛、PCI 或 CABG 后 6 个月内的患者，建议尽早进行康复计划。同时应除外暂缓康复治疗的患者，即不稳定性心绞痛、NYHA 心功能分级Ⅳ级、未控制的严重心律失常、未控制的高血压（静息收缩压＞160mmHg 或静息舒张压＞100mmHg）患者。

2. 患者评估　综合患者既往史、本次发病情况、冠心病的危险因素、平常的生活方式和运动习惯以及常规辅助检查，如心肌损伤标记、超声心动图检查、运动负荷试验及心理评估等，对患者进行评定及危险分层。

冠心病患者的危险分层如下：①低危（每一项都存在）：运动或恢复期无心绞痛症状或心电图检查显示缺血性改变；无休息或运动引起的复杂心律失常；AMI 溶栓后血管再通，PCI 或 CABG 后血管再通且无并发症；无心理障碍（抑郁、焦虑等）；LVEF＞50％；功能储备≥7.0 代谢当量（metabolic equivalent，$METs$）；肌钙蛋白正常。②中危（存在任何一项）：中度运动（5.0～6.9$METs$）或恢复期出现心绞痛或心电图检查显示缺血性改变；休息或运动时未出现复杂心律失常；AMI、PCI 或 CABG 后无心源性休克或心力衰竭；无严重心理障碍（抑郁、焦虑等）；LVEF 40％～49％；功能储备 5.0～7.0$METs$；肌钙蛋白正常。③高危（存在任何一项）：低水平运动（＜5.0$METs$）或恢复期出现心绞痛或心电图检查显示缺血性改变；休息或运动时出现复杂的室性心律失常；AMI、PCI 或 CABG 后并发心源性休克或心力衰竭；严重心理障碍；LVEF＜40％；功能储备≤5.0MET_S；肌钙蛋白升高。

3.运动负荷试验　是患者运动康复前的重要检测指标，用于诊断、预后判断、日常生活指导和运动处方的制订及疗效评价。常用的运动负荷试验方法有心电图运动试验和心肺运动试验。心肺运动试验的禁忌证，以及终止指征与心电图运动试验相同。临床上根据患者的能力水平进行极量、次级量、症状限制性运动试验。极量运动试验很少用于冠心病患者；次级量运动试验要预先设定终点，通常为预测最大心率的70％～80％，或峰值心率为120次/分，或为主观设定的代谢当量(MET_S)水平。

4.纠正不良生活方式　改善不良的生活方式并对患者和家属进行健康教育，包括饮食和营养指导，改变不良的生活习惯(戒烟、限酒)，如何控制体重和进行睡眠管理。

5.常规运动康复程序　经典运动康复程序包括3个步骤，即准备运动(热身运动)、训练阶段、有氧运动。运动方式包括运动康复、阻抗运动、柔韧性运动等，太极拳、八段锦等中医传统的康复方法也有利于冠心病的康复。

6.恢复工作的指导　临床发现，很多青壮年心肌梗死患者心脏功能虽然恢复，但未回归工作岗位。患者的社会功能明显受损，不仅影响生活质量，而且造成社会劳动力损失。在PAMI－Ⅱ研究中，低风险心肌梗死患者(年龄＞70岁，LVEF＞45％，1～2支血管病变且PCI成功)后2周即重返工作，结果所有患者均未发生心脏不良事件。有研究表明，发生心肌梗死事件前，无抑郁症状或症状较轻的患者，恢复工作能力的速度较快；生活自理能力越强的患者，平均住院时间越短。心脏事件前的最大有氧运动能力和抑郁评分，是事件后恢复工作能力最佳的独立预测因子。心脏功能状态并不是患者是否能够回归工作的预测因子。与不能完全回归工作相关性的因素有糖尿病、较高年龄、心电图检查Q波型心肌梗死和心肌梗死前心绞痛，某些心理变量，如信任感、工作安全感、患者对残疾的“主观感受”和医患双方对康复的期望值等并未得到研究的证实。指导患者回归工作主要依据运动负荷试验所测得的实际运动能力。

(五)冠心病的运动康复程序

根据患者的危险评估及危险分层给予运动指导，其中运动处方作为关键。需要特别指出的是，每位冠心病患者的运动康复方案，必须根据患者的实际情况制定，既要遵循个体化的原则，也要遵循普遍化的指导原则。

1.经典运动康复程序

第一步：准备运动(热身运动)。多采用低水平的有氧运动，持续5～10分钟。目的是放松与伸展肌肉，提高关节活动度和心血管的适应性，预防运动诱发的心脏不良事件及预防运动性损伤。

第二步：训练运动。包括有氧运动、阻抗运动、柔韧性运动等，总时间30～90分钟，其中有氧运动是基础，阻抗运动和柔韧性运动是补充。

第三步：放松运动。有利于运动系统的血液回到心脏，避免心脏负荷突然升高诱发心脏事件。放松方式可以是慢节奏有氧运动的延续或柔韧性训练，根据患者的病情轻重可持续5～10分钟，病情越重，放松运动持续的时间越长。

2.有氧运动

(1)有氧运动方式：有步走、慢跑、骑车、游泳、登楼梯、划船以及器械上行走、踏车等，每次运动20～40分钟。建议初始从20分钟开始，根据患者运动能力逐步延长运动时间。运动频率 3～5 次/周，运动强度为最大运动强度的 50%～80%。体能差的患者，初始运动强度设定在较低水平，随着体能的改善，逐步增大运动强度。对于体能好的患者，初始运动强度应设置在较高水平。通常采用心率评估运动强度。

(2)确定运动强度的方法：心率储备法、无氧阈值、目标心率法(运动负荷试验测定)和自我感知劳累程度分级法。推荐运动负荷试验结合自我感知劳累程度分级法评估运动强度。心率储备法临床最常用，不受β受体阻滞剂的影响：

其目标心率=(最大心率－静息心率)×运动强度(%)＋静息心率。

无氧阈值法通过心肺运动试验或血乳酸阈值获得，无氧阈值水平相当于最大摄氧量的 60%左右，此水平的运动强度是冠心病患者的最佳运动强度。目标心率法是在静息心率基础上增加 20～30 次/分，体能差和体能好者分别选用此范围的最低值和最高值。自我感知劳累程度分级法通常采用 Borg 评分法(6～20 分)。

3.阻抗运动

(1)冠心病阻抗运动形式：多采用循环阻抗力量训练，即一系列中等负荷、持续、缓慢、大肌群、多次重复的阻抗力量训练，常用的方法有利用自身体重(如俯卧撑)、哑铃或杠铃、运动器械以及弹力带，其中弹力带特别适合于阻抗训练。每次训练 8～10 组肌群，躯体上部肌群和躯体下部肌群可交替训练，每周 2～3 次或隔日 1 次。初始强度推荐为：上肢为 1 次最大负荷量(即在保持正确的方法且没有疲劳感的情况下，1 个人仅 1 次重复能举起的最大重量)的 30%～40%；下肢为 50%～60%；Borg 评分 11～13 分。注意运动前必须有 5～10 分钟的热身运动，最大运动强度＜50%～80%。切忌用力时呼气，放松时吸气，避免 Valsalva 动作。

(2)阻抗运动时期的选择：PCI 后至少 3 周，并且在连续 2 周有医学监护的有氧运动训练后进行；心肌梗死或 CABG 后至少 5 周，并且在连续 4 周有医学监护的有氧训练之后进行；CABG 后 3 个月内不要进行中到高强度上肢力量训练，以免影响胸骨的稳定性和胸骨伤口的愈合。

4.柔韧性运动　躯体与关节的柔韧性很重要，尤其老年人普遍柔韧性差，使日常活动能力降低，柔韧性训练对于老年人更为重要。应以缓慢、可控制的方式进行，并逐渐加大活动范围。运动强度为有牵拉感而无疼痛感觉。每一部位拉伸时间为 6～15 秒，逐渐延长到 30 秒，如可耐受可延长到 90 秒，训练期间正常呼吸；每个动作重复 3～5 次，总时间 10 分钟左右，每周 3～5 次。

(姚海木)

第二节　隐匿性冠状动脉粥样硬化性心脏病

一、隐匿性冠心病相关概念

1.隐匿性冠心病(latent coronary heart disease)　是冠心病中一种比较常见的类型，是指无临床症状，但有心肌缺血的客观证据，如心电图、心肌血流灌注及代谢异常等。

2.无症状性冠心病　与隐匿性冠心病含义完全相同，其表述的含义似乎更清晰。

3.无症状性心肌缺血(silent myocardial ischemia)　隐匿性冠心病心肌缺血的客观证据常在 12 导联心电图、动态心电图检查，或心脏负荷试验时发现，因而常称为无症状性心肌缺血。

4. 缺血性 ST－T 改变　对于心电图检查，发现 ST－T 缺血样改变，除冠状动脉粥样硬化性心脏病引起外，尚可由非粥样硬化性冠状动脉疾病引起，临床上若无冠状动脉粥样硬化的确切证据，即使无症状，不宜称为无症状心肌缺血，而常称为缺血性 ST－T 段改变。

二、隐匿性冠心病的临床类型及其发生机制

1. 临床类型

(1)完全无症状性心肌缺血：患者有冠状动脉狭窄引起心肌缺血的客观证据，但始终无心肌缺血的症状。

(2)有症状的无症状性心肌缺血：患者心肌缺血发作时可有心绞痛症状，而有时亦无症状，是临床上最为常见的一种类型。

(3)心肌梗死后无症状性心肌缺血：患者既往有心肌梗死病史，现有心肌缺血的客观证据，但无心绞痛的症状。

2. 发生机制　心肌缺血无症状的机制尚不清楚，可能与以下因素有关：

(1)生理状态下，血浆和脑脊液中内源性阿片类物质(内啡肽)水平的变化，可能导致痛觉阈的变化，这可解释无症状性心肌缺血；

(2)心肌缺血较轻，或者侧支循环形成，且供血较好；

(3)原有自主神经病变，尤其是糖尿病合并自主神经病变导致痛觉传入障碍；

(4)心肌梗死、CABG 后导致痛觉传入中断；

(5)患者精神状态的变化导致痛觉阈的相应改变。

三、隐匿性冠心病的诊断与鉴别诊断

1. 临床诊断　心肌缺血依据为静息、动态或负荷心电图检查发现心肌缺血性改变，或者核素心肌灌注发现心肌缺血的征象。结合患者年龄、动脉粥样硬化的危险因素综合判断，同时排除非粥样硬化性冠状动脉疾病。24 小时动态心电图检查有助于发现无症状心肌缺血的 ST－T 段改变，冠状动脉造影、血管内超声显像可确立冠状动脉粥样硬化的诊断。CT 冠状动脉造影对鉴别诊断有更大的价值。

2. 鉴别诊断　与非冠状动脉粥样硬化性疾病引起的缺血性 ST－T 段变化相鉴别。主要包括：

(1)非粥样硬化性冠状动脉疾病，如先天性冠状动脉异常、冠状动脉炎、冠状动脉痉挛等；

(2)各种器质性心脏病，特别是心肌肥厚、心肌炎、心肌病、心包炎等；

(3)部分心律失常，如左、右束支传导阻滞；

(4)慢性阻塞性肺病与肺源性心脏病；

(5)电解质紊乱；

(6)精神神经性疾病，如心脏神经症、脑卒中急性期等；

(7)内分泌疾病；

(8)药物引起，如地高辛、可卡因；

(9)其他因素，如各种原因的严重贫血、低血压、休克等。

四、隐匿性冠心病的治疗原则与临床预后

1. 治疗原则

(1)抗动脉硬化治疗，包括生活方式的积极干预、控制可逆性的危险因素和消除心肌缺血的诱发因素；

(2)应用改善预后的药物，包括应用抗血小板药物、他汀类药物、ACEI、β受体阻滞剂；

(3)防治无症状心肌缺血发作，合理使用β受体阻滞剂、硝酸酯类药物和钙离子拮抗剂等；若仍有频繁或持续的心肌缺血发作，考虑冠状动脉造影和血运重建治疗。

2. 临床预后

(1)病情长期保持相对稳定；

(2)突然发生心绞痛和心肌梗死，甚至以猝死为首发表现；

(3)缺血性心肌纤维化日渐加重，逐渐演变为心脏扩大、心力衰竭，出现缺血性心肌病的典型临床表现。

完全无症状患者的预后与冠状动脉病变的范围及严重程度有关，与有无症状无关。稳定性心绞痛患者合并无症状性心肌缺血发作时，是否会影响稳定性心绞痛患者的预后，如动态心电图监测时有频繁发作的ST段压低，其随后发生心血管事件的风险比不发作或几乎不发作者升高。总缺血负荷(total ischemic burden，有症状与无症状缺血的负荷之和)可作为预后的预测指标。

(高群)

第三节　慢性稳定性心绞痛

慢性稳定性心绞痛(chronic stable angina pectoris，SA)是指心绞痛发作的程度、频度、性质，以及诱发因素在数周内无显著变化。心绞痛也可发生在心脏瓣膜病(尤其是主动脉瓣狭窄)、肥厚型心肌病和未控制的高血压及甲状腺功能亢进症、严重贫血等患者。冠状动脉“正常”者也可由于冠状动脉痉挛或内皮功能障碍等原因而发生心绞痛。SA在WHO关于心绞痛的分型中，属于稳定型劳力性心绞痛。

心绞痛的发生机制：主要为冠状动脉粥样硬化所致，少数为冠状动脉畸形、冠状动脉炎和非冠脉病变引起。直接因素为缺血与缺氧情况下，心肌内积聚过多的代谢产物，如乳酸、丙酮酸、磷酸等酸性物质，以及类似激肽的多肽类物质，刺激心脏自主神经的传入纤维末梢，经上颈神经节至第5胸交感神经节和相应的脊髓段，将疼痛冲动传入大脑。同时，将痛觉投射到与心脏自主神经传入冲动水平相同的节段，常表现为胸骨后疼痛，并放射到左肩、左上肢前内侧及无名指和小指，而多数不位于心脏的解剖位置。因投射范围较大，因此可出现不典型心绞痛的临床表现，临床上需要引起高度重视，以免漏诊和误诊。

一、慢性稳定性心绞痛的胸痛特点

1. 典型心绞痛

(1)部位，典型的心绞痛部位是在胸骨后或左前胸部，范围常不局限，可以放射到颈部、咽部、额部、上腹部、肩背部、左臂及左手指内侧，也可以放射至其他部位。每次心绞痛的发生部

位往往是一致的。

(2)性质，心绞痛常呈紧缩感、绞榨感、压迫感、烧灼感、胸闷或有窒息感、沉重感。

(3)持续时间：疼痛呈阵发性发作，持续数十秒至数分钟，很少＞15 分钟，也不会瞬间即逝或持续数小时。

(4)诱发因素：心绞痛的发作与劳力、情绪激动有关，如快步走、上楼梯或爬坡时诱发，多发生于劳力当时而不是劳力后。

(5)缓解方式：在患者停止活动后疼痛自行缓解，或舌下含化硝酸甘油 2～5 分钟内迅速缓解症状。

2. 不典型心绞痛

(1)疼痛单独发生在胸部以外的部位，如上腹部、右胸部、咽部、颈部、左肩胛部等；

(2)前胸不适感或疼痛轻微，极少数表现为针刺样疼痛；

(3)少数表现为乏力、气短；

(4)个别发生在劳力后；

(5)有的无疼痛，而以头晕、晕厥为首发症状。

3. 阳性体征　SA 常无明显体征，但也可见以下体征：

(1)心绞痛发作时心率增快、血压升高、焦虑、出汗；

(2)可闻及 S_4、S_3 或奔马律，S_2 逆分裂，或出现心尖部收缩期杂音(乳头肌功能失调；

(3)偶闻及双肺底湿性啰音；

(4)心脏正常或扩大；

(5)可发生多种心律失常，以室性期前收缩多见；

(6)其他相伴临床疾病的体征，如心脏瓣膜病、心肌病等非冠状动脉性疾病，高血压，糖尿病病变，脂质代谢障碍所致的黄色瘤，颈动脉杂音或周围血管杂音；

(7)尚需注意超重与肥胖，有助于了解有无代谢综合征。

二、心绞痛严重程度的分级

心绞痛的严重程度分级参照加拿大心血管学会(CCS)心绞痛严重程度分级。此分级对于判定心绞痛的稳定性还是不稳定性具有重要的临床价值。

Ⅰ级：一般体力活动不引起心绞痛，例如行走和上楼，但紧张、快速或持续用力可引起心绞痛的发作。

Ⅱ级：日常体力活动稍有限制，快步行走或上楼、登高、饭后行走或上楼、寒冷或风中行走、情绪激动时可发作心绞痛，或仅在睡醒后数小时内发作心绞痛。

Ⅲ级：日常活动明显受限，正常情况下以一般速度平地步行 100～200m 或登一层楼梯时可发作心绞痛。

Ⅳ级：轻微活动或休息时即可以出现心绞痛症状。

三、稳定性心绞痛的相关检查

(一)稳定性心绞痛的基本检查要求

1. 心电图检查　所有胸痛患者均应检查心电图。在胸痛发作时争取实施心电图检查，缓解后立即复查。静息心电图正常不能除外冠心病心绞痛，但如果有 ST－T 段改变符合心肌缺血时，特别是疼痛发作时检查，则支持心绞痛的诊断。心电图检查显示陈旧性心肌梗死时，则心绞痛的可能性增大。静息心电图检查以R波为主的导联出现ST段压低或T波倒置，对诊断有较大价值，但必须排除其他疾病引起的ST－T改变。有时胸痛发作时呈“假性正常化”，又称为“伪改善现象”，也有利于冠心病心绞痛的诊断。24小时动态心电图表现为与症状相一致的ST－T段变化，则对诊断有参考价值。如静息心电图无明显异常，而怀疑心绞痛发作时，需要做心电图负荷试验。

2.实验室检查　遇有SA，应检查以下基本项目：

(1)冠心病的危险因素，如空腹血糖、血脂，包括TC、HDL－C、LDL－C及TG，必要时检查OGTT试验；

(2)检查血红蛋白，了解有无贫血，因可诱发心绞痛；

(3)检查甲状腺功能；

(4)检查尿常规、肝肾功能、血电解质、肝炎相关抗原、人类免疫缺陷病毒(HIV)及梅毒血浆试验，需在冠状动脉造影前进行；

(5)胸痛明显者，需查血肌钙蛋白T或I(cTnT或cTnI)、肌酸激酶(CK)及其同工酶(CK－MB)，以与急性冠状动脉综合征相鉴别。

3.胸部X线检查　对于SA患者并无特殊的诊断意义，但有助于了解心、肺疾病情况，如有无心脏扩大、心脏瓣膜病、心肌病、心包疾病、慢性阻塞性肺病、肺动脉高压、肺梗死、肺炎、自发性气胸等。

4.超声心动图检查

(1)评价有陈旧性心肌梗死、病理性Q波、左心室的大小与功能，对有心肌梗死病史或心电图检查出现异常Q波者评价左心室节段性室壁运动情况，在心肌缺血发作30分钟内可观察到局部收缩性室壁运动异常，并可评估心肌缺血的范围。

(2)评价收缩期杂音的瓣膜部位及病变程度，如主动脉瓣狭窄、二尖瓣反流或肥厚型心肌病，可用于有喀喇音或杂音并疑有二尖瓣脱垂的患者。

(3)心电图检查正常、无心肌梗死病史、无其他器质性心脏病症状的患者，若仅为了心绞痛的诊断，则不必要常规进行超声心电图检查。

(二)稳定性心绞痛的无创性特殊检查

1.运动试验　对有症状的患者，心电图运动试验有助于SA的诊断及危险分层，但必须在配备严密的监测、抢救设备，以及抢救药品的情况下实施，以防试验中的不测事件发生。适应证：

(1)有心绞痛症状怀疑冠心病，或静息心电图检查无明显异常的患者为了明确诊断；

(2)确定SA而心绞痛症状明显改善者；

(3)确诊SA的患者为了危险分层；

(4)血管重建治疗后症状明显复发者。因有一定风险，应当注意患者的禁忌证，以保证运动试验的安全性。

2.负荷影像学检查　包括负荷超声和核素心肌灌注显像，主要用于缺血心肌范围的判定，区别坏死心肌，对于诊断、危险性判定以及血运重建治疗的决策，有重要的临床价值。主要用于：

(1)原有心电图检查异常影响心肌缺血诊断的冠心病患者；

(2)心电图检查包括 24 小时心电图正常，且运动平板试验受限而高度怀疑冠心病的患者；

(3)冠心病患者危险性的评估；

(4)鉴别缺血心肌和坏死心肌，以帮助决定治疗策略。

3. CT 冠状动脉造影

(1)冠状动脉钙化的检测：电子束 CT(EBCT)和心电门腔的快速螺旋 CT 检查可检测冠状动脉钙化并进行定量，许多研究显示冠状动脉斑块的钙化程度(钙化评分)可能与冠状动脉斑块的不稳定性及临床预后相关，但不一定与管腔狭窄程度相关。

(2)冠状动脉斑块的检测：高分辨率、对比剂增强的 MSCT 可检测非钙化的冠状动脉粥样硬化病变，其敏感性高，特异性低，对临床诊断冠心病可能性小的人群，如果 CTCA 结果阴性，可除外冠心病的诊断；如果 CTCA 有临界狭窄病变，且临床考虑冠心病的可能性较大，需要冠状动脉造影以确诊。CTCA 对判定冠状动脉斑块、狭窄程度尤其是钙化病变的临床价值有限。

(3)冠状动脉管腔显像：对狭窄病变而言，最强度的投照位置的二维重建图能提供最大准确性，三维重建并不能提供更多的信息。与 IVUS 相比，对于临界狭窄病变，采用 64 排螺旋 CT 的敏感性为 84%，特异性为 72%，准确率为 80%。目前 MSCT 对冠状动脉狭窄程度尚不能精确分级，冠状动脉钙化也会影响对管腔狭窄程度的判定。

(4)冠状动脉畸形和变异的评价：能够显示冠状动脉开口部位的异常，并观察冠状动脉起始段的走向与心脏大血管的关系，可诊断冠状动脉－肺静脉瘘。冠状动脉肌桥在 MSCT 上表现为壁冠状动脉的表面有厚度和范围不同的心肌纤维覆盖，但尚不能测定冠状动脉壁受压程度。

(5)冠状动脉血运重建后的评估：由于支架金属的伪像性，MSCT 还不能可靠诊断支架内再狭窄，尤其当支架直径<3.0mm 或支架位于远端血管时，但可评估支架边缘再狭窄。因桥血管受心脏搏动的影响较小，MSCT 对桥血管的显像质量较高，对其通畅性评估的准确性也较高，但对吻合口狭窄和远端冠状动脉病变的判断有局限性。研究还显示 MSCT 对部分冠状动脉慢性完全性闭塞的 PCI 可能有指导作用，但尚需进一步研究证实。

(三)经导管冠状动脉造影

对于心绞痛和可疑心绞痛患者，冠状动脉造影可以明确诊断及评估血管病变情况，并决定治疗策略及评估预后。有创冠状动脉造影至今仍是临床上评估冠状动脉粥样硬化和相对较为少见的非冠状动脉粥样硬化性疾病所引起的心绞痛的最精确的检查方法。对糖尿病、年龄>65 岁老年患者、年龄>55 岁女性的胸痛患者更有价值。经冠状动脉造影评价冠状动脉也是目前评估患者的长期预后的最重要的预测因素。目前常用的对血管病变评估的方法是将冠状动脉病变分为单支、双支、3 支病变或左主干病变。血管内超声检查可较为精确地了解冠状动脉腔径、血管腔内及血管壁粥样硬化的病变情况，指导 PCI 操作并评价 PCI 的效果。但不作为一线的检查方法，只在特殊的临床情况下以及为科研目的而进行。

1. 应当尽快行冠状动脉造影的情况　严重稳定性心绞痛(CCS 分级Ⅰ级或以上者)，特别是药物治疗不能很好缓解症状者；不论心绞痛严重程度如何，无创方法评价为高危患者；心脏停搏存活者；患有严重的室性心律失常者；血运重建(PCI 或 CABG)的患者有早期中等或严重的心绞痛复发者；伴有慢性心力衰竭或 LVEF 明显降低的心绞痛患者；无创评估属中－高危的心绞痛患者需考虑非心脏大手术时,尤其是血管手术时(如主动脉瘤修复、颈动脉内膜剥脱术、股动脉旁路移植术等)。

2.可行冠状动脉造影的情况　无创检查不能作出诊断,以及无创检查结果不一致;对预后有重要价值的部位行PCI后有再狭窄高危的患者;特殊职业人群必须确诊者(如飞行员、运动员等);怀疑冠状动脉痉挛需行激发试验者。

3.对于轻一中度心绞痛(CCSⅠ～Ⅱ级)患者,心功能良好,无创检查示非高危患者,可考虑冠状动脉造影检查。

4.不宜实施冠状动脉造影的情况　严重肾功能不全、造影剂过敏、精神异常不能合作或合并其他严重疾病者。

(四)血管内超声对冠心病的诊断价值

血管内超声显像(IVUS)可明确血管壁病变的形态、性质及病变分布,并能准确测定血管狭窄程度,如最小和最大管腔直径、最小管腔面积和斑块面积。

1.IVUS用于诊断

(1)冠状动脉造影不能明确的病变:IVUS能精确测定狭窄程度,对临界病变、性质无法确定的病变以及某些特殊部位病变如开口病变(左主干及右冠状动脉开口)和分叉病变有重要价值。IVUS对钙化病变诊断的敏感性和特异性均明显高于冠状动脉造影,且可判断钙化的部位(表浅或深部)和程度。

(2)不稳定性(易损性)斑块的检出:大多数为正性重构的小斑块,且为偏心性,纤维帽较薄,斑块内有面积较大的低回声或无回声暗区,斑块破裂时纤维帽不完整,表面出现溃疡和糜烂,可继发血栓形成。

(3)冠状动脉造影未能检出的病变:斑块负性重构时IVUS能识别冠状动脉造影上看似正常的粥样硬化病变。

(4)斑块进展与消退的研究:三维重建图像可定量测定斑块面积,研究斑块的进展和消退。

(5)移植心脏血管病:在心脏移植时于心导管检查后常规行IVUS检查,可检出病变并确定其严重程度。

2.IVUS用于介入治疗和随访

(1)确定斑块的性质和范围以指导治疗:检出严重表浅钙化病变而选用旋磨术,对分叉病变的主支和分支血管病变累及范围精确测定以指导手术方案,尤其是左主干病变。

(2)确定血管直径和狭窄程度以指导治疗:血管直径和狭窄程度决定介入治疗的方法,也有利于选择更合适的介入器械。有些扩张或粘贴不良的支架在冠状动脉造影中不能显示(左主干、长病变和分叉病变),IVUS能够检出并指导支架置入技术。

(3)研究再狭窄的机制:IVUS研究显示,支架术后发生再狭窄主要由内膜过度增生引起,管型支架的弹性回缩较少见,支架边缘的再狭窄与病变未完全覆盖有关。

(4)介入治疗并发症的监测:IVUS证实球囊扩张术后有40%～80%的病变存在着单个或多个夹层分离,通常发生在软、硬斑块交界处。IVUS检查有助于发现血管夹层和识别壁内血肿,并指导进一步治疗方案。IVUS是目前检出晚期支架粘贴不良最有价值的方法。

四、稳定性心绞痛的鉴别诊断

根据SA的临床症状，临床上应与不稳定性心绞痛、AMI、冠状动脉肌桥、X综合征、心脏神经症、肋间神经痛或带状疱疹，以及非冠状动脉粥样硬化性心绞痛鉴别。

1. 不稳定性心绞痛　SA转化为不稳定性心绞痛，由于其危险程度、治疗策略及近期预后的不同，需要临床认真判定。心绞痛的性质、程度、时间对鉴别诊断尤为重要。

2. AMI　疼痛比较显著，持续时间长，含化硝酸甘油无缓解，有特征性心电图和心肌损伤标志物异常，可合并心律失常、心力衰竭、低血压、肺水肿、休克，甚至猝死。

3. 冠状动脉肌桥　心绞痛发作特点类似于劳力性心绞痛，心电图检查具有心肌缺血表现。但发病年龄较轻，常无冠心病的危险因素，超声心动图检查一般无节段性室壁运动异常，冠状动脉造影时显示收缩期冠状动脉节段受压表现。

4. X综合征　以反复发作的劳力性心绞痛为主要表现，疼痛也可在休息时发生。多见于绝经期前女性，常无冠心病的危险因素，疼痛症状不甚典型。冠状动脉造影未发现有临床意义的狭窄，但常见血流缓慢和冠状动脉血流储备降低，12导联心电图(发作时)或负荷心电图检查有心肌缺血表现，部分患者超声心动图检查显示室壁节段运动异常，核素心肌灌注显像发现节段心肌灌注减低和再分布征象。

5. 心脏神经症　患者常主诉胸痛，多见于女性，伴有焦虑、紧张等精神症状，常无冠心病危险因素；胸痛多位于左胸乳房下心尖部附近，常有变动；疼痛多为短暂的刺痛或长时间的隐痛，常伴深吸气动作或叹息样呼吸；心电图检查无缺血性ST－T段的改变，冠状动脉造影无异常。

6. 肋间神经痛　常累及1～2个肋间，疼痛沿神经分布走行，为刺痛或烧灼痛，呈持续性而非发作性，咳嗽、用力呼吸、身体转动或手臂上举可加重疼痛，沿神经走行处有压痛。

7. 非冠状动脉粥样硬化性心绞痛　包括严重主动脉瓣病变、肥厚型心肌病、心包炎、风湿热、先天性冠状动脉异常、冠状动脉炎、梅毒性主动脉炎、川崎病等。只要注意原发病的临床特点，并结合相关的辅助检查，多不难鉴别。

五、稳定性心绞痛的危险分层

根据临床评估、对负荷试验的反应、左心室功能状态以及冠状动脉造影显示的病变情况综合判断，正确地进行危险分层，并决定治疗策略，改善患者的生活质量和预后。

1. 临床评估　病史、症状、体格检查、心电图及实验室检查可为预后提供有重要价值的信息。典型心绞痛是主要的预后因子，与冠状动脉病变的程度相关。有外周血管疾病、心力衰竭的患者预后不良，其心血管事件的危险性显著增高。心电图显示陈旧性心肌梗死、完全性左束支传导阻滞、左心室肥厚、Ⅱ度与Ⅲ度AVB、心房颤动以及分支阻滞者，发生心血管事件的危险性也明显增高。

2. 负荷试验　运动心电图常以Duke活动平板评分来评估其危险性。运动早期出现阳性(ST段压低＞1mm)预示高危患者，而运动试验能坚持进行属于低危患者。超声负荷试验有很好的阴性预测价值，死亡或心肌梗死发生率每年＜0.5%。而静息时室壁运动异常、运动诱发更为严重的异常属于高危患者。核素心肌灌注显像也是主要的无创检查危险分层的手段，运动时核素心肌灌注正常则预后良好，心脏性猝死、心肌梗死的发生率每年＜1%，与正常人群相似；相反，运动时核素心肌灌注异常患者常有严重的冠心病，预示高危患者，每年病死率>3%，应该实施冠状动脉造影检查，以决定血管重建的治疗策略。

3. 左心室功能　是SA患者危险分层的重要评价指标，也是患者长期预后的预测因子。LVEF≤35%的患者每年病死率>3%。男性SA及有3支病变且心功能正常者5年存活率为93%，而心功能障碍者仅为58%。

4. 冠状动脉造影　是预后的重要预测指标，最简单、最广泛应用的分类方法为单支、双支、3支病变或左主干病变。CASS(chinese academy of social sciences)注册登记资料显示，正常冠状动脉12年存活率91%，单支病变74%，双支病变59%，3支病变50%，左主干病变预后严重不良。左前降支近端病变也能降低存活率，但血运重建可降低病死率。

六、稳定性心绞痛的治疗

(一)稳定性心绞痛的治疗目的

即改善预后和减轻症状。改善预后为首要目的，减轻症状为主要目的，最终目的是延长寿命和改善生活质量。

1. 治疗的首要目的　预防AMI和猝死，改善预后。通过药物和非药物治疗抑制斑块的炎症反应，保护内皮功能，达到减少斑块进展、稳定斑块和预防血栓形成的目的。改善预后的治疗措施包括抗血小板治疗、调脂治疗(尤其是他汀类)，以及使用ACEI或ARB、β受体阻滞剂，只要具有适应证而无禁忌证或不能耐受，均要积极应用。

2. 治疗的主要目的　减轻或消除缺血症状和缺血发作，提高生活质量。通过改善生活方式、使用改善缺血的药物(硝酸酯类和钙离子拮抗剂)和血运重建术达到治疗目的。

3. 治疗原则

(1)生活方式干预与控制冠心病危险因素共同进行的原则；

(2)改善预后药物和减少缺血发作药物综合应用的原则；

(3)以药物保守治疗为主并合理选择血管重建的原则；

(4)治疗慢性稳定性心绞痛和其他动脉粥样硬化性疾病相结合的原则。

(二)稳定性心绞痛的抗血小板治疗

1. 阿司匹林　主要机制为抑制前列环素诱导的血小板聚集而防止血栓形成，同时也可抑制血栓素A_2(TXA_2)的合成而预防血管痉挛。所有无禁忌证的SA患者都应当服用。随机对照研究证实了SA患者服用阿司匹林可降低心肌梗死、脑卒中或心血管性死亡的风险。阿司匹林的最佳剂量范围为75～150mg/d。其主要不良反应为胃肠道出血或对阿司匹林过敏。

2. 氯吡格雷　主要用于阿司匹林有禁忌证或不能耐受及PCI后的患者。该药起效快，顿服300mg后2小时即可达到有效的血药浓度，PCI术前600mg顿服能够进一步降低心血管事件特别是冠状动脉血栓形成。常用维持剂量为75mg/d，一次顿服。

3. 其他药物　芬氟咪唑(fenflumizole)主要是抑制TXA_2的合成，用法为50mg、每日2次，因缺乏足够临床证据，不作为首选。西洛他唑(cilostazol)属于磷酸二酯酶抑制剂，用法为50～100mg、每日2次，不单独使用，也不作为首选药物。

(三)β受体阻滞剂在稳定性心绞痛患者的合理应用

β受体阻滞剂抑制心脏β肾上腺素能受体，通过减慢心率，减弱心肌收缩力，降低血压，相应降低心肌的耗氧量，减少心绞痛的发作，增加运动耐量。目前有多种治疗心绞痛的β受体阻滞剂，只要给予足够剂量均能有效预防心绞痛发作。优先选用向受体阻滞剂如美托洛尔、阿替洛尔及比索洛尔，同时兼有 α、β 受体阻滞作用的药物如卡维地洛，在 SA 的治疗中也有效。β 受体阻滞剂也能降低心肌梗死后 SA 患者的死亡和再梗死的风险。多种 β 受体阻滞剂对病死率影响的荟萃分析显示，心肌梗死后患者长期接受 β 受体阻滞剂二级预防治疗，可降低相对病死率 24%。只要无禁忌证，β 受体阻滞剂应作为 SA 患者的初始治疗药物，要求静息心率降至 55～60 次/分；严重心绞痛患者如无心动过缓症状，可降至 50 次/分。具有内在拟交感神经活性的 β 受体阻滞剂的心脏保护作用较差，目前尚无明确证据表明 β 受体阻滞剂阿替洛尔能降低患者的病死率。建议使用无内在拟交感神经活性的 β 受体阻滞剂，并从小剂量开始，逐渐达到最大耐受量。禁用于严重心动过缓、高度 AVB、明显的支气管痉挛或支气管哮喘的患者；外周血管疾病及严重抑郁是相对禁忌证，慢性肺心病的患者慎用。没有固定狭窄的冠状动脉痉挛造成的缺血如变异性心绞痛，不宜使用 β 受体阻滞剂，钙拮抗剂或硝酸酯类应作为首选药物。

常用 β 受体阻滞剂种类、用量、用法及受体选择性如下：普萘洛尔（propranolol）每次 10～20mg，每日 2～3 次，非选择性；美托洛尔（metoprolol）每次 25～100mg，每日 2 次，β_1 选择性；美托洛尔缓释片每次 50～200mg，每日 1 次，β_1 选择性；阿替洛尔（atenolol）每次 25～50mg，每日 2 次，β_1 选择性；比索洛尔（bisoprolol）每次 5～10mg，每日 1 次，β_1 选择性；卡维地洛（carvedilol）每次 5～10mg，每日 2～3 次，同时阻滞 α、β 受体；阿罗洛尔（arotinolol）每次 5～10mg，每日 2～3 次，同时阻滞 α、β 受体。

（四）ACEI 或 ARB 在稳定性心绞痛患者的合理使用

SA 合并糖尿病、心力衰竭或左心室收缩功能障碍的高危患者应当使用 ACEI。所有冠心病患者均能从 ACEI 治疗中获益，尤其是伴有高血压、心力衰竭、糖尿病、肾功能不全者获益更大。对有心血管危险因素和心血管疾病的患者，ACEI 能显著减少心源性死亡、心肌梗死和脑卒中的发生，但低危患者获益较小。对 SA 患者使用 ARB 的临床证据尚不充分，在 ACEI 有禁忌证或不能耐受时可以采用 ARB 替代治疗。ACEI 与 ARB 的用法见表 6－1。

表 6－1　ACEI 与 ARB 的用法

药名	用法	药名	用法
ACEI		ARB	
卡托普利（captopril）	12.5～50mg，每日 3 次	氯沙坦（losartan）	25～100mg，每日 1 次
依那普利（enalapril）	5～10mg，每日 2 次	缬沙坦（valsartan）	80～160mg，每日 1 次
培哚普利（perindopril）	4～8mg，每日 1 次	替米沙坦（telmisartan）	20～80mg，每日 1 次
雷米普利（ramipril）	5～10mg，每日 1 次	厄贝沙坦（irbesartan）	150～300mg，每日 1 次
贝那普利（benazepril）	10～20mg，每日 1 次	坎地沙坦（candesartan）	4～32mg，每日 1 次
西拉普利（cilazapril）	2.5～5mg，每日 1 次	奥美沙坦（olmesartan）	20～40mg，每日 1 次
赖诺普利（lisinopril）	10～20mg，每日 1 次		
福辛普利（fosinopril）	10～20mg，每日 1 次		

（五）稳定性心绞痛患者的调脂治疗

1. 调脂治疗目标　从 TC＜4.8mmol/L 开始，TC 水平（主要是 LDL－C）与发生冠心病事件呈连续的分级关系。多个随机双盲 Ⅰ、Ⅱ 期临床试验表明，他汀类药物能有效降低 TC 和 LDL－C，并显著降低心血管事件。他汀类药物还有抗炎、稳定斑块和延缓斑块进展的作用。冠心病患者 LDL－C 的目标值应＜2.59mmol/L，对于确诊为冠心病且合并糖尿病或急性冠状动脉综合征患者，治疗目标为 LDL－C＜2.07mmol/L，甚至更低也是合理的，并且也适用于基线 LDL－C＜2.59mmol/L 的极高危患者。在应用他汀类药物的基础上，可加用胆固醇吸收抑制剂依折麦布（ezetimibe）。对于高三酰甘油血症或低 HDL－C 血症的高危患者，可考虑加用贝特类（非诺贝特优先）或烟酸类。高危或中危患者接受降 LDL－C 药物治疗的同时，治疗强度至少使 LDL－C 水平降低 30％～40％。

2.适度调脂治疗　并非是大剂量使用他汀类药物降脂，是指使用他汀类药物治疗达到减少胆固醇流入斑块的目标值，同时达到增加胆固醇流出斑块的目标值，以实现冠状动脉斑块消退的目的。采用冠状动脉内超声（IVUS）评估冠状动脉内斑块消退的临床研究显示，降低 LDL－C＞45％（1.8～2.5mmol/L），升高 apoAⅠ＞9％（3.62～3.88mmol/L）和 HDL－C＞8％（1.26～1.42mmol/L）可促使冠状动脉斑块的消退。荟萃分析表明，普伐他汀组最终 LDL－C 2.82mmol/L 呈现冠状动脉斑块消退。相关研究还显示，瑞舒伐他汀（40mg/d）较阿托伐他汀（80mg/d）具有更好的调脂和消退冠状动脉斑块的作用。

（六）硝酸酯类药物在稳定性心绞痛患者的合理使用

硝酸酯类药物是内皮依赖性血管扩张剂，能减少心肌需氧和改善心肌灌注，但也反射性增加交感神经活性而加快心率。因此常与负性频率药物如β受体阻滞剂或非二氢吡啶类钙离子拮抗剂联用，其抗心绞痛作用优于单独用药。心绞痛发作时硝酸甘油舌下含服或喷雾吸入，运动前数分钟使用可减少或避免发作。长效硝酸酯制剂用于降低心绞痛发作频率和程度，并可提高运动耐量，但不适用于心绞痛急性发作时的治疗。每天用药时应有足够的空白期，一般 6～8 小时，以减少耐药性的发生。如劳力性心绞痛患者日间用药、夜间停药，使用皮肤贴片时白天敷贴、晚上除去。硝酸酯类的不良反应包括头痛、面色潮红、心率反射性加快、低血压，给予短效的硝酸甘油更为明显。首次含用硝酸甘油时可能诱发体位性低血压。使用了西地那非 24 小时内和他达那非 48 小时内不能应用硝酸酯类药物，以避免引起低血压，甚至危及生命。对严重主动脉瓣狭窄和肥厚型梗阻性心肌病引起的心绞痛，不宜用硝酸酯类制剂。

临床常用的硝酸酯类药物的用法如下：①硝酸甘油（nitroglycerin）：片剂，每次舌下含服 0.5mg，≤3 次，每次相隔 5 分钟；喷雾剂，每次吸入 0.5mg，15 分钟内≤1mg；皮肤贴片 5mg，每日 1 次，定时揭去。②硝酸异山梨酯（isosorbide dinitrate）：普通片 10～30mg，每日 3～4 次；缓释片或胶囊 20～40mg，每日 1～2 次。③单硝酸异山梨酯（isosorbide mononitrate）：普通片 20mg，每日 2 次；缓释片或胶囊 40～60mg，每日 1 次。

（七）钙离子拮抗剂在稳定性心绞痛患者的合理使用

临床试验荟萃分析显示，钙离子拮抗剂在缓解心绞痛症状方面，β受体阻滞剂比钙离子拮抗剂有效，而在改善运动耐量和改善心肌缺血方面，β受体阻滞剂和钙离子拮抗剂相当。二氢吡啶类和非二氢吡啶类钙离子拮抗剂同样有效，但后者负性变时、变力效应较强。钙离子拮抗剂主要通过改善冠状动脉血流和减少心肌耗氧而缓解心绞痛，适用于对β受体阻滞剂有禁忌、不能耐受或效果不良者。对变异性心绞痛或以冠状动脉痉挛为主的心绞痛，钙离子拮抗剂是首选药物。地尔硫䓬和维拉帕米减慢房室传导，常用于伴有心房颤（扑）动的心绞痛患者。长效钙离子拮抗剂能减少心绞痛的发作，大规模临床试验证实了硝苯地平缓释片、氨氯地平、非洛地平在心力衰竭、心肌梗死、脑卒中、周围血管疾病等疾病中应用的安全性，并能降低心血管事件的相对危险性。当SA患者合并心力衰竭必须应用钙离子拮抗剂时，可选择氨氯地平或非洛地平，优选氨氯地平。β受体阻滞剂与长效钙离子拮抗剂联用时，抗心绞痛疗效增强，且可减弱二氢吡啶类钙离子拮抗剂引起的反射性心率加快。非二氢吡啶类钙离子拮抗剂与β受体阻滞剂联用时可使负性传导和负性肌力作用更加明显，故应特别警惕心动过缓的发生和心力衰竭的加重，避免用于老年人、心动过缓或左心室功能不全者，但可作为对β受体阻滞剂有禁忌证或不能耐受患者的替代治疗。常见的不良反应为外周水肿、便秘、心悸、面部潮红、低血压，较少见的不良反应包括头痛、头晕、虚弱无力等。

临床常用钙离子拮抗剂的用法为：硝苯地平控释片30～60mg，每日1次；氨氯地平5～10mg，每日1次；非洛地平5～10mg，每日1次；尼卡地平40mg，每日2次；贝尼地平2～8mg，每日1次；地尔硫䓬普通片30～90mg，每日3次；地尔硫䓬缓释片或胶囊90～180mg，每日1次；维拉帕米普通片40～80mg，每日3次；维拉帕米缓释片120～240mg，每日1次。

（八）其他改善缺血的药物

1.曲美他嗪（trimetazidine）　主要作用机制为通过调节心肌能源底物，抑制脂肪酸氧化，优化心肌能量代谢，以改善心肌缺血及左心室功能，缓解心绞痛。作为心绞痛的辅助治疗药物，可与β受体阻滞剂等抗心肌缺血药物联用。其常用剂量为20mg，每日3次。

2.尼可地尔（nicorandil）　是一种钾通道开放剂，与硝酸酯类制剂具有相似扩张血管的药理作用，对SA可能有效。当单用长效钙离子拮抗剂治疗或联合β受体阻滞剂治疗效果不理想时，可将长效钙离子拮抗剂换用或加用长效硝酸酯类药物或尼可地尔。尼可地尔的常用剂量2mg，每日3次。

3.伊伐布雷定（ivabradine）　选择性阻滞窦房结I_f通道，以剂量依赖性方式抑制I_f电流，从而控制连续动作电位的间隔，减低窦性节律，最终减慢心率。《2012年ESC心力衰竭指南》推荐，对于窦性心律且不能耐受β受体阻滞剂的患者，应考虑使用伊伐布雷定，以缓解心绞痛（抗心绞痛治疗有效）（推荐类型Ⅱa，证据水平A）；即使经过β受体阻滞剂或其替代药物治疗后仍有心绞痛持续发作时，可联合伊伐布雷定缓解心绞痛症状（推荐类型Ⅱa，证据水平A）。建议静息时心率在55～60次/分为宜。

（九）稳定性冠心病患者的血运重建治疗

多个大规模试验包括COURAGE（the clinical outcomes utilizing revascularization and aggressive drug evaluation tria）试验、BARI2D（bypass angioplasty revascularization investigation in type 2diabetes）试验表明，稳定性冠心病患者包括糖尿病患者实施PCI治疗与优化药物治疗（包括抗血小板治疗、他汀类药物、ACEI或ARB和β受体阻滞剂治疗）进行比较，并未降低全因死亡和主要心血管事件。荟萃分析显示，血运重建（包括PCI和CABG）治疗在改善生存率方面优于单纯药物治疗。鉴于目前的临床证据，《2009年我国介入治疗指南》指出：慢性稳定性冠心病患者PCI的主要获益在于缓解症状，改善生活质量，既不能降低死亡与心肌梗死的发生率，也不能改善远期预后。

1.血运重建应充分考虑的因素

（1）在药物治疗基础上进行血管重建应考虑以下情况：药物治疗不能成功控制症状的患者；无创检查提示较大面积心肌存在缺血风险；手术成功率高，而相关并发症和病死率在可接受的范围内；与药物治疗相比患者倾向于选择血管重建，并且已向患者充分告知治疗可能出现的相关风险。

(2)在选择不同的血运重建方法时应考虑以下情况:围术期并发症和死亡风险;手术成功的概率,包括PCI或CABG哪种手术更适合冠状动脉病变;冠状动脉再狭窄或桥血管阻塞的风险;如选择多支血管病变行PCI,要达到完全血运重建,必须考虑完全血管重建的可能性是否很高或者至少可达到与CABG等同的灌注范围;糖尿病情况;当地外科和PCI的经验;患者的选择倾向。

(3)血运重建的禁忌证:单支或双支血管病变不包括左前近端病变的患者,仅有轻微症状或无症状,未接受充分的药物治疗,或者无创检查未显示缺血、仅有小范围的缺血及存活心肌;非左主干冠状动脉边缘狭窄50%～70%,无创检查未显示缺血;不严重的冠状动脉狭窄;操作相关的并发症或病死率风险高(病死率>10%～15%),除非操作的风险可被预期生存率的显著获益所平衡,或如不进行操作患者的生活质量显著下降。

2.血运重建方式的合理选择　对于病变既适合PCI又适合CABG而预期外科病死率低的患者,可采用SYNTAX积分帮助制订治疗策略。SA患者PCI与CABG的适应证见表6-2。必须根据临床情况和患者的意愿综合决定选择CABG还是PCI。

表6-2　SA患者PCI与CABG适应证

病变类型	选择	推荐类型和证据水平
单支或双支合并非前降支近端病变	CABG有利	Ⅱb,C
	PCI有利	Ⅰ,C
单支或双支合并前降支近端病变	CABG有利	Ⅰ,A
	PCI有利	Ⅱa,B
3支简单病变且PCI可实现功能性完全血运重建,SYNTAX积分≤22分	CABG有利	Ⅰ,A
	PCI有利	Ⅱa,B
3支复杂病变且PCI不能实现完全血运重建,SYNTAX积分>22分	CABG有利	Ⅰ,A
	PCI有利	Ⅲ,A
左主干病变(孤立或单支,口部或体部)	CABG有利	Ⅰ,A
	PCI有利	Ⅱa,B
左主干病变(孤立或单支,远端分叉)	CABG有利	Ⅰ,A
	PCI有利	Ⅱa,B
左主干+双支或3支病变,SYNTAX积分≤32分	CABG有利	Ⅰ,A
	PCI有利	Ⅱa,B
左主干+双支或3支病变,SYNTAX积分≥33分	CABG有利	Ⅰ,A
	PCI有利	Ⅲ,B

七、稳定性心绞痛危险因素的处理

1.健康教育　有效健康教育可以减轻患者对病情的担心与忧虑,理解SA的治疗方案,提高治疗的依从性,从而积极改善生活方式和有效提高生活质量,降低病死率。

2.戒烟　吸烟显著增加心血管事件的风险,戒烟后心血管事件的风险显著降低。医务工作者应向患者讲明其危害,动员患者戒烟并避免被动吸烟,同时积极采用行为以及药物干预措施。

3. 运动　运动锻炼能减轻患者症状，改善运动耐量，减轻缺血程度及心电图检查 ST 段压低，要求 SA 患者每日运动 30 分钟，每周运动不少于 5 天。

4. 血压　一般患者血压＜140/90mmHg，合并糖尿病及慢性肾病患者血压＜130/80mmHg。优先选用 β 受体阻滞剂和 ACEI 或 ARB，可联用钙离子拮抗剂及小剂量利尿剂。

5. 调脂　LDL－C 每增加 1%，冠状动脉事件的危险增加 2%～3%，因此应积极按照相关指南的要求降低 LDL－C。HDL－C 与冠心病之间存在着明确的负相关关系，但目前尚未证实升高 HDL－C 能降低冠心病的发病率。美国 NCEP ATPⅢ将低 HDL－C 定义为 HDL－C＜1.04mmol/L。冠心病患者合并低 HDL－C 时，冠状动脉事件复发的危险性增高，应当积极进行非药物治疗，但 HDL－C 没有明确的靶目标值。TG 水平在临界范围或升高是冠心病的独立预测因素。TG 与冠心病危险的相关性多与其他因素有关，如糖尿病、肥胖、高血压、高 LDL－C 血症和低 HDL－C 血症等。对高三酰甘油血症的治疗应强调治疗性生活方式的改变和非 HDL－C 水平的联合目标，药物治疗包括烟酸类和贝特类。

6. 血糖　对糖调节障碍和糖尿病患者应立即开始生活方式治疗或使用降糖药物，使 HbAlc≤6.5%，同时对并存的危险因素如肥胖、高血压、血脂异常等实施强化干预。

7. 肥胖与超重　肥胖或超重易伴发冠心病的危险因素。减轻体质量如控制饮食、活动和锻炼、减少饮酒等，有利于控制肥胖或超重下游的多种危险因素。

8. 雌激素　随机研究并未显示冠心病妇女用药后 4 年的心血管事件减少，而女性健康教育计划研究表明，雌激素替代治疗对整个健康的危害超过其获益。目前不推荐使用。

9. 抗氧化剂　目前试验未证明维生素 C、维生素 E 等抗氧化维生素能改善终点事件。

10. 补充叶酸　高同型半胱氨酸血症与冠心病、外周血管疾病、颈动脉疾病的风险相关，通常是因为缺乏维生素 B_6、维生素 B_{12} 和叶酸所致。补充相应的维生素可以降低已升高的同型半胱氨酸水平，但大规模研究显示补充维生素 B_6、维生素 B_{12} 和叶酸（又称为三维生素补充疗法）后在降低心血管事件方面出现不同的结果，有待于深入研究。

（徐占领）

第四节　冠状动脉痉挛性心绞痛

一、冠状动脉痉挛性心绞痛的概念

1. 冠状动脉痉挛性心绞痛（coronary spastic angina，CSA）　由于走行于脏层心包下的冠状动脉主干及其主要分支发生一过性痉挛收缩，导致冠状动脉管腔不同程度的闭塞，相应灌注区域的心肌产生透壁性或非透壁性缺血，心电图表现为相应导联的 ST 段抬高或压低，临床上出现缺血性胸痛症状。冠状动脉管腔缩小的程度可以影响心肌缺血的范围。冠状动脉严重痉挛时甚至血管腔完全闭塞，持续＞30 分钟即可出现 AMI 的症状、心电图与心肌损伤标记的变化。在全球心肌梗死统一定义中，冠状动脉痉挛所导致的 AMI 属于Ⅱ型心肌梗死。

2. 变异性心绞痛　由于冠状动脉主干及其主要分支痉挛导致近乎闭塞或完全闭塞，产生相应灌注区域的透壁性心肌缺血，典型表现为静息时发作心绞痛，伴相应导联一过性 ST 段抬高。变异性心绞痛最早由 Prinzmetal 于 1959 年首先命名，并描述了该病的临床特点。然而临床研究发现，冠状动脉痉挛时 ST 段抬高并不多见，而冠状动脉痉挛时 ST 段压低并不少见。由此可见，相对于 CSA，变异性心绞痛的概念比较局限，应归属于 CSA 的一种临床亚型，而 CSA 的命名更为客观，更能反映冠状动脉痉挛引起心绞痛的真正内涵。

二、冠状动脉痉挛的危险因素及发病机制

(一)危险因素

1. 冠状动脉硬化　冠状动脉痉挛的部位常有不同程度的狭窄存在。即使冠状动脉造影未发现狭窄病变，血管内超声仍显示冠状动脉痉挛部位有明确的粥样病变。进一步研究发现，药物激发痉挛的节段容易发生斑块进展，表明痉挛反过来也可促进斑块形成。日本采用冠状动脉造影时药物(麦角新碱或乙酰胆碱)诱发冠状动脉痉挛的方法，发现日本人心绞痛患者约有 40.9%属于 CSA，明显高于欧美人，有显著的地域和民族差异。CSA 与各种程度的冠状动脉粥样硬化同时存在，而且是缺血性心脏病发病的重要危险因素。

2. 遗传因素　根据 CSA 的发生呈家族聚集性，日本人的发生率高于欧美人，提示 CSA 与遗传基因可能有一定的相关性，遗传基因及其多态性值得研究；至于高血压与冠状动脉痉挛的关系，似乎并未明显增加冠状动脉痉挛的风险，尚需要进一步证实。

3. 血管神经张力异常　冠状动脉痉挛通常与其他血管痉挛性疾病如雷诺综合征、偏头痛、硬皮病等相关。其发病机制可能与冠状动脉的血管神经张力异常有关。国外可卡因的使用是冠状动脉痉挛的主要原因之一，主要与可卡因导致弥散性冠状动脉收缩、增高心率与血压有关，而大剂量时具有细胞毒作用，直接导致心肌损伤和坏死。

4. 外部因素

(1)吸烟作为冠状动脉痉挛的危险因子得到认可；

(2)饮酒所造成的体内镁缺乏是冠状动脉痉挛可能的相关因素，但是服用镁剂预防冠状动脉痉挛的效果尚未得到证明；

(3)CSA 患者常合并脂质代谢及糖代谢异常，提示与氧化应激之间的相关性；

(4)夜间出现冠状动脉痉挛发作的原因是否由副交感神经系统兴奋所引起，目前尚无定论；

(5)Kounis 和 Zavras 提出了过敏反应与冠状动脉痉挛可能具有内在的联系，过敏反应激活肥大细胞释放致痉挛物质(组胺、纤溶酶、糜蛋白酶、白细胞三烯、血栓素等)，而致痉挛物质的水平存在致痉挛的阈值，一旦超过该阈值便可触发 CSA 和(或)斑块破裂。已报道的过敏药物有阿司匹林、兰索拉唑、ACEI、造影剂、阿莫西林、布洛芬、头孢呋辛等，支架等置入也可激发局部高敏反应和诱发冠状动脉痉挛。

(二)发病机制

部分患者除冠状动脉痉挛部位外，其他冠状动脉紧张度也增加，甚至多支冠状动脉痉挛。冠状动脉痉挛的确切机制尚未阐明，一般认为与血管内皮功能紊乱、氧化应激、自主神经功能异常、遗传因素等有关。可能的发生机制为：①血管内皮细胞结构和功能紊乱：主要表现为 NO 合成和分泌减少，而内皮素分泌增加，导致血管舒张和收缩功能障碍。所涉及的分子生物学机制可能包括氧化应激及 NO 合酶的多态性等，其中氧化应激常常在吸烟、血脂代谢紊乱等危险因素作用下，启动了对血管内皮的损伤过程。②血管平滑肌细胞的收缩反应性增高：即对常规收缩激动剂呈过度的收缩反应。研究显示血管平滑肌细胞的这种高反应性，可能与肌球蛋白轻链磷酸化过程相关的调节酶类的基因突变有关，亦可能与炎性因子如 IL－6 等的

刺激有关。③自主神经功能失衡：主要表现为交感神经活性降低和迷走神经张力增高所致的功能不平衡，在无相应的交感神经兴奋水平抗衡的情况下，迷走神经张力过高导致冠状动脉处于不同程度的高张力状态，严重者呈现典型的 CSA。④过敏性心绞痛：Kounis 和 Zavras 将经典的心绞痛、胸痛和同时发生的过敏反应、炎性介质升高联系起来，提出了"过敏性心绞痛"的概念，又称为 Kounis 综合征。具体表现为两种类型：1 型为急性过敏发作激发冠状动脉痉挛，患者无冠心病的危险因素，冠状动脉也正常；2 型为急性过敏发作激发斑块侵蚀或破裂，临床表现为 AMI，患者既往有冠状动脉粥样硬化疾病。过敏反应时释放的炎性介质、细胞因子和趋化因子均是强力的致血管痉挛物质，是 Kounis 综合征患者反复发生急性冠状动脉事件和过敏反应的病理基础。目前认为，冠状动脉内肥大细胞激活并释放致痉挛物质是冠状动脉痉挛的一种新机制。虽然临床上过敏反应极少发生胸痛或 ST 的改变，但 Kounis 综合征并非罕见病。

三、冠状动脉痉挛性心绞痛的临床特征

CSA 患者无特异性体征，胸闷、胸痛症状与典型心绞痛的性质相符，一般在安静时出现，白天运动并不会加重胸痛。常见诱因为过度换气及饮酒。与以器质性狭窄病变为基础的劳力性心绞痛发作相比，多数 CSA 患者症状持续时间长，常伴有冷汗及意识障碍。CSA 发生具有昼夜节律的特点，尤其多发于夜间至清晨安静时，大多数（67%）发作为无症状的心肌缺血，清晨的轻度活动也可诱发；短效硝酸酯类药物能够有效缓解症状，钙离子拮抗剂可以抑制冠状动脉痉挛发作。CSA 发作的昼夜节律特点与心脑血管事件相符，积极预防冠状动脉痉挛可能降低主要心脏不良事件的发生。劳力性心绞痛具有晨间易发的现象，部分可能是由于冠状动脉痉挛的因素参与其中，若 β 受体阻滞剂不能改善症状或使症状加重，联用或换用钙离子拮抗剂治疗可能收到明显的疗效。

经典的冠状动脉痉挛表现为变异性心绞痛，即静息状态下发作心绞痛伴短暂的 ST 段抬高。临床上发现真正表现为典型的变异性心绞痛并不多见。冠状动脉痉挛是否伴有心绞痛与患者的痛觉阈值、痉挛程度与缺血范围等因素有关。冠状动脉痉挛时 ST 段抬高还是压低，主要取决于冠状动脉痉挛的程度，只有严重痉挛使血管完全或近乎完全闭塞时才表现为 ST 段抬高。冠状动脉痉挛所产生的变异性心绞痛，ST 段抬高者占 64%，ST 段压低者占 17%，无心电图改变的占 15%。冠状动脉痉挛多发生于冠状动脉粥样硬化的基础上，是临床许多缺血性心脏病的共同病理基础之一，不但是变异性心绞痛的重要病理机制，还可导致急性冠状动脉综合征甚至猝死。冠状动脉痉挛时的切应力可能促进了易损斑块的破裂，同时血流减少引起的血小板激活和纤溶状态下降的高凝状态，导致了急性冠状动脉综合征的发生。而急性冠状动脉综合征存在的内皮功能不全和血小板激活释放的血管活性物质可诱发冠状动脉痉挛。

四、冠状动脉痉挛性心绞痛的相关检查

（一）无创性检查

包括标准的 12 导联心电图、24 小时动态心电图、运动负荷试验、核素心肌灌注显像、过度换气负荷试验、冷加压试验与精神应激试验等。

1. 心电图检查　在出现自觉症状、高度怀疑 CSA、症状发作时、给予短效硝酸酯类药物后

或症状缓解后，进行标准12导联心电图检查；高度怀疑CSA伴有晕厥、心悸等症状而原因无法判定的情况下，应当记录24～48小时动态心电图。发作时12导联心电图检查的阳性标准是：相邻2个或2个以上的导联出现ST段上升，或ST段下降>0.1mV，或新出现的U波倒置。冠状动脉痉挛的部位可通过体表心电图反映出来，左冠状动脉前降支痉挛常导致胸导联ST－T段改变，而右冠状动脉痉挛常导致下壁导联ST－T段改变。但标准12导联心电图捕捉到冠状动脉痉挛时的ST段改变概率较小，即使24小时动态心电图阳性率也较低。

2.运动负荷试验　有证据表明ST段上升提示冠状动脉痉挛所致的管腔完全闭塞。若冠状动脉产生弥散性痉挛，血流虽然减少但是尚未中断，则心电图出现ST段下降。鉴于CSA自然发作频率及冠状动脉痉挛程度随时变化，冠状动脉痉挛诱发试验难以掌握及重现性较差，是否试验视临床情况及技术条件而定。然而，在病情不稳定、无法除外急性冠状动脉综合征的患者中进行运动负荷试验是有害无益的。

3.过度换气试验　通过患者在6分钟内频繁过度换气(>25次/分)引起呼吸性碱中毒而诱发CSA。若标准12导联心电图至少在2个相邻导联出现ST段抬高或者ST段下降>0.1mV，或者新出现U波倒置，即达到诊断标准。该方法实施简便，灵敏度为54%～100%，特异性极高。对于病情平稳、CSA发作频率不高的可疑病例优于运动负荷试验。对于考虑可能为急性冠状动脉综合征的患者禁忌过度换气试验。

4.其他检查方法　如核素心肌灌注显像、血管内皮功能试验、冷加压试验及精神应激试验，可作为CSA疑似患者的评价方法。冷加压试验和精神应激试验具有诱发CSA导致AMI或恶性心律失常的不良后果，禁用于疑似急性冠状动脉综合征的患者。

(二)有创性检查

1.冠状动脉造影　对临床提示冠状动脉狭窄、发作性胸痛伴有ST抬高的患者，建议实施冠状动脉造影检查，有利于决定是否进行药物激发试验、合理选择治疗药物以及是否实施PCI。

2.药物激发试验　对拟诊冠状动脉痉挛但无一过性ST段抬高，而且冠状动脉造影无明显狭窄者，可考虑药物激发试验，但严重狭窄者则禁用。冠状动脉内给予乙酰胆碱或麦角新碱(ergometrine)诱发冠状动脉痉挛试验，临床上具有确诊价值。此试验敏感性>90%，特异性为100%，成功率仅为4%～32%。对于冠状动脉易发生痉挛或可能发生多支冠状动脉痉挛的患者，该试验可能导致血压降低、心源性休克、恶性心律失常，以及心脏骤停的危险，因此仅用于那些症状疑似CSA而无创性检查不能确诊的患者，并在实施冠状动脉造影时进行。冠状动脉痉挛试验阳性标准是：造影显示血管一过性的完全或次全闭塞(管腔直径狭窄程度>90%)，同时伴有心绞痛症状和心电图缺血性ST段变化。与麦角新碱不同，乙酰胆碱的半衰期极短，其诱发冠状动脉痉挛在1～2分钟内可自行缓解，多数没必要给予硝酸酯类药物，而且对另一侧冠状动脉诱发试验没有影响。因此，药物激发试验常采用乙酰胆碱，而不是麦角新碱。乙酰胆碱激发试验较麦角新碱安全，最重要的安全性方法是逐级增加乙酰胆碱剂量。这在诊断多支冠状动脉痉挛方面具有更大的价值，并被视为变异性心绞痛的预后决定因素之一。

五、冠状动脉痉挛性心绞痛的诊断

结合流行病学资料和临床研究数据，CSA的诊断标准应具备3项必要条件：①症状自然发作；②非创伤性诱发试验如过度换气负荷试验、运动负荷试验等阳性；③冠状动脉痉挛药物激发试验阳性。临床上满足任何1项者为CSA确定或可疑，1项也不符合者即可除外CSA。在临床上，将CSA确诊和疑似均诊断为CSA。

诊断CSA时应当首先排除以下疾病：ST段抬高性心肌梗死、急性心包炎、主动脉夹层、肥厚型心肌病、主动脉瓣狭窄或关闭不全、早期复极综合征、室壁瘤、先天性冠状动脉异常、冠状动脉炎、肺梗死、电解质紊乱等疾病。只要注意原发病的临床特点以及心电图的变化，结合胸部X线、超声心动图等影像学检查进行判断，不难鉴别。

六、冠状动脉痉挛性心绞痛的治疗

1. 控制危险因素　与慢性稳定性心绞痛相似，强调治疗性生活方式的改变以及冠心病危险因素的控制，包括戒烟限酒、控制血压、维持适当体质量、纠正糖耐量异常与高脂血症、避免过度劳累和减轻精神压力。这是预防冠状动脉痉挛发作的重要基础。

2. 抗血小板治疗　根据患者合并的危险因素及有无冠状动脉器质性狭窄决定是否应用抗血小板药物。如果具有抗血小板治疗的适应证，应当首先选用阿司匹林，有禁忌证或不能耐受者使用氯吡格雷替代治疗，并长期坚持。

3. 预防心绞痛

(1)钙离子拮抗剂，预防CSA发作的首选药物。钙离子拮抗剂的选用应当根据患者的心率、心功能等情况，其中常选用地尔硫䓬，临床上不宜选用地尔硫䓬时选用二氢吡啶类。由于多数患者在夜间或凌晨发作，可根据患者的症状发作特点在睡前服用长效钙离子拮抗剂，不能耐受钙离子拮抗剂者可选用长效硝酸酯类药物。日本长期队列研究发现，贝尼地平在缓解CSA患者心绞痛症状的同时，较地尔硫䓬、维拉帕米及其他二氢吡啶类钙离子拮抗剂更加延长患者的生存率。长期使用钙离子拮抗剂后突然停药可能出现症状加重的反跳现象，如需停药，应该逐渐减量，每次减量时均要进行24小时动态心电图检查，确认有无CSA的发作。此与慢性稳定性心绞痛不同。

(2)硝酸酯类药物，长效硝酸酯类药物由于易产生耐药性，不作为缓解心绞痛的首选，只作为预防用药时选用。

(3)β受体阻滞剂，因β受体阻滞剂有导致α受体兴奋、诱发冠状动脉痉挛的可能，对于冠状动脉无显著狭窄的CSA患者避免单独使用。在有明显冠状动脉粥样硬化狭窄，有必要使用β受体阻滞剂的情况下，应当与钙离子拮抗剂及硝酸酯类药物联用。

(4)维生素E等抗氧化剂、类固醇激素、雌激素可能有效，但缺乏足够证据，如果使用需要针对特定的治疗人群。

4. 缓解心绞痛　短效硝酸酯类是迅速缓解CSA最有效的药物，发作时可以舌下含服、口腔内喷药或静脉内给药。也可选用二氢吡啶类短效制剂，但对于有明显冠状动脉粥样硬化狭窄者应当与β受体阻滞剂联用，以防导致反射性心率加快。

5. 冠状动脉介入治疗　如果坚持控烟、调脂、抗血小板治疗及使用钙离子拮抗剂等综合干预措施，大部分患者有效，如果不合并显著冠状动脉粥样硬化性狭窄，预后良好。但即使给予充分的药物治疗，仍有5%～30%的患者继续发作心绞痛，甚至心肌梗死。目前，尚无临床研究证实对于无明显粥样硬化狭窄的CSA患者实施PCI是否获益，不建议对冠状动脉无明显粥样硬化狭窄的患者施行PCI。但对于存在冠状动脉明显粥样硬化狭窄的患者，可考虑 PCI。

6. 心律失常治疗　发生 CSA 时，AVB、窦房传导阻滞、窦性停搏、室性心动过速、心室颤动等致死性心律失常的发生率高达 5%～10%。冠状动脉痉挛可能是无器质性心脏病患者发生心源性猝死的重要原因。心律失常发生时可选用抗心律失常药物治疗，但是目前药物治疗并不能有效避免恶性心律失常的发生。对于是否安装 ICD 和永久性起搏器尚有争议，但对 CSA 患者进行危险分层，筛选出猝死高危患者置入 ICD 或起搏器是合理的。下列情况属于心源性猝死高危患者，可酌情考虑置入 ICD：①冠状动脉痉挛性心绞痛相关的晕厥；②心电图记录到严重心律失常；③标准 12 导联心电图出现广泛的 ST 段抬高；④冠状动脉痉挛时影响到多支冠状动脉分支。

（高群）

第五节　非 ST 段抬高性急性冠状动脉综合征

一、急性冠状动脉综合征的分类与命名

1. 急性冠状动脉综合征（acute coronary syndrome，ACS）　是包含不同临床特征、临床危险及预后的临床症候群。ACS 具有共同的发病机制，即斑块破裂，或糜烂、溃疡，继发血栓形成和血管不同程度的阻塞。根据心电图 ST 段变化，将 ACS 区分为 ST 段抬高性急性心肌梗死（ST－segment elevation myocardial infarction，STEMI）和非 ST 段抬高性 ACS。

2. 非 ST 段抬高性急性冠状动脉综合征（non－ST－segment elevation acute coronary syndrome，NSTE－ACS）　包括不稳定性心绞痛和非 ST 抬高性心肌梗死。

3. 不稳定性心绞痛（unstable angina，UA）　介入稳定性心绞痛与 AMI 之间的临床心绞痛。常见类型包括初发心绞痛、恶化劳力性心绞痛、静息心绞痛、心肌梗死后心绞痛和变异性心绞痛。

4. 非 ST 段抬高性心肌梗死（non－ST－elevation myocardial infarction，NSTEMI）　若不稳定性心绞痛伴有血浆心肌损伤标记明显升高，心电图检查 ST 段无抬高，可确立诊断。

二、NSTE－ACS 的发病机制

1. 主要发病机制　不稳定性斑块→炎症反应增强＋斑块切应力影响＋血管张力升高或痉挛等因素作用→斑块破裂或糜烂→斑块内的促凝血物质暴露→血小板黏附＋活化＋聚集＋释放相关因子→启动内源性凝血系统→血栓形成→斑块损伤程度＋凝血强度＋纤溶激活状态等综合因素→决定血栓形成的大小→表现为 ACS 的不同类型。若冠状动脉完全闭塞，且持续＞30 分钟，心肌发生坏死，常表现为 STEMI。如果冠状动脉阻塞时间短，累计心肌缺血时间＜20 分钟，临床上表现为 UA。如果冠状动脉严重阻塞＞20 分钟，或冠状动脉血栓性闭塞后早期再通，或痉挛性冠状动脉闭塞反复发作，或冠状动脉严重狭窄基础上急性闭塞后侧支循环良好，临床上常表现为 NSTEMI。冠状动脉粥样硬化斑块呈慢性进展，因侧支循环的逐渐形成，即使严重狭窄或闭塞，也不易发生心肌梗死。

2. 少见的发病机制　少数 NSTE－ACS 由非动脉粥样硬化性疾病所致，如动脉炎、外伤、夹层、血栓栓塞、先天异常、滥用可卡因、心脏介入等。剧烈运动、发热、心动过速、甲状腺功能

亢进症、高肾上腺素能状态、精神压力、睡眠不足、饮食过饱、左心室负荷过重等均可增加心肌需氧，而贫血、高铁血红蛋白血症，以及低氧血症降低心肌供氧，均可诱发或加重心肌缺血，使心绞痛转化为不稳定性。

3.稳定与不稳定斑块的特点　冠状动脉病变的严重程度，主要取决于斑块的稳定性，与斑块的大小无明显相关性。稳定斑块的特征为脂质核小，纤维帽厚，斑块内巨噬细胞和T淋巴细胞少，血管平滑肌细胞多。不稳定斑块为脂质核较大，纤维帽较薄，斑块内含有大量的巨噬细胞和T淋巴细胞，血管平滑肌细胞含量较少。经导管检测的多种影像技术可区别稳定斑块和不稳定斑块（易损斑块），包括血管内超声（IVUS，显示斑块结构）、血管镜（斑块表面状态）、斑块温度图（活动性炎性斑块温度升高）、光学相干断层成像（OCT，显示管壁结构）和弹性图（识别富含脂质的斑块）。炎性介质或细胞因子如高敏C反应蛋白（hs－CRP）等可反映斑块的不稳定性，预示心血管事件的发生。需要强调的是斑块的稳定是相对的，在某些因素刺激下可逐渐转化为不稳定斑块；而不稳定斑块经过积极生活方式和药物干预可转化为稳定斑块，并避免心血管事件。

冠状动脉树观察预测事件研究（provididing regional observation to study predictors of event in the coronary tree，PROSPECT）是首个前瞻性多中心观察急性冠状动脉综合征患者冠状动脉粥样硬化斑块自然病史的大型临床研究，纳入了美国和欧洲40个中心697例ACS患者，在成功PCI后对所有患者的冠状动脉3支血管均接受冠状动脉造影、灰阶IVUS及虚拟组织学IVUS，观察左主干及心外膜主要冠状动脉近端6～8cm的管腔，并平均随访3.4年。结果罪犯病变和非罪犯病变相关的主要心脏不良事件发生率相当（12.9％对比11.6％），非罪犯病变导致的主要心脏不良事件多为需要住院治疗的UA（91％），严重心脏事件（心源性死亡、心脏骤停、AMI）少见（9％），而PCI的罪犯病变引起的主要心脏不良事件中主要为需住院治疗的UA（83％）和严重心脏事件（17％），显示非罪犯病变严重心血管事件发生率明显低于PCI后罪犯病变引起的严重心血管事件发生率，表明最佳药物治疗可有效改善病情和预后；同时发现非罪犯病变发生心脏不良事件的独立预测因子包括斑块负荷≥70％、最小管径面积≤4mm^2、薄帽纤维粥样硬化斑块，且呈累加效应；随访期间再次主要心脏不良事件发生率为20.4％，其中近50％发生在冠状动脉造影轻度狭窄的非罪犯血管，28.3％的病变管腔狭窄在50％～70％，仅4.7％的病变狭窄≥70％；不管斑块负荷及最小管腔面积多少，非纤维粥样硬化斑块极少发生心脏不良事件。

4.不稳定斑块破裂的原因

（1）斑块内T淋巴细胞通过合成细胞因子γ干扰素（INF－γ），抑制平滑肌细胞分泌间质胶原，从而使斑块纤维帽结构变薄；

（2）斑块内巨噬细胞、肥大细胞分泌基质金属蛋白酶如胶原酶、凝胶酶、基质溶解酶等，加速纤维帽中胶原的降解，纤维帽易损性增强；

（3）冠状动脉内压力升高，血管张力增高或痉挛、心动过速时的心室过度收缩，均可加剧斑块的损伤或诱发破裂；

（4）高胆固醇血症、吸烟和纤维蛋白原水平的升高也与斑块的不稳定有关；

（5）NSTE－ACS时内皮功能不全促使血管释放收缩介质（如内皮素－1）、抑制血管释放舒张因子（如前列腺素、内皮衍生舒张因子），引起血管收缩；

（6）凌晨和上午（6：00～10：00）易发斑块破裂和血栓形成，可能与交感神经功能（血压、心率、儿茶酚胺变化)及内源性组织纤溶酶原激活剂(t－PA)、血浆肾上腺皮质激素的水平呈昼夜节律变化有关。NSTE－ACS患者通常存在多部位斑块破裂,有多种炎症、血栓形成及凝血系统激活的标记升高。斑块糜烂多见于女性、糖尿病和高血压患者,易发生于轻度狭窄和右冠状动脉病变时。

三、NSTE－ACS的临床症状与体征

1.典型表现　典型心绞痛是NSTE－ACS的主要症状,通常表现为发作性胸骨后闷痛,紧缩压榨感,可放射至左肩、下颌部等,呈间断性或持续性,伴有出汗、恶心、呼吸困难、窒息感,甚至晕厥。临床特点如下。

(1)静息性心绞痛:心绞痛发作在休息时,并且持续时间≥20分钟;

(2)初发性心绞痛:1个月内新发心绞痛,表现为自发性心绞痛或劳力型心绞痛(CCS分级Ⅱ～Ⅲ级);

(3)恶化性心绞痛:原来的稳定性心绞痛最近1个月内症状加重,且具有至少CCSⅢ级的心绞痛特点;

(4)梗死后心绞痛:心肌梗死后1个月内发生的心绞痛。UA可发展为NSTEMI和STEMI。NSTEMI的临床表现与UA相似,但是比UA更严重,持续时间更长。心绞痛发作时伴有低血压或心功能不全,常提示预后不良。贫血、感染、炎症、发热和内分泌紊乱(特别是甲状腺功能亢进症)易促使疾病恶化。

2.不典型表现　包括牙痛、咽痛、上腹隐痛、消化不良、胸部针刺样痛或仅有呼吸困难。不典型表现多见于老年、女性、糖尿病、慢性肾功能不全或痴呆症患者。临床缺乏典型胸痛,特别是当心电图正常或临界改变时,常易被忽略和延误诊断,临床上应注意连续观察。

3.阳性体征　大部分无明显体征。高危患者引起的心功能不全可有新出现的肺部啰音或原有啰音增多,伴有S_3,出现心动过缓或心动过速,以及新发生的二尖瓣关闭不全等体征,但很少有心源性休克。体格检查时应注意主动脉夹层、急性肺栓塞、气胸、胸膜炎、心包炎、心脏瓣膜病等表现,有助于鉴别诊断。

四、NSTE－ACS的相关检查

1.心电图检查及其特征性变化　静息心电图检查是诊断NSTE－ACS的最重要方法,并且可以提供预后方面的重要信息。ST－T段动态变化是NSTE－ACS最可靠的心电图表现,症状发作时记录到一过性ST段变化,出现2个或更多的相邻导联ST段下移≥0.1mV,症状缓解后ST段缺血改变迅速改善,或者发作时倒置T波呈伪性正常化,发作后恢复原倒置状态,更具有诊断价值,提示急性心肌缺血,并高度提示严重冠状动脉疾病。发作时心电图检查显示胸前导联对称的T波深倒置并呈动态改变,多提示左前降支严重狭窄。变异性心绞痛的ST段常呈一过性抬高。

初始心电图检查正常或呈临界改变并不能排除NSTE－ACS的可能性,患者出现症状时应当再记录心电图,并且与无症状时或既往心电图对比。胸痛明显发作时心电图完全正常,还需考虑到非心源性胸痛。

NSTEMI心电图检查ST段压低和T波倒置比UA更明显和持久,并有系列演变过程,如T波倒置逐渐加深,再逐渐变浅,部分还会出现异常Q波,高达25%的NSTEMI可演变为

Q 波心肌梗死，其余 75%为非 Q 波心肌梗死。UA 与 NSTEMI 的鉴别除心电图变化外，还要根据胸痛的症状和是否检测到心肌损伤标记异常等综合判断。需要注意的是，反复胸痛的患者需进行连续多导联监测，才能发现 ST 段变化。

2.心肌损伤和坏死标记检查　心肌损伤标记可以帮助诊断 NSTE－ACS，而且其水平与预后密切相关。临床常用肌红蛋白、肌钙蛋白和 CK－MB。肌红蛋白存在于心肌和骨骼肌中，分子量较小，从心肌的释放速度快，早期即出现升高。心肌肌钙蛋白亚型包括 cTnT、cTnI 和 cTnC，cTnT、cTnI 是心脏特异性损伤标记，cTnC 亚型在心肌和平滑肌中均存在。CK 同工酶的亚型有 CK－MM、CK－MB、CK－BB，CK－MB 是心肌损伤比较特异的标记。

ACS 时常规采用的心肌损伤标记及其检测时间如下：肌红蛋白 1～2 小时开始升高，峰值时间 4～8 小时，持续时间 12～24 小时；cTnT2～4 小时开始升高，峰值时间 10～24 小时，持续时间 10～14 天；cTnI2～4 小时开始升高，峰值时间 10～24 小时，持续时间 7～10 天；CK－MB6 小时开始升高，峰值时间 18～24 小时，持续时间 3～4 天。

尽管 cTnT、cTnI 有很高的特异性，但在作出 NSTEMI 诊断时，还是要密切结合临床症状、体征以及心电图的变化。如果症状发作后 3～4 小时内肌钙蛋白测定结果为阴性，应当在症状出现后 6～9 小时、12～24 小时重复测定。cTnT、cTcI 升高评估患者预后的价值优于临床特征、入院时心电图表现以及出院前的运动试验。在 CK－MB 正常的 NSTE－ACS 的患者中，cTnT、cTcI 增高可以发现那些死亡危险增高的患者，而且 cTnT、cTcI 与 NSTE－ACS 患者的死亡危险性呈现定量的相关关系。肌钙蛋白是评价 NSTE－ACS 的重要指标，但不是唯一指标，肌钙蛋白正常的患者仍然有不良事件的危险。cTnT 和 cTcI 在发现心肌损伤的敏感性和特异性相等。肌红蛋白虽然早期开始升高，但由于其持续时间短及非特异性，在诊断心肌梗死的价值受到限制。如果胸痛发作 4～8 小时内，只有肌红蛋白升高而心电图不具有诊断价值时，不能诊断为 AMI。由于其敏感性高，所以在症状发作 4～8 小时测定肌红蛋白结果阴性，有助于排除 AMI。

不同的心肌损伤标记敏感性和特异性不同，肌钙蛋白能发现少量心肌坏死的患者，诊断敏感性高，对于预后的评估价值大。但也见于以胸痛为表现的主动脉夹层、急性肺栓塞、非冠状动脉性心肌损伤如慢性或急性肾功能不全、严重心动过速或心动过缓、严重心力衰竭、心肌炎、脑卒中、骨骼肌损伤及甲状腺功能减退症等疾病。CK－MB 特异性和敏感性不如肌钙蛋白，但仍是发现较大范围心肌梗死非常有价值的标记，但不能除外微灶的心肌损害，也不能除外肌钙蛋白检测到的心肌梗死不良后果的危险性。肌红蛋白缺乏心脏特异性，不能作为单独使用的心肌损伤标记，但对 AMI 的早期诊断具有提示价值。

《2011 年 ESC NSTE－ACS 指南》首次推荐通过检测高敏肌钙蛋白对 NSTE－ACS 患者进行快速筛查。2012 年中国 NSTE－ACS 指南指出床旁心肌损伤标记监测能够提供 NSTE－ACS 的早期诊断及治疗指导。高敏肌钙蛋白的敏感性是肌钙蛋白的 10～100 倍，对于 NSTE－ACS 患者可在胸痛发作后 3 小时内检测到，从而达到早期诊断、早期治疗的目的。

五、NSTE－ACS 的诊断与鉴别诊断

1.诊断　根据典型的心绞痛症状、典型的缺血性心电图改变（新发或一过性 ST 段压低≥0.1mV，或 T 波倒置≥0.2mV），以及心肌损伤标记测定，可以作出 NSTE－ACS 的诊断。UA 时心电图检查缺血性改变为一过性，心肌损伤标记一般无明显异常；而 NSTEMI 心电图

缺血性改变>12 小时,常有心肌损伤标记的异常。诊断未明确的非典型患者而病情稳定者,可在出院前做负荷心电图检查,或负荷超声心动图、核素心肌灌注显像、冠状动脉造影等检查。冠状动脉造影可直接显示冠状动脉狭窄程度,对决定治疗策略有重要价值。

2.鉴别诊断

(1)主动脉夹层:突发的剧烈胸痛,疼痛一开始即达到高峰,常放射到背、腹、腰和下肢,两上肢血压及脉搏可有明显差别,少数患者出现主动脉瓣关闭不全,可有下肢暂时性瘫痪和偏瘫。心电图检查无缺血性改变,X 线显示主动脉增宽,CT 或 MRI 主动脉断层显像及超声心动图探查到主动脉夹层影像,可确立诊断。

(2)急性心包炎:可有较剧烈而持久的疼痛,且心电图检查有 ST-T 段变化。但心包炎的胸痛于坐位前倾时减轻,深呼吸和咳嗽时加重,可闻及心包摩擦音。心电图检查除 aVR 外各导联 ST 段弓背向下抬高,无异常 Q 波出现。同时伴有发热、白细胞计数升高等明显炎性反应的表现。

(3)急性肺动脉栓塞:急性肺大块栓塞除突发胸痛外,尚有咯血、气急表现。体检发现右心负荷急剧增高的体征,如发绀、P_2 亢进、三尖瓣区收缩期杂音、颈静脉充盈、肝大、下肢水肿等。发热和白细胞计数升高多在 24 小时内出现。心电图检查显示电轴右偏,出现 S_{I} Q_{III} T_{III} 的典型表现,aVR 导联出现高 R 波,胸导联过渡区左移,右胸导联 T 波倒置。血乳酸脱氢酶升高,但 CK 不高,D-二聚体敏感性高而特异性差,>500μg/L 时高度提示肺栓塞。肺部 X 线、放射性核素肺通气灌注扫描、CT 肺动脉造影有助于诊断。

(4)急腹症:急性胆囊炎、胆石症、急性胰腺炎、消化性溃疡穿孔等,应与放射到腹部的 ACS 鉴别。通过病史、腹部体征与相关的辅助检查,不难鉴别。

(5)急性胸膜炎、自发性气胸、带状疱疹、肋软骨炎等胸部疾病,依据疼痛特点、特异性体征、心电图是否异常与 X 线表现,容易鉴别。

(6)食管源性疾病:如食管炎、食管溃疡、食管反流性疾病等,根据疼痛与进食相关性的特点与心电图正常等,不难排除。

六、NSTE-ACS 的风险评估

危险分层是一个动态的连续过程,应当根据具体情况及临床变化及时进行分层。早期风险评估的因的是明确诊断以及识别高危患者,以决定不同治疗策略,并初步评估早期预后。

1.早期风险评估的内容

(1)临床状况:NSTE-ACS 患者的临床情况直接与早期预后有关。胸痛的发作状态(静息或运动)、持续时间及发作频率,是否合并心动过速或心动过缓,有无低血压和心功能不全,以及高龄、糖尿病、肾功能不全等因素,均对患者的早期预后产生直接的影响。静息时胸痛>20 分钟,血流动力学不稳定,或近期有晕厥或近乎晕厥者风险较大,应当加强监测与评估。

(2)心电图检查:最初表现直接与预后相关。进行性胸痛患者即刻(<10 分钟)进行 12 导联心电图检查,并根据情况及时复查,必要时加作 18 导联心电图。

1)ST 段压低的导联数以及压低程度的定性和定量分析,为早期风险评估提供重要信息。ST 段压低幅度越大,导联数越多,与不良事件发生的相关性更强。任何导联出现 ST 段压低≥0.1mV,监测 12~24 小时未恢复的患者 30 天的病死率显著增高,ST 段压低伴短暂抬高则风险更高,新出现的 ST 段压低也增加死亡的风险,动态监测 ST 段变化提供独立于其他指标的预后价值，甚至比入院时心电图检查异常的预测价值更大。

2)T 波倒置，尤其是冠状 T 波患者其风险较入院时正常心电图表现者更高。单纯 T 波倒置幅度≥0.4mV 较<0.4mV 的患者并没有增加心肌梗死和死亡的风险，而>6 个导联丁波的倒置与远期终点事件有关，T 波倒置的导联在 V_4、V_5 或 V_4～V_6 预测意义更大。

3)aVR 导联 ST 段抬高>0.1mV，提示左主干或 3 支血管病变，是临床的严重状态。

(3)生化指标

1)肌钙蛋白对 30 天内及 1 年内的预后有预测价值，肌钙蛋白水平越高，则 NSTE－ACS 患者死亡风险越大，CK－MB 正常但肌钙蛋白升高的 NSTE－ACS 患者死亡风险更高。高敏肌钙蛋白较传统检测方法具有更高的敏感性。

2)B 型利钠肽/氨基末端 B 型利钠肽原(BNP/NT－proBNP)是反映左心室功能不全的敏感且相对特异的指标。合并左心室功能不全的患者，出院前 BNP/NT－proBNP 较入院前降低 30%以上时，提示风险较低。BNP/NT－proBNP 与其他评分系统如 TIMI、GRACE 联合使用，则提高评估预后的价值。对于预测接受 PCI 的 NSTE－ACS 患者近期病死率和主要心脏不良事件发生率，BNP 较高敏 C 反应蛋白(hs－CRP)更有意义。

3)大量临床试验表明，在肌钙蛋白阴性的 NSTE－ACS 患者，hs－CRP 升高的程度可预测 6 个月至 4 年的死亡风险。

(4)其他检查：对于低危患者，如果无复发性胸痛、心电图检查正常、心肌损伤标记阴性，推荐进行无创负荷试验；对怀疑有冠心病的低中危患者，并且心电图和肌钙蛋白无法明确诊断者，可考虑进行 CT 冠状动脉造影。

2. TIMI 和 GRACE 缺血积分系统

(1)TIMI 积分系统：评分项目包括年龄≥65 岁、危险因素≥3 个(高血压、糖尿病、家族史、高脂血症、吸烟)、已知的冠心病(冠状动脉狭窄≥50%)、过去 7 天内应用阿司匹林、严重心绞痛(24 小时内发作>2 次)、ST 段偏移≥0.05mV 和心肌损伤标记升高。每项 1 分，评分简便易行。积分≥2 分者，死亡的危险性显著增大，并且积分越高，危险性越大。该积分系统的缺点是没有定量每项指标的严重程度，每项指标的分数也没有差异，并且未包括心力衰竭和血流动力学因素(如血压和心率)，因此降低了对死亡风险的预测价值。

(2)GRACE 积分系统：对多项指标进行评估，需要计算机软件或上网测得(http://www.outcomes,org/grace)，也缺乏血压的危险分层，并且某些指标在分数分配上是否恰当有待于探讨。GRACE 积分评估 NSTE－ACS 患者住院期间和 6 个月的死亡风险如下：①高度风险：住院期间 GRACE 积分>140，病死率>8%；出院至 6 个月 GRACE 积分>118，病死率>8%。②中度风险：住院期间 GRACE 积分为 109～140，病死率 1%～3%；出院至 6 个月 GRACE 积分为 89～118，病死率 3%～8%。③低度风险：住院期间 GRACE 积分<108，病死率<1%；出院至 6 个月 GRACE 积分<88，病死率<3%。

3. 早期危险分层　根据病史、疼痛特点、临床表现、心电图及心肌损伤标记测定结果进行危险分层。早期危险分层对决定早期治疗策略非常重要。2012 年国内 NSTE－ACS 患者早期危险分层如下。

(1)高风险(至少具备下列一条)

1)缺血性症状在 48 小时内恶化；

2)长时间(>20 分钟)静息性胸痛；

3)缺血引起肺水肿，新出现二尖瓣关闭不全杂音或原杂音加重，S_3 或新出现肺部啰音或原啰音加重，低血压、心动过缓或心动过速，年龄>75 岁；

4)静息性心绞痛伴一过性 ST 段改变(>0.05mV)，aVR 导联 ST 段抬高>0.1mV，新出现束支传导阻滞或持续性心动过速；

5)心肌损伤标记明显升高，cTnT>0.1μg/L。

(2)中度风险(无高风险特征但具备下列任一条)

1)既往心肌梗死、脑血管疾病、CABG 或使用阿司匹林；

2)长时间(>20 分钟)静息性胸痛但目前缓解，有高度或中度冠心病可能，静息胸痛(<20 分钟)，或因休息及舌下含化硝酸甘油缓解；

3)年龄>70 岁；

4)T 波倒置>0.2mV，病理性 Q 波；

5)心肌损伤标记轻度升高，cTnT>0.01μg/L 但<0.1μg/L。

(3)低风险(无高、中度风险特征但具备下列任一条)

1)过去 2 周内新发的 CCSⅡ～Ⅳ级的心绞痛，但静息性心绞痛<20 分钟，有中度或高度冠心病可能；

2)胸痛时心电图正常或无变化；

3)心肌损伤标记正常。

七、NSTE－ACS 的治疗

(一)疑诊 ACS 患者的院前管理与院内紧急检查

1.疑诊 ACS 患者的院前管理　《2011 年美国 ACCF/AHA 关于 NSTE－ACS 治疗指南》建议：

(1)具有 ACS 症状的患者应送达专业医疗机构进行评估，不应仅仅电话咨询；

(2)具有 ACS 症状的患者应当由救护车转送至医院，而不是亲友自行护送；

(3)除非有禁忌证或已经使用了阿司匹林，院前急救人员应当给疑诊 ACS 的患者 160～300mg 阿司匹林嚼服，嚼服非肠溶阿司匹林起效更快；

(4)可疑 ACS 患者当胸痛或胸部不适发作时，给予硝酸甘油舌下含服，首剂<1 片，如果 5 分钟未缓解或加重，可再次含服硝酸甘油 1 片(总量≤3 片)。但在追加硝酸甘油前，应立即拨打 120 急救电话。

2.疑诊 ACS 患者的院内紧急检查

(1)在到达急诊室后 10 分钟内，对所有胸部不适或其他提示有 ACS 症状的患者，应该尽快完成 12 导联心电图检查。如果最初的心电图不能诊断，但患者仍有症状和临床高度怀疑 ACS，每隔 15～30 分钟连续心电图检查。

(2)对所有怀疑 ACS 的患者应该测定心肌损伤标记，肌钙蛋白是首选。若发作 6 小时内心肌损伤标记阴性，应该在症状发作后 8～12 小时内重复测定。

(3)运用危险分层模型，如 TMI、GRACE 或 PURSUIT 危险评分，对帮助疑诊 ACS 的患者确定治疗方案是有益的。

(4)肌钙蛋白作为衡量心肌坏死范围大小和程度的指标，可每隔 6～8 小时重复测定阳性的心肌损伤标记，连续 2～3 次或直到其水平到达峰值。

(5)初始心电图未能诊断的患者，应追加 $V_7 \sim V_9$ 导联以排除左回旋支闭塞导致的 AMI，并可行持续 12 导联心电图监测或连续 12 导联心电记录。

(6)对疑诊为 ACS 的患者，不应该使用肌酸激酶(CK)、转氨酶(AST、ALT)、β 羟丁酸脱氢酶、乳酸脱氢酶作为初始心肌损伤的检测。

(二)疑诊 ACS 患者的早期诊断与急诊分流

根据病史、体格检查、12 导联心电图和最初的心肌损伤标记测定，将疑诊 ACS 患者分为 4 类，即非心脏性胸痛、慢性稳定性心绞痛、可能 ACS 和明确的 ACS。

1.对于可能的 ACS，若最初的 12 导联心电图和最初的心肌损伤标记正常，应留院观察，并且动态复查心电图或持续 12 导联心电监测，以及监测心肌损伤标记。

2.对于可能的 ACS，如果动态复查的 12 导联心电图和心肌标记正常，负荷试验(运动或药物)应该在急诊室、胸痛单元进行，或者在具有及时处理能力的门诊进行。负荷试验阴性的低危患者可在门诊随访。

3.对于在门诊行负荷试验的低危患者，在等待试验结果期间，应该给予适当的预防性药物如阿司匹林、硝酸甘油(舌下含服)和 β 受体阻滞剂等。

4.对于频繁持续发作缺血或损伤及血流动力学或电活动不稳定的患者，均应收入 ICU 或冠心病监护病房，进行密切观察并积极处理。

(三)NSTE－ACS 的紧急治疗措施

所有 NSTE－ACS 患者早期住院阶段推荐卧床休息并持续心电监护。所有 NSTE－ACS 患者入院后 6 小时内可给予吸氧，特别是 $SaO_2 < 90\%$、呼吸窘迫或其他低氧高危特征的患者。

伴有持续缺血症状者应舌下含服硝酸甘油。如果没有禁忌证，应进一步评价静脉应用的必要性。初始 48 小时内可使用静脉硝酸甘油治疗持续缺血、心力衰竭或高血压，但不能妨碍其他已证实能降低病死率的干预措施如 β 受体阻滞剂或 ACEI。硝酸酯类药物严禁用于收缩压＜90mmHg 或较基线降低≥30mmHg，严重的心动过缓(＜50 次/分)或心动过速(＞100 次/分但缺乏心力衰竭症状)，以及右室心肌梗死的患者。

除非存在禁忌证，初始 24 小时内应该开始口服 β 受体阻滞剂。伴有高血压的 NSTE－ACS 患者给予静脉 β 受体阻滞剂是合理的。对于持续或反复发作缺血及 β 受体阻滞剂有禁忌证的 NSTE－ACS 患者，初始治疗应该给予非二氢吡啶类钙离子拮抗剂。在充分应用 β 受体阻滞剂和硝酸酯类药物后仍存在复发缺血者，可加用长效非二氢吡啶类钙离子拮抗剂。在未使用 β 受体阻滞剂时，二氢吡啶类钙离子拮抗剂，即释剂型不能使用。合理使用了 β 受体阻滞剂、非二氢吡啶类钙离子拮抗剂和硝酸甘油后仍有缺血症状的患者，如无禁忌证可静脉注射吗啡。

如果无低血压(收缩压＜100mmHg 或较基线降低≥30mmHg)或其他禁忌证，所有患者均应服用 ACEI，尤其是伴有肺瘀血或 LVEF≤40％的患者，并于初始 24 小时内给予，不能耐受 ACEI 者使用 ARB 替代治疗。

主动脉内球囊反搏适用于尽管经过强化药物治疗仍持续缺血或缺血反复发作者，冠状动脉造影前后血流动力学不稳定者，伴发心肌梗死机械并发症者。

注意事项：硝酸酯类药物禁用于 24 小时内服用西地那非或 48 小时内服用他达拉非的患者。非固醇类抗炎药(NSAIDs)除阿司匹林外，可能增加死亡、再梗死、高血压、心力衰竭或心脏破裂的风险，不论非选择性还是选择性 NASIDs 均不能使用，已使用者立即停用。

(四)β受体阻滞剂的合理选择和应用

1.适应证　无明确的禁忌证如急性心力衰竭或对β受体阻滞剂不能耐受，应当常规使用β受体阻滞剂。对心绞痛基本缓解、血流动力学稳定的患者，发病后24小时内开始β受体阻滞剂治疗。β受体阻滞剂在缓解心绞痛症状的同时，延长有效不应期，提高心室颤动阈值，减少恶性心律失常的发生而降低病死率。

2.禁忌证　包括心力衰竭、低输出状态、P－R间期＞0.24秒、Ⅱ度或Ⅲ度AVB及活动性哮喘等。需要注意的是β受体阻滞剂能够增加心源性休克的风险，应严格判定病变程度和心功能状态，并在治疗中密切观察。

3.合理使用　治疗时宜从小剂量开始，逐渐增加剂量，并密切观察血压、心率和心功能状况。常用药物包括美托洛尔、阿替洛尔、比索洛尔、卡维地洛等。使用β受体阻滞剂期间，应经常检测心率、心律、血压及心电图，并且听诊肺部有无性啰音和支气管痉挛表现。对心绞痛发作频繁、心动过速、血压较高的患者，可先静脉使用β受体阻滞剂如美托洛尔、艾司洛尔等，以尽快控制血压、心率，缓解心绞痛的发作。静脉艾司洛尔用法为：0.5mg/kg负荷量，约1分钟静脉注射，随后0.05mg/(kg·min)维持；如疗效不佳，4分钟后重复给予负荷量，并将维持量以0.05mg/(kg·min)的幅度递增，最大量为0.2mg/(kg·min)。静脉美托洛尔的用法为：首剂2.5～5mg，溶于生理盐水缓慢静脉注射＞5分钟，30分钟后根据患者的心率、血压和心绞痛的缓解情况酌情重复给药，总量≤10mg，病情稳定后改为口服。

(五)硝酸酯类药物和钙离子拮抗剂的合理选择和应用

1.硝酸酯类　用于有胸痛或心肌缺血表现的患者。主要通过扩张容量血管，减少静脉回流，降低心脏前负荷而发挥作用，较大剂量时扩张阻力血管并扩张冠状动脉。对无禁忌证的NSTE－ACS患者，应立即舌下含服硝酸甘油0.3～0.6mg，每5分钟重复1次，总量≤1.5mg。同时评估静脉用药的必要性。静脉用药适用于NSTE－ACS合并顽固性心绞痛、高血压或心力衰竭患者。采用非吸附性输液器，从小剂量5～10μg/min开始，每3～5分钟增加5～10μg，但＜200μg/min，收缩压一般＞110mmHg。二硝酸异山梨酯从1～2mg/h开始，根据个体需要调整剂量，最大剂量＜8～10mg/h。使用硝酸酯类持续静脉滴注24～48小时内可出现耐药，为此应维持每天至少8小时的空白期，期间可舌下含服硝酸甘油缓解症状，也可用钙离子拮抗剂预防心绞痛的发作。静脉用药至患者症状消失后应尽快改为口服制剂。硝酸酯类药物与β受体阻滞剂联用，可增强抗心肌缺血的作用，并且互相抵消药物的不良反应如心率增快等。对心绞痛频繁发作的患者，更应评估冠状动脉病变的情况，必要时实施血运重建治疗。

2.硝酸酯类的替代药物　尼可地尔兼有ATP依赖的钾通道开放作用及硝酸酯样作用，前者通过促进血管平滑肌细胞内K^+外流，使细胞膜超极化，从而关闭细胞膜电位依赖性钙通道，抑制肌浆网钙的释放，使细胞质中钙浓度降低；后者通过活化鸟甘酸环化酶，增加环磷酸鸟苷的合成，促进钙泵介导的Ca^{2+}外流，并使收缩蛋白对Ca^{2+}的敏感性降低。推荐用于对硝酸酯类药物不能耐受的NSTE－ACS患者。

3.钙离子拮抗剂　用于NSTE－ACS患者的主要目的是缓解心绞痛症状或控制血压，尚无证据表明钙离子拮抗剂可以改善NSTE－ACS患者的长期预后。在应用β受体阻滞剂和硝酸酯类药物后，患者仍然存在心绞痛症状或难以控制的高血压，可加用长效的二氢吡啶类钙离子拮抗剂。如果患者不能耐受β受体阻滞剂,应将非二氢吡啶类钙离子拮抗剂(如维拉帕米和地尔硫䓬)与硝酸酯类药物联用,但应注意其负性肌力、负性频率和负性传导引起的不良反应。特别强调的是,短效钙离子拮抗剂禁用于NSTE－ACS患者,非二氢吡啶类钙离子拮抗剂禁用于左心室功能不良的患者,并且尽量不要与β受体阻滞剂合用,尤其是维拉帕米。

(六)ACEI或ARB与他汀类药物的合理使用

ACEI不具有抗心肌缺血作用,但通过抑制RAAS发挥心血管保护作用。荟萃分析表明,ACEI对不伴有左心室功能障碍的动脉粥样硬化性病变者,能够降低冠心病高危患者远期的心血管死亡、非致命性心肌梗死和脑卒中的联合终点,并使全因死亡降低14%。对NSTE－ACS患者短期应用ACEI并不能获得更多的临床益处,但长期使用对预防再缺血事件和死亡有益。除非有禁忌证,如低血压、肾功能不全、双侧肾动脉狭窄和已知过敏,所有NSTE－ACS患者都应选用ACEI,特别是合并高血压、糖尿病、左心室功能不全的患者。对于不能耐受ACEI的患者,应用ARB替代治疗。

NSTE－ACS患者应在入院24小时内测定空腹血脂水平。如无禁忌证,无论基线LDL－C水平如何,所有患者(包括PCI术后)均应给予他汀类药物。目前国内外有关指南均将LDL－C目标由2.07mmol/L调至1.82mmol/L,同时建议尽早给予他汀类药物,以更好地改善预后,降低心血管终点事件。这可能主要与抗炎及稳定斑块有关。常用的他汀类药物用量:辛伐他汀20～40mg/d,洛伐他汀20～40mg/d,普伐他汀10～40mg/d,氟伐他汀40～80mg/d,阿托伐他汀10～80mg/d,瑞舒伐他汀10～20mg/d。

(七)抗血小板治疗

NSTE－ACS患者入院后尽快给予阿司匹林负荷量150～300mg,如能耐受,长期75～100mg维持治疗。大规模临床试验证实氯吡格雷在降低心脑血管事件的相对危险性方面等于或优于阿司匹林,如阿司匹林有禁忌证或不能耐受,可用氯吡格雷替代治疗,并使用负荷量至少300mg,维持量为75mg/d。对胃肠道出血史、溃疡史或存在多个消化道出血危险因素患者(如幽门螺杆菌感染,年龄>65岁,同时使用抗凝剂和类固醇激素),应当使用质子泵抑制剂(proton pump inhibitor,PPI)和胃黏膜保护剂,以减轻胃肠道出血的风险,但尽量不用PPI中的奥美拉唑,因可能增加心血管事件的风险。

1.早期保守治疗的NSTE－ACS患者　患者在入院后迅速开始阿司匹林及抗凝治疗的基础上,加用氯吡格雷(负荷量后维持量),并持续至少1个月,最好1年。如果临床症状或心肌缺血反复发作,存在心力衰竭或严重心律失常,应进行诊断性冠状动脉造影,并于术前给予血小板GPⅡb/Ⅲa受体拮抗剂。若同时应用阿司匹林、氯吡格雷、抗凝药物后并实施冠状动脉造影前,应用血小板GPⅡb/Ⅲa受体拮抗剂也是合理的。作为上游GPⅡb/Ⅲa治疗选择,阿昔单抗(abciximab或ReoPro)仅用于可能进行的血管造影和难以预测PCI延迟时间时,否则依替巴肽(integrelin)或替罗非班(tirofiban)应作为GPⅡb/Ⅲa受体措抗剂的首选。如出血并发症超过抗血小板的疗效,则应考虑尽早停药。对准备早期PCI的患者,如选用比伐卢定抗凝治疗或术前至少6小时给予≥300mg氯吡格雷时,则不用GPⅡb/Ⅲa受体拮抗剂。对缺血事件风险低(TIMI积分≤2)的NSTE－ACS患者,在阿司匹林和氯吡格雷治疗时,不给予术前GPⅡb/Ⅲa受体拮抗剂。既往脑卒中和(或)TIA并准备实施PCI的患者,用普拉格雷(prasugrel)作为双联抗血小板治疗可能有害。早期保守治疗的NSTE－ACS患者,如以后无复发性心肌缺血和(或)心绞痛、心力衰竭或严重心律失常,无需进行冠状动脉造影,宜做负荷激发试验。如负荷试验表明患者并非低危，应行诊断性冠状动脉造影；如为低危，则患者继续长期服用阿司匹林，氯吡格雷至少使用1个月并且最好1年，停用GPⅡb/Ⅲa受体拮抗剂，继续使用普通肝素48小时或低分子肝素或磺达肝葵钠8天。

2.中或高危及准备早期实施PCI的NSTE－ACS患者　入院后并于诊断性冠状动脉造影前应尽快开始双联抗血小板药物治疗，除阿司匹林外，在PCI前加用氯吡格雷300～600mg，或替卡格雷(ticagrelor)180mg。对于出血风险低，CABG可能性小，准备实施PCI的患者，入院后或术后1小时迅速给予普拉格雷60mg。对于接受阿司匹林和服用一种噻吩吡啶类药物(氯吡格雷、普拉格雷)并准备行PCI的高危患者(如肌钙蛋白升高、糖尿病、心电图检查显示ST段明显压低)而出血风险较小者，可考虑术前给予血小板GPⅡb/Ⅲa受体拮抗剂。但如准备选用比伐卢定或6小时内已接受至少300mg氯吡格雷时，则不用血小板GPⅡb/Ⅲa受体拮抗剂。对明确诊断的NSTE－ACS患者，当出血风险低时，术前给予负荷量氯吡格雷600mg，术后最初7天给予双倍剂量氯吡格雷(150mg/L)治疗，然后给予氯吡格雷75mg/d维持治疗。接受PCI治疗，尤其是置入药物洗脱支架的NSTE－ACS患者，术后给予氯吡格雷75mg/d，或普拉格雷10mg/d，或替卡格雷90mg，每日2次，并维持治疗＞12个月。不主张常规基于血小板功能测定增加氯吡格雷维持量，可考虑行CYP2c19功能丧失的变异基因测定。

3.准备实施CABG或非心脏手术的NSTE－ACS患者　可继续应用阿司匹林，但术前应停用氯吡格雷5天，普拉格雷7天或替卡格雷5天。CABG前4小时停用依替巴肽、替罗非班。

4.无明显冠状动脉阻塞性病变的NSTE－ACS患者　应根据具体情况给予抗血小板治疗，如存在动脉粥样硬化(管腔不规则或血管内超声显像示斑块形成)，则应长期给予阿司匹林治疗及其他二级预防。不进行冠状动脉造影或负荷试验的NSTE－ACS患者，继续给予阿司匹林治疗，氯吡格雷至少使用1个月(最好1年)，停用血小板GPⅡb/Ⅲa受体拮抗剂。住院期间继续应用低分子肝素或磺达肝葵钠8天。无心肌缺血、心力衰竭或严重心律失常而没必要行诊断性冠状动脉造影患者，应当测定左心室射血分数，以评价心功能状态。

(八)新型$P2Y_{12}$受体拮抗剂的循证医学证据

1.《2011年ESC指南》建议　如无危及生命的高危出血风险或禁忌证，普拉格雷(首次60mg负荷量，次日始10mg/d)用于冠状动脉病变明确拟行PCI治疗的患者，尤其合并糖尿病者获益更大。替卡格雷(首次180mg负荷量，次日始90mg，每日2次)用于中高危缺血风险患者(如肌钙蛋白升高)，如果已经服用氯吡格雷，建议替换为替卡格雷。对于低危缺血风险且不准备进行有创治疗的急性冠状动脉综合征患者，因替卡格雷长期治疗过程中非CABG相关的出血发生率增高，在强化抗栓治疗中潜在获益较小者，不考虑替卡格雷治疗。

2.《ESC指南》的改进是基于近年来循证医学的证据　TRITON－TIM38研究入选了13608例拟行PCI的ACS患者，随机分为普拉格雷和氯吡格雷组，共治疗6～15个月。结果显示，ACS患者PCI术后服用普拉格雷与氯吡格雷相比，能减少临床事件发生率，但出血发生率也会轻度增加。亚组分析显示，与氯吡格雷相比，糖尿病患者更容易从普拉格雷中获益，服用普拉格雷组的糖尿病患者在联合终点AMI、脑血管意外和主要出血事件风险减少26％(HR＝0.74，95％CI＝0.62～0.89；P＝0.001)，而在非糖尿病患者中，此比例仅为8％(HR＝

0.92,95%CI=0.82～1.03;P=0.16)。PLATO(PLAT let inhibition and patient outcomes)研究纳入了18000余例中高危ACS(伴或不伴ST段抬高)拟行PCI患者,随机分为氯吡格雷组(300mg负荷量,75mg/d)和替卡格雷组(180mg负荷量,90mg,每日2次),结果显示12个月替卡格雷组一级终点事件发生率显著低于氯吡格雷组(9.8% vs 11.7%,P<0.001),同时替卡格雷组全因死亡发生率显著低于氯吡格雷组(4.5% vs 5.9%,P<0.001)。在亚组分析结果显示,在糖尿病患者、肾功能不全、ACS和接受CAPG患者也可观察到相似的结果。在主要出血事件发生率上,替卡格雷组和氯吡格雷组没有明显的差异。同时研究表明,氯吡格雷在肾功能正常组可显著降低死亡、心肌梗死和脑卒中的复合终点,但在肾功能轻中度异常的患者中其复合终点事件增加;对于肌酐清除率越低的患者,氯吡格雷出血事件的危险性较高。替卡格雷与氯吡格雷不同,其代谢很少受肾功能的影响,在肾功能不全的患者中显著减少包括死亡在内的复合终点事件,也不增加严重出血的风险。

3.不同$P2Y_{12}$受体拮抗剂的药代动力学不同　氯吡格雷和普拉格雷均为噻吩吡啶类药物,属于前体药物,不可逆地与血小板表面$P2Y_{12}$受体结合,抑制二磷酸腺苷介导的血小板聚集反应,起效时间分别为2～4小时和30分钟,持续时间分别为3～10天和5～10天,CABG术前应当分别停药5天和7天。而替卡格雷不是前体药物(环戊基一三唑并嘧啶),可直接抑制血小板的活性,与$P2Y_{12}$受体结合具有可逆性(半衰期仅为12天),具有起效快(30分钟),服药早期能产生较强的血小板抑制作用,在停药后短时间内血小板功能可迅速恢复,应当每天服用2次以维持血小板的有效抑制,并建议CABG术前停药5天。临床研究中替卡格雷可引起呼吸困难、缓慢性心律失常、治疗期内肌酐和尿酸升高略高于氯吡格雷组,约0.9%的患者因呼吸困难中断替卡格雷治疗,因此对于原有肺部基础疾病、心力衰竭的患者服用此药时应予以说明。

(九)抗凝治疗

NSTE-ACS患者接受抗凝治疗的目的是抑制凝血酶生成或降低凝血酶的活性,从而减少血栓相关事件的发生。涉及的药物包括普通肝素、低分子肝素、磺达肝葵钠和比伐卢定。所有NSTE-ACS患者在无明确禁忌证时均推荐接受抗凝治疗,可依据临床具体情况分别选择普通肝素、低分子肝素、磺达肝葵钠与比伐卢定。

1.单纯保守治疗的患者　不准备24小时内进行血运重建的患者,建议低分子肝素抗凝治疗,而伊诺肝素或磺达肝葵钠的疗效优于普通肝素。但对于出血风险较高的患者,选择磺达肝葵钠优于选择伊诺肝素或普通肝素。

2.准备实施PCI的患者　建议开始选择伊诺肝素(1mg/kg,皮下注射每日2次)或普通肝素、比伐卢定或磺达肝葵钠。磺达肝葵钠(2.5mg/d皮下注射)被推荐在抗凝方面具有最佳的疗效和安全性,使用磺达肝葵钠时需静脉注射普通肝素50～85IU/kg,并根据活化凝血时间(activated coagulation time,ACT)调整,或应用血小板GPⅡb/Ⅲa受体拮抗剂时,静脉注射普通肝素50～60IU/kg,以减少导管内血栓形成。如果没有磺达肝葵钠,则推荐使用伊诺肝素;如果没有磺达肝葵钠和伊诺肝素,则推荐使用普通肝素,并维持部分凝血活酶时间(activated partial thromboplastin time,APTT)50～70秒,或使用其他特定推荐剂量的低分子肝素。对准备实施紧急或早期PCI的患者(特别是出血高风险时),推荐比伐卢定替代普通肝素,并联用血小板GPⅡb/Ⅲa受体拮抗剂。

（十）治疗策略选择后的抗凝与抗血小板治疗

1.冠状动脉造影后选择保守治疗的患者

（1）继续阿司匹林治疗；

（2）如果冠状动脉造影术前没有使用氯吡格雷，则应予负荷量；

（3）如果已经开始使用静脉 GPⅡb/Ⅲa 抑制剂，则应停止；

（4）如冠状动脉造影前已经使用，维持普通肝素静脉使用至少 48 小时或直至出院，或依诺肝素或磺达肝葵钠 8 天；

（5）如冠状动脉造影前已开始使用，由医生决定停用比伐卢定或 72 小时内按 0.25mg/(kg・h)维持给药；

（6）冠状动脉造影发现冠状动脉粥样硬化的患者，应长期使用阿司匹林，而冠状动脉造影没有明显冠状动脉狭窄者，术后由临床医生选择是否需要抗血小板和抗凝治疗。

2.冠状动脉造影后选择 PCI 的患者

（1）如果冠状动脉造影术前没有使用氯吡格雷，给予负荷量的氯吡格雷。

（2）如果肌钙蛋白阳性或其他高危患者于冠状动脉造影术前未静脉使用 GPⅡb/Ⅲa 抑制剂，则静脉使用 GPⅡb/Ⅲa 抑制剂（阿昔单抗、依替巴肽或替罗非班）。如肌钙蛋白阴性，且没有临床或冠状动脉造影高危特征，术前未使用 GPⅡb/Ⅲa 抑制剂的可不再使用。

（3）如果术前选择比伐卢定作为抗凝药物，同时在 PCI 术前 6 小时服用至少 300mg 氯吡格雷，不再静脉使用 GPⅡb/Ⅲa 拮抗剂是合理的。

（4）简单病变 PCI 术后停用抗凝治疗。

3.冠状动脉造影后选择 CABG 的患者

（1）术前停用氯吡格雷 5 天、普拉格雷 7 天、替卡格雷 5 天；

（2）术前 4 小时停止静脉 GPⅡb/Ⅲa 拮抗剂依替巴肽或替罗非班；

（3）术前 12～24 小时停用依诺肝素；

（4）术前 24 小时停用磺达肝葵钠；

（5）术前 3 小时停用比伐卢定。

（十一）不同抗凝药物的药理特点

对于 NSTE－ACS 患者，应当首选普通肝素与低分子肝素抗凝治疗，其他直接凝血酶抑制剂如比伐卢定只适用于某些特殊情况，如肝素诱导的血小板减少症、高危出血患者。华法林低强度或中强度抗凝不能使 NSTE－ACS 患者获益，不宜使用，但在有明确指征如合并心房颤动和瓣膜置换术的患者，则应使用华法林抗凝治疗。

1.普通肝素（heparin）　早期使用普通肝素，可以降低患者 AMI 和心肌缺血的发生率，联用阿司匹林获益更大。普通肝素半衰期为 1 小时（0.4～2.5 小时），作用时间短，需要静脉反复使用或皮下注射。使用普通肝素期间应检测血小板计数，及时发现肝素诱导的血小板减少症。对于肾功能不全的患者，尤其是 eGFR＜30ml/(min・1.73m^2)，建议优先使用普通肝素。在停用普通肝素后 24 小时内，即使服用阿司匹林，仍存在凝血系统活化和症状复发的风险。

2.低分子肝素（low molecular weight heparins，LMWH）　是间接凝血酶抑制剂，属于普通肝素的短链制剂，不需与抗凝血酶结合而直接灭活因子Ⅹa，但不能灭活因子Ⅱa。与普通肝素相比，LMWH 吸收完全，生物利用度高（＞90％），半衰期较长（3～6 小时）；与血浆蛋白结合率低，抗凝剂量－效应关系良好，疗效与普通肝素相当；出血与肝素诱导的血小板减少症的发生率低，皮下注射，无需监测。

3. 磺达肝葵钠(fondaparinax) 又称戊聚糖钠，是人工合成的新型戊糖，与抗凝血酶结合后使其抑制因子Ⅹa活性作用增强(约300倍)，减少凝血酶的生成，抗凝作用具有不可逆性。磺达肝葵钠的药理特点是起效快(2小时)，不经肝脏代谢，不与非特异性蛋白结合，生物利用度几乎100%；药代动力学稳定，半衰期为17～21小时；固定剂量注射，无需监测凝血功能，疗效优于低分子肝素；罕见血小板减少症，出血并发症少。由于经肾排泄，对有严重肾功能不全者慎用。对可能进行有创检查和出血高危的患者尽量避免使用。近期美国FDA增加了磺达肝葵钠治疗者可能出现APTT延长相关的出血事件和出现血小板减少的警示。

4. 比伐卢定(bivalirudin) 属于直接凝血酶抑制剂，不可逆性抑制凝血酶，对凝血酶原无作用；半衰期短(约25分钟)，无需检测；出血并发症少，但无特异性拮抗剂，一般无需止血治疗；主要经肾排泄，肾功能严重不全患者慎用；与普通肝素、低分子肝素相比出血发生率更少，直接PCI时病死率更低；因半衰期较短，除给予负荷量静脉注射外，尚需要静脉滴注维持治疗，以避免急性支架内血栓形成。

(十二)不同抗凝药物的合理使用

1. 普通肝素 负荷量50～80IU/kg，静脉注射，最大剂量5000IU，然后静脉滴注12～15IU/(kg·h)，最大剂量1000IU/h，APTT控制在对照组的1.5～2.5倍。

2. 伊诺肝素(lovenox) 对于年龄<75岁、血肌酐≤221μmol/L(男)或≤177μmol/L(女)的患者，首先静脉注射30mg，15分钟后开始皮下注射1mg/kg，每12小时1次；年龄>75岁者，不用负荷量，直接皮下注射0.75mg/kg，第12小时1次，最长使用8天。在eGFR<30ml/(min·1.73m^2)的肾功能不全患者中，禁用多数低分子肝素，但仍可使用伊诺肝素，剂量为1mg/kg，皮下注射，由第每12小时1次调整为每日1次，并建议监测抗Ⅹa因子活性。对于PCI的患者，若最后1次皮下注射伊诺肝素在PCI前8小时内，不再追加剂量；若最后1次皮下注射在PCI前8～12小时，应静脉注射伊诺肝素0.3mg/kg。

3. 达肝素(fragmin) 120IU/kg，皮下注射，最大剂量10000IU，第12小时1次。

4. 那屈肝素(fraxipamie) 0.1ml/kg，皮下注射，第12小时1次，首剂可静脉滴注0.4～0.6ml。

5. 比伐卢定 PCI时，若先前已使用P2Y$_{12}$受体拮抗剂和普通肝素，则需等待30分钟后再开始比伐卢定治疗。比伐卢定预先静脉注射0.75mg/kg负荷量，然后以1.75mg/(kg·h)静脉滴注，并监测APTT和ACT。

6. 磺达肝葵钠 皮下注射2.5mg/d被推荐在抗凝方面具有最佳的疗效和安全性。使用磺达肝葵钠时，必须静脉注射普通肝素50～85IU/kg，并根据ACT调整。

(十三)NSTE－ACS早期侵入性治疗

1. 保守治疗与血运重建的比较

(1)临床注册研究表明，CABG与药物治疗、PCI比较，在3支血管病变或双支伴前降支近端高度狭窄病变的5年存活率明显提高。对于双支病变不伴前降支近端高度狭窄和单支病变患者，PCI、CABG明显优于药物治疗，PCI治疗单支血管病变(不包括前降支高度狭窄者)的5年存活率优于CABG。

(2)临床试验显示，与PCI比较，CABG治疗多支血管病变合并糖尿病患者能明显延长存活时间。

(3)临床试验表明,对于 NSTE－ACS 特别是高危的 ACS 患者,选择早期 PCI 并充分抗血小板、抗缺血和强化降脂治疗,其死亡、非致死性心肌梗死的发生率较保守治疗显著降低。

2.早期侵入性治疗的适应证　主要适用于伴有顽固性心绞痛或血流动力学和(或)心电不稳定的患者,或具有较高临床事件风险的病情稳定的 NSTE－ACS 患者。早期侵入性治疗具体指征包括:

(1)尽管已采取强化抗缺血治疗,仍有静息或低活动量的复发性心绞痛或心肌缺血;

(2)cTnT 或 cTcI 明显升高;

(3)新出现的 ST 段下移;

(4)复发性心绞痛或心肌缺血伴有与缺血有关的心力衰竭症状、S_3 奔马律、肺水肿、肺部啰音增多或恶化的二尖瓣关闭不全;

(5)血流动力学不稳定患者。

对于最初病情稳定而高危的 NSTE－ACS 患者选择早期 PCI(12～24 小时)较延迟 PCI 更为合理,而对于最初稳定且无严重并发症和血运重建反指征的患者,最初可考虑保守治疗,此后是保守治疗还是血运重建由医生根据病情评估和患者的意愿决定。

3.早期侵入性治疗的禁忌证　对于低到中危且无症状复发的患者应进行无创性心肌缺血评估,以决定是否采取早期侵入性治疗策略。目前的指南建议:

(1)对于临床无心肌缺血症状的单支或双支病变,不伴有前降支近端严重狭窄或左主干病变,负荷试验未显示心肌缺血者,不行 PCI 或 CABG;

(2)非严重冠状动脉狭窄(狭窄直径＜50%)者,也不需行 PCI 或 CABG;

(3)对于多脏器严重病变(肝、肾或呼吸功能不全,肝癌、肺癌等)的患者,因并存疾病的风险超过血运重建治疗的益处,不主张实施早期的血运重建治疗;

(4)拒绝行血管重建治疗的患者,不应实施血运重建治疗。

(十四)NSTE－ACS 冠状动脉介入治疗

1.PCI 的适应证　《2011 年 ACCF/AHA 指南》建议,对于有 PCI 适应证、无严重并发症,以及具有任何高危因素的患者应实施早期 PCI 治疗。同时建议对 NSTE－ACS 具有以下情况应选择 PCI 治疗:

(1)1～2 支冠状动脉血管病变,伴或不伴左前降支近端严重病变,但无创检查提示有缺血表现和中等面积以上存活心肌,尤其是高风险和大面积缺血心肌的患者;

(2)具有正常冠状动脉解剖形态,正常左心室功能,无糖尿病的多支冠状动脉病变的患者;

(3)大隐静脉桥狭窄的患者;

(4)前降支近端严重病变患者,PCI 或 CABG 比药物治疗更有益;

(5)左主干病变(狭窄＞50%)适合 PCI 但不适合 CABG 或冠状动脉造影显示血流动力学不稳定的患者可施行紧急 PCI。

2.PCI 不适用于

(1)1～2 支血管病变,但无左前降支近端严重病变且没有典型的缺血症状和无创检查证据的患者;

(2)没有与 NSTE－ACS 相关的高危因素时,或未经药物治疗的单支或多支冠状动脉病变;

(3)既往有糖尿病和目前有缺血症状，正在接受药物治疗，无论有无左前降支近端严重病变或左心室功能障碍的多支血管病变患者；

(4)无创或有创检查证实仅有小面积心肌存在缺血，或所有病变和主要罪犯病变已有形态学改变，再通成功率低，或与操作相关的并发症或死亡风险高，以及病变不显著(狭窄＜50％)；

(5)左主干严重病变并适合CABG者；

(6)AMI后病情稳定但梗死相关冠状动脉持续闭塞者。

3. 介入治疗的时限　《2011年ESC指南》更新了NSTE－ACS早期PCI的时限。要求：

(1)对于症状反复发作且合并有高危因素(肌钙蛋白升高、心电图检查ST－T段改变、糖尿病、肾功能不全、左心室功能障碍，以及既往有心肌梗死、PCI或CABG史，GRACE风险评分＞100分)的NSTE－ACS患者，推荐于发病72小时内进行PCI；

(2)对于GRACE风险评分＞140分或肌钙蛋白增高或ST－T改变的NSTE－ACS患者，推荐于发病24小时内进行PCI(早期PCI)；

(3)对于合并有难治性心绞痛、心力衰竭、恶性室性心律失常，以及血流动力学不稳定的患者，推荐于发病2小时内进行冠状动脉造影检查(紧急PCI)。此种推荐基于Fox等对3个随机临床试验(5467例，随访5年)的荟萃分析，结果显示NSTE－ACS患者早期PCI较选择性PCI明显降低了死亡和(或)心肌梗死的发生率(14.7％对比17.9％，P＝0.002)，并且高危患者的疗效更佳。同样，GRACE危险积分＞140者，早期PCI使心肌缺血一级终点发生率明显降低(21％降至13.3％，P＝0.006)；而GRACE危险积分＜140者，早期PCI与延迟PCI的一级终点发生率相似(7.6％对比6.7％，P＝0.48)。

(十五)NSTE－ACS冠状动脉搭桥术的选择

《2011年ACCF/AHA指南》将CABG的指征细化为：

1. 显著左主干病变(狭窄＞50％)；

2. 3支血管病变，伴有左心室功能障碍(LVEF＜50％)；

3. 双支血管病变(包括前降支近端严重狭窄)，伴左心室功能障碍(LVEF＜50％)或无创检查提示有缺血表现的患者；

4. 药物治疗无效且不适合进行PCI治疗的患者；

5. 单支或双支血管病变(伴或不伴前降支近端严重狭窄)，无创检查证实大面积存活心肌和有高风险的患者；

6. 左心室功能正常，无糖尿病，冠状动脉解剖结构正常的多支血管病变患者；

7. 伴糖尿病的NSTE－ACS患者，多支血管病变者使用乳内动脉搭桥较PCI获益更大；

8. 单支或双支血管病变，伴或不伴左前降支近端明显狭窄，有缺血症状，无创检查证实中等面积存活心肌的患者；

9. 多支血管病变伴有心肌缺血症状的患者行CABG或PCI是合理的；

10. CABG用于单支或双支血管病变未累及前降支近端，但病变不适合PCI治疗者。注意的是，对于未累及前降支近端的单支或双支血管病变，且目前无缺血症状或症状不可能由心肌缺血引起，无创检查也未发现缺血证据的患者，不建议CABG(或PCI)治疗。

(十六)NSTE－ACS出血并发症的评估及处理

出血是NSTE－ACS患者最常见的非缺血并发症。目前通常根据出血部位、血流动力学变化、血红蛋白下降程度、是否需要输血等进行分型，一般分为重度出血和轻度出血。

1.预测因素　严重出血事件的独立预测因素包括患者的基线特征、抗栓治疗和经皮穿刺路径。

(1)基线特征：主要体现在年龄、女性、既往出血史、基线血红蛋白和(或)血细胞比容、糖尿病、肾功能不全。

(2)抗栓治疗：主要是抗栓药物，如抗凝剂、阿司匹林、$P2Y_{12}$受体拮抗剂，特别是血小板GPⅡb/Ⅲa受体拮抗剂。

(3)经股动脉路径：PCI也增加出血风险，而经桡动脉路径风险降低。出血风险的评分(CRUSADE)来自于CRUSADE队列注册研究结果，通过对71277例患者的基线资料和出血事件相关性分析得出，并在17857例患者中得到了有效验证，具有出血预测的相对准确性和易操控性。国内外《NSTE－ACS指南》均推荐采用CRUSADE评分评估患者远期预后和出血风险，尤其是PCI、抗凝和抗血小板治疗有出血高风险的患者。

对预后的影响：出血是NSTE－ACS患者首要评估的不良事件之一。出血发生率与患者预后呈正相关。主要是由于出血发生后需要停用抗血小板和抗凝药物，因而继发缺血性事件，尤其是支架内血栓形成。临床上必须权衡停用抗栓治疗后发生血栓形成的风险。通常停用抗栓治疗后4～5天是PCI术后发生急性血栓事件的高峰期，但可持续至30天。对于高危人群，可能同时存在出血与缺血的风险，常常接受更为强化的药物或介入治疗，一旦发生出血，不可避免地成为缺血性事件的高危人群。CRUSADE风险评分项目见表6－3，CRUSADE出血风险分级见表6－4。

表6－3　CRUSADE风险评分

项目	风险评分	项目	风险评分
血细胞比容			
＜31％	9分	性别	
31％～33.9％	7分	女性	8分
34％～36.9％	3分	男性	0分
37％～39.9％	2分	是否有心力衰竭	
≥40％	0分	有	7分
血肌酐清除率		否	0分
≤15ml/min	39分	心血管病史	
16～30ml/min	35分	有	6分
31～60ml/min	28分	否	0分
61～90ml/min	17分	糖尿病病史	
91～120ml/min	7分	有	6分
＞120ml/min	0分	否	0分
心率		收缩压	
≥121次/分	11分	≤90mmHg	10分
111～120次/分	10分	91～100mmHg	8分
101～110次/分	8分	101～120mmHg	5分
91～100次/分	6分	121～180mmHg	1分
81～90次/分	3分	181～200mmHg	3分
71～80次/分	1分	≥201mmHg	5分
≤70次/分	0分		

表 6－4　CRUSADE 出血风险分级

分级	CRUSADE 积分	出血发生率(%)
很低	1～20 分	3.1
低度	21～30 分	5.5
中度	31～40 分	8.6
高度	41～50 分	11.9
很高	51～91 分	19.5

2. 处理

(1)预防措施：预防出血与预防缺血同样重要。预防出血的措施包括：①选择安全的药物和合适的剂量(需考虑患者的年龄、性别和肾功能等)；②尽量缩短抗栓治疗的时间，根据适应证选择联合抗凝和抗血小板治疗；③经桡动脉路径 PCI，较股动脉路径出血风险低；④NSTE－ACS 早期自发性出血事件中，约半数为胃肠道出血，可预防性使用质子泵抑制剂，尤其是具有胃肠道出血史和消化道溃疡的患者，但尽量避免氯吡格雷与奥美拉唑联用；⑤研究表明使用血管闭合器和应用比伐卢定替代常规的抗凝治疗以及血小板 GPⅡb/Ⅲa 受体拮抗剂，可明显降低出血事件的风险。

(2)处理措施：非持续性轻度出血无需特殊治疗。严重出血包括胃肠道出血、腹膜后出血、颅内出血或严重血液丢失时，如果进行局部处理能有效控制出血，则无需停用抗栓药物；如果出血仍无法控制，则需停止抗栓治疗。普通肝素可用克分子浓度相当的鱼精蛋白注射液中和，但对伊诺肝素作用较小，对磺达肝葵钠和比伐卢定无效。比伐卢定的半衰期很短，无需考虑中和。对磺达肝葵钠建议使用重组Ⅶ因子，但可能增加血栓性并发症。目前尚无有效的手段逆转抗血小板药物活性(包括阿司匹林、氯吡格雷、替卡格雷和普拉格雷等)，输注新鲜血小板是目前唯一的治疗方法。血小板 GPⅡb/Ⅲa 受体拮抗剂具有不同的药理学特性，小分子替罗非班和依替巴肽主要经过肾脏清除，如果患者的肾功能正常，在停药后 4～8 小时就可恢复到基线的血小板功能。在确定出血控制后 24 小时，才考虑再次给予抗血小板和(或)抗凝治疗。输血仅在危及血流动力学状态、血细胞比容＜25%或血红蛋白＜70g/L 时才考虑输血，但血流动力学不稳定时不能以血红蛋白水平为标准。缺铁或大量失血引起的贫血，需给予补铁治疗，口服铁剂不能耐受者可静脉补充。不建议 NSTE－ACS 患者使用促红细胞生成素(erythropoietin)，以免增加深静脉血栓的形成、脑卒中和急性冠状动脉事件。

(十七)NSTE－ACS 心律失常的处理

我国调查研究表明，NSTE－ACS 患者以心律失常性猝死为首要死因，其次是心肌缺血与坏死导致的心力衰竭、肺水肿与心源性休克。NSTEMI 休克发生率高达 5%，病死率＞60%。

1. 室性心律失常　室性期前收缩是 NSTE－ACS 患者最常见的心律失常，非持续性室性心过速发生率 1%～7%，多数为良性，不影响患者预后。高危、恶性心律失常(多形性或 R on T 室性期前收缩)可引发室性心动过速、心室颤动。纠正心肌缺血、电解质紊乱和酸碱平衡失调是治疗的重点，应用β受体阻滞剂和尽早血运重建是缓解症状、预防猝死的首选方法。加速性室性自主心律多见于急性心肌缺血和再灌注期，不影响患者的预后。持续性室性心动过速、多形性室性心动过速和心室颤动发生率为 3.1%～4.9%，住院死亡风险为不伴室性心动过速、心室颤动者的 9.6 倍，老年(年龄≥70 岁)、女性、Killip 分级Ⅳ级、糖尿病、心力衰竭和血运重建史是其发生的主要危险因素。急性心肌缺血引起的反复发作的持续性室性心动过速可在血管成形术、应用β受体阻滞剂和抗心律失常药物(如胺碘酮)后得到控制。反复发作或持续性单形性室性心动过速,如果血流动力学稳定,则在静脉使用胺碘酮后可实施射频消融治疗,而对于血流动力学不稳定者应紧急电复律。无脉性室性心动过速以及心室颤动应当立即实施标准的CPR。静脉注射β受体阻滞剂是治疗多形性室性心动过速的有效药物,也可静脉注射胺碘酮或者两者联用。当患者24小时内自发≥2次的心室颤动或室性心动过速,可诊断为交感风暴,在NSTEMI中发生率约为2%,极易发生猝死。

2.室上性心律失常　窦性心动过速为交感神经活性增高、发热、低血容量、焦虑等多重因素作用的结果,由于其加重心肌缺血或心力衰竭,必须予以重视。治疗应当以纠正基础病因为主,合并泵衰竭时抗心力衰竭治疗。心房颤动是影响患者预后的独立危险因素,见于2%~21%的NSTE-ACS患者,尤其好发于老年、合并心力衰竭、入院时心率增快的患者,PCI尤其是早期PCI和早期使用ACEI或ARB、β受体阻滞剂可降低心房颤动的发生。心房颤动合并顽固性缺血或血流动力学不稳定时应紧急实施电复律,否则应用药物控制心室率。药物控制心室率要充分考虑到有无心功能不全,伴有心功能不全者宜选用胺碘酮,而不伴有心功能不全者可选用非二氢吡啶类钙离子拮抗剂、β受体阻滞剂,也可选用胺碘酮。禁用普罗帕酮,NSTEMI发病24小时内洋地黄类制剂也不宜使用。

3.缓慢性心律失常　窦性心动过缓和AVB可加剧缺血,使心力衰竭恶化,可继发室性快速性心律失常而导致猝死。窦性心动过缓主要见于右冠状动脉受累患者,有症状或血流动力学不稳定者,可静脉注射阿托品或置入临时心脏起搏器。Ⅱ度Ⅱ型或Ⅲ度AVB需要起搏治疗。缓慢性心律失常由急性缺血所致者应当尽早进行血运重建治疗。

(十八)NSTE-ACS心力衰竭的处理

心力衰竭是NSTE-ACS常见并且是致死性并发症,入院时存在或住院期间发生均提示预后不良。约15%的NSTEM患者有急性心力衰竭表型,且常伴有室性心动过速和心室颤动,需要连续评估并决定早期治疗策略。

1.治疗原则

(1)纠正可能加重心力衰竭的因素,如控制快速性或缓慢性心律失常、改善心肌缺血、减轻心脏前后负荷;

(2)吸氧,包括鼻导管吸氧、面罩吸氧和机械辅助通气(无创或有创);

(3)应用吗啡缓解胸痛和焦虑;

(4)利尿剂有助于减轻肺瘀血和肺水肿,缓解呼吸困难;

(5)稳定血流动力学状态(收缩压≥90mmHg)和纠正电解质紊乱、酸碱平衡失调;⑥保护重要脏器的功能,改善患者预后。

2.治疗特点　建议静脉滴注硝酸甘油,所用剂量不能影响已经证实可降低病死率的ACEI的应用。如果不存在低血压(收缩压<100mmHg或较基线下降≥30mmHg)或其他已知的并发症,对于伴有肺瘀血或LVEF≤40%的患者应该在最初24小时内给予口服ACEI,如不能耐受者可口服ARB。有急性心力衰竭、低心输出量或心源性休克时,静脉使用受体阻滞剂有害无益。主动脉气囊反搏(intra-aortic balloon pump,IABP)是NSTE-ACS合并低血压、低心输出量及对药物治疗无效的心源性休克的最高推荐指征,越早使用越好,联合紧急冠状动脉血运重建可以改善患者的预后。建议对合并左心室功能障碍的NSTE-ACS患者

进行冠状动脉造影，如果血管病变适合，则实施血运重建治疗。当存在难治性心绞痛、心力衰竭、恶性心律失常以及血流动力学不稳定时，考虑在发病24小时内进行冠状动脉造影和血运重建治疗。合并严重左心室功能障碍患者在发病1个月后的任何时间，有适应证时实施CRT和(或)ICD治疗。

八、NSTE－ACS出院后的诊疗原则及治疗措施

(一)NSTE－ACS出院后的诊疗原则

NSTE－ACS患者虽然院内病死率低于STEMI的病死率(约5%)，但是NSTE－ACS患者在其发病后6～12个月的病死率与STEMI几乎无差异，病死率高达10%～20%。在NSTE－ACS的急性期，主要治疗目的是降低院内病死率，包括对高危患者实施PCI以改善预后，在患者出院后主要是降低再发心肌梗死及缺血相关其他事件的风险。

NSTE－ACS的住院时间视病情而定，一般低危患者3～5天，中高危患者需要延长时间，早期PCI可能缩短患者的平均住院日。NSTE－ACS的急性期通常2个月，期间演变为心肌梗死、再发心肌梗死或死亡的危险性最高。急性期后1～3个月，多数患者的临床过程与慢性稳定性心绞痛相似，可按慢性稳定性心绞痛进行危险分层及相应处理。出院后1年内再次住院率高达20%，年龄>40岁患者的病死率男性为18%，女性为20%。因此，应当对患者进行严格的健康教育，加强生活方式的干预和药物的二级预防。

1.出院前危险评估　运动试验用于无静息性或低运动量性心肌缺血和至少12～24小时内无心力衰竭的低、中危患者。强化药物治疗不能稳定病情时，应尽早进行冠状动脉造影，而不必进行无创危险分层，以早期决定治疗策略，如采取药物保守治疗或血运重建治疗。

2.出院后诊疗原则　患者应当坚持住院期间的治疗方案，目的是改善预后、控制缺血症状、改善危险因素。可参照ABCDE方案：A是指阿司匹林、ACEI或ARB和抗心绞痛治疗；B是指β受体阻滞剂和控制血压；C是指降低胆固醇和戒烟；D是指合理膳食和控制糖尿病；E是指健康教育和运动锻炼。

(二)NSTE－ACS出院后的治疗措施

1.一般治疗

(1)绝对戒烟，降低被动吸烟；

(2)肥胖患者要控制体重，强调控制饮食和适度运动；

(3)指导心脏的康复治疗；

(4)对于绝经后妇女，在NSTE－ACS发病后不主张雌激素替代治疗，但发病前已使用者应继续使用；

(5)尚无充分证据表明抗抑郁药物能降低NSTE－ACS的风险，但能改善抑郁症状，可考虑使用。

2.抗血小板治疗　无禁忌证时口服阿司匹林75～150mg/d；如对阿司匹林过敏或不能耐受者，则使用氯吡格雷75mg/d。接受PCI的患者，联用阿司匹林和氯吡格雷至少12个月。对于氯吡格雷不能耐受或有明确抵抗证据者，可用替卡格雷或普拉格雷替代治疗。

3.抗缺血和改善预后　无禁忌证时使用β受体阻滞剂。如β受体阻滞剂抗缺血治疗效果不良或不能耐受时，应使用长效钙离子拮抗剂，但要避免使用短效钙离子拮抗剂(变异性心绞痛除外)。心绞痛发作时使用硝酸酯类药物控制心绞痛。

4.降脂治疗　包括血运重建治疗在内的所有 NSTE－ACS 患者，应坚持口服他汀类药物和控制饮食。LDL－C 目标值＜2.07mmol/L，进一步可降至＜1.82mmol/L 也是合理的。LDL－C 未达标时，联用胆固醇吸收抑制剂（依折麦布）或其他降脂药物。LDL－C 达标后，若 TG＞2.26mmol/L，可联用贝特类或烟酸类药物；TG＞1.70mmol/L 者，经生活方式改善 3 个月仍高时，应加用贝特类或烟酸类药物。

5.控制血压和血糖　控制并保持血压＜130/80mmHg，HbAlc＜6.5％。所有 NSTE－ACS 出院患者均应使用 ACEI 或 ARB，特别是伴有心功能不全、高血压、糖尿病者。ACEI 或 ARB＋β 受体阻滞剂是 NSTE－ACS 患者出院后应当长期坚持服用的药物，血压控制不理想时可联用长效钙离子拮抗剂或小剂量的利尿剂。

九、NSTE－ACS 患者特殊情况的处理

1.老年　年龄＞75 岁患者通常症状不典型，在疑诊早期即应认真筛查，并积极评估即刻和长期危险后，综合考虑预期寿命、并存疾病、生活质量和患者的意愿后，谨慎选择治疗策略。药物使用必须根据体重估算肌酐清除率并适当调整药物剂量，尤其是抗凝药物。早期血运重建的风险较高，但总体获益较大，经风险/效益评估后考虑是否行早期血运重建治疗。

2.女性　女性患者较男性出血的风险增大，可能与女性体型瘦小、血管较细、肌酐清除率降低、合并症增多，以及用药过量有关，同时女性的抗栓反应性也与男性不同，应当根据体重、肾功能调节抗血小板和抗凝药物剂量，建议对低危患者采取保守治疗的策略。

3.糖尿病　所有 NSTE－ACS 患者均应筛查糖尿病，对于明确糖尿病诊断者监测血糖水平。无论有无并发症，应用胰岛素治疗维持血糖水平＜10.0～11.1mmol/L，但要注意避免低血糖（血糖＜5mmol/L）。冠状动脉造影应用对比剂后注意监测肾功能变化。主张糖尿病患者 PCI 时应用药物洗脱支架以降低再狭窄。对糖尿病多支血管病变者使用内乳动脉行 CABG 的疗效优于 PCI，尤其是左主干和（或）严重多支血管病变时。糖尿病单支血管病变伴有可诱发的心肌缺血患者行 PCI 是合理的。

4.慢性肾病　根据肾功能损害的程度，在细致评估风险/效益比后认定可行血运重建时，推荐 CABG 或 PCI。慢性肾病容易造成药物过量，更加具有血栓形成和出血的风险。NSTE－ACS 患者应当测定肾功能，并根据体重计算肌酐清除率，同时根据肌酐清除率适当调整抗凝剂和血小板 GPⅡb/Ⅲa 受体拮抗剂的剂量。低分子肝素、磺达肝葵钠、比伐卢定和血小板 GPⅡb/Ⅲa 受体拮抗剂大部分从肾脏清除，肾脏疾病患者肌酐清除率＜30ml/min 或 eGFR＜30ml/(min·1.73m^2)需减量使用或换为普通肝素。多数接受心导管检查和应用对比剂的患者术前需要充分水化，并减少对比剂的用量（＜4ml/kg）。计算对比剂容量/肌酐清除率的比值对预测最大对比剂用量有用，且能显著减少对比剂肾病的风险。轻度（2 期）和中度（3 期）慢性肾病患者进行 PCI 是合理的，但对于重度慢性肾病（4 期或 5 期）患者的疗效/风险评估尚缺乏充分的临床证据。

5.CABG 后　由于心肌缺血与某些解剖因素有关，应当适当放宽冠状动脉造影的限制。局灶性大隐静脉狭窄实施 PCI 也是合理的。多发大隐静脉桥狭窄的 PCI 患者，尤其是供血至前降支的桥血管严重狭窄时，再次实施 CABG 也是合理的。CABG 术后可采用负荷试验进行危险性的评估。

6.贫血　是出血性与缺血性事件的独立危险因素，建议危险分层时测定血红蛋白。

（赵桂香）

心血管疾病
诊治与介入手术应用

（下）

姚海木等◎主编

吉林科学技术出版社

第六节　ST 段抬高性急性心肌梗死

一、心肌梗死的诊断标准

2007 年 ACC、AHA、ESC 及世界心脏联盟(WHF)专家组共同制定并发表了关于“心肌梗死全球统一定义”的专家联合共识。心肌梗死在病理上被定义:由于长时间缺血导致的心肌细胞死亡。细胞死亡病理分类为凝固性坏死和(或)收缩带坏死。2012 年 ACC、AHA、ESC 和 WHF 又颁布新的全球心肌梗死的统一定义,AMI 主要是指以冠状动脉粥样硬化斑块破裂(rupture)、糜烂(erosion)或夹层(dissection),继发斑块表面血栓形成(thrombosis)和(或)远端血栓栓塞(embolization),造成完全或不完全心肌缺血为特征的一组疾病。

1. AMI 临床诊断标准　心肌损伤生物标记(最好是肌钙蛋白)增高或增高后降低,至少有 1 次数值超过参考值上限的 99 百分数(即正常上限),并伴有下列其中之一:

(1)心肌缺血临床症状;

(2)心电图检查出现新的心肌缺血改变,即新的 ST 段改变或新的 LBBB;

(3)心电图检查呈病理性 Q 波;

(4)影像学证据显示新的心肌活力丧失或区域性室壁运动异常。

2. 猝死者 AMI 的诊断标准　突发、未预料的心脏性死亡,涉及心脏停跳,常伴有提示心肌缺血的症状,推测为新的 ST 段抬高或 LBBB,冠状动脉造影或尸检检验显示新鲜血栓的证据,死亡发生在可取得血标本前,或心肌损伤生物标记在血液中出现前。

3. PCI 相关的心肌梗死诊断标准　在基线肌钙蛋白正常、接受 PCI 的患者,心肌损伤生物标记升高超过正常上限,提示围术期心肌梗死。一般认为,心肌损伤生物标记升高超过正常上限的 3 倍定为 PCI 相关的心肌梗死,其中包括一种已经证实的支架血栓形成相关亚型。

4. CABG 相关的心肌梗死诊断标准　基线肌钙蛋白正常、实施 CABG 的患者,心肌损伤生物标记升高超过正常上限,提示围术期心肌坏死。按习用裁定,将心肌损伤生物标记升高超过正常上限的 5 倍并发生新的病理性 Q 波或新的 LBBB,或冠状动脉造影证实新移植的或自身的冠状动脉闭塞,或有心肌活力丧失的影像学证据,定为与 CABG 相关的心肌梗死。

二、心肌梗死的临床分类与分型

1. 心肌梗死的分类

(1)按照病程长短,分为急性心肌梗死(AMI)和陈旧性心肌梗死(2 个月以上)。AHA/ESC 将心肌梗死分为急性进展性心肌梗死和陈旧性心肌梗死。急性进展性心肌梗死与 AMI 诊断标准相同。

(2)根据心电图检查是否有 ST 段抬高,分为急性 ST 段抬高性心肌梗死(STEMI)和非 ST 段抬高性心肌梗死(NSTEMI),是目前国际上通用的 AMI 分类方法,其治疗策略有明显的不同。

(3)根据心肌坏死是否穿透心室壁,分为透壁性心肌梗死和非透壁性心肌梗死。

(4)根据有无 Q 波,分为 Q 波心肌梗死和非 Q 波心肌梗死。Q 波心肌梗死多为透壁性心肌梗死,而非 Q 波心肌梗死多为非透壁性心肌梗死。

(5)根据有无胸痛症状,分为有痛性 AMI 和无痛性 AMI。无痛性 AMI 多见于老年、糖尿病患者。

2.心肌梗死的分型

1型:与缺血相关的自发性心肌梗死,有一次原发性冠状动脉事件(如斑块侵蚀及破裂、裂隙或夹层)引起。

2型:继发于缺血的心肌梗死,由于心肌需氧增加或供氧减少引起,例如冠脉痉挛或栓塞、贫血、心律失常、高血压或低血压。

3型:突发、未预料的心脏性死亡,包括心脏骤停,常提示心肌缺血的症状,伴有推测为新的 ST 段抬高,新出现的 LBBB,或冠状动脉造影和(或)病理上冠状动脉有新鲜血栓的证据,但死亡发生在可取得血标本之前或血中生物标记出现之前。

4型:分为 4a 型和 4b 型。4a 型是指伴发于 PCI 的心肌梗死;4b 型是指伴发于支架血栓形成的心肌梗死。

5型:伴发于 CABG 的心肌梗死。

三、急性 ST 段抬高性心肌梗死的病理变化

1.冠状动脉狭窄与闭塞的情况　尸检资料表明,>75%的 AMI 患者有单支冠状动脉严重狭窄;1/3~1/2 的患者所有 3 支冠状动脉均存在有临床意义的狭窄。冠状动脉造影显示,90%以上的心肌梗死相关动脉发生完全闭塞,前降支闭塞最多见,导致左心室前壁、心尖部、下侧壁和前内乳头肌坏死;回旋支闭塞累及左心室高侧壁、膈面及左心房,并可累及房室结;右冠状动脉闭塞可导致右心室膈面、后间隔及右心室梗死,也可累及窦房结和房室结。左主干闭塞导致广泛的左心室心肌坏死。极少数 AMI 患者冠状动脉正常,可能为血栓自溶或冠状动脉痉挛所致。

2.心肌坏死后的病理演变　冠状动脉急性完全闭塞→20~30 分钟,供血区域心肌少数坏死→1~2 小时,绝大部分心肌凝固性坏死→心肌间质充血水肿+炎症细胞浸润→肌纤维溶解+肉芽组织增生→1~2 周后,坏死组织开始吸收并出现纤维化→6~8 周后,形成瘢痕而愈合。心肌坏死后的病理演变与心脏机械并发症发生的时间密切相关,心脏机械并发症多发生于 2 周内,包括心脏游离壁或室间隔穿孔、乳头肌断裂等。

3.心肌坏死后的临床变化　心电图检查显示 Q 波形成和 ST 段动态演变,侧支循环逐渐形成,坏死心肌扩展伴发室壁瘤,病变波及心包并发急性心包炎,病变波及心内膜引起附壁血栓形成,坏死室壁破裂发生心包压塞或室间隔瘘,乳头肌缺血、坏死导致急性乳头肌功能不全或断裂。

4.心肌梗死的血栓成分　心肌梗死时冠状动脉内血栓既可为白血栓,又可为红血栓。白血栓富含血小板,纤维蛋白和红细胞少见,而红血栓富含纤维蛋白与红细胞。STEMI 的冠状动脉内血栓为白血栓和红血栓并存,从堵塞处向近端延伸部分为红血栓。心肌梗死后是否溶栓取决于血栓成分和心肌梗死的类型(STEMI 与 NSTEMI)。

5.左心室收缩功能的改变　STEMI 早期由于非梗死区域收缩增强,梗死区域出现运动同步失调(相邻节段收缩时相不同步)、收缩减弱(心肌缩短幅度减小)、无收缩、矛盾运动(收缩期膨出)4 种异常收缩方式,主要表现为舒张功能不全。若心肌梗死面积较大或非梗死区也有严重心肌缺血,则收缩功能也可降低。如果梗死区域有侧支循环建立,则对左心室收缩功

能具有重要的保护意义。

6.心肌梗死后心室重构 左心室节段收缩与舒张功能减弱→交感神经兴奋＋RAAS激活＋Frank→Starling代偿机制→心率增快＋非梗死区节段收缩增强→维持血流动力学不发生显著变化→启动心室重构(左心室伸展＋左心室肥厚＋基质改变等)。心肌梗死的范围大小、左心室负荷状态和梗死相关动脉的血液供应情况(包括侧支循环形成)是心室重构的重要影响因素。

7.梗死扩展与梗死延展 梗死扩展为梗死心肌节段的面积扩大,但无梗死心肌数量的增加。梗死扩展的特征为梗死区不成比例地变薄与扩张,使心力衰竭和室壁瘤等致命并发症的发生率增高,而心尖部是最薄且最容易受累的部位。

8.心肌梗死后心室扩大 心室重构在梗死发生后立即开始,持续数月到数年。心室存活心肌首先出现适应性肥厚,随后逐渐发生扩张性的变化。心室扩张的程度与梗死的范围、梗死相关动脉的开放迟早以及非梗死区局部的RAS系统激活程度有关,并决定心力衰竭的严重程度以及致死性心律失常的发生率。

四、ST段抬高性心肌梗死急性期的临床表现

1.诱发因素

(1)多发于气候寒冷、气温变化大的春冬季节;

(2)常在安静与睡眠时发病,清晨与上午发病较多;

(3)剧烈运动、过重体力活动、精神紧张与激动、饱餐、创伤、急性出血、休克、发热、心动过速等因素均可诱发;

(4)反复发作的冠状动脉痉挛性心绞痛也可发展为AMI。

2.先兆表现 ＞50％患者发病前数日有乏力、胸闷不适,活动时心悸、气急、烦躁、心绞痛等前驱症状,其中以初发和恶化劳力性心绞痛为多见。心绞痛时心电图检查常有缺血性ST－T段变化或T波伪性正常化,含服硝酸甘油效果差,伴有明显的胃肠道反应、出汗、心动过速或血压波动,或合并心律失常、心功能不全等。

3.典型表现 AMI的疼痛部位、性质与一般心绞痛相似,不同的是:

(1)常发生于安静和睡眠时;

(2)疼痛程度较重,范围较广;

(3)持续时间＞30分钟,或长达数小时,甚至数天;

(4)休息或含服硝酸甘油不缓解;

(5)常伴有胃肠道反应以及精神症状如紧张、焦虑、恐惧等。

4.非典型表现

(1)疼痛部位不典型,发生于上腹、颈部、下颌等部位,易误诊为急腹症、口腔或颈部疾病;

(2)疼痛性质不典型,仅有轻微疼痛或无疼痛,多见于老年和糖尿病患者;

(3)非胸痛症状有时突出,初始就表现为心力衰竭、心律失常、晕厥、心源性休克,甚至猝死。

5.临床体征

(1)有无皮肤湿冷、面色苍白、烦躁不安、颈静脉怒张等;

(2)有无肺部啰音、心律失常、心脏杂音、心音分裂、心包摩擦音;

(3)有无神经系统的相关体征。

6.急性 ST 段抬高心肌梗死的心电图改变

(1)特征性改变:面向梗死区的导联出现病理性 Q 波,即 Q 波宽度≥0.04 秒,深度>1/4R 波;ST 段弓背向上抬高,T 波高尖,ST－T 形成典型的单向曲线。背向梗死区的导联 R 波增高,其 ST－T 与面向梗死区导联呈相反方向的变化。

(2)动态性演变:发病初期无异常或逐渐出现高尖而不对称的 T 波(超急期改变)→数小时后 ST 段弓背向上抬高并与 T 波形成单向曲线→数小时到 2 天内出现病理性 Q 波与 R 波降低(急性期改变)→未治疗者数日至 2 周抬高的 ST 段逐渐回落至等电位线＋T 波逐渐变为平坦或倒置(亚急性期改变)→数周至数月可有 T 波倒置、双支对称、波谷尖锐(慢性期改变)并可永久存在或数月至数年内恢复。ST 段异常抬高为心肌急性损伤的心电图表现,而病理性 Q 波是心肌坏死的标志,Q 波形成后有 70%～80%永久存在。

(3)非典型性改变

1)合并束支传导阻滞特别是出现 LBBB 时,AMI 的心电图变化常被掩盖,诊断较为困难;

2)小灶性心肌梗死心电图检查既无 Q 波也无 ST 段改变,但心肌损伤标记升高有助于诊断;

3)心内膜下心肌梗死心电图检查常为非 Q 波性,除 aVR 导联外其他导联 ST 段广泛压低;

4)正后壁梗死或右心室梗死需要加做心电图 V_7～V_9 或 V_{3R}～V_{5R} 导联检查才能诊断。

(4)检查要求:对疑似 STEMI 的患者,10 分钟内完成 12 导联心电图检查,疑有下壁心肌梗死时需加做心电图 V_{3R}～V_{5R} 和 V_7～V_9 导联检查。如早期心电图不能确诊时,需 5～10 分钟重复检查。T 波高尖可出现在 STEMI 的超急性期,与既往心电图检查进行比较,有助于诊断。LBBB 患者发生 AMI 时,心电图诊断困难,以下变化可提示 AMI:

1)凡在心电图检查出现 QRS 图形,并基本向上的导联中出现 ST 段未抬高甚至下降,T 波倒置,而在 QRS 图形基本向上的导联中 ST 段未降低反而抬高,T 波直立;

2)V_4～V_6、Ⅰ、aVR 出现 q 波;

3)V_1、V_2 出现显著的 r 波;

4)心电图呈现 ST－T 段动态变化。需强调的是,对 AMI 患者尽早进行心电监测,以发现恶性心律失常。

(5)心肌梗死的定位:通过心电图检查对梗死区 ST 段抬高的导联,可对心肌梗死部位进行基本定位。定位标准如下:

1)前间隔心肌梗死,V_1～V_3 导联;

2)前壁心肌梗死,V_3～V_5 导联;

3)前侧壁心肌梗死,V_5～V_7 导联;

4)广泛前壁心肌梗死,V_1～V_5 导联;

5)下壁心肌梗死,Ⅱ、Ⅲ、aVF 导联;

6)下间壁心肌梗死,Ⅱ、Ⅲ、aVF 导联＋V_1～V_3 导联;

7)下侧壁心肌梗死,Ⅱ、Ⅲ、aVF 导联＋V_5～V_7 导联;

8)高侧壁心肌梗死,Ⅰ、aVL 导联;

9)正后壁心肌梗死,V_7～V_9 导联＋Ⅰ、aVL 导联。

(6)心电图检查aVR导联ST段变化的诊断价值：aVR导联ST段抬高不仅可识别AMI相关的病变血管，而且可判定危险程度。研究表明aVR导联ST段抬高提示左主干病变或其分支血管严重病变，是临床的严重状态。在前壁STEMI的患者中，aVR导联ST段抬高强烈提示左前降支近端病变；在下壁心肌梗死患者中aVR导联ST段压低提示左回旋支病变，而不是右冠状动脉病变；在NSTEMI患者中，如果aVR没有抬高，可以排除左主干病变。

五、心肌损伤标记的临床价值

1. 肌钙蛋白(cadiac troponin，cTn)　是诊断心肌坏死最特异和最敏感的标记。肌钙蛋白超过正常上限，结合心肌缺血证据即可诊断AMI。肌钙蛋白是肌肉组织收缩的调节蛋白，而心肌肌钙蛋白是心肌独有且特异性很高的心肌标记，心肌损伤时肌钙蛋白从心肌组织释放并进入血液循环中。肌钙蛋白包括cTnT、cTnI，cTnC3个亚单位。肌钙蛋白在健康人血浆中的浓度<0.06ng/L，心肌损伤和坏死时升高。其动态变化的过程与心肌梗死的时间、梗死范围的大小、再灌注治疗的早晚密切相关。肌钙蛋白2～4小时开始升高，6～8小时几乎100%的升高，cTnI于24小时后达到高峰，持续7～10天，而cTnT 2～5天达到高峰，持续10～14天，两者对于早期和晚期AMI具有很高的诊断价值。由于肌钙蛋白具有很高的敏感性，可发现无心电图改变和CK－MB异常的小灶性梗死。cTcI的敏感性和特异性较cTnT略低，但也作为敏感而特异的指标进行监测。应注意的是肌钙蛋白在心肌明显损伤而无坏死时也可升高。

2. 肌红蛋白　在AMI发病后1～2小时开始升高，12小时内达到高峰，24～48小时内恢复正常。出现时间早于肌钙蛋白和CK－MB，对更早诊断AMI有重要的提示价值。由于肌红蛋白广泛存在于心肌和骨骼肌中，并且主要经肾脏代谢清除，在慢性肾功能不全、骨骼肌损伤时可引起升高，其特异性较肌钙蛋白低。

3. CK－MB　对判断AMI的敏感性和特异性均较高，分别达到100%和99%。AMI后4～6小时开始升高，16～24小时达到高峰，持续2～3天。其检测值超过正常上限并有动态变化可帮助诊断AMI，在诊断再发心肌梗死方面具有优势，但对小灶性梗死敏感性较低。CK－MB还是溶栓是否成功的间接评价指标，由于心肌再灌注时CK－MB提前进入血流，峰值提前到14小时内，据此可间接判定冠状动脉是否再通。

4. 检查要求　入院即刻测定心肌损伤标记，并于2～4小时、6～9小时、12～24小时重复测定。推荐测定肌钙蛋白、肌红蛋白和CK－MB。溶栓治疗时应当监测CK－MB，不再测定CK、AST、ALT、乳酸脱氢酶及其同工酶，主要原因为其在体内分布多个器官，对AMI诊断的敏感性和特异性均较差。

5. 高敏肌钙蛋白检测的临床价值　2007年美国临床生化学会关于ACS生化标记的实践指南，推荐cTn为诊断AMI的首选生物标记，cTn测定值应高于参考范围上限第99百分数[同时要求检测方法在该值的不精密度，即变异系数(CV)≤10%]。传统的cTn检测方法，由于检测方法敏感度相对不高，难以测到血液中低水平的cTn，在缺血症状或心电图检查改变不典型时，有可能导致诊断延迟，甚至误诊，不利于对ACS患者的早期诊断、风险评估和预后判断。新的高敏肌钙蛋白(hs－cTn)检测技术，目前尚无十分明确的定义，主要根据最低检出限和测定的不精密度两方面在低cTn浓度范围进行分析和判定。用高敏感方法能够检测到目前传统方法不能测得的cTn(如≤10ng/L)水平，或把符合指南要求检测的系统或试剂检测

CV≤10%的最小检测值接近第99为百分位值的cTn,或能在部分或全部表明健康人群中检测到cTn,同时第99百分数CV≤10%称为hs-cTn。

(1)诊断价值:由于hs-cTn较传统检测方法的检测低限低10~100倍,同时满足在参考范围上限第99百分数时CV≤10%的分析精密度要求,一次检测值对AMI的阴性预测值>95%,发病后3小时内两次检测对诊断AMI的敏感度可达100%。2011年ESC关于《NSTE-ACS指南》已将hs-cTn作为ACS诊断和危险分层的主要依据。

(2)影响因素:检测样品的采集和保存影响检测结果,如采血的试管、血浆样品的抗凝剂种类、保存的温度和时间长短,这些因素也是各个实验室建立标准操作规范时需要考虑的。cTn检测周期即从采样、检测到给出报告到临床的时间一般要求在1小时内。在临床工作中,应了解本机构所使用的检测试剂的特点和检验性能,包括参考范围值、不精密度、敏感度和特异度、阴性预测值和阳性预测值。目前,很多医院使用即时检验(point of care testing,POCT)检测cTn,但POCT检测的敏感度低于医院检验部门的hs-cTn检测方法,不能完全以POCT检测的阴性结果排除AMI。POCT结果存有疑问时,可再次送检验科检测。

(3)高敏肌钙蛋白的检测方案

1)对临床表现可疑的胸痛、胸闷及其他不典型症状或包括心电图在内的辅助检查异常,临床上对需除外ACS者应当立即检测cTn。如有条件,应使用高敏检测方法。hs-cTn检测值必须结合患者的临床表现和心电图特征,来确定或排除ACS的诊断。

2)对临床症状和(或)心电图特征高度符合ACS的患者,就诊时首次hs-cTn检测值明显高于就诊机构给出的参考范围上限,可确诊为AMI。

3)对患者就诊时首次hs-cTn检测值虽有升高,但临床表现不够典型,不足以立刻确诊AMI,如无排除的充分证据,应在3小时内重复检测hs-cTn。如果两次检测值间的差异≥20%(或≥30%),可确诊为AMI。如果检测值无变化,需考虑其他疾病的可能。

4)对胸痛发作后≥6小时就诊的患者,如果首次hs-cTn检测值低于参考范围上限,此时无胸痛症状,排除引起胸痛的其他疾病可能,并且患者总体心血管危险评价较低,可门诊随访。

5)患者在胸痛发作6小时内就诊,首次hs-cTn检测值低于参考范围的上限,需在3小时内重复检测hs-cTn。如果检测值无变化,在排除引起胸痛的其他疾病后,可予出院并且门诊随访。如果两次检测值间差异≥20%(或≥30%),可确诊为AMI。

经上述步骤,不能排除AMI,仍高度怀疑ACS或缺血症状再次发作的患者,可于12~24小时重复检测。由于hs-cTn在稳定性心绞痛患者中可以检出,hs-cTn动态变化(两个时间点之间的检测值差异≥20%~≥30%)有助于区别急性和慢性升高,尤其对检测值高于参考值范围上限值的患者,能提高诊断准确率。除ACS和稳定性心绞痛外,很多疾病可能出现cTn升高,而随着检测敏感度的提高,hs-cTn低水平的升高将更为多见。

6.肌钙蛋白升高的鉴别诊断　ACS患者常出现肌钙蛋白升高,但非ACS患者也可出现cTn升高。非ACS患者cTn升高的心源性病因有急性和重度慢性心力衰竭、高血压急症、快速性或缓慢性心律失常、心脏挫伤、心脏消融、心脏起搏、心脏电复律、心内膜心肌活检、心肌炎等疾病,而主动脉夹层、主动脉瓣疾病、肥厚型心肌病、应激性心肌病、肺动脉栓塞和重度肺动脉高压也可升高。非ACS患者cTn升高的非心源性病因有急性或慢性肾功能衰竭、急性神经系统病变(包括脑卒中或蛛网膜下隙出血)、甲状腺功能减退症、浸润性疾病(如淀粉样变性、血色病、结节病、硬皮病)、药物毒性(如阿奇霉素、氟尿嘧啶、曲妥珠单抗、蛇毒)、烧伤>30%体表面积、横纹肌溶解和严重疾病患者(呼吸衰竭、脓毒血症等疾病)、高强度运动等。cTn 仅代表心肌损伤或坏死,但对损伤和坏死的病因没有诊断价值。

六、ST 段抬高性心肌梗死的影像学检查

1. 超声心动图检查　室壁局部运动异常有助于对心肌缺血区域作出诊断,但心肌缺血和陈旧性心肌梗死也有局部运动障碍,因此应结合病史、临床症状和心电图检查等进行综合判断。超声心动图检查的主要价值:

(1)用于 AMI 的危险分层,如室壁运动异常范围、LVEF 等;

(2)有急性胸痛而无心电图 ST－T 变化时,有助于排除主动脉夹层;

(3)检查 AMI 后有无附壁血栓形成;

(4)床旁超声心动图检查,对于 AMI 伴发机械并发症具有快速的确诊价值;

(5)多巴酚丁胺负荷超声心动图检查可用于评估梗死区域是否有心肌存活。

2. 核素心肌灌注　坏死心肌细胞中的 Ca^{2+} 能够结合放射性 ^{99m}Tc－焦磷酸盐,而肌凝蛋白可与 ^{111}In－抗肌凝蛋白单克隆抗体特异性地结合,均形成坏死心肌病灶的“热点”显像;^{201}Tl 或 ^{99m}Tc－MIBI 因坏死心肌无血流和瘢痕组织无血管而不能进入细胞内,形成“冷点”显像。“热点”显像用于心肌梗死急性期的诊断,“冷点”显像用于心肌梗死慢性期,对评估梗死区域有无存活心肌有较大价值。负荷核素心肌灌注显像(药物负荷或运动负荷)可用于心肌梗死出院前和出院后危险性的评估,显像异常者预示在此后的 3～6 个月内发生并发症的危险显著增加。核素心肌灌注多采用 SPECT。应用 PET 可观察心肌代谢变化?判断梗死区域的心肌是否存活。

3. 核素心腔造影　常用 ^{99m}Tc 标记的红细胞或白蛋白进行心腔造影检查,观察室壁运动和 LVEF,有助于判定心室功能、室壁运动异常和室壁瘤形成。

七、ST 段抬高性心肌梗死的快速诊断

1. 诊断 AMI 的基本条件

(1)胸痛持续>20～30 分钟;

(2)心电图检查 ST－T 呈现动态变化;

(3)心肌损伤标记明显异常。

具备两项即可确诊 AMI。但由于 STEMI 患者再灌注治疗的效果与时间密切相关,而诊断是否及时是影响早期再灌注治疗的关键因素,因此 AMI 的快速诊断是临床上应当重视的问题。

2. 典型缺血性胸痛　是快速提示和诊断 AMI 的首要条件。典型的 AMI 胸痛具体体现在胸痛的部位、性质、持续时间、伴随的症状等方面。其特点为:

(1)部位:常位胸骨后或左侧胸部;

(2)性质:常呈剧烈的压榨痛或紧迫、烧灼痛;

(3)时间:持续>20 分钟;

(4)伴随症状:常伴有出汗、恶心、呕吐、头晕、眩晕等;

(5)治疗:含化硝酸甘油无明显缓解。

3.非典型胸痛患者的诊断线索　对于AMI无典型胸痛的患者，临床上容易漏诊或误诊，因此应格外注意临床相关的诊断线索，这对AMI的诊断具有重要的提示价值。如果患者既往有冠心病、心绞痛病史，或有冠心病的多种危险因素，出现以下情况时应考虑到AMI的可能：

(1)新出现的低血压、左心衰竭和心源性休克；

(2)新发生的LBBB或AVB；

(3)原有缺血性心肌病伴心功能不全，短时间内出现心功能的恶化；

(4)突然的黑蒙或晕厥；

(5)不明原因的上腹部不适、疼痛、恶心、呕吐等症状；

(6)难以解释的颈、下颌、肩部、背部疼痛。遇到上述情况，立即检查12导联心电图。

4.心电图的典型改变　对快速诊断AMI具有决定性的意义。心电图ST段抬高对诊断AMI的特异性为91%，敏感性为46%。具有典型缺血性胸痛，相邻2个或2个以上导联ST段异常抬高或新发的LBBB，可立即按AMI处理，尽早开始再灌注治疗。对于无胸痛和非典型缺血性胸痛的患者，心电图检查具有决定性的意义时，也应考虑尽早进行抗缺血和再灌注治疗。典型缺血性胸痛而心电图检查无决定性意义时，应密切监测心电图的变化，并快速检测心肌损伤标记。对于原有预激综合征、束支或室内传导阻滞、室壁瘤等患者，由于可能掩盖AMI时心电图检查显示ST－T变化，因此对于高度疑诊AMI者，应立即检查心肌损伤标记和超声心动图检查。

5.即时检验心肌损伤标记　由于实验室检查较慢，影响患者到达医院后的快速诊断，建议即时检验(POCT)心肌损伤标记，尤其是肌钙蛋白，对早期诊断有重要的价值。

八、ST段抬高性心肌梗死的危险分层

(一)ST段抬高性心肌梗死的综合危险分层

1.危险因素

(1)高龄、女性、Killip分级Ⅱ～Ⅳ级、既往心肌梗死史、心房颤动、前壁心肌梗死、肺部啰音、血压＜100mmHg、心率＞100次/分、糖尿病、肌钙蛋白明显升高等，均是影响预后的独立危险因素，病死率高；

(2)溶栓治疗失败(胸痛不缓解、ST段持续抬高)，或伴有右心室梗死和血流动力学异常的下壁STEMI，也是影响预后的独立危险因素，病死率也较高；

(3)STEMI新发生心脏杂音时，提示可能有室间隔穿孔或二尖瓣反流，是临床的严重状态，应及时进行超声心动图检查。AMI的血流动力学障碍主要包括低血压状态、肺淤血、急性左心衰竭、心源性休克等情况，均为高危状态，对此应当尽早分析原因并积极干预。

2.心电图检查显示QRS波增宽　既往研究显示ACS患者QRS增宽与患者预后有关。近期加拿大ACS注册研究数据分析显示，QRS波≥120毫秒不伴束支传导阻滞者较QRS波＜120毫秒的患者院内和1年的病死率增高，而伴有束支传导阻滞者病死率更高。通过多因素分析显示QRS波≥120毫秒伴有束支传导阻滞是心肌梗死患者院内和1年死亡的独立预测因子。进一步研究表明，急性前壁心肌梗死合并RBBB患者的病死率显著增高，通过多变量(年龄、Killip分级、收缩压、脉搏和既往心肌梗死)分析发现，QRS间期每增加20毫秒会增加30天的病死率，其中QRS间期≥160毫秒者较QRS间期＜160毫秒者30天病死率更显

著。即使 RBBB 恢复,病死率也不降低。荟萃分析表明,AMI 伴新发 LBBB 不但对近期的不良事件有预测价值,而且对远期不良事件也有预测价值。有研究表明,心肌再灌注治疗后心肌灌注差者预后更差。

3. 心电图检查 ST 段变化

(1)aVR 导联 ST 段抬高不仅可识别 AMI 相关的病变血管,而且可以判断预后。大规模研究表明,正常室内传导的 AMI 患者,无论梗死的部位(前壁或下壁),aVR 抬高≥0.1mV,与 30 天病死率高度相关,同时前壁 AMI 与下壁 AMI 患者 aVR 导联 ST 段均抬高时 30 天病死率更高,当溶栓治疗成功 ST 段回落后患者的预后可改善。

(2)V_1 导联直接面对右心室和间接面对左心室外侧壁,研究发现当 V_1 导联 ST 段在等电位线上每增加 0.5mV 约增加 25%的病死率,ST 段抬高≥0.1mV 患者病死率更为显著,而溶栓治疗 60 分钟后 ST 段抬高仍≥0.1mV 的患者病死率相应增高。

(3)aVR 导联 ST 段压低是临床上非常有用的指标,前壁 AMI 患者 aVR 导联 ST 段无压低与分别压低 0.05mV、0.1mV 和≥0.15mV 比较,病死率均增加显著,而与下壁 AMI 无相关性。溶栓治疗 60 分钟后 ST 段回落的患者预后良好。

4. Killip 分级　Ⅰ级,无明显的心力衰竭;Ⅱ级,有左心衰竭,肺部啰音小于肺野的 50%,可伴有奔马律、窦性心动过速或其他心律失常,静脉压升高,X 线检查表现为肺淤血;Ⅲ级,肺部啰音大于肺野的 50%,可出现急性肺水肿;Ⅳ级,心源性休克,有不同阶段和程度的血流动力学障碍。Killip 分级与心肌梗死的近期和远期预后均密切相关,分级越高,预后越差。

5. Forrester 血流动力学分型　根据肺毛细血管楔压(pulmonary capillary wedge pressure,PCWP)和心脏指数(cardiac index,CI)评估有无肺淤血和外周组织灌注不足,并将 AMI 分为 4 个血流动力学亚型型,既无肺瘀血,也无外周组织灌注不足,心功能处于代偿状态,CI>2.2L/(min·m^2),PCWP≤18mmHg,病死率约为 3%;Ⅱ型,有肺淤血,无外周组织灌注不足,CI>2.2L/(min·m^2),PCWP>18mmHg,病死率约为 9%,为常见的临床类型;Ⅲ型,无肺淤血,有外周组织灌注不足,CI≤2.2L/(min·m^2),PCWP≤18mmHg,病死率约为 23%;Ⅳ型,既有肺淤血,又有外周组织灌注不足,CI≤2.2L/(min·m^2),PCWP>18mmHg,病死率约为 51%。

(二)ST 段抬高性心肌梗死无创检查危险分层

1. 高危(年病死率>3%)　静息或负荷 LVEF<35%;运动试验评分≤-11;负荷试验诱发大面积灌注不足;大面积且固定的灌注不足(尤其是前壁);负荷试验诱发的多处中等面积灌注不足;大面积且固定的灌注不足伴左心室扩大或肺摄取^{201}T1 增加;负荷试验诱发的重度灌注不足伴左心室扩大或肺摄取^{201}T1 增加;心率<120 次/分、静息或小剂量多巴酚丁胺(≤10μg/(kg·mm))负荷情况下,超声心动图检查显示节段性室壁运动异常(至少 3 个节段);负荷超声心动图检查显示广泛的心肌缺血。

2. 中危(年病死率 1%~3%)　静息 LVEF 35%~49%;运动试验评分介入-11~5;负荷试验诱发中度灌注不足,不伴有左心室扩大或肺摄取^{201}T1 增加;大剂量多巴酚丁胺[>10μg/(kg·min)]负荷情况下,超声心动图检查显示节段性室壁运动异常(1~2 个节段)。

3. 低危(年病死率<1%)　运动试验诱发中度灌注不足或仅有小面积的心肌灌注不足;负荷超声心动图检查显示无节段性室壁运动异常。

九、ST 段抬高性心肌梗死的治疗

(一)国内冠状动脉再灌注治疗的现状

冠心病监护病房的建立使 AMI 的病死率由 30%降至 15%,静脉溶栓治疗开始后又使 AMI 的病死率降至<10%,而 PCI 的应用使 AMI 的病死率降至 5%左右。再灌注治疗(静脉溶栓和 PCI)在改善病死率方面效果显著,然而国内再灌注治疗的现状令人担忧。

在中国进行的 COMMIT(1999—2005)研究显示,发病 24 小时以内未计划行 PCI 的急性 STEMI 患者,仅有 54%接受了溶栓治疗。GRACE(2002—2003)注册研究显示,大学附属医院登记的 STEMI 患者中,溶栓治疗仅占 10%,经皮冠状动脉支架置入术(PCI)接近 50%,但仍有 30%患者没有接受再灌注治疗。CREATE 研究(2001—2004)我国资料显示,11.5%的患者接受 PCI 治疗,溶栓治疗占 52.5%,未行再灌注治疗占 37.6%。溶栓治疗中绝大多数(90%)应用非选择性溶栓药物,应用组织型纤溶酶原激活剂(tPA)者仅占 2.7%。自 2005 年以来,我国 PCI 的数量以每年 25%的速率增长,2008 年 PCI 的数量达 182312 例,为 2005 年的 10 倍,而且近年来呈继续增长趋势,成效是显著的。然而,卫生部全国冠心病介入治疗质量控制中心的网络数据显示,2009 年 50888 例急性 STEMI 患者中仅有 15221 例接受直接 PCI,2010 年 64693 例急性 STEMI 患者中有 19872 例接受了直接 PCI。国内多中心注册研究结果显示,北京地区急性 STEMI 患者接受再灌注治疗为 80.9%,其中 15.4%接受溶栓治疗,65.5%接受急诊 PCI;门诊一开始溶栓时间平均为 132 分钟,仅有 7%患者溶栓开始时间在患者入院 30 分钟内;门诊一球囊扩张时间平均为 83 分钟,仅有 22%的患者门诊一球囊扩张时间<90 分钟。国内 STEMI 救治现状是:再灌注治疗时间延迟,再灌注治疗比例仍然有很大空间;大医院 PCI 治疗比例可达半数,基层医院更多采取溶栓治疗。在国内经济和医疗资源分布不平衡的条件下,经济不发达地区在溶栓治疗方面具有更重要的地位,溶栓治疗加转运的模式是可探讨和实践的模式。

目前,我国已启动“中国急性心肌梗死救治项目”。①具体目标:增加急性 STEMI 患者急诊 PCI 患者的比例;推广裸支架在 STEMI 急诊介入治疗中的应用;缩短门诊一球囊扩张时间<90 分钟的患者比例;缩短门诊一开始溶栓<30 分钟的患者比例;合理开展溶栓及急诊 PCI 的联合治疗。②具体内容:完善 STEMI 院前救治体系;建立 STEMI 院内救治绿色通道;完善规范化的 STEMI 急诊介入治疗临床路径;推广规范化的冠心病二级预防措施;评估该项目的卫生经济学效益,为国家卫生政策的制定提供依据。③主要问题:闭塞血管再通的时间延迟,包括患者延迟(从出现症状到拨打 120 急救电话的时间过长)、转运延迟(从接到电话至接触患者并完成转运的时间过长)、治疗延迟(从患者进入急诊室至开始治疗的时间过长)。④具体措施:加强公众宣教,使患者早就诊;院前急救配备心电图传输系统,直接与医疗机构导管室发生联系,能够立即启动导管室并接收患者;医疗机构建立胸痛中心快速诊疗患者,有专门的介入治疗团队,24 小时随时开展 PCI;规范冠心病的二级预防,建立长期的随访机制,改善患者的预后,提高生活质量。

(二)急性心肌梗死的院前急救

1.院前急救的基本要求

(1)急救医疗服务系统应合理布局、规范管理。救护车人员能够根据患者的病史、体检和心电图检查结果做出初步诊断和分诊。

(2)对有适应证的 STEMI 患者,院前溶栓治疗优于院内溶栓治疗。对发病 3 小时内的患者,溶栓治疗的即刻疗效与直接 PCI 基本相当,有条件时可在救护车上开始溶栓治疗。对怀疑心肌梗死的患者,不管是否接受 PCI,建议院前抗栓治疗,包括应用强化抗血小板药物(如水溶性阿司匹林 150～300mg,氯吡格雷 300mg)和抗凝药物(如普通肝素或低分子肝素),除非计划进行 CABG 者。

(3)加强院前与院内通讯系统的建设,通过与接收医院进行密切配合,形成紧密衔接的急救绿色通道;提前将患者有关信息通知接收医院,尽早启动 STEMI 的救治准备。

(4)急救人员必须掌握急救技术,包括持续心电图与血压监测、吸氧、建立静脉通道、使用急救药物、实施心肺复苏和除颤术。

2. 院前溶栓治疗的基本条件 溶栓治疗具有快速、简便、经济、易操作的特点,静脉溶栓仍是较好的选择,新型的溶栓药物提高了血管的再通率和安全性。STEM 时,不论选用何种溶栓剂,也不论性别、糖尿病、血压、心率或既往心肌梗死病史,获益大小主要取决于溶栓开始的时间和达到的 TIMI 血流。血管开通时间越早,挽救的心肌越多,院前溶栓治疗能挽救更多患者的生命。但是,院前溶栓需要具备以下条件:

(1)救护车上有内科医生;

(2)良好的医疗急救系统,配备有传送心电图的设备,能够全天候解读心电图的一线医务人员;

(3)有负责远程医疗指挥的医生。目标是在救护车到达的 30 分钟内开始溶栓治疗。

(三)急性心肌梗死的院内急救

1. 院内紧急处理

(1)立即吸氧;

(2)患者到达医院 10 分钟内完成首份心电图检查,并快速评价;

(3)监测心电图、血压和血氧饱和度,及时发现和处理心律失常和血流动力学障碍;

(4)对于严重左心衰竭、肺水肿或有机械并发症的患者,给予面罩加压给氧或机械通气;

(5)剧烈胸痛时尽早给予有效镇痛剂,如静脉注射吗啡 3mg,每 5 分钟重复一次,总量＜15mg,但需密切观察有无呼吸抑制的情况。

2. 早期再灌注治疗

(1)加强急诊科与心血管专科的密切协作,配备 24 小时待命的急诊 PCI 团队,力争在 STEMI 到达后 30 分钟内开始溶栓治疗,90 分钟内完成球囊扩张(即从就诊到球囊扩张的时间＜90 分钟)。对于 STEMI 发病 12 小时内、持续 ST 段抬高或新发的 LBBB,早期溶栓或 PCI 治疗获益明确。

(2)对于不能急诊 PCI 的医院,下列情况应在 90 分钟内转运至可行急诊 PCI 的医院:高危 STEMI 患者;溶栓治疗出血风险高、症状发作 4 小时后就诊的患者;低危但溶栓后症状持续、怀疑溶栓失败的患者。在转运至导管室之前,可进行抗血小板和抗凝治疗。

(3)无 PCI 条件,且不能在 90 分钟完成转运,或者 PCI 较溶栓治疗延迟＞60 分钟,应当立即实施溶栓治疗。

3. 公众教育 大力开展有关 STEMI 早期典型和非典型症状的公众教育,使患者发生疑似急性缺血性症状后,尽早向 120 急救中心呼救,避免因自行用药和长时间多次评估症状而导致就诊延误。在公众中普及心肌再灌注治疗的基本知识,以减少签署手术同意书时的犹豫和延误。

4.溶栓与介入治疗的选择　STEMI发病至溶栓治疗的时间是影响治疗效果的最主要因素。临床研究证据表明，溶栓治疗的效果与溶栓开始的时间密切相关，溶栓治疗越早，冠状动脉再通率越高；在发病3小时内溶栓治疗，靶器官开通率高，病死率低，临床疗效与直接PCI相当。发病3～12小时溶栓治疗，疗效不如直接PCI，但仍能获益。发病12～24小时内，如果仍有持续或间断的缺血症状和持续ST段抬高，溶栓治疗也有效。溶栓治疗的生存获益可维持长达5年。LBBB、大面积梗死（前壁心肌梗死、下壁心肌梗死合并右心室梗死）患者，溶栓治疗获益更大。

溶栓治疗和PCI的选择：①＜12小时至不具备急诊PCI治疗条件的医院就诊、不能迅速转运、无溶栓治疗禁忌证的STEMI患者，均应给予溶栓治疗；②患者就诊早（发病≤3小时）而不能及时进行PCI者，或者虽具备急诊PCI条件，但就诊至球囊扩张时间与就诊至溶栓时间相差＞60分钟，且就诊至球囊扩张时间＞90分钟，应优先考虑溶栓治疗；③对再梗死患者，如果不能立即（症状发作后60分钟内）进行冠状动脉造影和PCI，给予溶栓治疗临床获益有限，甚至有害；④对发病12～24小时仍有进行性缺血性疼痛和至少两个相邻胸导联或肢体导联ST抬高＞0.1mV的患者，若无急诊PCI条件，在经过选择的患者也可给予溶栓治疗；⑤STEM1患者症状发生＞24小时且已缓解，不应采取溶栓治疗。

5.溶栓药物的分类及其药理特点　溶栓药物多为纤溶酶原激活物或类似物，能够直接或间接激活纤溶酶原转变呈纤溶酶。纤溶酶能降解不同类型的纤维蛋白，包括纤维蛋白原、单链纤维蛋白，但对交链纤维蛋白多聚体作用弱。同时，纤溶酶激活剂抑制物也参与调节该过程，活化的纤溶酶受α抗纤溶酶的抑制，以防止纤溶过度激活。

（1）非特异性纤溶酶原激活剂：常用的有尿激酶（urokinase，UK）和链激酶（streptokinase，SK）。链激酶进入机体后与纤溶酶原按1∶1的比率结合成链激酶－纤溶酶原复合物而发挥纤溶活性，链激酶－纤溶酶原复合物对纤维蛋白的降解无选择性，常导致全身性纤溶活性增高。链激酶为异种蛋白，可引起过敏反应和毒性反应。尿激酶是从人尿或肾细胞组织培养液中提取的1种双链丝氨酸蛋白酶，可以直接将血液中的纤溶酶原转变成有活性的纤溶酶，对纤维蛋白无选择性，也无抗原性和过敏反应。

（2）特异性纤溶酶原激活剂：临床最常用的为人重组型组织纤维蛋白溶酶原激活剂（recombinant human tisse－type plasminogen activator，rt－PA，阿替普酶），系通过基因技术制备，具有快速、简便、易操作、半衰期4～5分钟、安全性高、无抗原性的特点。可选择性激活血栓中与纤维蛋白结合的纤溶酶原，对全身性纤溶活性影响较小，出血风险较低。其他特异性纤溶酶原激活剂还包括基因工程改良的天然溶栓药物及t－PA的衍生物，主要特点是纤维蛋白的选择性更强，血浆半衰期延长，适合弹丸式静脉推注，药物剂量和不良反应均减少，已用于临床的重组纤维蛋白溶酶原激活剂突变体有瑞替普酶（reteplase，r－PA）、兰替普酶（lanoteplase，n－PA）和替奈普酶（TNK－tPA）等。临床研究提示r－PA、TNK－tPA与t－PA加速给药疗效相似，但可以静脉注射，更适合院前STEMI的溶栓治疗。

（3）不同溶栓剂临床特点的比较

尿激酶（UK）：无抗原性及过敏反应；无血栓纤维蛋白溶解的特异性；血浆纤维蛋白原消耗明显；冠状动脉90分钟再通率和TIMI血流3级率尚未明确。

链激酶（SK）：有抗原性及过敏反应；无血栓纤维蛋白溶解的特异性；血浆纤维蛋白原消

耗明显；冠状动脉 90 分钟再通率为 50%，TIMI 血流 3 级率为 32%。

阿替普酶(rt－PA)：无抗原性及过敏反应；具有血栓纤维蛋白溶解的特异性；血浆纤维蛋白原轻度消耗；冠状动脉 90 分钟再通率＞80%，TIMI 血流 3 级率为 54%。

瑞替普酶(r－PA)：无抗原性及过敏反应；具有血栓纤维蛋白溶解的特异性；血浆纤维蛋白原中度消耗；冠状动脉 90 分钟再通率＞80%，TIMI 血流 3 级率为 60%。

替奈普酶(TNK－tPA)：无抗原性及过敏反应；具有血栓纤维蛋白溶解的特异性；血浆纤维蛋白原消耗极少；冠状动脉 90 分钟再通率为 75%，TIMI 血流 3 级率为 63%。

(4)溶栓治疗的适应证与禁忌证

适应证：患者明确诊断为 STEMI，并符合下列条件：①STEMI 症状出现 12 小时内，心电图 2 个胸前相邻导联 ST 段抬高≥0.2mV 或肢体导联 ST 段抬高≥0.1mV 或新出现(可能新出现)的 LBBB 的患者。②STEMI 症状出现 12～24 小时内，而且仍然有缺血症状及心电图检查仍然有 ST 段抬高。溶栓治疗无需等待心肌损伤标记升高，尤其较早的 STEMI 患者。③如果有证据显示靶器官持续闭塞，或开通后再闭塞如下降的 ST 段再次抬高，应该尽早实施冠状动脉造影与血运重建治疗，或者尽早转运至具备 PCI 条件的医院。如不能迅速(症状发作后 60 分钟内)进行 PCI，可考虑再次溶栓治疗，并选择无免疫原性的溶栓药物。

禁忌证：①既往任何时间脑出血病史；②脑血管结构异常，如动静脉畸形；③颅内原发或转移的恶性肿瘤；④6 个月内缺血性脑卒中或短暂性脑缺血史(不包括 3 小时内缺血性脑卒中)；⑤可疑主动脉夹层；⑥活动性出血或者出血素质(不包括月经来潮)；⑦3 个月内的严重头部闭合性创伤或面部创伤；⑧慢性、严重、没有得到良好控制的高血压或目前血压严重控制不良(收缩压≥180mmHg 或者舒张压≥110mmHg)；⑨痴呆或已知的其他颅内病变；⑩创伤 3 周内或者 3 周内进行过大手术，或者持续＞10 分钟的 CPR；⑪近期(4 周内)内脏出血；⑫近期(2 周内)不能压迫止血部位的大血管穿刺；⑬感染性心内膜炎；⑭5 天至 2 年内曾应用过链霉素，或者既往有此类药物过敏史；⑮活动性消化性溃疡；⑯正在使用抗凝剂时 INR 越高，出血风险越大；⑰严重的肝肾疾病、恶液质、终末期肿瘤等有出血倾向者。由于中国人群出血发病率高，对于年龄＞75 岁者应首选 PCI，选择溶栓治疗时应慎重，并酌情减少溶栓剂的剂量。

(5)常用溶栓药物的用法

尿激酶(UK)：150 万 U(2.2 万 U/kg)溶于 100ml 注射用水，30 分钟内静脉滴入。

链激酶(SK)：150 万 U 溶于生理盐水中，60 分钟内静脉滴入。

阿替普酶(rt－PA)：①90 分钟加速给药法：首先静脉推注 15mg，随后 30 分钟内持续静脉滴注 50mg，剩余的 35mg 于 60 分钟内持续静脉滴注，最大剂量 100mg。②3 小时给药法：首先静脉推注 10mg，随后 1 小时持续静脉滴注 50mg，剩余剂量按 10mg/30min 静脉滴注，至 3 小时滴完，最大剂量 100mg。目前常用 90 分钟加速给药法。

瑞替普酶(r－PA)：10U 溶于 5～10ml 注射用水，静脉注射时间＞2 分钟，30 分钟后重复静脉注射上述剂量。

奈替普酶(TNK－tPA)：一般为 30～50mg 溶于 10ml 生理盐水中静脉注射。根据体质量调整静脉注射剂量：体重＜60kg 时，剂量为 30mg；体重＞60kg 时，体重每增加 10kg，剂量增加 5mg，最大剂量 50mg。

6.溶检治疗后冠状动脉再通的判定

(1)溶栓治疗的检测项目：溶栓开始 60～180 分钟应监测临床症状、心电图检查 ST 段的回落、心律变化,以及心肌酶谱的动态变化,作为溶栓是否成功的间接判定指标。心电图检查ST段变化和心肌损伤标记峰值前移是最为重要的间接判定指标。直接判定标准为冠状动脉造影显示是否冠状动脉再通。如果溶栓间接指标判定溶栓成功,一般不再进行冠状动脉造影。

(2)溶栓成功的间接判定标准:①溶栓治疗开始后60~90分钟内抬高的ST段至少回落50%;②2小时内胸痛症状明显缓解;③CK－MB酶峰提前到AMI发病后14小时内,cTnT(I)峰值提前到12小时内;④溶栓治疗后2~3小时内出现再灌注心律失常或原有心律失常改善,如加速性室性自主节律、AVB或束支传导阻滞突然改善或消失,或者下壁心肌梗死患者出现一过性窦缓、窦房传导阻滞伴有或不伴有低血压。

3)溶栓治疗的直接判定标准:冠脉造影TIMI血流2级或3级表示再通,2级为部分再通,3级表示完全性再通,溶栓失败则靶器官持续闭塞(TIMI 0~1级)。

7.溶栓治疗出血并发症及其处理　溶栓治疗的危险主要是出血,尤其是颅内出血,发生率为0.9%~1.0%,致死率很高。出血预测的危险因素包括:高龄、女性、低体重、脑血管疾病史以及入院时血压升高。降低出血并发症的关键是除外严重出血危险的患者,溶栓过程中严密观察出血征象。轻微出血可对症处理。一旦患者在开始治疗后24小时内出现神经系统的变化,应怀疑颅内出血,并积极采取措施:①停止溶栓、抗血小板和抗凝治疗。②立即进行影像学检查排除颅内出血。③根据临床情况,颅内出血患者应当输注冻干血浆、鱼精蛋白、血小板或冷沉淀物。如明确有脑实质出血、脑室内出血、蛛网膜下隙出血或硬膜外血肿,立即给予10U冷凝蛋白质,新鲜冰冻血浆可以提供Ⅴ和Ⅶ因子,并能增加血容量。使用普通肝素患者,用药4小时内可给予鱼精蛋白,1mg鱼精蛋白对抗100U普通肝素;如果出血时间异常,可输入4~8U血小板。④控制血压、血糖,使用甘露醇、气管内插管和高通气降低颅内压。⑤考虑外科抽吸血肿治疗。

8.溶栓治疗后的冠状动脉介入治疗　不建议溶栓治疗后立即进行PCI,即易化PCI。与直接PCI比较,易化PCI没有减少梗死面积或改善预后,但出血风险增加。但在某些情况下可以应用半量溶栓药物易化的PCI,如高危(大面积心肌梗死、血流动力学或电不稳定)而出血风险低的患者,就诊医院不能进行直接PCI,且不能进行及时转运。

溶栓后立即行PCI的适应证:①溶栓治疗失败者;②缺血复发或再闭塞;③血流动力学不稳定的室性心律失常;④心源性休克;⑤存在大量缺血的心肌;⑥严重充血性心力衰竭和(或)肺水肿(KillipⅢ级)。

如果患者溶栓成功,且无禁忌证,在溶栓后3~24小时内进行冠状动脉造影,根据造影情况决定后续治疗。低危患者,如症状缓解且ST段有所改善,局限于3个导联的下壁心肌梗死,不建议常规冠状动脉造影。

9.急性ST段抬高性心肌梗死的血运重建治疗　有调查研究显示,我国STEMI占全部急性冠脉综合征的39.2%,其中仅有50.3%的患者直接接受了再灌注治疗,未接受再灌注治疗的患者住院病死率为12%~14%,静脉溶栓治疗可使住院病死率下降6%~7%,介入治疗的普遍开展使病死率进一步降低3%~4%,效果非常显著。但再灌注治疗的效果与时间密切相关,争取时间最为关键。在我国现有条件下,建立PCI患者的良好转接十分重要。

(1)转运建议:2013年ACC/AHA建议:①建立院前诊断和转送网络,将患者快速转运至能够实施急诊PCI的医院,首次医疗接触时间到使用PCI器械的理想时间≤90分钟;对于首先到达或转运到不能实施 PCI 医院的患者，应当转运到能够实施 PCI 的医院施行直接 PCI，首次医疗接触时间到使用 PCI 器械的理想时间≤120 分钟。②如果无直接 PCI 条件，患者无溶栓禁忌证，且首次医疗接触的时间到使用 PCI 器械时间≥120 分钟，采用溶栓治疗，并且在到达医院 30 分钟内实施。③发生严重心力衰竭、心源性休克的患者，应当立即转运至能够实施直接 PCI 和具备血流动力学器械支持的医院。④接受溶栓治疗的患者如果发生心源性休克或严重心力衰竭，或者溶栓治疗失败或再阻塞，应当紧急转运到能够实施直接 PCI 的医院接受冠状动脉造影；即使血流动力学稳定，并且临床证据显示溶栓治疗成功，也可转运到能够实施直接 PCI 的医院接受冠状动脉造影。

(2)PCI 的建议

直接 PCI：胸痛发病 12 小时内伴持续 ST 段抬高或新发生的完全性 LBBB 患者行直接 PCI，从首次医疗接触到 PCI≤90 分钟(推荐类型Ⅰ，证据水平 A)；发病 12～24 小时仍有胸痛或不适和持续 ST 段抬高或新发生的 LBBB，或合并心力衰竭、血流动力学不稳定患者，直接 PCI 是合理的(推荐类型Ⅱa，证据水平 C)，并尽快实施；发病 12～24 小时已无明显症状，但有持续 ST 段抬高，或新发生的 LBBB，或高危患者，可考虑行直接 PCI，并尽快实施(推荐类型Ⅱb，证据水平 C)。

溶栓后 PCI：成功溶栓(胸痛/不适得到缓解及 ST 段回落)后进行常规 PCI(推荐类型Ⅱa，证据水平 B)，从首次医疗接触时间到 PCI 为 3～24 小时；溶栓失败应考虑实施挽救性 PCI，并尽快实施(推荐类型Ⅱa，证据水平 A)。

择期 PCI 或 CABG：对心绞痛或负荷试验阳性的患者实施择期 PCI 或 CABG(推荐类型Ⅰ，证据水平 B)；对 Q 波心肌梗死、无后续缺血症状但可诱发心肌缺血，或梗死相关区域无存活心肌证据的患者，不建议发病 3～28 天施行择期 PCI 或 CABG(推荐类型Ⅲ，证据水平 B)。

对 STEMI 合并心源性休克患者，不论发病时间如何，也不论是否曾溶栓治疗，均应紧急冠状动脉造影。若病变适宜，立即直接 PCI(推荐类型Ⅰ，证据水平 B)，建议处理所有主要血管的严重病变，达到完全血管重建；药物治疗后血流动力学不能迅速稳定者，应用主动脉内球囊反搏支持治疗(推荐类型Ⅰ，证据水平 B)。

10. 急性 ST 段抬高性心肌梗死抗栓药物的选择与应用

(1)抗血小板药物

1)不拟行 PCI 者：首选阿司匹林、氯吡格雷。所有 STEMI 患者只要无禁忌证，均应口服水溶性阿司匹林或嚼服肠溶阿司匹林 300mg，继以 100mg/d 长期维持(推荐类型Ⅰ，证据水平 B)。不论患者是否溶栓与 PCI 治疗，如未服用过噻吩吡啶类药物，应给予氯吡格雷负荷量 300mg。住院期间，所有患者继续服用氯吡格雷 75mg/d。出院后，未置入支架的患者，应使用氯吡格雷 75mg/d>1 个月(最好 1 年)。对阿司匹林禁忌者，可长期服用氯吡格雷。

2)溶栓治疗后：术后继续使用阿司匹林维持量，高危者使用氯吡格雷。

3)拟行 PCI 者：未服用过阿司匹林的患者，PCI 术前给予阿司匹林负荷量 300mg，已服用阿司匹林时给予 100～300mg 口服。未服用过氯吡格雷者可口服 600mg 负荷量(推荐类型Ⅰ，证据水平 C)，其后 75mg/d 维持；或口服替卡格雷负荷量 180mg，维持量 90mg、每日 2 次(推荐类型Ⅰ，证据水平 B)；或口服普拉格雷负荷量 60mg，维持量 10mg/d(推荐类型Ⅰ，证据水平 B)。国内研究发现，急性冠状动脉综合征患者接受 PCI 的患者中，与服用 300mg 氯吡格雷(服药后平均 6 小时达峰值)相比，服用 600mg 氯吡格雷的患者(服药后平均 2 小时血药浓度达峰值)，支架亚急性血栓形成发生率显著低于 300mg 组，300mg 组患者亚急性血栓的发生率与负荷剂量距手术的时间显著相关；600mg 组患者死亡、心肌梗死和紧急靶血管血运重建联合重点发生率显著低于 300mg 组，而严重出血和轻度出血发生率无明显增加。国外临床研究表明，服用 600mg 负荷量的患者较服用 300mg 负荷量患者提高 TIMI 血流分级，出院时 LVEF 增高，30 天主要心脏不良事件发生率更低。氯吡格雷与阿司匹林联用时出血与输血风险增加，而致命性出血未见明显增加。PCI 术前使用血小板 GPⅡb/Ⅲa 受体拮抗剂预治疗是否有益目前仍有争议。无论术前是否应用过氯吡格雷，术中均可应用血小板 GPⅡb/Ⅲa 受体拮抗剂(推荐类型Ⅱa，证据水平 A)。根据国内经验，对于富含血栓病变的患者进行 PCI 时，可考虑冠状动脉内推注替罗非班，推荐剂量每次 500～750μg，每次间隔 3～5 分钟，总量 1500～2250μg。

(2)术中抗凝药物：PCI 术前用过普通肝素者，PCI 术中根据 ACT 测定值必要时追加普通肝素，并可考虑应用血小板 GPⅡb/Ⅲa 受体拮抗剂。联用血小板 GPⅡb/Ⅲa 受体拮抗剂用于有冠状动脉内高血栓负荷证据的患者，推荐术中应用替罗非班(推荐类型Ⅱb，证据水平 B)，不推荐 PCI 前应用 GPⅡb/Ⅲa 受体拮抗剂预治疗(推荐类型Ⅲ，证据水平 B)。与 GPⅡb/Ⅲa 受体拮抗剂联用者，术中普通肝素剂量应为 60IU/kg；未联用 GPⅡb/Ⅲa 受体拮抗剂者，术中普通肝素剂量应为 100IU/kg。也可使用比伐卢定 0.75mg/kg，其后 1.75mg/(kg・h)维持(推荐类型Ⅰ，证据水平 B)，或使用磺达肝葵钠(推荐类型Ⅰ，证据水平 C)、依诺肝素(推荐类型Ⅲ，证据水平 B)。

(3)口服抗凝剂：超声心动图检查提示心腔有活动性附壁血栓，AMI 初期使用低分子肝素抗凝，逐渐用华法林替代并维持 3～6 个月；合并心房颤动、深静脉血栓形成、肺梗死、室壁瘤患者以及不能耐受阿司匹林和氯吡格雷的患者，可长期服用华法林，维持 INR 2.0～3.0。临床研究显示，低剂量阿司匹林合用低剂量的华法林并未降低联合终点事件(死亡、再梗死和脑卒中)。低剂量阿司匹林与中等剂量的华法林虽能降低非致死性再梗死和非致死性脑卒中的发生率，但出血发生率和停药率明显增高。必须使用华法林与抗血小板药物时，临床研究支持华法林联用氯吡格雷，而不支持与阿司匹林联用。

11.改善急性 ST 段抬高性心肌梗死改善预后的药物

(1)β 受体阻滞剂：能缩小梗死面积，减少复发性心肌缺血、再梗死，预防心室颤动和其他恶性心律失常，对降低急性期病死率有肯定的疗效。无禁忌证时，发病 24 小时内常规口服。建议美托洛尔每次 25～50mg，每 6～8 小时口服 1 次；若患者耐受良好，改为长效制剂。

(2)ACEI：对于合并 LVEF≤40%或肺瘀血，以及高血压、糖尿病和慢性肾病的 STEMI 患者，如无禁忌证，应该尽早使用。在 STEMI 患者 24 小时内，对前壁心肌梗死，如无低血压(收缩压＜100mmHg)，应用 ACEI 获益较大；对于非前壁心肌梗死，低危患者(LVEF 正常，心血管危险因素控制良好，已经接受血运重建治疗)，应用 ACEI 也能获益。溶栓治疗后即刻开始使用 ACEI，但剂量和时限应当视病情而定。发病 24 小时后，所有 STEMI 患者均应给予 ACEI 治疗。心肌梗死早期使用 ACEI 一般从小剂量开始，并逐渐加量。ACEI 禁用于收缩压＜90mmHg、严重肾衰竭(血肌酐＞265μmol/L)、双侧肾动脉狭窄、移植肾或孤立肾伴肾功能不全、ACEI 过敏或咳嗽不能耐受的患者，以及妊娠、哺乳期妇女等。

(3)ARB：尚无充分的证据证实 ARB 等同于或优于 ACEI，临床上不应作为首选，仅用于 ACEI 有禁忌证或不能耐受者，尤其是存在心力衰竭表现或 LVEF＜40%时。STEMI 患者不宜常规联用 ACEI 和 ARB，虽有临床获益的增加，但严重不良反应的发生率也显著增高，联用时必须综合考虑获益与风险。

(4)醛固酮受体拮抗剂：STEMI 后，在应用 ACEI 基础上，对于 LVEF≤40%、有心功能不全或糖尿病、无明显肾功能不全（血肌酐男性＜221μmol/L，女性＜177μmol/L，血钾≤5.0mmol/L）的患者，给予醛固酮受体拮抗剂治疗。ACEI 与螺内酯联用较 ACEI 和 ARB 联用有更好的效价比，ACEI、ARB、螺内酯三者不宜同时联用。选择性醛固酮受体拮抗剂依普利酮可替代螺内酯用于有适应证的患者。

(5)他汀类药物：除调脂外，还具有抗炎、改善血管内皮功能、抑制血小板聚集等多效性。对于所有无禁忌证的 STEMI 患者，应尽早开始他汀类药物治疗，且无需考虑胆固醇的水平。2013 年 ACCF/AHA 心肌梗死治疗指南建议，在所有的 AMI 患者中，只要没有禁忌证，均应当开始并且连续应用强化的他汀类药物治疗。他汀类药物的益处不仅见于胆固醇升高的患者，也见于胆固醇正常者。所有 AMI 后的患者，应将 LDL－C 水平控制到 2.59mmol/L 以下，并尽可能控制到 1.82mmol/L 以下。AMI 后及早开始强化他汀类药物治疗可明显改善临床预后，这可能与他汀类药物的抗炎、保护内皮功能等作用有关。

12.抗心肌缺血药物的合理选择与应用

(1)硝酸酯类：STEMI 最初 24～48 小时静脉滴注硝酸酯类药物，目的是缓解持续缺血性心绞痛、控制高血压或减轻肺水肿。发病 48 小时后，使用硝酸酯类药物的目的是为了控制心绞痛复发或心功能不全，在不影响 β 受体阻滞剂和 ACEI 使用的前提下，仍可静脉或口服使用。但对于不存在复发性心绞痛和心功能不全的患者，不宜继续使用。如果患者收缩压≤90mmHg 或较基础血压降低≥30%、严重心动过缓（＜50 次/分）或心动过速（＞100 次/分）、拟诊为右心室梗死，则不应当使用。硝酸酯类药物改善 STEMI 患者病死率的作用有限，主要用于控制血压、减轻肺水肿和缓解持续性或反复发作的缺血性胸痛。硝酸甘油注射液使用应从小剂量（5～10μg/min）开始，每 5～10 分钟增加 5～10μg，直至症状得到控制、收缩压下降 10mmHg（血压正常者）或 30mmHg（高血压患者）的有效治疗剂量。使用过程中密切监测心率与血压，随时调整用量，最高剂量以＜100μg/min 为宜。硝酸酯类药物在 24 小时内一般不会产生耐药性，超过 24 小时疗效减弱或消失，可酌情增加剂量。二硝基异山梨酯的剂量范围为 2～7mg/h，开始剂量一般为 30μg/min，观察 30 分钟以上，如无不良反应，可逐渐加量。静脉用药后可使用口服硝酸酯类制剂维持治疗。如果静脉用硝酸酯类剂量较大，不宜立即停药，采用边口服边减少静脉用量的方法，以免心绞痛复发。硝酸酯类药物造成血压下降而限制了 β 受体阻滞剂以及 ACEI 使用时，应当逐渐减量并停用。

(2)钙离子拮抗剂：对于无左心室功能不全或 AVB 的患者，为了控制心肌缺血或心房颤动的快速心室率，在 β 受体阻滞剂无效或有禁忌时，可选择非二氢吡啶类钙离子拮抗剂（地尔硫䓬、维拉帕米），但禁用于已存在慢性心功能不全或 Killp 分级Ⅱ级以上的患者。STEMI 后合并难以控制的心绞痛时，应用 β 受体阻滞剂的同时可使用地尔硫䓬。STEMI 合并难以控制的高血压时，在使用 β 受体阻滞剂和 ACEI 的基础上，并且 β 受体阻滞剂和 ACEI 达到目标剂量或不可耐受时，可选用长效二氢吡啶类钙离子拮抗剂，否则不宜使用。因引起反射性心动过速可能加重心肌缺血，不宜使用短效二氢吡啶类钙离子拮抗剂。

(3)极化液（glucose－insulin－potassium solution，GIK）：由 10%葡萄糖液 500ml＋普通胰岛素 8U＋氯化钾 1.5g 组成，每日 1～2 次，7～14 天为一个疗程。如果再加入硫酸镁 5g，

则构成镁极化液。其主要作用机制是降低游离脂肪酸的浓度，提供能量代谢底物，改善缺血心肌的代谢。但临床试验表明，应用极化液并未明显改善患者的预后，也未带来明显的不良事件。对于大面积心肌梗死急性期、合并心力衰竭和心源性休克患者可以使用，但无需常规加入镁剂。

13.急性右心室梗死的处理原则　右心室梗死可导致低血压、休克，但与严重左心室功能障碍导致的低血压、休克的处理原则明显不同。下壁STEMI患者出现低血压、肺野清晰、颈静脉压升高(临床三联征)时，应考虑AMI合并右心室梗死。临床三联征特异性高，敏感性低，通常因血容量降低而缺乏颈静脉充盈的体征，仅表现为低血压、肺野清晰。右胸前导联尤其是V_{4R}导联ST段抬高≥0.1mV，高度提示右心室梗死。建议所有下壁STEMI和低血压、休克的患者，均应加做右胸前导联心电图检查，以尽早识别右心室梗死。

右心室梗死合并低血压、休克的处理原则主要是维持右心室负荷。对于右心室梗死患者，避免使用利尿剂和血管扩张剂，如阿片类、硝酸酯类和ACEI或ARB。积极静脉扩容治疗对多数右心室梗死患者有效。若补液1000～2000ml血压仍不回升，应静脉滴注正性肌力药物如多巴酚丁胺3～5μg/(kg·min)，可根据临床情况联用多巴胺[<3μg/(kg·min)]，以增加肾血流量。严重低血压时，静脉滴注多巴胺5～15μg/(kg·min)，必要时可同时静脉滴注多巴酚丁胺3～10μg/(kg·min)。大剂量多巴胺无效时，可静脉滴注去甲肾上腺素2～8μg/min。补液过程中最好进行血流动力学监测，但中心静脉压的升高并不是右心室梗死停止输液的指征，如PCWP>15mmHg应当停止补液。合并心房颤动时应迅速复律，以保证心房收缩，加强右心室的充盈，增加左心的回心血量。合并高度AVB时，应予临时起搏。无论采用何种治疗措施，均应以尽早实施PCI为目标。如果不具备PCI的条件，对符合溶栓指征的患者，应尽早实施溶栓治疗。

十、心肌梗死合并症的处理

(一)心肌梗死合并糖尿病与肾功能不全的处理

1.合并糖尿病　20%以上的STEMI患者合并糖尿病，其症状可不典型，常合并心力衰竭，病死率是非糖尿病患者的2倍。溶栓、他汀类、β受体阻滞剂和ACEI等药物治疗至少与非糖尿病患者一样安全有效。STEMI急性期血糖常应激性升高，无论有无并发症，均要应用胰岛素为基础的治疗方案，使血糖达到并维持在10.0mmol/L以下。因低血糖可诱发心肌缺血，影响急性冠状动脉综合征患者的预后，因此血糖不宜低于4.4～5.0mmol/L。

2.合并肾功能不全　由于顾忌出血风险和对比剂加重肾功能不全，再灌注治疗率较低，并且此类患者常合并更多的心血管危险因素，因此总体预后较差。合并终末期肾病(肌酐清除率<30ml/min)的STEMI患者，2年病死率显著高于普通人群。合并肾功能不全的STEMI的治疗原则和肾功能正常者相同，但必须考虑到对比剂、ACEI、ARB或利尿剂等进一步恶化肾功能的风险。对未接受透析治疗的慢性肾病患者，在血管造影时宜用等渗对比剂，或低渗对比剂碘普罗胺。

(二)心肌梗死急性期心律失常的处理

AMI由于缺血性心电不稳定，可出现室性期前收缩、室性心动过速、心室颤动或出现室性加速性自主节律；由于泵衰竭或交感神经过度兴奋，可引起窦性心动过速、房性期前收缩、心房颤动、心房扑动或室上性心动过速；由于心肌缺血或自主神经反射，可引起缓慢性心律失常如窦性心动过缓、AVB等。AMI后心律失常见于75%～95%的患者,多发生于起病后1～2周内,尤其以24小时内最为常见。发病初期出现的窦性心动过速多为暂时性,持续性窦性心动过速是心功能不全或血流动力学变化代偿性的反应。在各种心律失常中,以室性心律失常多见,尤其是室性期前收缩。对于室性期前收缩频发(>5次/分)、成对出现、多源性、RonT室性期前收缩常预示室性心动过速和心室颤动的发生。室上性心律失常较少,阵发性心房颤动比心房扑动和室上性心动过速更为多见,并且易发于心力衰竭患者。各种程度的AVB和束支传导阻滞也较多见,发生完全性LBBB时AMI的心电图变化可被掩盖。前壁AMI常以室性心律失常为主,下壁AMI易发生AVB,其阻滞部位多位于房室束以上,常由缺血引起的功能性改变多可恢复;而前壁AMI发生AVB时,常为房室束以下多束支传导阻滞,多由束支严重损伤或坏死所致,预后不良。

1.室上性快速心律失常的处理

(1)房性期前收缩与交感神经兴奋或心功能不全有关,无需特殊治疗。

(2)阵发性室上性心动过速增加心肌耗氧量,必须积极处理,可静脉使用维拉帕米、地尔硫䓬、美托洛尔等控制快速心室率,合并心力衰竭、低血压者可用电复律或食管心房起搏治疗。洋地黄制剂有效,但起效时间缓慢,而且不宜在AMI发病24小时内使用。

(3)合并心房扑动少见,且多为暂时性,应当密切观察。如心率过快且持续,应用药物控制过快的心室率。

(4)合并心房颤动常见,并且与预后有关。

对于心房颤动伴有血流动力学不稳定者,应实施紧急电复律,而血流动力学稳定者以控制心室率为主。血流动力学稳定者,如无心功能不全,可用美托洛尔、维拉帕米、地尔硫䓬静脉注射,然后口服维持治疗;如伴有心功能不全,首选静脉用胺碘酮,洋地黄也可选用,但用于AMI发病24小时以后。

(5)禁用或慎用Ⅰc类药物如普罗帕酮、莫雷西嗪(moracizine)等。

2.室性快速心律失常的处理　对于无器质性心脏病患者出现的频发、多形、成对、RonT室性期前收缩,多项研究均未能表明在预示严重心律失常中的价值,但在AMI患者的严重心律失常可能与猝死相关。AMI后许多应用利多卡因的随机对照试验表明,利多卡因可减少心室颤动的发生,但总病死率并不降低,反而升高,不必要常规应用预防性利多卡因。β受体阻滞剂能够减少室性快速心律失常包括心室颤动的发生,显著降低猝死率。如无禁忌证,应当在AMI后立即使用,已使用者不需停用。溶栓、PCI或CABG均能预防和减少心律失常的发生,改善预后,必须尽早实施。同时,还应注意查找电解质紊乱(低钾血症、低镁血症)、合并其他部位的心肌缺血等,对可逆性诱因及时进行纠正。主要处理措施包括:

(1)心室颤动、心室扑动、无脉性室性心动过速和血流动力学不稳定的多形性室性心动过速应立即实施高质量的CPR,同时尽早实施非同步电复律。

(2)对于反复发作多形性室性心动过速而血流动力学相对稳定者,无论血浆镁是否降低,应当给予硫酸镁治疗,用法为硫酸镁2g缓慢静脉注射,继以静脉滴注维持。注意防止硫酸镁静脉注射速度过快时引起的呼吸抑制,甚至呼吸停止。

(3)持续性单形性室性心动过速,伴有心绞痛、肺水肿、低血压时,应尽早同步电复律。

(4)病情稳定的单形性室性心动过速可选用静脉利多卡因、胺碘酮、普鲁卡因胺及索他洛尔治疗。用法为:利多卡因50～100mg静脉注射,无明显疗效时5～10分钟后重复注射,控制后 1～3mg/min 静脉滴注维持，稳定后改为美西律 150～200mg 口服，每 6～8 小时一次；胺碘酮 75～150mg 静脉注射，10 分钟内注入，无明显疗效时 10～15 分钟重复注射，随后 1.0mg/min 静脉滴注 6 小时，后改为 0.5mg/min 维持，总量＜1200mg/d，持续静脉滴注 48～72 小时后改为胺碘酮口服，如果联合镁剂治疗可能具有更好的效果；索他洛尔 1～1.5mg/kg 静脉注射，15 分钟内注入，无明显疗效时 10～15 分钟按 1.5mg/kg 重复注射，随后 160～640mg/d 口服。

(5)频发、成对室性期前收缩、非持续性室性心动过速可严密观察或利多卡因治疗(＜24 小时)。

(6)加速性室性自主节律、偶发室性期前收缩予以密切观察。

3.缓慢性心律失常的处理

(1)窦性心动过缓：AMI 时窦性心动过速常见，而窦性心动过缓少见，如心率≥50 次/分且无低血压时，一般不需处理。当心率＜50 次/分或有低血压时，应给予阿托品 0.5mg 静脉注射，疗效不明显时 3～5 分钟重复一次，可连续使用 3 次。因阿托品可诱发心动过速，因此剂量不宜过大，如非必要，不要增加剂量，阿托品静脉注射总量＜3mg 为宜。异丙肾上腺素因增加心肌耗氧和诱发室性心律失常，不应作为首选，并尽量避免使用。药物无效时可考虑临时心脏起搏治疗。

(2)窦性停搏：常提示窦房结有严重病变，如果窦性停搏偶发，心率＞50 次/分，且无症状和低血压，临床上密切监护，暂不处理。如果心率＜50 次/分，或有低血压，或有头晕、近乎晕厥和晕厥等症状，应当尽早给予临时心脏起搏治疗，在心脏起搏前可使用阿托品或异丙肾上腺素作为过渡治疗。

(3)房室传导阻滞：Ⅱ度Ⅰ型和Ⅱ型 AVB 如 QRS 波正常，或者下壁心肌梗死并发Ⅲ度 AVB、心率＞50 次/分，且 QRS 波不宽者，无需处理，但应严密监护。下列情况需要安置临时起搏器：Ⅱ度Ⅱ型或Ⅲ度 AVB 且 QRS 增宽者；Ⅱ～Ⅲ度 AVB 合并严重心室停搏者；Ⅲ度 AVB 且心率＜50 次/分，伴有明显低血压或心力衰竭，经药物治疗无明显疗效者；Ⅱ～Ⅲ度 AVB 合并频发的室性心律失常者。置入永久性起搏器适用于 AMI 后 2～3 周进展为Ⅲ度 AVB，或阻滞部位在希氏束以下的患者。

(三)心肌梗死慢性期室性心律失常的处理

1.抗心律失常药物治疗　抗心律失常药物具有良好的抑制心律失常的作用，但病死率有显著增高，出现心律失常抑制与生存率之间的矛盾现象。其原因可能为药物的负性肌力和促心律失常等作用抵消或超过心律失常抑制所产生的效应，因此不宜将心律失常的抑制作为治疗的最终目标。对于心肌梗死慢性期发生的室性心律失常，应当在改善心肌缺血、心功能不全和电解质紊乱等综合治疗的基础上，适当选用抗心律失常药物治疗。β 受体阻滞剂降低病死率、改善预后，并不主要与抑制心律失常有关，应当作为首选药物。胺碘酮可降低心律失常导致的死亡，促心律失常作用低，但在使用过程中时也要以低剂量维持，尽量减少不良反应的发生。不建议对无症状的室性期前收缩应用除 β 受体阻滞剂、胺碘酮之外的抗心律失常药物，特别是Ⅰc 类抗心律失常药物。

2.心肌梗死后置入 ICD　临床研究证实对于符合指征的患者安置 ICD 能够显著获益。置入 ICD 的指征包括：

(1)心脏性猝死复苏成功者；

(2)LVEF≤40%,且伴有自发性持续性室性心动过速和(或)电程序刺激可诱发出单形持续性室性心动过速者;

(3)非持续性室性心动过速患者电生理检查诱发出持续性室性心动过速或心室颤动,Ⅰ类抗心律失常药物不能抑制;

(4)心肌梗死至少40天后患者仍存在心力衰竭症状(NYHA心功能分级Ⅱ~Ⅲ级),且LVEF≤35%。对于心肌梗死急性期置入ICD,临床试验表明并不能改善预后,反而增加危险性,建议在STEMI患者接受血运重建至少3个月后评估其是否需要置入ICD。

3.射频消融治疗　心肌梗死后围绕瘢痕组织的折返是室性心动过速发生的主要机制。梗死区域存在残留的存活心肌组织组成肌束并被丰富的纤维组织所分隔,构成梗死区域内具有缓慢传导功能的峡部,使激动仅能沿着峡部肌束传导,从而构成折返性心律失常。尽管室性心动过速的局灶性机制(触发活动、自律性增强及微折返)通常见于无器质性心脏病者,但在冠心病和心肌梗死患者中同样存在局灶起源的室性心动过速。有研究发现,冠心病患者诱发和标测的室性心动过速中局灶性室性心动过速约占电生理检查可诱发室性心动过速的9%。目前利用基质标测(在窦性心率下通过双极电压标测构建心室几何图形,并根据电压大小区分正常心肌和瘢痕组织及其边缘)已成为心肌梗死后室性心动过速消融的基础。在基质标测下采用激动标测和拖带标测确定血流动力学稳定的持续性室性心动过速的消融靶点,采用起搏标测确定血流动力学不稳定室性心动过速的消融靶点,然后进行消融治疗。心肌梗死后峡部消融通过局部心电图特征、重建室性心动过速折返环路、基质起搏标测和对比剂增强磁共振成像4种方法确定峡部所在。心肌梗死后可标测的室性心动过速为血流动力学稳定且能被心室刺激反复诱发的心肌梗死后室性心动过速,可采用激动标测和拖带标测确定折返环的峡部(消融靶点),并在室性心动过速发作时消融。心肌梗死后不可标测的室性心动过速包括不能确定激动顺序或不能拖带标测的室性心动过速,血流动力学不能耐受的室性心动过速,自发或起搏诱发形态改变的室性心动过速,不能被诱发或在标测中反复终止的室性心动过速。此类室性心动过速可通过窦性心律下基质标测或基质改良消融术。在心内膜消融失败(提示折返环为透壁性或位于心外膜下)、存在左心室血栓或有过主动脉瓣或二尖瓣瓣膜修复术的患者,宜选择心外膜消融。心外膜消融的路径通常为冠状静脉路径和经皮心包穿刺途径,前者受到冠状静脉区域的限制,后者尚存在着冠状动脉损伤、膈神经损伤、心包出血等潜在并发症。左侧室间隔心肌梗死也可导致室性心动过速折返环,且其出口位于右心室,有研究通过右心室标测进行消融并获得良好效果。不同的报道关于心肌梗死消融成功率差异较大,一般心肌梗死后室性心动过速消融的成功率(消融至少1种室性心动过速)可达72%~96%,经过1年以上随访,50%~88%无复发。复发的室性心动过速通常被ICD记录或终止,偶记录到新发生的室性心动过速。

4.心肌梗死急性期心力衰竭的处理

(1)临床评估:STEMI急性期心力衰竭通常由心肌损害、心律失常和机械并发症引起,并使近期和远期预后不佳。由于STEMI病理生理改变程度不同,临床表现差异较大。可表现为轻度肺瘀血、左心衰竭和肺水肿,甚至心源性休克。合并左心衰竭时,患者表现为程度不等的呼吸困难,严重时可端坐呼吸,咯粉红色泡沫痰,并可出现窦性心动过速、S_3、肺底部或全肺野湿性啰音及末梢灌注不良的表现。对STEMI合并心力衰竭和心源性休克的患者,必须进行血流动力学监测,以评价左心功能的变化,指导治疗及监测疗效。血流动力学监测指标包括肺毛细血管楔压(PCWP)、心排血量和动脉血压。动脉血压常用无创性血压测定,危重患者监测动脉内血压。漂浮导管血流动力学监测适用于严重或进行性心力衰竭或肺水肿,进行性低血压或心源性休克,可疑的机械并发症,有低血压而无肺瘀血且扩容治疗无效的患者。左心功能不全的血流动力学常表现为血压正常或出现平均动脉压较基础值下降<30%,PCWP>18mmHg,心脏指数(CI)<2.5L/(min·m^2)。

(2)处理措施

1)一般处理包括吸氧、心电监护、连续监测氧饱和度及定时血气测定。X线胸片检查可评估肺瘀血的情况。超声心动图检查除有助于诊断外,还可了解心肌损害的范围和可能存在的机械并发症。

2)轻度心力衰竭(KillipⅡ级)时,利尿剂治疗,如缓慢静脉注射呋塞米20~40mg,必要时1~4小时重复1次,但合并肾衰竭或长期使用利尿剂者,可能需较大剂量;如无低血压,可静脉应用硝酸酯类;如无低血压、低血容量或明显的肾衰竭,则应予24小时内开始应用ACEI,不能耐受者改为ARB。

3)严重心力衰竭(KillipⅢ级)或急性肺水肿患者,尽早使用机械辅助通气治疗;除非合并低血压,均应给予静脉滴注硝酸酯类,例如硝酸甘油以0.25μg/(kg·min)起始,每5分钟增加一次剂量,并根据收缩压调整剂量;肺水肿合并高血压是静脉滴注硝普钠的最佳适应证,常从小剂量(10μg/min)开始,并根据血压逐渐增加至合适剂量;当血压明显降低时,可静脉滴注多巴胺[5~15μg/(kg·min)]和(或)多巴酚丁胺;如存在肾灌注不良时,可使用小剂量多巴胺[<3μg/(kg·min)]。在STEMI发病24小时内使用洋地黄有增加室性心律失常的危险,不主张使用。在合并心房颤动快心室率时,可选用胺碘酮治疗。

4)尽早实施血运重建治疗。

5.心肌梗死合并心力衰竭的干细胞治疗　目前,应用于治疗心肌梗死及其心力衰竭的成体干细胞,根据其来源分为传统多能干细胞和诱导性多能干细胞。传统多能干细胞包括胚胎干细胞和成体干细胞。目前,应用的成体干细胞主要包括骨髓干细胞(bone marrow stem cell,BMC)、间充质干细胞(mesenchymal stem cell,MSC)和心脏干细胞(cardiac stem cell,CSC)等。

(1)骨髓干细胞:2001年,首例使用骨髓单个核干细胞经冠状动脉移植治疗AMI后左心室功能障碍获得成功。自此,BMC广泛用于治疗多种急性和慢性心脏疾病如AMI、慢性心力衰竭等。BMC包括多种具有诊治迁移分化的干细胞群,如造血干细胞、间充质干细胞、内皮组细胞及侧群细胞等。许多临床试验表明BMC移植治疗AMI(梗死后8~14天)移植能够改善LVEF平均11.4%,梗死面积平均减少34%,有效提高6分钟的步行距离。通过冠状动脉注入移植自体BMC已被证实安全有效,目前正在研究骨髓干细胞移植结合CABG的疗效。

(2)间充质干细胞:MSC广泛存在于骨髓、脐血、外周血、脂肪、软骨膜及肌肉等,取材便捷,易于体外分离和培养,易于外源基因的导入和表达,进行自体移植无排异且不涉及伦理问题,是最早从成体骨髓中分离的多能干细胞和理想的移植细胞源。大量文献资料均显示,骨髓来源的MSC移植修复梗死心肌是安全可行的。MSC在局部心肌微循环作用下,可分化为血管平滑肌细胞和内皮细胞,促进新生血管的形成,减少心肌细胞的凋亡,从而促进心肌细胞的修复。同时研究证实MSC能够表达大量因子包括趋化因子、生长因子、白细胞介素、细菌因子受体等，提示MSC能够趋化至损伤部位发挥修复作用；也能通过旁分泌作用促进损伤组织新生血管形成，减少心肌细胞凋亡，从而促进心肌恢复。

(3)心肌干细胞：大量研究表明，成体心脏中存在肌源性CSC和血管源性CSC，均具有自我更新和克隆的能力，能分化为心肌细胞、血管平滑肌细胞和血管内皮细胞。许多动物实验证实，CSC移置入心肌梗死后心力衰竭的动物模型中，能够促进血管新生，修复心肌组织，减少左心室重构，改善心功能。已有临床研究提示，CSC移植的安全性和有效性。

(4)胚胎干细胞：人胚胎干细胞，可以定向分化为心肌细胞、胰岛细胞、肝细胞和神经细胞等，参与治疗帕金森病、糖尿病和阿尔茨海默病等，临床研究涉及脊髓损伤和视网膜黄斑变性等，但是目前尚无治疗心肌梗死的临床研究。近年体外研究证明，人胚胎干细胞可分化为不同阶段的心血管细胞，包括心血管前体细胞、心肌前体细胞、成血管细胞、功能性心血管细胞(心肌细胞、内皮细胞、平滑肌细胞)。人胚胎干细胞来源的心肌细胞具有类似各种成体细胞的电生理特征，移植后可整合到宿主细胞，减少梗死面积，显著改善心肌梗死后的心功能。

(5)诱导性多能干细胞：动物实验表明，通过病毒载体转录因子转入小鼠的成纤维细胞，发现可诱导其分化，具有与胚胎干细胞相似的分化能力，在干细胞替代治疗、疾病模型、发育生物学、新药研发和毒性评估等方面具有潜在优势。已有临床研究初步观察其有效性。

目前，国内外干细胞治疗尚处于临床试验阶段，大多采用骨髓细胞或骨骼肌成肌细胞，荟萃分析表明可轻度提高LVEF。由于样本量较小，不同临床试验结果存在较大差异，大部分临床终点如死亡、靶血管血运重建、因心力衰竭再次住院率等均无显著差异，其安全性和有效性尚需要大样本随机双盲对照研究证实，不宜作为常规治疗。目前，国内也在进行骨髓充质干细胞移植治疗缺血性心脏病的研究，取得了一定进展，其疗效有待于进一步评估。干细胞治疗的主要问题在于缺乏细胞培养的专业化人才，尚无相应的法律法规所确立的细胞培养卫生标准与对象的选择标准，以及干细胞定植、转换以及功能的实现上。

十一、心肌梗死并发症的处理

(一)心肌梗死的机械并发症

1. 心室游离壁破裂

(1)约3%的AMI患者发生心室游离壁破裂，占AMI死亡患者的10%。

(2)常发生在AMI后1～2周内，早高峰在发病24小时内，晚高峰在发病后3～5天。早期破裂与晚期破裂均与梗死扩展有关。

(3)心脏破裂多于首次梗死、前壁梗死时发生，在老年和女性患者中常见，也与心肌梗死急性期的高血压、既往无心绞痛或心肌梗死、缺乏侧支循环、心电图上有Q波、应用糖皮质激素或非固醇类抗炎药、心肌梗死发病14小时以后的溶栓治疗等因素明显相关。

(4)典型表现为持续性心前区疼痛、心电图检查ST－T改变、急性循环衰竭、心包填塞和无脉性电活动。部分以亚急性出现，与梗死区域不完全破裂或逐渐破裂并形成包裹性心包积液或假性室壁瘤有关。

(5)急性游离壁破裂应当紧急处理，包括缓解心包填塞与外科修补术，但手术成功率很低。假性室壁瘤可择期施行外科修补术。

2. 室间隔穿孔

(1)0.5%～2%的AMI患者发生室间隔穿孔。主要危险因素有女性、高龄、高血压、靶器官完全闭塞、缺乏侧支循环、前壁心肌梗死、梗死1周内。

(2)常于AMI后3～7天发生，因此时心肌细胞溶解而肉芽组织尚未充分形成。

(3)表现为胸痛再次发生，突然发生心力衰竭和心源性休克，胸骨左缘闻及粗糙的全收缩期杂音和(或)触及心前区震颤，应高度怀疑室间隔穿孔。

(4)超声心动图检查可确诊。

(5)紧急处理措施包括缓解肺瘀血、抗休克治疗和外科手术。内科治疗主要目的是减轻右向左分流、增加心排血量，主要措施包括利尿剂、血管扩张剂、正性肌力药物、机械通气和主动脉内球囊反搏或左心室辅助装置等。如血流动力学持续不稳定，即使手术风险很高也应尽早实施外科修补术；如血流动力学相对稳定，可将手术延迟到AMI 4～6周以后较为适宜，也有人提出最佳手术时机是室间隔穿孔后2～3周，以待梗死心肌得到相对较好的愈合后进行。介入治疗封堵术仅适用于外科修补术后有明显的残余分流、慢性的室间隔穿孔(直径<15mm)，且不靠近二尖瓣、三尖瓣、心尖部、左右室游离壁等部位者。

3.乳头肌功能失调或断裂

(1)乳头肌功能失调发生率高达50%，断裂少见，多发生在二尖瓣后内乳头肌，下壁梗死较为常见。

(2)由于二尖瓣乳头肌缺血或坏死，导致不同程度的二尖瓣脱垂或关闭不全。

(3)临床表现轻重不一，可仅表现为心尖区出现收缩中晚期喀喇音和收缩期吹风样杂音，也可发生肺淤血及急性心力衰竭。

(4)乳头肌功能失调轻症者可以恢复，杂音可以消失，重症则发生严重反流。乳头肌断裂常导致急性肺水肿，1/3的患者迅速死亡。

(5)紧急处理措施包括缓解急性肺水肿，同时尽早实施二尖瓣置换术。

4.室壁瘤形成

(1)发生率为5%～20%，多发于面积较大的STEMI患者，常累及左心室心尖部。

(2)主要是在心室腔的压力下，梗死部位的心室壁向外膨出而形成。急性室壁瘤在AMI后数日内形成，易发生心脏破裂和形成附壁血栓。慢性室壁瘤多发生于心肌梗死愈合期，瘤壁有致密化的纤维形成，一般不会发生心脏破裂。

(3)较小室壁瘤可无症状和体征，但较大室壁瘤可逐渐出现难治性心力衰竭和反复发作的致命性心律失常。体检发现心浊音界增大，心尖搏动范围弥散或心尖抬举样搏动，可伴收缩期杂音。

(4)心电图检查具有持续的弓背向上的ST段抬高，超声心动图、核素心肌灌注显像、MRI等检查显示心脏扩大、室壁膨出及反常运动。

5.治疗重点是抗心力衰竭、抗心律失常和抗栓治疗，必要时行室壁瘤切除术。

(二)心肌梗死的缺血并发症

1.梗死延展

(1)多发生于AMI后2～3周内；

(2)由于心肌梗死范围扩大，表现为心内膜下心肌梗死转变为透壁性心肌梗死，或心肌梗死范围扩大到邻近心肌；

(3)常有梗死后心绞痛和心肌缺血范围扩大，心电图上原梗死区相应导联有新的梗死性改变，心肌损伤标记持续升高而无明显下降；

(4)治疗包括抗缺血、抗栓治疗以及尽早实施 PCI 或 CABG。

2. 再梗死

(1)AMI 4 周后再次发生的心肌梗死，可发生于原梗死部位或者其他部位，通常发生于与原梗死区不同的部位，而发生于原梗死区的再梗死常有梗死相关动脉以外的冠状动脉分支同时供血；

(2)发生新部位的再梗死，临床表现比较典型，而发生于原梗死区相同的部位，尤其是 STEMI 和反复灶性梗死，常无明显或特征性心电图改变，此时心肌损伤标记特别是 CK－MB 的异常变化更具有诊断价值；

(3)再梗死按照一般 AMI 进行常规治疗，包括溶栓治疗、PCI 或 CABG。

(三)心肌梗死的栓塞并发症

1. 体循环栓塞

(1)主要是心腔附壁血栓形成且破碎脱落后所致。

(2)左心室附壁血栓形成较多见，左心室内血栓形成的患者约 30%有心肌梗死。附壁血栓形成通常发生在心肌梗死第 1 周，梗死后 4～5 天达到高峰。AMI 患者早期应用肝素或低分子肝素能有效预防左心室内血栓形成。AMI 给予抗凝和溶栓后 1 年内脑卒中的发生率约为 1%，左心室附壁血栓形成未给予抗凝者 1 年内脑梗死的危险性为 5%～27%。评估左心室附壁血栓形成的危险因素有心肌梗死急性期、LVEF、梗死面积大小、心房颤动。

(3)心肌梗死后 3 周至 3 个月内发生栓塞的危险性较大，特别是 LVEF＜35%、腔内有不稳定或突出腔内的血栓和铟$^{-111}$标记血小板扫描呈阳性的患者。约 10%的室壁瘤内血栓形成发生血栓栓塞，多数发生于心肌梗死后数周至 3 个月内，而心肌梗死 3 个月后血栓可能发生机化而栓塞发生率低，仅为 0.3%。左心室室壁瘤形成伴有 LVEF 降低或血栓突入心腔者，血栓栓塞的危险性可能持续更长时间。

(4)超声心动图检出的敏感性为 75%～90%，特异性为 90%，是筛查和诊断心室附壁血栓的有效而简便的方法。

(5)由于早期常规抗血小板和抗凝治疗，体循环栓塞并不常见，发生率＜2%。栓塞通常发生于 1 周内，脑卒中最为常见，也可发生肾、脾、四肢等动脉的栓塞。

(6)处理的关键是 AMI 住院早期给予标准化抗血小板和抗凝治疗；有较大面积的心肌梗死患者出院时超声心动图检查显示左心室附壁血栓形成者应给予华法林抗凝 3 个月，INR 保持在 2.0～3.0；一旦发生栓塞，按照栓塞部位的不同及严重程度积极采取相应的措施。

2. 肺动脉栓塞

(1)下肢静脉血栓形成且破碎脱落后所致。

(2)AMI 后下肢静脉血栓形成与卧床、高龄、血液高黏性等危险因素有关。

(3)肺动脉栓塞较体循环栓塞少见，然而一旦发生后果严重，必须积极预防和处理。发生下肢静脉血栓形成时积极进行抗血小板和抗凝治疗，必要时实施介入或手术治疗。

(4)肺动脉栓塞发生后，积极进行危险性评估，合理采取措施进行治疗。

(5)预防在于尽早进行下肢活动。

(四)心肌梗死的炎症并发症

透壁性与非透壁性心肌梗死都可发生心肌梗死后心包炎，接受溶栓药物治疗后较少发生，且多为出血性。心电图检查显示T波倒置而无演变或变为直立，常提示合并心肌梗死后心包炎。超声检查积液量>10mm者多为心包积血。

1.早期心包炎　发生率约为10%，多发于AMI后1周内。常发生于透壁性心肌梗死患者，系梗死区域的心包发生纤维素性炎症。临床上可出现一过性心包摩擦音，伴有进行性加重胸痛，疼痛随体位而改变。一般无需处理，但要与梗死后心绞痛、再梗死相鉴别，因处理原则显著不同。若胸痛严重，布洛芬因增加冠状动脉血流而常用于止痛；阿司匹林剂量可用至650mg，每4小时一次，共用2～5天；糖皮质激素可延缓心肌愈合，仅适用于顽固性积液患者。若为心包积血，约有2/3的患者将发生心包填塞或心室游离壁破裂，一旦明确诊断应立即手术治疗。亚急性填塞者可在心包内注入纤维蛋白凝胶。

2.后期心包炎　又称为心肌梗死后综合征。发生率为1%～3%，多发于AMI后数周到数月内。病因尚不明确，可能与自身免疫反应有关。临床上表现为发热、胸膜性胸痛，白细胞计数升高，红细胞沉降率增快，心包或胸膜摩擦音可持续2周以上。超声心动图检查显示心包积液，少数患者伴有少量的胸腔积液和肺部浸润。非固醇类抗炎药和糖皮质激素治疗有效，非固醇类抗炎药首选布洛芬或阿司匹林。

十二、心肌梗死出院前的危险性评估

STEMI患者出院前，应用无创或有创检查技术评价左心室功能、心肌缺血、心肌存活和心律失常，预测出院后再梗死、心力衰竭或死亡的危险性，以采取积极的干预措施。

1.左心室功能的评价　临床症状（呼吸困难）、体征（肺部啰音、奔马律、颈静脉怒张、心脏扩大）仍是床旁判断心功能和预后的重要依据。对所有STEMI患者，除非急诊PCI时已行左心室造影，否则入院24～48小时内尽可能行超声心动图检查以评估梗死范围、附壁血栓、左心室功能和机械并发症。舒张期二尖瓣频谱呈现限制性充盈（E/A<1）者提示左心室舒张末压升高，多项研究证实其预后价值高于LVEF。再灌注治疗后受心肌顿抑的影响，在STEMI发生2～4周内应重复超声心动图检查。胸部声窗条件较差的患者如病情许可，可进行经食管超声心动图检查或MRI左心室造影检查，更准确地评估左心室的功能状态。

2.心肌缺血的评估　在未行或已行再灌注治疗但仍有缺血的患者，STEMI发生4～6周内可根据病情和医疗机构的条件，做运动心电图（踏车或运动平板）、动态心电图、运动或药物负荷核素心肌灌注显像[^{201}Tl或^{99}Tc－甲氧基异丁基异腈（MIBI）]、运动或药物负荷超声心动图等检查，但对评价STEMI后心肌缺血的价值尚不明确。在束支传导阻滞、心电图检查显示ST－T异常、预激综合征或接受洋地黄治疗的患者，应选择运动或药物负荷核素心肌灌注显像或超声心动图检查。在接受β受体阻滞剂治疗和不能运动的患者，可选择药物负荷核素心肌灌注显像或超声心动图检查，如发现心肌缺血证据，应施行冠状动脉造影，以确定是否进行血运重建治疗。

3.心律失常风险的评估　动态心电图监测和心脏电生理检查是评价心律失常较为可靠的方法。无症状性心律失常和LVEF>40%的患者属低危患者，无需进一步检查与预防治疗。LVEF≤40%、非持续性室性心动过速、有症状的心力衰竭、电生理检查可诱发的单形性室性心动过速是STEMI患者发生心源性猝死的危险因素。其他技术与指标，如T波电交替、心率变异性、Q－T间期离散度、压力反射敏感性、信号叠加心电图等，可用于评估STEMI

后的心律失常，但对于预测心脏性猝死的价值尚不明确，需要大样本的临床研究加以证实。

十三、急性心肌梗死的二级预防

(一)非药物干预

1. 戒烟　吸烟可导致冠状动脉痉挛、降低β受体阻滞剂的抗缺血作用，显著增加心肌梗死的病死率。戒烟1年就能降低再梗死率和病死率，戒烟3年内存活率与从未吸烟的急性冠状动脉综合征患者相似。患者出院前后是能否永久戒烟的关键时期，应当根据不同情况实施正规的计划戒烟、药物戒烟等。医务人员应在患者出院前对吸烟者开展宣教、指导并督促其戒烟，出院后每次随诊时均应将督导戒烟作为重要内容。对于难以戒断烟瘾者，可予以药物治疗。最有效的药物是尼古丁替代治疗和安非他酮缓释剂。

2. 运动　出院前应作运动耐量的评估，并制订个体化运动方案。对于所有病情稳定的患者，建议每日30～60分钟中等强度的有氧运动，每周至少坚持5天，并且每周进行1～2次的阻抗训练。体力运动应循序渐进，并避免诱发心绞痛等不适症状。

3. 控制体重　出院后随诊时应检查体重，并建议其通过控制饮食与增加运动将BMI控制在＜24kg/m^2。

4. 低脂饮食　控制总能量的同时重点强调低脂饮食。低脂饮食是指低饱和脂肪酸(＜7%总能量)、低反式脂肪酸(＜200mg/d)、低胆固醇(＜200mg/d)。

(二)控制心血管危险因素

1. 控制血压　一般患者＜140/90mmHg，合并糖尿病、慢性肾病者＜130/80mmHg。如果经过有效生活方式改变后血压仍未达到目标值以下，应及时启动药物治疗。宜选用β受体阻滞剂和(或)ACEI。在血压达标的前提下，须避免患者舒张压＜60～70mmHg。

2. 调脂治疗　出院后坚持他汀类药物治疗，使LDL－C＜2.59mmol/L，并考虑更低目标值＜1.82mmol/L。LDL－C达标后不可停药，也不可盲目减小剂量。若应用较大剂量的他汀类药物仍不能达标，可联用胆固醇吸收抑制剂、贝特类或烟酸类药物。当合并TG升高时，应当在LDL－C达标的基础上将非HDL－C作为目标，即非HDL－C＜3.38mmol/L。若患者LDL－C水平已达标，但HDL－C降低，也应予以生活方式的干预作为首选，不能达标时予以药物治疗。当TG＞5.65mmol/L时，立即应用贝特类或烟酸类药物治疗。

3. 血糖管理　询问糖尿病史并常规检测血糖。对于无糖尿病史但空腹血糖异常者(≥5.6mmol/L)，应行口服葡萄糖耐量试验。对于确诊糖尿病患者，在积极实施包括控制饮食在内的生活方式干预，同时考虑降糖药物治疗。若患者一般健康状况较好、糖尿病病史较短、年龄较轻，将其HbAlc控制在7%，甚至6.5%以下。反之，过于严格地控制血糖可能增加严重低血糖的发生率并对预后产生不利影响，此时可将HbAlc适当放宽至7%～8%。

(三)预防心血管事件

1. 抗血小板治疗　长期接受抗血小板治疗可降低再梗死率，减少非致死性心肌梗死、非致死性脑卒中和心血管死亡等心血管事件的危险性。若无禁忌证，所有STEMI患者出院后均应长期服用阿司匹林75～150mg/d。有禁忌证且不能耐受者，用氯吡格雷75mg/d替代治疗。接受PCI者按照PCI抗血小板方案进行。

2. ACEI或ARB　所有伴有心力衰竭(LVEF≤45%)、高血压、糖尿病或慢性肾病患者均应长期服用ACEI。低危患者即LVEF正常、已成功实施血运重建且各种心血管危险因素已得到满意控制者也可考虑 ACEI 治疗。具有适应证但不能耐受 ACEI 治疗者可用 ARB。对于伴有左心室功能不全者，也可考虑联用 ACEI 和 ARB 治疗。

3. β 受体阻滞剂　如无禁忌证，所有患者均应长期服用，并实施个体化治疗方案。

4. 醛固酮受体拮抗剂　无明显肾功能损害和高血钾的患者，经过有效剂量的 ACEI 与 β 受体阻滞剂治疗后，LVEF 仍≤40%，可应用醛固酮受体拮抗剂，但应密切观察血肌酐升高和高血钾等不良反应。

5. 抗氧化剂　如维生素 E、维生素 C 等。尚无证据或足够的证据表明有益。

十四、急性 ST 段抬高性心肌梗死的预后

STEMI 的预后与梗死范围大小、侧支循环是否建立、有无其他并存的疾病以及治疗是否及时有关。STEMI 患者的总病死率约为 30%，住院病死率约为 10%，发生严重心律失常、心力衰竭和休克患者的病死率显著升高，其中心源性休克患者的病死率高达 80%。死亡多在第 1 周内，发病后 24 小时内最为多见，尤其是发病数小时内。死亡距发病时间越短，如发病 1 小时内死亡，死于严重心律失常的可能性越大。

出院前或出院 6 周内进行负荷心电图检查，运动耐量好且不伴有心电图异常者预后良好，运动耐量差者预后不良。心肌梗死长期预后的影响因素主要为患者的心功能状态，梗死后心肌缺血及其心律失常、梗死的次数与部位，患者的年龄，是否合并高血压与糖尿病等。STEMI 再灌注治疗（溶栓治疗和 PCI）后梗死相关冠状动脉再通与否，是影响心肌梗死急性期预后和长期预后的独立危险因素。对于心肌梗死患者，应最大程度改善患者的近期及远期预后，分秒必争，尽早诊断，尽早实施再灌注治疗。

十五、急性心肌梗死后的焦虑和抑郁

现有的证据表明，精神神经因素对包括冠心病在内的心血管疾病的发生发展有着不可忽视的作用。约 65%的 AMI 患者会经历抑郁状态，其中抑郁症占 15%～22%。关于心肌梗死后抑郁的早期荟萃分析显示，心肌梗死后抑郁可能预示不良事件的发生，包括全因死亡、心脏死亡和再发心脏事件的风险。晚近的临床研究更加支持抑郁和焦虑与心血管事件的相关性。深入研究发现，焦虑和抑郁患者血浆儿茶酚胺水平、炎性标记（白细胞介素－6、C 反应蛋白）水平显著升高，焦虑患者还有血浆同型半胱氨酸水平升高，其升高的程度与患者的病情严重程度以及预后相关。ENRICHD（enhancing recovery in coronary heart disease）入选了 2481 例 AMI 后伴有抑郁和低社会支持者，随机分组为常规治疗和针对个体认知、行为改善的治疗，在 AMI 后 2～3 周开始，持续 6 个月结束。药物治疗仅用于汉密尔顿评分＞24 分或是 5 周后贝克量表（Beck depression inventory scale，BDI）评分下降的患者，使用的药物为 5－羟色胺再摄取剂抑制剂。针对个体认知与行为改善的治疗组患者，其精神心理情况较对照组明显改善，6 个月评分 BDI 较低，并于 AMI 后 30 个月消失。该研究分析发现抑郁是 AMI 后患者死亡的独立危险因素，但并未发现抗抑郁药物对降低死亡风险的益处。其他研究均为小样本研究，在使用药物如多塞平、帕罗西汀（paroxetine）、舍曲林（sertraline）、米氮平（mirtazapine），治疗后结果不一，其疗效目前难以定论。目前唯一具有确切证据的药物是 5－羟色胺再摄取抑制剂。

心肌梗死患者出现的抑郁，可出现在 AMI 的前、后，或者在 AMI 后间隔一段时间出现，

不同的阶段出现的抑郁对于心脏的预后是不同的。因AMI采取的治疗手段不同,如再灌注治疗和药物保守治疗,转归也不相同。

美国家庭医生学会(the american academy of family physicians,AAFP)心肌梗死后抑郁患者的诊疗建议指出:①AMI后患者在住院期间应进行抑郁症状的常规筛查。②对于有抑郁症的心肌梗死后患者应及时治疗,以改善其症状,定期随访评估并调整治疗。③对于心肌梗死后抑郁的患者,5-羟色胺再摄取抑制剂随机对照研究,显示其可改善心肌梗死后患者的抑郁症状,其疗效确切,并且不存在心脏的不良反应。但其他抗抑郁药物的研究证据尚不充分,还不能推广至心肌梗死后的抑郁患者。④对于心肌梗死后抑郁的患者,精神科治疗肯定是有益的,但何种治疗益处最大尚不清楚。⑤心肌梗死后抑郁筛查量表很多,究竟采用哪种量表最合适尚无定论。可采用BDI、综合医院抑郁焦虑量表(hospital anxiety and depression scale)或PHQ(patient heart questionnaire-9)等,要求在AMI后立即实施。

(姚海木)

第七节 经皮冠状动脉介入治疗

冠心病介入治疗因药物涂层支架而闪光,DES再次将PCI推向新的时代。

我国自1984年成功进行了第一例PTCA后,20多年来,冠心病介入诊治已在全国范围内普遍开展,病例数从20世纪90年代初的每年不足千例发展到目前的每年超过10万例,介入的技术水平也随着临床经验的不断积累以及介入器材的不断改进而飞速发展,临床适应证的范围也随着理论及技术的发展而不断拓宽。一支具有扎实心血管疾病专业理论和丰富临床诊治经验,同时具有高超冠心病介入治疗经验的医师队伍已经建立,我国冠心病介入诊治水平已经达到国际先进水平。

一、冠状动脉介入治疗指南与适应证、禁忌证

(一)无症状心肌缺血或CCSⅠ~Ⅱ级心绞痛

1.适应证

(1)在一支或两支冠状动脉存在一处及一处以上的适宜介入治疗的病变,预计手术成功率高而并发症及病死率低;病变血管负责中至大面积存活心肌的血供或非介入检查提示中至重度缺血(推荐等级Ⅱa,B类证据)。

(2)PCI术后再狭窄,病变血管负责中至大面积存活心肌的血供或非介入检查结果提示高危(推荐等级Ⅱa,C类证据)。

(3)左主干病变(狭窄>50%)应行血运重建但不适宜行冠状动脉搭桥术(CABG)(推荐等级Ⅱa,B类证据)。

(4)PCI在两或三支血管病变且前降支近段明显狭窄,如行CABG,仅需一根动脉桥的正在接受治疗的糖尿患者或左心室功能不全患者中的应用,目前尚无定论(推荐等级Ⅱb,B类证据)。

(5)PCI可能适用于非前降支近段病变、病变血管负责中等面积存活心肌的血供且非介入检查提示缺血(推荐等级Ⅱb,C类证据)。

2.禁忌证 如果患者达不到上述Ⅱ级证据等级或符合下述情况中的一种或以上,则不适

宜接受PCI术。

(1)只有小面积的缺血心肌(推荐等级Ⅲ,C类证据)。

(2)缺乏客观缺血证据(推荐等级Ⅲ,C类证据)。

(3)预测病变扩张成功率低(推荐等级Ⅲ,C类证据)。

(4)症状轻微不像心肌缺血(推荐等级Ⅲ,C类证据)。

(5)伴有高并发症率、高病死率的危险因素(推荐等级Ⅲ,C类证据)。

(6)适宜行CABG的左主干病变(推荐等级Ⅲ,C类证据)。

(7)狭窄程度<50%的病变(推荐等级Ⅲ,C类证据)。

(二)CCSⅢ级心绞痛

1.适应证

(1)单支或多支血管病变正在接受药物治疗,在一支及以上的血管上存在着一处及以上的适宜行介入治疗的病变,预测手术成功率高而并发症及病死率低(推荐等级Ⅱa,B类证据)。

(2)单支或多支血管病变正在接受药物治疗合并局限静脉桥血管病变或多处狭窄不适宜再次行外科手术(推荐等级Ⅱa,C类证据)。

(3)左主干病变>50%需行血运再建治疗而不适宜行CABG(推荐等级Ⅱa,B类证据)。

(4)单支或多支血管病变正在接受药物治疗,预测对一处或更多的病变进行扩张的成功率不是很高时,可以考虑行PCI治疗(推荐等级Ⅱb,B类证据)。

(5)对于非介入检查没有缺血的证据或正在接受药物治疗的两或三支血管病变其前降支近段存在明显病变且并发糖尿病或左室功能不全(推荐等级Ⅱb,B类证据)。

2.禁忌证　未经药物治疗的一支或多支血管病变,没有客观检查提示心肌损伤或缺血或存在下述情况的一种以上,不宜行介入治疗。

(1)仅存在小面积的处于危险的心肌(推荐等级Ⅲ,C类证据)。

(2)根据所有证据或病变形态预测成功率较低(推荐等级Ⅲ,C类证据)。

(3)预测手术相关的并发症率及病死率高(推荐等级Ⅲ,C类证据)。

(4)<50%的狭窄(推荐等级Ⅲ,C类证据)。

(5)左主干病变适宜行CABG(推荐等级Ⅲ,C类证据)。

(三)不稳定性心绞痛及非ST段抬高的患者

患者如果没有严重的伴发疾病且冠状动脉病变适宜行PCI治疗,应早期行PCI治疗。

1.适应证

(1)经强化抗缺血治疗后仍反复发作心肌缺血(推荐等级Ⅰ,A类证据)。

(2)肌钙蛋白水平升高(推荐等级Ⅰ,A类证据)。

(3)新出现的ST段压低(推荐等级Ⅰ,A类证据)。

(4)心力衰竭症状或新出现的及加重的二尖瓣反流(推荐等级Ⅰ,A类证据)。

(5)左心室收缩功能降低(推荐等级Ⅰ,A类证据)。

(6)血流动力学不稳定(推荐等级Ⅰ,A类证据)。

(7)持续性的室性心动过速(推荐等级Ⅰ,A类证据)。

(8)6个月内曾接受PCI治疗(推荐等级Ⅰ,A类证据)。

(9)既往曾接受CABG(推荐等级Ⅰ,A类证据)。

(10)单支或多支血管病变正在接受药物治疗并发局灶性静脉桥血管病变或多处狭窄不适宜在此行外科手术治疗,可行 PCI(推荐等级Ⅱa,C类证据)。

(11)对于非高危不稳定性心绞痛及非 ST 段抬高患者,其冠脉病变适宜行 PCI 且无 PCI 禁忌证,可行 PCI(推荐等级Ⅱa,B类证据)。

(12)左主干狭窄>50%应行血运重建但不适宜 CABG(推荐等级Ⅱa,B类证据)。

(13)非高危患者单支或多支血管病变正在接受药物治疗其一处或多处病变扩张成功率较低(推荐等级Ⅱb,B类证据)。

(14)正在接受药物治疗的 2 或 3 只血管病变并发前降支近段明显病变且为正在接受治疗的糖尿患者或左心室功能不全的患者(推荐等级Ⅱb,B类证据)。

2.禁忌证　非高危患者单支或多支血管病变没有接受药物治疗,或并发存在以下情况中的一种,不宜行 PCI。

(1)仅存在小面积的处于危险的心肌(推荐等级Ⅲ,C类证据)。

(2)根据所有证据或病变形态预测成功率较低(推荐等级Ⅲ,C类证据)。

(3)PCI 相关的并发症及死亡风险高(推荐等级Ⅲ,C类证据)。

(4)<50%狭窄病变(推荐等级Ⅲ,C类证据)。

(5)显著的左主干病变适宜行 CABG(推荐等级Ⅲ,B类证据)。

(四)ST 段抬高急性心肌梗死患者

1.适应证

(1)ST 段抬高急性心肌梗死患者或新出现的左束支传导阻滞急性心肌梗死患者,症状发作 12h 之内就诊,90min 之内可以实施球囊括张、操作医生经验丰富(每年独立完成 75 例 PCI,最好有至少 11 例的 ST 段抬高急性心肌梗死直接 PCI 经验),应该接受直接 PCI。直接 PCI 应该有经验丰富的介入治疗团队及较好的实验室条件(每年至少 200 例 PCI,其中至少 36 例直接 PCI)以及心脏外科的支持(推荐等级Ⅰ,A类证据)。

(2)上述患者应该尽早接受直接 PCI,控制“就诊至球囊时间”于 90min 之内(推荐等级Ⅰ,B类证据)。

(3)75 岁以下 ST 段抬高急性心肌梗死患者或新出现的左束支传导阻滞急性心肌梗死患者 36h 内出现心源性休克、适宜行血运重建治疗且在心源性休克出现的 18h 之内,应该接受直接 PCI 治疗,除非患者本身不接受或存在禁忌证、不适宜行进一步介入干预(推荐等级Ⅰ,A类证据)。

(4)急性心肌梗死患者出现严重充血性心力衰竭、肺水肿(Killip 分级Ⅲ级)、症状出现在 12h 之内,应接受直接 PCI。“就诊至球囊时间”应尽可能缩短至 90min 之内(推荐等级Ⅰ,B类证据)。

(5)75 岁以上 ST 段抬高急性心肌梗死患者或新出现的左束支传导阻滞急性心肌梗死患者 36h 内出现心源性休克、适宜行血运重建治疗且在心源性发令休克出现的 18h 之内,可以考虑直接 PCI。患者应既往功能状态良好、适宜并同意接受介入治疗(推荐等级Ⅱa,B类证据)。

(6)急性心肌梗死患者发病 12～24h,并发下述情况中的一种或以上,可以考虑行直接 PCI:①严重充血性心力衰竭(推荐等级Ⅱa,C类证据);②血流动力学或心电不稳定(推荐等级Ⅱa,C类证据);③存在持续性缺血推荐(推荐等级Ⅱa,C类证据)。

(7)适于行溶栓治疗的患者是否会从一位每年 PCI 病例少于 75 例或直接 PCI 少于 11 例的介入医生实施的直接 PCI 获益,目前尚无推荐。(推荐等级Ⅱb,C 证据)。

2. 禁忌证

(1)如果患者血流动力学稳定,不应该在直接 PCI 时对非梗死相关血管行 PCI 治疗(推荐等级Ⅲ,C 类证据)。

(2)ST 段抬高急性心肌梗死患者发病 12h 以上、无症状且血流动力学及心电稳定,不宜行直接 PCI(推荐等级Ⅲ,C 类证据)。

二、术前准备与评估

术前评估:患者自身的临床因素及病变特点决定着手术成功率及并发症率,术前应对上述因素进行认真评估。

1. 一般评估

(1)病史:详细询问心绞痛史、心肌梗死史、PCI 史、CABG 史、其他心脏病史、糖尿病、高血压、高脂血症、脑血管病史、肝肾疾病史、肺病史、其他手术史、药物过敏史特别是造影剂过敏史。

(2)症状:详细询问心绞痛发作的诱因、程度、频率、持续时间、缓解方式、最近 2～3 个月的进展情况及有无劳力性喘憋、夜间阵发性呼吸困难等心功能不全症状。

(3)体征:注意体温、血压、心脏大小、心音强弱、心率及心律、肺内啰音、颈静脉充盈情况、有无肝脾及腹水、有无双下肢水肿。另外,应仔细检查外周血管搏动情况,拟行桡动脉穿刺者应行 Allen 试验。

2. 辅助检查

(1)心功能检查:超声心动图检查可以明确心脏的大小、瓣膜情况、室壁运动、心脏收缩及舒张功能。

(2)缺血与存活心肌的评价。

①心电图:症状发作时与症状缓解后心电图的对比有助于缺血及缺血部位的诊断。

②24h 动态心电图检查:有助于捕捉到缺血发作时心电图改变以及无症状性心肌缺血。

③心电图运动试验:有助于缺血及缺血部位的诊断。

④放射性核素心肌灌注显像:有助于明确心肌梗死的部位及范围及心肌缺血的部位及范围。

⑤负荷超声心动图:有助于评估是否存在可诱发的心肌缺血及其部位和严重程度。

⑥^{18}F—脱氧葡萄糖代谢试验:有助于存活心肌及范围的评价。

⑦磁共振心肌灌注显像:有助于评估心肌缺血及部位。

(3)其他重要脏器功能:血清谷丙转氨酶、谷草转氨酶有助于肝功能的评价;尿素氮、血肌酐有助于肾功能的评价,老年人需行肌酐清除率检查或根据公式推算肾小球滤过率(EGFR)以更准确地反映肾功能。

(4)其他:血、尿、粪三大常规及血电解质及出凝血功能检查,注意有无感染、贫血、血小板减少、尿路感染或出血、消化道感染或出血、电解质紊乱、凝血功能障碍等情况。

3. 病变形态与分类　更新的 ACC/AHA 按照有无 C 型病变,将病变分为高危(至少一处 C 型病变)及非高危(C 型病变诊断标准),高危病变(C 型病变)特征弥漫,长度＞2cm,近段极度扭曲,极度成角,角度>90°,>3个月的慢性闭塞病变和(或)桥侧支形成,无法保护重要的侧支,退化的静脉桥伴脆弱病变。最近,心血管造影与干预学会(SCAI)提出了一种新的病变分类方法。该分类方法按照是否存在C型病变以及血管开通/闭塞情况将病变分为4型。Ⅰ型病变:预测成功率高而危险性低,不符合C型病变标准,血管为开通的;Ⅱ型病变:符合AHA/ACCC型病变标准的任意一项,弥漫,长度>2cm,近端极度扭曲、极度成角,角度>90°,>3个月的慢性闭塞病变和(或)桥侧支形成、退化的静脉桥伴脆弱病变,血管为开通的;Ⅲ型病变:不符合C型病变的标准,血管为闭塞的;Ⅳ型病变:符合AHA/ACCC型病变标准的任意一项,弥漫,长度>2cm,近端极度扭曲、极度成角,角度>90°,>3个月的慢性闭塞病变和(或)桥侧支形成、退化的静脉桥伴脆弱病变,血管为闭塞的。将此种分类方法应用于ACC国家心血管数据登记中显示,该分类方法比以往ACC/AHA的病变分类方法可以更好地预测成功率与并发症率。

4.术前准备

(1)知情同意:作为一种有创性检查、治疗手段,PCI前介入医生需与主管医生、患者及其家属讨论介入治疗、CABG及药物治疗的优劣,并阐明受益与风险,包括手术中、术后可能出现的各种并发症,以征得患者同意,并签署知情同意书。

(2)术前1d晚服用300mg氯吡格雷,如患者已连续服用氯吡格雷(75mg/d)3d以上,可以不再加用负荷剂量的氯吡格雷。

(3)除了药物外,午夜后禁食、水;如果手术安排在下午,可以让患者早晨进食少量食物。

(4)正在使用肝素或低分子肝素患者,手术当日上午停用1次。

(5)糖尿病患者如安排在上午手术,则手术当日晨停用降糖药物及胰岛素。正在服用二甲双胍者需连续48h停用该药。

(6)肾功能不全患者术前需充分水化。方法:静脉滴注晶体液6~12h(每小时100~150ml),并发左室功能不全者酌情给予利尿药。建议患者使用对肾功能影响相对小等渗或低渗造影剂。

(7)过敏体质或既往曾对造影剂过敏者建议术前3d开始服用泼尼松30mg/d或术前给予地塞米松5mg。

(8)双侧腹股沟区备皮,拟行桡动脉穿刺者同时行双上肢备皮。

三、手术过程

(一)穿刺置鞘

1.经股动脉路径

(1)方法:选择搏动最强侧的股动脉作为血管入路。如果两侧腹股沟处搏动相当,那么选择外周血管搏动最好的那一侧。如果股动脉在1周内曾被穿刺过,应使用对侧股动脉。穿刺点应选择在股横纹下方约2cm处,股动脉搏动正下方。穿刺点过高可能使穿刺针穿透腹股沟韧带,术后无法止血。穿刺点过低,则因股动脉进入收肌管位置较深,穿刺不易成功,且有动脉分支,另有股静脉走行于股动脉下方,容易造成动静脉瘘。

采用2%利多卡因局部浸润麻醉,穿刺针与皮肤成30°~45°,中空穿刺针斜面向上进针,当持针手感觉到明显的动脉搏动时,即可刺破血管,见搏动性血流从穿刺针流出,缓慢送入导引钢丝,退出穿刺针,肝素盐水纱布擦拭导引钢丝,沿导引钢丝送入动脉鞘。肝素盐水冲洗鞘管。

(2)优点:技术容易掌握;动脉内径大、可根据需要置入较大鞘管。

(3)缺点:压迫止血较为困难;患者需平卧较长时间;易出现局部血肿、假性动脉痛及动静脉瘘及腹膜后血肿;尽管有闭合设备,但价格较为昂贵且对部分患者效果差。

2.经桡动脉路径

(1)方法:手臂自然外展,手腕保持过伸位,穿刺前首先摸清桡动脉的走行,选择桡动脉搏动最强、走行直的部位穿刺。一般选择桡骨茎突近端1cm处。如果该部位桡动脉纡曲,应向近端移1～2cm。给予2%利多卡因浸润麻醉,注意麻药不宜过多,以免影响对桡动脉搏动的触摸。刀刃朝上切开皮肤,采用21号穿刺针进行穿刺,进针的方向应与桡动脉走行保持一致,角度为30°～60°,可以在桡动脉壁的上方直接穿刺前壁或穿透桡动脉,再缓慢退针至针尾部有血液喷出。注意尽可能第一针成功,反复穿刺会引起桡动脉发生痉挛,使穿刺更为困难。如果穿刺部位出现血肿,需按压5min或更长时间,再次穿刺需要在前一次穿刺部位的近心端1～2cm。穿刺成功后送入25cm的0.019in直导丝,若导丝不能插入,可能系钢丝顶在动脉的对侧壁,稍微后撤穿刺针即可,有时需将穿刺针稍微旋转,还可在直导丝的头端做一个小"J"形弯。其他导致导丝送入困难的原因还有血管弯曲、痉挛、桡动脉闭塞或狭窄、钢丝进入小的血管分支、肱动脉发出桡动脉的起源异常或钢丝进入血管内膜引起夹层等。在这些情况下,可以经穿刺针注入少许造影剂以查明原因,或换用亲水涂层的超滑导丝,或经穿刺针给予血管扩张药。推送导丝的动作应轻柔,一旦遇到阻力,应在透视下操作直到导丝超过尺骨鹰嘴水平。导丝成功置入后,送入11cm5F或6F鞘管。

(2)优点:压迫止血容易、患者不需要长期卧床、无需闭合设备。

(3)缺点:操作较复杂、血管内径较小不宜插入较大的鞘管而限制了某些操作、血管易发生痉挛而使送入器械失败、血管损伤可以导致无脉症。

(4)适应证与禁忌证

适应证:①桡动脉搏动好,Allen试验阳性;②腹主动脉以下的血管病变(髂动脉、股动脉),如严重狭窄或闭塞、血管重度扭曲、夹层等,使不能选择股动脉路径;③服用华法林等抗凝药物,经桡动脉路径可以减少出血并发症;④患者不能平卧或不能很好配合者。

禁忌证:①绝对禁忌证包括穿刺侧无桡动脉搏动;Allen试验阴性,提示掌弓侧支循环不好;穿刺侧存在肾透析用的动静脉短路。②相对禁忌证包括桡动脉搏动差或细小,尤其是小个老年妇女;既往有大血管异常的病史(如锁骨下动脉异常);用6F或7F鞘管不能完成的治疗;不能用右桡动脉行右位心冠状动脉造影或左内乳动脉的介入治疗,也不能用左桡动脉行右内乳动脉的介入治疗。

3.肱动脉路径

(1)方法:聚维酮碘消毒肘窝处皮肤,仔细触摸肱动脉搏动,在肘横线上方肱动脉经过处皮下注射2%利多卡因浸润麻醉后做皮肤切口,采用改良Seldinger或微穿刺技术将穿刺针送入血管腔,见血液从穿刺针尾部流出后,送入导丝及鞘管。一般来说,6～8F鞘管均很容易置入。

(2)优缺点与经桡动脉路径相似。

(二)置入导引导管

将指引导管套在0.035in导丝上,尾端经短连接管、"Y"形连接管与高压三通板及环柄注射器连接并冲洗。在0.035in导丝导引下，推送指引导管至冠状窦底，撤出导丝，放出指引导管内气泡，拧紧尾端螺纹。经环柄注射器回吸，确认无气泡后推入少许造影剂。观察压力图形，确定指引导管顶端位置、导管有无打折、是否顶壁。调节指引导管进入冠状动脉开口，注意压力图形，如压力图形异常，应注意导管与冠脉的同轴性并注意除外冠状动脉开口处病变。推入少许造影剂明确指引导管到位。

（三）导引导丝的准备及送入

1. 导引导丝的准备　在从导丝外保护圈抽出导丝前，应经保护圈尾部冲洗导丝。抽出导丝，穿入持针器，用针头对导丝头端进行塑形，塑形的角度及半径依血管发出的角度及血管的内径而定。

2. 导引导丝的送入　将塑好形的导丝顶端退回到持针器内，拧松指引导管尾部螺纹，插入持针器，拧紧指引导管尾部螺纹。缓慢推送导引导丝至估计即将出指引导管处，X线透视下继续推送导丝进入冠状动脉，降导丝调节器套在导丝尾部，边旋转边推送导丝，间断注入少许造影剂，以确认导丝在正常的路径内。导丝到位后，退下导丝调节器、持针器，用湿纱布擦拭导丝。

（四）评价冠状动脉病变及血流的新技术

对于患者有明确缺血证据（如典型心绞痛症状、负荷试验阳性或者临床表现为急性冠状动脉综合征）而冠状动脉造影结果仅显示为临界病变的情况，或者特定部位（如左主干）的病变，需要对冠状动脉病变和（或）冠状动脉内血流进行进一步的评价，以决定治疗策略。帮助判断是否需要进行介入治疗、预测置入支架的长度和直径以及判断治疗后支架贴壁情况等。

1. 冠状动脉血管内超声（IVUS）　将IVUS导管尾端与驱动马达相连，充分冲洗后经导引导丝将IVUS导管送至靶病变远端，手动或自动匀速回撤导管并记录超声影像，分析斑块的病理学特点，应用软件进行测量最小管腔面积、面积狭窄百分比以及参考血管直径等参数。一般认为最小管腔面积≤$4mm^2$的病变需要治疗。

2. 光学相干断层扫描（OCT）　与IVUS相比分辨率更高，但是对深部组织显像较差。沿0.014in指引钢丝将OCT导管送至靶病变以远，经灌注腔注入硝酸甘油后充盈球囊阻断血流，持续生理盐水灌注，回撤导管、观察病变并记录分析影像。应用软件进行测量最小管腔面积、面积狭窄百分比等参数。

3. 冠状动脉内压力测定　将0.014in压力导丝送至靶病变远端，回撤，测定并记录冠状动脉压力。计算血流储备分数FFR。正常血管的FFR值应为1；如果FFR<0.75，通常认为心外膜血管的狭窄病变有血流动力学意义。

（五）球囊扩张病变及支架置入

首先，经球囊外保护圈尾部冲洗球囊，抽出球囊，经球囊头部冲洗球囊。球囊尾部与带有用生理盐水1∶1稀释的造影剂的压力泵连接，吸负压。将导丝穿入球囊导管，待导丝由球囊导管近段穿出后，由助手帮助固定导丝，术者继续推送球囊至导丝穿出处完全进入指引导管内，由术者自己一手固定导丝、一手推送球囊。注入少许造影剂或行造影确定球囊位置。确定球囊定位准确后，在X线透视下，开始加压，逐渐加压至病变消失。加压时间一般持续10～30s，由于病变反应的差异，加压时间可以由术者依经验而定。加压过程中应注意患者症状、压力及心电图改变。扩张结束后造影评价扩张结果，并判断病变血管大小及病变长度以利于选择合适尺寸的支架。支架置入过程与球囊类似。释放支架时，应根据支架囊的命名压及病变情况决定扩张压力大小及充气时间。对于无成角、钙化以及严重狭窄等复杂病变特征的病变,可不必预先球囊扩张病变而直接置入支架。对于支架置入后造影显示支架贴壁不良的病变,需要应用比支架短一些的等直径或稍大直径的非顺应性球囊进行后扩张。

(六)治疗即刻效果评价

支架覆盖病变后,需要多体位造影充分评价支架置入部位的准确性、支架贴壁情况以及远端 TIMI 血流、局部有无内膜撕裂等并发症。也可应用 IVUS,OCT 以及压力导丝判断支架置入后效果。

四、手术成功标准

1.造影成功标准　在支架使用前,单纯球囊扩张后管腔狭窄<50%、TIMI 血流 3 级即被认为成功;使用支架后,管腔狭窄<20%被认为成功。

2.手术成功标准　成功的 PCI 手术成功标准应该是在达到造影成功标准的同时,住院期间不出现并发症(如死亡、心肌梗死、急诊 CABG)。

3.临床成功标准　短期的临床成功是指在达到解剖学及手术成功标准的同时,患者在术后没有缺血的表现和症状。长期的临床成功是指患者术后 6 个月以上持续没有心肌缺血的表现和症状。

五、PCI 并发症与防治

(一)冠状动脉痉挛

1.多体位造影　除外夹层与血栓。

2.血管扩张药物　冠状动脉内注射硝酸甘油(200~300μg)对多数患者有效,对于使用硝酸酯无效的患者,冠状动脉内注射维拉帕米(100μg/min,最大剂量 1.0~1.5mg)地尔硫䓬(0.5~2.5mg 静脉注射 1min 以上,最大剂量 5~10mg)可能有效。

3.介入器械的撤出　若病变内痉挛较明显,应保留导引导丝,同时使用硝酸甘油。若痉挛发生在靶病变以远,可能需要部分或完全撤出导引导丝,以使痉挛得到缓解。

4.再次球囊扩张或支架术　如果在使用硝酸酯与钙拮抗药后病变内痉挛仍然存在,采用适当大小的球囊进行延时(2~5min)低压(1~4atm)扩张往往有效。绝大多数血管痉挛经硝酸酯与再次 PTCA 后能得到逆转,“顽固性”痉挛应考虑存在夹层,后者往往需要支架治疗。多数顽固性痉挛存在夹层,支架能成功处理顽固性痉挛,但必须在其他措施无效时使用。

(二)夹层与急性闭塞

1.冠状动脉夹层　处理原则:对于小的内膜撕裂(残余狭窄<30%,长度<10mm,血流正常),因其早期缺血与再狭窄的发生率较低,一般不需要进一步处理或特别药物治疗。严重夹层可导致急性闭塞,应置入支架。

2.冠状动脉急性闭塞　处理原则:一旦发生急性闭塞,首先应准确评估患者状态,以便采取正确措施。稳定的血流动力学状态有助于查找闭塞原因、采取正确对策。对于心动过缓的患者,可静脉注射阿托品或行临时起搏。对于血压降低的患者,可静脉注射缩血管药物、紧急 IABP 等。

评价导致急性闭塞的原因至关重要。对于血流动力学稳定的患者,应立即冠状动脉内注射硝酸甘油 100~200μg,逆转可能存在的冠脉痉挛。同时,应立即测量 ACT,使 ACT 保持在

300s 以上。重新插入导丝或球囊导管,查看闭塞血管是否开通。最后,可使用血管内超声(IVUS)进行深入评价。

在明确急性闭塞原因后,可采取药物治疗、再次 PCI 和急诊 CABG。

①药物治疗:对于痉挛或血栓所致的急性闭塞,可使用药物治疗,但其疗效不确切。若血压允许,可冠状动脉内注射硝酸甘油。对于存在血栓的患者,可冠状动脉内使用溶栓剂,但溶栓治疗可能阻止血管内膜片(intimal flap)与所在管壁的黏附,不应常规使用。原发性血栓导致的血管闭塞较为少见,治疗方法包括冠状动脉内溶栓、局部给药、血栓切吸(thrombectomy)、再次 PTCA 及支架、连续冠状动脉内超选择性输注尿激酶等,其最佳治疗方式未明。“补救性”使用阿昔单抗(abciximab,商品名 ReotPro)也存在争议。对于小动脉栓塞伴有无再流等现象的患者,冠状动脉内注射维拉帕米或尼可地尔往往有效。“补救性”给予阿昔单抗对于 PTCA 后夹层或血栓是否有益存在争议。

②再次 PCI:对于血流动力学不稳定的患者,应立即再次球囊扩张,可考虑使用灌注球囊,必要时可置入支架。使用较大(>0.5mm)球囊进行延时扩张可能使夹层片或血栓贴附于血管壁,而置入支架则还能减轻弹性回缩与痉挛。对于 IVUS 明确的导致急性闭塞的较大夹层片,可使用定向旋切(DCA)切除夹层片。对于壁内血肿导致的急性闭塞,在闭塞段置入支架或球囊扩张可导致壁内血肿向远段扩展。日本有学者建议,若在血肿远段存在合适的边支血管,可将硬导丝插入血肿,并向边支走行,然后在边支重新进入真腔,从而达到减压效果。该方法因有一定技术难度和风险,不宜常规使用。

③急诊 CABG:对于药物和再次 PCI 处理无效或血流动力学急剧恶化的患者,应考虑行急诊 CABG。然而,在等待 CABG 前,仍应采取一切措施维持血流动力学。

(三)慢血流与无再流

冠状动脉介入术后,在无夹层、血栓或痉挛或严重残余狭窄的情况下,即刻出现急性冠状动脉血流减少的现象称为无再流(no-reflow)或慢血流(slowflow),通常将 TIMI 0 级称为无再流,TIMI 1 级称为慢血流。也有将 TIMI 0~1 级称为无再流,而将 TIMI 2 级称为慢血流。根据不同定义,其发生率为范围较大(0.6%~42%)。

处理原则:

1. 血管扩张药物　冠状动脉内注射硝酸甘油的血管痉挛,并且不耽误进一步治疗或增加危险,若血流动力学许可,所有患者均应常规使用。冠状动脉内注射钙拮抗药在无再流的处理中最为重要,冠状动脉内注射维拉帕米(浓度 0.25rag/ml,每次注射 0.25~0.5mg,总量1.0~1.5mg)或地尔硫䓬(0.5~2.5mg 弹丸注射,总量 5~10mg)能使 65%~95%的无再流得到逆转。一般要求通过球囊的中心腔或输注导管(transfer catheter)给药,以保证药物有效灌注远端血管床,而使用导引导管给药则无法使药物到达远端血管。注射时应密切监测心率和血压。尽管传导阻滞的发生率较低,仍应备用临时起搏。无再流导致的低血压不是冠状动脉内注射钙拮抗药的禁忌证,必要时可采用药物(升压药、正性肌力药)或 IABP 维持全身循环。日本学者 Fujii 等认为,冠状动脉内注射尼可地尔(每次 1mg)或硝普钠(浓度 10μg/dl,每次 30~100μg,范围 100~700μg)有效,注射时应监测血压。Sdringola 等研究显示,大隐静脉桥 PCI 前预防性使用腺苷不能减少慢血流/无再流,可能与其半衰期较短有关。而一旦发生慢血流/无再流,反复多次冠状动脉内弹丸注射腺苷(3mg 腺苷+盐水 500ml,每次 4ml 或 24μg,≥5 次)能使 91%慢血流/无再流得到逆转,而注射 5 次以下仅能使 33%的患者得到逆转。

Skelding 等的研究显示，冠状动脉内注射稀释肾上腺素（每次 50～200μg）能使 69％的患者恢复 TIMI 3 级血流。其他罂粟碱、甘露醇以及抗氧化剂如超氧化物歧化酶(SOD)、别嘌醇等的疗效均有待于证实。

2. 除外冠状动脉夹层　应进行多体位造影证实。对于无再流病变应慎用支架，因为远端血流不良能增加支架内血栓风险。

3. GPⅡb/Ⅲa 抑制药　能否预防或处理无再流存在争议。EPIC 试验表明，阿昔单抗能降低静脉桥病变远端栓塞的发生率，但不能改善最终 TIMI 血流。

4. 处理远端栓塞　经上述处理后仍然存在无再流的患者，尤其是因含栓病变而接受介入治疗的患者，可以考虑冠脉内溶栓治疗。部分研究显示，溶栓治疗处理无再流无效，因而应仔细权衡其利弊得失。

5. 解除微血管阻塞　快速、中度用力地向冠状动脉内注射盐水、新鲜血液或对比剂可能有助于解除由于受损内皮细胞、红细胞、中性粒细胞或血栓导致的血管阻塞。

6. 升高冠状动脉灌注压　尽管 IABP 能提高冠状动脉灌注压，促进血管活性物质的清除，限制梗死面积，但并不能逆转无再流。

7. 冠状动脉旁路移植术(CABG)　由于无再流时心外膜血管开通，冠状动脉血流阻塞发生在毛细血管水平，因而 CABG 无效。

8. 其他　对于部分经导管室各种处理依然无效的患者，可插入 IABP 并转入监护病房，监测酶学变化，并行左心室功能无创检测。

（四）冠状动脉穿孔

处理原则：PCI 术中冠状动脉穿孔的具体处理原则依分型、部位等而异。

1. 一般处理　一旦发现冠状动脉穿孔，应立即呼叫相关人员协助抢救，准备心包穿刺、临时起搏和封堵器械，并酌情考虑心脏外科后备等。在确保导引导管和导丝稳定的基础上，立即采用灌注或常规球囊延时堵闭，防止发生严重心脏压塞。

2. 逆转抗血栓治疗　冠状动脉穿孔后是否应立即逆转肝素的抗凝作用、停用抗血小板药物还缺乏统一认识。部分学者认为，所有游离穿孔患者均应使用鱼精蛋白对抗肝素。Satler 等则认为，是否需要逆转抗凝取决于是否存在持续性心包渗血与心脏压塞，应结合具体情况处理。有研究显示，使用血小板Ⅱb/Ⅲa 抑制药的患者一旦发生冠状动脉穿孔，其心脏压塞发生率更高，其死亡风险增加 2 倍。为此，使用阿昔单抗的患者可以考虑输注血小板（6～10U）逆转其抗血小板作用，但依替非巴肽（eptifibatide，商品名 tirofiban）的作用则无法解除。

对于已置入支架且血流通畅的患者，逆转肝素作用或停用抗血小板药物（阿司匹林、氯吡格雷等）可能增加急性或亚急性支架血栓风险。应综合权衡利弊，决定是否使用鱼精蛋白。若考虑保守成功的可能性较大，为预防支架血栓，不宜轻易停用阿司匹林与氯吡格雷等。

3. 心脏压塞的处理　冠状动脉穿孔后一旦出现低血压，超声心电图发现心包腔积液或呼吸相位性右侧心腔压迫应考虑心脏压塞。X 线透视指引对比剂指示下剑突下心包穿刺迅速可靠。如出血量大，可在补充胶体或晶体液体的基础上，将部分从心包抽出的血液直接经股静脉补入体内。Gunning 等的资料显示，54％的穿孔呈良性改变，经保守治疗后无严重血流动力学后果，46％因严重心包渗出需要引流。Ⅱ型与Ⅲ型穿孔可导致心包积血甚至心脏压塞（17％～24％），部分患者甚至在自身冠状动脉和心室或相邻冠状静脉之间形成瘘管。由于多数静脉桥血管位于心包腔外，大隐静脉桥穿孔一般不会导致心脏压塞，但往往迅速导致胸腔与纵隔血肿，休克乃至死亡。

4. 穿孔的处理　对于延时球囊扩张等常规方法堵闭失败的穿孔，若条件允许，可考虑经导管堵闭。

(1)普通支架：在穿孔部位置入非带膜支架疗效不确切。理论上，置入常规支架后能导致局部血管壁伸展，阻止血管收缩闭合，一般不推荐使用。

(2)自体血管移植物覆盖支架：自体血管移植物(autologous vascular graft)可为动脉或静脉，一般取自体桡动脉、肘前静脉、头静脉、隐静脉或手静脉，缝合固定在管状支架上，然后通过经皮方法释放在穿孔部位，从而达到类似带膜支架的效果。尽管存在生物相容性好和内皮化迅速等优点，但由于存在操作费时、手术创伤较大、需要大腔指引导管等缺点，目前已被带膜支架取代。

5. 栓塞疗法　对于支配较少存活心肌或直径较小的小血管或远段血管、接近完全闭塞病变的血管或无外科手术条件时，可以考虑采用栓塞疗法，可采用微弹簧圈(microcoil)栓塞、聚乙烯醇(polyvinyl alcohol，PVA)、自体预凝血液、明胶海绵(gelfoam)和凝血酶等。弹簧圈适于永久性堵闭较大血管，尤其是使用阿昔单抗的患者。自体预凝血液注射简单易行，但有可能导致一过性血管闭塞和迟发性出血。明胶海绵适于暂时堵闭小血管，其血流往往在3～4周恢复，而PVA颗粒和凝血酶则导致永久性血管闭塞。

6. 急诊冠状动脉旁路术　外科手术适于穿孔较大、合并严重缺血、血流动力学不稳定或经非手术处理无效的患者。如果可能，应在准备手术的同时放置灌注球囊导管并持续低压扩张，并间断通过中央孔用肝素盐水冲洗远端，防止凝血块产生，保持远端血管通畅。然而，存在活动性出血的患者接受手术治疗的风险也较高。即便是置入带膜支架后成功闭合的患者，若因穿孔血管或其边支、或其他存在严重病变的血管存在持续性进展性心肌缺血，仍应考虑急诊冠状动脉旁路移植术。此外，冠状动脉穿孔的高压射流还可能导致心肌夹层和心外膜下血肿，从而引起多个心肌节段运动异常，此时也可能需要急诊手术。对于原支架节段存在较大分支(如较大间隔支或对角支)的穿孔血管，简单的结扎和(或)搭桥手术可能损失边支导致心肌梗死，若在切开血管、移除支架、剥离内膜、闭合穿孔的基础上行搭桥术则能保全分支，从而达到理想的搭桥效果。Suzuki等建议，当巨大穿孔导致严重心肌缺血、导引导丝无法通过或采用以上策略后依然存在活动性出血时，急诊手术是唯一的治疗选项。手术应尽可能在灌注球囊保护下进行。

7. 造影随访　研究显示，冠状动脉穿孔后10min到3个月，局部可形成假性动脉瘤。为筛选可能的假性动脉痛，对于保守治疗成功的Ⅱ型或Ⅲ型穿孔患者，最好在出院前复查造影。对于冠状动脉穿孔后形成的较大的假性动脉瘤，可采用带膜支架封堵或手术切除。

(五)PTOA失败后急诊搭桥

急诊搭桥的适应证与禁忌证：2004年ACC/AHA建议，以下患者应考虑急诊CABG：①PCI失败伴进展性缺血、供应大量心肌的血管有闭塞风险的患者(Ⅰ/B)；②PCI失败伴血流动力学不稳定的患者(Ⅰ/B)；③PCI失败、关键解剖部位遗留异物的患者(Ⅱa/C)；④PCI失败、先前未行开胸手术、凝血系统功能障碍的患者纠正血流动力学不稳定(Ⅱa/C)。

以下患者不宜行急诊CABG：①PCI失败后无心肌缺血的患者(Ⅲ/C)；②PCI失败但靶病变不适合CABG或伴无再流的患者(Ⅲ/C)；③伴有持续性胸痛但血流动力学稳定、仅有小范围心肌受累的患者；④心外膜冠状动脉成功开通，但微血管灌注失败的患者；⑤PCI失败、但曾行开胸手术且伴有凝血系统功能障碍和血流动力学不稳定的患者(Ⅱb/C)。

(六)全身系统并发症

冠状动脉介入治疗的全身系统并发症可涉及多个系统,但其发生率并不高,神经系统并发症包括心脏栓塞(血栓、钙化、赘生物)、空气栓塞、颈动脉或主动脉栓塞、脑出血等。血液系统并发症包括药物(肝素)诱发的血小板减少症(HIT)、GPⅡb/Ⅲa 抑制药诱发的血小板减少、血栓性血小板减少性紫癜(TTP)、药物诱发的中性粒细胞减少症等。

由于药物洗脱支架的广泛应用,越来越多的复杂冠状动脉病变患者接受了介入治疗,对比剂的剂量相应增加,因此,对比剂肾病的发生率正受到广大医生与患者的关注。

PCI 后肾功能不全的原因较多,部分患者为一过性表现,对治疗反应良好,部分患者也可能恶化为少尿性肾衰竭,并可伴有容量超负荷、电解质与酸碱平衡紊乱与尿毒症。最常见的表现为,PCI 后 2~5d 出现少尿和血清肌酐升高。早期识别、正确诊断与及时干预可以防止其恶化为肾衰竭。

1. 对比剂肾病(CIN)定义　目前一般较为认同欧洲泌尿生殖放射协会的标准,即注射对比剂 3d 内血清肌酐升高 44. 2μmol/L(0. 5mg/dl)或较基线值升高 25%,排除其他原因导致的肾功能恶化。早期认为对比剂诱发。肾功能不全的机制为直接与间接减少肾血流灌注、直接损伤肾小管以及高敏反应导致管腔阻塞等。然而,现已发现,肾髓质在缺血损伤时极易受损,对比剂导致髓质血管强烈收缩是导致对比剂肾病的最主要原因。

2. CIN 的主要危险因素　包括基础肾功能异常、糖尿病、对比剂用量过大(>200ml)、有效血容量偏低、使用肾毒性药物、高龄、充血性心力衰竭、24h 内急性心肌梗死、大量蛋白尿、多发性骨髓瘤肾损害、外周血管病等。

3. 预防与处理　主要措施如下。

(1)纠正危险因素:如纠正心力衰竭、补足血容量、避免使用肾毒性药物如非甾体抗炎药等。PRINCE 试验发现,使用强力利尿(尿量>150ml/h)使肾衰竭的发生率略有降低。使用襻利尿药不能防止对比剂肾病,预防性使用呋塞米可因容量耗竭反而引起。肾功能恶化。甘露醇的疗效存在争议。

(2)充分水化:所有患者均应充分水化。有危险因素的患者,建议在 PCI 前 6~12h 开始补液,直至 PCI 后 24h[静脉补液速度 1~2ml/(kg·h)]。一般使用等张盐水,也可使用半张盐水或等张的碳酸氢钠溶液。存在左心室功能不全者应进行血流动力学检测(肺动脉导管),以指导补液,预防肺水肿。

(3)对比剂类型与用量:尽可能选用等渗非离子型造影剂如碘克沙醇等,尽可能减少用量(总量控制在 5ml/kg)。

(4)药物治疗:包括腺苷拮抗药氧茶碱或茶碱、多巴胺 1 受体拮抗药非诺多泮(fenoldopam)、钙拮抗药、前列腺素 E,及 N-乙酰半胱氨酸、维生素 C 等,N-乙酰半胱氨酸在高危或不能水化的患者有一定效果外,其他药物还有待于进一步评价。

(5)血液净化:对于严重 CIN 导致急性肾衰竭,应考虑血液透析或血液滤过。

(七)外周血管并发症

外周血管并发症主要指与血管穿刺有关的并发症,穿刺部位的并发症可延长患者的住院时间,增加医疗费用以及围术期的病死率等,血管穿刺部位常见的并发症包括严重出血、假性动脉瘤、动静脉瘘、血栓性闭塞、动脉穿孔、夹层等。血管穿刺导致的出血可表现为腹膜后出血、局部血肿或外出血等。穿刺部位血管并发症的发生率在非复杂冠状动脉病变PCI时为3%～5%，而复杂病变PCI其发生率可高达10%～14%。

股动脉穿刺部位血管并发症的预测因素包括女性，低体重或超重患者、高龄，未控制的高血压，同一部位再次穿刺，高强度的抗凝，较大型号的血管鞘以及同时使用静脉鞘等。

六、PCI相关用药

(一)术前用药

冠状动脉介入治疗过程中不可避免地会损伤冠状动脉内皮细胞，甚至引起严重内膜撕裂，导致血小板在局部的黏附、聚集、活化、形成血栓，置入血管的支架作为异物也会激活血小板诱发血栓形成，急性冠状动脉综合征患者的“罪犯血管”内通常已经有明显的血栓形成。因此，在介入治疗围术期应该足量使用抗血小板药物，降低血栓形成的风险。

阿司匹林是迄今临床使用最广泛的抗血小板药，阿司匹林使环氧化酶被乙酰化而失去活性，干扰血栓烷A2的合成从而抑制血小板的聚集，这一反应是不可逆性的，因此血小板被阿司匹林抑制后直至被清除也不能恢复活性，必须有新的血小板产生才能恢复血小板功能，而阿司匹林虽然对内皮细胞的环氧化酶也有抑制作用，导致抗凝物质前列环素合成减少，但内皮细胞在数小时内可以产生新的环氧化酶而恢复其功能，所以使用阿司匹林的净效应是抗凝。

口服阿司匹林后1h内即可起效，每天只需投药1次，长期服药者停药后作用可持续7d。用量较大时起效较快，但消化道不良反应发生率也较高，用量较小时起效较慢，消化道不良反应发生率也较低。因此，在临床需要迅速抑制血小板功能(如对于未使用过抗血小板药物的急性冠状动脉综合征患者)时，前3～7d可以使用较大剂量如500mg/d，以后100mg/d维持即可，对于病情稳定的患者则可以不使用负荷剂量。口服阿司匹林最常见的不良反应是消化道刺激甚至引起急性胃黏膜病变导致上消化道出血。阿司匹林还可影响尿酸排泄使痛风加重。可以考虑在进餐过程中服药或使用肠溶制剂以尽量减少消化道不良反应的发生。对于有消化不良、消化性溃疡、严重痛风的患者，阿司匹林是相对禁忌。阿司匹林不耐受、血友病、有消化道出血病史或其他胃肠道、泌尿生殖道出血性疾病的患者应禁忌使用。术后长期使用虽然不能降低再狭窄率但可以减少心脑血管事件的发生。大约1/4患者有阿司匹林抵抗问题。对于阿司匹林禁忌、有明显不良反应或发生阿司匹林抵抗者，应换用ADP受体拮抗药。

噻氯匹定及氯吡格雷都是噻吩丙吡啶类衍生物，不可逆地抑制血小板P2Y12二磷腺苷(ADP)受体，减轻ADP诱导的血小板聚集，抑制了血小板活化的瀑布效应，其抗血小板作用比阿司匹林强得多。噻氯匹定在连续口服8～11d后达到最大抗血小板作用，应在介入术前3～5d开始与食物同时服用，引起的常见不良反应有胃肠不适、皮疹、肝功能异常，最严重的不良反应是引起白细胞减少甚至导致粒细胞缺乏症，多发生于用药后前3个月内，虽然及时停药多数可以逆转，但也有发生严重感染、败血症甚至死亡的报道，较少见但严重的不良反应是血栓性血小板减少性紫癜。在使用噻氯匹定时应每1～2周复查1次血常规。氯吡格雷对血象的影响轻得多，目前在临床上已基本取代了噻氯匹定，但也有少数使用氯吡格雷后发生血小板减少性紫癜的报道，用药期间也应注意血常规监测。尽管用药期间行外科手术的患者出血的风险增加约50%，停药3～5d后手术出血的风险不再增加。考虑到目前择期PCI术中或术后即刻须紧急开胸行旁路移植手术的概率很低(<1%)，多数医生选择术前3～5d开始口

服氯吡格雷，而在急诊介入治疗时，选择造影明确冠状动脉病变适于 PCI 治疗后再给高负荷剂量(600mg)。

由于噻吩丙吡啶类药物与阿司匹林的作用机制不同，它们具有协同作用，两药合用时抗血小板聚集的效应比其中任一种药都强得多。

活化的血小板通过其表面的 GPⅡb/Ⅲa 受体与纤维蛋白原 α 链上的 RGD 序列结合而聚集在一起形成血栓，这是血小板聚集的最终共同通路。近几年，几种不同的 GPⅡb/Ⅲa 受体拮抗药相继应用于临床取得了良好的治疗效果，阿昔单抗是 GPⅡb/Ⅲa 受体的单克隆抗体片段，平均分子质量 50000Da，抗血小板效果肯定，但半衰期较长(12～24h)、再次使用可能发生免疫介导的超敏反应并增加血小板减少症的发生率，用药期间须监测血小板数量变化，FDA 只批准其用于拟 18h 内行介入治疗的高危患者，用法是于介入治疗前 10min 静脉弹丸式注射 5mg/kg，随后以 0.125μg/(kg·min)持续静脉滴注 12h，术中根据 ACT 监测结果决定肝素用量，ACT＜150s，给肝素 70U/kg，ACT 介于 150～190s，给肝素 50U/kg，ACT≥200s，不再给肝素。依替非巴肽是一种环状 7 肽分子，平均分子质量 800Da，能特异性识别 GPⅡb/Ⅲa 受体的 KGD 序列，半衰期 2.5h，FDA 批准其可用于急性冠状动脉综合征患者，用法是非介入治疗患者负荷剂量 180μg/min，继之以 2μg/(kg·min)持续静脉滴注 72h，介入治疗患者于 PCI 术前静脉注射 2 次负荷剂量各 180μg/(kg·min)，间隔 10min，术后以 2μg/(kg·min)持续静脉滴注 18～24h。术中给肝素 60U/kg，维持 ACT 200～300s。以上两种药物目前国内市场还没有供应。替罗非班(tirofiban，商品名 aggrastat，欣维宁)是一种非肽类酪氨酸衍生物，平均分子质量 500Da，能特异性识别 GPⅡb/Ⅲa 受体的 RGD 序列，剂量依赖性地抑制血小板聚集，半衰期 2h，FDA 批准可用于急性冠状动脉综合征患者，非介入治疗患者的使用剂量为头 30min 0.4μg/(kg·min)，其后以 0.1μg/(kg·min)持续静脉滴注，共 36h，介入治疗的患者使用方法为先在 3min 的时间内静脉注射负荷剂量 10μg/(kg·min)，其后以 15μg/(kg·min)持续静脉滴注，共 18～24h，肝素应减半量使用。必要时可酌情延长使用时间。对于有脑内出血、脑内肿瘤、活动性内脏出血、凝血功能障碍、未控制的严重高血压等情况的患者禁忌使用 GPⅡb/Ⅲa 受体拮抗药(禁忌证与溶栓疗法禁忌证相同)。

1.介入治疗术前的抗血小板治疗　对于未服用过抗血小板药物的择期治疗患者，建议术前 3～5d 开始口服阿司匹林 0.3～0.5g/d，同时口服氯吡格雷 75mg/d(或噻氯匹定 0.25g，2/d)。

急性冠状动脉综合征行紧急 PCI 治疗且未服用过抗血小板药物的患者，应在决定手术后即刻口服水溶性阿司匹林 0.5g，氯吡格雷 300～600mg(或噻氯匹定 0.5g)。年龄＜70 岁，无禁忌证的患者，还可使用 GPⅡb/Ⅲa 受体拮抗药替罗非班，首先以 3min 时间静脉注射 10μg/kg 负荷剂量，继之以 0.15μg/(kg·min)持续静脉滴注 18～24h(术中给肝素 100U/kg，维持 ACT 300～350s)。年龄 70～75 岁，无禁忌证的患者，在造影显示冠状动脉内血栓负荷较大时，可以考虑减量使用替罗非班，或只给负荷量不用维持量，同时注意减少肝素用量。年龄超过 75 岁的患者，不宜使用替罗非班。

对于已经口服阿司匹林 7d 以上的择期治疗患者，继续服用阿司匹林 0.1g/d，提前 3～5d 加服氯吡格雷 75mg/d(或噻氯匹定 0.25g/d)。也可于术前 1d 给予氯吡格雷 300mg(或噻氯匹定 0.5g)，手术当天口服氯吡格雷 75mg(或噻氯匹定 0.25g)。

2.抗心绞痛药物的术前使用　病情稳定的患者介入术前继续使用原有的抗心绞痛药物

即可。对于心绞痛反复、不稳定发作者，应及时予以硝酸甘油持续静脉滴注，10μg/min 开始，逐渐增加剂量至症状缓解或达到最大耐受量。

术前长期口服β受体阻滞药者，若基础心率在 50/min 以上，可继续原量服用，若基础心率<45/min，手术当日应减量服用或暂停服药 1 次。

对于怀疑有冠状动脉痉挛情况者，术前应服用长效二氢吡啶类钙通道阻滞药。

3. 过敏体质患者的术前准备　对于有药物过敏性休克、明确 3 种以上药物过敏或非离子型碘造影剂过敏史的患者，应在术前给予肾上腺糖皮质激素治疗。泼尼松 10mg，每日 3 次，术前连服 3d，或 40mg，6h 1 次，术前 12～18h 开始口服。同时服用抗组胺药及抑制胃酸分泌药。

4. 肾损害高危患者的术前准备　已有肾功能不全、糖尿病肾病的患者以及既往发生过造影剂肾损害的患者，在介入术后发生肾功能损害的可能性很大。使用离子型造影剂、高渗透压造影剂，造影剂用量过大，存在心功能不全、血容量不足等情况是发生肾功能损害的危险因素。

高危患者应于术前 8～10h 开始持续静脉滴注生理盐水 1.5～2.5ml/min 直至术后 2h，以增加尿量促进造影剂排出。

使用渗透压与血浆渗透压相似的造影剂威视派克可降低肾损害风险。

5. 心功能不全患者的术前准备　术前应严格控制血容量防止体液潴留诱发心力衰竭，必要时可使用利尿药利尿，同时也要避免血容量过低导致肾灌注不足诱发肾功能不全。

术前使用β受体阻滞药和钙拮抗药可提高心肌对介入治疗过程中球囊扩张所致缺血的耐受性，对能耐受的患者应予使用。

对明显左心功能不全的患者尤其是急性心肌梗死合并左心衰竭行紧急介入治疗的患者，应使用主动脉内气囊反搏治疗以尽量稳定血流动力学状态保证手术安全。

6. 长期口服华法林抗凝患者的术前准备　持续性房颤或更换人工心脏机械瓣的患者，须长期服用华法林抗凝预防血栓栓塞性疾病。服药期间进行血管穿刺，局部发生出血并发症的风险增大。应在介入术前停用华法林 5d 左右，监测 PT 或 INR 恢复到接近正常时安排介入操作，术后重新服用华法林。

从术前停用华法林到术后华法林重新发挥稳定的抗凝作用期间，应使用肝素抗凝。

(二)术中用药

介入治疗术中，必须常规使用抗凝药物，在发生冠状动脉痉挛、血栓、慢血流、无再流等现象时，除介入手段外，需要联合药物进行相应处理。

1. 肝素及低分子肝素　肝素是由肥大细胞产生的黏多糖，是体内天然存在的抗凝物质，分子质量 3000～30000Da。肝素抗凝作用的机制很复杂，可以通过结合并抑制 VW 因子发挥直接抗血小板作用，也能抑制凝血活酶的产生，但肝素最主要的作用是与抗凝血酶Ⅲ结合后发挥抗凝作用。肝素通过其分子上一个独特的 5 个糖基的片段与抗凝血酶Ⅲ结合，同时通过另一个 13 个糖基的片段与凝血酶结合。肝素－抗凝血酶Ⅲ复合物可以抑制Ⅹa 因子、Ⅱa 因子活性，但是只有约 1/3 的肝素分子具有这种作用。由于不同厂家、不同批号的肝素作用强度不同，且肝素在体内可以通过与血浆蛋白、内皮细胞、巨噬细胞结合而失活，量－效关系的个体性较强，使用时需根据 APTT 或 ACT 监测结果调整剂量。连续使用肝素 5d 以上的患者中约有 10%会发生肝素诱导的血小板减少症，多数无症状，停用肝素后可恢复。目前多数导管室还是用普通肝素作为术中常规抗凝药物。简单的用法是手术开始时，于穿刺成功并置入动脉鞘后经鞘管侧臂注射肝素 2500U，决定进行介入治疗者在插入导引导管前静脉内（或经鞘管侧臂）追加注射 5000～7500U 肝素（或 70～100U/kg），以后每小时酌情追加 2000～5000U，使 ACT 保持在 300～350s，急性心肌梗死紧急介入治疗的保持在 350～400s，同时使用替罗非班的保持在 300～350s。

低分子肝素是普通肝素经酵解后的产物，其分子质量为 4000～6000Da，是普通肝素的 1/3 左右，有 25%～30%的分子含有关键的 18 个糖基的结构，可以同时与抗凝血酶Ⅲ和凝血酶结合，其余的分子则与Ⅹa 因子结合。因此与普通肝素相比，低分子肝素抗Ⅹa 因子作用与抗Ⅱa 因子作用强度的比值更大[抗Ⅹa 与抗Ⅱa 活性比值，普通肝素是 1∶1 而低分子肝素是(2～4)∶1]，有更好的生物活性和更长的血浆半衰期，抗凝作用更稳定，对止血功能无明显影响，可以使用固定剂量，可以皮下给药，术后可以即刻拔出鞘管，不需要实验室指标监测，临床使用更方便、安全。因此，有些医院开始将低分子肝素用于介入治疗中，用法为穿刺成功后单次经鞘管注射依诺肝素（克赛）0.5～0.75mg/kg。但需要说明的是，目前介入治疗中的标准抗凝方案还是使用普通肝素。

2.术中冠状动脉痉挛的防治　动脉粥样硬化时，病变部位血管内皮细胞功能障碍，内皮源性血管舒张因子氧化亚氮产生减少，硝酸酯类药物可作为氧化亚氮前体，提供外源性氧化亚氮，发挥强大的扩张冠状动脉的作用，解除冠状动脉痉挛，并可使血液重新分布，增加侧支循环及促使血液从心外膜下区域流向心内膜下区域。

介入治疗开始时冠状动脉内注射硝酸甘油 200μg 有利于预防术中血管痉挛并更准确地判断血管真实直径。如果怀疑已有冠状动脉痉挛存在，可给予硝酸甘油冠状动脉内注入，每次 50～300μg。支架置入后，尤其是用高压力球囊再扩张后，支架节段与正常血管的交界部位或血管远端有时会发生血管痉挛，也应给予硝酸甘油治疗。如硝酸甘油仍不能缓解，可试用维拉帕米 100μg 或地尔硫䓬 500μg 稀释后冠状动脉内缓慢注射，同时应注意除外有无内膜撕裂等并发症并给予相应的处理，药物不能有效解除痉挛时可用球囊行小压力扩张。

3.慢血流及无再流现象的处理　慢血流及无再流现象是介入治疗的并发症，常见于脂质负荷较多的不稳定病变、合并血管内血栓形成的病变。急性心肌梗死通常是由于不稳定斑块破裂继发血栓形成导致的，因此，急性心肌梗死患者行急诊介入治疗时慢血流及无再流现象较为常见。

关于慢血流及无再流现象的具体机制目前尚未完全阐明，一般认为可能与微栓塞、微血管床痉挛、微血管内皮肿胀、再灌注损伤等因素有关。

发生慢血流及无再流现象时，可以采用以下药物稀释后冠状动脉内注射：硝酸甘油 50～300μg，维拉帕米 100/μg，地尔硫䓬 500μg。

4.冠状动脉内大量血栓时的处理　冠状动脉内有大量血栓负荷时，除考虑使用血栓吸出装置、远端保护装置等介入手段外，还应考虑相应药物处理措施。

对于无禁忌证的患者，可以使用血小板 GPⅡb/Ⅲa 受体拮抗药替罗非班，3min 内静脉注射负荷剂量 10μg/(kg·min)，其后以 15μg/(kg·min)持续静脉滴注，共 18～24h。

没有 GPⅡb/Ⅲa 受体拮抗药可供使用时，也可考虑使用溶栓药，尿激酶 25 万 U 稀释到 20ml，以 1ml/min 左右的速度缓慢冠状动脉内注射。

（三）术后用药

术后用药关系到介入治疗的成败和远期疗效，必须予以高度重视。

1.抗血小板药 介入术后应长期口服阿司匹林 0.1g/d。对于置入金属裸支架的患者术后头 2 个月还应口服氯吡格雷 75mg/d(或噻氯匹定 0.25g/d),对于置入西罗莫司药物洗脱支架的患者氯吡格雷应使用最少 6 个月,而置入紫杉醇药物洗脱支架的患者氯吡格雷应使用最少 3 个月。更有人主张置入药物洗脱支架的患者氯吡格雷应使用 1 年。有文献显示,置入金属裸支架的患者术后口服氯吡格雷 1 年,也可以降低心脏事件的发生率。

如果患者对阿司匹林不能耐受(如严重的胃肠反应或过敏),可单纯口服氯吡格雷(或噻氯匹定),但前 2 周剂量应加倍。

2.肝素及低分子肝素 有关支架术后肝素的使用,不同医院、不同医生有不同的做法。通常的观点是单支血管简单病变术后可以不常规使用肝素,多支血管病变、置入多个支架、小血管、长支架、长病变而支架只覆盖部分病变(spot stenting)、有血栓的病变、急性冠状动脉综合征患者术后应使用肝素。部分高龄患者或高凝状态者,为预防长时间卧床诱发深静脉血栓形成导致肺栓塞,也可给予肝素治疗。需用肝素者,一般术后即刻不给肝素,4～6h 后拔除动脉鞘管(如能监测 ACT,则以 ACT＜170s 为拔管指标),若无周围血管并发症,在拔管后 0.5～1h 开始用肝素,先给 2000～3000U 的冲击剂量,继以持续静脉滴注 10～15U/min,根据 ACT 结果(不能监测 ACT 时可参照凝血时间)调整肝素用量,使用 24～48h(如果患者需口服华法林,肝素则用至华法林发生治疗作用)。必要时还可继续皮下注射低分子肝素至术后 1 周左右。急性心肌梗死血管内有大量血栓形成者,可于术后持续静脉滴注替罗非班、肝素 24～48h,情况稳定后停用,停药 4～6h 后拔除动脉鞘管,拔管后再继续使用肝素或低分子肝素 5～7d。术后使用肝素也可以全部采用低分子肝素皮下注射 3～7d。

3.抗心绞痛药 以前,在单纯球囊扩张年代,为了减轻术后冠状动脉痉挛,曾经常规给予硝酸甘油持续静脉滴注至患者下地活动。现在,支架的应用非常普遍,接受单纯球囊扩张的只是少数患者,而且,由于禁食等原因,术后常规使用硝酸甘油可能诱发低血压状态,因此,不再建议常规持续静脉滴注硝酸酯类药物。在术中有明确冠状动脉痉挛现象、不完全血运重建、分支血管受累导致患者一直有心绞痛症状等情况下,可以给予硝酸甘油静脉滴注,但是必须补足血容量,密切观察血压变化。

对于完全性血运重建的患者,术后不必长期口服抗心绞痛药物。

(四)二级预防

现有资料表明,PCI 术后,作为二级预防用药,他汀类药物具有减少术后心脏不良事件发生率的作用。应该常规使用,目标是将 LDL－C 控制在 2.6mmol/L(100mg/dl)以下。

七、药物洗脱支架的应用

(一)药物洗脱支架的基本概念

药物洗脱支架(drug eluting stent,DES)以支架为载体,靶向性地携带药物到达血管损伤局部,并在一定时间内持续作用于支架置入部位,抑制血管壁的炎性反应和内膜的过度增生,降低介入治疗术后再狭窄。支架是局部药物释放的理想平台,它与涂层基质(polymer)以及生物活性药物构成了药物洗脱支架的 3 个基本成分。

理想的药物洗脱支架应具有以下特征:①具有抑制内膜增殖的作用,降低再狭窄率,作用途径可能是抗血栓、抗感染、抗增殖;②不影响靶血管局部正常的损伤修复过程,置入支架后能快速内皮化;③不增加早期及晚期血栓形成的风险;无晚期动脉瘤形成、延迟再狭窄现象,不促进动脉粥样硬化反应;④无边缘增生效应;⑤无毒性,具有生物相容性。

(二)药物洗脱支架的适应证和禁忌证

1.目前药物洗脱支架的临床适应证　有缺血证据的冠心病,尤其是合并糖尿病等高再狭窄危险的患者,急性冠脉综合征(包括急性心肌梗死)使用药物洗脱支架也是安全有效的。

2.推荐的病变/血管适应证自身冠状动脉病变、小血管(靶血管直径<3mm)、弥漫性病变(尤其是病变长度>15mm)。

3.病变/血管的相对适应证　分叉/血管开口处病变、慢性完全闭塞病变、多支病变、无保护的左主干病变、支架内再狭窄病变、桥血管病变等。

4.禁忌证或相对禁忌证　大量血栓病变、无法完全扩张的病变,不能够耐受阿司匹林和氯吡格雷治疗及抗凝治疗禁忌证的患者、不适宜介入治疗或支架治疗的患者、对支架或涂层药物过敏的患者。近期拟接受外科手术治疗的患者慎用药物洗脱支架(围术期停用抗血小板药物将增加亚急性或晚期支架内血栓的发生率)。

(三)药物洗脱支架的成功率和并发症

1.成功率　成功率及其影响因素即刻成功率与普通金属裸支架相似。但远期效果优于非药物支架。单支原发冠状动脉病变药物支架置入后的再狭窄率低于10%,但复杂病变、多支病变的再狭窄率仍较高,可达10%~24%。

2.并发症(不良反应)

(1)急性/亚急性血栓形成:与金属裸支架相似。主要与介入治疗本身相关,如支架未能完全覆盖病变或内膜撕裂、支架膨胀不全/未完全贴壁、支架远端血流缓慢等。

(2)晚期血栓形成:大多与未正规使用抗血小板药物、阿司匹林/氯吡格雷抵抗,以及支架内皮化延迟、晚期支架贴壁不良、涂层聚合物导致的炎症反应等有关。平均发生率为1%,一旦发生则是致命性的,应引起重视。大量临床试验结果表明,DES置入术后晚期血栓的发生率与BMS相比无显著性差异。

(3)迟发型支架贴壁不良:发生率4%~5%,与涂层聚合物引起的炎症反应、血管异常重塑有关,也可能与药物的抗增殖、内皮修复延迟有关。然而,在目前的临床试验中并未观察到其与心脏事件或者支架内血栓发生的相关性。

(四)药物洗脱支架的合并用药

1.术前用药　抗血小板药物的应用:阿司匹林同普通金属裸支架,氯吡格雷的负荷剂量300~600mg,并建议在术前至少6h给予;急诊介入治疗时推荐用600mg负荷量。其他用药与普通金属裸支架置入术相似。

2.术中用药　与普通金属裸支架相似。

3.术后用药　阿司匹林终身服用,推荐剂量100mg/d;氯吡格雷75mg/d,推荐用药时间9~12个月或以上。

(五)药物洗脱支架时代的血运重建策略

PCI操作简便,具有创伤较小和术后康复较快等优点,在紧急情况下还能迅速实现血运重建。尽管药物洗脱支架得到越来越广泛的应用,但PCI存在支架内再狭窄、支架血栓以及费用昂贵等缺陷。

在部分慢性完全闭塞或弥漫病变中,PCI的应用也受到一定限制。CABG尽管创伤较大,但是能实现完全血运重建,而与阻塞性动脉粥样硬化病变的形态无关,同时在技术上也不断向微创化发展。已有大量研究比较了PCI与CABG在不同患者群以及不同冠脉病变情况下的疗效。基于已有的这些研究，目前对于血运重建策略的选择产生了初步的共识。

1. 单支血管病变　PCI与CABG的远期生存率和心肌梗死发生率相当。但是接受PCI的患者需要更强的抗心绞痛治疗，由于术后再狭窄远期靶血管血运重建率较高。应用药物洗脱支架能有效降低再狭窄与再次血运重建率，从而改善PCI远期疗效，缩小PCI与CABG的差距。

2. 非糖尿病多支血管病变　ARTS以及AR－TSⅡ等试验显示裸金属支架(BMS)时代的大量研究显示，PCI与CABG的死亡与心肌梗死发生率相当，但PCI的再次血运重建率高于CABG。与BMS相比，DES能显著降低再狭窄率，减少再次血运重建。与CABG相比，非糖尿病多支病变患者使用DES不增加死亡与心肌梗死，但其再次血运重建率可能依然高于CABG。

SYNTAX积分有助于识别从DES获益的患者。SYNTAX试验发现，病变风险积分与PCI的结果关系密切，而CABG的结果则不受积分的影响。采用SYNTAX积分进行分层分析显示，在积分较低(0～22)的3支病变患者，PES与CABG的12个月主要不良心脑血管事件(MACCE)发生率相当；而在积分中度(23～32)与较高(≥33)的患者，PCI的12个月MACCE发生了均显著高于CABG。

3. 糖尿病多支血管病变　BMS时代的大量研究显示，CABG的生存率可能与PCI相当或更高。DES有望改善糖尿病多支病变患者PCI的临床结果，但其不良事件发生率仍高于CABG。在糖尿病多支病变患者，现有资料更多支持CABG。

4. 左心室功能正常的无保护左主干病变　裸金属支架(BMS)时代的大量研究显示，由于CABG存在明确的生存得益，而支架术后再狭窄率也较高，一般认为应首选CABG。左心室功能降低(LVEF＜0.40)的左主干病变患者应选择CABG。对DES而言，3年随访研究显示尽管CABG的无靶病变血运重建(TVR)生存率更高，但两者累计生存率以及复合终点事件(死亡、Q波心肌梗死、卒中)的发生率均无差异。

SYNTAX积分较低(0～22分)和中度(23～32分)的左主干病变患者，PCI与CABG的12个月MACCE发生率相当；在积分较高(≥33分)的患者，PCI的12个月MACCE发生率显著高于CABG。因此一般认为，在积分较低(0～22)的患者，可根据患者个体特征、患者意愿和医生意向选择PCI或CABG。在中度积分患者(23～32)，PCI依然是合理选项，但应根据患者特征与并发症选择治疗。而在积分较高的(≥33)的患者，其病变多较为复杂，PCI一般也不可行，应选择CABG。

总之，PCI适于中等范围以上心肌缺血或有存活心肌的证据，伴有前降支受累的单支或双支病变，能达到完全血运重建者；PCI成功率高、手术风险低、再狭窄率低的病变；能够进行完全性血运重建的多支病变；有外科手术禁忌证或外科手术高危，或要接受非心脏外科大手术者；急性冠状动脉综合征，尤其是急性心肌梗死患者。

CABG适于左主干病变(狭窄＞50％)、多支血管病变伴左心室功能异常(LVEF＜50％)、伴有前降支近端明显狭窄的双支病变、经充分药物治疗后仍存在进行性缺血且病变不适合PCI或其效果不理想者、前降支闭塞而无前壁心肌梗死的患者，PCI不成功或不能进行完全血运重建的患者。

(何鹏义)

第八节　冠状动脉血栓病变的介入治疗

冠状动脉血栓病变是介入治疗中一种风险极高的病变，在冠状动脉介入治疗(PCI)，尤其是支架置入时可致9%～15%的患者出现远端“慢血流”，甚至是“无血流”现象。一旦出现“无血流”现象，其围术期主要不良心脏事件发生率增加4倍，住院病死率增加10倍，即使PCI术中冠状动脉恢复TIMI 3级血流，其预后也差。临床上富含血栓的冠状动脉病变有：①ST段抬高型急性心肌梗死(STEMI)；②不稳定型心绞痛(UA)；③非ST段抬高型急性心肌梗死(NSTEMI)；④冠状动脉桥血管病变等。对于冠状动脉血栓性疾病的介入治疗，首先应做好抗栓治疗；术中应用血栓抽吸装置或远端保护装置等措施，有利于达到好的临床效果。

一、冠状动脉血栓性病变的抗栓治疗

(一)抗血小板药物

1. 阿司匹林　对于血栓性病变阿司匹林应该负荷300mg，并维持治疗1周。之后如果未行支架置入治疗，减至100mg/d长期维持；如果冠状动脉内置入了支架，则应按支架术后常规服用阿司匹林。

2. 噻吩吡啶类　目前临床上主要使用氯吡格雷。对于STEMI血栓性病变或需要介入治疗的ACS或桥血管病变，均应先负荷300mg，之后以75mg/d至少服用1年，并与肠溶阿司匹林合用。有利于防止血栓的形成，避免再次心肌梗死的发生。氯吡格雷联合阿司匹林已成为PCI围术期的标准治疗。2007年AHA/ACC指南和我国专家共识推荐，对DES术后的患者应用氯吡格雷75mg，每日1次，口服至少12个月，对金属裸支架(BMS)的患者应用氯吡格雷75mg，每日1次，口服至少1个月，最好也能使用至12个月。临床工作中也是这样做的，除非患者有不能耐受的禁忌证时，才考虑减量或调整药物。如果在行PCI前已经应用75mg，每日1次的氯吡格雷5～7d或以上，术前不用再给负荷量。

普拉格雷(prasugrel)是一种比氯吡格雷起效更快，抑制血小板更强的噻吩吡啶类抗血小板药物。在TRITON－TIMI 38临床试验中，13608例中高危ACS中考在接受PIC术后15个月的观察时间里，普拉格雷能有效降低总心血管病死亡、非致死性MI，或非致死性卒中的发生率达19%。另外，普拉格雷能降低心肌梗死风险24%、急诊血管重建34%，支架后血栓形成52%。服用普拉格雷的受益不仅体现在用药后的前3d，还体现在后续的治疗过程中。目前该药在国内还没有上市。

3. 血小板GPⅡb/Ⅲa受体拮抗药　大量研究证实接受PCI的患者及TnI阳性的ACS患者静脉应用血小板GPⅡb/Ⅲa受体拮抗药[包括依替巴肽(eptifibatide)、阿昔单抗(abciximad)和替罗非班(tirofiban)]可使患者30d死亡或心肌梗死的风险降低34%～58%。ACC/AHA2002年指南指出，对ACS需要PCI者除使用阿司匹林和肝素外，还应使用血小板GPⅡb/Ⅲa受体拮抗药(Ⅰ级A类证据)。目前国内仅有替罗非班(商品名：欣维宁)一种。一般在ACS患者准备行PCI术前开始输注，术后继续应用12～48h。血栓负荷重的患者可适当延长用药时间。

(二)抗凝药物

临床上常用的抗凝药物有普通肝素(UFH)和低分子肝素，均能使ACS患者的再梗率显著降低。UFH是PCI术中最常用的抗凝药,指南建议未联用血小板GPⅡb/Ⅲa受体拮抗药时,肝素剂量为60~100U/kg,靶ACT为250~350s(Hemachron法)。联合使用血小板GPⅡb/Ⅲa受体拮抗药时,肝素剂量为(依诺肝素)无论从抗栓疗效或出血并发症方面均优于普通肝素,所以在ACS中完全可以替代普通肝素。关于低分子肝素主要用于ACS患者的PCI术前和术后的抗凝治疗,一般使用依诺肝素1mg/kg,皮下注射5~7d。

应该认识到,支架术后的"慢血流"或"无血流"现象不仅是血栓脱落所致,其他诸如血小板微血管阻塞、氧自由基导致再灌注损伤、组织水肿、微血管痉挛和白细胞聚集阻塞等因素均可导致血流减慢,因此采取血小板GPⅡb/Ⅲa受体拮抗药等强化抗栓治疗、腺苷治疗以及抗氧化等综合治疗措施应是治疗富含血栓病变的有效治疗手段。

二、血栓抽吸装置和血栓保护装置的应用

目前,用于临床上写信血栓病变的器械装置有两类。

1. 血栓抽吸装置　主要用于STEMI。

2. 远端保护装置　主要适用于冠状动脉静脉桥血管病变、UA和NSTEMI。

(一)血栓抽吸装置

血栓形成是STEMI的原因,而PCI时血栓脱落是引起微血管床栓塞致无复流发生的主要原因之一。最近的随机试验证明在STEMI介入治疗时使用血栓抽吸装置可以降低远端栓塞的发生率和提高心肌组织的血流灌注,并改善预后。但也有随机试验发现血栓抽吸装置并不能降低AMI患者的心脏不良事件,改善其远期预后。所以,在STEMIPCI术中是否应该常规使用抽吸装置尚有争议。

TAPAS入选1071例发病<12h的STEMI患者,冠状动脉造影术前随机分为血栓抽吸组(血栓抽吸+PCI)(535例)和常规PCI组(536例)。血栓抽吸组患者先行血栓抽吸(Export血栓抽吸导管)再行PCI。两组患者基线资料(包括临床和造影特点)无显著差异。结果显示,血栓抽吸组接近90%的病例成功完成血栓抽吸,没有发生血栓抽吸并发症。与常规PCI组相比,血栓抽吸组患者PCI术后心肌灌注明显改善,心肌Blush分级0级和1级的比率显著降低(17%,26%,P<0.001),心电图ST段完全回落率明显增加(56.6%,44.2%,P<0.001);血栓抽吸组1年的全因病死率(4.7%,7.6%,P<0.042)和心脏病病死率(3.6%,6.7%,P<0.02)均明显降低,再次心肌梗死率也有下降趋势(2.2%,4.3%,P<0.05),可见,STEMI患者急诊PCI术中使用血栓抽吸装置是有益的。

Aamir J等对158例高危STEMI的患者(TIMI 0~1)研究也得出同样的结果。该研究将患者随机分为血栓抽吸+PCI组(80例)和常规PCI组(78例),对比PCI术后血流TIMI 3级率、残余血栓,300d,60d和1年主要心脏不良事件(MACE)发生率,可见,STEMI造影显示TIMI 0或1级血流或可见血栓发生率高,使用血栓抽吸装置可以提高TIMI 3级血流,减少残余血栓,降低包括死亡在内的不良事件。

另外,Burzotta等的REMEDIA研究和Lefever等的X-AMINE随机研究结果也支持在STEMI使用血栓抽吸装置,均与Aamir J等的试验结果相符。

但是,这之前几个随机临床试验对常规血栓抽吸装置提出了争议。最早Stone等报道EMERALD随机试验结果血栓抽吸+PCI和单纯PCI,两组在TIMI血流、降低心肌梗死面积、无心脏事件生存率方面均无显著差异。Ali等报道的AIMI研究和Kaltooft等的研究也

得到了相同的阴性结果。与以上3个研究结果不一致，分析其主要原因是3个阴性结果的研究选择了所有的AMI患者，并均应用了血栓抽吸装置；而Aamir J等3个阳性结果的研究共同特点是均选择了血栓负荷重的高危AMI患者，才使用血栓抽吸装置。在阴性结果的试验中，血栓抽吸组PCI时间显著晚于常规PCI组，均没有采用直接支架转入的方式，这样使血栓抽吸组灌注较晚，没有直接支架置入，也增加了远端栓塞的机会，所以，血栓抽吸装置的益处未显示出来。在阳性结果的几个研究中，PCI时间在血栓抽吸组和常规PCI组相同，直接支架置入比率血栓抽吸组显著高于常规PCI组，两组再灌注时间相同，血栓抽吸组直接置入支架率高，降低了远端栓塞的发生，所以，改善了血栓抽吸组的近、远期预后。因此，血栓负荷重的患者PCI术中使用血栓抽吸装置有益。

总之，STEMI PCI中选择性的使用血栓抽吸装置可以改善AMI患者近期和远期预后。关键在于两点，首先要应用于血栓负荷重的高危患者；第二是选择操作简单的抽吸器械，缩短PCI时间，以保证尽早再灌注，就可以挽救更多的存活心肌。所以，PCI术前根据冠状动脉造影结果对“罪犯病变”血栓负荷情况进行评估非常重要。如“罪犯病变”为慢性高度狭窄基础上发生闭塞，血栓负荷很少，可不必先行血栓抽吸，且血栓抽吸导管也很难通过此类病变；如果病变血栓负荷重，抽吸肯定获益。因此造影术后应对AMI患者“罪犯血管”血栓负荷和狭窄程度等病变特征进行充分评估，再决定是否行血栓抽吸策略，使AMI患者更大程度获益，并能手术成功率。

血栓抽吸导管抽吸血栓时需注意的要点：①抽吸导管头端接近闭塞段时就需要开始负压抽吸；②不仅在闭塞段，在其远段血管也要进行血栓抽吸；③血栓抽吸要有足够耐心，反复认真抽吸，可造影检验“罪犯血管”血栓抽吸效果；④血栓抽吸过程中如停止回血或回血缓慢，常提示可能有较大血栓阻塞抽吸导管，需在负压状态下撤出导管，用肝素盐水冲洗后再行血栓抽吸；⑤回抽吸导管时要保持负压状态，避免抽吸导管内血栓脱落至闭塞血管段近端，甚至引起其他血管栓塞；⑥撤出抽吸导管后，要注意指引导管排气，避免可能出现的气体或血栓栓塞；⑦血栓抽吸后需向冠状动脉内注射硝酸甘油，解除血管痉挛，直接转入支架，需要预扩张的个别病例，可先用球囊扩张，再置入支架。目前，可供选择的血栓抽吸装置有两种：Export抽吸导管；Diver抽吸导管。两种抽吸导管均能成功使用。

（二）远端保护装置

远端保护装置是通过在目标血管狭窄病变的远端旋转一个球囊或伞状物，以防止介入操作过程中血栓或斑块脱落至血管远端导致栓塞。目前，血栓保护装置有以下几种可供临床选择。

1. 静脉桥PCI　冠状动脉大隐静脉血管血管狭窄病变的介入治疗与本身冠状动脉狭窄病变相比风险大，心肌梗死发生率高。主要是由于静脉桥血管的动脉粥样硬化弥漫，并且其粥样斑块软、易破裂和富含脂质，无纤维帽和钙化，这些特点导致静脉桥病变在PCI时容易破裂和无端血管栓塞。为了减少静脉桥血管病变PCI时的并发症，血栓保护装置的应用具有良好的作用，但目前对血栓保护装置应用因临床证据较少，故很少应用。

2005年ACC/AHA PCI指南推荐冠状动脉桥血管病变PCI时可使用以下几种血栓保护装置（ⅠB类适应证）：血栓滤器SpiderRx和Filterwire、远端堵塞装置PercuSurge Guard－Wire和近端阻塞装置Proxis。

2. 支架内血栓的处理策略　DES内血栓形成的机制较为复杂，主要有以下几方面的影响因素:介入操作相关因素、患者自身临床因素、病变局部情况、抗血小板治疗、支架自身的致栓因素、血管内皮化延迟等。

支架内血栓形成的临床表现为急性心肌梗死、心源性休克、猝死。由于支架内血栓的病死率可以高达20%~45%,非致命性心肌梗死的发生率可达60%~70%,因此,需要临床医生高度重视支架内血栓的防治策略。处理对策主要是预防为主以及支架内血栓的处理。

(1)预防为主:针对支架内血栓形成的各种相关因素,采取措施,进行预防,包括抗栓药物、介入技巧、患者选择、新型支架的开发使用。

①抗血小板治疗:对于所有置入DES的患者,如果没有高危出血风险,双联抗血小板治疗(阿司匹林+氯吡格雷)至少应该持续12个月(Ⅰb类适应证)。对于支架内血栓可能造成灾难性后果的病例(如无保护左主干、左主干末端分叉病变),建议常规进行血小板功能检测,如果血小板抑制率<50%,可以将氯吡格雷改为150mm/d(Ⅱb类适应证,C类证据)。对于高危患者,如果怀疑存在阿司匹林或氯吡格雷抵抗,可联合另一种抗血小板药物,如西洛他唑或联合抗凝药药物,如华法林。

②介入技巧:选择合适直径和长度的支架;对于钙化或严重狭窄病变,充分预扩张,避免出现支架贴壁不良或膨胀不充分;支架膨胀不良,应用短、耐高压的球表进行支架后扩张,使支架充分贴壁;对于分叉病变,尤其是左主干分叉病变,采取合理术式,避免出现多层支架网梁覆盖以及支架膨胀不良;术后多体位投照,以发现残余狭窄,排除支架远近端冠状动脉夹层;使用IVUS或OCT评价支架贴壁情况。

(2)支架内血栓的处理:一旦形成血栓,可使用血栓抽吸装置或远端保护装置,处理方法与STEMI相同。

总之,富含血栓的冠状动脉病变PCI风险大,易致无再流,心脏不良事件增加。经过血栓抽吸或球囊扩张后仍有大量血栓,不能辨别狭窄病变部位的患者,可以在维持患者血流动力学稳定的情况下,终止手术,加强抗凝、抗血小板1~2周后再行冠状动脉造影检查,很多患者冠状动脉血栓消失,狭窄病变部位明确,更有利于PCI术,也有相当一部分患者不需要置入支架。

(张颖)

第九节 冠状动脉钙化病变及介入治疗

冠状动脉钙化病变由于病变病理结构复杂、硬度大,常规器械常无法获得良好效果;常需使用特殊器械才能达到预期效果。

一、冠状动脉钙化病变

目前,组织学和血管内超声(intravascular unltrasoud,IVUS)研究已证实,冠状动脉钙化是动脉粥样硬化的一个特征性病理表现,其严重程度与粥样硬化斑块负荷密切相关。

(一)冠状动脉钙化病变的形成

血管壁内钙质的沉积是体内矿物质代谢异常的结果。钙质和磷酸盐摄入过量,循环对钙质代谢及组织对钙结合减少,以及抑制钙化反应的物质缺乏均可导致血管壁钙质沉积增加,导致钙化病变形成。

年龄增长是血管钙化的最重要因素。人在20～30岁时，就可以看到冠状动脉钙化，这可能提示早发的动脉粥样硬化，而严重钙化在老年人更多见。此外，脂质代谢异常、糖尿病、血压增高以及慢性肾病、尿毒症、长期透析治疗都是导致钙质代谢异常、血管钙化的重要因素。

近年研究发现，决定冠状动脉钙化的另一个重要因素是血管紧张素转换酶DD基因型。同时发现一些蛋白质似乎参与了磷酸钙盐的被动吸收和沉淀过程。其中之一的骨桥蛋白是一种磷酸化糖蛋白，已证实骨桥蛋白的信使RNA被巨噬细胞表达，与动脉粥样硬化的严重程度相关。但钙化形成的确切分子基础目前还不甚清楚。

钙质可以在血管壁中层和内膜沉积。目前大多数研究者认为钙质在血管壁中层沉积，可导致血管僵硬度增加，管腔进行性缩小。但这类病变比较稳定，很少引起斑块急性破裂，导致急性冠状动脉综合征，这种钙化类似"冠状动脉支架"，抑制了血管重构(动脉粥样硬化早期，为了适应斑块体积增长，动脉会代偿性扩张，即发生血管重构)。从物理学角度看，钙化段动脉的运动度和紧张度均降低，体外试验也证实，钙化斑块有增加抵抗斑块破裂的能力。然而，在钙化节段与非钙化节段的邻接部位，相反可能要承受更大的血管壁紧张度，这也是介入治疗中导致血管破裂的主要原因。另一种在血管壁内膜的钙质沉积，有可能增加动脉粥样硬化斑块的不稳定性，增加斑块破裂的危险，导致急性血管闭塞。但是目前还未能证实任何冠状动脉易损斑块与钙化之间的确切关系。

(二)冠状动脉钙化病变的检测识别

血管造影并不是识别有意义的冠状动脉钙化的金标准。与尸解的病理检查相比，血管造影往往低估了动脉粥样硬化的严重程度。

IVUS被认为是有创检测斑块特征的金标准，它与组织学比较，对血管钙化的定性检测敏感性和特异性较高，但定量测定的准确性和可重复性均有限。IVUS低估钙化总横截面积约39%，低估钙化沉积深度约45%。推测可能是由于超声波无法显示病灶内部的钙化所致。

电子束CT和多断层CT扫描术已成为近年来鉴定和定量评价冠状动脉钙化斑块的主要无创手段。CT对钙化病变密度的测量与IVUS的回声测定有很强的相关性。CT的钙化病变评分对诊断造影证实的≥50%的狭窄的敏感性非常高，特异性中等。而钙化评分为0的冠状动脉CT扫描结果，可以高度预测没有冠状动脉狭窄病变存在，其阴性预测值非常高。

在钙化病变的介入治疗中应用IVUS或CT，有助于更全面的了解病变的形态学及粥样硬化斑块的结构组成，为合理选择治疗策略及适合的手术器械，预测手术效果提供依据。

二、冠状动脉钙化病变的介入治疗

ACC/AHA关于冠状动脉钙化病变在血管造影中的影像学描述，是在血管壁狭窄部位可以看到血管壁范围内明显的高密度影像，中度钙化影只在造影剂充盈前心脏运动时可见；重度钙化为不透X线的影像，在造影剂充盈前，无心脏运动时也能看到。ACC/AHA关于冠状动脉病变特点的分型中，将中度和重度钙化病变定为B型病变，而B型病变介入治疗的手术预测成功率在60%～80%，危险度为中等。

(一)冠状动脉钙化病变的常规介入治疗方法

1. 指引导管、导丝、球囊及支架的选择使用　采用常规的冠状动脉介入治疗方法治疗严重钙化病变，一般我们无法对病变进行充分扩张、病变部位夹层、支架被钙化病变近端的突刺卡住无法到达靶病变，或支架膨胀、贴壁不良等。

解决这些问题的常用方法、策略包括使用支撑力更强的指引导管，深插指引导管。采用“双导丝”(buddy wiring)技术，即在已有导丝的基础上，再置入一根导丝到病变远端，可以改善血管几何形态，减缓血管纡曲，并作为“轨道”导引球囊、支架的置入。另外，双球囊(buddy balloon)技术和锚定技术也被用于球囊无法通过的严重钙化狭窄病变。此外，选择使用非顺应性的球囊进行反复充分预扩张和支架内高压后扩张，以及选择通过性好的支架等，都有助于钙化病变介入治疗的完成。

2. 冠状动脉支架置入治疗钙化病变　与非钙化病变比较，在钙化病变部位置入支架较少能获得即刻满意结果，最终的管腔内径也较小。血管壁钙化病变的坚硬阻碍了支架的膨胀扩张。而使用较大的非顺应性球囊进行支架内高压力扩张，结果是增加了血管破裂和穿孔的并发症。IVUS 研究表明，越来越多的支架直径在完成高压力后扩张后牺牲了对称性。虽然有研究报道在非钙化病变部位置入的金属裸支架(bare metalstents，BMS)，其对称性并不影响长期的结果。

阜外心血管病医院冠心病诊疗中心李建军等报道的 SES 治疗冠状动脉钙化病变与非钙化病变的对比结果显示，8 个月造影随访两组的支架内再狭窄率、支架节段内再狭窄率，TLR 及支架内晚期管腔丢失和支架内血栓发生率均无显著性差异。提示 DES 治疗钙化病变的良好疗效。

看来，DES 治疗冠状动脉钙化病变依然存在支架膨胀或贴壁不良，以及再狭窄和再次血运重建率高的问题，虽然有些报道肯定了 DES 的疗效，但对 DES 内高压力后扩张以及支架内晚期血栓形成等问题，目前依然没有明确的答案。

(二)钙化斑块剥离术

粥样斑块剥离设备(atheroablative device)能对钙化斑块进行削减去除(debulking)或修饰，改变斑块形态(modifying)。目前常用的包括切割球囊(flextom cutting balloon，safe cut dural wire)和 FX Minirail™，以及 Angiosculpt 导管等)、旋磨旋切设备(roblator)和准分子激光(excime laser)术等。

1. 切割球囊治疗钙化病变　切割球囊结合了普通球囊血管成形术与显微外科技术，以尽量少的血管创伤达到扩张冠状动脉狭窄病变的目的。切割球囊是由非顺应性球囊及安装在其外表面的纵向微型刀片组成，在后来的改进型号中，刀片被分成较短的几节，以增加球囊的通过性。另外一种是在球囊外整合金属导丝(如 Safe Cut，dural wire 和 FX Minirail™)。当球囊扩张时，刀片或金属丝挤压分割斑块，球囊扩张时的剪切力更能使斑块裂纹延展，扩大管腔。然而，治疗复杂钙化病变的挑战常常包括切割装置难以通过复杂病变的解剖部位，球囊滑动导致“地理错位”，血管壁弹性回缩，以及需要使用高压力扩张。

研究显示，切割球囊治疗中重度钙化病变的疗效，切割球囊预扩张后的即刻管腔获得显著高于普通球表(1.15mm，0.77mm；$P=0.01$)，且即刻管腔获得的受益是在较低压力扩张下获得的(10.3atm，13.1atm)。夹层的发生率在普通球囊组为 22.2%，切割球囊组为 27%，没有统计学差异，并与手术过程中的严重并发症无显著相关。

FX Minirail 球囊、AngioSculpt 导管球囊与 Safe Cut 双导丝球囊的应用，有助于获得更好的支架膨胀效果，成功扩张病变后置入支架，完成介入治疗。

总之，应当肯定切割球囊对于冠状动脉钙化病变的介入治疗的有效性和安全性，但对严重弥漫钙化病变仍应首选旋磨旋切治疗。

2. 旋磨斑块切除术治疗钙化病变

(1)旋磨术的手术成功率及与球囊扩张成形术联合应用：目前认为，旋磨斑块切除术是治疗严重纤维钙化斑块病变，普通器械不能通过或扩张，支架置入前进行斑块消除的最为适合的方法。报道显示旋磨术达到钙化病变部位并完成扩张治疗的手术成功率(定义为扩张后残余狭窄＜50%)为94.3%，而在非钙化病变为95.2%(P=0.32)。虽然在钙化病变部位的夹层发生率要高一些，但并没有导致急性血管闭塞、急性外科搭桥手术或Q波型心肌梗死发生率增加(钙化病变为4.1%，非钙化病变为3.1%，P=0.24)。自1999年以来，旋磨技术得到了改进。其中一些改进纳入到San Antonio Rotablator Study研究(SARS)中。包括患者术前服用阿司匹林，预防性使用维拉帕米/硝酸甘油以对抗低压和慢血流等准备措施。该研究中，斑块旋磨消融技术也有所改进。在＜3.3mm内径的血管，设置的起始旋磨钻与动脉的比率为0.75。转速目标是140000/min，瞬间接触斑块旋磨时避免减速＞3000转。病变每10mm被分为一个节段，每个节段分10min的步骤切除，避免一下穿越整个病变长度。同时进行球囊血管成形术时使用非顺应性球囊，内径与动脉比率为1.1∶1，低于正常充盈压力。本试验得出的结论是旋磨斑块切除术治疗长期钙化病变手术成功率为98%，非Q波型心肌梗死发病率低，仅为4.5%。尽管旋转斑块切除术的手术成功率超过了95%，但与球囊血管成形术合用再狭窄率仍高达30%～62%，夹层发生率高，因此建议在支架置入前使用，并最好有IVUS指导。

(2)旋磨术与支架术联用：报道显示适当的旋磨头与动脉比率，高速旋磨术在大多数钙化病变都能达到预期和适当的支架膨胀效果，而其残余狭窄程度与非钙化病变相似。另有报道在钙化病变部位旋磨后置入支架，其残余狭窄和最终最小管径获得效果均优于单独血管成形术或旋磨术联用血管成形术。此外，还有证据表明，在支架置入前积极的斑块切除较略少程度的斑块切除长期结果更优。

有学者提出，DES的贴壁不良可能增加以后支架内血栓的发生率。目前支架膨胀不良或部分贴壁不良是以后的支架内血栓形成的原因之一。钙化病变的介入治疗中支架膨胀不良与贴壁不良是否是常见的，或许是严重钙化病变的长期预后较非钙化病变差的原因之一。

研究表明，旋磨旋切术如果不能将钙化斑块完全切除，即使再进行球囊扩张，似乎也不能使管腔进一步扩大，因此，支架的充分膨胀和良好贴壁受到限制。或许用较大一些的旋磨头可能获得较好的效果，但是目前还未知常规使用较大的旋磨锯是否优于传统方法，因为尚缺乏这两种策略同期使用的长期疗效对比。在临床上这种显而易见的贴壁不良的后果还不清楚，但它有可能破坏DES的药物释放系统，增加局部纤维蛋白和血小板的活性，加速局部内膜增生和血栓形成。

也有人猜测，旋磨术后置入支架很可能因继发“无再流现象”而有较高支架内血栓形成率，目前报道的支架内血栓发生率范围在0.9%～5.1%。而这与只进行旋磨加球囊成形术而不置入支架的血栓发生率没有明显不同。但是DES的应用延迟血管壁内皮愈合，以及支架贴壁不良是否增加支架内血栓形成尚无明确答案，目前还没有一个严格评价旋磨后置入DES与支架内血栓形成的随机对照试验，虽然非对照的研究结果提示旋磨术及DES置入没有增加急性或亚急性血栓形成的发生。因此，旋磨术与DES结合治疗冠状动脉钙化病变仍需要进一步的研究提供更多的循证医学依据。

(3)其他的旋磨旋切器械：目前除了常用的旋磨设备Robaltor外，近年出现了另一种装置

—Tornus。这是一种由8根不锈钢丝以螺旋结构缠绕成的绳状微导管。使用时将导管进行逆时针旋转，因紧螺旋作用能产生很强的穿透力。当其通过病变时，微导管上的金属丝能使病变部位出现空隙，因此用于慢性闭塞病变(CTO)及弥漫严重钙化病变的介入治疗，常常用于旋磨后的辅助扩张，或球囊预扩张之前。该装置如果长时间在血管中，金属丝间隙中的血液及斑块碎片可能导致导管上血栓形成，妨碍导管的推进，同时也可能造成血管远端栓塞，导致心肌酶升高。

(三)准分子激光冠状动脉成形术治疗钙化病变

第一代心血管系统的准分子激光技术出现在20世纪80年代。其用于口部病变和静脉桥血管病变的支架置入前，手术成功率>90%，但是并不能降低再狭窄率。并且因为价格昂贵，使用受到限制。此外，激光治疗的冠状动脉夹层和穿孔的并发症发生率相对较高。

X—80(Spectranetics，Colorado，CO)激光导管型号是6F，直径0.9mm，内含65根同心圆直径50μm的纤维，能够提供激发能量，脉冲重复率25～80Hz，以5s和10s为周期发放。这种较高能量的导管从原理上应当能最大限度地穿透组织，并保持机械损伤和光热损伤在可接受的限度内。

Bilodeau等人评价了这种高能量导管的即刻手术效果。这个小型研究中共100个病变，57.9%为钙化病变。作者没有说明他们评定钙化病变程度及部位的方法。他们报道的手术成功率为92%，与历史对照，并发症发生率可以接受。结论：这一较高能量的导管在治疗复杂病变亚组是安全、有效的，改进了老型号设备的性能，且没有增加并发症发生率。

目前，准分子激光治疗只推荐用于其他手段治疗不能扩张或不能通过的病变。由于其他技术的手术成功率大大提高，激光辅助血管成形术治疗钙化病变的已经较以前明显减少。

(何鹏义)

第七章 心肌病

心肌病(myocardial disease)是指除心脏瓣膜疾病、冠状动脉粥样硬化性心脏病、高血压性心脏病、肺源性心脏病、先天性心脏病及甲状腺功能亢进性心脏病以外的一组以心肌组织病变为主要表现的心脏病。

1995 年世界卫生组织和国际心脏病学会联合会(WHO/ISFC)将心肌病定义为伴有心功能不全的心肌疾病,分为原发性和继发性两类。原发性(原因不明)心肌病包括扩张型、肥厚型、限制型、致心律失常型及未定型心肌病。2008 年欧洲心脏病学会(ESC)将心肌病定义为非冠心病、高血压病、心脏瓣膜疾病、先天性心脏病引起的心脏结构和功能异常的心肌疾病。该指南指出以往分类的不足,建议在原分类基础上将各型再分为家族性/遗传性和非家族性/非遗传性。我国心肌病诊断及治疗建议组 2007 年制定的《心肌病诊断及治疗建议》仍建议我国临床医师将心肌病分为扩张型、肥厚型、限制型、致心律失常型和未定型(表 7－1)。继发性心肌病(特异性)指酒精性、糖尿病性、风湿性心肌病和以心肌炎症为主的心肌炎。

表 7－1 心肌病的定义及分类

1. 心肌病的定义:伴有心肌功能障碍的心肌疾病
2. 心肌病分类:根据病因、病理生理和发病机制进行分类
(1)扩张型心肌病:左心室或双心室扩张,收缩功能障碍
(2)肥厚型心肌病:左心室或双心室肥厚,通常伴有非对称性室间隔肥厚
(3)限制型心肌病:单或双心室功能低下及扩张容积减小,室壁不厚,收缩正常
(4)致心律失常型右室心肌病:右心室进行性纤维脂肪变
(5)未定型心肌病:不适合归类于上述类型(如心肌致密化不全、心尖球囊样综合征)

据统计,住院患者中,心肌病(即原发性)约占心血管疾病的 0.6%～4.3%,近年来,心肌病有增加趋势。本章将对心肌炎和心肌病逐一论述。

第一节 病毒性心肌炎

心肌炎(myocarditis)是指各种病原微生物、免疫反应或理化因素所致的以心肌细胞坏死和间质炎性细胞浸润为主的心肌炎症性疾病。病毒性心肌炎(viral myocarditis,VMC)是临床较为常见的心血管疾病之一,系指嗜心肌细胞病毒感染(尤其是柯萨奇 B 组病毒)所致的以心肌非特异性间质性炎症为主要病变的心肌炎。

一、病因和发病机制

绝大多数心肌炎是由病毒感染所致。估计病毒感染的人群中,心脏受累者为 2%～5%。几乎所有的人类病毒感染均可累及心脏,其中肠道病毒最常见,而肠道病毒中最常见的是柯萨奇 B 组 2～5 型和 A 组 9 型病毒。其次还有埃可病毒、腺病毒、巨细胞病毒、疱疹病毒、流感病毒、肝炎病毒、人类免疫缺陷病毒等。

病毒性心肌炎的发病机制尚不明确,目前认为发病机制可能为:①病毒的直接作用,包括急性及持续病毒感染引起的直接心肌损害；②病毒介导的免疫损伤作用，以T细胞免疫为主；③多种细胞因子和一氧化氮等介导的心肌损害和微血管损伤。这些变化均可导致心脏结构和功能受损。

二、病理

病理改变缺乏特异性。病变范围大小不等，可为弥漫性或局限性。病变重者肉眼可见心肌松弛，呈灰色或黄色，心腔扩大，病变轻者肉眼检查无明显异常，仅在显微镜下有所发现。心肌损伤为主者可见心肌细胞变性、坏死和肿胀等，间质损害为主者可见心肌纤维间与血管周围结缔组织炎性细胞浸润，以单核细胞为主，累及瓣膜时可见赘生物，偶见附壁血栓和心包积液。

三、临床表现

病毒性心肌炎的发病年龄老幼皆可，但以年轻人多见，男女比例无明显差异。临床表现取决于病变的广泛程度和部位。轻者可无症状，重者可发生猝死。

50％以上患者在发病前1～3周有上呼吸道或消化道病毒感染的前驱症状，如发热、寒战、倦怠、头痛、咽痛、乏力等感冒样症状或纳差、恶心、呕吐、腹泻等胃肠道症状，提示病毒感染。也有部分患者症状较轻，未引起注意，需仔细追问病史。

病毒性心肌炎在临床上可分为五型：

1.亚临床型　病毒感染后无自觉症状，仅在体检时心电图示ST－T改变、房性期前收缩和室性期前收缩，数周后心电图改变消失或遗留心律失常。

2.轻症自限型　病毒感染1～3周后出现轻度心前区不适、心悸，而无心脏扩大和心力衰竭表现。心电图示ST－T改变、各种期前收缩，肌酸磷酸激酶(CK)及同工酶(CK－MB)、肌钙蛋白I或肌钙蛋白T升高，经治疗可恢复。

3.隐匿进展型　病毒感染后有一过性心肌炎表现，数年后心脏逐渐扩大，发展为扩张型心肌病。

4.急性重症型　病毒感染后1～2周内出现心悸、胸痛、呼吸困难等，伴心动过速、室性心律失常、心力衰竭甚至心源性休克。病情凶险，可于数日内因泵衰竭或严重心律失常死亡。

5.猝死型　多于活动中猝死，死前无心脏病表现，尸检证实急性病毒性心肌炎。

体格检查可有心浊音界正常，也可暂时性扩大，心率增快或减慢。心率增快与体温不相称。可出现各种心律失常，以室性期前收缩最常见，其次是房室传导阻滞，此外，心房颤动、心房扑动等均可出现。心律失常是首先引起注意的临床表现，是猝死的原因之一。心脏听诊可有心尖区第一心音减弱或分裂，时有舒张期奔马律和第三、四心音，心尖区可能有收缩期吹风样杂音或舒张期杂音。重症者可有心力衰竭的表现，出现心力衰竭的体征。

四、实验室和辅助检查

1.血液生化检查　外周血白细胞可增多，红细胞沉降率(血沉)增快，C反应蛋白增高。部分患者血清肌钙蛋白T、肌钙蛋白I、肌酸磷酸激酶及同工酶、乳酸脱氢酶、谷草转氨酶增高，反映心肌损伤或坏死。近年来，国内外研究认为血清肌钙蛋白(cTnI、cTnT)是诊断心肌损伤的高敏感性、高特异性心肌损伤指标，一般在发病后2～4h开始升高，维持2～3周降至正常，少数可持续2～3个月。

2.病原学检查　包括病毒分离、病毒基因检测、免疫学测定。下列情况提示病毒感染。①急性期从心内膜、心肌、心包或心包穿刺液中检测出病毒、病毒基因片段或病毒蛋白抗原；②间隔两周的两次血清病毒中和抗体滴度升高4倍以上，或一次高达1∶640，病毒特异性IgM≥1∶320，说明近期有病毒感染。

3.心电图　可见各种心律失常，如窦性心动过速、窦性心动过缓、室性期前收缩、房室传导阻滞、室内传导阻滞、心房颤动等。其次，可见ST－T改变、QT间期延长、QRS波低电压等。严重心肌损害时可出现病理性Q波，需与心肌梗死鉴别。

4.胸部X线　约1/4患者心脏不同程度扩大，严重者可见肺淤血或肺水肿征象。

5.超声心动图　正常或不同程度的心脏扩大，节段性或弥漫性室壁运动减弱，可见附壁血栓或心包积液。

6.磁共振成像　心肌炎在MRI T_2 加权图上主要表现为局灶性信号增强，提示心肌组织内炎症病灶和水肿，而 T_1 加权图上无明显改变。具有敏感性高、无创、可重复性等特点，但特异性不高。

7.心内膜心肌活检　心肌间质炎性细胞浸润伴有心肌细胞坏死和（或）心肌细胞变性。应用取得的心肌标本进行病毒基因探针原位杂交及原位反转录酶－聚合酶链式反应（RT－PCR），用于病因诊断。

五、诊断和鉴别诊断

检查结果缺乏特异性，确诊困难。目前，诊断主要依据患者的前驱感染症状、心脏相关表现、心肌损伤、心电图异常以及病原学检测结果进行综合分析，并排除其他疾病后做出诊断。心内膜心肌活检及基因检测可确诊。诊断时，应除外甲状腺功能亢进、二尖瓣脱垂综合征、β受体功能亢进、风湿性心肌炎、中毒性心肌炎、冠心病、结缔组织病、代谢性疾病等。

六、治疗

1.一般治疗　急性期应卧床休息，减轻心脏负荷。一般卧床2周，3个月内不参加重体力活动；严重心律失常和（或）心力衰竭者需卧床休息4周，半年内不参加体力活动。进食易消化、富含维生素和蛋白质的食物。出现心功能不全者需吸氧并限制钠盐摄入。

2.抗病毒治疗　α－干扰素具有抗病毒、调节免疫作用。可用α－干扰素（100～300）万U，每日1次肌内注射，2周为1疗程。此外，黄芪也有抗病毒、调节免疫、改善心功能的作用。病毒感染后易并发细菌感染，早期可酌情考虑应用抗生素。

3.心肌保护治疗　维生素C能清除体内过多的氧自由基、防止脂质过氧化，从而减轻心肌损伤。对于重症心肌炎的患者，可用维生素C 5g加入5%葡萄糖250ml中静脉滴注，每日1次，疗程1～2周。辅酶 Q_{10} 是心肌细胞线粒体氧化呼吸链中的必需酶，具有稳定细胞膜、改善心肌细胞能量代谢作用。用法：辅酶 Q_{10} 10mg，每日3次口服，疗程1个月。曲美他嗪也有改善心肌能量代谢的作用。用法：曲美他嗪20mg，每日3次口服，疗程1个月。

4.免疫抑制治疗　病毒性心肌炎患者一般不考虑应用糖皮质激素治疗。但是，对于心肌炎早期出现严重并发症，如严重心律失常、心源性休克、心力衰竭或证实存在免疫介导的心肌损伤者，可短期应用糖皮质激素。

其作用机制可能是抑制炎症和水肿、消除变态反应、减轻毒素对心肌的损害。

5. 对症治疗　心力衰竭者，应首选利尿剂和血管扩张药。因病毒性心肌炎患者存在心肌受损，应谨慎使用洋地黄，选择作用快、排泄快的洋地黄制剂，小剂量使用。心律失常在急性期常见，炎症恢复后可自行缓解，心律失常的治疗同其他原因所致的心律失常。对于完全性房室传导阻滞者，可安装临时心脏起搏器，短期应用地塞米松 10mg，每日 1 次静脉滴注，3～7 天仍不能恢复者植入永久性心脏起搏器。

6. 抗心律失常治疗　多数病毒性心肌炎患者以心律失常就诊，最常见的心律失常是期前收缩，绝大部分预后良好。通常，如果患者有期前收缩而无明显不适症状，可观察。如果期前收缩频发或多源且伴有相关症状者，应给予抗心律失常药物治疗。

7. 血管紧张素转化酶抑制药（ACEI）和血管紧张素受体拮抗剂（ARB）　ACEI/ARB 通过多途径发挥心肌保护作用，可用于心肌炎的恢复期。

七、预后

本病的预后与患者的免疫状态、心肌损伤程度和范围、有无内环境紊乱、治疗是否及时、是否并发细菌感染等有关。绝大多数患者经积极治疗后康复，少数遗留心律失常，极少数因严重心律失常、急性心力衰竭、心源性休克而死亡。约 10%的患者发展为扩张型心肌病。

（王连友）

第二节　扩张型心肌病

扩张型心肌病（dilated cardiomyopathy，DCM）是以左心室、右心室或双侧心室扩大和心肌收缩功能障碍为特征的心肌病，常伴有心力衰竭和心律失常，是心肌病中最常见的类型。我国扩张型心肌病发病率为（13～84）/10 万，可见于各个年龄段，以 20～50 岁高发，男性多于女性（约 2.5∶1）。病死率较高，死亡原因多为心力衰竭和严重心律失常。

一、病因和发病机制

病因可为特发性、家族遗传性、病毒性和（或）免疫性、酒精/中毒性等。30%～50%的扩张型心肌病有基因突变和家族遗传背景。近年来认为持续病毒感染可能是心肌细胞损害和免疫介导心肌损伤的重要原因。此外，一些特异性心肌病，如围生期、酒精性、抗癌药物所致、代谢性和神经内分泌性心肌病的主要临床表现与扩张型心肌病相似，提示这些因素也可能参与本病的发病过程。

二、病理

心腔普遍增大，以左心室扩大为著，室壁变薄，心腔内可有附壁血栓，多发生在心尖部，血栓脱落可致肺栓塞或周围动脉栓塞。心肌纤维化常见，常累及左心室心内膜下心肌。心脏的起搏传导系统可受侵。瓣膜、冠状动脉通常是正常的。本病的心肌显微镜检查缺乏特异性。光镜下可见心肌细胞肥大、变性，伴有不同程度的纤维化和少量炎性细胞浸润。电镜下可见肌纤维溶解、断裂，心肌细胞的线粒体肿胀和嵴断裂。

三、病理生理

心肌细胞肥大、变性、纤维化导致心肌收缩力下降，早期由于反射性神经内分泌激活，通过心率加快维持正常的心排血量，后期出现左心室排空受限、左心室舒张末期压力升高、心脏射血减少、心腔扩大等不同程度的左心衰竭；心腔扩大可导致瓣环扩大，瓣叶无法对合而出现瓣膜关闭不全；由于心肌收缩力减弱，室壁运动减弱，容易形成附壁血栓，血栓脱落可造成栓塞；由于心腔内压力增大和心肌组织的广泛病变，心肌内部容易发生折返和异常电活动，导致心律失常发生。

四、临床表现

各个年龄均可发病，但以中年居多，初诊年龄多在30～50岁之间。起病多缓慢。一部分患者无自觉症状，仅在体检时被发现心腔扩大、心功能损害，而无心力衰竭的临床表现。一段时间后，症状逐步出现，这一时间有时可长达10年以上。症状以心力衰竭为主，大多数患者表现为不同程度的劳力性呼吸困难、心悸、乏力等左心衰竭的表现，也可有肝大、腹胀、周围水肿等右心衰竭的表现。常合并各种心律失常，部分患者发生栓塞或猝死。

体格检查主要为心力衰竭的表现，主要为心界扩大(呈“球形心”)；常听到第三心音或第四心音，心率快时呈奔马律，主要与心肌病变心肌顺应性下降有关；心尖部或三尖瓣区可出现由相对性二尖瓣或三尖瓣关闭不全所致的全收缩期吹风样杂音，心功能改善后杂音可减轻。双肺底湿啰音，可有肝大、下垂部位水肿、胸腔积液和腹水。血压正常或稍低，脉压减小。

五、辅助检查

1.心电图　可见P波增高或双峰，QRS波低电压，多数导联有ST－T改变，少数可见病理性Q波，部位多在前间隔(V_1、V_2)导联，为心肌纤维化所致。常见各种心律失常，如心房颤动、室性心律失常、房室传导阻滞和束支传导阻滞等。

2.胸部X线　心影增大，晚期呈“球形心”。可伴肺淤血征和胸腔积液。

3.超声心动图　早期心脏轻度扩大，后期各心腔明显扩大，以左心室为著，伴左心室流出道增宽。室壁运动普遍减弱，左心室射血分数(LVEF)减少，瓣膜一般无增厚、钙化、粘连，但瓣膜运动减低，运动曲线呈“钻石样”改变，瓣环扩大可导致相对性二尖瓣、三尖瓣关闭不全。附壁血栓多发生在左心室心尖部。

4.磁共振检查　表现为左心室容积增大，射血分数、短轴缩短率降低。Gd－DTPA增强后T_1加权图上有局灶异常高信号，且射血分数与心肌异常高信号显著相关。

5.放射性核素检查　放射性核素血池扫描可见左心室容积增大，左心室射血分数降低。放射性核素心肌显影表现为室壁运动弥漫减弱，可见散在、灶性放射性减低。

6.心导管检查和心血管造影　血流动力学无特征性变化，可有左心室舒张末期压力增高。冠状动脉造影和左心室造影有助于与冠心病鉴别。中老年发病首先要排除冠状动脉粥样硬化所致的缺血性心肌病。心肌病患者冠状动脉造影多无异常，心室造影可见心腔扩大，室壁运动减弱，射血分数减少。

7.心内膜心肌活检　可见心肌细胞肥大、变性、间质纤维化等。对诊断扩张型心肌病虽缺乏特异性，但有助于与特异性心肌病和急性心肌炎鉴别。

六、诊断与鉴别诊断

本病缺乏特异性诊断标准，临床表现为心脏扩大、心律失常、收缩性心力衰竭的患者，如超声心动图证实有心腔扩大、室壁运动弥漫减弱、射血分数减少，即应考虑本病可能，但需排除各种病因引起的器质性心脏病，如冠状动脉造影除外缺血性心肌病，通过病因、病史及相关辅助检查排除病毒性心肌炎、风湿性心脏瓣膜疾病及各种特异性心肌病等。

七、治疗

治疗原则是保护心功能、改善症状、提高生存率和生存质量。

1.部分病例由病毒性心肌炎演变而来，因此，预防病毒感染很重要。对早期的患者应积极寻找有无病毒感染的病史，就医时病毒感染是否还继续存在，有无其他的致病因素，并进行针对性处理。

2.治疗心力衰竭

(1)一般治疗：注意休息、避免过度劳累和感染，低盐饮食等。呼吸道感染常为诱发和加重的因素，应积极预防和治疗。

(2)β受体阻滞剂：大规模循证医学证据表明，β受体阻滞剂如美托洛尔(metoprolol)、比索洛尔(bisoprolol)，卡维地洛(carvedilol)等能提高患者的生存率，其可能机制是：心力衰竭时持续的交感神经兴奋和血中儿茶酚胺水平增高使β受体密度下调，后者反过来使机体交感神经兴奋性增高和分泌更多的儿茶酚胺，引起心肌细胞缺血、坏死、心律失常，同时激活肾素一血管紧张素一醛固酮系统，加重心衰进展。长期口服β受体阻滞剂可使心肌内β受体密度上调，恢复对儿茶酚胺的敏感性，从而阻断恶性循环，延缓病情进展，改善心功能和预后。病情稳定后，从小剂量开始使用β受体阻滞剂，能耐受者2～4周剂量加倍，直至达到目标剂量或最大耐受量(清晨静息心率55～60次/分)。如美托洛尔12.5～200mg/d，比索洛尔1.25～10mg/d，卡维地洛6.25～50mg/d。

(3)ACEI和ARB：ACEI能改善心力衰竭时血流动力学状态和神经内分泌的异常激活，从而保护心肌，提高患者生存率。所有无禁忌证(指药物过敏、低血压、无透析保护的严重肾功能损害、双侧肾动脉狭窄、高血钾等)者都应积极使用。ACEI不能耐受者换用ARB。用法是以血压不低于90/60mmHg为限，从小剂量开始逐渐增至最大耐受剂量，长期使用。常用药物有：福辛普利(fosinopril)10～40mg/d，培哚普利(perindopril)2～4mg/d，氯沙坦(losartan)50～100mg/d等。

(4)利尿剂和扩血管药物：均可改善症状。利尿剂一般从小剂量开始，如氢氯噻嗪(hydrochlo－rothiazide)25mg/d或呋塞米(furosemide)20mg/d，逐渐增加剂量至尿量增加，每日体重减轻0.5～1.0kg。扩血管药物也应小剂量开始，避免低血压。

(5)洋地黄：易发生洋地黄中毒，应用剂量宜偏小，地高辛(digoxin)0.125mg/d。

(6)其他正性肌力药：长期口服可增加患者的死亡率，不主张使用，但重症心力衰竭其他药物效果差时可短期(3～5天)静脉使用非洋地黄类正性肌力药，如多巴酚丁胺(dobutamine)和米力农(milrinone)，以改善症状，度过危险期。

3.抗心律失常治疗　控制诱发室性心律失常的可逆因素，如纠正心力衰竭、纠正低钾低镁、抑制神经内分泌的激活、预防洋地黄及其他药物的毒副作用等。此外，应用胺碘酮(amiodarone)200mg/d 对预防猝死有一定作用。对于药物不能控制的严重心律失常,LVEF<30%,临床状况较好,预期预后较好的患者,可考虑植入埋藏式心脏复律除颤器(implantable automatic cardiovertor-defibrillator,ICD),预防猝死。

4.抗栓治疗　对于有栓塞风险且无阿司匹林禁忌的患者可口服阿司匹林(aspirin)100mg/d 预防血栓形成。对于已有附壁血栓和发生血栓栓塞的患者应长期抗凝,如应用华法林(warfarin),但需监测国际标准化比值(INR),使 INR 保持在 2~3 之间。

5.改善心肌代谢　辅酶 Q_{10} 是心肌细胞呼吸链中的必需酶,参与氧化磷酸化和能量生成,具有改善心肌能量代谢、抗氧自由基和膜稳定作用。通常辅酶 Q_{10} 10mg,每日 3 次。维生素 C 具有抗氧化自由基和脂质过氧化作用。曲美他嗪能保护心肌细胞在缺血、缺氧环境下的能量代谢,防止细胞内 ATP 水平的下降,维持细胞处于稳态。用法:曲美他嗪 20mg,每日 3 次,口服。

6.心脏再同步化治疗　对于心电图 QRS 波>120ms 合并左束支传导阻滞的患者,可植入三腔(双心室)起搏器实施心脏再同步化治疗(cardiac resynchronization therapy,CRT)。

7.外科手术　反复发生严重心力衰竭、内科治疗无效的患者,可考虑心脏移植。也可试行左心室减容成形术,切除部分扩大的左心室同时置换二尖瓣,以减轻或消除二尖瓣反流,改善心功能,但疗效尚不肯定。左心机械辅助循环是将左心的血液通过机械装置引入主动脉,减少心室作功,以维持全身循环,适用于晚期扩张型心肌病、等待有限心脏供体及不能进行心脏移植的患者。

(王连友)

第三节　肥厚型心肌病

肥厚型心肌病(hypertrophic cardiomyopathy,HCM)是以心肌非对称性肥厚,心室腔变小,左心室充盈受阻,舒张期顺应性下降为特征的心肌病。我国患病率 180/10 万,以 30~50 岁多见,临床病例中男多于女,女性患者症状出现早且较重。本病常为青年猝死的原因。

一、病因

属于常染色体显性遗传病,50%的患者有明显家族史,心肌肌节收缩蛋白基因突变是主要的致病因素。已证实 15 个基因及四百余种突变与肥厚型心肌病相关。还有人认为儿茶酚胺分泌增多、原癌基因表达异常、细胞内钙调节异常、高血压、高强度运动等,均为肥厚型心肌病的促进因子。

二、病理

特征性改变是不对称性室间隔增厚,也可为均匀肥厚型、心尖肥厚型、左心室前侧壁肥厚型、左心室后壁肥厚型和右心室肥厚型等,心室腔变小,常伴有二尖瓣肥厚。光镜下见心肌细胞肥大、形态特异、排列紊乱,局限性或弥漫性间质纤维化,尤以左心室室间隔改变显著。冠状动脉多无异常,但心肌壁内小冠状动脉可有管壁增厚,管腔变小。电镜下可见肌纤维排列紊乱,线粒体肿胀,溶酶体增多。

2003 年美国心脏病学会/欧洲心脏病学会(ACC/ESC)专家共识将肥厚型心肌病分为:①

梗阻性肥厚型心肌病，安静状态下左心室腔与主动脉瓣下压力阶差≥30mmHg；②隐匿梗阻性肥厚型心肌病，安静时压力阶差<30mmHg，负荷运动时压力阶差≥30mmHg；③非梗阻性肥厚型心肌病，安静和负荷状态下压力阶差均<30mmHg。

三、病理生理

一方面，肥厚的室间隔在心室收缩时突向左心室流出道造成流出道梗阻，使左心室射血阻力增加，心排血量减少，引起低血压和脑供血不足的表现（如头晕、晕厥等）；左心室收缩末期残余血量增多，左心室舒张末期压力、舒张末期容积增高，左心室代偿性肥大，最后失代偿，进而引起肺淤血、肺动脉高压、左心衰竭的一系列临床表现。由于收缩期血流经过流出道狭窄处时的漏斗效应（指快速血流产生的负压），吸引二尖瓣前叶前移，使其靠近室间隔，既加重左心室流出道梗阻，也造成二尖瓣关闭不全。

另一方面，肥厚的心肌使室壁僵硬度增加，左心室顺应性下降，心室充盈受阻，心室壁内血液供应减少，导致心室舒张功能减低。

四、临床表现

临床表现因分型不同而差异很大。部分患者可无自觉症状，仅在体检或猝死时才被发现。常见症状有：①心悸，由于心室功能的改变或发生各种心律失常引起；②心绞痛，由于肥厚的心肌需血量增多，冠状动脉供血相对不足或舒张期冠状动脉血流灌注减少所致；③劳力性呼吸困难，多发生在劳累后，由于左心室舒张末期压力增高，进而肺淤血所致；④乏力、低血压、头晕、晕厥，由于左心室流出道梗阻，左心室顺应性减低而充盈不佳，导致体循环供血不足，尤其是脑供血不足所致；⑤晚期可出现心力衰竭、各种心律失常。本病成人死亡原因多为猝死，而猝死原因多为室性心律失常，特别是心室颤动等。

体格检查随病变的范围和程度不同而有差别。轻者体征不明显。常见的阳性体征有心浊音界向左扩大，胸骨左缘中下段或心尖区内侧闻及较粗糙的递增、递减型喷射性收缩期杂音，可伴震颤，为左心室流出道狭窄所致。凡能改变左心室容量和射血速度的因素都可使杂音的响度发生改变，如增强心肌收缩力药物（用洋地黄类药物、静脉滴注异丙肾上腺素），体力劳动，硝酸甘油（同时扩张静脉，减少静脉回流），Valsalva 动作（增加胸腔压力，减少回心血量，使左心室容量减少，心肌射血加快加强）及取站立位，均可使杂音增强。相反，使用β受体阻滞剂，取下蹲位，下肢被动抬高，紧握拳时，使心肌收缩力下降或伴左心室容量增加，均可使杂音减弱。约50%患者在心尖区可听到收缩中晚期或全收缩期吹风样杂音，为二尖瓣关闭不全的表现。第二心音可呈反常分裂，是由于左心室射血受阻，主动脉瓣延迟关闭所致。可闻及第三或第四心音。

五、辅助检查

1. 心电图　常见左心室肥厚和 ST－T 改变。心尖肥厚型心肌病患者表现为左心室高电压伴左胸导联 ST 段压低和以 V_3、V_4 导联为轴心的胸前导联出现巨大倒置的 T 波。部分患者在Ⅱ、Ⅲ、aVF、V_4～V_6 导联出现“深而窄的病理性 Q 波”，相应导联 T 波直立，有助于与心肌梗死鉴别。此外，室内传导阻滞、阵发性室性心动过速、阵发性室上性心动过速、心房颤动、室性期前收缩等亦常见。

2.胸部X线　心影增大多不明显，发生心力衰竭时心影可明显增大，伴肺淤血征。

3.超声心动图　是诊断肥厚型心肌病的主要方法。超声心动图的典型表现有：①非对称性室间隔肥厚，室间隔显著肥厚≥15mm，舒张期室间隔厚度与左心室后壁的厚度比值≥1.3，室间隔运动减低；②左心室流出道狭窄；③二尖瓣前叶在收缩期前移(systolic anterior motion，SAME)，是左心室流出道发生功能性梗阻的标志；④主动脉瓣收缩中期部分关闭。心尖肥厚型心肌病于左心室长轴切面见心尖室间隔和左心室后下壁明显肥厚，可达20～30mm。彩色多普勒血流显像可评价左心室流出道压力阶差、二尖瓣反流等。

4.磁共振检查　能直观显示心脏结构，测量室间隔厚度、心腔大小和心肌活动度。

5.心导管检查和心血管造影　左心室舒张末期压力升高，梗阻型在左心室腔与流出道间存在显著收缩期压力阶差，可发现符合流出道梗阻的"第三压力曲线"(特点是收缩压与降低的主动脉压相同，而舒张压与左心室舒张压相同)，根据该"第三压力曲线"即可确诊本病。心室造影显示左心室腔变形，心尖部肥厚型可呈香蕉状、犬舌状、纺锤状等。冠状动脉造影多无异常。一般不做此项检查，仅在疑难病例或进行介入治疗时才做该项检查。

6.心内膜心肌活检　心肌细胞畸形肥大，排列紊乱。

六、诊断和鉴别诊断

对于年轻发病，无冠心病危险因素，临床和心电图表现为心肌缺血的患者，用其他疾病无法解释时，应考虑本病的可能。绝大多数患者可以通过超声心动图诊断。通过心导管检查和心室造影可进一步确诊。对患者直系亲属行心电图和超声心动图检查，有助于肥厚型心肌病的早期发现。

鉴别诊断：①与可产生同样杂音的疾病鉴别，如主动脉瓣狭窄、风湿性或先天性二尖瓣关闭不全、室间隔缺损。②与可造成心电图ST－T改变和病理性Q波的冠心病鉴别。③与可造成心肌肥厚的高血压心脏病、运动员心脏肥厚鉴别。

七、治疗

1.治疗目标　减轻左心室流出道梗阻，改善左心室舒张功能，缓解症状，防治心律失常，预防猝死，提高长期生存率。

2.治疗方法

(1)对患者进行生活指导，避免剧烈运动、持重、屏气、过度劳累、情绪激动，坚持随诊，及时处理合并症。

(2)避免使用增强心肌收缩力和(或)减少心脏容量负荷的药物(如洋地黄、异丙肾上腺素、硝酸酯类、利尿剂等)，以免加重左心室流出道梗阻。

(3)β受体阻滞剂：一般首选β受体阻滞剂。β受体阻滞剂能抑制心脏交感神经兴奋，减慢心率，使心室舒张期充盈时间延长，减轻心肌耗氧，降低心肌收缩力和室壁张力，减轻左心室流出道梗阻，改善胸痛和劳力性呼吸困难，并具有抗心律失常作用。用法通常从小剂量开始，逐渐增至最大耐受剂量并长期服用，避免突然停药。如美托洛尔25mg，每日2次，最大可增加至300mg/d。

(4)钙通道阻滞剂：钙通道阻滞剂选择性抑制细胞膜钙离子内流，降低细胞膜钙结合力和细胞内钙利用度，降低心肌收缩力，改善左心室流出道梗阻，另一方面，可以松弛肥厚的心肌，改善心肌顺应性，改善心室舒张功能。如维拉帕米（verapamil）120～480mg/d，分3～4次口服，地尔硫䓬（dilthiazem）90～180mg/d。钙通道阻滞剂常用于β受体阻滞剂疗效不佳或有哮喘病史的患者。由于钙通道阻滞剂具有扩血管作用，对于严重左心室流出道梗阻的患者用药初期需严密监测。

(5)抗心律失常：要积极治疗各种室性心律失常，常用药物有胺碘酮。药物治疗无效，必要时行电复律。对于发生快速性室性心律失常的高危患者也有人认为可考虑植入ICD。

(6)静息状态下流出道梗阻或负荷运动时左心室流出道压力阶差≥50mmHg，症状明显，严重活动受限（NYHA心功能Ⅲ～Ⅳ级），内科治疗无效者，可考虑室间隔化学消融或手术切除肥厚的室间隔心肌、植入双腔DDD型起搏器。

我国2012年《肥厚型梗阻性心肌病室间隔心肌消融术中国专家共识》指出经皮穿刺腔内间隔心肌消融术（percutaneous transluminial septal myocardial ablation，PTSMA），是一种介入治疗手段，其原理是通过导管注入无水酒精，闭塞冠状动脉的间隔支，使其支配的肥厚室间隔缺血、坏死、变薄、收缩力下降，使心室流出道梗阻消失或减轻，从而改善患者的临床症状。其适应证如表7－2所示。

表7－2　PTSMA适应证

1.临床症状
①患者有明显临床症状，且乏力、心绞痛、劳力性气短、晕厥等进行性加重，充分药物治疗效果不佳或不能耐受药物副作用
②外科间隔心肌切除失败或PTSMA术后复发
③不接受外科手术或外科手术的高危患者
2.有创左心室流出道压力阶差（LVOTG）
①静息LVOTG≥50mmHg
②和（或）激发LVOTG≥70mmHg
③有晕厥可除外其他原因者，LVOTG可适当放宽
3.超声心动图
①超声心动图证实符合梗阻性肥厚型心肌病的诊断标准，梗阻位于室间隔基底段，并有与SAM征相关的左心室流出道梗阻，心肌声学造影确定拟消融的间隔支动脉支配肥厚梗阻的心肌
②室间隔厚度≥15mm
4.冠状动脉造影
间隔支动脉适于行PTSMA

PTSMA禁忌证为：①肥厚型非梗阻性心肌病；②合并需同时进行心脏外科手术的疾病，如严重二尖瓣病变、冠状动脉多支病变等；③室间隔弥漫性明显增厚；④终末期心力衰竭。年龄虽无限制，但原则上对年幼及高龄患者应慎重。

(7)晚期出现心力衰竭者，治疗同其他原因所致的心力衰竭。

（司玉臻）

第四节　限制型心肌病

限制型心肌病（restrictive cardiomyopathy，RCM）是以心内膜及心内膜下心肌纤维化导致的单侧或双侧心室充盈受限和舒张期容量减少为特征的心肌病。一般收缩功能和室壁厚度正常或接近正常。多见于热带及温带地区，我国仅有散发病例。多数发病年龄15～50岁，男女比例3∶1。舒张性心力衰竭为最常见死因。

一、病因

病因尚未明确。本病可为特发性，也可能与非化脓性感染、体液免疫异常、过敏反应和营养代谢不良等有关，属于家族性者为常染色体显性遗传。心肌淀粉样变性是继发性限制型心肌病的常见原因。

二、病理

早期表现为心内膜和心内膜下心肌纤维化并增厚，随着病情进展，心内膜显著增厚变硬，可为正常的10倍，外观呈珍珠白，质地较硬。常先累及心尖部，逐渐向心室流出道蔓延，可见附壁血栓。纤维化病变可累及瓣膜、腱索导致二尖瓣、三尖瓣关闭不全。通常冠状动脉无受累。显微镜可见心内膜表层为玻璃样变性的纤维组织，其下为胶原纤维层，内有钙化灶，再下面为纤维化的心肌，心肌间质水肿、有坏死灶。

三、临床表现

起病缓慢。早期可有发热，逐渐出现倦怠、乏力、头晕、气急。病变以左心室为主者，表现为心悸、呼吸困难、咳嗽、咯血、肺底部湿啰音等左心衰竭和肺动脉高压的表现；病变以右心室为主者，表现为颈静脉怒张、肝大、腹水、下肢水肿等右心衰竭表现，这些表现类似于缩窄性心包炎。此外，血压常偏低，脉压小，心率快，心浊音界轻度扩大，心脏搏动减弱，可有舒张期奔马律和各种心律失常；可有心包积液；栓塞并不少见，可发生猝死。

四、辅助检查

1.心电图　可见非特异性ST－T改变。部分患者可见QKS波群低电压和病理性Q波。可见各种类型心律失常，以心房颤动多见。

2.胸部X线　心影正常或轻中度增大，可有肺淤血征。偶见心内膜心肌钙化影。

3.超声心动图　可见心室舒张末期内径和容量减少，心内膜反射增强或钙化影。心房扩大，室间隔和左心室后壁增厚、运动幅度减低。房室瓣可有关闭不全。早期无收缩功能下降，仅舒张功能下降。约1/3的病例有少量心包积液。严重者可有附壁血栓。下腔静脉和肝静脉显著增宽。

4.磁共振检查　心内膜增厚，内膜面凹凸不平，可见钙化灶。

5.心导管检查和心室造影　心房压力曲线表现为右房压增高和快速的"Y"形下陷；心室压力曲线表现为舒张早期快速下降，其后压力迅速回升到平台状态，呈现高原波；左心室充盈压高于右心室充盈压5mmHg以上；肺动脉压常超过50mmHg。左心室造影可见心室腔偏小，心尖部钝角化，心内膜肥厚、内膜面粗糙。

6.心内膜心肌活检　可见心内膜增厚和心内膜下心肌纤维化。

五、诊断和鉴别诊断

早期诊断较困难。对于表现为心力衰竭，而无心室扩大、有心房扩大的患者，应考虑限制型心肌病的可能。心内膜心肌活检有助于明确诊断并区分原发性或继发性。本病主要与缩窄性心包炎鉴别(表7—3),还要与肝硬化、扩张型心肌病、一些有心肌广泛纤维化的疾病(如系统性硬化症、糖尿病、酒精中毒等特异性心肌病)鉴别。心力衰竭和心电图异常者要与冠心病鉴别。

表7—3 限制型心肌病与缩窄性心包炎鉴别

	限制型心肌病	缩窄性心包炎
心脏听诊	二尖瓣和三尖瓣关闭不全,S3奔马律	心包叩击音
胸部X线	心内膜钙化(少见)	心包钙化,肺纹理减少
超声心动图	心内膜增厚,左心室腔缩小,左心房扩大,房室瓣反流,有时出现室壁和瓣膜增厚(淀粉样变性)二尖瓣及三尖瓣充盈呈限制型,受呼吸影响不明显 二尖瓣环组织速度(Em)<8cm/s	心包增厚、钙化,室间隔运动异常,左心室缩小,心房通常不扩大 二尖瓣及三尖瓣呈限制型充盈模式,随呼吸明显改变 二尖瓣环组织速度(Em)>8cm/s
CT/MRI	心内膜增厚、钙化,心包无异常	心包增厚、钙化
心导管检查		
RVSP	>50mmHg	<50mmHg
RVEDP/RVSP	<1/3	>1/3
LVEDP与RVEDP差值	>5mmHg	<5mmHg
心肌活检	心内膜增厚,间质纤维化	正常或非特异性心肌肥大及纤维化

RVSP:右心室收缩压;RVEDP:右心室舒张末压;LVEDP:左心室舒张末压

六、治疗

缺乏特异性治疗,以对症治疗为主。

1.一般治疗　主要是预防感染,避免过度劳累和情绪激动,以免加重心脏负担。

2.对症治疗　以控制心力衰竭症状为主。也、力衰竭对常规治疗疗效不佳,为难治性心力衰竭。利尿和扩血管治疗可能因降低充盈压而使心室充盈更少,导致低心排血量的症状加重,宜慎用。洋地黄等正性肌力药效果差,但如出现心室率增快或快速性心房颤动时,可小剂量应用洋地黄。糖皮质激素或免疫抑制剂无效。有附壁血栓或曾发生栓塞的患者,可考虑使用华法林等抗凝治疗。对于本病引起的瓣膜关闭不全,一般不行瓣膜置换。但是如果心腔闭塞不明显而二尖瓣关闭不全严重时,可考虑二尖瓣人工瓣膜置换术。严重心内膜心肌纤维化,可行心内膜剥脱术,也可考虑心脏移植。

(徐占领)

第五节　酒精性心肌病

酒精性心肌病(alcoholic cardiomyopathy,ACM)是指长期嗜酒引起的心肌病变,以心脏扩大、充血性心力衰竭、心律失常为特征,属于继发性扩张型心肌病。1884年,Bouinger首次经尸检发现长期大量饮用啤酒者,心脏明显扩大,并由此命名为“慕尼黑啤酒心脏”。20世纪中期,Brigden使用酒精性心肌病这一名称。该病在不同国家、地区及民族间发病率存在差异。欧美国家发病率较高，亚洲人发病率相对较低。近年来，随着酒精性饮料消耗明显增多，ACM 的发病率呈上升趋势。酒精性心肌病发生危险与每日酒精摄入量及饮酒持续时间有关，戒酒后病情可自行缓解或痊愈。

一、发病机制

目前认为酒精损害心肌为多种机制参与，其发生可能与以下机制有关：①酒精损害心肌细胞：酒精在细胞膜水平对心肌细胞产生毒性作用，破坏其肌纤维膜的完整性，从而导致细胞屏障功能丧失，维持膜电压的离子平衡紊乱，细胞间的信号传导机制破坏及细胞器损害。②酒精影响钙内稳态：酒精通过影响位于细胞膜上的电压依赖的钙通道的数量和活性，而影响进入心肌细胞的钙量，从而对心肌产生负性变力作用。③酒精影响心肌收缩蛋白：位于收缩蛋白之间的横桥是心肌收缩的基础。长期饮酒通过影响肌钙蛋白和原肌球蛋白而改变横桥，从而影响收缩功能。④免疫异常：乙醇代谢产物乙醛可与许多蛋白结合，使某些蛋白丧失正常生理功能，并使原有抗原结构变化触发自身免疫反应，从而造成心肌损伤。⑤长期饮酒可造成 B 族维生素及叶酸不足，造成硫胺素缺乏而引起心肌病变。⑥神经体液因素：由于酒精作用的影响，在酒精性心肌病的发病过程中，交感神经系统、肾素－血管紧张素系统和心房心室利钠肽等神经体液系统均作为酒精性心肌病的重要发病因素及病情恶化的原因之一，可能起到了一定的作用。长时间的高水平交感神经兴奋对心肌是有害的，其后果包括心肌肥厚和细胞凋亡等，使心肌功能进一步恶化。

二、病理改变

关于酒精性心肌病的病理改变，国内外研究报告不多，常描述为无特异性病理改变，颇似扩张型心肌病，因而病理诊断需参考临床过程而做出。

肉眼所见：心脏体积增大，重量增加（平均重 441g），可有纤维瘢痕形成。镜下主要改变是心肌细胞肥大（或萎缩）、松弛、苍白、脂肪堆积，心肌细胞排列紊乱、溶解和坏死。伴有弥漫性退行性变，心肌细胞横纹肌消失，胞核皱缩变小，肌纤维空洞、水泡、透明样变性，心肌间质及血管壁周围组织水肿纤维化，有时可累及冠状动脉，室间隔及左室后壁轻度增厚。

孙雪莲等对 28 只成年雄性大鼠按 5.357ml/kg 体重经胃管灌入 56％乙醇，光镜下观察大鼠心肌细胞的病理改变，说明大量酒精对心肌细胞造成了直接损害（如图 7－1）。

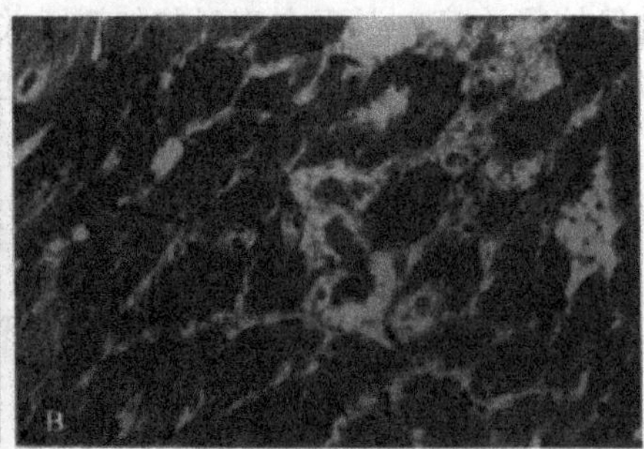

图 7－1 正常大鼠和饮酒后大鼠心肌的病理改变

A. 光镜下对照组大鼠的正常心肌，心肌细胞排列规整（HE 染色×400）；B. 光镜下饮酒组大鼠心肌的病理变化，可见心肌细胞肥大，胞核变小，数目减少，部分心肌细胞横纹消失，细胞间隙和血管周围纤维增生（HE 染色×400）

三、诊断

目前对酒精性心肌病尚无特异性诊断方法及标准，主要根据患者的饮酒史、临床表现、辅助检查、实验室检查以及戒酒后抗心力衰竭治疗的疗效，排除其他原因引起的心脏扩大、心力衰竭和心律失常后，确立酒精性心肌病的诊断。

1. 酒精性心肌病的诊断标准(参照 Donald 提出的诊断条件)

(1)长期大量饮酒史或反复大量酗酒史，长期大量饮酒一般指纯酒精 125ml/d 或白酒约 150g/d 或啤酒约 4 瓶/天以上，持续 6～10 年。

(2)出现心脏扩大和心力衰竭的临床表现，辅助检查示心室扩大，心功能减低，肝、肺淤血征。

(3)可出现多种心律失常(常见为心房颤动)。

(4)除外高血压、冠状动脉粥样硬化性心脏病、心脏瓣膜疾病、先天性心脏病、心肌炎等。

(5)酒精性心肌病尚无心衰的患者戒酒后(6～12 个月)，心肌病的临床表现可以逆转，这也是酒精性心肌病的一个重要特点。

2. 临床诊断

(1)临床表现：酒精性心肌病多发生于 30～50 岁，饮酒史在 10 年以上的患者。临床有时无明显心功能不全症状，也可有心悸、胸闷、胸痛、心律失常、心脏扩大(主要左心室)、左心室肥厚。

(2)体格检查：体检可发现心脏有不同程度的扩大，心尖第一心音(S_1)低钝，二尖瓣听诊区可有明显收缩期杂音；可闻及早搏；心房颤动时可闻及心律不齐、第一心音强弱不等；心力衰竭时可闻及舒张期奔马律、肺底湿啰音等。可出现体循环淤血征象，如下肢水肿、肝大、颈静脉怒张、肝颈静脉回流征阳性和浆膜腔积液。

(3)辅助检查

①心电图可有左房扩大(表现为 P 波双向、增宽、切迹)、各种心律失常、左室肥大及非特异性 ST－T 变化。在心律失常中以窦性心动过速、心房颤动最多，其次是室性期前收缩、房性期前收缩、房性心动过速。Ⅱ、Ⅲ、aVF 导联或部分胸前导联可出现异常 Q 波。部分患者心电图表现为窦性心动过缓、QTc 间期延长。

②Holter 多见窦性心动过速、室性期前收缩、房性期前收缩、短阵房性心动过速和阵发性或持续性心房颤动。

③胸片示心影增大，心胸比例＞0.55，主动脉硬化，两肺纹理增多，心力衰竭时可有肺淤血和肺水肿表现(图 7－2)。

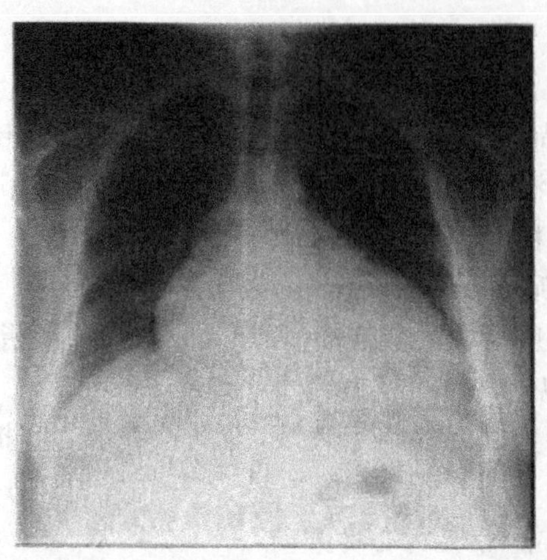

图 7－2　胸部 X 片：心胸比例＞0.55，两肺纹理增多

④超声心动图具有重要的临床诊断价值。在酒精性心肌病亚临床期就能发现左心房、左心室扩大，运动时左心室射血分数不能相应提高、舒张期顺应性下降(图 7－3)。临床症状出现后，超声心动图检查可见各房室腔扩大，主要是左心房、左心室和右心室，有时右心房也可扩大，左心室心肌肥厚。弥散性室壁运动减弱、二尖瓣及三尖瓣中度反流。还伴有心排血量下降、左室射血分数下降及左心室舒张末压增高。此外，心肌内出现异常散在斑点状回声也是酒精性心肌病的特征性表现，遍及左室各壁段，提示有心肌纤维化。

⑤腹部超声示肝损害，包括肝大、脂肪肝、肝硬化，临床可考虑为酒精性肝病，累及认知功能时可诊断为酒精性脑病。

⑥实验室检查方面：肝的各种酶、血浆球蛋白、脂蛋白、纤维蛋白原、骨骼肌酶可有升高，白蛋白降低，这可能与酒精性肝损害和肌病有关；肾功能、血脂、红细胞沉降率常在正常范围；心衰时血浆 BNP 可升高。

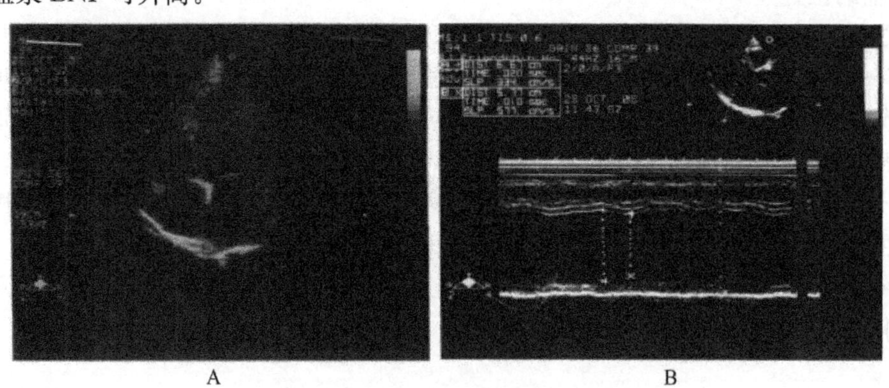

A　　　　　　　　　　B

图 7－3　超声心动图：左房、左室内径增大，射血分数减低，左室整体运动减弱

A. 心尖四腔观；B. 左室长轴观

四、鉴别诊断

酒精性心肌病病程隐匿，一旦确诊，往往病情已很严重，所以应加强筛查，提高对酒精性心肌病的认识。长期饮酒史可成为鉴别关键，一旦确认有饮酒史，必须详细询问饮酒持续时间、平均每日饮酒量及酒精度数等相关问题，因为酒精性心肌病与遗传因素、年龄、酒精的治

疗耐受性、每日摄入酒精量及持续时间等均有关系。对高龄患者则要尽可能先除外其他原因所致的心脏疾患。对一些鉴别有困难者，建议行冠状动脉造影等进一步检查，以协助确定诊断。

1. 原发性家族性、遗传性扩张型心肌病　酒精性心肌病是继发性扩张型心肌病的一种，两者的临床表现、辅助检查和组织学所见均有相似之处，鉴别两者的关键是详细询问有无长期大量饮酒史，进行家族调查和经严格戒酒、积极对症处理后，酒精性心肌病病情可以逆转。

2. 高血压性心脏病　无高血压病史者发生酒精性心肌病时，在病程早期患者往往有不同程度的血压升高。心电图提示有左室扩大，或伴有心肌劳损；胸片示主动脉型心脏，心影增大，以左心扩大为主；超声心动图也有类似的表现。易误诊为高血压、高血压性心脏病和心功能不全。但有高血压史的酒精性心肌病患者心脏扩大非常明显，伴有眼底动脉、肾及脑血管的变化则不能完全用酒精性心脏病来解释。合并肝损害是一可以逆转的疾病，很多时候需要通过严格戒酒后随访观察病情发展才能明确诊断。

3. 冠状动脉粥样硬化性心脏病（冠心病）　冠心病尤其是缺血性心肌病与酒精性心肌病有相似的临床表现，心电图检常有异常 Q 波者易误诊为缺血性心肌病，必要时做冠状动脉造影以鉴别，以便采取针对性的预防措施。但酒精性心肌病可与冠心病同时存在，如冠状动脉造影时血管的病变范围及程度与心肌病变的范围及程度不平行时，要考虑两者并存，治疗时需两者兼顾。

4. 瓣膜性心脏病　因有相对性瓣膜关闭不全而需要与瓣膜性心脏病鉴别，超声心动图检查相当重要。当超声心动图检查发现心脏瓣膜结构正常但有明确反流则符合酒精性心肌病诊断，若有长期饮酒史，即可明确诊断酒精性心肌病。

五、治疗

酒精性心肌病作为一种继发性心肌病，由于临床上常对饮酒史调查的忽视及缺乏特异性诊断标准，大部分容易被漏诊，而没有将强制戒酒作为首要的治疗条件，从而无法取得良好的治疗效果及提高预后。酒精性心肌病治疗主要针对酒精性心肌损伤和酒精中毒，除严格戒酒外，酒精性心肌损伤的治疗主要为改善心肌代谢、保护心肌细胞、改善心功能、纠正心律失常、防治各种并发症。酒精中毒的治疗是补充大量的维生素 B、C 等。

1. 酒精性心肌病一经确诊必须立即彻底戒酒，Milani 等和 Segel 等都曾经报道在酒精性心肌病的早期，戒酒可使心腔大小及左心功能恢复正常，即使心脏明显扩大或伴有严重心功能不全，戒酒仍可使预后得到改善。另有研究证实，停止饮酒的酗酒者，其心脏摄取标记的单克隆抗体（一种心肌细胞损伤的标志物）有所减少，表明戒酒后心脏的损伤有所减轻。戒酒成功与否和患者意志力有关，不能耐受者开始可以采用逐步减量法，但心脏扩大并有心衰表现者必须彻底戒酒，包括含酒精饮料。

2. 积极抗心力衰竭治疗　完全按照心力衰竭的治疗指南给予处理，急性时包括洋地黄强心，利尿剂以减轻心脏负荷；长期用药可予以适量的血管紧张素转化酶抑制药抗心肌重塑，并根据患者的血压以及有无咳嗽的副作用调整剂量，均用至最大耐受剂量。水肿消退后所有患者在无禁忌情况下均加用 β 受体阻滞剂，从小剂量开始根据病情变化逐渐加量。有报道还可以用螺内酯防止酒精性心肌病心肌纤维化。

3.曲美他嗪　曲美他嗪在治疗酒精性心肌病患者时耐受良好，能够降低酸中毒和细胞内钙离子过负荷等缺血缺氧性细胞常见的损害，可改善患者左心室功能和重构过程，对炎症反应也产生一定程度的抑制。曲美他嗪是可以长期使用的药物，对酒精性心肌病患者的心肌细胞过氧化和重构起到积极保护作用。

4.左卡尼丁　左卡尼丁以补充肉毒碱的形式改善细胞内呼吸功能，有助于逆转酒精性心肌病室间隔肥厚，且效果是中长期的，但对于改善射血分数指标，并未显示出特别的益处。

5.对心律失常的治疗主要是治疗心功能不全和各种并发症，如电解质失衡、肺部感染等，对频发室性期前收缩和短阵性室性心动过速可给予胺碘酮。由于儿茶酚胺对乙醇的致心律失常作用起到较重要的影响，因此选用β受体阻滞剂更为合适。

6.另外还应给予补充大量B、C族维生素，因为慢性酒精中毒引起镁的排泄增多，易致慢性肝损害，引起多种维生素缺乏，尤其是维生素钱的缺乏，所以及时大量补充维生素B作为辅助治疗有积极作用。

7.对合并存在高血压的患者应积极控制血压于正常水平，首选药物为血管紧张素转化酶抑制药联合钙通道阻滞剂。对合并有糖尿病、高脂血症的患者应该同时给予相应治疗。

8.酒精性心肌病合并酒精性肌病、酒精性肝硬化、营养不良等并发症时，还应给予高蛋白、高热量、低脂肪饮食，补充缺乏的维生素及微量元素等，并按其专科治疗常规处理。

总之，酒精性心肌病目前发病率高，如果治疗规范，患者积极配合彻底戒酒，预后是良好的。但是需要临床医师注意的是：对该病要高度重视详细询问饮酒史并予以及时的处理。酒精性心肌病早期发现和戒酒治疗是决定能否逆转的关键。此外，要做好患者的宣教工作，提高患者对本病的认识及重视程度是预防此病发病的关键所在，这也必然会减少酒精性心肌病的发病率，提高治愈率。

（姚海木）

第六节　致心律失常型心肌病

一、概念及患病率

致心律失常型心肌病（ACM）为一种进展性的遗传性心肌疾病，是35岁以下人群发生室性心律失常和SCD的主要原因。ACM可以累及一侧或两侧心室，公认的典型亚型－致心律失常型右室心肌病/发育不良（ARVC/D）以右室为主，但新近发现发病时即可累及双室。ACM临床诊断基于特征性的ECG表现、心律失常及心脏结构和（或）组织学异常。明确的家族史和（或）致病基因突变有助于诊断。ACM在形态学方面可以与扩张型心肌病相似，但ACM典型临床表现常为心律失常而不是心衰。ACM介于心肌病与遗传性心律失常之间，早期以心律失常为特征，随着疾病的进展可以出现形态学改变甚至出现心力衰竭。致心律失常型右室心肌病为运动猝死中常见的病因。50％～70％的病例是家族性的，主要为常染色体显性遗传，外显率不一。大多数病例死亡时的年龄小于40岁，有些发生于儿童。致心律失常型右室心肌病的病理特征为右心室内的心肌萎缩和纤维脂肪组织替代。

根据临床研究和参加体育运动前的筛查资料，估计ARVC在一般人群中的患病率为1/

5000～1/1000。家族性ARVC占50%以上，由于疾病表型的多样性以及年龄相关的外显率，使家族性ARVC的诊断比例降低，导致许多家族性疾病误认为散发性。所以对于临床上已确诊的患者，对其进行家族临床和分子遗传学筛查很重要。

二、发病机制及基因诊断

（一）致病基因

目前已经明确ARVC是一种遗传性疾病，至少50%的病例表现为典型的常染色体显性遗传。也有常染色体隐性遗传的报道。目前已经发现了与之相关的8个基因，plakophilin－2（PKP2）是ARVC最常见的致病基因，其次是桥粒核心糖蛋白－2（desmoglein－2，DSG2）。这些基因大多为细胞连接蛋白基因。盘状球蛋白和桥粒斑蛋白是细胞间连接中细胞桥粒的关键成分。在机械负荷下，突变细胞黏着蛋白作用减弱导致肌细胞的分离和死亡。基因突变造成的桥粒蛋白功能不全可能是其“最后的共同通路”。并且，炎症反应与损伤相伴随，已经证明在尸检中达67%的心脏具有散在的淋巴细胞浸润灶，随后出现纤维脂肪替代性修复。室壁压力和室壁厚度的反向关系可以解释右室壁变薄以及早期ARVC的好发部位（即发育不良三角）。

（二）ACM/ARVD基因检测专家共识建议

1.在先证者发现ACM/ARVD致病基因突变后，推荐在家族成员及其他相关亲属中进行该特定突变检测（Ⅰ类推荐）。

2.在符合ACM/ARVD特别工作组诊断标准的患者中进行选择性或综合性ACM/ARVC基因（DSC2、DSG2、DSP、JUP、PKP2、TMEM43）检测能够获益（Ⅱa类推荐）。

3.符合2010年特别工作组标准的可疑ACM/ARVC患者（1项主要标准或2项次要标准）可以考虑基因检测（Ⅱb类推荐）。

4.仅符合1项次要标准的患者（2010年特别工作组标准）不推荐基因检测（Ⅲ类推荐）。

（三）发病机制

ARVC纤维脂肪组织进行性替代心肌组织，开始于心外膜下或中层心肌后进展为全层心肌，出现右心室壁变薄和室壁瘤。典型部位为下壁、心尖和漏斗部的右室发育不良三角。ARVC的特征为纤维脂肪组织替代心肌组织。纤维脂肪组织替代干扰了心电传导，是形成epsilon波、RBBB、晚电位和折返性心动过速的病理基础。左室受累一般在后侧壁的心外膜下心肌，可见于一半或更多的患者。组织学检查显示纤维脂肪组织间存在心肌小岛，单纯脂肪浸润不是ARVC的病例特征，因为老年人和肥胖者亦可以在心肌组织间出现脂肪组织。除脂肪替代外，必须有纤维替代和细胞坏死才可以明确诊断。已经证明在尸检中达67%的心脏具有散在的淋巴细胞浸润灶，说明炎症反应与损伤相伴随，随后出现纤维脂肪替代性修复。

三、临床表现

（一）ARVC的自然史

ARVC患者临床表现包括心悸、晕厥甚至猝死，多在运动或精神紧张时出现。常发生于青少年和年轻成人，是运动性猝死常见的原因之一。尽管ARVC仅有少数患者逐步进展为晚期，但其自然史分为四个不同的阶段：

1. 早期“隐匿”期　此期可能导致轻微室性心律失常。患者常常无症状，但有 SCD 危险，特别是在剧烈运动期间。结构上的变化轻微，可能局限在所谓的发育不良三角的一个区域：下壁、心尖和漏斗部。

2. 显性电紊乱期　可见症状性室性心律失常，伴有更明显的右心室形态和功能的异常。心律失常典型地表现为左束支传导阻滞图形，提示起源于右心室，可为孤立的室性期前收缩、非持续性或持续性室性心动过速。

3. 右室衰竭期　疾病的进一步进展，此期左心室功能保持相对正常。

4. 双室衰竭期　疾病晚期阶段，显著累及左室，发生双心室衰竭，导致类似于 DCM 的表型。在一项多中心研究中，尸检或移植时取出的心脏，76%有左室纤维脂肪组织替代的组织学改变，与 ARVC 的临床和病理学特征相关。心律失常事件、心力衰竭和炎症浸润更常见于累及左室的患者。

（二）ARVC 的心电图特点

ARVC 的心电图改变包括 epsilon 波、右胸导联 QRS 波延长、右胸导联 S 波升支≥55ms 及 $V_1 \sim V_3$，导联 T 波倒置。典型的室性心动过速表现为 LBBB 型室性心动过速。

1. epsilon 波　12 导联心电图标准电压或增高电压，在 QRS 波终末记录到低振幅单向或双向波。

2. 右胸导联 QRS 波延长　QRS 波时程$(V_1+V_2+V_3)/(V_4+V_5+V_6) \geq 1.2$（如图 7－4）。

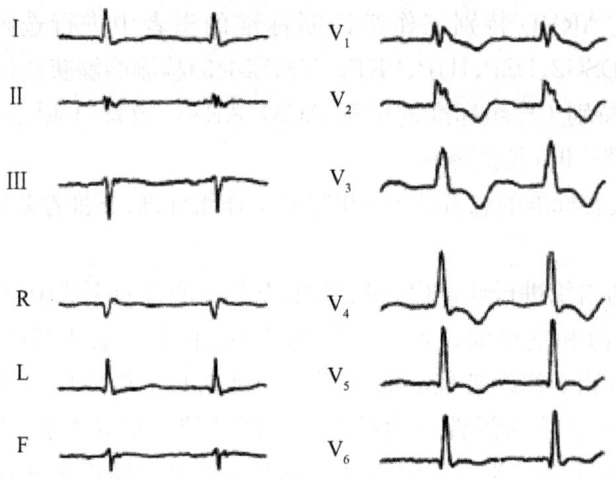

图 7－4　ARVC 心电图右胸导联 QRS 波延长

3. $V_1 \sim V_3$ 导联 T 波倒置（如图 7－5）。

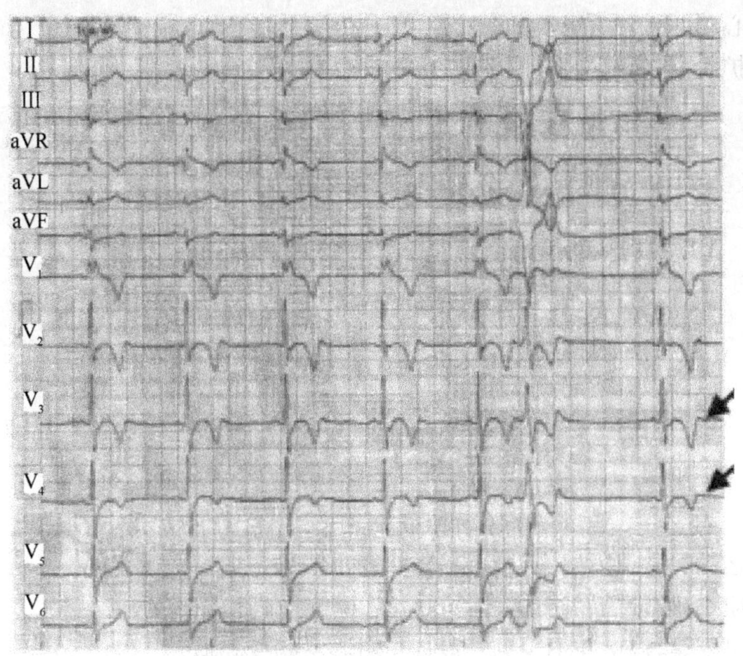

图 7－5　ARVC 心电图 $V_1 \sim V_3$ 导联 T 波倒置

（三）电生理学检查

对有自发性室性心动过速史的患者，大多数程序电刺激可诱发单形性或多形性持续性室性心动过速，呈左束支传导阻滞图形（图 7－6）。部分可见碎裂电位。

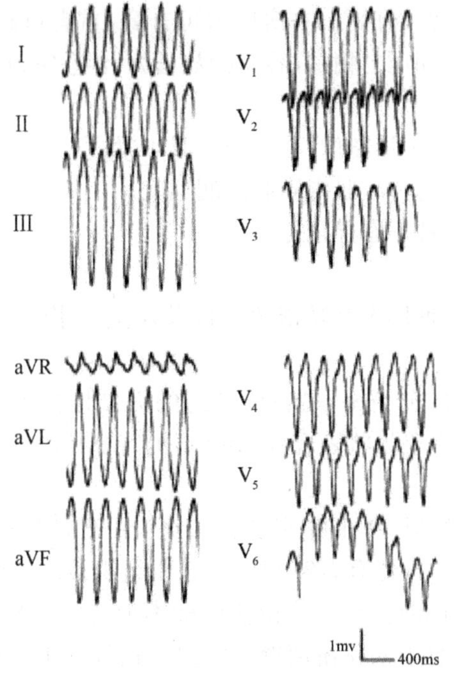

图 7－6　ARVC 12 导联心电图示 LBBB 型室速

（四）X 线胸片

心脏正常或增大，轮廓可呈球形，多数患者心胸比率≥0.5。

(五)超声心动图

1.右心室扩大,流出道增宽(图 7—7)。

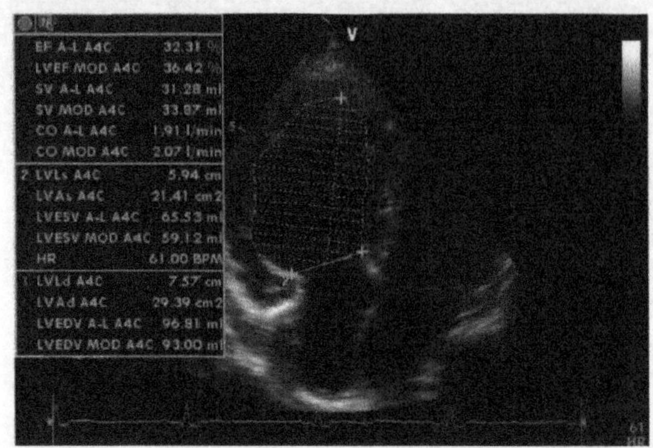

图 7—7　ARVC 超声心动图四腔心图像显示右室明显扩大为 4.82cm

2.右心室运动异常或障碍,舒张期呈袋状膨出或呈室壁瘤样改变。

3.右心室肌小梁紊乱。

4.左心亦可受累,病例并不少见。表现与右心室病变相似。

(六)心血管造影

显示右心室扩大,伴收缩功能降低或运动障碍,室壁膨出,造影剂排泄缓慢,射血分数降低。

(七)心导管检查

右房和左、右室压力正常或升高。右房压力可升高,重者可超过肺动脉舒张压。心脏指数减小。左室受累者舒张末期压力稍高,容积指数增大,伴左室射血分数降低。

(八)电子束 CT

1.右心室扩大,游离壁呈扇形图像,心内膜下肌小梁横过右室腔清晰可见。

2.能直接显示心外膜脂肪和心肌内脂肪浸润程度。

3.可显示左室受累的各种形态异常。

(九)磁共振显像

可以精确测定右心室各种形态和功能改变以及左室受累情况。可鉴别正常心肌与脂肪或纤维脂肪组织。

CT 和磁共振具有较高的分辨率,是目前理想的无创性检查手段,可以显示心肌脂肪浸润、肌小梁稀薄化以及右室室壁齿状表现等 ARVC 的特征性改变。

(十)心内膜心肌活检

心内膜心肌活检是确诊 ARVC 的有效方法。至少一份活检标本形态学分析显示残余心肌细胞<60%(或估计<50%),伴有右室游离壁心肌组织被纤维组织取代,伴有或不伴有脂肪组织取代心肌组织,支持诊断。至少一份活检标本形态学分析显示残余心肌细胞 60%～75%(或估计 50%～65%),伴有右室游离壁心肌组织被纤维组织取代,伴有或不伴有脂肪组织取代心肌组织,应怀疑该诊断。活检取材部位应是病变最常累及的右心室游离壁。但由于该处心壁变薄,质脆而软,有发生穿孔的危险,故应在超声心动图的引导下进行,并应有相应的心外科力量作为后盾。

四、临床诊断

怀疑 ARVC 的患者应该检查 12 导联心电图、信号平均心电图、二维超声心动图和(或)心脏磁共振以及动态心电图检测进行评估。运动试验可揭示室性心律失常,也在推荐之列。对 ARVC 先证病例的所有一级和二级亲属均应进行同样的无创性评估。

ARVC 的临床特征趋于非特异性,单一检查很少能做出诊断。为提高临床诊断并使其标准化,1994 年国际专家工作组提出了 ARVC 的诊断标准。这一指南是以有症状的典型病例和 SCD 罹难者(即疾病谱的严重终末期)为主,按照当时 ARVC 概念由专家共识所制定。因此,专家工作组的诊断标准具有很高的特异性,但对 ARVC 的隐匿期和疾病表现不完全的家族患者缺乏敏感性。因此,主要用于典型病例的诊断。而且,ARVC 表型的变异性也只在目前才逐步阐明。2010 年专家组已对指南进行修订(见表 7－4),并对家族性病例的诊断也提出了建议。

表 7－4　2010 年修订后的 ARVC/C 的诊断标准

Ⅰ.整体和(或)局部运动障碍和结构改变
主要条件
二维超声:
右室局部无运动,运动障碍或室壁瘤
伴有以下表现之一:
－右室流出道胸骨旁长轴(PLAX RVOT)≥32mm[体表面积校正后(PLAX/BSA)≥19mm/m^2]
－右室流出道胸骨旁短轴(PSAX RVOT)≥36mm[体表面积校正后(PSAX/BSA)≥21mm/m^2]
－或面积变化分数≤33%
MRI;
右室局部无运动、运动障碍或右室收缩不协调
伴有以下表现之一:
－右室舒张末容积/BSA≥110ml/m^2(男);≥100ml/m^2(女)
－或右室射血分数(RVEF)≤40%
右室造影:
右室局部无运动、运动减低或室壁瘤
次要条件
二维超声:
右室局部无运动或运动障碍
伴有以下表现之一:
－PLAXRVOT≥29mm 至＜32mm[体表面积校正后(PLAX/BSA)≥16 至＜19mm/m^2]
－PSAXRVOT≥32mm 至＜36mm[体表面积校正后(PSAX/BSA)≥18 至＜21mm/m^2]
－面积变化分数＞33%至≤40%
MRI:
－右室局部无运动、运动障碍或右室收缩不协调,伴有以下表现之一:
－右室舒张末容积/BSA≥100ml/m^2 至＜110ml/m^2(男);≥90ml/m^2 至＜100ml/m^2(女)
－或右室射血分数(RVEF)＞40%至≤45%。
Ⅱ.室壁组织学特征
主要条件
至少一份活检标本形态学分析显示残余心肌细胞＜60%(或估计＜50%),伴有右室游离壁心肌组织被纤维组织取代,伴有或不伴有脂肪组织取代心肌组织

（续表）

次要条件

至少一份活检标本形态学分析显示残余心肌细胞 60%～75%（或估计 50%～65%），伴有右室游离壁心肌组织被纤维组织取代，伴有或不伴有脂肪组织取代心肌组织

Ⅲ.复极障碍

主要条件

右胸导联 T 波倒置（V_1、V_2、V_3），或 14 岁以上（不伴右束支传导阻滞，QRS 波≥120ms）

次要条件

V_1 和 V_2 导联 T 波倒置（14 岁以上，不伴右束支传导阻滞），或 V_1、V_5、V_6 导联 T 波倒置

V_1、V_2、V_3 和 V_4 导联 T 波倒置（14 岁以上，伴有完全性右束支传导阻滞）

Ⅳ.除极/传导异常

主要条件

右胸导联（V_1～V_3）epsilon 波（在 QRS 综合波终末至 T 波之间诱发出低电位信号）

次要条件

标准心电图无 QRS 波群增宽，QRS 波<110ms 情况下，信号平均心电图至少 1/3 参数显示出晚电位：

QRS 波滤过时程≥114ms

<40μV QRS 波终末时程（低振幅信号时程）≥38ms

终末 40ms 平方根电压≤20μV

QRS 波终末激动时间≥55ms，测量 V_1、V_2 或 V_3 导联 QRS 波最低点至 QRS 波末端包括 R'波，无完全性 RBBB

Ⅴ.心律失常

主要条件

持续性或非持续性左束支传导阻滞型室性心动过速，伴电轴向上（Ⅱ、Ⅲ、aVF 导联 QRS 波负向或不确定，aVL 正向）

次要条件

持续性或非持续性右室流出道型室性心动过速，LBBB 型室性心动过速，伴电轴向下（Ⅱ、Ⅲ、aVF 导联 QRS 波正向，aVL 导联负向），或电轴不明确

Holter 显示室性早搏 24h 大于 500 个

Ⅵ.家族史

主要条件

一级亲属中有符合专家组诊断标准的 ARVC/D 的患者

一级亲属中有尸检或手术病理确诊为 ARVC/D 的患者

经评估明确患者具有 ARVC/D 致病基因的有意义的突变

次要条件

一级亲属中有可疑 ARVC/D 患者但无法证实患者是否符合目前诊断标准

可疑 ARVC/D 引起的早年猝死家族史（<35 岁）

二级亲属中有病理证实或符合目前专家组诊断标准的 ARVC/D 患者

ARVC/D 诊断标准：具备 2 项主要条件，或 1 项主要条件加 2 项次要条件，或 4 项次要条件

临界诊断：具备 1 项主要条件和 1 项次要条件，或 3 项不同方面的次要条件

可疑诊断：具备 1 项主要条件或 2 项不同方面的次要条件

PLAX：胸骨旁长轴；RVOT：右室流出道；BSA：体表面积；PSAX：胸骨旁短轴

本标准摒弃了室壁运动减弱指标；致病性突变指 DNA 改变导致了蛋白编码的改变，并且非 ARVC/D 对照人群无或罕见改变，或者突变改变了蛋白的功能或结构，或者突变与相关家系连锁

对 ARVC 先证病例亲属的前瞻性评估发现了不符合专家工作组诊断标准的、单纯而轻微的心脏异常亚组。由于这些特征很可能是常染色体显性遗传形式疾病的表现，因而提出了

家族性 ARVC 的修订标准(表 7－5)。

表 7－5 对专家工作组家族性 ARVC 诊断标准的修改建议

ARVC 一级亲属具有下列情况之一可以诊断:
心电图
右胸前导联(V_2 和 V_3)T 波倒置
信号平均心电图
信号平均心电图晚电位阳性
心律失常
在心电图、Holter 监测或运动试验中出现左束支传导阻滞增室性心动过速
24h 期前收缩＞200 次
右室结构或功能异常
整个右心室轻度扩张和(或)射血分数减低,左室正常
右室轻度阶段性扩张
右室局部运动减低

注:适用于不满足专家工作组最初指南的 ARVC 一级亲属

五、危险分层

所有确诊 ARVC 的患者均不宜参加竞技性运动或耐力训练。依据有两个方面,交感刺激是已知的心律失常促发因素,而过度的机械负荷可加重疾病的进程。然而,如同 HCM,大多数死亡发生于坐位活动中。β 受体阻断剂对 ARVC 的室性心律失常可能有效,为一线药物。胺碘酮和索他洛尔用于治疗心律失常。心功能不全的患者可以进行规范的抗心力衰竭治疗。

已经报道经过药物治疗的 ARVC 患者年死亡率在 1%左右。心律失常性死亡占大多数;但在小部分患者中,死于晚期心力衰竭和栓塞性脑卒中。SCD 的发生可无先兆症状,病程常常不可预测。因此,近年来对确诊 ARVC 的患者有植入 ICD 的趋势。随访研究已经证实在某些高危人群中,ICD 的正确电击率很高,可以显著改善生存率。在有心脏骤停或血流动力学不稳定性 VT 的 ARVC 患者中每年的放电率为 10%,在不明原因的晕厥患者中为 8%。相反,在因 VT 安装 ICD 而无血流动力学受损的 ARVC 患者中仅占 3%。

在未发现 SCD 危险因子的患者中,预防性 ICD 治疗的价值可能因 ICD 显著的并发症风险而降低。在一项三级中心研究中,在安装 ICD 后的 7 年中,有 56%的 ARVC 患者未发生严重不良事件。因此,不加选择地推荐 ICD 不可能使大多数患者获益。在逐渐增多的家族性 ARVC 患者中,对远期结果则知之更少。大多数患者可能具有良好的预后,类似于无偏倚的以社区为基础的 HCM 的良性病程。建立 ARVC 的危险分层系统是今后的主要挑战。

对纳克索斯病(ARVC 中的一种)的长期随访已经有了如下的 SCD 预测因子:心律失常性晕厥、左室受累、过早出现症状和结构改变过早进展。疾病相关的年死亡率(3%)高于其他患者人群的报道,表明隐性遗传的 ARVC 可能预后更差。值得注意的是,QRS 波离散度≥40ms、耐受良好的持续性 VT 和 SCD 家族史与不良结局之间无显著相关性。

纳克索斯病的资料对常染色体显性 ARVC 的适用性有待确定。然而,对 132 例植入 ICD 的 ARVC 患者进行的一项研究进一步证实,心脏骤停、血流动力学受损的 VT 病史和左室受累(左室射血分数＜55%)是心室扑动或颤动的独立预测因子。进行性加重的年轻患者发生心室颤动的可能性更大，这可能与所谓的“活动期”有关：即进行性肌细胞丧失和炎症反应。纤维脂肪替代性修复最终导致稳定折返环的形成，因此，疾病晚期患者的持续性单形性 VT 耐受良好，恶化为心室颤动的可能性较小。

程序性心室刺激对 ARVC 的危险评估也无价值。诱发 VT 的患者中 50%以上在 3 年随访中 ICD 未电击治疗，而未诱导 VT 的患者 ICD 正确电击的比例与前者相同。

ARVC 的临床预后与引起致命性室性心动过速的电不稳定性有关，这种室性心动过速存在于疾病的任何时期，随时可能发生。进行性心肌组织的丧失导致心功能障碍和心力衰竭。目前资料显示，年轻患者，先前发生过心脏骤停，快速、血流动力学不稳定的室性心动过速，晕厥，严重的右室功能障碍，左室受累及家族中有少年猝死病例者预后较差。

六、治疗与预后

目前对 ARVC 可选择药物治疗、射频消融、植入 ICD 或心脏移植。

(一)药物治疗

Ⅲ类抗心律失常药，通常用索他洛尔、胺碘酮治疗。其中，索他洛尔效果最好，疗效高达 68%～82.8%，可作为首选药物。胺碘酮有一定疗效，但未证明比索他洛尔更有效，考虑到长期治疗中潜在的副作用，尤其是年轻患者，胺碘酮并不作为首选药。联合用药方面，胺碘酮和 β 受体阻滞剂合用较为有效，Ⅰc 类与 β 受体阻滞剂联合用药也有一定疗效。β 受体阻滞剂可以降低猝死的危险。

(二)非药物治疗

对于药物治疗无效或不能耐受药物的患者，可考虑非药物疗法，包括：

1. 导管射频消融术　射频消融不是长期治本的措施。ARVC 的心律失常多灶位点决定了它的复发性。射频消融仅是一种姑息性治疗或 ICD 的辅助治疗。现阶段小样本的临床试验都支持此观点，但还需进一步对 ARVC 进行电生理研究以及室性心动过速导管消融。Dalal 等在消融 24 例(共计 48 人次)ARVC 患者之后随访 14 个月，发现累积复发率达到 75%。浦介麟等报道 31 例中 14 例接受经导管射频消融治疗，即刻成功 11 例(78.6%)，随访(18.3±10.2)个月，6 例 VT 复发(54.5%)。但是对于药物治疗无效的持续性室速以及植入 ICD 后反复放电的患者，射频消融术仍有其应用价值。近来的三维电解剖标测系统有助于准确定位，提高成功率。

2. 植入埋藏式心脏复律除颤器(ICD)　目前尚无有关 ARVC/D 药物与 ICDSCD 二级预防的前瞻性随机研究，但是，多项多中心观察性研究证明 ICD 能有效预防恶性心律失常导致的猝死。现在越来越多地应用于猝死二级预防。Wichter 等观察随访了 60 例高危患者，安装 ICD 后，随访 10 年，证明 ICD 在预防室性心动过速及生存率方面有重要作用。其对于低危患者，作为一级预防，长期效果尚需进一步研究。ICD 安装有一定的风险，会有一定的并发症，但是对于高危患者，其获益大于风险，所以推荐对危险度评估为高危的患者进行 ICD 治疗。同时要考虑到除颤导联的正确放置，提高除颤成功率。专家建议满足 1994 年诊断标准的患者是猝死的高危人群，应该植入 ICD 进行一级预防和二级预防，无论电生理的结果如何。

3. 手术治疗　适用于药物治疗无效的致死性心律失常患者。视病情，并结合术中标测的室性心动过速起源部位，可施行右心室局部病变切除术、心内膜电灼剥离术；对病变广泛者还可以进行完全性右室离断术。

4.心脏移植术 对难治性反复发作的室性心动过速和顽固性慢性心力衰竭患者，心脏移植是最后的选择。

综上所述，近年来致心律失常型心肌病/致心律失常型右室心肌病的研究进展迅速，从概念到发病机制，从临床认识到治疗都比二十年前有了很大变化，相信随着分子遗传学的进展将对疾病的认识更加充分，治疗上更为有效。

（张再伟）

第七节 心律失常性心肌病

心律失常性心肌病是近年来才受到关注的一类由心律失常引起的心肌病，目前尚不为许多临床医师所熟知。在过去几十年间，大量证据表明几乎任一类型的持续性或反复性室上性快速性心律失常均可导致心肌功能障碍，从而提出了心动过速性心肌病（tachycardia－induced cardiomyopathy，TIC）的概念。近来研究表明心室收缩不同步，例如频发室性期前收缩、束支传导阻滞、心室起搏等也可造成心室功能损害，进而从更广泛的意义上提出了心律失常性心肌病（arrhythmia－induced cardiomyopathy，AIC）的概念。心律失常性心肌病属于可逆性心肌病，其特点是心律失常作为病因导致心室射血分数降低、心室扩大及引起心力衰竭，经合理治疗去除心律失常或控制心室率后心脏功能可完全或部分恢复。正是由于心律失常性心肌病为可逆性心肌病，因此，正确识别并及早治疗相关心律失常对于心肌病及心衰的治疗具有重要的临床意义。

一、疾病定义

一个世纪前，Gossage 等报告了首例快速房颤造成可逆性心功能损害的病例。随后，在实验动物模型及不少临床病例均证实室上性或室性快速性心律失常可以导致可逆性心功能不全。由于这种心功能不全是由快速心率所引起的，因而该病被称作心动过速性心肌病（TIC）。近年来的研究表明频发的室性期前收缩、束支传导阻滞以及长期右室心尖部起搏可以造成心室收缩的不同步并进一步引起心室功能的损害和导致充血性心力衰竭。因此，Simantirakis 等于 2011 年提出了心律失常性心肌病（AIC）的概念。AIC 是指继发于快速和（或）不同步/不规则心肌收缩的心房和（或）心室功能不全，纠正心律失常病因后，心功能不全可部分或完全逆转。AIC 涵盖了更多的引起心功能不全的心律失常类型，较 TIC 含义更为广泛。在 2013 年公布的 ACC/AHA《心力衰竭治疗指南》中，仍沿用了 TIC 的名称，指出 TIC 为可逆性心力衰竭的病因，同时提到频发室性期前收缩（室早）、快速心室起搏也可导致心肌病，右室起搏会加重心衰。

TIC 可分为两种类型：①单纯 TIC：心动过速作为唯一可确定的因素在正常的心脏导致心功能不全。②不纯 TIC：心动过速在结构性心脏病的基础上导致心功能恶化。

目前，TIC 及 AIC 均指由心律失常所致可逆性心肌病，在临床上都有应用，关于这类疾病的名称、定义及分类，尚有待在对其有更深入的认识后进一步规范和统一。

二、病因、病理

AIC/TIC 可发生于下列心律失常：室上性心律失常（如不良窦性心动过速、房颤、房扑、房速、房室结折返性心动过速、房室折返性心动过速等)、室性心动过速、频发室性期前收缩、束支传导阻滞以及长期右室心尖部起搏。TIC 在各年龄组都有报道,从婴儿至老年。文献报告 1 例 1 个月大的婴儿因室上速导致 TIC。

存在心律失常并不一定就发展为 AIC/TIC,还不清楚为什么只有某些伴快速性心律失常的患者发展为心肌病。推测的危险因素包括心律失常类型、心率、心律失常持续时间和原有心脏病。这些因素决定心肌病发生的时间及严重程度。

心律失常导致心肌收缩功能不全和结构改变的确切机制尚不清楚。高于生理状态下的心率以及增高的心室舒张压可能引起心肌能量耗竭、心肌缺血以及氧化应激损伤,但心肌缺血或能量耗竭所引起的令人信服的主要作用尚未确立。钙转运异常在介导实验性 TIC 中的作用也得到了许多支持,但对于钙调节异常是如何引起收缩功能不全存在争议。心肌收缩不同步,如右室心尖部起搏或束支传导阻滞,由于改变了心室激动的正常传播途径而引起机械收缩顺序的改变,这导致心肌应变的重新分布。室性期前收缩心肌病涉及的机制有人认为可能类似右室心尖部起搏。迄今,尽管有许多临床及实验研究致力于探讨相关致病机制,令人信服的致病机制尚未确立。

心脏在结构上发生的变化有心脏呈球形改变、心腔显著扩张、室壁变薄或室壁厚度维持不变等。心肌细胞的改变包括细胞伸长、增生、肌纤维排列紊乱、肌小节丧失及细胞凋亡等。

三、临床表现

1. 症状和体征　AIC/TIC 患者典型者兼有心律失常和充血性心衰的症状和体征。不典型患者在就诊时可能无心律失常而仅表现为充血性心衰;或仅表现为心律失常,由于在病程初期,充血性心衰尚不明显。

2. 病程和恢复　通常,患者是在历经几个月至几年有充血性心衰时才得以诊断,某些情况下,病程进展也可很迅速。TIC 患者在控制心律失常使 LVEF 改善后,一旦心律失常复发,左室功能可快速下降而进展为心衰,并有猝死危险。

TIC 的恢复时间差异很大并难以预测。可由 1 天至几个月不等,甚至可达 1 年。在恢复期,临床表现很快改善,最大改善通常在 3～6 个月,此后改善不大。心率控制不严则左室功能的恢复会减慢,并且左室功能的恢复会不完全。此外,在最初诊断时左室功能严重受损,LVEF＜20%则即使心动过速得到有效的心率或心律控制,左室功能的改善也较慢,这类患者最大改善一般要超过 6 个月。决定左室功能改善率的因素尚未确定,似乎与遗传、患者相关因素(先前存在的结构性心脏病、性别)及心动过速相关因素(类型、心率、心动过速持续时间)有关。其他起作用的因素包括对心率控制的程度及初始左室功能不全的严重程度。

一项研究发现 TIC 患者经治疗使包括 LVEF 在内的超声参数显著改善后,在平均随访 14 个月时,左室内径及容积仍高于健康对照,提示存在持续的左室重构。

四、辅助检查

诊断 AIC/TIC 的基本检查包括心电图、动态心电图、超声心动图、胸部 X 线等,这些检查可以了解患者心室率、心律失常类型、心脏结构、心腔大小、LVEF 以及是否存在肺淤血。某些病例需要做心脏电生理、核磁、核素等检查进一步明确心律失常类型及心肌病变特性。冠状动脉造影用于在成人判断是否存在冠心病,有助于诊断和鉴别诊断。某些困难病例最终的确诊有赖于心肌活检。

五、诊断与鉴别诊断

1. 诊断和标准 确立 AIC/TIC 的诊断经常很困难。首先，患者就诊时，作为病因的心动过速可能并不明显，此外，AIC/TIC 的诊断在控制快速性心律失常使心室功能正常或改善前很难确立。当患者有扩张型心肌病时，经常心率增快并且近半数心律失常是继发于心肌病，这使确定其因果关系具有挑战性。因此，TIC 也最常成为未被认知的可治愈性心衰的病因。

目前尚无 AIC/TIC 诊断指南或专有诊断标准。Fenelon 等提出的诊断 TIC 的标准为：①心脏扩大或心衰和②慢性或非常频发的心律失常，并强调对同时存在心肌病和心律失常的患者要疑及 TIC。Khasnis 等认为，对于具有心室功能受损的临床或客观检查证据的任何室上性或室性心动过速患者都要疑及 TIC 的诊断。也有学者提出，在检查任何新出现的心衰时都要高度警惕潜在的心律失常。

对室早患者，室早的数量（总数或百分比）被用来作为室早诱发的心肌病的诊断标准，不同研究提出了不同的室早负荷标准，尚缺乏横向对比研究。Bhushan 和 Asirvatham 认为提示室早作为原发病因（不是继发于心肌病）的特点是：①年轻健康患者，无基础心脏病；②无冠心病；③超声检查心肌厚度保留并且无瘢痕；④1 种或 2 种基本形态，提示 1 处或 2 处局灶心肌异常导致室早而不是广泛的心肌病变引起的多形性室早；⑤右室流出道、左室流出道或束支室早形态；⑥频发室早（经常＞20000 次/天）。

大多数学者采纳这样的观点，即一旦考虑扩张型心肌病有继发于心律失常的可能性，就应尽早应用抗心律失常治疗并观察症状及心肌结构和功能的恢复情况。

2. 鉴别诊断 AIC/TIC 最需要鉴别的疾病是原发性扩张型心肌病。患者的临床表现和心电图、超声心动图等辅助检查特征很相似，区别在于前者心律失常是致病因素，而后者找不到明确病因。

比较 TIC 与扩张型心肌病患者的左室内径，扩张型心肌病患者左室扩大更显著；此外，所有 TIC 患者抗心律失常治疗后 LVEF 的改善≥15％，扩张型心肌病则无此表现。

还有许多研究关注室早负荷，提出了不同的用于区分 AIC 与原发性扩张型心肌病的室早负荷切点，但目前还没有一致认可的标准。

当心衰伴心律失常患者存在基础心脏病，即有已知心衰病因时，需要仔细分析和鉴别，以判断患者是否属于不纯 TIC。

六、治疗

在治疗 AIC/TIC 患者时最关键的是治疗心律失常，达到正常心率。药物、射频消融及消融加心室起搏等方法是临床治疗这类患者的有效措施，最佳的抗心律失常治疗方案依据心律失常的类型而定。

室上性心动过速是 TIC 的重要病因，对于房速、房室结折返性心动过速、房室折返性心动过速等，射频消融是根治性措施。

房颤相关的 TIC，除药物治疗外，也可由射频消融获益。此外，房室结消融并心室起搏亦用于不耐受药物治疗或心率控制困难的病例。及时治疗阵发性房颤、重视持续性房颤的复律和心室率控制，是预防和治疗房颤心肌病的关键措施。有病例报告提示有些房颤与扩张型心肌病长期并存的患者，即使推测心率得到了适当控制，也有可能在转复窦律后改善 LVEF。

对于房扑患者，抗心律失常药控制心室率常常很困难，加大药物剂量可能影响心功能。体外直流电复律是最有效的复律方法，也可采用Ⅰc类和Ⅲ类药物转复。导管射频消融是根治房扑的最有效方法。应尽早采取根治性治疗措施，以预防 TIC。

当 TIC 由特发性室性心律失常（室早、特发性左室心动过速、右室流出道心动过速）引起时，可采用药物或消融治疗。当患者存在心功能不全时，抗心律失常药物选择受限。在各类抗心律失常药物中，胺碘酮是最常应用的药物，但其心脏外的副作用限制了它的长期应用。由于存在这些治疗上的困难，并且特发性室性心律失常通常由非常局灶的心肌引起，射频消融便成为这类心律失常有效的、并常常是治愈性的处理措施。多形性室早或室速可能降低射频消融的成功率。因此，若不存在占主导的室早，则药物治疗更适宜。

如果患者为心功能不全加束支传导阻滞，或长期右室心尖部起搏引起心功能不全，采用双室起搏纠正心室收缩不同步。

有研究发现，尽管 TIC 患者在成功射频治疗后 LVEF 显著提高，改善程度却不尽相同，推测 TIC 有可能呈阶段性进展，由早期的“顿抑”状态（完全可逆），逐渐进展至与结构改变相关的更为持久和定型的状态，因此，识别并及早治疗这类患者十分重要。即使在心功能改善后，仍需密切随访，以判断心律失常复发时出现心衰复发及猝死的风险。此外需要注意的是，AIC/TIC 患者经治疗使 LVEF 正常后，仍存在持续的左室重构，提示可能需要长期应用能逆转左室重构的药物。

AIC/TIC 患者的预后较扩张型心肌病好，但需及时和有效治疗。在临床上，对心脏扩大伴心衰并且有持续性心律失常的患者，要警惕这类疾病的发生。认识和早期识别 AIC/TIC 并积极治疗相关心律失常可有效控制和预防这类疾病。迄今，尽管临床上已有不少研究和观察，但发病机制还不清楚，诊断标准有待确立，鉴别诊断存在困难，是否需要在去除心律失常后长期维持抗心衰治疗尚待进一步的证据。因此，目前我们对于 AIC/TIC 的认识还很不够，需要进行更为广泛和深入的研究。

（姚海木）

第八章　心包疾病

第一节　慢性心包炎

急性心包炎以后，可在心包上留下瘢痕粘连和钙质沉着。多数患者只有轻微的疤痕形成和疏松的或局部的粘连，心包无明显的增厚，不影响心脏的功能，称为慢性粘连性心包炎(chronic adhesive pericarditis)。部分患者心包渗液长期存在，形成慢性渗出性心包炎(chronic effusive pericarditis)，主要表现为心包积液，预后良好。少数患者由于形成坚厚的疤痕组织，心包失去伸缩性，明显地影响心脏的收缩和舒张功能，称为缩窄性心包炎，它包括典型的慢性缩窄性心包炎(chronic constrictive pericarditis)和在心包渗液的同时已发生心包缩窄的亚急性渗液性缩窄性心包炎(subacute effusive constrictive pericarditis)，后者在临床上既有心包堵塞又有心包缩窄的表现，并最终演变为典型的慢性缩窄性心包炎。

一、病因

部分由结核性、化脓性和非特异性心包炎引起，也见于心包外伤后或类风湿性关节炎的患者。有许多缩窄性心包炎患者虽经心包病理组织检查也不能确定其病因。心包肿瘤和放射治疗也偶可引起本病。

二、发病机制及病理改变

在慢性缩窄性心包炎中，心包脏层和壁层广泛粘连增厚和钙化，心包腔闭塞成为一个纤维瘢痕组织外壳，紧紧包住和压迫整个心脏和大血管根部，也可以局限在心脏表面的某些部位，如在房室沟或主动脉根部形成环状缩窄。在心室尤其在右心室表面，疤痕往往更坚厚，常为0.2～2cm或更厚。在多数患者中，疤痕组织主要由致密的胶原纤维构成，呈斑点状或片状玻璃样变性，因此不能找到提示原发病变的特征性变化。有些患者则心包内尚可找到结核性或化脓性的肉芽组织。

由于时常发现外有纤维层包裹、内为浓缩血液成分和体液存在，提示心包内出血是形成心包缩窄的重要因素。心脏外形正常或较小，心包病变常累及贴近其下的心肌。缩窄的心包影响心脏的活动和代谢，有时导致心肌萎缩、纤维变性、脂肪浸润和钙化。

三、临床表现

缩窄性心包炎的起病常隐袭。心包缩窄的表现出现于急性心包炎后数月至数十年，一般为2～4年。在缩窄发展的早期，体征常比症状显著，即使在后期，已有明显的循环功能不全的患者亦可能仅有轻微的症状。

(一)症状

劳累后呼吸困难常为缩窄性心包炎的最早期症状，是由于心排血量相对固定，在活动时不能相应增加所致。后期可因大量的胸腔积液、腹水将膈抬高和肺部充血，以致休息时也发生呼吸困难，甚至出现端坐呼吸。大量腹水和肿大的肝脏压迫腹内脏器，产生腹部膨胀感。

此外可有乏力、胃纳减退、眩晕、衰弱、心悸、咳嗽、上腹疼痛、水肿等。

(二)体征

1.心脏本身的表现　心浊音界正常或稍增大。心尖冲动减弱或消失,心音轻而远,这些表现与心脏活动受限制和心排血量减少有关。第二心音的肺动脉瓣成分可增强。部分患者在胸骨左缘第3～4肋间可听到一个在第二心音后0.1s左右的舒张早期额外音(心包叩击音),性质与急性心包炎有心脏压塞时相似。心率常较快。心律一般是窦性,可出现过早搏动、心房颤动、心房扑动等异位心律。

2.心脏受压的表现　颈静脉怒张、肝大、腹水、胸腔积液、下肢水肿等与心脏舒张受阻,使心排血量减少,导致水、钠潴留,从而使血容量增加,以及静脉回流受阻使静脉压升高有关。缩窄性心包炎常有大量腹水,而且较皮下水肿出现得早,与一般心力衰竭有所不同。一些患者可发生胸水,有时出现奇脉,心排血量减少使动脉收缩压降低,静脉淤血,反射性引起周围小动脉痉挛使舒张压升高,因此脉压变小。

四、影像心电图及导管

(一)X线检查

心脏阴影大小正常或稍大,心影增大可能由于心包增厚或伴有心包积液,左右心缘正常弧弓消失,呈平直僵硬,心脏搏动减弱,上腔静脉明显增宽,部分患者心包有钙化呈蛋壳状,此外,可见心房增大。

(二)心电图

多数有低电压,窦性心动过速,少数可有房颤,多个导联T波平坦或倒置。有时P波增宽或增高呈"二尖瓣型P波"或"肺型P波"表现左、右心房扩大,也可有右心室肥厚。

(三)超声心动图

可见右心室前壁或左心室后壁振幅变小,如同时有心包积液,则可发现心包壁层增厚程度。

(四)心导管检查

右心房平均压升高,压力曲线呈"M"形或"W"形,右心室压力升高,压力曲线呈舒张早期低垂及舒张晚期高原图形,肺毛细楔嵌压也升高。

五、诊断

有急性心包炎病史,伴有体、肺循环淤血的症状和体征,而无明显心脏增大,脉压小,有奇脉,X线显示心包钙化,诊断并不困难。

六、鉴别诊断

本病应与肝硬化门静脉高压症及充血性心力衰竭相鉴别。肝硬化有腹水及下肢水肿,但无静脉压增高及颈静脉怒张等。充血性心力衰竭者多有心瓣膜病的特征性杂音及明显心脏扩大而无奇脉,超声心动图及X线检查有助鉴别。

限制型心肌病的血流动力学改变与缩窄性心包炎相似,故其临床表现与钙化的缩窄性心包炎极为相似,很难鉴别,其鉴别要点可参见表8-1。

表 8－1　缩窄性心包炎和限制性心肌病的鉴别

鉴别项目	缩窄性心包炎	限制型心肌病
疲劳和呼吸困难	逐渐发生，后来明显	一开始就明显
吸气时颈静脉扩张	有	无
心尖搏动	常不明显	常扪及
奇脉	常有	无
二尖瓣与三尖瓣关闭不全杂音	无	常有
舒张期杂音	在第二心音之后较早出现，较响，为舒张早期额外音（心包叩击音）	在第二心音之后较迟出现，较轻，为第三心音，常可听到第四六心音
X 线心电图	心脏轻度增大，常见心包钙化 QRS 波群低电压和广泛性 T 波改变，可有心房颤动或提示左房肥大的 P 波改变	心脏常明显增大，无心包钙化，可有心内膜钙化可有波群低电压和广泛性 T 波改变，有时出现异常 Q 波，常有房室和心室内传导阻滞（特别是左束支传到阻滞）和心室肥大劳损，也有心房颤动
收缩时间间期测定	正常	异常（PEP 延长，LVET 缩短，PEP/LVET 比值增大）
超声心电图		
心房显著扩大	不常见	常见
舒张早期二尖瓣血流速率	有明显的呼吸变化	随呼吸变化极小
彼此相反的心室充盈	有	无
血流动力学检查		
左、右室舒张末期压	相等，相差≤0.67kPa(5mmHg)	>0.67kPa(5mmHg)
右室收缩压	≤0.67kPa(5mmHg)	>50mmHg
右室舒张末期压	大于 1/3 右室收缩压	<1/3 右室收缩压
计算机化断层显像	心包增厚	心包正常
心内膜心肌活组织检查	正常	异常
洋地黄治疗反应	静脉压不变	静脉压下降

七、治疗

应及早施行心包剥离术。如病程过久，心肌常有萎缩和纤维变性，影响手术的效果。因此，只要临床表现为心脏进行性受压，用单纯心包渗液不能解释，或在心包渗液吸收过程中心脏受压重征象越来越明显，或在进行心包腔注气术时发现壁层心包显著增厚，或磁共振显像显示心包增厚和缩窄，如心包感染已基本控制，就应及早争取手术。结核性心包炎患者应在结核活动已静止后考虑手术，以免过早手术造成结核的播散。如结核尚未稳定，但心脏受压症状明显加剧时，可在积极抗结核治疗下进行手术。手术中心包应尽量剥离，尤其两心室的心包必须彻底剥离。因心脏长期受到束缚，心肌常有萎缩和纤维变性，所以手术后心脏负担不应立即过重，应逐渐增加活动量。静脉补液必须谨慎，否则会导致急性肺水肿。由于萎缩的心肌恢复较慢。因此手术成功的患者常在术后 4～6 月才逐渐出现疗效。

手术前应改善患者一般情况，严格休息，低盐饮食，使用利尿剂或抽除胸水和腹水，必要时给以少量多次输血。有心力衰竭或心房颤动的患者可适应应用洋地黄类药物。

八、预后

如能及早进行心包的彻底剥离手术,大部分患者可获满意的效果。少数患者因病程较久,有明显心肌萎缩和心源性肝硬化等严重病变,则预后较差。

(司玉臻)

第二节　急性心包炎

急性心包炎是一种以心包膜急性炎症病变为特点的临床综合征。

一、病因

1. 急性非特异性。

2. 感染　细菌(包括结核杆菌)、病毒、真菌、寄生虫、立克次体。

3. 肿瘤　原发性、继发性。

4. 自身免疫和结缔组织病　风湿热及其他胶原性疾病如系统性红斑狼疮、结节性动脉炎、类风湿性关节炎等;心脏损伤后(心肌梗死后综合征、心包切开后综合征)、血清病。

5. 内分泌、代谢异常　尿毒症、黏液性水肿、胆固醇性痛风。

6. 邻近器官疾病　急性心肌梗死、胸膜炎。

7. 先天性异常　心包缺损、心包囊肿。

8. 其他　外伤、放射治疗、药物等。

二、病理

急性心包炎根据病理变化可分为纤维蛋白性和渗液性心包炎。心包渗出液体无明显增加时为急性纤维蛋白性心包炎,渗出液增多时称渗液性心包炎。渗液可分为浆液纤维蛋白性、浆液血性、化脓性和出血性几种,多为浆液纤维蛋白性。液体量约 100～500mL,也可多达 2～3L。心包渗液一般在数周至数月内吸收,但也可发生脏层和壁层的粘连。增厚而逐渐形成慢性心包炎。

三、诊断

(一)症状

1. 胸痛　心前区呈锐痛或钝痛,随体位改变、深呼吸、吞咽而加剧,常放射到左肩、背部或上腹部。病毒性者多伴胸膜炎,心前区疼痛剧烈。

2. 呼吸困难　呼吸困难是心包渗液时最突出的症状。在心脏压塞时,可有端坐呼吸、呼吸浅而快、身躯前倾、发绀等。

3. 全身症状　随病变而异。结核性者起病缓慢,低热、乏力、食欲减退等。化脓性者起病急,高热及中毒症状严重。病毒性者常有上呼吸道感染及其他病毒感染的表现。

(二)体征

1. 心包摩擦音　心包摩擦音是纤维蛋白性心包炎的重要体征,呈抓刮样音调,粗糙,以胸骨左缘3、4肋间及剑突下最显著，前倾坐位较易听到。心包摩擦音是一种由心房、心室收缩和心室舒张早期三个成分所组成的三相摩擦音，也可仅有心室收缩早期所组成的双相摩擦音。心包渗液增多时消失，但如心包两层之间仍有摩擦，则仍可听到摩擦音。

2. 心包积液引起的相应体征　心包积液在300mL以上者心浊音界向两侧扩大，且随体位而改变。平卧时心底浊音区增宽，坐位时下界增宽，心尖搏动减弱或消失，或位于心浊音界左缘之内侧，心音遥远，心率快。大量心包积液可压迫左肺引起左下肺不张，于左肩胛下叩诊浊音，并可听到支气管呼吸音，即左肺受压征（Ewart征）。如积液迅速积聚，可发生急性心脏压塞。患者气促加剧、面色苍白、发绀、心排出量显著下降，产生休克。若不及时解除心脏压塞，可迅速致死；如积液较慢，可形成慢性心脏压塞，表现为发绀、颈静脉怒张、肝肿大、腹腔积液、皮下水肿、脉压小，常有奇脉。

四、辅助检查

（一）化验检查

感染性者常有白细胞计数增加及血沉增快等炎性反应。

（二）X线检查

一般渗液＞200mL时可出现心影；向两侧扩大，积液多时心影呈烧瓶状，心脏搏动减弱或消失，肺野清晰。

（三）心电图

主要由心外膜下心肌受累而引起。

1. 常规12导联（除aVR及V_1外）皆出现ST抬高，呈弓背向下。

2. 一至数日后ST段回到基线，出现T波低平以至倒置。

3. T波改变持续数周至数月，逐渐恢复正常，有时保留轻度异常。

4. 心包积液时可有QRS波群低电压。

5. 心脏压塞或大量渗液时可见电交替。

6. 无病理性Q波。

（四）超声心动图

M型超声心动图中，右室前壁与胸壁之间或左室后壁之后与肺组织之间均可见液性暗区。二维超声心动图中很容易见有液性暗区，且还有助于观察心包积液量的演变。

（五）放射性核素心腔扫描

用^{99m}Tc静脉注射后进行心脏血池扫描，正常人心血池扫描图示心影大小与X线心影基本相符，心包积液时心血池扫描心影正常而X线心影明显增大。二者心影横径的比值小于0.75。

（六）心包穿刺

1. 证实心包积液的存在，检查其外观和进行有关的实验室检查，如细菌培养，寻找肿瘤细胞，渗液的细胞分类，解除心脏压塞症状等。

2. 心包腔内注入抗生素、化疗药物。心包穿刺主要指征是心脏压塞和未能明确病因的渗液性心包炎。

（七）心包活检

主要指征为病因不明确而持续时间较长的心包积液，可以通过心包组织学、细菌学等检查以明确病因。

五、鉴别诊断

(一)心脏扩大

心包积液与心脏扩大的鉴别见表 8－2。

表 8－2　心包积液与心脏扩大的鉴别

项目	心包积液	心脏扩大
心尖搏动	不明显或于心浊音内侧	与心浊音界一致
奇脉	常有	无
心音及杂音	第一心音远，一般无杂音(风湿性例外)	心音较清晰，常有杂音或奔马律
X线检查	心影呈三角形，肺野清晰	心影呈球形，肺野淤血
心电图	Q－T 间期多正常或缩短或有电交替	Q－T 间期延长，心肌病变者常伴有室内阻滞，左室肥大，心律失常多见
超声心动图	有心包积液征象，心腔大小正常	无心包积液征象，心腔多扩大
放射性核素扫描	心腔扫描大小正常，而X线片心影大	心腔大小与X线片心影大体一致
心包穿刺	见心包积液	不宜心包穿刺

(二)急性心肌梗死

心包炎者年龄较轻，胸痛之同时体温、白细胞即升高、血沉加快；而急性心肌梗死常在发病后期 48～72h 出现体温、白细胞升高、血沉加快。此外，心包炎时多数导联 ST 段抬高，且弓背向下，无对应导联 ST 段压低，ST 段恢复等电位线后 T 波才开始倒置，亦无 Q 波。心肌酶谱仅轻度升高且持续时间较长。

(三)早期复极综合征

本综合征心电图中抬高的 ST 段与急性心包炎早期的心电图改变易混淆，前者属正常变异。以下有助于鉴别，早期复极时 ST 段抬高很少超过 2mm，在 aVR 及 V_1 导联中 ST 段常不压低，运动后抬高的 ST 段可转为正常，在观察过程中不伴有 T 波演变。

六、治疗

(一)一般对症治疗

患者卧床休息，直至疼痛及发热等症状消退；解除心脏压迫和对症处理，疼痛剧烈时可给予镇痛剂如阿司匹林 325mg，每 4h 一次，消炎痛 25mg，每 4h 一次等。心包积液量多时，行心包穿刺抽液以解除压迫症状。

(二)心包穿刺

心包穿刺以解除心脏压塞症状和减轻大量渗液引起的压迫症状，并向心脏内注入治疗药物。

(三)心包切开引流

心包切开引流用于心包穿刺引流不畅的化脓性心包炎。

(四)心包切除术

心包切除术主要指征为急性非特异性心包炎有反复发作，以致长期致残。

七、常见几种不同病因的急性心包炎

（一）急性非特异性心包炎

急性非特异性心包炎是一种浆液纤维蛋白性心包炎，病因尚未完全肯定。病毒感染和感染后发生过敏反应可能是主要病因，起病前1～8周常有呼吸道感染史。

1.临床表现　起病多急骤，表现为心前区或胸骨后疼痛，为剧烈的刀割样痛，也可有压榨痛或闷痛。有发热，体温在4h内达39℃或更高，为稽留热或弛张热。其他症状有呼吸困难、咳嗽、无力、食欲不振等。心包摩擦音是最重要的体征。心包渗液少量至中等量，很少发生心脏压塞。部分患者合并肺炎或胸膜炎。

2.实验室检查　白细胞数正常或中度升高，心包积液呈草黄色或血性，以淋巴细胞居多，心包液细菌培养阴性。X线检查示有心影增大或伴有肺浸润或胸膜炎改变。心电图有急性心包炎表现。病毒所致者，血清或心包积液的补体结合实验效价常增高。

3.治疗　本病能自愈，但可多次反复发作。无特异性治疗方法，以对症治疗为主，如休息，止痛剂给予水杨酸钠制剂或消炎痛，肾上腺皮质激素可抑制本病急性期，如有反复发作，应考虑心包切除。

（二）结核性心包炎

5%～10%的结核患者发生结核性心包炎，占所有急性心包炎的7%～10%，在缩窄性心包炎的比例更大。结核性心包炎常由纵隔淋巴结结核、肺或胸膜结核直接蔓延而来，或经淋巴、血行播散而侵入心包。

1.临床表现

(1)起病缓慢，不规则发热。

(2)胸痛不明显，心包摩擦音较少见，心包积液量较多，易致心脏压塞。

(3)病程长，易演变为慢性缩窄性心包炎。

2.实验室检查

(1)心包积液多呈血性，内淋巴细胞占多数。

(2)涂片、培养及动物接种有时可发现结核杆菌。

(3)结核菌素试验阳性对本病诊断有一定帮助。

3.治疗

(1)急性期卧床，增加营养。

(2)抗结核治疗一般用链霉素、异烟肼及对氨基水杨酸钠联合治疗，疗程1.5～2年，亦可用异烟肼5mg/(kg·d)、乙胺丁醇25mg/(kg·d)及利福平10mg/(kg·d)联合治疗。

(3)常用肾上腺皮质激素4～6周，逐渐停药，减少渗出或粘连。

(4)有心包压塞征象者，应进行心包穿刺，抽液后可向心包腔内注入链霉素及激素。

(5)若出现亚急性渗液缩窄性心包炎表现或有心包缩窄趋势者，应尽早做心包切除。

（三）化脓性心包炎

化脓性心包炎主要致病菌为葡萄球菌、革兰阳性杆菌、肺炎球菌等。多为邻近的胸内感染直接蔓延如肺炎、脓胸、纵隔炎等，也可由血行细菌播散，如败血症等，或心包穿刺性损伤带入细菌。偶可因膈下脓肿或肝脓肿蔓延而来。

1.临床表现　临床表现为高热伴严重毒血症，胸痛，心包摩擦音，部分患者可出现心脏压塞。发病后2～12周易发展为缩窄性心包炎。

2.实验室检查　白细胞总数明显升高，血和心包液细菌培养阳性，心包液呈脓性，中性粒细胞占多数。

3.治疗

(1)针对病原菌选择抗生素，抗生素用量要足，并在感染被控制后维持2周。

(2)应及早心包切开引流。

(四)肿瘤性心包炎

心包的原发性肿瘤主要为间皮瘤，且较少见。转移性肿瘤较多见，主要来自支气管和乳房的肿瘤，淋巴瘤和白血病也可侵犯心包。

1.临床表现　为心包摩擦音、心包渗液的体征，渗液为血性，渗液抽走后又迅速产生，可引起心脏压塞。预后极差。

2.实验室检查　心包渗液中寻找肿瘤细胞可以确诊。

3.治疗　包括用心包穿刺术、心包切开术，甚至心包切除术以解除心脏压塞以及心包内滴注抗癌药。

(五)急性心肌梗死并发心包炎

透壁性心肌梗死累及心包时可引起心包炎，多呈纤维蛋白性，偶有少量渗液。临床发生率7%～16%，常在梗压后2～4h发生，出现胸痛及短暂而局限的心包摩擦音，心电图示ST段再度升高，但无与心肌梗压部位方向相反的导联ST段压低。治疗以对症处理为主，予以消炎痛、阿司匹林等，偶需要用肾上腺皮质激素。

(六)心脏损伤后综合征

其包括心包切开术后综合征、心脏创伤后综合征及心肌梗死后综合征，一般症状于心脏损伤后2～3周或数月出现，反复发作，每次发作1～4周，可能为自身免疫性疾病，亦可能与病毒感染有关。

1.临床表现　临床表现有发热、胸痛、心包炎、胸膜炎渗液和肺炎等。白细胞总数增高，血沉加快，半数患者有心包摩擦音，亦可有心包渗液。症状有自限性，预后良好，但易复发，每次1周至数周。心包填塞常见。

2.治疗　并有心包积液或胸腔积液者，需穿刺抽液。发热胸痛者可用消炎痛，重症患者可予以肾上腺皮质激素，有较好效果。

(七)风湿性心包炎

为风湿性全心炎的一部分，常伴有其他风湿病的临床表现，胸痛及心包摩擦音多见，心脏可有杂音，心包积液量少，多呈草绿色。抗链“O”滴定度及血清黏蛋白增高，血沉增快，抗风湿治疗有效。愈后可有心包粘连，一般不发展为缩窄性心包炎。

(八)尿毒症性心包炎

尿毒症性心包炎是急、慢性肾功能不全的晚期并发症，发生率为40%～50%，通常为纤维蛋白性，少数为浆液纤维蛋白性或血性，机制不明。

1.临床表现　一般无症状，或有发热、胸痛。心包摩擦音多见，如心包积液量多亦可导致心脏压塞。

2.治疗　除按肾衰竭处理外，对无症状且未充分透析者应加强血液透析，对疑出血性心包炎者应采用局部肝素化或改行腹膜透析，以防心包压塞。如经充分透析，心包积液反见增多者应暂停透析。对心包炎可给予消炎痛 25mg，一日 3 次，部分患者可奏效。对大量心包积液者应予心包穿刺引流，或留置导管做持续引流 24～72h，并向心包注入不易吸收的肾上腺皮质激素一羟氟烯索 50mg 亦有效。若上述治疗仍不能解除心脏压塞，应考虑做心包胸膜开窗术。已发展成为亚急性或慢窄性心包炎者，在尿毒症基本控制以后，应考虑心包切除术。

(九)放射性心包炎

约 5%接受 4000rad 照射的胸部或纵隔肿瘤患者，数月或数年后可患放射性心包炎，尤以霍奇金病中发病率为高。通常表现为急性纤维蛋白性心包炎、心包积液、亚急性渗出缩窄性心包炎或慢性缩窄性心包炎。心肌、心内膜亦可受损，发展为纤维化，也可伴发肺炎及胸膜炎。放疗所致心包积液可予激素治疗，有心脏压塞者应做心包穿刺。若出现反复心包压塞或缩窄性心包炎，应施行心包切除。

(十)胆固醇性心包炎

常见于甲状腺功能减退、类风湿关节炎、结核病或其他原因所致高胆固醇血症，亦可发生于特发性(非特异性)心包炎。发生机制未明，可能是心包表面细胞坏死，释放出细胞内胆固醇；或心包积血，红细胞溶解，释放出胆固醇；也可能因心包炎影响，减少了心包淋巴引流，使胆固醇的回吸收减少所致。心包渗液中胆固醇含量高，可有胆固醇结晶析出，胆固醇可刺激心包，使渗液增加，心包增厚。临床上表现为缓慢发展的非缩窄性大量积液(除非是血性积液)，心包积液混浊而闪光，但也可澄清。胆固醇结晶使渗液呈金黄色。治疗应针对病因，多数患者需做心包切除。由黏液水肿所致者给予甲状腺片，从小剂量始，每日 15mg，以后每 1～2 周增加 15～30mg，平均每日量为 120～180mg，待症状改善，基础代谢正常后减量维持之。

(司玉臻)

第三节　缩窄性心包炎

慢性心包炎病程通常在 3 个月以上，包括渗出性、粘连性和缩窄性心包炎。缩窄性心包炎是指心脏被致密厚实的纤维化心包所包围，使心脏舒张期充盈受限而产生一系列循环障碍的临床征象。近几年临床观察到急性心包炎 1～3 个月内可以发生心包粘连、缩窄，迅速进展为缩窄性心包炎。

一、病因和发病机制

缩窄性心包炎的病因以结核性占首位，其次为化脓性、创伤性。近年认为特发性、尿毒症性、系统性红斑狼疮性心包炎也可引起缩窄性心包炎，肿瘤性、放射性和心脏直视手术引起缩窄性心包炎者在逐年增多。

二、病理

缩窄性心包炎的心脏外形一般在正常范围或偶有缩小，心包病变常累及心外膜下心肌，严重时导致心肌萎缩、纤维变性、脂肪浸润和钙化。心包脏层和壁层广泛粘连，心包增厚一般为0.3～0.5cm，心包腔有时被纤维组织完全填塞成为一个纤维瘢痕组织外壳，常伴有钙化。在多数患者中，瘢痕组织主要由致密的纤维组织构成，呈斑点状或片状玻璃样变性，而无提示原发病变的特征性病理改变。有些患者心包内找到结核性或化脓性的肉芽组织则可提供病因诊断依据。

三、病理生理

典型的缩窄性心包炎，由于心包失去弹性而由坚硬的纤维组织代替，形成一个大小固定的心脏外壳压迫心脏，限制了所有心腔的舒张期充盈量而使静脉压升高。由于心包呈匀称性缩窄，四个心腔的舒张压同等升高，相当于肺小动脉楔嵌压。加之静脉压升高，在心室舒张早期，血液异常迅速地流入心室，然而在心室舒张的中晚期心室扩张突然受到失去弹性的心包的限制，充盈受阻，心室腔内压力迅速上升。实际上缩窄性心包炎心室的全部充盈在舒张早期完成，这种左和右心室舒张期充盈的异常表现在心导管所证实的压力曲线上是呈一具有特征性的左右心室压力曲线，即所谓开方根号样压力曲线。

在呼吸时，胸腔压力变化不能传到心包腔和心腔内。因此，当吸气时，大静脉和右房压不下降，由静脉进入右房的血液不增加，这与正常人及心脏压塞时的情况相反。由于心室充盈异常，静脉压升高，心排量下降，代偿性心率加快；当增加体力活动时，心率不能进一步加速，心排量不能适应身体需要，临床上出现呼吸困难和血压下降；同时肾脏水钠潴留，进一步增加静脉压，临床上则出现肝肿大、下肢水肿、腹水和胸水等。

四、临床表现

多数缩窄性心包炎病例起病隐匿，也可以在急性心包炎1～3个月内发生，增加了心包炎急性期治疗的困难。判断心包缩窄的时间及临床症状出现的早晚对于外科治疗及判断其预后有意义。

(一)症状

劳力性呼吸困难为缩窄性心包炎的最早期症状，是由于心排血量相对固定，在活动时不能相应增加所致。后期可因大量的胸水、腹水使膈肌上抬，以致休息时也发生呼吸困难并伴有咳嗽、咳痰，甚至出现端坐呼吸。由于心排量降低、大量腹水压迫腹内脏器或肝脾肿大，患者可呈慢性病容，有软弱乏力、体重减轻、纳差、上腹膨胀及疼痛等。

(二)体征

颈静脉怒张是缩窄性心包炎最重要的体征之一，Kussmaul征即吸气时颈静脉更加充盈，扩张的颈静脉在心脏舒张时突然塌陷。肝脏肿大、腹水及下肢水肿是常见的体征。心排量减少使动脉收缩压降低，反射性引起周围小动脉痉挛使舒张压升高使脉压变小，脉搏细弱无力。因僵硬的心包不受胸内压力影响，大约35%合并有心包积液患者可发现奇脉。心浊音界正常或稍增大，多数患者有收缩期心尖负性搏动，在胸骨左缘3～4肋间可闻及舒张早期额外音，即心包叩击音，通常发生在第二心音后0.09～0.12s，呈拍击样。心率较快，有时可出现心房颤动、心房扑动等异常节律，与心包钙化和心房扩大有关，提示预后较差。

五、实验室检查和特殊检查

(一)实验室检查

可有轻度贫血。病程较长者因肝淤血常有肝功能损害，血浆蛋白尤其是清蛋白生成减少。腹水和胸水常为漏出液。

(二)心电图

心电图常表现为QRS波低电压、T波平坦或倒置，两者同时存在是诊断缩窄性心包炎的强力佐证。心电图的改变常可提示心肌受累的范围和程度。50%左右的P波增宽有切迹，少于半数患者有心房颤动，而房室传导阻滞及室内束支阻滞较少见。有广泛心包钙化时可见宽的Q波。约5%患者由于心包瘢痕累及右室流出道致右室肥厚伴电轴右偏。

(三)X线

心包钙化是曾患过急性心包炎最可靠的X线征象，在大多数缩窄性心包炎患者中均可见到，常呈不完整的环状。心影大小多正常，部分患者轻度增大可能与心包积液或心包增厚有关，部分患者心影呈三角形或球形，心影变直或形成异常心弓，如主动脉结缩小或隐蔽不见，左右心房、右心室或肺动脉圆锥增大，上腔静脉扩张等。X线透视见心脏搏动减弱，以心包最厚处明显。还可见肺门影增宽、肺水肿、胸膜增厚或有胸水。

(四)超声心动图

超声心动图虽然可见心包增厚，但没有特异性指标用于诊断缩窄性心包炎。M型超声心动图可显示增厚的心包组成两条平行线，脏层和壁层心包之间至少有1mm的清楚间隙。二维超声心动图可显示心包增厚、肝静脉和下腔静脉扩张等。

(五)CT与MRI检查

CT检查对心包增厚具有相当高的特异性和分辨率，可评估心包的形状及心脏大血管的形态，如腔静脉扩张、左室后壁纤维化及肥厚等，是对可疑的缩窄性心包炎有价值的检测手段。MRI可清楚显示缩窄性心包炎的特征性改变即心包增厚，能准确测量其厚度，判断其累及范围；并能显示心脏舒张功能受限所引起的心脏大血管形态及内径的异常改变，如右室流出道狭窄及肝静脉、下腔静脉扩张等。

(六)心导管检查

缩窄性心包炎患者，可通过左右心导管同时记录左、右心的压力曲线。右心房压力曲线呈M或W波形，由增高并几乎相等的a波、V波和加深的Y波及正常X波形成；右心室压力曲线呈现舒张早期下陷和舒张后期的高原波即开方根号样曲线。

六、诊断和鉴别诊断

患者有腹水、肝脏肿大、颈静脉怒张、Kussmaul征、静脉压显著增高等体循环淤血体征，而无显著心脏扩大或瓣膜杂音时，应考虑缩窄性心包炎。结合心脏超声、X线检查或CT、MRI等检查提示有心包钙化或增厚，心电图示QRS波群及ST－T改变等，诊断更易确定。

缩窄性心包炎与限制型心肌病临床表现极为相似，鉴别甚为困难(表8－3)。尚需与肝硬化、结核性腹膜炎和其他心脏病引起的心力衰竭相鉴别。

表 8－3　缩窄性心包炎与限制型心肌病鉴别

鉴别要点	缩窄性心包炎	限制型心肌病
疲劳和呼吸困难	逐渐发生、后来明显	一开始就明显
吸气时颈静脉扩张	有	无
触诊心尖搏动	常不明显	常扪及
奔马律	无	有
心包叩击音	有	无
奇脉	常有	无
X 线、CT、MRI 示心包钙化	有	无
血流动力学检查		
左右心室舒张末压	一致	左室＞右室
左室充盈	80％发生在舒张期前一半	40％发生在舒张期前一半
心内膜心肌活检	正常	异常

七、治疗

缩窄性心包炎的治疗主要是外科手术治疗，即心包剥离术或心包切除术。手术宜在病程相对早期施行，病程过久，患者营养及一般情况不佳，心肌常有萎缩和纤维变性，即使心包剥离成功，但因心肌不健全，而影响手术效果，甚至因变性心肌不能适应进入心脏血流的增加而发生心力衰竭。内科治疗只能作为减轻患者痛苦及手术前准备的措施。

八、预后和预防

缩窄性心包炎是心包增厚和血流动力学障碍进行性加重的慢性疾病，多因衰竭、腹水及周围水肿或严重心脏并发症而致残或死亡，如果能及早进行彻底的心包剥离手术，大部分患者可取得满意的效果。少数患者因病程较久，有明显心肌萎缩和心源性肝硬化则预后不佳。

（司玉臻）

第四节　其他心包疾病

一、黏液性水肿性心包疾病

其他心包疾病黏液性水肿患者心包渗出液可能与水钠潴留，缓慢淋巴引流，毛细血管渗透性增加伴蛋白质外渗有关；心包液常是透明或草绿的，伴蛋白和胆固醇增多，少量白细胞或红细胞；心包液积聚常很缓慢，量可多达 5～6L；心包液可呈黏滞胶冻状，黏液水肿心包液常不引起症状，心电图常呈非特异性改变，包括 QRS 波低电压和 T 波低平或倒置。经甲状腺素替代治疗后能缓慢消退，数月后才能消失，心脏压塞并发症少见。

二、胆固醇性心包炎

心包渗液中含有镜下可见的胆固醇结晶呈现典型的灿烂的“金色”，胆固醇性心包积液与血清中脂质及胆固醇含量很相似，提示心包高胆固醇含量系单纯渗出，多数病例胆固醇性心包炎的发生无明显基础疾病，心包渗液常是大量的，但由于发展缓慢，心脏压塞并发症不常见。

三、乳糜心包

特发性乳糜心包很少见，乳糜心包常与胸导管或其引流入左锁骨下静脉发生机械性梗阻有关，由于手术或创伤性胸导管破裂或新生物、结核、先天性淋巴管瘤阻塞淋巴管、胸导管闭塞且无足够侧支引流，乳糜反流入心包；大多数乳糜心包患者是无症状的。受损的胸导管和心包腔之间的交通可通过淋巴管造影证实，亦可通过摄入一种亲脂性染料苏丹Ⅲ，再进行心包抽液检查；心包积液常为乳白色，富含胆固醇和甘油三酯，蛋白含量<3.5g/dL，通过苏丹Ⅲ染色可在镜下显示出脂肪小滴；可通过结扎胸导管和切除部分心包来引流乳糜液和预防再积聚。

（司玉臻）

第九章　感染性心内膜炎

感染性心内膜炎(infective endocarditis,IE)是指病原微生物(细菌、真菌、病毒、立克次体、衣原体、螺旋体等)直接感染而产生的心脏瓣膜和(或)心内膜,以及大动脉内膜的炎症病变。瓣膜损害以主动脉瓣、二尖瓣最常见,其次是三尖瓣,肺动脉瓣少见,多发生于瓣膜关闭不全的患者。据统计 IE 发病率为 0.05%～0.1%,多见于青壮年,男性患病明显多于女性,男女发病之比为 1.6～2.5∶1。临床上依据发病的急缓和病程长短,将 IE 分为急性和亚急性 IE。急性 IE 起病急骤,病程进展快,病死率高。亚急性 IE 起病缓慢而潜隐,进展较慢,病程较长。但临床上急性和亚急性 IE 常有重叠现象。

心肌炎是指各种病因引起的心肌局限性或弥散性急性或慢性炎症病变,可累及心肌、间质、血管、心包或心内膜。国外报道心肌炎的年发病率为 0.017%,国内尚无确切报道。心肌炎分为感染性或非感染性两大类:感染可由细菌、病毒、螺旋体、立克次体、真菌、原虫、蠕虫等引起,以病毒性心肌炎最为常见;非感染性由免疫介导的损伤、免疫性疾病、物理或化学因素、药物等所致。

心包炎(pericarditis)的病因多种多样,但大多数病理生理改变和临床表现基本相似,通常表现为心包炎、心包积液和缩窄性心包炎。心包炎为各种原因引起的心包膜脏层和壁层之间的炎症,可单独发生,也可由心脏自身病变演变而来,或者由心脏邻近组织的病变蔓延所致,或者是全身系统性疾病的部分表现。临床上通常分为急性心包炎和慢性心包炎。

一、感染性心内膜炎的流行病学

由于广谱抗生素的应用、病原微生物的变迁、风湿热减少、侵袭性或有创诊疗增多等因素,IE 发病年龄、临床表现、感染途径、致病菌群等方面发生了明显变化。主要变化为:①IE 的临床表现变得不典型;②风湿性心脏病的比例下降,二尖瓣和(或)主动脉瓣退行性瓣膜病、人工瓣膜置换、经皮导管检查和器械置入以及静脉滥用药物已取代风湿性心脏病,成为最常见的 IE 致病因素;③发病年龄较前明显增大,年龄＞40 岁者发病明显增多;④溶血性链球菌感染没有减少,金黄色葡萄球菌感染增多,真菌感染有明显的上升趋势;⑤超声心动图对赘生物的检出率明显增高;⑥因肺栓塞引起的死亡减少,并发急性左心衰竭的病死率有了明显升高。

研究证实,瓣膜退行性变已成为感染性心内膜炎的基础,来自捷克 29 家医院的前瞻性多中心自体感染性心内膜炎的观察研究显示,IE 的发病率约为 3.4/10 万,主动脉瓣赘生物占 45.5%,二尖瓣病变则占 40.3%。来自西班牙的前瞻性研究发现,2003～2009 年与既往 15 年相比,发病年龄显著增加(60±16 年),自体瓣膜感染性心内膜炎中本身没有病变的瓣膜逐渐增多,占全部自体瓣膜 IE 的 67%,其中金黄色葡萄球菌是最常见的细菌感染,约占 26%,链球菌约占 24%。2010 年 AHA 心血管置入性电子器械感染和处理指南指出,起搏器与 ICD 置入相关的感染中 1.37%。为囊袋感染,而 1.14%。为血流感染或心内膜炎。美国国立医院出院统计发现,2003～1996 年相比,起搏器相关感染增加了 2.8 倍,ICD 相关感染也显著增加,血浆凝固酶阴性的葡萄球菌感染占绝大多数,约为 42%。

二、感染性心内膜炎的易感因素及致病微生物

1. 易感因素

(1)先天性心脏病：已成为IE的常见病因，占IE发病率的10%～20%，尤其好发于室间隔缺损、动脉导管未闭、法洛四联症、主动脉缩窄、肺动脉瓣狭窄、Marfan综合征伴主动脉瓣关闭不全。

(2)器质性心脏病：主要为心脏瓣膜病、二尖瓣或主动脉瓣脱垂等。既往IE主要发生于风湿性心脏瓣膜病，常见于二尖瓣或主动脉瓣关闭不全，其次是三尖瓣，少见于单纯性二尖瓣狭窄，罕见于肺动脉瓣。

(3)心脏外科手术：人工心脏瓣膜置换术或先天性心脏病矫正术后。

(4)经导管检查及治疗：漂浮导管检查、置入起搏器、主动脉球囊反搏、PCI等。

(5)经体腔检查与治疗：拔牙等口腔操作，导尿、尿道扩张，以及膀胱镜、尿道镜、胃镜、肠镜、支气管镜等检查与治疗。

值得提醒的是，约近1/3的IE发生在无器质性心脏病患者，其中部分患者潜在无症状二叶主动脉瓣或二尖瓣脱垂。随着年龄增长，IE多发生于主动脉瓣及二尖瓣的退行性变，常侵犯主动脉瓣。由静脉药物成瘾致IE者明显增多，并且多为右心IE。

2. 致病微生物　几乎所有已知的病原微生物均可引起IE，同一病原体既可引起急性病程，也可引起亚急性病程。目前，溶血性链球菌感染的比例下降，但仍为常见的致病菌，多引起亚急性IE。急性IE多由金黄色或表皮葡萄球菌感染引起，尤多见于侵入性诊疗操作和静脉药物成瘾者。肠球菌、革兰阴性细菌或真菌感染的比例明显增加，易形成较大的瓣膜赘生物，主要为血小板和纤维蛋白样团块，内含大量的病原微生物，可损伤心瓣膜、心内膜与血管，易致多发性动脉栓塞、细菌性动脉瘤、脓肿、心力衰竭等，有极高的病死率。厌氧菌、放线菌、李斯特菌偶见。其他病原微生物如立克次体、衣原体等也可引起。HACEK(嗜泡沫嗜血杆菌、放线共生杆菌、人心杆菌、侵袭埃肯菌及金氏杆菌)心内膜炎在天然瓣膜心内膜炎中占5%，多导致亚急性IE。真菌多见于心脏手术、静脉药物成瘾、长期应用抗生素或糖皮质激素以及免疫抑制剂、经静脉导管长期营养等情况，其中念珠菌属、曲霉菌属和组织胞质菌多见。目前，非静脉使用药物者的自体瓣膜心内膜炎的常见致病菌为链球菌(35%)、金黄色葡萄球菌(28%)、肠球菌(11%)、凝固酶阴性的葡萄球菌(9%)，约9%的患者血培养阴性。国外大规模研究显示，血培养阴性患者的主要致病菌是贝纳特立克次体(48%)和巴尔通体(28%)，而支原体、军团菌、革兰阳性棒状杆菌不足1%。

三、感染性心内膜炎的发病机制

1. IE的基本病理变化　大量研究证明，血流动力学因素、机械因素导致的原始内膜损伤、非细菌性血栓性内膜炎、暂时性菌血症，以及微生物的数量、毒性与黏附力均与IE发病有关。基本病理变化是瓣膜表面形成赘生物，由血小板、纤维蛋白、红细胞、白细胞和病原体组成，延伸至腱索、乳头肌和室壁内膜。赘生物可被纤维组织包绕发生机化，可迁延不愈而持续造成损害，可愈合后复发以及重新形成病灶，可脱落导致栓塞等并发症。

2. 致病菌的侵入途径　致病菌可经多种途径侵入，如皮肤、口腔、呼吸道、胃肠道、泌尿道、静脉注射等。正常人血液中可有少数细菌侵入并引起菌血症，大多为暂时性，很快被机体

清除，临床意义不大。但反复发生的暂时性菌血症使机体产生循环抗体，尤其是凝集素，可促使少量的致病菌聚集成团，容易黏附到原已受损的心瓣膜和(或)心内膜上而引起IE。

3. IE发病的基本过程　先天性心脏病＋心脏瓣膜病等心脏疾病→瓣膜狭窄导致的压力阶差＋瓣膜关闭不全导致的血液反流＋先天性心脏畸形导致的心内分流→心脏瓣膜和血管内膜的内皮损伤→血小板和纤维蛋白沉积到损伤处→非细菌性血栓性心内膜炎＋无菌性瓣膜赘生物形成→病原微生物经多种途径侵入血流并黏附于瓣膜损伤处→感染性瓣膜损伤＋感染性赘生物形成→瓣膜及其支持结构受损而诱发或加重心功能不全→赘生物内细菌繁殖与释放毒素引起菌血症与毒血症→赘生物破碎和脱落后导致动脉栓塞＋动脉壁损伤形成动脉瘤＋组织器官脓肿→微血栓栓塞或免疫反应致小血管炎(黏膜瘀点、甲下出血、Osier结节和Janeway损害等)＋肾小球肾炎(局灶性、弥散性或膜性增殖性)。

四、感染性心内膜炎的临床症状与体征

致病菌与感染途径等的变化，使IE的临床症状和体征发生了相应的改变，既往特征性的体征如瘀点、脾肿大、栓塞、杵状指等明显减少，临床表现不典型，并趋于多样化。

1. 诱发因素　包括手术、创伤、静脉注射毒品、拔牙、内镜检查、心导管检查与治疗、人工瓣膜置换术、心脏矫形手术、置入起搏器等，均可成为IE的诱发因素。

2. 发热　多数IE有发热，急性IE的体温较高，而亚急性IE的体温常<39℃，伴有疲乏无力、肌肉酸痛等症状。老年、心功能不全、肾功能不全及消耗性疾病患者可无发热或呈低热。有10%～15%的患者有头痛、头晕、抑郁、失眠、眩晕、精神错乱等精神神经症状。

3. 心脏杂音　80%～90%的急性IE和人工瓣膜IE患者有心脏杂音，受损瓣膜以主动脉瓣为主，其次为二尖瓣。发病初期仅30%闻及心脏杂音，多数于疾病中后期出现。新出现的心脏杂音或原有杂音强度、性质的变化，常为诊断IE的重要线索，但在亚急性IE中少见。新发杂音多为瓣膜反流性杂音，病情中后期可由明显贫血引起。2/3的右心IE特别是侵犯三尖瓣者，赘生物可增殖于室壁的心内膜上而不能闻及杂音。

4. 心力衰竭　急性或亚急性IE均可诱发或加重心力衰竭，心脏杂音尤其是反流性杂音的变化常为心力衰竭的征兆。以主动脉瓣受损为主时心力衰竭发生率75%，二尖瓣损害为主时可达50%，三尖瓣损害为主时达44%。早期常不出现，随着瓣膜损害(粘连、脓肿形成，甚至穿孔)及其支持结构(瓣环、乳头肌与腱索)加重，或心肌炎症、局部脓肿、微栓子栓塞心肌血管等，常发生心力衰竭或使原有的心力衰竭明显加重。损伤的心脏瓣膜可为单纯的主动脉瓣、二尖瓣或三尖瓣，也可合并存在。少见原因为感染的主动脉窦细菌性动脉瘤破裂或室间隔脓肿形成并溃破。发生心力衰竭往往提示预后不良，是IE的首要死亡原因。

5. 心律失常　部分IE患者由于感染弥散或瓣周脓肿形成影响心肌或传导系统时，可发生心律失常。多数为室性心律失常，少数发生心房颤动。传导阻滞以不同程度的AVB和室内传导阻滞较多见，可由二尖瓣或主动脉瓣心内膜炎侵袭，或二尖瓣脓肿、主动脉瓣脓肿、主动脉窦细菌性动脉瘤压迫房室束或束支所致。

6. 心外表现

(1)栓塞：发生率较以往明显下降，15%～35%，主要发生于急性IE。多发于治疗的最初2～4周内，多为亚临床型。全身任何部位均可发生，约65%的患者累及神经系统，其中约90%栓塞于大脑中动脉分支处，有较高的病死率。

(2)脾肿大:发生率为15%~35%,多为轻至中度肿大,质软并可压痛。由病原微生物及免疫反应引起,或因赘生物脱落栓塞脾脏所致。主要见于急性IE。

(3)微血管损伤:有5%~40%患者出现瘀点、瘀斑、甲床下出血、Osier结、Janeway损害等表现,较以往显著下降,主要见于亚急性IE患者。以瘀点发生率最高,常成群出现,多见于眼睑结合膜、口腔黏膜、胸前和手足背皮肤,中心发白,持续数天消失,可反复出现,偶见全身性紫癜。甲床下出血的特征为线状,远端达不到甲床前边缘,可有压痛。7%~20%的患者出现Osier结,多发于手指和足趾末端的掌面、大小鱼际或足底,呈紫色或红色,稍高于皮面,直径大小为1~15mm,可有压痛,持续数天消退。也见于系统性红斑狼疮、淋巴瘤、伤寒等疾病。Janeway损害为化脓性栓塞所致,表现为手掌或足底出现直径1~4mm的红斑或出血性损害。

(4)视网膜病变:少数患者发生,表现为椭圆形黄斑出血伴中央发白,有时眼底仅见圆形白点(Roth点),此种表现也见于结缔组织疾病、严重贫血或血液病患者。

(5)杵状指:很少见。

五、感染性心内膜炎的临床分类及临床特征

(一)感染性心内膜炎的分类

1. IE的传统分类　根据病程、有无全身中毒症状和相关的临床表现,将IE分为急性IE和亚急性IE,但两者具有明显的重叠性,并且不典型者趋于增多,使临床分型更加困难。

2. 根据感染来源分类　分为社区获得性心内膜炎、医疗相关性心内膜炎(院内感染和非院内感染)和静脉药瘾者心内膜炎。

3. ESC新分类法　《2009年ESC的IE诊治指南》提出:依照感染部位及是否存在心内异物将感染性心内膜炎分为4类:①左心自体瓣膜心内膜炎(native valve endocarditis,NVE);②左心人工瓣膜心内膜炎(prosthetic valve endocarditis,PVE),瓣膜置换术后<1年发作称为早期PVE,术后>1年发作称为晚期PVE;③右心心内膜炎;④器械相关性心内膜炎,包括导管、内镜及器械置入等,伴或不伴有瓣膜受累。

(二)感染性心内膜炎的临床特点

1. 急性IE　多发生于无器质性心脏病的患者。病原菌通常是高毒力的细菌,如金黄色葡萄球菌或真菌。起病急骤,全身毒血症状明显,有高热、寒战,病情进展快,成为急性IE的首要症状。由于心脏瓣膜和腱索的急剧损害,短期内出现心脏杂音或原有杂音强度和性质的变化。急性IE常较快发展为急性心力衰竭,多数患者于数天或6周内死亡。在受累的心脏瓣膜上,尤其是由真菌感染引起者,常有大而脆的赘生物,脱落后容易导致多发性的栓塞和转移性脓肿,包括心肌脓肿、脑脓肿和化脓性脑膜炎,而右心栓子脱落则导致肺炎、肺栓塞和肺脓肿(单个或多个)。皮肤瘀点或多形性瘀斑多见,脾肿大和贫血少见。静脉药物成瘾者引起的右心心内膜炎多为急性,而且往往累及正常的心脏瓣膜,以三尖瓣受累最多见,易发生急性右心衰竭、细菌性肺梗死或肺脓肿,病情进展迅速,病死率>60%。

2. 亚急性IE　多起病缓慢,病程通常超过6周甚至数月。有全身不适、疲倦、低热及体质量减轻等非特异性症状,部分以新的心脏瓣膜杂音、原有瓣膜病杂音改变或心力衰竭进行性加重为主要表现,极少数以栓塞(如脑卒中)、肾小球肾炎等为首发表现。①发热:最常见,体温常<39℃,多为不规则热,间歇热或弛张热少见,伴有畏寒和出汗。值得注意的是,3%~

15%的患者体温正常或低于正常，多见于确诊前已用过抗生素、退热药或极度虚弱状态的患者，也见于老年伴有栓塞、真菌性动脉瘤破裂引起脑卒中、严重心力衰竭及尿毒症的患者。②贫血：常见，70%～90%的患者有进行性贫血，部分为中度贫血，与感染抑制骨髓造血有关。③关节肌肉症状：较常见，初期为关节痛、低位背痛和肌肉酸痛，病程长者常有全身疼痛不适。当有严重骨痛时应考虑到骨膜炎、骨膜下出血或栓塞、栓塞性动脉瘤压迫骨部或骨动脉瘤的可能。④老年人常有精神神经改变、心力衰竭或低血压，心脏杂音可不明显。⑤亚急性 IE 患者新发的心脏杂音较急性 IE 少见。⑥栓塞并发症以亚急性 IE 多见，急性 IE 少见。⑦亚急性 IE 的瘀点、杵状指、Osier 小结、Janeway 损害等外周表现较急性 IE 少见。

(三)人工瓣膜感染性心内膜炎的临床特点

人工瓣膜心内膜炎(PVE)较其他手术的发生率显著增高，双瓣膜置换术较单个瓣膜置换术高，主动脉瓣置换术较二尖瓣置换术高，术前已有自然瓣膜心内膜炎的患者发生率更高。人工瓣膜和生物瓣膜发生率相似，但人工瓣膜早期发生率较高。PVE 患者预后较差，病死率约为 50%，瓣膜置换术后 2 个月内病死率显著高于 2 个月后。早期感染的病原体主要为金黄色葡萄球菌或表皮葡萄球菌、类白喉杆菌或其他革兰阴性杆菌，真菌也较常见，术前预防性应用抗生素使 PVE 的发生率有所下降。晚期感染常由获得性因素所致，与自然瓣膜 IE 的发生率相似，主要由溶血性链球菌、肠球菌和金黄色葡萄球菌引起，真菌、革兰阴性杆菌、类白喉杆菌也并非少见。

因瓣膜置换术后的菌血症、留置导管、手术创口、心包切开术后综合征、再灌注后综合征和抗凝治疗等，均可引起发热、瘀点、血尿，因此 PVE 的临床表现不具有特异性。95%以上的患者有发热，约 50%的患者出现心脏瓣膜反流性杂音，也可出现赘生物堵塞瓣膜口而引起的狭窄性杂音。早期皮肤损害很少见，脾肿大多见于后期。贫血常见，多为轻度至中度，半数白细胞计数升高。人工生物瓣 PVE 常有瓣膜损害但很少发生瓣膜脓肿，而机械瓣主要发生瓣周感染，易形成瓣周脓肿、瓣周漏以及机械性溶血，机械瓣可完全撕脱，由此引发严重的并发症。体循环栓塞在真菌性 PVE 中可能为首要表现，甚至是唯一临床表现。皮肤瘀斑对早期 PVE 不具有特异性，同样可发生于应用体外循环情况下。血培养阴性并不能除外 PVE，但下列表现有助于 PVE 诊断：人工瓣膜关闭音强度减弱；X 线透视见到人工瓣膜的异常摆动和移位，其角度＞7～10°；瓣膜裂开所致的双影征(Stinson's sign)；二维超声心动图发现心脏瓣膜或心内膜赘生物。如果血培养结果阳性，可强烈支持 PVE 的诊断。若高度怀疑 PVE，而多次血培养结果阴性，需要警惕真菌、立克次体或类白喉杆菌(时生长缓慢)感染的可能。PVE 多属于医院感染，致病菌多为耐药菌。

(四)右心感染性心内膜炎的临床特点

多由静脉注射毒品或置入起搏器感染所致，老年人发生率高，并可伴有感染性休克。常累及三尖瓣，少数累及肺动脉瓣，赘生物多位于三尖瓣、右心室壁或肺动脉瓣。常以赘生物碎落造成肺部感染、肺脓肿(金黄色葡萄球菌)、肺动脉分支动脉炎、肺栓塞为主要表现，常见症状为咳嗽、痰多、咯血、胸膜炎性胸痛、气急或呼吸困难，而脾肿大、血尿和皮肤损害少见。三尖瓣关闭不全的杂音短促而轻柔，易与正常的呼吸音混淆，应当仔细分辨，但深吸气杂音增强有助于鉴别。心脏扩大、右心衰竭并不常见。胸部 X 线表现为双肺多发性结节状、片状炎性浸润影或肺内空洞并有液平，可伴有少量的胸腔积液，也可导致脓气胸。超声心动图特别是经食管超声心动图可检出瓣膜或起搏器电极导线上的赘生物。死因主要为呼吸窘迫综合征、败血症、严重右心衰竭和左、右心脏瓣膜同时受累。若早期诊断和积极治疗，单纯右心 IE 预后较好。

静脉注射成瘾药物所致的 IE 常累及三尖瓣，也可单纯累及二尖瓣或主动脉瓣，而同时累及左、右心脏瓣膜的病原菌常为铜绿假单胞菌。由于静脉药物成瘾者滥用抗生素预防和治疗相关的感染，致病菌多有耐药性。少数患者由 1 种以上的致病菌引起，但多个致病菌引起的 IE 多数为静脉注射成瘾药物引起。总体预后相对良好，病死率＜10%，但多种致病菌引起的混合感染和铜绿假单胞菌性心内膜炎预后极差。

（五）不同病原菌性心内膜炎的临床特点

1. 葡萄球菌性心内膜炎　起病多急骤，通常由耐青霉素酶的金黄色葡萄球菌引起，多数呈急性 IE，少数呈亚急性。瓣膜损害迅速而严重，常为瓣膜关闭不全，赘生物易形成并且较大。多发的组织器官转移性感染和脓肿形成，对葡萄球菌性心内膜炎具有重要的诊断价值。

2. 链球菌性心内膜炎　起病多较缓慢，主要以亚急性 IE 形式发病，常发生于器质性心脏病的基础上。瓣膜损害较为严重，瓣膜赘生物也易形成，但瓣膜脓肿或穿孔相对少见，转移性感染或脓肿、血栓栓塞症较金黄色葡萄球菌性心内膜炎发生率低。

3. 肠球菌性心内膜炎　多继发于前列腺或泌尿生殖道感染的患者，常表现为亚急性 IE，对心脏瓣膜破坏性大，心前区多闻及明显的瓣膜杂音，杂音的强度与性质易发生变化。

4. 革兰阴性杆菌性心内膜炎　革兰阴性杆菌是咽部和肠道的常存群，主要为铜绿假单胞菌、肠杆菌属、流感嗜血杆菌、放线菌属，可引起亚急性 IE。

5. 真菌性心内膜炎　约 50%的患者发生于心脏手术后，也见于长时间应用广谱抗生素、糖皮质激素、免疫抑制剂和静脉营养者。致病菌多为白色念珠菌、组织胞质菌属和曲霉球菌属。临床上多以急性 IE 的形式出现，赘生物大而脆，容易脱落，血栓栓塞症多见，且常栓塞较大的动脉如股动脉、髂动脉等。巨大赘生物如果阻塞瓣膜口，可引起严重的血流动力学障碍。可有皮肤黏膜的损害，如组织胞质菌感染常引起皮肤、口腔和鼻黏膜的糜烂、溃疡，病理组织学检查具有重要的诊断价值。

六、感染性心内膜炎的并发症

感染性心内膜炎最常见的并发症是心力衰竭和心律失常，其次是血栓栓塞症，相对少见的是心脏脓肿、细菌性动脉瘤、神经精神方面的并发症以及肾小球肾炎等。

1. 动脉栓塞症　栓塞发生于发热数天到数月内，栓塞症发生后 1～2 年仍有栓塞的可能，但不一定是复发。早期栓塞大多起病急，病情危重，栓塞可发生于体循环动脉或肺动脉的任何部位，最常见的栓塞部位为脑动脉、肾动脉或冠状动脉。

（1）脑栓塞发生率约为 30%，好发于大脑中动脉及其分支，常导致偏瘫、截瘫、失语、定向障碍、共济失调等。

（2）心、肾、脾等栓塞多无症状，常于尸检时发现。少数患者出现临床表现，冠状动脉栓塞时可表现为 AMI 甚至猝死；肾动脉栓塞时出现腰痛或腹痛、血尿或菌尿；脾动脉栓塞时突然发生左上腹或左腰部疼痛，并有脾肿大、少量的左侧胸腔积液，偶可因脾破裂导致出血、腹膜炎或膈下脓肿等。

（3）肺栓塞多见于右心心内膜炎，较小的栓塞多无症状，较大的栓塞常引起肺梗死和肺动脉高压。

(4)肢体动脉栓塞可引起肢体急性缺血,甚至坏死。

(5)中心视网膜动脉栓塞可引起失明。

2.细菌性动脉瘤　以真菌性动脉瘤最为常见,常发生于主动脉窦,其次是脑动脉、腹部血管、肺动脉、冠状动脉等。动脉瘤未引起邻近组织压迫时,临床上几乎无症状,但动脉瘤破裂时会突然出现症状。若发生房室或束支传导阻滞应疑及主动脉窦动脉瘤的可能,局限性头痛难以缓解也应考虑到脑部动脉瘤的形成,局部压痛或有搏动性包块高度提示动脉瘤。

3.肾小球肾炎　有免疫复合物沉积于肾小球基膜,引起局灶性肾炎或增殖性肾小球肾炎。临床上多无症状,常于尿检时发现,表现为镜下血尿、蛋白尿、管型尿,而氮质血症少见。如果尿细菌培养结果阳性,多提示有肾栓塞存在,而并非由常见的泌尿道感染所致。

4.心脏少见并发症　心肌脓肿常见于金黄色葡萄球菌和肠球菌感染,特别是凝固酶阳性的葡萄球菌。心肌脓肿可多发或单发。脓肿直接蔓延或主动脉瓣环脓肿破溃引起化脓性心包炎,心肌脓肿破溃也可导致心肌瘘管形成或心脏穿孔。如果为心室游离壁穿孔则引起心包压塞,室间隔脓肿破溃导致室间隔穿孔,主动脉窦细菌性动脉瘤破裂造成心内分流或心包压塞等。

七、感染性心内膜炎的辅助检查

(一)血培养

血培养是诊断 IE 的最直接的证据,在未用抗生素治疗的患者血培养阳性率达 70%~80%,但 20%~30%的患者血培养结果阴性。

1.血培养结果阴性的原因

(1)已使用抗生素治疗;

(2)采血量不足;

(3)病原微生物对培养基要求高;

(4)病原微生物培养时间不够;

(5)病程晚期合并心力衰竭和(或)肾衰竭。对于血培养阴性的患者应当进行贝纳特立克次体和巴尔通体血清学检测,而不应该常规检测衣原体、军团菌、支原体。酶联免疫吸附法(ELISA)能够快速检测出伯纳特立克次体和巴尔通体,有研究表明也能比较准确地检测出葡萄球菌感染。聚合酶链反应(PCR)除了可用于鉴定病原体外,还能用于鉴定细菌的耐药基因。PCR 技术虽能快速可靠地测定瓣膜组织中的细菌,但在血液中检测微生物的敏感性不如血培养。

2.提高血培养阳性率的措施

(1)急性 IE 患者宜在应用抗生素前 1 小时内不同时间进行 2 个部位的,亚急性 IE 患者于应用抗生素前 6 小时内应在 3 个部位不同时间进行;已用过抗生素的患者应当至少每天抽取并连续 3 天;

(2)取血时间以寒颤或体温骤升时为最佳时间,一般每次抽血 20~30ml 并更换静脉穿刺部位;

(3)已应用抗生素治疗的患者取血量不宜过多,以避免血液中含有过多的抗生素而影响细菌生长;

(4)常规进行需氧菌和厌氧菌的培养,对人工瓣膜置换、长时间留置静脉导管或导尿管以及静脉药物成瘾者应当加做真菌培养，尤其是血培养阴性的患者；

(5)真菌性 IE 血培养时间至少 2 周，血培养结果阴性时应保持到 3 周。确诊 IE 必须具备>2 次的血培养结果阳性。值得提醒的是动脉血培养并不高于静脉血培养，血培养结果阴性时骨髓培养阳性的情况罕见。

3. 血培养时的注意事项

(1)为了减少皮肤寄生菌污染，必须进行细致的无菌操作；

(2)IE 的菌血症是持续而不是间断的，几个血培养中仅一个部位出现阳性结果时应该谨慎对待；

(3)应避免从血管内的导管中取样进行血培养，除非为了诊断同时存在血管内导管相关的血液感染；

(4)腹股沟静脉注射毒品的患者，不应该在腹股沟窦处取样；

(5)疑为 IE 而病情稳定的患者已经接受了治疗，在考虑停止治疗前进行 3 个部位的抽样，停止治疗后 7～10 小时血培养才有可能变为阳性；

(6)确定致病菌后，不推荐常规重复血培养；

(7)治疗 7 天后仍有发热，应该重复血培养；

(8)超过 7 天的血培养是不必要的。

(二)超声心动图检查

用于判断有无基础心脏疾病，显示瓣膜有无赘生物及其部位、大小、数量和活动度，评价瓣膜及其支持结构如瓣环、腱索、乳头肌等有无损害，判定有无瓣周脓肿、瘘管、心包积液等并发症，了解心功能的状态、心腔大小及心腔内压力等。超声心动图显示瓣膜赘生物、室壁脓肿、瓣膜撕裂以及新发生的瓣膜反流，均是诊断 IE 的重要依据。经食管超声心动图检查诊断 IE 的敏感性明显优于经胸超声心动图。经胸超声心动图的赘生物检出率为 70%～80%，而经食管超声心动图的检出率达 90%～100%，并能检出 1～1.5mm 大小的赘生物。

1. 经胸超声心动图检查的临床情况

(1)发现伴或不伴阳性血培养的瓣膜赘生物，以诊断感染性心内膜炎；

(2)在已知感染性心内膜炎的患者，确定瓣膜损害造成的血流动力学改变的严重程度；

(3)评估感染性心内膜炎的并发症如脓肿、穿孔或分流；

(4)再次评估高危患者如毒力强的致病菌、临床情况恶化、持续性或复发性发热、新出现的杂音或持续性菌血症。

2. 经食管超声心动图检查的临床情况

(1)经胸超声心动图检查不具有诊断意义时，实施经食管超声心动图检查，以评估有症状的感染性心内膜炎患者瓣膜损害的严重程度；

(2)如果经胸超声心动图不具有诊断意义，实施经食管超声心动图检查，以诊断心脏瓣膜病和阳性的感染性心内膜炎患者；

(3)诊断感染性心内膜炎并发症(如脓肿、穿孔和分流)对预后和治疗的潜在影响；

(4)作为诊断人工瓣膜病的一线诊断检查并评估并发症；

(5)对已知感染性心内膜炎的患者进行术前评估，除非经胸超声心动图检查显示需要行外科手术以及术前影像检查可能延误急诊病例的外科治疗；

(6)感染性心内膜炎患者外科瓣膜手术中的评估。

3. 超声心动图检查的注意事项

(1)对疑为 IE 者应尽快(最好 24 小时内)超声心动图检查,经胸超声心动图检查是最初的选择;

(2)在经胸或经食管超声心动图检查阴性时,如果仍高度怀疑 IE,可在 7～10 天重复检查;

(3)葡萄球菌或念珠菌菌血症的患者需要做超声心动图检查,最好在治疗的 1 周内,或者存在其他证据疑为 IE 者在 24 小时内;

(4)在完成抗生素治疗后推荐经胸超声心动图检查评估心脏和瓣膜的形态与功能;

(5)如果有心脏并发症的证据或治疗效果不佳,应随访超声心动图,其随访时间及形式由临床情况决定;

(6)在治疗过程中不需要常规重复经胸或经食管超声心动图检查。

八、感染性心内膜炎的诊断与鉴别诊断

临床表现缺乏特异性,不同患者之间差别很大,老年或免疫功能受损的患者甚至无明显发热病史。超声心动图和是诊断感染性心内膜炎的基石。由于 IE 患者的典型临床表现已不常见,早期诊断较为困难,因此临床上应注意寻找有价值的诊断线索。

1. 高度提示 IE 的临床情况

(1)有心脏瓣膜病、先天性心脏病、人工瓣膜置换术和安置心脏起搏器的患者,出现不明原因的发热>1 周,且没有明确的感染部位;

(2)无器质性心脏病患者发热的同时出现新的瓣膜反流性杂音,或有瓣膜病及先天性心脏病患者心脏原有杂音的强度和性质发生明显变化;

(3)发热患者伴有贫血、心力衰竭恶化、新出现的传导障碍;

(4)发热伴有无法解释的栓塞症以及 Roth 点、线性出血、Janeway 损伤、Osler 结节;

(5)不明原因的反复发作的感染或外周脓肿(肺、肾、脾、脑及脊髓),如肺炎反复发作或肺脓肿多发,并且出现不明原因的右心衰竭表现;

(6)发热伴有进行性的肾功能不全;

(7)长期的出汗、体重减轻、厌食或疲乏并有发展为 IE 的危险因素;

(8)血管内导管相关的感染在撤出导管 72 小时后出现血培养持续阳性。对此,应当及时抽取标本进行血培养,如果血培养结果阳性则具有决定性的诊断价值。超声心动图尤其是经食管超声心动图能够显示 IE 特征性的瓣膜赘生物,或瓣膜异常摆动、移位及瓣周脓肿、瓣周漏等,具有非常重要的诊断价值。

2. Duke 诊断标准　1994 年,Duck 等对 1981 年 von Reyn 提出的诊断标准(Beth Israel 标准)结合超声心动图进行修订,提出了 Duke 诊断标准。此诊断标准比较符合临床实际,诊断的特异性达 99%,敏感性为 88%。

(1)主要条件:①2 次不同的血培养标本出现典型的致感染性心内膜炎的微生物,即溶血性链球菌(包括营养变异菌株)、牛链球菌、HACEK 属,或社区获得性金黄色葡萄球菌或肠球菌而无原发病灶。②与 IE 相一致的微生物血培养持续阳性,包括取血时间>12 小时的血培养≥2 次,或所有≥3～4 次血培养中的大多数(首次和最后 1 次血培养时间间隔≥1 小时)。③超声心动图检查阳性表现,包括在瓣膜或其支持结构、瓣膜反流路径、医源性装置上出现可

移动的赘生物而不能用其他解剖上的原因解释，或者脓肿，抑或人工瓣膜新的部分裂开，新出现的瓣膜反流或原有瓣膜杂音的强度或性质的改变。

(2)次要条件：①易患因素：既往有心脏病史或静脉药物成瘾者。②发热：体温≥38℃。③血管征象：主要是动脉栓塞、脓毒性肺梗死、真菌性动脉瘤、颅内出血、Janeway 损害。④免疫系统表现：肾小球肾炎，Osler 结、Roth 点、类风湿因子等阳性。⑤微生物学证据：血培养阳性但不符合上述标准(不包括凝固酶阴性和不引起心内膜炎细菌的 1 次培养阳性者)。⑥超声心动图：发现符合 IE 表现但不具备上述主要条件。

(3)诊断标准：①确诊标准：由微生物或栓塞性赘生物或心内脓肿进行培养或组织学证实有细菌，或组织病理证实赘生物或心内脓肿有活动性心内膜炎改变(病理学确诊标准)；有 2 项主要条件，或 1 项主要条件＋3 项次要条件，或 5 项次要条件(临床确诊标准)。②可能标准：有心内膜炎的表现，但不明确，且又不能排除。③排除标准：心内膜炎的表现符合其他疾病的诊断；抗生素治疗≤4 天而心内膜炎的症状完全消失者；抗生素治疗≤4 天，而手术或活检没有发现 IE 的证据。

3. Duke 改良标准　2000 年进行改良的 Duke 标准，是目前国际上各种指南及临床试验中最广泛应用的诊断标准。血培养和超声心动图仍然是临床诊断的最有力的证据。

(1)主要条件：①血培养阳性(至少符合以下 1 项)：2 次分开的有 IE 的典型细菌，如 A 组乙型溶血性链球菌、牛链球菌、金黄色葡萄球菌、HACEK 属，或在缺乏明确原发灶的情况下培养出社区获得性金葡萄菌或肠球菌；持续阳性的血培养与 IE 相一致的细菌，来自血培养抽取时间间隔＞12 小时或 3 次以上的血培养(首次血培养与最后一次抽取时间至少间隔 1 小时以上)；伯纳特立克次体 1 次血培养阳性，或第一相免疫球蛋白 G 抗体滴度＞1∶800。②心内膜受累的证据(至少符合以下 1 项)：超声心动图结果异常，即振动的心内团块处于瓣膜上或支持结构上，在反流喷射路线上或在置入的材料上，而缺乏其他的解剖学解释，或脓肿，或人工瓣膜新的部分裂开，新出现瓣膜反流(增强或改变了原来不很明显的杂音)。

(2)次要标准：①有易患 IE 的基础心脏病或静脉药物成瘾者；②发热≥38℃；③血管征象，经常主要动脉栓塞、化脓性肺栓塞、细菌性动脉瘤、颅内出血、结膜出血、Janeway 结等血管病变；④免疫现象，如肾小球肾炎、Osler 结、Roth 斑、类风湿因子阳性；⑤微生物学证据，血培养阳性，但不能满足以上主要条件或与 IE 一致的急性细菌性感染的血液学证据。

(3)确定为 IE：具有 2 项主要条件，或 1 主要条件＋3 项次要条件，或 5 项次要条件。

(4)可能为 IE：具有 1 项主要条件＋1 项次要条件，或 3 项次要条件。

4. 小儿感染性心内膜炎的诊断标准　我国 2000 年的 IE 诊断标准为《小儿感染性心内膜炎的诊断标准(试行)》。我国标准因为增加了超声和 2 项次要指标，即将 Duke 次要条件中血管征象的“重要动脉栓塞、脓毒性肺梗死，或感染性动脉瘤”放入了主要条件中，并增加了次要条件中的“原有心脏杂音加重，出现新的反流杂音，或心功能不全”。经过国内研究比较，得出我国的 IE 诊断标准更加敏感，而不影响对 IE 诊断的特异性。

(1)临床主要指标：①血培养阳性：分别 2 次血培养有相同的感染性心内膜炎常见的微生物(如溶血性链球菌、金黄色葡萄球菌、肠球菌等)。②心内膜受累证据：应用超声心动图检查心内膜受累证据，有以下超声心动图征象之一：附着于瓣膜或瓣膜装置，或心脏、大血管内膜，或置入人工材料上的赘生物；心内脓肿；瓣膜穿孔、人工瓣膜或缺损补片有新的部分裂开。③血管征象：重要动脉栓塞、脓毒性肺梗死，或感染性动脉瘤。

(2)临床次要指标：①易感条件，基础心脏疾病、心脏手术、心导管术，或中心静脉内插管。②较长时间的发热(≥38℃)，伴贫血。③原有心脏杂音加重，出现新的反流杂音，或心功能不全。④血管征象：瘀斑、脾大、颅内出血、结膜出血、镜下血尿，或 Janeway 斑。⑤免疫学征象，如肾小球肾炎、Osier 结、Roth 斑，或类风湿因子阳性。⑥微生物学证据，血培养阳性，但未符合主要指标中的要求。

(3)病理学指标：赘生物(包括已形成的栓塞)或心内脓肿经培养或镜检发现微生物；存在赘生物或心内脓肿，并经病理检查证实伴活动性心内膜炎。

(4)诊断标准：具备以下①～⑤项任何之一者可诊断为 IE：①临床主要指标 2 项；②临床主要指标 1 项和次要指标 3 项；③心内膜受累证据和临床次要指标 2 项；④临床次要指标 5 项；⑤病理学指标 1 项。有以下情况可排除 IE 的诊断：有明确的其他诊断解释的临床表现；经抗生素治疗<4 天，手术或尸检无 IE 的病理证据。临床考虑 IE，但不具备确诊依据时应进行抗生素治疗，根据临床观察及进一步的检查结果确诊或排除 IE。

5.感染性心内膜炎的鉴别诊断　由于 IE 的表现逐渐趋于不典型，鉴别诊断尤为重要。在熟悉其易发因素、临床表现和掌握诊断标准的基础上，对相关临床情况应当认真进行鉴别。主要鉴别的临床情况包括：

(1)以发热为主要表现而心脏症状轻微的 IE 患者，需与上呼吸道感染、结核、伤寒、结缔组织疾病、肿瘤等鉴别；

(2)具有风湿性心脏病史的 IE 患者，发热经抗生素治疗后无减退，心力衰竭不见好转，应当排除风湿活动的可能；

(3)以脑栓塞为主要表现的 IE 患者，在老年人中应注意与动脉粥样硬化所致的脑卒中及精神异常相鉴别；

(4)以心力衰竭为主要表现的 IE 患者，应排除原有心力衰竭加重的情况；

(5)以突发腹痛或腰痛为主要表现的 IE 患者，应注意与常见的急腹症鉴别；

(6)右心心内膜炎可出现肺部感染、肺梗死、肺脓肿等表现，应注意与肺部原发性疾病引起者相鉴别。

九、感染性心内膜炎的治疗

(一)内科保守治疗

1.治疗原则　早期、足量、联合、全程使用抗生素；加强全身支持疗法；积极防治心、肾功能不全，栓塞等并发症；选择外科手术治疗，清除难治性病灶和机械并发症。

2.抗生素的应用

(1)应用原则：病原体隐藏于赘生物中，而赘生物内无血液循环，机体免疫和抗生素均难以发挥作用，而且病原体不同，抗生素的敏感性不同。因此，抗生素的使用应当坚持以下原则：①尽早给予：使用抗生素越早越好，及时控制感染，能够显著降低病死率，改善预后。但在使用抗生素前抽取足够的血液样本，根据病情轻重推迟使用抗生素 4 小时或更长时间(1～2 天)，并不影响其治愈率和预后。而明确病原体，更有利于使用有效的抗生素治愈 IE。②选药合理：以血培养和药敏结果选用。在未得到血培养结果或结果阴性时，如果为急性 IE 或静脉药物成瘾者，应选用对金黄色葡萄球菌、链球菌及革兰阴性杆菌均有效的广谱抗生素治疗，通常状况下可选用青霉素(benzylpenicillin)、氨苄西林(ampicillin)、头孢曲松或万古霉素，并常合用 1 种氨基糖苷类抗生素。青霉素类、头孢菌素等杀菌剂能穿透血小板纤维素的赘生物基质，达到根治瓣膜感染、减少复发的危险。当青霉素类抗生素耐药或过敏时，可选用头孢菌素、万古霉素等抗生素治疗。亚急性 IE 者应选用包括链球菌在内的对大多数细菌有效的抗生素，主张使用广谱抗生素或联用抗生素。当病原微生物明确后，应根据药敏试验结果选择最有效的抗生素。关于细菌培养阴性的晚期 PVE，应选用万古霉素和庆大霉素（gentamycin），早期 PVE 应加用头孢曲松来应对 HACEK 菌群。PVE 的赘生物较自体瓣膜心内膜炎者大，抗生素疗程应长于自体瓣膜心内膜炎。由凝固酶阴性葡萄球菌所致的 PVE 中，推荐使用包括利福平在内的三联疗法，万古霉素和利福平联合使用 6 周，并在疗程的最后 2 周联合使用庆大霉素。真菌感染时，选用两性霉素 B 或氟康唑治疗。③静脉用药：常采用分次静脉用药，以保证抗生素的有效浓度，确保疗效。④使用足量：有条件时可在试管内测定患者血浆中抗生素的最小杀菌浓度，一般在给药后 1 小时抽血，然后按照杀菌剂的血浆稀释水平至少 1∶8 时测定的最小杀菌浓度给予抗生素。⑤联合用药：抑菌剂和杀菌剂的联合应用有时可获得良好的疗效，疗效取决于致病菌对抗生素的敏感性。若血培养阳性，可根据药敏试验选择联合用药。⑥疗程要长：大量临床研究证明，抗生素治疗 4～6 周，可使 IE 的病死率降低 30%～50%。如果血培养继续阳性或有并发症者，疗程可延长至 8 周以上，但要注意二重感染的可能。即使选择外科手术治疗，手术前后使用有效的抗生素也可以最大限度地减少感染的扩散。

（2）经验性治疗：经过临床实践的选择，β－内酰胺酶类联合氨基苷类抗生素成为各国指南建议的常用方案。但目前尚没有足够的临床试验来验证联合用药相对于单药的疗效，而少数几个试验提示联用氨基苷类抗生素并没有降低病死率。荟萃分析表明 β－内酰胺酶类联合氨基苷类抗生素增加肾毒性的风险，万古霉素联用氨基苷类抗生素的疗效也未得到证实。虽然替考拉宁和利奈唑胺在某些罕见的情况下被推荐，其疗效是否优于 β－内酰胺酶类抗生素和万古霉素依然未明。目前指南推荐用于 IE 的抗生素依然基于过去的有效药物，尽管有耐药菌株的出现，然而对绝大多数 IE 的病原体依然敏感有效。2012 年在英国抗菌化学治疗学会更新的指南中建议：①对于疑为 IE 的患者，应根据感染的严重程度、瓣膜的类型和存在罕见及抗药致病菌的危险因素等情况来决定抗生素的经验治疗，经验性治疗应该直接针对最常见的 IE 致病菌。②如果疑为 IE 的患者病情稳定，建议在出具血培养和药敏试验结果后再进行抗生素的治疗。③如果患者病情稳定并已接受抗生素的治疗，建议停止抗生素治疗并重新进行血培养。抗生素的经验性治疗选择：①自体瓣膜心内膜炎临床表现不严重时，首选阿莫西林（amoxicillin，2g，每 4 小时 1 次，静脉滴注）和庆大霉素或其他抗生素。如果病情稳定，最好等待血培养结果。对肠球菌和 HACEK 菌属阿莫西林的疗效好于苄星青霉素。如果青霉素过敏改用庆大霉素，庆大霉素用法为 1mg/kg、静脉滴注。但在血培养结果出来前，庆大霉素的作用存在争议。②自体瓣膜心内膜炎临床表现为严重的脓毒血症（无肠球菌、假单胞菌属致病的危险因素），首选万古霉素（根据指南静脉应用）和庆大霉素（1mg/kg，每 12 小时 1 次，静脉滴注）。在脓毒血症时，葡萄球菌（包括耐甲氧西林葡萄球菌）应当被抗生素覆盖。若万古霉素过敏，可用达托霉素（6mg/kg，每日 1 次，静脉滴注）替代治疗。如有中毒性或急性肾损伤，用环丙沙星（ciprofloxacin）替代治疗。③自体瓣膜心内膜炎临床表现为严重的脓毒血症和有多重耐药的肠球菌、假单胞菌致病的危险因素，首选万古霉素（根据指南静脉应用）和美罗培南（meropenem，2g，每 8 小时 1 次，静脉滴注）。抗生素能够覆盖葡萄球菌（包括耐甲氧西林葡萄球菌)、链球菌、肠球菌、HACEK 属、肠球菌、铜绿假单胞菌。④人工瓣膜心内膜炎在等待血培养结果或血培养结果阴性时,选择万古霉素(vancomycin,1g,每 12 小时 1 次,静脉滴注),庆大霉素(1mg/kg,每 12 小时 1 次,静脉滴注)和利福平(300～600mg,第 12 小时 1 次,口服或静脉滴注)。

(3)不同菌种的抗感染治疗:①金黄色葡萄球菌性 IE:若为非耐青霉素酶的菌株,仍选用青霉素 G 每天 1000 万～2000 万 U,并联用庆大霉素每天 12 万～24 万 U 治疗,只是目前此种菌株所致者极少。耐青霉素霉菌株可选用第一代头孢菌素类和抗青霉素酶的青霉素如苯唑西林等。甲氧西林耐药菌株所致者应选用万古霉素、利福平及磷霉素联合治疗,万古霉素无效时应改为替考拉宁。治疗过程中应注意转移病灶或脓肿,并予以积极处理。表皮葡萄球菌也有不同的耐药性,可参照金黄色葡萄球菌的治疗方案进行治疗。②溶血性链球菌性 IE:研究已显示溶血性链球菌对青霉素耐药率明显升高。对青霉素敏感的溶血性链球菌可选用青霉素或头孢曲松,对青霉素敏感性差者合用氨基苷类抗生素,如庆大霉素每天 12 万～24 万 U,或妥布霉素 3～5mg/(kg・d)。对青霉素过敏的患者可用红霉素、万古霉素或第一代头孢菌素。③肠球菌性 IE:对青霉素 G 的敏感性较差,宜首选氨苄西林 6～12g/d,或万古霉素和氨基苷类抗生素联用,疗程 6 周。对万古霉素耐药菌株,可选用替考拉宁。奎奴普丁、达福普丁、利奈唑胺、达托霉素对多重耐药肠球菌的疗效尚未完全明确,不作为首选。④革兰阴性杆菌 IE:较少见,但病死率较高。一般以 β 内酰胺类和氨基苷类抗生素联用。可根据药敏选用第三代头孢菌素,如头孢哌酮 4～8g/d、头孢噻肟 6～12g/d、头孢曲松 2～4g/d。⑤铜绿假单胞菌性 IE:可选用妥布霉素 8mg/(kg・d),肌内注射或静脉注射,每天 1 次,保持峰、谷浓度分别为 15～20μg/ml 和≤2μg/ml,并联用足量的广谱青霉素,如哌拉西林、替卡西林、阿洛西林、头孢他啶、头孢吡肟或亚胺培南,至少 6～8 周。⑥沙雷菌属性 IE:一般应用第三代头孢菌素加氨基苷类抗生素。厌氧菌可用 0.5%甲硝唑 1.5～2g/d,分 3 次静脉滴注,或头孢西丁 4～8g/d;也可选头孢哌酮,但其对厌氧菌中的弱拟杆菌无效。⑦肺炎链球菌性 IE:青霉素 MIC≤1.0,可使用青霉素 400 万 U,每 4 小时 1 次,头孢曲松 2g/d 或头孢噻肟 2g/d,分 2 次静脉滴注。青霉素 MIC≥2.0,应当选用万古霉素。在确定菌株对青霉素的敏感性之前,治疗药物应包括万古霉素及头孢曲松。⑧真菌性 IE:病死率高达 80%～100%,药物治愈相当罕见,应在抗真菌治疗期间早期手术切除受累的瓣膜组织,尤其是真菌性的人工瓣膜心内膜炎,并且术后继续使用抗真菌药物方有治愈的机会。首选两性霉素 B(amphotericin B),初始 0.1mg/(kg・d),逐步增加至 1mg/(kg・d),总剂量 1.5～3g。两性霉素 B 毒性大,可引起发热、头痛、显著的胃肠反应、局部血栓性静脉炎和肾功能损害以及神经精神方面的改变。氟康唑(fluconazol)和氟胞嘧啶(flucytosine)毒性相对较低,单独使用仅有抑菌作用,如与两性霉素 B 合用,可增强杀菌效果,同时可减少两性霉素 B 的用量,降低不良反应的发生。氟康唑用量为 200～400mg/d。⑨立克次体性 IE:可选用四环素(tetracycline)2g/d 静脉滴注,治疗 6 周。对临床高度怀疑立克次体性 IE 而反复血培养阴性者,可经验性按肠球菌和金黄色葡萄球菌抗感染治疗,选用大剂量的青霉素和氨基苷类抗生素治疗 2 周。同时通过血培养和血液学检查,除外真菌、支原体感染。

3.全身支持疗法　卧床休息;给予高热量易消化的饮食;维持水电解质和酸碱平衡;补充维生素;根据病情采用少量多次输血或输注新鲜血浆,以增强机体抵抗力。

4.抗凝治疗　发生肺栓塞或深静脉血栓形成时,可短期使用华法林抗凝治疗,维持 INR

为2.0～3.0。

5.IE的复发与再发 复发是指抗生素结束治疗6个月内或治疗期间再现感染征象或血培养再现阳性。IE的复发率为5%～8%。早期复发多在3个月以内，可能原因为赘生物内深藏的细菌难以全部杀灭，或者抗生素治疗不充分、抗生素耐药，或者出现二重感染，或者伴发严重并发症等。IE复发需要再次抗感染治疗，经验用药常与原来治疗方案类似，但抗生素的疗程要适当延长。再发为IE最初发病治愈6个月以后，其心脏表现和血培养阳性重新出现。通常由不同的细菌和真菌引起，仍需血培养和药敏试验结果指导抗感染治疗。

（二）外科治疗

文献报道，IE住院期间病死率达到10%～26%，约57%的患者有1种并发症，26%的患者有两种并发症，14%的患者有3种或以上的并发症。几乎50%的患者必须进行外科手术治疗。积极而合理选择手术治疗，可进一步降低病死率，明显改善预后。治疗IE的主要术式包括局部病灶清除术（赘生物或脓肿）、瓣膜修补、瓣膜置换。瓣膜修补或置换视病情的严重程度和瓣膜损害的程度而定。主动脉瓣同种移植是治疗主动脉瓣急性IE伴瓣周脓肿的有效方法，其手术病死率和再感染率较机械瓣或生物瓣置换术明显降低。急性IE发生心功能不全时手术的时机取决于心功能不全的严重程度，NYHA心功能≥Ⅲ级、肾功能不全、老年患者预后较差。正确判断外科手术的最佳时机及其安全性，需要包括心内科、心外科以及感染科等多科医生共同作出决策。

十、感染性心内膜炎的预防

《2008年ACC/AHA修订的IE预防指南》和英国临床优化研究所（NICE）颁布的最新《IE预防指南》，均认为IE与日常活动相关的菌血症具有直接的更为密切的关系，并非主要源于牙科、胃肠道以及泌尿道操作所致的菌血症。日常活动如刷牙、剔牙缝、咀嚼等都常常引起短暂的菌血症，专家组更强调保持良好的口腔卫生和定期的牙科检查来预防IE。侵袭性操作时，预防性使用抗生素仅可防止极少部分患者发生IE，而不良反应的风险却高于其获益。临床上应根据易感人群的危险分层，采取不同的预防策略。IE的抗生素预防包括两个要素，即高危人群及高危操作。对于可能出现IE不良预后的高危患者，在进行所有涉及牙龈组织、牙根尖周或穿破口腔黏膜的牙科操作时，可以给予抗生素预防，而不推荐在接受呼吸道、胃肠道、泌尿生殖道侵入性检查前预防性使用抗生素。这些推荐是基于专家共识。

1.IE易感人群的危险分层

（1）低危易感人群：缺血性心脏病不伴心脏瓣膜病，无并发症的房间隔缺损，轻度肺动脉狭窄，心脏起搏器及除颤器置入，原有CABG者。

（2）中危易感人群：二尖瓣脱垂伴反流或伴严重瓣膜增厚，先天性或获得性心脏瓣膜病如二叶主动脉瓣或单纯二尖瓣狭窄，肥厚型心肌病，老年退化性心脏病，先天性心脏病（如室间隔缺损、动脉导管未闭、法洛四联症）。

（3）高危易感人群：有人工心脏瓣膜或应用人工材料进行瓣膜修复的患者；既往有IE病史患者，再患IE的风险高，且死亡风险与并发症的风险均高于初发者；先天性心脏病患者，包括未修补的发绀型先天性心脏病、先天性心脏缺损用人工材料或装置经手术或介入方式进行完全修补术后6个月以内，先天性心脏病经修补后在原位或邻近人工补片或装置附近有残余缺损者；心脏移植后发生心脏瓣膜病变者。对于相关手术而非侵入性检查，应该根据其危险分层预防性使用抗生素。

2.牙科、口腔及呼吸道手术预防用药方案

(1)低危一中危患者:无青霉素过敏者,术前1小时口服阿莫西林2.0g(儿童50mg/kg),术后6小时重复1次;无青霉素过敏但不能口服者,术前0.5~1小时阿莫西林或氨苄西林2.0g(儿童50mg/kg)静脉滴注,不需再次使用;对于青霉素过敏者,术前1小时口服克林霉素600mg(儿童20mg/kg),或阿奇霉素(azithromycin)或克拉霉素(clarithromycin)500mg(儿童15mg/kg)。

(2)高危患者:无青霉素过敏者,术前1小时口服氨苄西林3.0g,术后6小时重复1次;或术前0.5~1小时静脉滴注氨苄西林2.0g加庆大霉素(gentamycin)1.5mg/kg(120mg),术后8小时重复1次。而对于青霉素过敏者,术前1小时口服克林霉素1.0g,术后6小时口服0.5g;或术前1小时静脉滴注克林霉素300mg,术后6小时静脉滴注150mg;或术前1小时静脉滴注万古霉素1.0g。

3.胃肠道、泌尿道与生殖道手术预防用药方案

(1)低危一中危患者:无青霉素过敏者,术前1小时口服阿莫西林3.0g(儿童50mg/kg),术后6小时重复1.5g,或术前0.5~1小时静脉滴注氨苄西林2.0g和庆大霉素1.5mg/kg(<80mg/kg);对于青霉素过敏者,术前1小时静脉滴注万古霉素1.0g(儿童20mg/kg),术后8小时重复1次。

(2)高危患者:无青霉素过敏者,术前0.5小时静脉滴注氨苄西林2.0g和庆大霉素1.5mg/kg(120mg),术后6小时重复1次,或口服氨苄西林胶囊1.5g;对于青霉素过敏者,术前1小时静脉滴注万古霉素1.0g(儿童20mg/kg)和庆大霉素1.5mg/kg(<80mg/kg),术后8小时重复1次。

十一、感染性心内膜炎的预后

IE患者的住院病死率为9.6%~26%。患者入院后对死亡风险的及时评估有利于鉴别高危患者并制定正确的治疗和管理决策,甚至可以改善患者的预后。最为重要的是评估是否应当及时使用有效的抗生素和实施外科手术治疗。

1.影响预后的主要因素

(1)患者的特征:老年、人工瓣膜、胰岛素依赖的糖尿病,既往有冠心病、肾脏疾病、肺部疾病等合并症;

(2)IE的临床表现:心力衰竭、肾功能不全、脑卒中、感染性休克、瓣周并发症;

(3)病原微生物:金黄色葡萄球菌、真菌、革兰阴性杆菌;

(4)超声心动图发现:瓣周并发症、重度左侧瓣膜反流、LVEF降低、肺动脉高压、赘生物过大、严重的人工瓣膜功能失调、二尖瓣提前关闭等舒张压增高的征象。IE合并心力衰竭、瓣周并发症或者金黄色葡萄球菌感染等临床特征,死亡风险最高,应当早期手术治疗。当心力衰竭、瓣周并发症、金黄色葡萄球菌感染均存在时,死亡的风险高达79%。需要紧急手术患者的持续感染、肾功能不全预示着较高的病死率。脑钠肽和肌钙蛋白被认为是潜在的临床预后的预测因子。

2.恰当的治疗策略

(1)及时有效的抗生素治疗能够避免严重败血症、多器官功能不全和猝死的发生,延误抗

生素治疗直接影响患者的临床预后。研究显示，抗生素治疗 1 周后 IE 患者脑卒中的风险降低 65%。当临床上高度怀疑或确诊为 IE 时，应该在血培养标本采集后立即经验性给予抗生素治疗，随后再根据微生物的检测结果调整抗生素。

(2)决定是否手术及手术的时机常常困难，既往研究对手术能否带来获益结果不一。近年来几个临床试验均提示早期手术能够改善预后，并降低栓塞事件的发生。

(3)手术并发症也是影响预后的重要因素。手术是否成功既取决于患者的临床状态，也取决于手术者的经验和技巧。然而，IE 手术更依赖于外科医师的个人判断和习惯，目前尚难以进行对照研究以评价其对预后的影响。手术的两个主要目标是清除感染组织和重建心脏的形态结构，人工瓣膜的种类对预后无明显影响，外科医师鉴别和清除感染组织的能力对手术患者的影响更大。

（赵平）

第十章 晕厥

晕厥是指各种原因导致的突然、短暂的意识丧失和身体失控，既而又自行恢复的一组临床表现。

一、晕厥的分类

1. 神经介导性晕厥 ①血管迷走神经性晕厥：典型；非典型。②颈动脉窦性晕厥。③情境性晕厥：急性出血；咳嗽、打喷嚏；胃肠道刺激，如吞咽、排便、腹痛；排尿或排尿后；运动后；餐后；其他，如铜管乐器吹奏、举重。④舌咽神经痛。

2. 体位性低血压晕厥 ①自主神经调节失常：原发性自主神经调节失常综合征，如单纯自主神经调节失常、多系统萎缩、伴有自主神经功能障碍的震颤麻痹；继发性自主神经调节失常综合征，如糖尿病性神经病变、淀粉样变性神经病变。②药物(和乙醇)诱发的直立性晕厥。③血容量不足：出血、腹泻、Addison病。

3. 心律失常性晕厥 ①窦房结功能障碍包括慢快综合征；②房室传导系统疾病；③阵发性室上性和室性心动过速；④遗传性心律失常，如长QT综合征、Brugada综合征、儿茶酚胺依赖性室性心动过速、致心律失常性右心室心肌病等；⑤植入抗心律失常器械(起搏器、ICD)功能障碍；⑥药物诱发的心律失常。

4. 器质性心脏病或心肺疾病所致的晕厥 ①梗阻性心脏瓣膜病；②急性心肌梗死/缺血；③肥厚型梗阻性心肌病；④心房黏液瘤；⑤主动脉夹层；⑥心包疾病/心脏压塞；⑦肺栓塞/肺动脉高压；⑧其他。

5. 脑血管性晕厥 血管窃血综合征。

二、临床表现

有些晕厥有先兆症状，如头晕、耳鸣、出汗、视物模糊、面色苍白、全身不适等，但更多的是意识丧失突然发生，无先兆症状。

发作之后可出现疲乏无力、恶心、呕吐、嗜睡甚至大小便失禁等症状。通常随着晕厥的恢复，行为和定向力也立即恢复。有时可出现逆行性遗忘，多见于老年患者。

典型的晕厥发作是短暂的，血管迷走神经性晕厥的意识完全丧失的时间一般不超过20s。个别晕厥发作时间较长，可达数分钟，应与其他原因造成的意识丧失相鉴别。

三、辅助检查

患者住院治疗期间的检查项目如表10－1。

表 10－1　晕厥患者住院治疗期间的检查项目

常规检查项目	根据具体情况可选择的检查项目
血常规、尿常规	冠状动脉 CT 或冠状动脉造影检查
肝肾功能、血糖、血电解质、心肌酶	颈动脉窦按摩，三磷酸腺苷试验
心电图、动态心电图	电生理检查(EPS)，倾斜试验
超声心动图	心室平均信号心电图和微伏级 T 波交替(TWA)
	脑电图(EEG)，颈动脉超声，经颅多普勒
	脑 CT 和 MRI
	神经系统及精神病学评估

1. 心电监测　选择心电监测类型和时间取决于晕厥的发作频度。动态心电图(Holter)适用于晕厥发作频繁的患者。植入式心电事件记录仪用于发作不频繁的患者。

植入式心电事件记录仪(ILR)是一种比较新的诊断晕厥的检查方法，最适于发作不频繁的心律失常性晕厥的检查。数个研究结果奠定了其在晕厥诊断中的地位。这种方法较传统 Holter 和电生理检查更能发现晕厥的原因，效价比较高。不明原因的晕厥患者植入 ILR 1 年后发现，90％以上的患者能够获得有助于诊断的信息。

推荐意见：

(1)适应证：①如果患者有严重器质性心脏病并且具有高度威胁生命的心律失常的危险，应住院监测(床旁或遥测)以明确诊断；②如果心电图或临床表现提示为心律失常性晕厥或者频繁发作的晕厥或晕厥先兆，行 Holter 监测；③当充分评估后晕厥原因仍不明确，如果心电图或临床表现提示为心律失常性晕厥或者反复晕厥发作引起摔伤，推荐埋藏植入式心电事件记录仪。

(2)相对适应证：①如果心电图或临床表现提示为心律失常性晕厥，Holter 监测可能有助于指导下一步的检查(如心电生理检查)；②植入式心电事件记录仪的适应证：心电图或临床表现提示为心律失常性晕厥的患者，如果心功能正常，可以尽早埋藏植入式心电事件记录仪，不必等到传统检查完成之后。

晕厥原因基本明确或确诊为神经介导性晕厥、频繁发作，或晕厥引起外伤，这些患者植入起搏器之前通过植入式心电事件记录仪评价缓慢心律失常对晕厥所起的作用。

(3)诊断价值：

1)心电图监测发现晕厥与心电异常(缓慢或快速心律失常)相关，即可做出诊断。

2)心电图监测发现晕厥时为正常窦性心律，可以排除心律失常性晕厥。

3)晕厥发作时未发现心电改变推荐进行其他检查，但已有以下情况时除外：①清醒状态下心室停搏＞3s；②清醒状态下发现二度Ⅱ型或三度房室传导阻滞；③快速阵发性室性心动过速。

4)先兆晕厥不能准确诊断晕厥，因此不能依据先兆晕厥进行治疗。

2. 电生理检查　电生理检查包括无创电生理检查和有创电生理检查，能够评估窦房结功能、房室传导功能和发现室上性和室性心动过速。初步评估正常患者的电生理检查仅有 3％有阳性发现，在发现缓慢心律失常方面敏感性很低。

推荐意见：

(1)诊断晕厥的电生理检查方法：①应用比基础窦性心率快 10～20bpm 的频率行心房起

搏 30～60s，以测定窦房结恢复时间(SNRT)和校正的窦房结恢复时间(CSNRT)。②测定基础和心房递增刺激下的 HV 间期，评估希氏束一浦肯野纤维系统的传导功能。如果基础评估不能得出结论，可以进行药物诱发试验。③在右心室 2 个部位(心尖部和流出道)进行心室程序刺激诱发室性心律失常，以 2 个基础周期(100～120bpm 和 140～150bpm)增至 2 个额外的期前刺激。④应用心房刺激程序诱发室上性心动过速。

(2)电生理检查适应证：①有创电生理检查适用于初步评估考虑为心律失常性晕厥的患者，心电图异常和(或)器质性心脏病或晕厥时伴有心悸或有猝死家族史；②为明确诊断，冠心病伴晕厥的患者如果 LVEF＜0.35，应进行电生理检查。

(3)电生理检查相对适应证：①已明确为心律失常性晕厥者，评估心律失常的性质；②高危职业必须除外心源性晕厥的患者；③反复发作伴有潜在损伤和严重晕厥的患者。

(4)电生理检查禁忌证：心电图正常、无心脏病、无心悸的患者不作为常规检查。

(5)电生理检查的诊断价值：

1)心电图正常不能完全排除心律失常性晕厥；当怀疑心律失常性晕厥时推荐进一步检查。

2)仅依靠临床表现和异常心电图不能确诊晕厥的病因。

3)下列情况进行电生理检查具有诊断意义，无须进行其他检查：①窦性心动过缓和 CSNRT 明显延长；②双束支传导阻滞伴有基础 HV 间期≥100ms，或心房频率递增刺激时出现Ⅱ度和Ⅲ度希氏束一浦肯野纤维阻滞，或如果基础电生理检查不能明确诊断，可以进行药物试验；③诱发持续性单形性室性心动过速；④诱发出导致低血压和自发性晕厥的快速室上性心律失常。

4)HV 间期＞70ms 但＜100ms，应怀疑缓慢心律失常性晕厥。

5)Brugada 综合征、致心律失常性右心室心肌病和心脏停搏幸存者诱发出多形性室性心动过速或心室颤动可以考虑诊断。

6)缺血性或扩张型心肌病患者诱发出多形性室性心动过速或心室颤动的预测价值低。

3.三磷酸腺苷试验　倾斜试验引起晕厥的触发因素可能是内源性腺苷的释放。静脉注射腺苷和 ATP 可用于不明原因晕厥的检查。对怀疑不明原因晕厥的患者，通过强烈抑制房室结传导起到纯受体刺激作用，引起房室传导阻滞导致心室停搏，这可能是自发性晕厥的原因。ATP 通过对腺苷快速分解和腺苷对嘌呤受体的继发作用发挥作用，ATP 和腺苷在人类作用相似。由于 ATP 可能引起气管痉挛，支气管哮喘患者禁用；可能引起冠状动脉窃血，严重冠心病患者也禁用。

4.心室平均信号心电图和微伏级 T 波交替(TWA)　信号平均心电图有助于发现室性心动过速性晕厥，其敏感度为 70％～82％、特异度为 55％～91％。TWA 可能是室性心动过速的重要预测指标，因此信号平均心电图和 TWA 可以作为某些需要做电生理检查的晕厥患者的一种筛查方法。但是，无论检查结果如何，高危患者仍然需要进行电生理检查。因此，信号平均心电图和 T 波交替的诊断意义不大。

5.超声心动图　当病史、体格检查和心电图检查不能发现晕厥的原因时，超声心动图检查是发现包括瓣膜病在内的器质性心脏病的有效方法。通过该检查还能发现肺动脉高压和右心室扩大等提示肺栓塞的表现。体格检查正常的晕厥或先兆晕厥患者，其超声心动图检查最常见的发现是二尖瓣脱垂(4.6％～18.5％)。其他心脏异常包括瓣膜病(最常见的是主动脉瓣狭窄)、心肌病,以及节段性室壁运动异常提示的心肌梗死、冠状动脉畸形、浸润性心脏病(如淀粉样变性)、心脏肿瘤、动脉瘤、左心房血栓等。超声心动图检查为判断晕厥的类型、严重程度及危险分层提供重要的信息,如果发现中重度器质性心脏病则应考虑心源性晕厥;另一方面,如果超声心动图仅发现轻微心脏结构病变,则心源性晕厥的可能性较小,应进行非心源性晕厥方面的检查,

引起心源性晕厥的心脏病如表10—2。

表10—2 引起心源性晕厥的心脏病

1.有明显心力衰竭表现的心肌病
2.收缩功能异常(射血分数<40%)
3.急性心肌梗死后缺血性心肌病
4.右心室心肌病
5.肥厚型心肌病
6.先天性心脏病
7.心脏肿瘤
8.流出道梗阻
9.肺栓塞
10.主动脉夹层
11.心脏瓣膜病

推荐意见:

(1)超声心动图检查适应证:当怀疑晕厥由心脏病引起时,应行超声心动图检查。超声心动图结果有助于对心脏病进行危险分层。

(2)超声心动图的诊断价值:超声心动图仅能对严重主动脉瓣狭窄、梗阻型心肌病和心房黏液瘤引起的晕厥做出明确诊断。

6.倾斜试验 倾斜试验有助于诊断神经介导性晕厥,但其敏感性、特异性、诊断标准和重复性存在很大问题。其敏感性和特异性与检查方法有密切关系,敏感度为26%~80%,特异度约90%。倾斜试验阴性的患者如果没有心肌缺血或器质性心脏病的证据,神经介导的晕厥的可能性很大,因此倾斜试验对确诊帮助不大。

(1)倾斜试验推荐方法:①倾斜试验前无输液者卧位至少5min,有输液者至少20min;②倾斜角度60°~70°;③被动倾斜时间为20~45min;④如果基础倾斜试验阴性时,静脉应用异丙肾上腺素或舌下应用硝酸甘油作为激发药物,药物试验时间为15~20min;⑤异丙肾上腺素的剂量为1~3μg/min,使平均心率增加20%~25%,用药时不必将患者放回仰卧位;⑥直立位舌下硝酸甘油喷雾剂固定剂量为400μg;⑦试验终点为诱发晕厥或完成试验过程(包括药物诱发),出现晕厥发作为试验阳性。

(2)试验注意事项:试验室应该安静、光线柔和。试验前患者禁食2h,卧位20~45min;应与血管迷走神经刺激如输液有一定间隔,以减少其影响。无静脉液体的试验,试验前安静时间可以减少到5min,应持续、无创、逐一心跳测量手指动脉压。试验床应能迅速平稳竖立,试验结束时迅速放平(<10s),以免意识丧失时间延长。

(3)倾斜试验反应:所有倾斜试验诱发的晕厥均有前驱症状,一般前驱症状出现1min后发生晕厥。在前驱症状阶段血压明显下降,血压下降前常有心率降低,而开始阶段心率降低常不明显。

晕厥的判断：指在试验中突然发生的短暂意识丧失伴不能维持自主体位。恢复平卧位后，意识可在数秒内自行恢复，5min 内应完全恢复正常。接近晕厥的判断：指试验中出现面色苍白、出汗、胸闷、过度换气，继之黑矇、听力减退、反应迟钝，但无意识丧失。恢复平卧位后症状立即消失，如不恢复平卧位后，可能很快发生意识丧失。血压下降的判断标准：收缩压≤80mmHg 和(或)舒张压≤50mmHg，或平均动脉压下降≥25%。心率减慢的判断标准：包括窦性心动过缓<50 次/分、窦性停搏代以交界性逸搏心律、一过性二度及二度以上房室传导阻滞或长达 3s 以上的心脏停搏。

倾斜试验阳性反应类型：根据血压和心率的变化分为 3 型，如表 10－3。

表 10－3　倾斜试验阳性反应的分类

分型	临床特点
血管抑制型	晕厥时表现为血压下降而无心率减慢
心脏抑制型	晕厥时心率突然减慢甚至心脏停搏，没有血压降低
混合型	晕厥时同时发生血压降低和心率减慢

推荐意见：

(1)绝对适应证：①从事高危职业的不明原因单次发作的晕厥患者，或反复发作但无器质性心脏病的患者，或有器质性心脏病但已经排除心源性晕厥的患者；②临床上提示可能为神经介导性晕厥的患者。

(2)相对适应证：①了解晕厥血流动力学改变类型调整治疗方案；②伴有抽搐的晕厥与癫痫的鉴别诊断；③评估不明原因反复晕倒的患者；④评估反复先兆晕厥或头晕。

(3)下列情况不宜进行倾斜试验：①评估治疗效果；②无创伤的单次发作，从事非高危职业；③明确神经介导性晕厥的诊断不可能改变治疗方案而仅仅为了证明是血管迷走神经性晕厥。

(4)诊断价值：①无器质性心脏病的患者，当倾斜试验诱发出自发性晕厥时可以做出诊断，无须做进一步检查；②有器质性心脏病的患者，在考虑倾斜试验阳性所致的神经神经介导性晕厥之前应首先排除心律失常或其他心源性晕厥；③除诱发出的晕厥外，倾斜试验的其他异常反应临床意义尚不清楚。

7.颈动脉窦按摩　颈动脉窦按摩是颈动脉窦过敏综合征晕厥的一种检查方法。

(1)方法：颈动脉窦按摩取仰卧位和立位两种体位(一般在倾斜床上进行)，检查中应持续监测心电、血压。记录基础心率、血压后，在胸锁乳突肌前缘环状软骨水平用力按摩右侧颈动脉窦 5～10s，如果未获得阳性结果，1～2min 后按摩对侧。如果触发心脏停搏反应，则静脉注射阿托品(1mg 或 0.02mg/kg)，并重复按摩评估减压反射的作用。颈动脉窦按摩的反应传统上分为心脏抑制型(如心脏停搏)和血管抑制型(收缩压下降)或混合型。室性停搏持续≥3s，收缩压下降≥50mmHg 为混合型。

(2)并发症：颈动脉按摩的主要并发症是神经系统并发症。尽管这些并发症少见，颈动脉窦按摩应避免用于既往 3 个月内发生过短暂脑缺血或卒中的患者(除非颈动脉超声检查除外了严重狭窄)或颈动脉杂音。颈动脉窦按摩很少引起心房颤动。颈动脉窦按摩诱发的心脏停搏停止按摩后迅速消失，一般无须复苏。

推荐意见：

(1)适应证和方法：①颈动脉窦按摩适用于经初步评估原因不明的晕厥患者，年龄在 40

岁以上。有颈动脉疾病和卒中危险的患者应避免做颈动脉窦按摩。②颈动脉窦按摩中必须持续心电、血压监测，按摩时间最短5s、最长10s，应取仰卧位和直立位两个体位按摩。

(2)诊断价值：阳性标准即按摩中诱发出症状、室性停搏持续≥3s、收缩压下降≥50mmHg。对于无其他原因可以解释的晕厥患者，阳性反应可以诊断为颈动脉窦过敏。

8.运动试验　运动中或运动后即刻发生晕厥的患者应进行运动试验。应该选择症状限制性运动试验，由于运动中和运动后即刻易发生晕厥，运动中和恢复阶段均应监测心电和血压。运动中发生晕厥可能是心脏原因造成的，有些病例报道过度反射性血管扩张也可能引起晕厥。相反，运动后晕厥几乎都是自主神经功能异常或神经介导机制参与的，其特点是与心动过缓或心脏停搏有关的低血压，老年患者可能是自主神经功能异常，一般发生于无心脏病的患者。

运动试验3级时，心动过速诱发的发生于房室结远端的固定性二度或三度AV阻滞是发生永久性AV阻滞的先兆，这类患者静态心电图可以发现室内传导异常。

有冠心病病史或危险因素的患者应该进行缺血评估。<40岁的患者，运动中血压下降或不升高提示肥厚型梗阻性心肌病或冠状动脉左主干病变。运动试验也用于筛查儿茶酚胺依赖性多形性室性心动过速。运动试验对一般晕厥患者意义不大，仅有1%发现异常，但对运动性晕厥具有重要诊断价值。

推荐意见：

(1)适应证：劳力中或劳力后即刻发生晕厥的患者。

(2)诊断价值：①运动中或运动后即刻诱发晕厥，心电图和血流动力学出现异常改变，具有诊断意义；②运动中出现二度Ⅱ型或三度AV阻滞，即使未发生晕厥也有诊断意义。

9.心导管和心血管造影　由于心导管和心血管造影是有创检查，一般不作为筛查心源性晕厥的检查。对怀疑冠状动脉狭窄引起直接或间接性心肌缺血导致的晕厥，推荐行冠状动脉造影以明确诊断及治疗方案。

10.神经系统及精神病学评估

(1)神经系统评估：自主神经功能障碍。

1)原发性自主神经功能障碍：由原发性中枢神经系统退行性疾病引起，均发生于中年或老年，包括单纯自主神经功能障碍(PAF)和多系统硬化(MSA)。

2)继发性自主神经功能障碍：是指其他疾病引起的自主神经系统损害，许多疾病均可发生，主要见于糖尿病、肝功能衰竭、肾衰竭和酗酒。

3)药物引起的自主神经功能障碍：最常见的药物是三环类抗抑郁药、吩噻嗪、抗组胺药、L一多巴和单胺氧化酶(MAO)抑制剂。

一般来说，自主神经功能障碍的类型与原发病不一定有关。当出现明显的体位性低血压或伴有阳痿和尿频的自主神经功能障碍时，应进行神经系统检查。存在其他神经系统的体征，特别是Parkinson病、内脏性疾病如糖尿病或服用某些药物(抗抑郁药)有助于诊断。

脑血管疾病见于下列疾病：

1)锁骨下动脉窃血综合征：发生于上肢血管闭塞，脑血管系统血流产生分流，同时供应脑和上肢。当上肢循环需求量增加如单侧上肢运动时引起脑干灌注不足导致意识丧失，一般仅在其他颅外动脉硬化时才发生短暂缺血发作。椎一基底动脉窃血的症状包括眩晕、复视、视物模糊、基底神经功能障碍、晕厥和猝倒症。短暂意识丧失不伴有脑干损伤的体征，锁骨下窃血的可能性很小。两侧上肢血压不同提示存在窃血现象。

2)短暂脑缺血发作(TIAs):一侧颈动脉缺血不会引起意识丧失,只有椎一基底动脉系统缺血和严重双侧颈动脉缺血时才能引起晕厥,但多伴有神经系统定位体征或症状如瘫痪、眼球运动障碍,一般以眩晕为主,不存在这些特征的意识丧失 TIAs 的诊断难以成立。

(2)精神病学评估:精神疾病导致的晕厥有两个方面的特点。首先,治疗精神疾病的药物能够引起体位性低血压导致真正的晕厥,这些药物用于治疗精神分裂症和抑郁症。如果是这些药物所致,应该在精神科医师指导下调整药物;其次,焦虑、癔病、惊恐和极度沮丧可引起类似晕厥的症状。心理性假性晕厥的诊断应十分慎重。排除其他原因后,应进行心理疾病的治疗。心理疾病性晕厥的患者一般较年轻,心脏病发病率低,但晕厥发作频繁。心理性晕厥在各种晕厥中占重要的位置.许多患者的晕厥不能解释,大部分患者接受心理治疗后的晕厥发作次数明显减少。

推荐意见:

适应证:①神经系统检查适于不能诊断为晕厥的意识丧失;②当怀疑短暂意识丧失为自主神经功能失调或脑血管窃血综合征引起的晕厥时,应做神经系统检查;③当症状提示为心理性假性晕厥或治疗精神疾病药物引起的晕厥,应进行精神病学评估。

总之,晕厥可能是猝死的前兆,尤其是有心脏疾病的患者。因此,对晕厥进行全面评价时,对器质性心脏病和心肌缺血的检查尤为重要。晕厥患者中,导致猝死的少见原因,如预激综合征和遗传性长 QT 综合征(LQTS)等遗传性心脏猝死综合征应被排除。当诊断出心脏病后,随后的评价和治疗要分两方面进行。其一,判断这一心脏疾病是否伴有缺血,并对它和晕厥事件的关联性做出评价;其二,应牢记对有无室性心动过速和心室颤动等恶性心律失常做出评价,特别是对于高危患者,将有助于指导实施挽救生命的治疗措施。

四、治疗原则和目的

晕厥的治疗原则和目的为延长生存期、减少外伤和预防复发。

五、治疗方法

1.一般原则　晕厥患者治疗的主要目标是预防晕厥复发和降低死亡危险性,采取基础预防性治疗或积极的加强治疗取决于下列临床情况:

(1)晕厥的病因。

(2)晕厥复发可能性大小。

(3)晕厥相关的死亡危险性大小,主要决定于基础心脏病的种类和严重程度。

(4)复发次数或晕厥导致躯体或精神伤害的危险性大小。

(5)晕厥对职业或业余爱好造成的影响。

(6)对公共健康危险性的影响,如患者为汽车司机、飞行员等。

(7)对治疗有效性、安全性和不良反应的评估。

2.神经介导性晕厥

(1)治疗目标:预防症状复发和相关的损伤;改善生活质量。

(2)推荐意见:对一般患者采取包括健康教育等确保发作时安全的基础治疗即可。单次发作的晕厥和高危作业时未发生过晕厥的患者不必治疗。而对高危患者或频繁发作的患者则需要进一步治疗，进行治疗之前评估心脏抑制和血管抑制在晕厥中的作用至关重要，且直接决定治疗方案，包括颈动脉窦按摩试验、倾斜试验或埋藏植入式心电事件记录仪。

1)评价血管迷走神经性晕厥的危险性和预后。

2)尽量避免诱发因素，降低潜在的诱发因素(如情绪激动)以及避免引起情境晕厥的诱因。

3)调整或停用降压药。

4)起搏治疗心脏抑制型和混合型颈动脉窦过敏综合征。

5)体位性晕厥可以通过补充盐增加血容量、运动训练或头部抬高倾斜睡眠(>10°)改善症状。

6)血管迷走神经性晕厥的患者可以进行倾斜训练。

7)血管迷走神经性晕厥的患者应进行等长运动锻炼等物理疗法。

8)心脏抑制型血管迷走神经性晕厥，发作频率>5 次/年或严重创伤或事故、年龄>40 岁，应植入起搏器。

9)β受体拮抗药无效，还能加重某些心脏抑制型患者的心动过缓。

3. 直立性低血压

(1)治疗目标：预防症状复发和相关的损伤；改善生活质量。药物诱发的自主神经功能失调可能是体位性低血压性晕厥最常见的原因，主要治疗方法是停药或调整用药。引起体位性低血压最常见的药物是利尿药和血管扩张药。乙醇也是晕厥常见的原因，主要治疗是戒酒。神经功能障碍引起的晕厥通常表现为体位性低血压。

(2)推荐意见：体位性低血压引起的晕厥患者均应治疗，首先是调整影响血压的药物；其次是非要物治疗，非药物治疗无效的患者应进行药物治疗。

根据患者具体病情选择以下一项或多项：

1)鼓励患者长期多进食盐，并每日饮水 2～2.5L 扩充血管内容量。应用小剂量氟氢可的松(0.1～0.2mg/d)，睡觉时高枕位。但应预防卧位/夜间高血压。

2)佩戴腹带和(或)连裤袜预防重力引起的下肢和腹部血液蓄积。

3)应用便携式坐椅。

4)少量多餐，减少糖类化合物。

5)采取某些保护性姿势如双腿交叉站立或蹲位。

6)进行腿部和腹部肌肉运动的项目特别是游泳。

7)米多君 2.5～10mg，每日 3 次，可能有效。

4. 心律失常性晕厥提示心律失常的心电图表现如表 10－4。

表 10－4 提示心律失常性晕厥的心电图表现

1. 双束支阻滞(左束支或右束支传导阻滞伴左前分支或左后分支传导阻滞)
2. 其他室内传导异常(QRS 波群时限≥0.12s)
3. 二度Ⅰ型房室传导阻滞
4. 未使用负性变时药物时无症状的窦性心动过缓(<50 次/分)，≥3s 的窦房传导阻滞或窦性停搏
5. 预激波
6. QT 间期延长
7. 伴 $V_{1\sim3}$ 导联 ST 段抬高的右束支传导阻滞(Brugada 综合征)
8. 右胸导联 T 波倒置、epsilon 波和心室晚电位提示致心律失常性右心室心肌病
9. 病理性 Q 波

(1)窦房结功能障碍(包括慢一快综合征):治疗方案必须依据心律失常的性质、严重程度以及基础疾病。

自主神经系统功能失调是窦性心动过缓引起晕厥的一种常见原因。因此,容易出现反射性心动过缓、低血压,可以单独出现或与原发性窦房结功能障碍伴发引起晕厥。一般情况下,这种患者应该心脏起搏治疗,对窦房结功能障碍缓慢心律失常引起的晕厥十分有效。永久性心脏起搏明显缓解症状,但对生存率没有影响,生存率与心律失常无关。由于窦房结变时反应异常,因此采用频率适应性起搏(特别是心房的频率感应性起搏)可减轻运动相关的头晕、视物不清或晕厥。窦房结功能障碍时,生理性起搏(心房或双腔起搏)明显优于 VVI(心室起搏、心室感知抑制型的起搏方式)起搏。生理性起搏能减少发生心房颤动和栓塞的危险性。通过减少发生充血性心力衰竭、低心排血量和心绞痛,改善生活质量,改善生存率。窦房结功能障碍患者应避免或减少心室起搏。

窦房结功能障碍患者可能由于应用加重或诱发窦性心动过缓的药物导致心脏停搏而引起晕厥,如洋地黄、β受体拮抗药、钙通道阻滞药和作用于细胞膜的抗心律失常药物(特别是索他洛尔和胺碘酮),这些药物用于治疗伴发的房性快速心律失常。窦房结功能异常在老年人群中常见,老年人常有多种疾病如高血压,可能合并应用这类药物,因此停用这些药物是预防晕厥的重要方面。如果没有合适的替代药物,则必须进行心脏起搏治疗。经导管消融治疗房性心动过速在慢一快综合征的治疗中越来越显示出其重要性,但仅有少数研究将该治疗用于预防晕厥。

(2)房室传导系统疾病:严重的获得性房室传导阻滞(AVB),即二度Ⅱ型、高度和完全 AVB 与晕厥密切相关。这些患者的心律依赖于次级起搏点。晕厥常发生于次级起搏点延迟起搏,次级起搏点起搏频率一般较慢(25～40bpm),由于脑灌注不足引起晕厥或先兆晕厥。心动过缓引起复极延长容易出现多形性室性心动过速,特别是尖端扭转型室性心动过速。

有些暂时性严重的 AVB 除应用阿托品(或异丙肾上腺素)外,可以采用临时心脏起搏。数项观察研究已经明确显示,起搏治疗明显改善心脏阻滞患者的生存率和防止晕厥的复发。由此推断,起搏治疗可能挽救束支传导阻滞和间歇性 AVB 导致的晕厥患者的生命。

起搏器治疗适应证:

1)窦房结功能障碍导致晕厥。

2)窦房结功能障碍导致有症状的心动过缓,虽无晕厥但必须使用引起或加重心动过缓的药物。

3)二度至三度房室传导阻滞导致晕厥。

4)二度至三度房室传导阻滞虽无晕厥,但必须使用引起或加重心动过缓的药物。

起搏器治疗相对适应证:

1)不能证明晕厥由房室传导阻滞引起,但排除了其他原因,特别是室性心动过速。

2)不明原因的晕厥,存在窦房结功能异常。

3)长 QT 综合征伴有 2∶1 房室传导阻滞或三度房室传导阻滞。

(3)阵发性室上性和室性心动过速:室上性心动过速一般很少引起晕厥,而室性心动过速引起的晕厥常见,是晕厥的主要的原因。心动过速的频率、血容量状态和患者心律失常发生时的体位、是否存在器质性心脏病和外周血管反射性的代偿作用是决定能否引起晕厥的主要因素。同样,药物可能影响血管代偿作用。导管消融已经成为一种有效的治疗方法,可以用于阵发性室上性心动过速伴有晕厥的患者。

尖端扭转型室性心动过速导致的晕厥并不少见，药物引起的 QT 间期延长称为获得性 QT 间期延长综合征，治疗方法是立即终止应用有关药物。

室性心动过速引起的晕厥，心脏正常或有心脏病心功能轻度受损的患者应选择药物治疗。首先应用Ⅲ类抗心律失常药物（特别是胺碘酮），因为其致心律失常作用小、血流动力学耐受性好。心功能差的患者属于高危人群，应植入心脏复律除颤器(ICD)。

目前，消融技术仅仅是少数几种室性心动过速的首选治疗方法，特别是右心室流出道室性心动过速、束支折返性室性心动过速和维拉帕米敏感性左心室性室性心动过速。右心室流出道室性心动过速强烈推荐进行消融治疗，束支折返性室性心动过速和维拉帕米敏感性左心室性室性心动过速推荐进行消融治疗，束支折返性室性心动过速伴有严重左心功能障碍者也可以植入 ICD。

ICD 治疗症状性室性心动过速的数个前瞻性试验显示，ICD 比传统药物治疗死亡危险性降低。虽然这些研究并不是直接针对晕厥患者的，但可以推广到由室性心动过速伴严重左心室障碍导致晕厥的患者，对这些患者应及早植入 ICD。

(4)遗传性离子通道病：遗传性离子通道病能引发室性心律失常导致晕厥和猝死，其中两种最常见的疾病是先天性长 QT 综合征(LQTS)和 Brugada 综合征。其诊断依赖于详细询问家族史和心电图分析，尽管有散发病例，家族筛查仍然非常重要。

LQTS 是一种常染色体遗传性疾病，其特点是 QT 间期延长、QTc＞450ms、T 波改变和尖端扭转型室性心动过速导致的晕厥。发生心脏事件的危险性取决于基因突变特点、性别和年龄。QT 间期的延长程度也是一个重要的危险因素，QTc＜440ms、460～500ms 和＞500ms 患者一生中发生晕厥、心脏停搏或猝死的危险性分别为 5%、20%和 50%。其治疗上包括 β 受体拮抗药及 ICD 治疗，其他措施包括限制剧烈运动和竞技运动、避免使用延长 QT 间期的药物以及家系筛查。

Brugada 综合征是一种遗传性钠离子通道疾病，表现为胸前导联 $V_{1\sim3}$ ST 段抬高，容易发生多形性室性心动过速，心电图具有特征性改变，但是有些为间歇性出现，或需要药物诱发如普鲁卡因胺。伴有晕厥的 Brugada 综合征患者 2 年内发生猝死的危险性为 30%，治疗方法主要是植入 ICD。

ICD 适应证：

1)记录到晕厥的原因是室性心动过速或心室颤动，而且病因无法去除（如不能停用的药物）。

2)药物治疗无效、不能耐受或不愿意接受药物治疗，电生理检查能诱发血流动力学明显异常的室性心动过速或心室颤动，且与临床不明原因的晕厥有关。无其他引起晕厥的疾病

ICD 相对适应证：

1)伴有左心室收缩功能障碍的不明原因晕厥患者，无其他引起晕厥的疾病。

2)长 QT 综合征，Brugada 综合征、致心律失常性右心室心肌病(ARVD)或肥厚型梗阻性心肌病(HCM)，有猝死家族史，无其他引起晕厥的疾病。

3)Brugada 综合征、致心律失常性右心室心肌病，可诱发伴有严重血流动力学改变的室性心律失常的诱因，无其他引起晕厥的疾病。

4)等待心脏移植的患者因室性快速性心律失常引起的严重症状（如晕厥）时。

5)严重器质性心脏病患者的晕厥,有创或无创检查不能明确病因时。

ICD禁忌证:

1)不明原因的晕厥,患者没有可诱发的室性快速性心律失常,也没有器质性心脏病的证据。

2)心室颤动或无休止性室性心动过速。

3)由暂时或可逆性因素引起的心室快速性心律失常性晕厥(如急性心肌梗死、电解质紊乱、药物或肿瘤),学者认为纠正这些因素是切实可行的,并且可能从本质上减少心律失常复发的危险。

4)严重的精神疾病可能因器械的置入加重或拒绝系统随访。

5)终末期疾病,预期寿命<6个月。

6)冠心病左心室功能异常、QRS波群时限延长,而无频繁发作的或可诱发的持续或非持续性室性心动过速,其正要实施冠状动脉旁路移植术。

7)心功能NYHAW级,药物难治性充血性心力衰竭,没有心脏移植的指征的患者。

5.永久性起搏器和ICD故障导致的晕厥植入永久性起搏器和ICD的患者很少引起先兆晕厥或晕厥,植入永久性起搏器和ICD的患者出现晕厥一般与之无关。起搏器依赖患者与起搏器或ICD功能障碍有关的晕厥可能是脉冲发生器电池耗尽、电极脱位等原因引起,应考虑替换电池、重置电极等排除故障的措施。有些患者的症状可能由"起搏器综合征"导致的低血压引起,重新设置起搏程序大多能消除症状,个别患者需要更换起搏器(如用心房起搏替代心室单腔起搏)。ICD如果不能有效诊断和(或)及时治疗心律失常,可能导致晕厥发生,应重新设置ICD程序。

推荐意见:

(1)对威胁生命或有造成外伤危险的心脏性心律失常引起的晕厥患者必须进行病因治疗。

(2)未记录到导致晕厥的心律失常,根据资料推测存在威胁生命的心律失常时,可以进行治疗。

(3)记录到导致晕厥的心律失常,但并非威胁生命和有造成外伤危险的心律失常也可以进行治疗。

6.器质性心脏病或心肺疾病导致的晕厥患者

(1)冠状动脉粥样硬化性心脏病(冠心病)导致的晕厥:冠心病导致的晕厥患者的死亡危险性与左心室功能成正比,冠心病患者反复缺血发作导致晕厥应考虑心律失常。

冠心病导致的晕厥需要评估缺血程度、心脏病变和心律失常,目的是发现潜在的致命性危害。即使血管重建后仍然需要对心律失常进行评估,因为血管重建后不能改善导致心律失常的心肌病变。但ST段抬高的急性心肌梗死时发生的室性心动过速或心室颤动无需进行特殊评估,特别是左心室功能正常的患者。

完成缺血性评估以后,冠心病晕厥患者应该进行电生理检查。电生理检查重要的是发现室性心动过速和评价猝死的危险性。冠心病晕厥患者无论左心室射血分数如何,如果诱发出单形性室性心动过速应该植入ICD治疗。如果LVEF<0.35,可进行诊断性电生理检查。即便无晕厥,冠状动脉疾病患者LVEF<0.35时,植入除颤器也可改善长期预后。因此,严重缺血性心肌病的晕厥患者,无论电生理检查的结果如何,均是植入ICD的适应证。

(2)非缺血性扩张型心肌病：晕厥可增加非缺血性扩张型心肌病(NIDCM)患者的病死率。晕厥的原因可能是自限性室性心动过速，如果室性心动过速反复发作可导致心脏停搏。NIDCM的晕厥患者的鉴别诊断包括心律失常、体位性低血压和肺栓塞，但心功能不全导致的心律失常性晕厥较多。心功能不全患者神经反射功能异常，加上治疗心力衰竭的药物如ACEI和β受体拮抗药的影响，对于NIDCM患者单纯直立倾斜试验反应异常不能诊断血管抑制型晕厥。

电生理检查常用于确定晕厥是否有心律失常基础，但NIDCM较陈旧心肌梗死诊断价值小。目前，尚无一致性证据支持非侵入性检查可对不明原因的晕厥和扩张性心肌病患者进行危险分层。

(3)其他器质性心脏病导致的晕厥：

1)肥厚型心肌病：晕厥是肥厚型心肌病心脏猝死的重要危险因素(RR≈5)，特别是反复发作或在运动中发作的患者。除自限性室性心动过速外，其他原因也可以引起肥厚型心肌病发生晕厥，如室上性心动过速、严重的流出道梗阻、缓慢心律失常、运动中血压不能正常升高和血管迷走反射性晕厥。频繁非持续性室性心动过速或心肌明显肥厚决定危险性的主要因素。电生理检查在肥厚型心肌病危险分层中的作用很小。基因分型有助于发现高位患者，观察研究显示高危患者植入ICD有效。

2)致心律失常性右心室发育不良/心肌病(ARVD/C)：ARVD/C具有特征性临床表现和病理改变，即室性心动过速和心室肌由脂肪和纤维组织取代，好发于右心室游离壁。ARVD/C中30%～50%有家族史，也可散发但临床过程不同。心电图、心脏超声和心室造影对本病诊断有很大价值。<35岁的患者猝死率高达20%，是青少年猝死的主要遗传性疾病。猝死可以是首发表现，但一般表现为室性期前收缩、晕厥或伴有LBBB的持续性室性心动过速。晕厥是ARVD/C的一个恶性表现。电生理检查不作为常规检查，典型的是诱发出与临床一致的室性心动过速，但是其危险分层的价值尚不明确。最近几项研究发现这组患者植入ICD有效。

3)其他器质性心肺疾病：还包括肺栓塞、肺动脉高压、心包压塞、主动脉狭窄、二尖瓣狭窄、心房黏液瘤等。这些疾病晕厥的机制也是多源性的，包括血流动力学障碍、心律失常和神经反射性机制，需要手术治疗。

6. 血管窃血综合征　锁骨下窃血综合征非常少见，但在晕厥的患者中常见。这些患者可能由于先天性和获得性因素，伴有锁骨下动脉低血压引起同侧椎动脉血液倒流(特别是在上肢运动时)，结果造成脑血流减少。外科手术或血管成形术治疗对这类晕厥患者可行、有效。

六、晕厥患者的特殊问题

1. 住院标准　晕厥患者需要住院的有2种情况，即需要明确诊断或需要住院治疗。晕厥患者的住院时机如表10—5。

表10-5 晕厥患者的住院时机

1.以诊断为目的
(1)怀疑或已经发现有心脏病
(2)心电图异常怀疑为表10-4中的心律失常性晕厥
(3)运动中发生的晕厥
(4)晕厥造成严重的外伤
(5)猝死家族史
(6)其他少见的需要住院的情况:无器质性心脏病但晕厥前有突然出现的、短暂的心悸,卧位晕厥和发作频繁的患者有轻度或中度心脏病的患者,高度怀疑为心源性晕厥
2.以治疗为目的
(1)心律失常引起的晕厥
(2)心肌缺血引起的晕厥
(3)继发于器质性心脏病或心肺疾病
(4)卒中或神经疾病
(5)心脏抑制型神经反射性晕厥拟植入起搏器治疗

2.老年人晕厥　老年人每年发生跌倒的比率约为30%,而其中约30%的跌倒由晕厥引起。老年人最常见的晕厥原因是体位性低血压、颈动脉窦过敏、反射性晕厥和心律失常。老年人发生因主动脉瓣狭窄、肺栓塞或有心脏病基础的心律失常导致的晕厥较年轻人增多。高龄患者晕厥的临床表现多种多样,也不典型。跌倒、体位性低血压以及眩晕等各种表现常有重叠。同时老年患者中,晕厥受多种因素影响。因此,评价高龄患者的晕厥时需考虑以下几点:①是否与年龄相关;②是否有多种临床表现,如跌倒、步态失衡、眩晕以及健忘;③是否存在药物的相互作用;④是否伴随其他多种疾病。

老年患者出现与年龄相关的退行性变,常预示晕厥的发生。生理性的变化以及老年患者服用的多种药物是导致直立位耐受性减低和晕厥发生的危险因素,并存的心脏疾病、病理性步态、心血管功能调节异常、反复跌倒以及体位性低血压等均与年龄相关。由于老年患者外周自主神经功能的丧失,所用药物以及药物间的相互作用可能会加剧晕厥的发生。

体位性低血压在高龄患者中常见,是6%~33%高龄晕厥患者的致病原因。颈动脉窦过敏是高龄晕厥患者易被忽略的一个原因。神经介导在高龄患者晕厥的发病机制中也发挥着很大的作用,但由于其不典型的临床表现常被忽视。另外,老年人的晕厥发作中有接近一半与其应用的心血管药物有关。

继发于中枢神经系统改变的步态异常伴随有体位性低血压以及其他慢性自主功能紊乱。临床上不明原因的晕厥常是某些经退行性疾病,如Parkinson病的首发表现。老年患者中,神经反射性的晕厥很难看到典型的临床表现。此外,40%的高龄晕厥患者伴有完全的健忘症。

与其他晕厥患者类似,对于高龄晕厥患者进行诊断评估的目标是要排除危及生命的疾病以及预防反复发作的跌倒。同时,应积极应对体位性低血压以及心率变化。

对神经反射性晕厥的患者要进行对因治疗。在老年晕厥患者,常见多种原因并存,并需要分别进行处理。需要特别强调的是,应该对联合用药、直立耐受性差、自主神经功能紊乱、颈动脉窦过敏等有足够重视。

推荐意见:

(1)准确询问病史,尽可能寻找事件目击者、详细了解用药情况。

(2)上午测量直立位的血压、卧位和直立位颈动脉窦按摩作为基本检查,有禁忌证者除外。

(3)能活动、有独立能力、认知功能正常的老年患者的检查与年轻人相同。

(4)虚弱老年患者的检查应根据预后酌情进行。

3.儿童晕厥 一项研究表明,到医院就诊的少年儿童中晕厥的发生率为126/100000。15%儿童患者18岁以前至少发生过1次晕厥,高达5%的初学走路的孩子有类似的症状即屏气发作。儿童神经反射性晕厥最多(61%~71%),其次是脑血管和心理性晕厥(11%~19%),再次是心源性晕厥(6%)。

(1)鉴别诊断:仔细询问病史和家族史及体格检查是鉴别良性反射性晕厥与其他原因晕厥的关键。大多数反射性晕厥患儿的一级亲属有晕厥病史,这一点有助于鉴别诊断。年轻患者的晕厥可能为少见的但威胁生命疾病的首发表现,这些疾病包括长QT综合征、Kearns－Sayre综合征(外眼肌麻痹和进行性心脏传导阻滞)、Brugada综合征、预激综合征合并心房颤动、儿茶酚胺依赖性多形性室性心动过速、致心律失常性右心室心肌病、先天性心脏病修补术后心律失常、肥厚型心肌病、冠状动脉畸形、肺动脉高压和心肌炎。

从病史中可以获得许多提示潜在致命性的原因,包括:①响声、惊吓或情绪激动诱发的晕厥;②运动中发生的晕厥;③仰卧位发生的晕厥;④<30岁的年轻人猝死的家族史。有上述情况者应进行详细、全面检查,特别是心电图检查,主要用于排除遗传性心脏猝死综合征。

(2)诊断方法:对于有典型病史的神经反射性晕厥的病例,体格检查和心电图无异常,一般可以做出诊断,无需进行其他检查。直立倾斜试验的假阴性率和假阳性率似乎都很高,对于首次发作的神经介导性晕厥患儿应慎重进行。直立倾斜试验中,健康的少年儿童仅在建立静脉液路后先兆晕厥的发生率就高达40%。用于成年人倾斜试验的方案对少年儿童患者缺乏特异性。为获得倾斜试验的特异性,儿童倾斜试验的时程应较成年患者短。一项研究显示,倾斜60°~70°时间不超过10min的特异度>85%。无论倾斜试验结果如何,长期随访发现几乎所有神经反射性晕厥患儿经过简单干预后症状均可改善或消失。

对其他非神经反射性晕厥的诊断检查应个体化。与心悸有关的晕厥患儿应进行24h动态心电图监测或埋藏植入式心电事件记录仪。对于有心脏杂音的患儿应该做超声心动图检查。电生理检查对儿童患者意义较小。意识丧失时间较长、惊厥、昏睡症和意识模糊的患者应检查脑电图。

(3)治疗:儿童反射性晕厥的治疗包括改良生活习惯、增加盐和液体入量及药物治疗。治疗性的生活方式改变可能与药物治疗同样有效,因此大多数患儿应首先进行治疗性生活方式改变,如喝足够的含盐或含糖但不含咖啡因的饮料、改变无盐饮食、发现先兆晕厥时及早躺倒或下蹲等对抗重力的动作对大多数患者有益(证据级别:B)。对治疗性生活方式改变后仍有症状的患儿应采取药物治疗。一些非对照性研究发现,β受体拮抗药、α－氟氢可的松和α受体激动药对儿童患者有效(证据级别:B)。对心脏抑制型晕厥的患儿应尽可能避免植入起搏器,可以采用药物治疗;试验表明,有效的药物治疗可以避免植入起搏器。屏气发作不需要治疗,除非长时间心脏停搏引起潜在的脑损伤。

(4)推荐意见:Ⅰ类。

1)晕厥在儿童中常见,大多数为神经反射性晕厥,预后良好,仅有少数有生命危险。

2)主要依据病史和常规心电图鉴别良性与较严重的晕厥。

3)儿童反射性晕厥的治疗包括健康教育、治疗性的生活方式改变、增加盐和液体入量。

对心脏抑制型晕厥的患儿也应尽可能避免植入起搏器。

4.驾车与晕厥　目前，我国汽车已进入平常百姓家，因此驾车与晕厥的问题已经受到关注。但事实表明，如果没有饮酒，该疾病并不是交通事故的主要原因。因司机突然丧失驾驶能力造成的交通事故仅占所有交通事故的1‰。

推荐意见：驾驶员被分为2组。一组为驾驶摩托车、轿车和其他小型汽车的驾驶员。另一组为驾驶超过3.5吨(3500kg)或驾驶除驾驶员外超过8个座位的客车的驾驶员。出租车、小型救护车和其他类型的汽车司机为介于普通私家车和职业司机之间的一组。晕厥患者驾驶的建议如表10－6。

表10－6　晕厥患者驾驶的建议

诊断	第一组私人驾驶者	第二组职业驾驶者
心律失常		
药物治疗	成功治疗后	成功治疗后
植入起搏器	1周后	起搏器功能正常后
消融手术	成功治疗后	确认长期有效后
植入ICD	总体危险性低，按目前指南应限制	永久限制
反射性晕厥		
单次/轻度	无限制	无限制，除非有高危活动★
反复/严重	症状控制后	除非有效治疗，否则永久限制
不明原因的晕厥	无限制，除非无先兆.驾驶时发作.或有严重器质性心脏病	明确诊断和治疗后可以驾驶

★神经介导的晕厥严重且发作频繁或正在从事高危活动或者是复发或不可预测的高危患者

七、健康教育

1.平时要注意加强思想修养，处事不要急躁及感情冲动。

2.身体虚弱者要注意劳逸结合，保持充足的睡眠时间，不要过度饥饿。

3.对于感情脆弱者，应避免感情刺激。

4.在盛暑季节或进行高温作业，要采取有效措施，预防中暑。

5.饮食、饮酒应节制。

八、出院标准

1.以诊断为目的的患者原因明确，如为低危，应院外观察、避免诱因；如为高危，应进行相关治疗。

2.以治疗为目的患者给予相应治疗。

3.相关危险因素得到控制。

4.无其他需要进一步治疗的因素。

（赵平）

第十一章　心律失常

第一节　阵发性室上性心动过速

阵发性室上性心动过速的起止突然，持续时间长短不一。房室结双径路为基础的房室结折返性心动过速和房室旁路参与的房室折返性心动过速占全部阵发性室上性心动过速（PSVT）的 95%左右，其余的 5%为房性心动过速或阵发性窦性心动过速。

心动过速发作期间，心电图多为正常 QRS 波群，心律规整，心率 150～250 次/分。当伴有室内差异传导时，QRS 波群变宽。从体表心电图确定心动过速的起源部位与机制极为困难，但某些特征对诊断有益：①P 波的位置：房室结折返性心动过速时，P 波常埋藏在 QRS 波群中，不能分辨，但可出现在紧贴于 QRS 波之终末处，在 V－导联类似“不完全右束支阻滞”的波，实为假波，真的 P 波。相应在Ⅱ、Ⅲ、avF 出现假“s”波，也是 P 波。房室折返性心动过速时，P 波在 QRS 后方的 S 段上，而房性心动过速时，P 波在 QRS 波之前方。困难的是在心动过速发作的心电图上常常难以辨认 P 波，用食管导联心电图有助于显示常规心电图不能辨认之 P 波；②心动过速时出现 QRS 波群的电压交替多见于房室折返性心动过速；③心动过速终止时之心电图如有预激的表现，其心动过速大多为房室折返性。

阵发性室上性心动过速绝大多数发生在心脏正常的青年患者，完全无症状或感焦虑和心悸。当心动过速发生于器质性心脏病患者时，患者的症状可有心绞痛、呼吸困难、低血压、眩晕，接近晕厥，甚至晕厥。

发作的诱因包括饮咖啡、浓茶、饮酒、吸烟和精神或体力上的紧张。在另一些患者，心动过速的发作可能与低氧血症、甲状腺功能亢进、拟交感活性药物有关。

（冯赟）

第二节　心房扑动

心房扑动多为阵发性，但持续性并不罕见。短阵发作的心房扑动常见于慢性肺疾患、急性肺栓塞、甲亢、心包炎、肺炎、开胸术后、酒精中毒，也可见于无明显器质性疾病的正常人。

心电图上扑动波（F 波）的频率为 250～350 次/分，形状类似锯齿，在Ⅱ、Ⅲ、aVF 导联为负向，扑动波之间无等电位线。在绝大多数的心房扑动，房室传导的比率为 2∶1，因此心室率为 125～175 次/分，常为 150 次/分左右。心率 150 次/分左右的正常 QRS 心动过速，P 波不易分辨时，应警惕心房扑动。压迫眼球或颈动脉窦按摩可使房室传导比例变为 4∶1，容易分辨 F 波，加用食管导联心电图也有助于心房扑动时心房活动的显示。

患者主诉心悸、眩晕、接近晕厥或晕厥。快速的心室率可诱发或加重心绞痛或充血性心力衰竭。

（冯赟）

第三节 心房颤动(房颤)

房颤是临床上仅次于室性期前收缩的最常见的心律失常,房颤的心房活动完全没有规律。心房丧失有效的机械收缩。

心电图上无 P 波,代之以完全不规整的颤动波(f 波),频率≥350 次/分。在风湿性心脏病等情况时,f 波较粗大,而在冠心病时,f 波极小,甚至完全看不见。心室律完全不规整,心室率 60~80 次/分。如心室率>200 次/分,应警惕有房室附加旁路。QRS 波群大多正常,但当发生室内差异传导(Ashman 现象)时,QRS 增宽。Ashman 现象表现为在一个长的 RR 间期后紧随而来一个短 RR 间期时,容易发生室内差异传导,多为右束支阻滞图形。

房颤可为阵发性,持续数小时至数日,也可为慢性持续性。阵发性房颤可见于健康的正常人,但更常见于甲亢、风湿性瓣膜病的早期阶段、Ami、肺栓塞、肺部感染或发生于心力衰竭发作时。慢性房颤见于晚期风湿性瓣膜病、高血压、冠心病、心肌病、缩窄性心包炎、房间隔缺损、心脏手术和病窦综合征。房颤通常表明心房肌发生病理性改变或在二尖瓣病变或左心衰竭时心房内压力升高导致心房肥厚或扩张。

(冯赟)

第四节 室性心律失常

一、室性期前收缩

室性期前收缩为最常见的心律失常,许多患者无症状,有的患者觉有“心脏漏搏”或感觉到期前收缩后的强有力搏动,或有心悸感。频发的室性期前收缩可产生头晕或使原有的心绞痛加重。大多数患者运动时减少或消失。但在一些冠心病患者,运动使期前收缩增多。

健康人,尤其老年人可有室性期前收缩。浓茶、咖啡、饮酒、拟交感类药物、焦虑、低氧血症以及各种心脏病都可产生室性期前收缩。室性期前收缩尤其常见于急性心肌梗死、洋地黄中毒、充血性心力衰竭和二尖瓣脱垂。

室性期前收缩的预后主要取决于基础心脏病的类型和严重程度。如无明显器质性心脏病,室性期前收缩并不影响患者的预期寿命。无猝死危险。而在心肌梗死患者发生的频繁复杂室性期前收缩是猝死危险增高、预后不好的危险因素。

二、室性心动过速

室性心动过速的频率 100~250 次/分。在同次发作中 QRS 波群形态单一时,称为单形性室性心动过速;在同次发作中 QRS 波群有两种或更多的不同形态,称多形性室性心动过速。根据每次发作持续的时间又可分为持续性和非持续性。持续性室性心动过速至少持续 30 秒,或虽未达 30 秒,患者已发生意识丧失,需紧急直流电转复。非持续性室性心动过速每次发作持续时间<30 秒。QT 间期延长伴发的多形性室性心动过速称尖端扭转型室性心动过速。患者可有晕厥,甚至猝死。

心脏的基础状况对室性心动过速的血流动力学作用程度起重要决定作用。室性心动过速的症状包括心悸、呼吸困难、心绞痛或心力衰竭恶化加重、头晕、接近晕厥或晕厥。体检显示颈静脉搏动有不规则的炮 A 波，S_1 强弱不一，低血压或心力衰竭。

室性心动过速常见于急性心肌梗死、慢性冠心病、心肌病、洋地黄中毒、心脏手术、麻醉、心导管检查，但也可见于无明显器质性心脏病的健康人。室性心动过速的其他病因有长 QT 间期、低血钾/镁、二尖瓣脱垂、Ⅰ类抗心律失常药物和噻嗪类药物。

（冯赞）

第五节　缓慢性心律失常

一、病窦综合征

病窦综合征指由于窦房结病变及(或)窦房结受过度迷走神经兴奋的作用产生以下表现：①明显的窦性心动过缓；②窦性停搏或窦房阻滞；③慢－快综合征，交替发生室上性快速心律失常和上述缓慢性心律失常，部分患者可同时有房室传导障碍。

病因以原发性退行性变化或炎症最为常见。病变累及窦房结与相邻的心房组织，甚至房室结和希氏束。部分患者同时有冠心病、心肌病或高血压。最常见症状为心悸、乏力。活动耐量减少，头晕，接近晕厥或晕厥。轻度患者可毫无症状。24 小时动态心电图、运动负荷心电图、阿托品试验、食管调搏等无创伤性检查有助于明确诊断和评价窦房结功能。

二、房室阻滞

房室阻滞通常分为三度：Ⅰ度、Ⅱ度和Ⅲ房室阻滞。

(一)Ⅰ度房室阻滞

每个 P 波均可下传心室，但传导减慢和延迟，PR 间期＞0. 20s。SI 低钝，常见病因包括迷走神经张力增高，洋地黄、阻断剂、异搏定等药物，风湿性心肌炎和下壁急性心肌梗死。Ⅰ度房室阻滞的处理主要为病因治疗。

(二)Ⅱ度房室阻滞

此时部分室上的兴奋不能下传心室，因而部分 P 波之后，无相应的 ORS 波群。Ⅱ度房室阻滞进一步分为文氏型(莫氏Ⅰ型)和莫氏Ⅱ型两类。以文氏型最为常见。文氏型的心电图特征为：①PR 间期逐渐延长，直至发生 P 波后 QRS 脱落；②RR 间期逐渐缩短；③P 波未能下传心室之后的 PR 间期最短；④P 波未能下传心室之前的 PR 间期最长。但文氏型的心电图表现常不典型，即逐次心搏之间 PR 间期递增不明显，此时应特别注意 P 波未下传一次心搏前后的 PR 间期，之前最长，之后最短，差别明显。文氏型阻滞中 75％发生于房室结，QRS 波群正常。预后良好。常见病因为迷走神经张力增高、洋地黄类药物、急性下壁心肌梗死和风湿性心肌炎。少数文氏阻滞可发生在希氏束或束支，此时 QRS 多增宽。传导系统的退行性改变多为其病因。这些患者可能发展为更严重房室阻滞。发生晕厥，需起搏治疗。

莫氏Ⅱ型阻滞的心电图特征为无 PR 逐渐延长，而突然出现 P 波后的 QRS 脱落，阻滞部位几乎都在希氏束或束支。QRS 群常增宽。患者可有接近晕厥或晕厥。有症状者需起搏治疗。莫氏Ⅱ型阻滞的常见病因有传导系统的退行性变化、急性前壁心肌梗死、钙化性主动脉瓣病变、高血压性心脏病和心肌病。

(三)Ⅲ度房室阻滞

为完全性房室阻滞,即所有P波都不能下传心室,而发生房室分离。心房大多被窦房结控制,P波频率60~100次/分。QRS波群可窄可宽,取决于阻滞部位之高低。预后取决于阻滞部位,房室结阻滞预后良好,结下(希氏束或束支)的阻滞可能预后不良,可能因心脏停搏或室颤而猝死。房室结阻滞见于急性下壁心肌梗死、洋地黄中毒、心肌炎和先天性房室阻滞。急性下壁心肌梗死合并的Ⅲ度房室阻滞大多在一周内自动消失,无明显症状。先天性完全房室阻滞的QRS波群正常,逸搏心律40~60次/分,随运动加快。结下完全性房室阻滞的病因包括传导系统的退行性改变、钙化性主动脉瓣狭窄、手术创伤、慢性冠心病和心肌病。QRs波群增宽,逸搏心律20~40次/分,不随运动增快。结下Ⅲ度房室阻滞可见于急性广泛前壁心肌梗死,死亡率高达70%。但如患者存活下来,房室阻滞多于1周内消失。

完全性房室阻滞可有头晕,接近晕厥或晕厥,甚至猝死,它可诱发或加重心绞痛或充血性心力衰竭。听诊时心率缓慢,S_1弱不等,可闻炮击音。有症状的房室结Ⅲ度房室阻滞和所有结下Ⅲ度阻滞需起搏治疗。

(冯赟)

第六节 抗心律失常的药物治疗

自首次描述奎尼丁开始应用于临床,经几十年的医学研究和实践,现在已有几十种抗心律失常药物,药物的分类主要是基于心肌纤维的电生理学作用和对活体心脏电生理学的影响。目前抗心律失常药一般应分为两大类别:①是对缓慢性心律失常的作用药物,主要提高心脏起搏功能和传导功能,如肾上腺素类药物,肾上腺素、异丙肾上腺素,交感神经拟阿托品、山莨菪碱(654-2)和兴奋剂如多巴胺类、舒喘灵等等;②抑制心肌兴奋性,减慢心脏传导性药物,建立在电生理基础上第二大类药物,由Vaughan Williams首先提出四分法,后又经Singh和Vaughan Williams加以修改而被普遍的接受,尽管它仍存在一些问题,引起一些争论,但是当今并没有更新分类法来取代它,而被沿用下来。Singh和Vaughan Williams把现有抗异位性和快速性药物分为四大类。

一、抗心律失常的$Ⅰ_A$类药物治疗

抗心律失常药物分为四大类开始使用这种分类方法是便于描述,目前,已采用了非常复杂的Sicilian Gambit分类法,其中有一些关于离子机制的内容。$Ⅰ_A$类药物主要抑制快钠通道(动作电位0位相)。$Ⅰ_A$类药物(奎尼丁、丙吡胺、普鲁卡因胺)在常用治疗浓度时通过两种途径延长有效不应期。首先按其分类定义,本类药抑制快钠通道;其次它们也延长动作电位时间。因此也有很轻的Ⅲ类药物作用。此类药物亦有促心律失常的副作用,其原因是在某些易感患者引起Q-T间期延长,或是抑制传导功能因而促成了折返性心律。

(一)奎尼丁

虽然新近报道有严重的副作用,奎尼丁在美国仍为广泛应用的抗心律失常药。这可能是由于其他同样具有广泛的抗心律失常的药物,如氟卡胺和胺碘酮都有副作用。奎尼丁有促心律失常作用,并与其他许多药物产生相互作用,因而可能产生有害作用。目前需要长期的前

瞻性研究以解决奎尼丁的利弊问题。

1. 药理学特性

(1)电生理作用：奎尼丁是典型的Ⅰ类药物。它的作用范围广，对于折返性或异位性房性或室性心动过速均有效。在房室结折返性心动过速中可增加逆传支的不应期和减慢传导。在预激综合征的折返性心动过速，奎尼丁可以增加顺传支和逆传支的不应期。在预激综合征伴房颤时，奎尼丁可减少心室对房颤的反应。

(2)受体效应：奎尼丁抑制末梢和心肌的α肾上腺能受体，因此当静脉用药时，有引起低血压的危险。奎尼丁能过抑制毒蕈碱受体发挥迷走神经阻断作用，反射性地增加交感神经张力。因此，奎尼丁可引起窦性心动过速，在房颤或房扑进促进房室传导，加快心室率。这种增加交感神经张力的作用部分解释了其促心律失常作用。

(3)药代动力学和有效治疗浓度：奎尼丁主要在肝脏羟化代谢，很小一部分由肾脏排泄；平均生物可利用度约为90%。但个体差异较大。奎尼丁的排泄不正常，导致血中浓度升高。奎尼丁的血浆衰期随年龄而延长，因此应随年龄的增长而减少剂量。血中有效治疗浓度为7.04～15.4μmol/L(2.3～5.0μg/ml)，须经特殊法测定。

2. 适应证　过去奎尼丁常常用来作为转复房扑和房颤的药物，但目前电转复已大部分取代了药物转复。在以奎尼丁作为药物转复时，应与维拉帕米或与地高辛合用，以防止转复至窦性心律前房率增快，更多的房性激动经房室结下传，使心室率过快。转复后常用奎尼丁维持窦性心律，然而这有增加病死率的危险。奎尼丁可以有效地减少室上性心动过速(包括附加束引起的)和反复发作的室性心动过速，但并不是理想的药物。

3. 剂量与用法　患者应常规住院，给予心电监护72h，因为此时奎尼丁的促心律失常作用最明显，包括早期室性期前收缩增多。传统的方法是，给患者0.2g奎尼丁试验剂量，以判断患者是否对奎尼丁过敏，如心血管虚脱，不过这种严重的副作用很少见。然后开始持续的口服方法。在欧美国家常规剂量是：奎尼丁硫酸盐，300mg或400mg，每日4次或每6h1次，每日总量通常为1.2～1.6g，最多不超过2g。在我国，常规的作用法是先服0.1g观察2h，如无不良反应，以后0.2g，每2h1次，连续5次。如第一天未能转为窦性心律，且无明显毒副反应，第二天用0.3g每2h1次，连续5次，仍未转为窦性心律后可改维持量，每6h1次，每次0.2g。长效制剂为奎尼丁葡萄糖酸盐(每片330mg或325mg，剂量限制同奎尼丁硫酸盐)和奎尼丁多乳糖酸盐(每片275mg，8～12h1次)。以上3种制剂疗效是相同的。由于半衰期的个体差异很大，故需要监测奎尼丁血浆浓度。若应用长效制剂，在服用首剂前1h应先给予0.6～0.8g负荷量的奎尼丁硫酸盐，可以使血浆浓度在初3h即保持平衡。静脉注射奎尼丁可导致低血压(血管扩张作用)，现已极少用。

4. 禁忌证　若室性心律失常与Q－T间期延长有关，或由Q－T间期延长所致，禁用奎尼丁。如已用易致尖端扭转型室速的药物，也不宜用奎尼丁；当有Q－T间期延长或QRS时间延长，或临床上有充血性心衰时，用奎尼丁应当小心，由从小剂量开始，严密监护。其他相对禁忌证有：病窦综合征、束支传导阻滞、重症肌无力、严重的肝功能衰竭(药代动力学改变)、溃疡性结肠炎以及局限性肠炎。注意观察药物之间的相互作用，长期服用奎尼丁应定期复查血象。

5. 副作用　特异性过敏体质者在服用首剂后立即发生严重的副作用，也可因剂量积累而逐渐发生。注意检查QRS时间和Q－T间期。一项双盲研究观察了奎尼丁的客观副作用。

139例患者服用奎尼丁300～400mg,6h1次,最常见的副作用是腹泻(33%)、恶心(18%)、头痛(13%)和头晕(8%);有21例因上述副作用而停药;没有早期副作用的病例,长期应用的耐受性良好。奎尼丁的变态反应包括发热、皮疹、血管神经性水肿、血小板减少症、粒细胞缺乏症、肝炎和红斑狼疮、促心律失常作用使病死率增加。

6.用法说明及注意事项　预防奎尼丁过量的最好方法是连续测定心电图的QRS时间和Q－T间期。传导延迟和促心律失常作用可能是很严重的。下列情况应减少奎尼丁剂量或调整治疗:①QRS时间延长超过50%,或在原有室内传导障碍患者QRS时间延长超过25%;②整个QRS时间超过140ms;③Q－T或Q－Tu间期延长超过500ms。上述标准虽然合理,但还缺乏足够有力的论证。除了需要监测QRS和Q－T间期外,应避免低血钾症。低血钾易引致转型室速,这可能是奎尼本丁晕厥的原因。在有病窦综合征的患者,可以看到奎尼丁的直接抑制作用。在其他患者,奎尼丁对结区的抑制可因消除了迷走神经作用表现不出来。发生奎尼丁急性中毒时应停药;若血钾高降血钾;酸化尿液以利奎尼丁的排泄。发生尖端扭转型室速或严重的传导障碍可以用临时心室起搏和(或)硫酸镁。

7.药物相互作用　奎尼丁可增加地高辛的血浓度(须减少地高辛剂量并重新测定其血浓度)。奎尼丁可增强其他降压药和窦房结抑制药(β阻滞剂和钙拮抗剂)的作用。通过对肝脏的作用,奎尼丁增加华法令有效果。某些可诱导肝脏酶类的药物,如苯妥英钠、巴比妥类及利福平可以明显增强奎尼丁的肝脏代谢,并使稳定期所需的血浓度降低。相反,西咪替丁减弱奎尼丁的代谢,引起血浓度的升高。奎尼丁可能抑制普罗帕酮、美托洛尔、氟卡胺及其他与P_{450}酶有关的药物在肝脏中的代谢。低血钾症减弱奎尼丁的作用,增加Q－T时间或QRS间期的延长。若与胺碘酮、索他洛尔、或其他可以延长Q－T间期的药物合用时,必须特别谨慎,最好避免合用。奎尼丁通过其消除迷走神经作用而减低那些如按压颈动脉窦以增强迷走神经张力的反射作用。奎尼丁在重症肌无力中减少抗乙酰胆碱酯酶的作用(抑制毒蕈碱受体),增加抗生素诱发的肌无力症状。

(二)普鲁卡因胺

普鲁卡因胺一般来说对各种不同的室上性和室性心律失常(包括室速)均有效。和奎尼丁一样,尚无资料证实普鲁卡因胺对病死率和存活率有影响。若利多卡因无效时,可加用普鲁卡因胺静脉注射,但通常是口服给药。相反,其他副作用较奎尼丁(胃肠道QRS时间或扭转型室速,低血压)低。此药与地高辛无相互作用。

1.药理学特性

(1)电生理:普鲁卡因胺与奎尼丁一样属于$Ⅰ_A$类药物,但延长Q－T间期的作用不如奎尼丁强,且毒蕈碱受体的相互作用也弱于奎尼丁。

(2)受体效应:普鲁卡因胺与毒蕈碱受体的相互作用不如奎尼丁强。可直接抑制交感神经,因此普鲁卡因胺扩张血管,但作用机制与奎尼丁不同。

(3)药代动力学:肾脏排泄迅速(肾功能正常时半衰期3.5h)。在肾功能减退的老年人剂量应减半。在轻度心衰,剂量应减少1/4。静注速度不能超过25mg/分钟。普鲁卡因胺在血浆中乙酰化产生有活性的N－醋酸乙酰普鲁卡胺(NAPA),半衰期6～8h,具有Ⅲ类抗心律失常药物活性。

2.适应证　在急性心肌梗死,即使合并有心衰和低心输血量,仍可使用普鲁卡因胺。对于急性发作的室作心动过速可缓慢地静脉注射;有时还可用于预防室性心动过速,但尚无资料证实长期疗效。像其他 I_A 类物一样，普鲁卡因胺对室上性心动过速，包括发生于附加束的室上速有效，也可转复急性发作的心房颤动。

3.剂量与用法　口服普鲁卡因胺负荷量 1g，继以 500mg，每 8h1 次。普鲁卡因胺缓释剂可以每 6h 服 1 次，每次 500～1500mg。静脉注射剂量为 100mg，注射 2min，然后以 25mg/min 静点。第一小时最大量用至 1g，以后可用 2～6mg/min 继续静点。

4.禁忌证　包括休克、重症肌无力、心脏传导阻滞及严重的肾衰。严重的心衰是相对禁忌证。

5.副作用　1 组 39 例患者长期口服普鲁卡因胺期间，9 例发生早期副作用(皮疹、发热)，16 例中 14 例晚期出现副作用(关节痛、皮疹)。用药后可发生狼疮样综合征，因此疗程最长不应超过 6 个月。虽然普鲁卡因胺有疗效尚好，但用药 6 个月以上者约 1/3 有发生狼疮的危险。粒细胞缺乏症可能是晚期副作用，特别是用缓释制剂时。

若静脉用药，特别是剂量超过 25mg/min 时常发生低血压。在治疗房颤或房扑时，普鲁卡因胺减慢心房率，心室率可加快，因此应当同时洋地黄化。普鲁卡因胺的迷走神经阻滞作用比奎尼丁弱得多。促心律失常作用，包括扭转型室速，可能与剂量有关。

6.药物相互作用　西咪替丁抑制普鲁卡因胺的肾脏排泄，延长清除半衰期，故应当减少剂量。引起尖端扭转室速的危险性低于奎尼丁。

(三)丙吡胺

1.药物学特性　丙吡胺是 I_A 类药，电生理作用同奎尼丁，有相似的抗心律失常谱，它也延长 QRS 时间和 Q－T 间期，可引起扭转型室速，此点与奎尼丁相同。与奎尼丁不同的是，丙吡胺不延长房室传导，与奎尼丁最重要的区别在于副作用：丙吡胺的胃肠道副作用较少，而抗胆碱能作用，如尿潴留却大大强于奎尼丁，因为前者是比后者强 40 倍的毒蕈碱受体抑制剂。因此交感神经活动相对增强，可以掩盖丙吡胺对窦房结和传导组织的直接抑制作用。

药代动力学：丙吡胺药物结构中的磷酸盐和游离基有相似的生物利用度和药代动力学。口服大部分被利用，大约一半在肝外经去烷基化作用代谢，另一半以原型经肾脏排出。半衰期通常为 8h。一种代谢产物仍为强有力的抗胆碱能剂。血浓度越高，血浆蛋白结合率越低，潜在的毒性越高。

2.适应证　在美国，仅允许使用口服制剂治疗威胁生命的室性心律失常。在阵发性室速，其他 I_A 类物如奎尼丁或普鲁卡因胺无效时，丙吡胺可能有效。目前对其原因不清楚，可能是微小的电生理作用和副作用的不同。对室上性心动过速，口服或静脉注射丙吡胺[0.5mg/kg，5min 注完，继以 1mg/(kg・h)速度静滴]可使之转复为窦性心律，尤其对新近发生的室上速效果更好。其作用机制不是直接抑制房室结本身，而是抑制逆行快径的传导，故可中止房室结折返性心动过速。在预激综合征中发生的室上性心律失常，丙吡胺抑制旁路传导和延长其不应期。此药在减少房颤复发上优于安慰剂。对肥厚性心肌病，丙吡胺通过其负性肌力作用影响血流动力学。

3.禁忌证　绝对禁忌证，失代偿的 CHF、青光眼、低血压，未经治疗的尿潴留，先前存在的显著 Q－T 间期延长。相对禁忌证：①代偿的 CHF；②前列腺肥大；③已治疗青光眼或有青光眼家族史；④严重的便秘；⑤窦房结功能不全(病窦综合征)。

4.副作用

(1)负性肌力作用；

(2)可能因严重的抗胆碱能活性在下列情况下易出现副作用：老年人(前列腺肥大梗阻)、严重的青光眼、重症肌无力或原已有便秘时(与维拉帕米合用)；

(3)偶尔出现低血糖和梗阻性黄疸；

(4)Q－T 间期过度延托和尖端扭转型室速。在一项大规模分析中，预期中的促心律失常作用未得到特异性证实。口服胆碱酯酶抑制剂可能减轻副作用。

5.注意事项　从心电图上说，丙吡胺可延长 Q－T 间期和 QRS 时间，因此若 QRS 时间和 Q－T 间期延长＞25%时应停药。在未安置人工心脏起搏器的情况下，如发生Ⅱ度或Ⅲ度房室传导阻滞，或单、双或三束支传导阻滞应停药。在临界或可疑心衰用此药治疗房扑、房颤时，为防止用药后房室传导突然加快，应先行洋地黄化。妊娠期用丙吡胺可刺激子宫收缩，也可从母乳中分泌。

6.药物相互作用　与其他Ⅰ类抗心律失常或β阻滞剂的联合应用仅适用于对单一抗心律失常药无反应的致命性心律失常(负性肌力作用和延长传导的危险)；与利尿剂或Ⅲ类药或红霉素合用有增加尖端扭转型室速危险；与三环尖抗抑制郁剂合用具有抗胆碱能作用。

有益的药物相互作用：与吡啶斯的明或氨甲酰甲胆大碱合用可以通过抑制胆碱酯酶活性，减轻丙吡胺的抗胆碱能副作用。

二、抗心律失常的$Ⅰ_B$类药物治疗

$Ⅰ_B$类药物抑制快钠通道(典型的Ⅰ类作用)，缩短动作电位时间。前一种作用更强些，后一种实际上易于出现心律失常，但却肯定无 Q－T 间期延长作用。$Ⅰ_B$类药物选择性地作用于病变或缺血组织，改善传导，因而打断折返环。它们对未激活的钠通道(具有快速出现一消失动力学)有特殊亲和力，这可能是就是$Ⅰ_B$类药对房性心律失常无效的原因，因为其动作电位时间太短。

(一)利多卡因

利多卡因是心肌梗死和心脏手术时发生心律失常的标准静脉用药。在 AMI 时预防性地用利多卡因以防室速或室颤的观点已过时。它不适用于慢性复发性室性心律失常，也多不主张使用利多卡因预防 AMI 时的室速和室颤。利多卡因优先作用于缺血心肌，而且当细胞外高钾时更有效。为此必须纠正低血钾以发挥其最大效益(与其他Ⅰ类药物相同)。

1.药理学特性　利多卡因静注后迅速在肝微粒体中去乙基化。决定利多卡因的代谢因而也决定其效果的两个重要因素，一是肝血流(在老年人，心衰和用β阻滞剂，西咪替丁者中肝血流减低)，二是肝微粒体活性(酶诱导剂)。由于利多卡因在首次静注后数分钟内便迅速分布，因此必须继以静脉点滴以维持有效血浓度。

利多卡因的代谢产物以高浓度循环于血液中，虽可发挥疗效，但易于引起中毒。

2.适应证　在 AMI 患者、心脏手术或全身麻醉期间发生严重的心动过速性心律失常，并干扰血流动力学的稳定性，此时应用利多卡因。是否所有 AMI 患者都应给予利多卡因？此问题的提出至少已 16 年，越来越多的回答是否定的。过去对所有 AMI 患者均使用利多卡因并被认为是正确的，但目前已过时。由于溶栓剂和β阻滞剂的广泛应用，目前室颤的发生率相当低，需用利多卡因治疗 400 例可疑 AMI 的患者才能挽救 1 例室颤患者。因此不能完全肯定预防性使用利多卡因是否值得，特别是已有研究结果显示，使用利多卡因可增加病死率。对于患有室性快速性心律失常打算行电除颤的患者是否需常规使用利多卡因？回答是否定，

因为延搁转复前的时间可能导致治疗的失败。

3. 剂量与用法 利多卡因需持续点滴 5～9h 才能达到有效治疗血浓度(1.4～5.0μg/ml)，故标准用法包括，负荷量 75～100mg 静脉注射，或 400mg 肌内注射。然后继以 2～4mg/min 速度静点 24～30h(3mg/min 最理想)，可以预防室颤。但在大约 15%的患者中可引起严重的副作用，约有半数患者的利多卡因不得不减量。肝血流量低(低心排血量或用 β 阻滞剂)，肝脏疾病或者用西米替丁氟烷治疗时剂量须减半。老年人同样须减量，因为在静点 12～24h 后更易于出现毒性反应。

4. 禁忌证 心动过缓或心动过缓伴室性心动过速时，须用阿托品而不是利多卡因。

5. 副作用 一般情况下利多卡因即使在 CHF 患者中也无抑制血流动力学的副作用。利多卡因也极少抑制结性组织或其传导功能。3～4mg/min 的高速静点可引起昏昏欲睡、麻木、语言困难和头昏，特别是在 60 岁以上的老年患者。即使静点速度仅 2～3mg/min，在大约一半的患者也可以出现轻微的神经系统反应，而须减量。

肝血流量减少时(心输血量降低或使用 β 受体阻滞剂)，肝病或与西咪替丁、氟烷类药物合用时应将剂量减半。老年人也须减量使用，在这些患者中连续静点 12～24h 易出现毒性作用。

6. 用法说明及注意事项 若利多卡因无效，应首先查明有无低血钾，是否有技术上的错误，是否有利多卡因适应证，或是否应当选用 β 阻滞剂而不是利多卡因。如果不存在上述因素，则应查血浓度(可能情况下)，小心地增加滴速直到出现中枢神经系统的作用(意识不清，说话含糊)。可以换用或同时合用 I_A 类药(特别是普鲁卡因胺)。若仍无效，可以换用Ⅲ类药，如溴苄胺或胺碘酮。作者的经验是若单独用利多卡因不能减少频发室早时，可与美西律静点合用。开始用量在 10min 内缓慢静注 100～200mg，继以在 1h 内静点 200～250mg，以后 2h 内再静点 200～250mg，以后剂量约为每分钟静点 1mg。多数患者在利多卡因效果不佳时合用美西律可取得较好的治疗效果，而无毒副作用。美西律无延长 Q－T 间期或负性肌力作用，与利多卡因合用虽同为 I_B 类药物，美西律作用缓和，可控制室速或室早。

7. 药物相互作用 应用西咪替丁、普萘洛尔或氟烷时，肝脏对利多卡因的清除降低，更易出现毒性反应，应当减量。与肝酶诱导剂(巴比妥类药物、苯妥英钠、利福平)合用时应加量。利多卡因早期与 β 阻滞剂合用虽然还没有经验报道，但这种合用并非禁忌证。需特别注意的是，β 阻滞剂减少肝血流量，这种合用可能增中心动过缓性心律失常的发生率。因此标准剂量的利多卡因可能产生较多的副作用，包括对窦房结的抑制作用。

(二)室安卡因

又称妥卡尼，这是一种口服的利多卡因类似药。主要的副作用是神经系统的，胃肠道副作用也较常见。中性粒细胞缺乏症和粒细胞缺乏症虽然罕见，但却限制了此药的应用。此药的主要优点是药物间相互作用极少。

1. 适应证 在美国，已获批准的适应证是症状性室性心律失常，包括用常规抗心律失常药，如奎尼丁、普鲁卡因胺和普萘洛尔治疗无效的难治性心律失常。

2. 剂量与用法 通常的口服剂量是 300～600mg，3/d，但 2/d 用药也可能有效。在肾衰(肾排泄减少)和老年人(肾小球滤降低)时应减量。

3. 禁忌证 对本药过敏者，在没有人工心脏起搏器时可以引起Ⅱ度或Ⅲ度心脏阻滞。在包装说明中提到，未经洋地黄化的房颤和房扑是相对禁忌证，因为室安卡因对心房组织的作用并未能预料,有加速室率的危险。

4. 副作用　室安卡因可引起头昏、四肢感觉异常或麻木、颤抖、恶心、呕吐或腹泻。这种副作用与剂量有关,约 1/5 患者需中止治疗。严重的免疫系统副作用,如肺纤维化也可发生。约 0.2%用药者可出现严重的血液疾病,如白细胞减少症和血小板减少症。因此,室安卡因仅限于用在致命性室性心律失常,或在不太严重的心律失常患者经小心地选择后应用;有促心律失常作用,心衰者用药可恶化。最初 3 个月每周复查血象,然后定期复查。应嘱患者注意报告医生有无青肿、出血或感染症状(咽、胸等)。

(三)美西律

又称慢心律、美西律缓释胶囊(欧洲)。美西律像利多卡一样主要用于控制室性心律失常。不同的是,美西律可以口服用药。对于需要治疗的室性心律失常,美西律是几种第一线首选的抗室性心律失常药物之一,其理由是:①疗效与奎尼丁相仿;②基本上对血流动力学无抑制作用;③无 Q-T 间期延长;④无迷走神经阻滞作用。然而,胃肠道及中枢神经系统的副作用往往限制了此药的剂量和可能获得的疗效,与其他 I_B 类药物相同,此药并不能改善病死率。

1. 药理学特性　美西律吸收完全,生物利用度高,用药后 2～4h 达高血浓度。有效血浓度是 1～2μg/ml。约 90%在肝脏代谢,其代谢产物无活性,其余在尿中以原型排泄。此药在正常人的半衰期 10～17h。慢性肝病者血浓度升高,肾功能不全者则无影响。美西律属脂溶性。可以进入脑(中枢神经系统副作用)。

2. 适应证　主要适应证是治疗有症状的室性心律失常。美西律 300mg,每 8h1 次,长期口服用于预防梗死后的室性心律失常与普鲁卡因胺同样有效。上述剂量的美西律可与奎尼丁(每日大约 1g)合用,副作用发生率低,其抗心律失常作用比这两种药单独大剂量应用都好。对常用抗心律失常药物治疗无效的室速。单独用美西律显示的效果有限。在一大组心梗患者的临床研究中,头 6 个月中美西律使动态心电图监测到的心律失常减少,但并未使 1 年中的病死率降低。实际上病死率却趋于增加。

3. 剂量与用法　如果开始就需要达到血浆高浓度,可口服负荷量 400mg,2～6h 后继以 300～1200mg,每日分 3 次口服。在美国,每日最大剂量为 900mg。静注的方法(在美国的方法)是开始 100～250mg(2.5mg/kg),注射速度为 12.5mg/min,然后以 2.0mg/(kg·h)的速度点滴 3.5h,最后以 0.5mg/(kg·h)的速度维持点滴,需多久即可维持多久。在欧洲,缓释胶囊的通常剂量是 360mg,2/d。在严重肝脏疾病和 CHF 的患者,美西律应减量。尽管此药在孕妇可穿过胎盘屏障,但仍是安全的。老年人肝血流量降低,并可能发生中枢神经系统的副作用,应减量。我国常用剂量为 150mg,3～4/d。用到 600mg 以上常出现头晕、摔倒的副作用。

4. 禁忌证　心源性休克,Ⅱ度或Ⅲ度心脏传导阻滞而未安装起搏器者。相对禁忌证包括心动过缓、传导障碍、低血压、肝衰竭以及严重的肾衰或心衰。在有肝病发作患者应当小心。

5. 副作用　主要问题是治疗剂量与中毒剂量太接近。因此当室性心律失常对常用抗心律失常药无效时,美西律只能在不到 25%的患者中达到有效抗心律失常效果而没有明显的副作用。首次口服 400mg 剂量就可能引起头晕和定向力障碍。长期治疗中副作用包括消化不良(40%)、颤抖或眼球震颤(10%,某些报告中更高),约 10%的患者有精神混乱。在每日服用 1g 以上的患者中约 35%有严重的副作用。进食时服药可减轻恶心,约 5%的患者有心动过缓或低血压。不能排除此药有促心律失常作用，但扭转型室速罕见。偶有肝损害。于美西律静注前5min静脉使用甲哌氯丙嗪12.5mg可减轻头晕和呕吐。我国应用此药同样感到治疗量与中毒量接近，但治疗范围较上述者低。

6.药物相互作用　麻醉剂延缓美西律在胃肠道的吸收，肝酶诱导剂降低美西律的血浆浓度。与丙吡胺或β阻滞剂合用易于引起负性肌力作用。美西律可提高茶碱的血浆浓度。此药与奎尼丁和胺碘酮，只要不是禁忌证或只要找到两药合用的合适剂量就可合用。

(四)苯妥英钠

1.适应证

(1)洋地黄中毒性心律失常，它可以维持传导甚或增强传导，特别是在低血钾时，它可以抑制延迟的后除极。

(2)先天性心脏手术后的室性心律失常，此药有效。

(3)先天性长Q－T间期综合征单独用β阻滞剂治疗无效时，可用此药，但尚缺乏可靠的对比研究。为什么苯妥英钠在小儿室性心律失常如此有效还不清楚。

(4)偶尔在癫痫合并心律失常的患者中，苯妥英钠显示的双重作用使之成为首选。

2.剂量及用法　静脉应用的剂量是在1h内静点10～15mg/kg，然后口服维持，每日400～600mg(小儿2～4mg/(kg·d)]。此药半衰期长，可以1/d，然而却有严重的副作用的危险，包括语言障碍、肺浸润、狼疮及大细胞性贫血。

3.注意事项　苯妥英钠是肝酶诱导剂，同时应用其他心脏药物，如奎尼丁、利多卡因和美西律需要调整剂量。

(五)莫雷西嗪

1.药理学特性　雷莫西嗪为吩噻嗪的衍生物，最初在前苏联发展应用，最近被批准在美国应用于医生确定为高危性的室性心律失常。从电生理上说，它具有利多卡因一样的I_B类特点，但同时也延长P－R间期和QRS时间，但Q－T间期无变化。因此，可将莫雷西嗪看成是I_B和I_C类混合体药。吩噻嗪类的结构(易于延长Q－T间期)又提示它通过中枢神经系统的作用还具备第三种抗心律失常的机制。临床上它可以有效地治疗室上性心律失常，在有房室强折返性心动过速的患者，此药通过减慢逆行传导而起作用。在WPW综合并心动过速的患者，此药可增加折返旁束中的顺传和逆传的不应期。莫雷西嗪在肝脏广泛代谢，半衰期2～5h。

2.剂量及用法　成人通常剂量是每日600～900mg，分3次口服，每8h1次，老年人应减量。

3.副作用　静脉应用(美国不用静脉制剂)时以神经系统副作用最明显，如神经质、头晕和眩晕。口服期间副作用很轻，包括头昏、感觉异常、头痛和恶心。在CAST－Ⅱ研究中约13%患者有头晕。此药对心梗后室性期前收缩的疗效已有评价。在CAST研究中，氟卡胺和英卡胺用于治疗心梗后室性期前收缩，不得不中止治疗。最后发现莫雷西嗪不但无效，而且有害。此药在开始治疗后的最初2周内诱发的心脏停搏的数量最多。

三、抗心律失常的I_C类药物治疗

CAST研究(氟卡胺)和CASH研究(普罗帕酮)的结果，这类药物的促心律失常作用格外引人注目。I_C类药物主要有3种电生理作用：第一，强有力地抑制快钠通道，显著抑制心脏

动作电位的0位相。第二，明显抑制希氏束一浦肯野系统传导功能，QRS时间增宽。第三明显缩短浦肯野纤维的动作电位时间，但不改变其周围心肌纤维的动作电位时间。用于对其他药物治疗无疗的室性快速心律失常，$\mathrm{I_C}$类药物都很有效。它们对传导系统显著的抑制作用可以解释其明显的促心律失常作用。由于此类药对浦肯野纤维和心室肌组织动用电位的作用不同，使这些组织间不应期的差别拉大，易于促发心律失常。$\mathrm{I_C}$类药物的促心律的失常作用限制了它们在有器质性心脏病患者中用于治疗室上性心动过速，特别是复发性房颤或房扑。

(一)氟卡胺

又称氟卡尼，氟卡胺可有效地治疗室上性和室性心律失常。此药的促心律失常作用又限制了它的应用，其原因在于有器质性心脏病时，左室功能不全可加重这种促心律失常作用。由于此药有负性肌力作用，故在缺血性心脏病和扩张型心肌病中的应用受限制。因此应当在仔细观察下开始用药，最好住在医院，从小剂量开始逐渐增加剂量，并检测血药浓度。然而正如CAST研究所显示的，这种方法并不能避免增加病死率这一副作用。

1.药理学特性　此药吸收完全，生物利用度高达95%，2～4h达血浆高峰浓度。在可能情况下，应监测血浆谷值浓度，维持在1.0μg/ml以下防止心肌抑制。血浆半衰期是12～27h，解放军总医院用高效液相色谱法测定的此药半衰期为8～13h，氟卡胺约2/3经肝脏代谢产生无活性代谢产物，1/3经肾脏以原形排出，很小部分经粪便排出。

2.适应证

(1)致命性的持续性室性心动过速；

(2)阵发性室上性心动过速，包括WPW综合征的心律失常、阵发性房颤或房扑，但仅限于无器质性心脏病者。

3.剂量及用法　治疗持续性室速从100mg开始，12h1次，每4d增加50mg，2/d，最大剂量为400mg/d。治疗阵发性室上性心动过速、房颤或房扑，开始剂量为50mg，每12h1次，最大剂量300mg/d。用于左室功能受损，或严重肾衰竭的患者，或与胺碘酮合用时，氟卡胺剂量宜小。解放军医院应用氟卡胺，对病例选择很严格，凡有左心室功能不全及传导阻滞者，不予应用，因而无一例发生意外事故。治疗室性心律失常口服剂量为100～200mg，每12h1次，或每8h1次，维持量为50～150mg，每12h1次。

4.禁忌证　非致命性室性和室上性心动过速；左束支传导阻滞伴左前支阻滞而未安置起搏器者；病态窦房结综合征；左室功能受损或心肌梗死后。

5.副作用　心脏副作用包括，在5%～12%的患者中加重室性心律失常，原有左心衰竭者更严重，而且有猝死的危险(CAST研究显示)。促心律失常作用与其非均一地减慢传导有关，监测QRS时间是合理的，但还没有找到安全限度。此外，正如CAST研究显示，氟卡胺可以有晚期促心律失常作用。在原有窦房结或房室传导障碍的患者，用氟卡胺后可加重功能障碍。

治疗房性心律失常而导致室性心律失常，称为房性促心律失常作用。这种作用包括两方面：过去在快速室上性心律失常患者应用奎尼丁时，按传统方法合用洋地黄以防止心房率减慢，结果使房室传导加快和导致室性心律失常。在用氟卡胺时可能有相似情况出现，甚至更严重。在心房率减慢时，心室率可能增快。因此，氟卡胺用于预防房颤或房扑时，应与洋地黄、β阻滞剂或维拉帕米合用，以防止加速房室传导。另外，还可触发室性心律失常。

心脏以外的副作用主要在中枢神经系统(视力模糊、头昏、恶心、感觉异常、颤抖及紧张不安)。但还有一组报告显示这些副作用并不常见,而且与安慰剂无差异。解放军总医院应用的病例中变无上述副作用。

6. 药物相互作用　在下列情况下,氟卡胺的抑制作用增强,需特别小心:①与其他抑制窦性房结或房室结功能的药物(β阻滞剂、维拉帕米、地尔硫、洋地黄)合用;②与负性肌力作用剂(β阻滞剂、维拉帕米、丙吡胺)合用;③与其他可能对希氏束一浦肯野传导系统有协同作用的药物(奎尼丁、普鲁卡因胺、作用较轻的丙吡胺)合用时,胺碘酮使用氟卡胺血浆浓度升高,合用时应将氟卡胺剂量减半。合用β阻滞剂可减轻促心律失常作用。

(二)普罗帕酮

又称心律平、普罗帕酮是一种较新的抗心律的失常药,以I_C类特点为主。它的作用范围及某些副作用,包括促心律失常作用与I_C类药相似,患者通常对此药耐受良好。在CASH研究中,由于总病死率及心搏骤停的发生率增加,普罗帕酮被停用。一般认为普罗帕酮用于抑制室上性心律失常较为安全,包括WPW综合征和复发性房颤。国产此药名为心律平,仅对室性期前收缩有效,但对防止房颤、室上速效果不大。副作用少。现在个别医院正在重新评定德国原产的普罗帕酮的治疗作用。

1. 药理学特性

(1)电生理作用,作为I_C类药物,普罗帕酮阻滞快钠通道,有强力的膜稳定作用,增加P－R间期和QRS时间,但对Q－T间期无影响。它还有轻度的β阻滞作用和钙拮抗剂作用。

(2)药代动力学:普罗帕酮的代谢存在明显的个体差异,因此剂量也要因人而异。血药浓度及半衰期不同(正常人2～10h,在代谢减退者12～32h),可用遗传性肝脏代谢的不同来解释。约7%的白种人遗传性缺乏肝细胞色素同工酶P－4502D6,普罗帕酮的分解十分缓慢。

2. 适应证　在美国适应证包括,①致命性室性心律失常;②室上性心律的失常,包括WPW综合征,复发性房颤或房扑,但必须是无器质性心脏病者。国产心律平对此类心律失常效果不佳。

3. 剂量及用法　口服150～300mg,3/d,每日最大剂量为1200mg,有的患者需分4次服,有人仅需2/d。国内很少用到1200mg/d,多限于每日600mg/d。

4. 相对禁忌证　原已存在的窦房结、房室结或束支传导障碍,或左室功能减退。哮喘也是相对禁忌证,特别是当剂量超过450mg/d时,可能与此药有轻度的β阻滞作用有关。

5. 副作用　与剂量相关。心脏副作用包括P－R间期和QRS时间延长、传导阻滞以及抑制窦房结功能。此药有中度的负性肌力作用,可能诱发CHF。国内用药剂较小,诱发心律失常极为罕见。在ESVEM研究中,约25%的患者因上述副作用和其他心脏副作用而停药。促心律失常作用表现为连续宽大QRS型的室速,表现为典型的Ⅰ类药的副作用。CASH研究中病死率增高可能与此有关。

6. 药物相互作用　像其他I_C类药物一样,若与抑制结组织功能、心室内传导或负性肌力药物合用时,普罗帕酮会引起不良反应。普罗帕酮可与奎尼丁或普鲁卡因胺合用(两药均减量)治疗室性期前收缩。普罗帕酮可提高地高辛血浓度,并增强华法令的抗凝效果。

四、抗心律失常的Ⅱ类药物治疗

关于心梗心后病死率问题,从长远观点来看,人们对Ⅰ类药物已提出越来越多的疑问,而

β阻滞剂已显示了可降低梗死后病死率的效果。建议使用β阻滞剂的理由包括:①由心动过速引起的心律失常。特别是那些与触发活动有关的心动过速中的作用;②交感神经活性增强引起的持续性室速以及在AMI患者中的作用;③β肾上腺能活性的第二信使－cAMP在产生由缺血引起的室速中的作用;④这些药物合并有抗高血压的抗缺血作用。β阻滞剂对梗死后患者有利的作用机制尚并不明了,可能为多因素的,其中部分可能与抗心律失常有关。

β阻滞剂抗心律失常的适应证包括如下情况:①不适当、不必要的窦性心动过速;②情绪激动或运动诱发的阵发性房性心动过速;③运动引起的室性心律失常;④嗜咯细胞瘤引起的心律失常(与α阻滞剂同用可避免高血压危象);⑤遗传性Q－T间期延长综合征;⑥有时用于与二尖瓣脱垂有关的心律失常。在AMI,由于β阻滞剂有心血管抑制作用,曾被认为不能将其作为抗心律失常的首选药物,但若是用量适当,患者没有明显的心衰表现,β阻滞剂可以预防和控制室上性和室性心律失常。上述各种β阻滞剂的适应证可以统一归纳为交感神经β肾上腺能活性增强。在病因中无明显缺血的反复发作的严重室速,单独用β阻滞剂治疗也是有效的。根据经验选用β阻滞剂,其疗效与根据电生理研究结果选用Ⅰ类或Ⅲ类药物治疗是相同的。

五、混合的Ⅲ类药物治疗

由于长期应用Ⅰ类药物可能出现的有害作用,目前注意力已转移至Ⅱ类药物。特别是Ⅲ类药物(表11－1)ESVEM研究表明,索他洛尔优于6种Ⅰ类抗心律失常药物。与Ⅰ类药物不同的是,根据大规律分析结果,胺碘酮对心肌梗死后患者十分有益。索洛尔和胺碘酮决非单纯的Ⅲ类药物,而是混合性Ⅲ类药物,这种特性非常重要。

Ⅲ类药物的主要问题如下:此类药物通过延长动作电位时间,因而延长有效不应期而起作用,不可避免地延长Q－T间期方能有效。当有低血钾或其他特殊情况时,Q－T间期延长易于导致尖端扭转型室速。应用此类药物后如同时引起心动过缓时,特别可能出现尖端扭转型室速,因为此时此类药物如索他洛尔更加有效地延长动作电位时间,即出现相反的应用依赖性。则于各种Ⅲ类药物仅仅作用于动作电位复极相,因此不引起传导的改变。然而胺碘酮、索他洛尔和溴苄胺都附加地影响传导:胺碘酮明显抑制钠通道,索他洛尔阻滞β受体,溴苄胺最初还有释放儿茶酚胺的作用。

在Ⅲ类药物中,长期服用胺碘酮使心肌各部的动作电位变化更趋于一致。导致严重室性心律失常的电生理学基础是动作电位变化的不均一性,胺碘酮的特性恰好与之相反。因此一般认为,胺碘酮的效果超过其他抗心律失常药。

尽管有这些共同的电生理特点,Ⅲ类药物无论从结构、药代动力学和电生理学上说都是互不相同的。因此,不论其抗心律失常作用还是其临床适应证上,这些Ⅲ类药物不是可以互换使用的。

目前正在进一步评价两种主要Ⅲ类药物:胺碘酮和索他洛尔。虽然这两种药物都易于引起尖端扭转型室速,但这种严重促心律失常作用的发生率在胺碘酮治疗组明显低于索他洛尔治疗组,其原因尚不清楚。但是另一方面,胺碘酮有多系统潜在的副作用,而索他洛尔则没有。

表 11－1 两种混合性Ⅲ类药物－索他洛尔与胺碘酮特性的对比

项目	索他洛尔	胺碘酮
作用机制	Ⅱ，Ⅲ类药	Ⅰ，Ⅲ类（Ⅱ，Ⅳ）
剂量	逐渐增加剂量	负荷量后逐渐减量
室上速	＋＋	＋＋
复发性室颤	＋＋	＋＋
WPW 引起的律失常	＋＋	＋＋
持续性室速	＋＋	＋＋
梗死后早期	＋，＋/0	＋＋
梗死后晚期	＋＋	＋＋
促心律失常作用	4％扭转型室速[(1)]	扭转型室速或其他心律失常（2％～5％）[(1)]
其他副作用	疲乏，心动过缓，呼吸困难	每日剂量≥400mg 时极为常见，可达 75％

注：（1）室速/室颤总人数所占比例。

（一）胺碘酮

又称可达龙，胺碘酮是一种“广谱”的抗心律失常药，主要属于Ⅲ类药，但也有强力的Ⅰ类活性，以及伴随的Ⅱ类和Ⅳ类活性。此药的有益之处需与它如下的特点相权衡。首先，口服起效慢，因此需用较大的口服负荷量。第二，严重的副作用，特别是肺纤维化，意味着必须在药物最大的抗心律失常作用和药物的副作用之间寻找最佳选择。第三，它与许多药物之间可能有严重的相互作用，其中有些可以引起尖端扭转型室速；但若单独应用，则极少发生。对于复发性室上性心动过速，小剂量胺碘酮有显著的疗效而且极少有副作用。另一方面，这种尽可能小剂量应用胺碘酮的方法应当仅限于难治性心律失常的患者，特别是心肌梗死后的患者。一般来说，对于致命性心律失常的治疗，这种药物的地位正在从“最后的绝境”转变为日益受到重视。然而，必须在充分了解此药的副作用之后才可以应用。

1. 药理学特性

（1）电生理作用：胺碘酮在所有心肌组织中，包括附加传导束，延长动作电位时间，因而延长不应期。它也抑制失活的快钠通道，有强力的Ⅰ类抗心律失常药的作用，胺碘酮也是一种非竞争性的 α 和 β 肾上腺受体阻滞剂（Ⅱ类作用）。它的钙拮抗作用（Ⅳ类作用）或许可解释心动过缓、房室结抑制以及尖端扭转型室速的发生率较低。此外，它可扩张冠状动脉和周围血管。因此，胺碘酮是一种复合性抗心律失常药，它兼有电生理上分为四类的各类抗心律失常药的某些特性。

（2）药代动力学：胺碘酮在胃肠道不同程度地（30％～50％）缓慢地吸收，排泄亦缓慢，半衰期约为 25～110d。口服后胺碘酮起效慢，除非开始用大的负荷剂量，否则数月时间仍可能达不到药物作用的稳定阶段（胺碘酮化）。即使静脉用药，其充分的电生理起效时间仍延迟出现。胺碘酮为脂溶性，在体内广泛分布，许多组织中浓度很高，尤其在肝和肺。此药经过广泛的肝脏代谢，成为仍有药理学活性的代谢产物去乙基胺碘酮。此药的临床疗效与血药浓度或代谢产物血浓度之间的关系仍不清楚。但是口服剂量与血药浓度之间，以及其代谢产物浓度与某些晚期疗效，如对心室功能性不应期的疗效之间却有直接的相关关系。此药的有效治疗度尚未很好确定，可能为 1.0～2.5μg/ml，其中几乎全部（95％）是以蛋白结合的形式存在。在胺碘酮不经肾脏排泄，而经泪腺，皮肤和胆管排泄。

2.适应证　对于预防性控制致命性室速，特别是梗死后发生的室速，目前一般认为胺碘酮是现有的最有效药物之一。然而还缺乏严格的对照研究。在预防复发性的阵发性房颤或房扑、阵发性室上速以及预防 WPW 综合征的心律失常，胺碘酮均十分有效。此药也可试用于伴有严重室性心律失常的变异型心绞痛。当前进行的几项不同的临床试验结果提示，对心梗死后出现症状性复杂的室性心律失常的患者，胺碘酮可降低病死率。在另一项规模较小的研究中，不适宜使用β阻滞剂的患者接受胺碘酮或安慰剂治疗 1 年，显示胺碘酮使心脏病病死率降低，复杂性室性心律失常减轻。目前正在等待加拿大和欧洲心肌梗死胺碘酮试验的结果。在 CASCAE 研究中，对存活于医院外发生的室颤，但未发生 Q 波性心梗的患者，随机以经验性使用胺碘酮，或根据电生研究，或 Holter 结果，或两者选用常规抗心律失常药。总共 228 例患者参加此项研究，其中 105 例植入自动除颤器。在胺碘酮治疗组中存活者人数，包括室颤复苏后或发生晕厥行自动电除颤者，以及未发生心性猝死者，多于常规治疗组（主要用药为奎尼丁、普鲁卡因胺、氟卡胺或联合用药）。

3.剂量及用法　当确实需要迅速控制心律失常时，在欧美开始的负荷量是 1200～1400mg，分 2～4 次给药，通常连续用药 7～14d，然后减至每天 400～800mg，连续用 1～3 周，最后维持量一般极少超过每天 200～400mg，1 次服用。在我国胺碘酮的负荷及维持用时较欧美国家上述用量小，通常开始口服 200mg，3/d，待心律改善后（一般 3～4d）可改为 200mg，2/d。连续用 4～5d 后改为维持量。维持量一般为 200mg，1/d，或每周 5 次，亦有 100mg，1/d。若长期服用，可每周服 5d，停 2d，可减少副作用。开始的负荷剂量很重要，因为充分起效很慢，大约 10d。通过使用负荷剂量，平均 5d 后可控制持续性室速。

4.禁忌证　在美国，除非剂量合适的其他抗心律失常药物均无效或患者不能耐受，才考虑使用胺碘酮。禁忌证包括伴有心动过缓和晕厥的窦房结功能不全，Ⅱ度和Ⅲ度心脏传导阻滞，已知过敏者。

5.副作用　大剂量用药可发生少见的毒性反应，其中最严重的是肺炎，可能导致肺纤维化。在每日用药约 400mg 时，其发生率为 10％～17％，其中 10％可能是致命性的。

肺的副作用：肺毒性可能呈剂量依赖性。如果发现得早，及时停用胺碘酮，并通过对症治疗（包括皮质激素），肺的并发症可以消退，患者可继续存活。在国外，无论胺碘酮的负荷量及维持量均数倍于我国，这也是他们用药后副作用（肺纤维化）发生率如此高的原因。我国使用胺碘酮十几年来，虽然长期用药，产生肺纤维化的病例极为少见。

心脏副作用及尖端扭转型室速：胺碘酮对窦性房结和房室结有抑制作用（2％～5％）。从血流动力学观点来看，胺碘酮通常是安全的。但最近有报告提示，胺碘酮对有左室功能不全的患者可能增加病死率，因为在这些患者中，负性肌力作用较血管护张作用更占优势，尤其是在服用负荷量期间。胺碘酮很少引起尖端扭转型室速，但是 CHF 患者服用此药时需特别谨慎地避免发生低血钾症和地高辛中毒。

中枢神经系统副作用：近端肌肉无力、末梢神经病变、神经症状（头痛、运动失调、记忆受损、失眠、多梦）。发生率各家报告不一。

甲状腺副作用：胺碘酮对甲状腺激素的代谢有复杂的影响（它含有大量碘，与甲状腺素有相似的结构）。胺碘酮的主要作用是抑制 T_4 在周围血中转变为 T_3 浓度增加与胺碘酮的剂量和治疗时间有关。对大多数患者，胺碘酮不引起甲状腺功能改变，约 3％～5％患者发生甲状腺功能亢进或低下，其发生率依不同地理区域而异。应用小剂量的胺碘酮时（每日 200～

400mg)，大约10%的患者可发生仅有生化改变而无临床症状的甲状腺功能改变。在检查甲状腺功能时TSH可能最有用。为此建议每2年作此检查。

消化道副作用：在GESICA研究中消化道副作用不常见。然而25%的CHF患者，即使仅每日服用胺碘酮200mg，也可出现恶心症状。10%～20%患者有肝脏酶升高。减少剂量上述副作用可消失。

睾丸的副作用：此为最近报道的一个副作用，发现长期服用胺碘酮的患者促进性腺激素水平升高。

不太严重的副作用：长期服用此药的成年患者几乎均出现角膜碘微粒沉积。症状和视力受损情况少见，且减量后可以恢复。长期使用本药时，点滴1%甲基纤维素可使此类沉积的发生率大为降低。退化斑罕见。长期用药(一般超过18个月)，约10%患者可有光敏性暗灰色或浅蓝色的皮肤色泽改变。停药后色素可缓慢消退。

6.注意事项及用法说明　检查肺、甲状腺和肝功能，血浆电解质水平。当开始治疗时，患者应住院，特别是有致命性室速和室颤的患者。对于复发性房颤，治疗可在门诊开始，必须考虑到药物的相互作用。在长期治疗时，应监测心电图和24h动态心电图，定期复查X线胸片和甲状腺功能。尽可能使用小剂量胺碘酮。静脉使用胺碘酮治疗影响血流动力学的严重的室速、

持续性室速和室颤与溴苄胺疗效相同，但溴苄胺用药后48h内较易引起低血压。

长期用药：在一组患者中，用胺碘酮防治室速和室颤的成功率在12个月时仅为50%，在2年时降为30%，4年时若患者仍存活并继续用胺碘酮治疗，则成功率仅为20%。

另一方面，①停用胺碘酮可导致病情恶化；②一些研究者指出，在其他抗心律失常药物无效的患者，应用此药即使5年以上也仍有近60%的疗效。

20%患者由于副作用而停药。停药的危险性在于，停药后不同时间内再次出现致命性室性心律失常。胺碘酮减量也有同样的问题。这样，在药物的排泄期需延长住院时间，这一时间的长短取决于排泄期的长短，这是由于胺碘酮极长的半衰期。应当考虑到停用胺碘酮后，此药排泄迟缓，与新的抗心律失常药仍可能发生不利的相互作用。

7.药物的相互作用　最严重的药物相互作用是胺碘酮与其他延长Q－T间期的药物合用时，如$Ⅰ_A$类抗心律失常药、吩噻嗪、三环类抗抑郁药、噻嗪类利尿剂和索他洛尔等，可增加促心律失常作用。胺碘酮增加血奎尼丁和普鲁卡因胺浓度(不提倡这种联合用药)。与苯妥英钠合用时有双重的药物相互作用。胺碘酮的转变提高苯妥英钠水平，同时苯妥英钠增强胺碘酮向去乙基胺碘酮的转变。胺碘酮延长凝血酶原时间，与华法令合用时可引起出血，其原因可能是在肝脏的相互作用。应将华法令剂量减少1/3，并空腔测定INR。胺碘酮增加血地高辛浓度，易于引起地高辛中毒反应(因胺碘酮的保护作用较少引起心律失常)。应将地高辛剂量减半，并重复测定地高辛浓度。胺碘酮还具有较弱的β阻滞和钙拮抗作用，趋于抑制结性组织的活性，当与β阻滞剂和钙拮抗合用时可加重不良反应。

(二)索他洛尔

除美国外，索他洛尔早已开始在世界各地用于控制严重的室性心律失常，尤其是担心胺碘酮的毒性作用时。最近美国批准索他洛尔用于治疗致命性的室性心律失常，包括持续性室性心动过速。作为Ⅲ类药物，胺碘酮通过延长心房、房室结、旁路传导束及心室的不应期而具有附加的抗心律失常特性。由于兼有Ⅱ类和Ⅲ类抗心律失常药的特点，索他洛尔还具有β阻

滞剂所有的有利效应,必然也易于发生尖端扭转型室速。

目前正在研究中的纯Ⅲ类制剂是d—索他洛尔,无一般索他洛尔的β阻滞作用,对AMI后伴左室射血分数降低的患者可增加病死率。另一项研究对比了d—索洛尔与胺碘酮治疗严重的室性心动过速的疗效,目前这项研究还未结束。

1. 药理学特性

(1)电生理作用:在离体组织中加入高浓度的索他洛尔可延长动作电位时间和引起后除极,推测后一种作用可能是由于动作电位时间延长使过多的钙进入细胞内所致。细胞质内钙负荷过多也是产生与尖端扭转型室速有关的早期后除极的假说之一。对人类,Ⅱ类药物有抑制窦房结和房室结的功能,Ⅲ类药物延长心房和心室组织的动作电位时间及不应期,以及抑制旁路传导束的正向和逆向传导的功能。索他洛尔延长动作电位时间,使更多的钙进入细胞内,因此它的负性肌力作用较预期的要小。

(2)药化动力学:索他洛尔为一种非心脏选择性、水溶性(亲水性)及非蛋白结合药物,全部经肾脏排泄,血浆半衰期为12h。每12h服药1次,药物的谷值浓度为峰值的一半。

2. 适应证　由于索他洛尔兼有Ⅱ类和Ⅲ类抗心律失常药物的特性,因此从理论上讲,对多种心律失常,包括窦性心动过速,阵发性室上速,WPW综合征前向性或逆向性传导引起的心律失常、复发性房颤、缺血性室性心律失常、反复发作的持续性室速或室颤等均有效。对心肌梗死后患者的研究结果表明有一定的保护作用,但还没有像普萘洛尔那样令人信服。此外也不建议在AMI后早期使用大剂量索他洛尔。可能由于在这种情况下,索他洛尔较易引起尖端扭转型室速的发生抵消了它的β阻滞作用。

主要的临床试验:ESVEM试验研究了索他洛尔对预后的影响。在此研究中索他洛尔每日平均剂量是400mg,可降低死亡率和室性心律失常的发生率,其疗效优于6种Ⅰ类药物。主要适应证是由心内电生理研究诱发的持续性单形性室性心动过速(或室颤)。然而,这一研究中所有这些药的疗效均未设对照组进行比较,另外研究对象也都是事先经过选择的。

3. 剂量及用法　剂量范围是每日160～640mg,分2次口服。每日剂量保持在320mg或以下可减少副作用,包括减少尖端扭转型室速的发生。但是也可能需要每日服用320～480mg以预防复发性室速或室颤。在AMI后早期应慎用索洛尔,并从小剂量开始。逐渐增加有效剂量。若以2/d服用,2～3d可达到稳态血药浓度。对老年人患者,或肾功能受损,或有发生促心律失常作用的危险因素时,应减少剂量,并延长用药间隔。静脉用药为100mg 5min注完。

4. 副作用　除β阻滞剂有的副作用以外,索他洛尔还有发生尖端扭转型室速的危险。可加重心力衰竭,但较一般的β阻滞剂要轻。

5. 禁忌证　在有严重传导异常,包括病窦综合征、支气管痉挛性疾病、糖尿病、明显的CHF以及有明显的促心律失常危险性的患者中应禁用。在妊娠期此药属B类。此药并不导致四联症,但可通过胎盘,抑制胎儿的生理功能。此外,索他洛尔还可经母乳排泄。

6. 注意事项　低血钾症服用大剂量索他洛尔,有校正的Q—T间期延长、心动过缓、左室功能不全、女性均为发生尖端扭转型室速的易发因素。索他洛尔与Ⅰ类药物、胺碘酮及其他延长Q—T间期的药物合用时,发生尖端扭转型室速的危险性增加,只要开始就用索他洛尔治疗,或增加索他洛尔剂量,都有发生尖端扭转型室速的危险,应当监测Q—T间期(Q—T间期不超过500ms)。在开始使用索他洛尔前应测定血钾、镁浓度,与利尿剂合用时,也应定期复查血钾、镁浓度。

7. 药物的相互作用　索他洛尔作为一种β阻滞剂，与其他抑制左室功能、窦房结、房室结的药物，包括钙拮抗剂和丙吡胺均可发生不良的相互作用。与地高辛无药代动力学方面的相互作用。应避免与其他易诱发尖端扭转型室速的药物合用，包括利尿剂、$\mathrm{I_A}$类抗心律失常药、胺碘酮、吩噻嗪和普罗布，可这种保守的做法并非绝对严格。小剂量索他洛尔（最多不超过每日 360mg）与$\mathrm{I_A}$类抗心律失常药合用，有明显的改善或控制持续性室速的效力。

对比研究：与利多卡因比较，同为 100mg 5min 内注完，索他洛尔终止持续性室速的疗效优于利多卡在。对于复发性房颤，索他洛尔与奎尼丁和普萘洛尔同样有效。索他洛尔控制心室率还有优越性。在唯一的一项直接对索他洛尔与胺碘酮疗效的研究中，在$\mathrm{I_A}$类药物治疗无效的持续性室速患者中分别用药 1 年，两种药物的疗效相同。胺碘酮的负荷剂量为每日 1600mg，然后减量至平均维持量 400mg/d。另一方面，索他洛尔开始剂量为 160～320mg/d，然后逐渐增量至 160～640mg/d（平均 491mg）。部分国外作者认为，长期应用胺碘酮的毒性作用较多，当此药因副作用或毒性作用不得不停药时，由于半衰期过长（25d 或更长），可能出现的问题较多。因此他们建议将索他洛尔作为首选的Ⅲ类药物，而不是胺碘酮。国内应用索他洛尔的最大障碍是在药物发生作用时心率往往明显降低。我国曾试用较低剂量，在未发生抗心律失常作用前，已发生明显的心动过缓。在国内胺碘酮虽然也减慢心率，但不甚明显，因而较索他洛尔容易被耐受。

（三）溴苄胺

溴苄胺的应用仅限于 AMI 患者中复发性室颤和室速且应用利多卡因和电转复无效者。与其他抗心律失常药不同的是，此药浓集于交感神经末梢，开始聚集，并促进储存的去甲肾上腺素释放，继而再抑制其释放，表现为交感神经的“化学”阻断作用。

由于上述原因，开始用溴苄胺时血压升高，继而降低。这种血压大幅度的波动，使之不能在一般情况下使用。溴苄胺在浦肯野纤维中有Ⅲ类药物的作用，而在心室肌中此作用较弱，心房肌中则无此作用。它对结性或传导组织几乎无抑制作用。

1. 药理学特性　静注后溴苄胺广泛分布于各种组织，然后几乎完全地经肾小管分泌自肾外排。此药不经肝脏代谢，清除半衰期为 7～9h（肾功衰竭时明显延长）。

2. 适应证　溴苄胺的特殊适应证是已行电除颤和胸外按压的患者。在 7 例 AMI 有室颤的患者中给予溴苄胺 5～10mg/kg 静注（注射的上肢应抬高于心脏），同时继续进行复苏抢救。其中 5 例患者不经电除颤室颤消除。另 1 组 27 例患者，在医院内心脏停搏后经常规电除颤或常规药物治疗（利多卡因加上下述一种或多种药：普鲁卡因胺、普萘洛尔和苯妥英钠）后，室颤仍持续存在长达 30min。但在给予单剂量溴苄胺 5mg/kg 静注后，其中 20 例经再一次电除颤即达到除颤目的。在 147 例临床观察中，对院外发生的室颤分别应用溴苄胺和利多卡因治疗，两组效果相同。同样，静脉注射溴苄胺和胺碘酮对持续性室速和室颤疗效相同，但是溴苄胺治疗组中半数患者发生低血压。

3. 剂量及用法　开始剂量为 5mg/kg，若不发生低血压，可以增加到 10mg/kg。用 5%葡萄糖或生理盐水按 1∶4 稀释此药，至少溶于 50ml 液体内，在 10～30min 内静滴完，以减少恶心和呕吐。但是在紧急情况下，此药可不经稀释直接快速静注。在首剂负荷后可以继续按每分钟 1～2mg 速度静点，或在 1～2h 间隔后重复负荷量。

4. 副作用　主要的副作用是低血压，可以用血管收缩剂。儿茶酚胺或（5mg，每 6h1 次）

纠正这种低血压,因为这些药物都有抗血压的作用。用溴苄胺后,开始有拟交感效应(短暂性血压升高和引起心律失常),可能是由于神经末梢短暂地释放出去甲肾上腺素所致。快速静注常常引起恶心呕吐。

(四)Inbutilide

一种新型的Ⅲ类抗心律失常药物,通过增加内向除极来延长心房和心室的复极期。此药主要用于中止阵发性房颤和房扑的发作。

六、抗心律失常的Ⅳ类药物治疗

(一)维拉帕米和硫氮卓酮

维拉帕米和硫氮卓酮抑制房室结内依赖于慢通道的传导。维拉帕米治疗急性室上性心律失常是一个很大进展。硫氮卓酮与维拉帕米疗效相同,在美国已批准静脉内使用,①以控制房颤或房扑时的快速心室率(但不能用于 WPW 综合征的心律失常);②在房室结折返性心运过速时迅速转复至窦性心律;这一适应证包括 WPW 综合征引起的窄 QRS 复合波的室上速。剂量为 2min 静注维拉帕米 0.05～0.45mg/kg,主要副作用是低血压。

(二)腺苷

腺苷是一种具有多种细胞效应的药物,包括使钾通道开放,使细胞膜超极化,从而取消了使慢钙通道开放所需要的膜极化,因此对房室结折返性室上速特别有效。还可抑制窦房结,特别是对房室结的抑制力更强。目前在许多国家,腺苷是治疗 QRS 波不宽的阵发性室上速的一线药物。由于腺苷的半衰期极短,很少造成严重的血流动力学的副作用。

1.药理学特性　腺苷的半衰期极短,仅为 10～30s。但是腺苷在哮喘患者引起支气管痉挛可持续延长达 30min。

2.适应证　腺苷的主要适应证是 QRS 波不宽的室上速(房室结折返性心动过速,WPW 综合征的房室性心动过速)。腺苷对房性心律失常,如房早或房扑无效,此药可终止房室结性心动过速,但对房扑或房速的心房活动无影响。出现 QRS 波宽大的心动过速时,即可能是室速,也可能是室上速(伴差异性传导),腺苷有助于治疗。此时若为室上速,腺苷可能中止心动过速。若为室速,腺苷不会引起显著的血流动力学的副作用,对室速也无效。因此使用腺苷可成为治疗一论断性试验。极少见的情况下,腺苷对某些类型的室速也有效,例如解剖上无异常的心脏在运动后诱发的那种室速(右室流出道性心动过速)。

3.剂量及用法　开始时迅速静注腺苷 6mg,然后盐水冲洗,以在心脏达到高浓度。若在用药后 1～2min 无效,可再静注 12mg,必要时可再重复 1 次,如剂量合适,一旦药物达到房室结,则可表现出抗心律失常效应。在已使用钙拮抗剂。β 阻滞剂或丙吡胺的患者,或在有病窦综合征的老年患者,腺苷剂量需减至 3mg 或更小。

4.禁忌证　哮喘或有此病史,Ⅱ度或Ⅲ度房室传导阻滞、病窦综合征。

5.副作用　腺苷对钾通道的作用而引起的副作用持续时间较短,包括头痛、胸痛、颜面潮红以及过度抑制窦房结和房室结功能。支气管收缩可能持续时间较长,尤其在哮喘患者可诱发呼吸困难。在用药物转复心律时,有 65%的患者发生短暂的新的心律失常。

6.药物相互作用　潘生丁抑制腺苷的分解,因此腺苷与潘生丁合用时,腺苷应减量。甲基黄嘌呤,如咖啡因、茶碱能竞争性地拮抗腺苷与其受体的相互作用,减弱腺苷的效果。

腺苷与维拉帕米或地尔硫草的对比:在先用了 β 阻滞剂或有心衰的患者中,腺苷治疗室上速比维拉帕米更好,可以防止对窦房结和房室结的双重抑制。因此当需迅速中止 QRS 波正常的室上速,腺苷有可能取代静脉注射维拉帕米或地尔硫䓬。维拉帕米有负性肌力作用和扩张周围血管,用于治疗室速有致命的危险。此时若用腺苷,仅极短暂的作用,但并不能中止真正的室速。若为 QRS 波增宽的室上速(差异性传导),腺苷可有效地中止发作。

(三)三磷酸腺苷

ATP 可能先转化为腺苷再发挥作用,因此同样可用于治疗室上性心律失常。静注 ATP10～20mg 治疗阵发性室上速有时比静注维拉帕米 5～10mg 还有效,但副作用较多(房室阻滞、新的心律失常、腺苷的非心脏副作用)。Striadyne 是 APT、腺苷及其他核酸的混合剂,在欧洲应用较多。

(四)代谢作用剂

低血钾症易于引起室性心律失常,尤其是 AMI 后,或者在有尖端扭转型室速危险时,使用了延长动作电位时间的药物后更为明显。在这种情况下,需要静脉补钾。在抗心律失常治疗中,地高辛治疗期间以及 AMI 的早期,测定血钾是十分重要的。

据报道,静脉补充镁盐对治疗尖端扭转型室速和 AMI 早期的心律失常是有益的。大规模的 ISIS－4 研究结果显示,AMI 后常规使用镁盐并非有益,因此目前常规用这种疗法未得到普遍接受。

当单用一种抗心律失常药治疗无效,或由于药物的副作用必须减量时,可考虑联合应用抗心律失常药。目前尚无关于联合用药后果的研究。一些合理的规则:第一,不要将同类或同亚类,或在副作用上可能相加的药物联合应用,例如将 $Ⅰ_A$ 类与 $Ⅰ_C$ 类合用特别危险;$Ⅰ_A$ 类与索他洛尔或胺碘酮合用时 Q－T 间期延长更为显著。第二,合理的联合用药是在Ⅰ类药中,将易于与失活的钠通道结合的 $Ⅰ_B$ 类与易于激活的钠通道结合的 $Ⅰ_A$ 类药物合用,由此可以解释美西律与奎尼丁;美西律与普鲁卡因胺联合应用的优点;第三,普萘洛尔与氟卡胺合用希望能够减少氟卡胺的促心律失常作用,但是此两种药合用可增加负性肌力作用。索他洛尔,然后是胺碘酮均无效时,胺碘酮与 β 阻滞剂合用也不合理,因为胺碘酮也有轻度的 β 阻滞特性。此时美西律或普鲁卡因胺与胺碘酮或索他洛尔合用将是合适的。美西律和普鲁卡因胺很少或无促心律失常作用。若口服多种抗心律失常药物均无效时,越来越多地使用埋藏式自动心脏复律除颤器(AICD)。另一方面,随着时间推移,这一规律也可能改变,例如 $Ⅰ_A$ 类药物与索他洛尔合用,但是关于这种联合用药的安全性和有效性仍缺乏资料。

(冯赟)

第七节　室性心动过速(VT)

首先需要进行全面检查,使心脏和电解质水平保持在最佳状态。目前心脏病学家们对于抗心律失常药的治疗原则及适应证,以及对选择药物时采用侵入性或非侵入性监测法的利弊尚未达成一致意见。不论怎样,在 EVSEM 研究中,根据动态心电图结果经验性地选用索他洛尔,可作为一种有效的程序。近来发现根据一系列的电生理研究结果选用药物的程序过于复杂,也并不优于经验性地选用美托洛尔。因此使用前一种复杂程序的热情也逐渐降低。许多心脏病学家对抗心律失常治疗经验不足,因而在治疗上仅限于使用少数几种药或限于动态心电图监测。而对于这方面的专家来说,至少一次创伤性的电生理研究就可得到较多的信息,这样做也是值得的。在不同的患者,需要参照临床表现来掌握每一类药物的电生理学及血流动力学的副作用。需要强调抗心律失常药物的有促心律失常作用,并且强调至今尚无有力的证据说明抗心律失常药可预防猝死。但是,这种说法有几种例外情况:①心梗后应用β阻滞剂确要延长生命,减少猝死。②心梗后应用胺碘酮很显然是有益的,但研究还在进行中。③急性药物治疗真正致命性的严重的症状性室性心律失常,如果有任何药物确可中止室速,那么这种治疗就可防止猝死的发生(但并不必然会改善总病死率)。

对复发性室速或心搏骤停的治疗方法已发生某些变化。首先,更多地选用Ⅲ类药物而不是Ⅰ类药。第二,可使用一种或两种抗心律失常药。如果无效,选用埋藏式自动心脏复律除颤器(AICD),而不是继续试用三种或更多种抗心律失常药。左室射血分数低于30%~35%的患者,特别适于选用AICD,因为能在这些患者中找到一种有效的抗心律失常药的可能性较小,而这些患者猝死的危险性较高。

应当提及AICD的某些限制。AICD可减少猝死,但不能降低总病死率。由美国国家卫生研所组织的AVID试验(抗心律失常药与埋藏式除颤器)正在对比AICD与最佳药物治疗心律失常(胺碘酮和索他洛尔)的疗效。

抗心律失常药物与埋藏式装置:抗心律失常药物可影响AICD的除颤阈值,或起搏刺激阈值。一般来说,动物实验证明I_C类药和胺碘酮增加这些阈值。相反,β阻滞剂和索他洛尔并不改变室颤阈或起搏阈值。一个患者已安置AICD,如果改变抗心律失常药物,则需要诱发室速发重新在AICD上设立合适的指标,因为此时室速频率可能变化。如果室速频率慢于AICD设立的指标,就不可能激活此装置。

总之,现有的大量抗心律失常药物使用情况复杂,副作用不断增加,还有促心律失常作用,均要求医生严密监测使用此类药物的患者,评价对心脏情况的利弊。根据药物的作用,在室上性心律失常的治疗中,维拉帕米和腺苷对房室结折返性室上速有显著疗效,并且日趋重要。钠通道阻滞剂可以抑制房室旁路传导束或逆行的房室结纤维,与索他洛尔或胺碘酮等Ⅲ类药的作用相同。消融术对难治性病例则为首选。

(冯赟)

第八节　心房纤颤

一、心房纤颤

心房纤颤这种最常见的心律失常并不容易处理(表11-2)。当前正在强调两个问题,第一,由于应用奎尼丁使死亡率比对照组增加了3倍,因此房颤患者及房颤转复后的患者要不要长期用抗心律失常药物引起了越来越多的疑问。而且一般说来,几种其他抗心律失常药物引起的危险如不比奎尼丁更大,至少也是相似的。因此,目前趋向于只要有可能就尽早电转复。第二,要承认血栓栓塞的危险不仅存在于复发性房颤的患者,也存在于房颤电转复时。因为转复伴有一个短暂的心房"顿抑",这即使在心房不大的患者也有可能成为血栓形成的危险因素。因此,转复前应尽可能给予抗凝剂。

(一)新近发生的房颤

必须先处理诱发因素,应用房室结抑制剂尽快控制心室率。如:①Ⅳ类药、维拉帕米或地尔硫䓬;②静脉β阻滞剂艾司洛尔;③地高辛;④上述药物的联合。其中最好的联合是艾司洛尔加地高辛。其他静脉可用的药有氟卡胺、心律平、索他洛尔和胺碘酮。一旦患者应用抗凝剂,则应考虑电转复。

紧急转复用于心室率不能控制时。此时,房颤发生时间短,来不及常规用口服抗凝剂,由于转复时心房处于“顿抑”状态有利血栓形成,因此这时应当静脉应用肝素抗凝。

表11－2　心房纤颤的处理原则

新发生的房颤
(1)处理诱发因素(感染、饮酒、发热等等)
(2)应用静脉房室结抑制剂控制心室率(地尔硫䓬、维拉帕米或β阻滞剂,有时西地兰,不用腺苷)
(3)若房颤持续<48h,试用药物转复,普鲁卡因酰胺 i. v. 15～20mg/min,直到总量1000mg
(4)常常需电转复电转复的准备
电转复的准备
(1)房颤<3个月,左房内径<5cm
(2)控制心室率(如有心衰,用地高辛,否则用维拉帕米或地尔硫䓬或β阻滞剂)除外甲亢引起
(3)口服抗凝剂3～4周直到电转复前,此期间常用胺碘酮,第1周800～1600mg/d,200～400mg/d维持
(4)住院
(5)若患者不能接受胺碘酮,则开始用其他转复药物:奎尼丁、丙吡胺、索他洛尔。奎尼丁或丙吡胺需加地高辛。奎尼丁和胺碘,增加地高辛血浓度。氟卡胺或心律平只用于无器质性心脏患者,通常与β阻滞剂或钙拮抗剂联合防止心室率过快
(6)电转复
转复后的处理采取下列两原则之一:
(1)用药慢性维持窦性心律,如索他洛尔或低剂量胺碘酮,若无器质性心脏病,可用氟卡胺或心律平,普鲁卡因酰胺可用,但不应超过6个月,抗凝剂持续用3～6个月,如不复发则停用
(2)不用药物,如果复发,仅控制心室率(心衰时地高辛,否则β阻滞剂或钙拮抗剂),口服抗凝剂十分重要

转复前后应注意,如应用房室结抑制剂已控制了心室率,而且已用阿司匹林或华法令抗凝,则应继续维持药物治疗。心房不大和房颤不到半年是有利于转复的因素。在转复时发生梗死者占1%～2%,因此标准疗法是先预防性抗凝3周。转复房颤应当在用药前2天收患者入院,然后应用下列一种抑制心房不应期的药物开始药物转复,如普鲁卡因胺,丙吡胺、若无器质性心脏病,还可用氟卡胺或心律平。应用奎尼丁时,要同时给地高辛减慢心率,因为奎尼丁的迷走抑制作用可以增结房室强的传导,致使房颤转成房扑时发生极快的心室率。在电转复前一般须停用洋地黄制剂。需注意的是60岁以上的患者,用奎尼丁时常不与洋地黄合用,因为老年患者房室结功能已衰减,转复中即使出现短暂的房扑,也很少引起极快的心室率。转复后应继续抗凝治疗,因为即使食管超声没有发现心房栓子也不能除外梗死发生的可能。

(二)复发性房颤

如果两次转复都不能成功,或已知房颤是复发性时,最好选用低剂量的索他洛尔或低剂量胺碘酮。每天平均277mg的胺碘酮可以维持76%的顽固性房颤患者窦性心律长达2年,只有3%的患者有肺部的副作用。心律平和氟卡胺虽然有致心律失常作用,但只要选择没有器质性心脏病者也可以应用。除了用抗心律失常药物转复并维持窦性心律外;另一个重要办法是认可房颤的存在并用房室结抑制剂控制心室率,同时口服抗凝剂。用于维持窦性心律的所有药物都可以用于此方法(奎尼丁、氟卡胺、心律平、索他洛尔和胺碘酮),但它们都有毒副作用。因此,现在有一项多中心研究正在进行旨在观察维持窦性心律和控制室性心率哪种办法更好。

(三)慢性房颤

目前,所有慢性房颤患者只要没有禁忌证都必须服用阿司匹林或华法令抗凝,根据高危因素的不同,可以区别哪些患者适用阿司匹林,哪些更适合华法令。当心室率对洋地黄药物如地高辛无反应时,应当首选核查患者是否配合了治疗,并应当测定洋地黄血浓度和血钾浓度,弄清有无甲亢或其他全身性或心脏性疾病。此后,才可以小心增加地高辛剂量,但要达到运动时心率也能控制在适当范围,就需要加用口服的房室结抑制剂和维拉帕米、地尔硫䓬或β阻滞剂如阿替洛尔。在没有左心衰的患者,维拉帕米或地尔硫䓬优于地高辛,是首选药物,特别是在有心绞痛和高血压者。如果需要紧急减慢心室率时,首先不能忘记的是去除诱发因素,静脉减慢心率药物可选点滴维拉帕米或艾司洛尔,但要注意用于已用洋地黄化的患者时应特别小心,因心可能发生严重的房室传导阻滞,是很危险的。反过来,已接受β阻滞剂或钙拮抗剂如维拉帕米的患者应用洋地黄也应小心地从低剂量开始,在心电监护下缓慢给药。此外,老年人或有传导障碍如病窦综合征者,即使发生房颤,若心室率不快,也常常无须用药。

迷宫手术是近年来房颤治疗的重要进展。慢性房颤是所有持续性心律失常中最常见的一种,其发病率及死亡率正在增加,而对治疗又常常产生耐受。因此,Cox等创建了一种电迷宫法,方法是在心房做多处迷宫或曲折错综的缝合以中止潜在微折返环,或者在心房做某些切口使冲动从窦房结发出后沿兴奋通道到房室结引起正常的心房收缩,如左房隔离术和窦结走廊术。这种迷宫手术的初步结果令人鼓舞,但有些患者需要永久起搏。另外,近年来应用的射频消融术和射频导管切除术也有较好的疗效。

(冯赟)

第九节　其他室上性心律失常

一、心房扑动

房扑时心室率很难用药物控制到满意程度,但用低能量电转复很容易成功。可以试用索他洛尔或低剂量胺碘酮预防发作。对于顽固病例,导管消融加起搏器的方法应用日增。在术后室上性心动过速,用心房快速起搏,超速抑制方法十分有效。

二、室上性心动过速

典型伴房室结折返的PSVT可以用迷走刺激法中止,如Vlasalva动作、面部浸于冷水、颈动脉按压等。在按压颈动脉窦前一定要在颈动脉区仔细听诊,若闻及血管杂音(提示颈动脉狭窄或硬化)则不能进行,否则可引起晕厥。因此,此法对老年人适宜。如果上述方法无效,可以静脉应用维拉帕米、艾司洛尔或腺苷。必须注意,若正在用β阻滞剂、切勿紧接应用静脉维拉帕米,否则可造成严重传导阻滞,心动过缓甚至停搏而致命。腺苷是超短效剂因而安全,特别是在难以区别PSVT伴差传还是室速时。如果仍无效,可重要迷走刺激法,然后可选用静脉洋地黄化,静脉胺碘酮或Ⅰ$_C$类药物(最好心律平)或根据临床情况进行电转复。

经过改进的外科技术和导管消融法已从根本上改善了顽固性 PSVT 患者的治疗，室率极快，常规药物无效，可在常规心电图中有宽大 QRS 综合波(提示差异性传导，前向性预激或室速)的患者，有进行介入性电生理检查的指征。然而在大多数其他患者，药物治疗是成功的。

防止室上速发作，须应用β阻滞剂维拉帕米硫氮卓酮或胺碘酮治疗初始的异位搏动。胺碘酮对室上速包括发作性房颤和伴附加束的心律失常有良效，而且低剂量使用可以减少副作用。$Ⅰ_C$ 类药物(心律平或氟卡胺)间或有效，但根据 CAST 的研究的结果，在有器质性心脏病者存在时不应使用。这在药品包装介绍上有说明。

三、预激(W－P－W)综合征

预激综合征的房室结附加束多数具有双向传导性能，少数仅单向传导。逆向性 QRS 正常，而前向性 QRS 宽大。根据患者的发作情况，预激综合征的处理可以分为：药物治疗、手术或导管消融切除房室附加以及植入自动除颤起搏器。

有房颤、房扑，心室率快，影响血液动力学稳定时应首选电转复。如果 QRS 波不宽大，可以像其他 PSVT 一样静脉用药，对于宽 QRS 前向性传导的发作，可以选用 $Ⅰ_C$ 类或Ⅲ类药物，如应用心律平、胺碘酮和氟卡胺。心律平抑制附加束传导，抑制前向性传导强于逆向性传导，延长前向不应期，在预激合并房颤房扑者疗效较好，胺碘酮明显延长附加束前向不应期并减慢传导速度，氟卡胺变是抑制附加束前传导并能终止房颤发作，因此都是治疗预激合并房颤和房扑的有效药物。但应注意心律平与氟卡胺的负性肌力作用及传导抑制作用，胺碘酮静注过快导致血压下降。在老年人，最好采用快速静滴而不是静脉注射。在 QRS 宽大的前向性发作，洋地黄是绝对禁忌的，因为有时可以缩短附加束与不应期从而引起极快的心室率，甚至可以导致心室颤动而致命。维拉帕米、地尔硫䓬和β阻滞剂因可以阻滞房室结而使冲动沿附加束下传，有时也是危险的。索他洛尔因具备Ⅲ类抗心律失常药物特点有时也可以应用。宽 QRS 波心动过速的鉴别诊断有时很困难，对于宽 QRS 发作，如果一时难以鉴别室速，室上速伴差传或前向性预激发作，可以静脉应用普鲁卡因酰胺、心律平或胺碘酮，这些药物对上述发作均有效且相对安全。室上速伴差传和前向性预激的鉴别可以应用维拉帕米静脉注射，前者有效而后者无效，但此法有可能加重后者，故应慎用。预防预激综合征的发作，可以用口服心律平，胺碘酮或氟卡胺。但最好在有适应证者进行手术导管消融治疗，后者在我国已十分普遍。在有经验的治疗组，成功率在 90％～95％，而死亡率极低。植入抗心动过速的起搏器是一项新的治疗方法。但因价格昂贵，且没有足够的资料证明它优于导管消融或手术切除附加束，因而在我国尚未用于预激综合征患者。无论是哪一种室上速，在治疗前都必须首先排除病窦综合征的快－慢综合征，否则在应用抑制窦房结和房室结的药物(如维拉帕米，$Ⅰ_C$ 类及Ⅲ类药)之后，虽可以控制室上速发作，但也会引起严重心脏阻滞而危及生命，因此，详细了解病史，特别了解患者本次发作前的 Holter 记录特别重要，此点对老年人尤其应注意。

(冯赟)

第十节　缓慢性心律失常

无症状的窦性心动过缓不需治疗，因为在运动员及老年人可能是正常心律。对于有症状的窦性心动过缓、病窦综合征和完全性房室传导阻滞的患者应当治疗。普鲁苯辛、阿托品和异丙肾上腺素均可以使用，但副作用多，长期应用疗效也不令人满意，因此最后常常需要安装人工起搏器。不过，首先必须排除下列药物的副作用，如β阻滞剂、洋地黄、维拉帕米、地尔硫䓬、奎尼丁、普鲁卡因酰胺、胺碘酮、利多卡因、甲基多巴、可乐宁和碳酸锂。在快一慢综合征，窦房结功能不全很难处理，最终都需要安装起搏器。β阻滞剂可以加重此综合征中的心动过缓成分。但吲哚洛尔因兼有内源性拟交感作用可能有效，可以在减慢心动过速的同时限制心动过缓。此类患者一般都是最后起搏器加抗心律失常药物维持。

当房室阻滞伴晕厥发作时，可紧急使用经胸临时起搏器或阿托品、异丙肾上腺素静滴，作为安装起搏器前的临时措施。

（冯赟）

第十二章 心血管外科疾病

第一节 动脉导管未闭

一、概述

动脉导管未闭(PDA)是常见的先天性心脏病,我国动脉导管未闭的发病率占所有先天性心脏病的15%～21%,男女性别比例为1∶(1.4～3.0),早产儿发生率可高至20%～30%。孕母于妊娠初期3个月多有风疹病毒感染史。动脉导管未闭亦可并发于其他先天性心脏病,或作为某些重症紫绀型先天性心脏病的代偿机制而存在。婴儿出生后,肺血管阻力下降、动脉血氧含量增加,以及缓激肽等物质的产生,均促使了动脉导管的闭合。足月儿动脉导管功能性关闭常发生在出生后数小时内,解剖上常在6周之内关闭,在1岁后每年关闭率仅为0.6%。出生后3天内给吲哚美辛可抑制环氧合酶,阻止前列腺素合成,抵消其扩张动脉导管的作用,促使导管收缩、闭合,总的有效率在70%左右。如应用吲哚美辛无效,则需行介入或手术治疗。1938年,Gross首次给1例7岁女孩成功施行动脉导管未闭结扎术,从而开创了心脏外科的新纪元。

Portsmann及Rashkind分别于1971年和1974年设计经心导管引入填塞物封闭导管的装置,1981年用于临床。1992年,Laborde等开展电视辅助下胸腔镜导管结扎术(VTSI)。无肺动脉高压的病例手术死亡率低于1%,主要死亡原因是呼吸衰竭和大出血。手术后患儿生长发育好,杂音消失,少数患儿可闻及因肺动脉扩张的收缩期杂音,随着时间的推移而逐渐减弱。

二、病理解剖

动脉导管是位于肺动脉主干与降主动脉之间的管道(图12－1),主动脉弓在正常位时,未闭的动脉导管位于主动脉峡部与肺动脉之间。主动脉弓右位时,导管位于无名动脉的根部和右肺动脉之间。未闭导管依形态可分为五型。

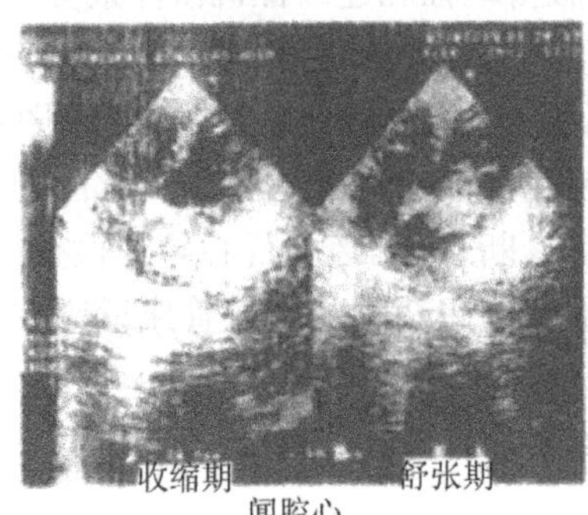

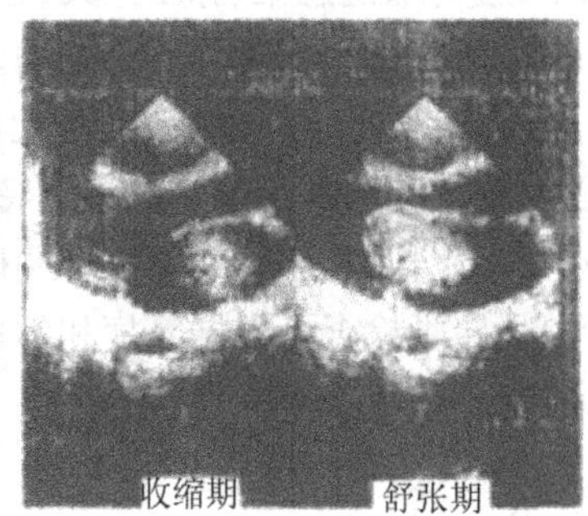

图12－1 动脉导管形状示意

A.管型;B.漏斗型;C.窗型;D.哑铃型;E.动脉瘤型

管型：导管两端等粗，此型最常见，占75%以上。

漏斗型：导管的主动脉端直径大于肺动脉端，呈漏斗状，占23%。

窗型：导管极短，管腔较粗，主动脉与肺动脉紧贴，呈窗状，管壁往往很薄，此型较少见。

哑铃型：导管中间细，两端粗，形成哑铃状，少见。

动脉瘤型：导管中间呈瘤状膨大，管壁薄而脆，罕见。

未闭导管的长度可从0.2～3cm；内径可从1～20mm或以上，多数为5mm左右。

动脉导管未闭常常合并其他先天性心脏病，当与法洛四联症、主动脉弓中断、右心室双出口、大动脉转位等心脏畸形并存时，动脉导管作为一种代偿途径可以延长患儿生命。

三、病理生理

婴儿出生后由于肺循环的肺血管阻力和肺动脉压力下降，而体循环血管阻力则因脐动脉闭锁反而上升，因此，未闭合的动脉导管血流发生逆转，由压力高的主动脉流向压力较低的肺动脉，形成左向右分流。分流量多少决定于导管的粗细、肺血管阻力的大小以及主、肺动脉压力阶差。左向右分流持续于整个收缩期和舒张期，临床可听到连续性的心杂音。由于肺动脉同时接受右心排出的和导管分流来的血液，故可引起肺充血；肺静脉回流入左心房和左心室的血流也相应增多，加重左心室负荷加重，促使左心室扩大、肥厚，甚至发生左心衰竭。流经二尖瓣口的血量过多可产生相对性二尖瓣功能性狭窄。肺循环血量增加后使肺血管阻力增大，右心室负荷加重可导致右心室肥大、增厚。

动脉导管未闭、分流量较大者可引起动力性肺动脉高压，当肺动脉压升高至主动脉的舒张期压力时，则血液分流仅在收缩期，临床上仅能在收缩期听到杂音。动力性肺动脉压虽可高达体循环水平，一旦分流中断，仍可逆转，使肺动脉压明显下降，甚至恢复正常。但肺小动脉因长期受血流冲击发生痉挛并继发管壁组织改变，如中层肌纤维和内膜增厚、硬化，管腔变细、阻塞，而使肺血管阻力持续上升，形成阻塞性肺动脉高压，这种阻塞性肺动脉高压不可逆转。此时左向右分流遂消失，逆转为右向左分流，临床上出现差异性发绀、收缩期杂音减弱，甚至消失，病变已属晚期，称为艾森门格(Eisenmenger)综合征。

四、临床表现与诊断

细小的动脉导管未闭者的左向右分流少，可以无症状。中等大小的动脉导管未闭，患儿常表现为发育迟缓、反复呼吸道感染、脉压差大、心脏搏动强和连续性机器样杂音。粗大的动脉导管未闭的婴儿可在出生后数周内发生心力衰竭。早产儿大的动脉导管未闭常有呼吸窘迫。

X线胸片异常表现为左心房、左心室增大，肺充血和肺间质水肿。心电图检查显示左心室肥厚。超声心动图能准确判定导管的解剖特征、分流方向和估计肺动脉压力。大多数婴儿和儿童有典型的临床症状，且超声心动图可明确诊断，而无必要行心导管检查。但是，有严重的肺动脉高压者，心导管检查可根据氧疗和肺血管扩张药物的肺血管床反应评估肺动脉高压的严重程度，以决定是否可手术治疗。

五、主要手术方法

(一)导管结扎术

导管结扎术适用于绝大部分婴幼儿和管状未闭的导管。右侧卧位，左胸后外侧切口，经第 4 肋间进入胸腔，将左上肺叶拉向前下方，显露后纵隔。亦可应用平行腋中线纵切口及经胸膜外途径。在肺动脉、迷走神经及膈神经组成的导管三角区，纵行切开主动脉峡部至降主动脉表面的后纵隔胸膜。钝性及锐性游离动脉导管及喉返神经。在导管上、下缘游离导管壁周围的松弛组织，分别解剖出动脉导管上、下窗。将直角钳从下窗经导管后内侧向上窗方向分离，钳尖端自上窗穿出，将双 10 号粗丝线（图 12－2）从导管后拉过去，予以结扎。先结扎主动脉端，后扎肺动脉端，打结用力均匀，双食指伸入胸腔，与导管在同一平面，慢慢收紧线结至震颤消失，在两结扎线上可用 4 号丝线结扎一次，防止结扎线松脱。游离、结扎导管前，短暂降低血压至 60～70mmHg(8.0～9.33kPa)，以减少血管张力，结扎或切断导管前必须暂时阻断导管 30～60 秒，观察患儿有无血压下降或心率增快的表现。

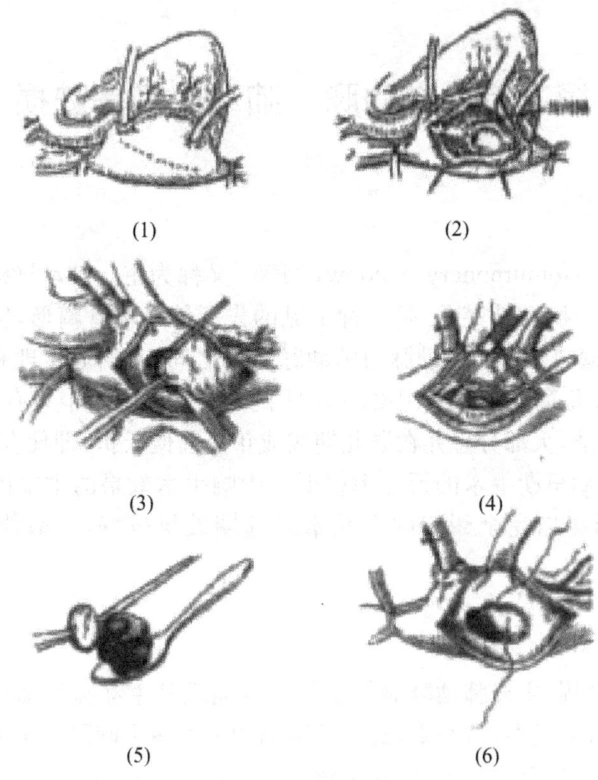

图 12－2　导管结扎术

（二）导管切断缝合术

对较粗、较长的导管可采取切断缝合术，游离出导管后在其主、肺动脉端分别置阻断钳，在两钳间切断，以 5－0 无损伤线连续缝合。此方法处理导管彻底，但手术风险大。钳夹应与导管长轴垂直，两钳间要有一定距离，如有松脱或管壁撕破，将发生致命性大出血。缝合针眼渗血应以温盐水纱布或小块干纱布压迫止血。

（三）体外循环下导管闭合术

此术式可经胸骨正中切口，在体外循环建立后将扩张的肺动脉主干向足侧及内侧牵拉，充分显露出心包腔顶部，剪开局部心包反折后，游离未闭的导管，仔细分辨左、右肺动脉与导管的关系。动脉导管确认后，用直角钳穿过导管的后方，引出两根 10 号粗丝线结扎导管。

有胸腔或心包内粘连或导管位置偏后，不易分离及显露时，可以先行血流降温，以手指压迫导管阻断其分流。当肛温降至20℃～25℃时,减低流量至10～20mL/(kg·min),切开肺动脉干,根据导管开口大小行褥式缝合、带垫片缝合或补片修补。缝合前应再次检查其确系导管开口,而非左肺动脉及其分支。最后一针打结前,患儿要处于头低位,利用体外循环流量充分排尽主动脉内气体,以免术后发生空气栓塞。

(四)电视胸腔镜下导管闭合术

随着电视胸腔镜治疗胸部疾病的发展,近年来有学者开展了电视胸腔镜下闭合动脉导管术。全身麻醉气管插管后,在左侧胸壁打两个直径5mm孔洞,分别插入胸腔镜和套管,经套管插入特制的剪刀和解剖器,在电视屏幕图像辅助指导下小心解剖上纵隔、游离动脉导管,经套管用持夹器钳夹两枚钛夹,将导管完全夹闭。

(姜辉)

第二节　主动脉－肺动脉间隔缺损

一、概述

主－肺动脉窗(aortopulmonary window,APW)又称为主－肺动脉瘘、主动脉隔缺损、主－肺动脉隔缺损或主－肺动脉穿孔,是一种少见的先天性心血管畸形,发生率占先天性心脏病的0.2%。缺损或窗口位于升主动脉与肺动脉主干之间,其病理生理和临床表现酷似动脉导管未闭。美国Sick儿童医院20年中的15104例先天性心脏病中只有23例,约占0.15%。本病无自行闭合的可能,大部分患儿在婴儿期或成年以前便夭折,即使存活者,也大多合并严重的肺血管病变。本病早期手术的死亡率很低。影响手术效果的主要因素是手术时间和肺血管病变程度。畸形得以完全纠正的患儿术后远期效果较好,一般能参加正常的学习和工作。

二、病理解剖

胚胎时期第5～8周,主－肺动脉隔将动脉干分隔成升主动脉和肺动脉主干。在同一时期,室间隔将心室腔分隔成左、右心室,最终动脉隔的下方与室间隔的上方相融合,使左、右心室分别与主动脉和肺动脉相通。如上述分隔不完善,按其位置高低。分别形成主－肺动脉窗、永存动脉干或高位室间隔缺损。主－肺动脉窗的患儿主动脉和肺动脉的半月瓣发育均正常,通常还可伴有其他复杂的心血管畸形。1979年,Richardson等提出了主－肺动脉窗的经典分类。

Ⅰ型:缺损开口于肺动脉的右侧壁,靠近主动脉半月瓣。

Ⅱ型:缺损位于升主动脉远端,开口子右肺动脉自肺动脉干的发源处。

Ⅲ型:缺损直接开口于右肺动脉。

Ⅲ型:实际上是一侧肺动脉异常起源于主动脉,因此,Mori等对此分类法进了改良,Ⅰ、Ⅱ型同Richardson,Ⅲ型被定义为主－肺动脉隔完全缺损,而一侧肺动脉起源于主动脉不作为分类之一(图12－3)。

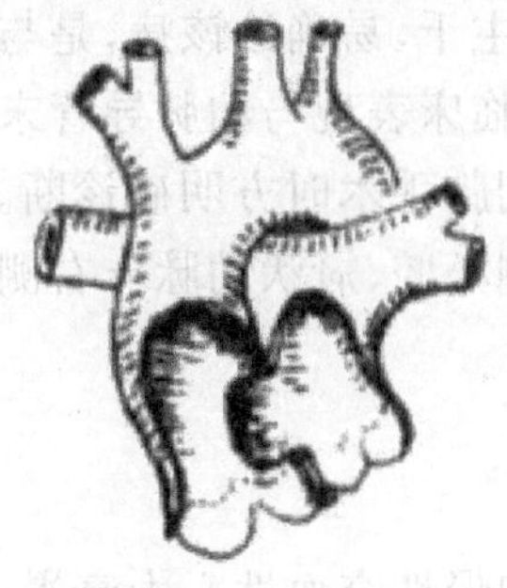
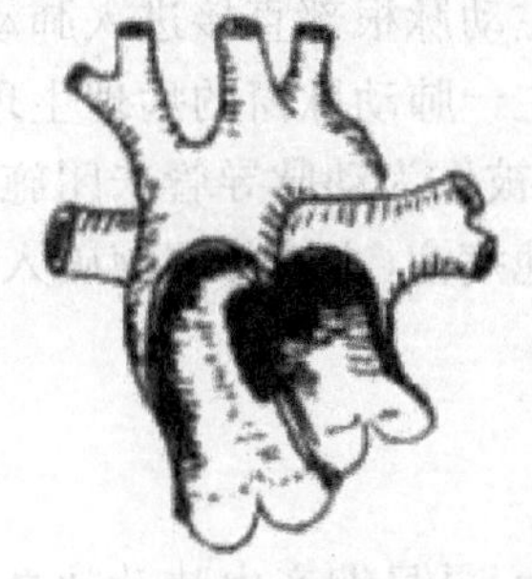
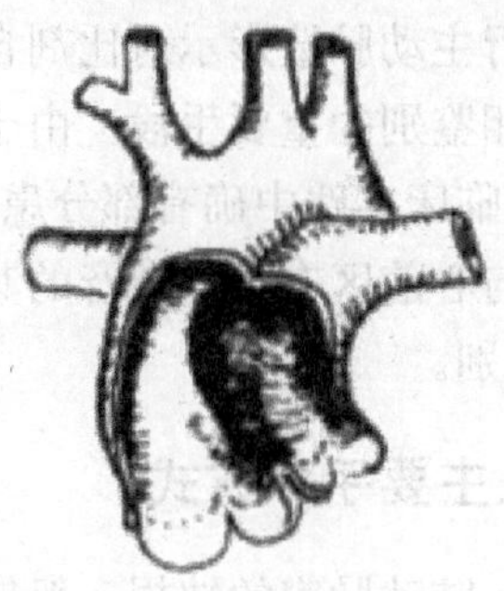

图 12－3　主－肺动脉窗 Mori 分型

本病的缺损口径大小不一，可从数毫米到 60mm，一般在 20mm 左右，其中约 40%的患儿合并室间隔缺损、房间隔缺损、动脉导管未闭、主动脉瓣口狭窄、右位主动脉弓、法洛四联症等心脏畸形。

典型的主－肺动脉窗在解剖上恰位于主动脉瓣上方，形成主动脉根部与肺动脉主干相通。部分患者缺损口径较大，且下缘十分邻近主动脉瓣，从外观上难以与永存动脉干相区分。

三、病理生理

主－肺动脉窗导致的循环生理异常与动脉导管类似，但程度常较之更严重。早期，由于大量血流自主动脉分流至肺动脉；使肺静脉回流至左侧心腔的血量增加，加重左心室负担，因而引起左心室肥大及劳损，而体循环血流量相对不足，导致发育不良或迟缓。由于肺充血，易发生呼吸系统感染。晚期，肺小动脉发生管壁增厚、纤维化、管腔变小等继发性病变，使肺动脉阻力增加、压力升高，引起左、右心室合并肥大。当肺动脉的压力高于主动脉时，则形成反向(右至左)分流，出现全身性发绀。在出生后最初几周内，随肺血管阻力下降，患者通常有充血性心力衰竭的症状和体征。由于缺损较大，在患儿 1 岁之内形成不可逆的肺动脉高压。

四、临床表现与诊断

临床表现主要取决于主动脉至肺动脉分流血量的多少，以及是否发生继发性肺动脉高压及其程度。由于缺损一般较未闭的动脉导管口径大，以及其分流的位置离心脏近，所以许多患儿在婴儿或幼儿期即死于充血性心力衰竭，幸存者心悸、气急、乏力、易患呼吸系统感染和发育不良等表现，一般较动脉导管未闭更为突出。晚期肺动脉高压严重，产生逆向分流时则出现全身性发绀(区别于动脉导管未闭肺动脉高压时的下半身发绀)。抗生素广泛应用以来，动脉内膜炎已少见。

体检时，在胸骨左缘第 3、4 肋间可闻及连续性机器样杂音，如已有明显的肺动脉高压，可仅闻及收缩期杂音，杂音一般较动脉导管未闭更响，且较表浅，同一部位可扪及震颤，肺动脉第二心音亢进，或伴有肺动脉瓣关闭不全的杂音(Graham－Steell 杂音)。分流量较大时，常可在心尖部听到二尖瓣相对性狭窄产生的舒张期杂音。因脉压增宽，出现水冲脉、股动脉枪击声和毛细血管搏动等体征，其程度较动脉导管未闭更明显。

X 线胸片示心脏明显扩大，肺动脉段突出，升主动脉扩大，心电图检查示左心室肥大或左、右心室均肥大；超声心动图检查示升主动脉与肺动脉之间有异常通道，即可做出明确诊断，故通常不需要做心导管检查。若右心导管检查示肺动脉主干血氧含量明显高于右心室，右心室和肺动脉压力一般均有某种程度的增高，如导管自肺动脉主干进入升主动脉，更可确诊。逆行主动脉造影示对比剂自主动脉根部直接进入肺动脉主干，易确诊该病，是与动脉导管未闭相鉴别的重要手段。由于主一肺动脉窗的病理生理和临床表现与动脉导管未闭十分相似，在临床实践中确有部分患儿被作为动脉导管未闭施行剖胸手术时方明确诊断。此外，本症应与心前区有类似杂音的其他病症（主动脉窦瘤破入右侧心腔、冠状动脉一右侧心腔瘘等）相鉴别。

五、主要手术方式

主一肺动脉窗的缺损一般较大，易早期产生肺动脉高压和慢性充血性心力衰竭。因此，一旦明确诊断，都应尽早手术。主一肺动脉窗除个别缺损很小、位置远离主动脉瓣和肺动脉瓣、可在非体外循环下结扎或切断缝合外，一般都应在体外循环下进行修补，特别对于缺损位置低、下缘在心脏脂肪组织内、不易解剖清楚的病例。补片修补的途径可直接从经升主动脉、主一肺动脉窗前或肺动脉干切口进行修补。

（一）经升主动脉切口

胸部正中切口，切开心包，建立体外循环时，升主动脉插管位置要尽可能高一些，以便于显露手术野。体外循环开始时阻断肺动脉或左右肺动脉，以免引起灌注肺，并从右上肺静脉处插入左心房引流管，以降低左心室负荷。手术通常在中度低温下进行，如为婴儿或伴复加畸形形，也可采用深低温低流量或停循环的方法。

在主一肺动脉窗的主动脉一侧纵行切开升主动脉一般能获得良好的显露，修补前应仔细观察左、右冠状动脉起源及其与右肺动脉、肺动脉干相邻的关系。当缺损位置较低时，注意缺损下缘与冠状动脉开口和主动脉瓣的关系，避免损伤冠状动脉和主动脉瓣。可应用涤纶片或经戊二醛固定后的心包补片作修补材料。补片应与缺损直径相符合，以减少张力，避免补片太大后凸入肺动脉，致右心室流出道梗阻，可用 5－0 Prolene 线做连续缝合，修补完毕后关闭主动脉的切口，排气开放主动脉（图 12－4）。

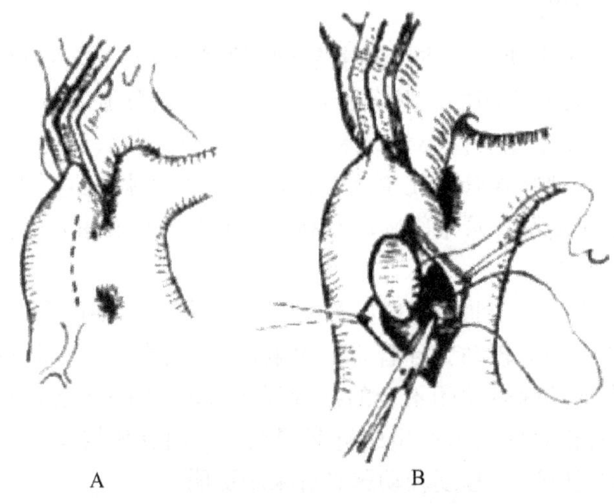

图 12－4　经升主动脉切口主一肺动脉窗修补术

A. 经升主动脉前壁切口；B. 采用涤纶补片缝合关闭

（二）经主一肺动脉窗前壁切口

纵行切开主一肺动脉窗正中前壁，同样应仔细检查冠状动脉的开口，先将补片与缺损的后缘和上、下缘缝合，其前缘的缝合采用三明治法，即同时把两侧的主动脉壁、肺动脉壁与补片前缘一起缝合，注意排空主、肺动脉腔内的气体。

（三）经肺动脉切口

纵行切开肺动脉主干前壁，显露缺损，用类似经主动脉切口的方法进行补片修补缺损，也可用自体肺动脉壁转移“皮瓣”技术修补缺损，再用自体心包补片修复肺动脉壁缺损。由于经“肺动脉”切口不易看清主动脉内冠状动脉开口的情况，操作时要谨慎。

（姜辉）

第三节　主动脉缩窄

一、概述

主动脉缩窄（CoA）是指在动脉导管或动脉韧带邻近区域的主动脉狭窄，约占先天性心脏病的5%～8%。该病首先于1760年由Morgagni通过尸解描述。少数患儿可无症状或并发症，并可生活到成年。但未经治疗的患儿寿命均较短，平均32～40岁，90%在50岁以前死亡。死因大多为充血性心力衰竭、主动脉瘤、细菌性心内膜炎、脑血管意外等。1945年，Crafoord首次报道手术矫治主动脉缩窄获得成功。1950年，Calodney报告手术矫治婴幼儿主动脉缩窄获得成功。近年来，随着手术方法的改进，主动脉缩窄手术早期死亡率已明显下降，单纯型主动脉缩窄手术死亡率已降至0%～4%，再缩窄二次手术的死亡率为5%～10%。早期死亡原因多为术后出血及心肺功能不全。另外，主动脉缩窄术后远期并发症如高血压或术后再狭窄的发生率仍较高。国外文献报道，即使手术十分成功，仍有10%～20%的患儿可发生远期高血压。婴幼儿主动脉缩窄术后再缩窄发生率可达9%～60%。近年来，球囊主动脉成形术的应用为解除或减轻主动脉缩窄术后再狭窄提供了新的治疗方法，但其远期疗效仍有待于进一步的论证。

二、病理解剖

主动脉缩窄的范围通常比较局限，主要局限在动脉导管或动脉韧带区域。病理改变表现为主动脉壁中层及内膜增厚，引起部分膜状或纤维肌肉凸向腔内，从而导致管腔局部的狭窄，其狭窄程度不一，一般为2～5mm，部分严重者可接近于闭锁。主动脉缩窄的形成机制尚未明确，目前大多数学者认为与胎儿期主动脉血流异常分布有关。在胚胎发育时期，任何使主动脉峡部血流减少的心血管畸形均易发生主动脉缩窄，如动脉导管未闭、室间隔缺损、主动脉瓣畸形、二尖瓣狭窄等。

临床上依据Bonnet提出的病理分型分为导管前型（婴儿型）及导管后型（成人型）（图12—5）。导管前型多位于主动脉峡部，呈广泛性狭窄，可累及主动脉弓部，动脉导管呈开放状态，侧支循环少，常合并其他心内畸形，多见于新生儿和婴幼儿。导管后型多位于动脉导管或动脉韧带的远端，缩窄范围较局限，动脉导管大多已闭合，侧支循环丰富，很少合并心内畸形，多见于年龄较大儿童或成人。

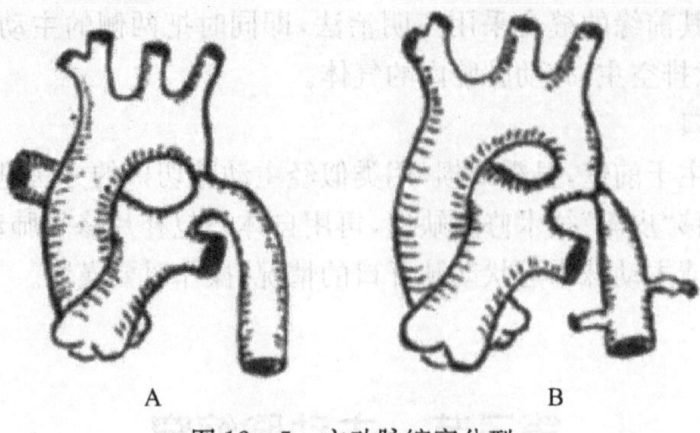

图 12－5　主动脉缩窄分型

A. 导管前型；B. 导管后型

三、病理生理

主动脉缩窄的血流动力学改变主要是狭窄近心端血压增高，使左心室后负荷增加，出现左心室肥大，导致充血性心力衰竭。脑血管长期处于高血压状态，易出现动脉硬化。缩窄远端血管血流减少，严重时可出现下半身及肾脏血供减少，造成低氧、尿少、酸中毒。有些婴幼儿下肢血流部分依赖肺动脉供应，放下肢血的氧饱和度可低于上肢。随着侧支循环形成，使得缩窄的近心端血流与缩窄远瑞的动脉相交通，症状可得以改善。

四、临床表现与诊断

患儿临床表现与年龄及是否合并其他心内畸形有关。婴幼儿大多表现为气急、多汗、喂养困难等充血性心力衰竭症状，部分患儿下肢皮肤较上肢略呈发绀。心脏听诊可闻及奔马律及收缩期杂音，股动脉搏动减弱、消失。若主动脉缩窄程度较轻，未合并心内畸形，患儿多无症状，部分可诉头痛、活动后气促、心悸，下肢易感疲劳，甚至出现间歇性跛行。多数在体检时发现上肢血压高于下肢，股动脉搏动减弱或消失。因约有少数患儿左锁骨下动脉从缩窄段下方发出，故需同时测量左、右上肢血压。胸骨左上缘或左肩胛区可闻及收缩期杂音。

X 线胸片示心影正常或有不同程度的左心室增大。主动脉缩窄形成的切迹及扩大的近端锁骨下动脉和主动脉缩窄后扩张的切迹在 X 线胸片上形成典型的"3"字形征象。心电图检查主要表现为左心室不同程度肥厚，部分为双心室肥厚。超声心动图检查可判断主动脉缩窄的部位和长度。心导管和主动脉造影可明确缩窄的部位、范围及压力阶差。目前，64 排 CT 已能对缩窄部位、长度、侧支形成做出全面的判断，基本上替代了心血管造影。

五、主要手术方式

一般认为，缩窄两端的压力阶差超过 22.5mmHg 就具备手术适应证。根据患儿的年龄、缩窄的程度及是否合并其他心内畸形等而选择不同的手术方法。

（一）缩窄段切除，端端吻合术

此手术适用于缩窄段较局限，缩窄段切除一般不超过 2cm 范围。经左胸第 4 肋间进胸，充分解剖狭窄段主动脉，包括动脉导管（韧带）及左锁骨下动脉，用阻断钳阻断主动脉远、近端血流，结扎切断动脉导管（韧带），切除主动脉狭窄段，近端切口应切至管腔足够大的部位，远端切口有时需斜切使吻合口足够大。上、下端吻合时张力不能高，如有困难，需牺牲一些肋间血管以确保吻合口张力不致过高。吻合口采用 5－0 Prolene 或可吸收线连续缝合(图 12－6)。特别要强调,该病手术操作技巧一定要熟练,主动脉阻断时间不得超过 25 分钟,以免发生脊髓损伤和肾功能衰竭。

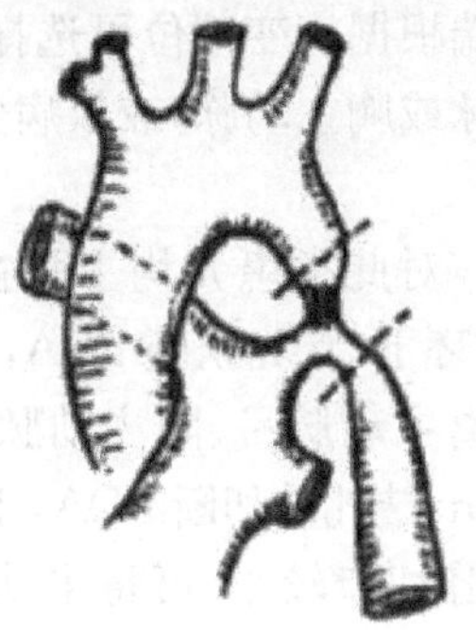
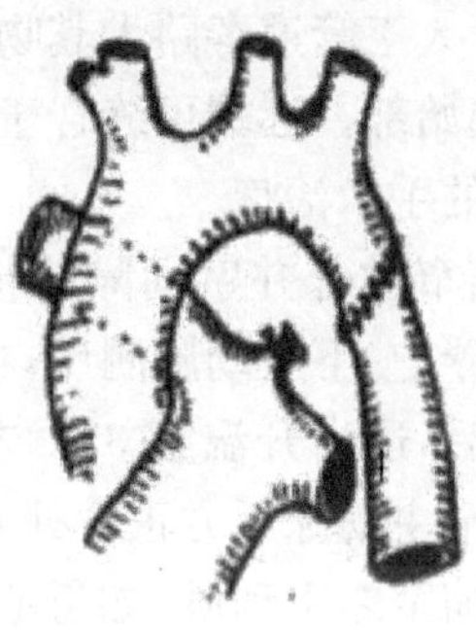

图 12－6　缩窄段切除、端端吻合

(二)人造血管置换术

缩窄段较长的患儿,特别是原计划做切除后端端吻合,因吻合口张力过大无法直接吻合,或术前就明确缩窄段较长需采用人工管道者,即可选用涤纶管道或 Gore－Tex 管道连接远、近端主动脉(图 12－7)。

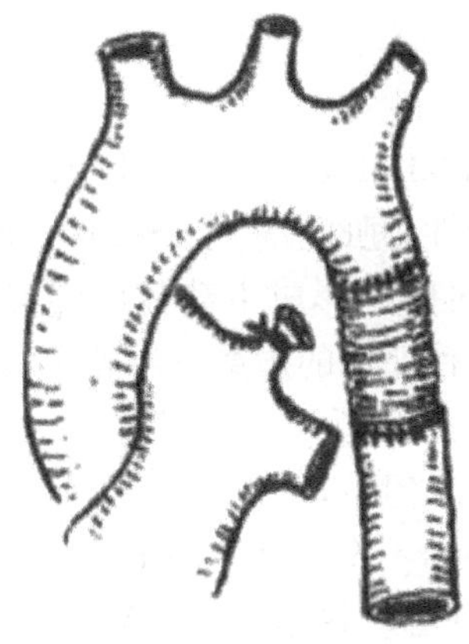

图 12－7　缩窄段切除人造血管置换

(三)补片扩大成形术

阻断缩窄段远、近端主动脉后,纵行切开缩窄段主动脉,切除缩窄处腔内的隔膜组织。主动脉的上、下切口均需超过缩窄段至正常的主动脉膨胀处,然后选用与主动脉切口大小相近的 Gore－Tex 补片,剪成椭圆形,用 5－0 单丝聚丙烯缝线连续缝合,扩大缩窄段主动脉。但该法用于小婴儿远期再狭窄发生率极高,目前不主张应用于婴幼儿。

(四)左锁骨下动脉瓣翻转术

此方法仅适用于婴幼儿主动脉缩窄。左锁骨下动脉需完全游离,在胸颈部椎动脉分支处分别结扎左锁骨下动脉和椎动脉,并切断左锁骨下动脉,结扎动脉导管或韧带。在主动脉弓部靠左颈总动脉远端和缩窄段远端 2～3cm 的降主动脉上分别置主动脉阻断钳,纵行切开降主动脉缩窄段,并将切口向上延长至左锁骨下动脉,将左锁骨下动脉纵行剖开形成血管瓣,向下要越过缩窄段远端 1～1.5cm。剪除缩窄段内腔的隔膜组织,再将剖开的锁骨下动脉瓣向下翻转行主动脉成形术。由于此方法以牺牲左锁骨下动脉为代价,有较多近、远期并发症,目前除非特殊情况，不作为首选治疗方法。

(五)人工管道旁路术

当遇到主动脉缩窄段较长而复杂，或局部有严重粘连，或存在炎症而致分离困难时，可采用人工管道旁路术。人工管道旁路术其吻合口近端根据病变部位可选择在升主动脉、主动脉弓或左锁骨下动脉起始部。远端可缝合于降主动脉或胸主动脉，或依病变部位而定。

(六)合并 VSD 的手术治疗

婴幼儿主动脉缩窄常合并室间隔缺损。目前，对此类患儿均主张在婴儿期行一期根治术。手术方法：同时置上、下肢动脉测压，在体外循环下，首先阻断 PDA，完成 VSD 的修补，开放主动脉，心脏复跳后，适当升温至 32℃左右，游离主动脉弓、降主动脉、PDA(或韧带)周围组织，向下游离到缩窄主动脉下方正常处 0.5～1cm，结扎并切断 PDA，于缩窄主动脉上、下方分别置阻断钳，切断缩窄之主动脉，如近心端主动脉切口较小，可将主动脉弓下方延长，并行端侧吻合术。吻合完毕后，先开放远端阻断钳，排气，再开放近端阻断钳。

(姜辉)

第四节　主动脉窦动脉瘤

一、概述

先天性主动脉瓣窦瘤(congenital of aneurysm of the sinus of valsalva，CASV)是一种比较少见的先天性心脏病，约占先天性心脏病的 1%～2%。患儿在出生后，由于主动脉血流压力将主动脉瓣窦的薄弱区逐渐外推膨出形成主动脉瘤样突出，称为 CASV。最后，在伴有或不伴有体力劳动或外伤的情况下，使非薄的瘤壁发生破裂，穿入邻近的心腔，偶尔也可穿入心包腔或肺动脉，造成血液分流的瘘，则称为 CASV 破裂。未破的 CASV 一般不产生血流动力学变化，因此没有临床症状和体征。但是，在少数情况下，未破 CASV 可产生重要的症状，如凸入右心房，造成三尖瓣狭窄与关闭不全。凸入右心室，造成流出道梗阻。邻近传导系统的 CASV 可引起心脏传导阻滞及室性心动过速。CASV 破裂后致死的主要原因是充血性心力衰竭。CASV 破裂及充血性心力衰竭特别易患感染性心内膜炎，约占 10%，而心内膜炎是本病致死的主要原因之一。

二、病理解剖

CASV 是由于主动脉瓣窦的基部发育不全，窦壁中层弹性纤维和肌肉组织薄弱或缺失，使主动脉壁中层与主动脉瓣纤维环之间缺乏连续性，形成主动脉瓣窦的基底部薄弱点，出生后主动脉血流压力将主动脉瓣窦的薄弱区逐渐外推膨出形成主动脉瘤样突出。CASV 多为单发性，窦瘤在主动脉内开口直径通常为 0.6～1.2cm，瘤体长 0.4～4.0cm，通常在 1.5cm 左右，壁薄，内壁光滑，尖端有赘生物，多为一破口，也有多个破口。极少数窦瘤内口较大，可累及整个动脉瘤。瘤体突出和破裂入心腔的方向，取决于窦瘤起源于哪个主动脉窦。大多数窦瘤发生于无冠窦的后部或左冠状窦，多数破入右心房或右心室，少数破入左心房或左心室。极个别窦瘤破入室间隔、心包腔或肺动脉。

CASV 的分型(图 12－8)：

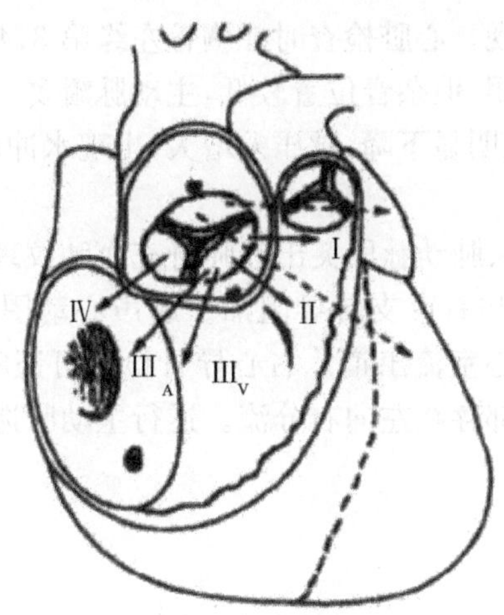

图 12-8　主动脉瘤破裂的起源、部位与破入的方向

Ⅰ型：右冠窦左 1/3 部分破入右心室漏斗部上部，紧靠近左、右肺动脉瓣交界的下方，多合并室间隔缺损和主动脉瓣叶脱垂或畸形。

Ⅱ型：右冠窦中 1/3 部分穿过室上嵴破入右心室漏斗下部肌肉间隔。

Ⅲ型：右冠窦右 1/3 部分破入右心室或右心房，大多破入漏斗隔壁束下方的室间隔膜部，少数破入右心房，靠近三尖瓣隔瓣的根部。

Ⅳ型：主动脉窦瘤起源于无冠窦偏左 1/3 部分破入右心房，但偶有破入右心室或同时破入右心房及右心室者，少数起源于无冠窦偏后部者可破入心包腔。

三、病理生理

CASV 发生破裂后通常破入右侧低压心腔，血液从高压的主动脉分流入低压的右心室腔，由于二者存在明显的压力阶差，产生大量的左向右分流，其血流动力学改变类似动脉导管未闭，肺循环血流量增多，右心室负荷加重，引致右心室扩大、肺动脉高压和右心衰竭。CASV 破入右心房腔则使右心房压力明显增加，右心房明显扩大，上、下腔静脉血液回流受阻，出现右心衰竭症状。CASV 破裂入心包腔则产生急性心脏压塞而引起死亡。

CASV 常可合并其他心脏畸形，其中最常见的为并发 VSD(约占 40%～50%)，这样更加重左、右心室的负荷，同时，常有不同程度的主动脉瓣反流，其自然病史和 VSD 合并主动脉瓣反流相似。当 CASV 囊体及右冠瓣叶脱垂，主动脉瓣反流则进行性加重。脱垂的进展逐渐堵塞而缩小了 VSD，致使解剖学上的大 VSD 变成了功能上的小 VSD，因而此类患儿肺动脉高压与肺血管阻力增高少见。CASV 亦常伴有主动脉瓣关闭不全、肺动脉口狭窄、主动脉缩窄和动脉导管未闭等。本病病程进展随破口大小而异。破口越大，左向右分流量越多，则症状出现早，病情进展快。

四、临床表现与诊断

未破裂的 CASV 一般没有临床症状，破裂后才出现症状。发病多有明显诱因，如在剧烈劳动时突然感觉心前区或上腹部剧烈疼痛、胸闷和呼吸困难，类似心绞痛。病情迅速恶化者，发病后数日即可死于右心衰竭。多数病例破口较小，起病后可有数周、数月或数年的缓解期，然后呈现右心衰竭症状。少数患儿由于破口甚少，仅有小量左向右分流，很长时间可无自觉症状，常因心脏杂音而偶然发现。心脏检查时在胸骨左缘第3、4肋间可听到典型的连续性粗糙杂音，性质类似动脉导管未闭，但杂音位置较低，主动脉瓣窦动脉瘤破入右心房的病例则常呈现颈静脉怒张。由于舒张压明显下降，脉压差增大，出现水冲脉、毛细血管搏动和股动脉枪击声。

X线胸片示心脏明显扩大、肺动脉段突出和肺野充血肺纹理增多。心电图检查示左心室肥大或双心室肥大、心肌损害和右束支传导阻滞。超声心动图检查显示主动脉窦壁波形中断，舒张期主动脉窦壁脱入右心室流出道。右心导管检查可证实在右心房、右心室或肺动脉部位血氧饱和度升高，提示该部存在左向右分流。逆行主动脉造影可明确主动脉窦瘤破口部位及破入的心脏腔室。

五、主要手术方式

CASV形成后逐渐发展扩大，最终必然导致主动脉窦瘤破裂。因此，凡确诊为主动脉瓣窦瘤破裂者，都应施行CASV切除术。CASV未破裂，但瘤囊较大而引起右心室流出道梗阻、三尖瓣狭窄或关闭不全、房室传导阻滞时，均应尽早手术。根据CASV破入腔室部位或伴发心脏畸形来决定不同手术的方式。

(一)经肺动脉及右心房切口CASV修补术

过去对破入到右心室者多采用右心室切口，现多改为经肺动脉和右心房切口完成修补，该术式有利于术后心功能的恢复。如有肺动脉狭窄可同时解除肺动脉狭窄。常规建立体外循环，手术一般在中度低温体外循环下进行。暴露瘤囊后，沿纵轴剪开CASV壁，认清CASV的内口，切除部分囊壁，残端留3mm。对内口直径在10mm以下者，可采用直接缝合法修补，沿主动脉长轴进出针，用5－0 Prolene线做间断“8”字缝合或连续缝合，然后再做第二层垫片褥式缝合，缝针必须穿过主动脉瓣环及健康的主动脉壁，勿损伤主动脉瓣。而内口直径达10mm或以上者，需采用人造织物补片修补，用5－0 Prolene线连续或间断褥式缝合，并用原囊壁再加固。

(二)经主动脉切口CASV修补术

当窦瘤破入左心室，其起源部位多为左冠窦，可选择升主动脉根部切口。经该切口可直接自冠状动脉开口灌注停搏液，且可精确检视瓣叶，囊状窦瘤可自右心房或右心室牵回主动脉内，切除多余瘤壁，窦瘤的切除与缝合方法与上述一致。对合并的嵴上型室间隔缺损，可经主动脉切口或右心室切口予以修补，如伴发主动脉瓣关闭不全，可同时做主动脉瓣成形术或主动脉瓣膜置换术。

(三)CASV合并VSD的修补术

一般选升主动脉与肺动脉主干双径切口，此法的优点是暴露最好，便于准确、可靠地进行CASV的修补及合并主动脉瓣反流与VSD矫治术，尤其是需行补片修补的大VSD，为多数学者所推崇。最好采用单一补片法，补片裁剪后先自VSD下缘开始，做连续缝合，双头针线分别向上缝合至主动脉瓣环，将补片与其缝合，然后继续将补片上缘与CASV内口的上缘正常主动脉壁缝合。伴有主动脉瓣脱垂及主动脉瓣反流时，如主动脉瓣反流为轻度，只修补CASV和VSD，主动脉瓣反流一般不必处理。中度或重度主动脉瓣反流，必须同时处理，根据患儿年龄及瓣膜的病理情况，选做主动脉瓣成形术或主动脉瓣置换术。主动脉瓣成形术(图12－9)适用于年龄较小、瓣叶脱垂，以延长或轻度增厚的改变为主，以及无明显纤维化、卷缩或钙化者。主动脉瓣置换术适用于伴有严重瓣叶畸形，如明显纤维化、增厚、缩短、卷曲和钙化、二叶瓣畸形引起的主动脉瓣反流以及主动脉瓣成形术效果差或无法成形者。

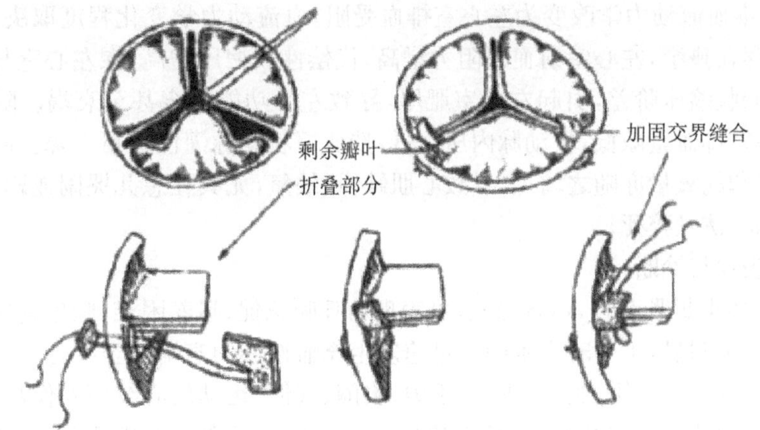

图 12－9　主动脉瓣叶脱垂的瓦刀法示意图

上方图示折叠缝合瓣叶延长部分游离缘；下方图示加固缝合折叠瓣叶和交界方法

（姜辉）

第五节　主动脉瓣、瓣上和瓣下狭窄

先天性主动脉狭窄是指主动脉瓣膜、主动脉瓣下和瓣上狭窄，其发病率占先天性心脏病的 3%～8%。此畸形一般为单独狭窄，也有同时存在多处狭窄，其中以主动脉瓣狭窄最为多见，约占 70%，而主动脉瓣下狭窄约占 20%，瓣上狭窄最为少见，约占 10%。

一、主动脉瓣狭窄

（一）概述

先天性主动脉瓣狭窄（aortic valve stenosis，AVS），指主动脉瓣膜发育不全而引起瓣膜水平的梗阻。婴儿期出现主动脉瓣狭窄症状，狭窄程度往往较重，少数严重者在生后几天或几周内迅速出现充血性心力衰竭甚至死亡。所以，对于此类患儿需要急诊行主动脉成形术。如果主动脉瓣狭窄并非十分严重，新生儿期可以无症状，此类患儿可待儿童期或青少年期手术，但有发生猝死的危险，猝死发生率与梗阻严重程度有关。新生儿危重型 AVS 术后死亡率可达 20%～80%。美国波士顿儿童医院曾报道 21 例新生儿、小婴儿的 AVS 患者，行瓣膜交界切开术后医院死亡率为 19%。儿童期行瓣膜切开术后死亡率＜2%，随访发现 75%以上结果满意，但约有 30%的患儿术后因主动脉瓣反流而需再次手术。

（二）病理解剖

AVS 主要表现为瓣膜游离缘不同程度互相融合。按融合瓣膜的分叶不同可分为单瓣、双瓣、三瓣和四瓣畸形，其中双瓣畸形最常见（约 70%）。单瓣畸形多见于新生儿和婴幼儿，且瓣叶多明显增厚，甚至瓣叶存在明显不规则，或伴有黏液瘤样组织形成，因此，此类畸形狭窄多较严重，症状出现早且表现危重。由于狭窄明显，左心室肥厚突出，易引起广泛的心内膜纤维化，甚至伴有心内膜弹力纤维增生症。双瓣畸形则多见于年长儿童或成人，狭窄症状出现较晚。

（三）病理生理

AVS 的基本血流动力学改变为左心室排血受阻，血流动力学变化程度取决于狭窄程度。由于主动脉瓣存在狭窄，左心室射血时阻力增高，代偿性收缩压增高，在左心室与主动脉之间存在不同程度的收缩压阶差，引起左心室肥厚，导致左心功能不全甚至衰竭。随着左心室后负荷增加，左心室排血量减低，主动脉内压力低，造成冠状动脉灌注血量下降。同时由于心肌做功增加，代谢和耗氧量亦随之增加，导致心肌缺血、缺氧，尤其在患儿哭闹或剧烈运动时，更易导致心肌缺血，诱发猝死。

（四）临床表现与诊断

在新生儿、婴儿期严重的 AVS 患儿，可表现为呼吸急促、喂养困难、脸色苍白，或有发绀，但心脏杂音一般不明显，不及时手术则会迅速发生充血性心力衰竭甚至死亡。在儿童期，中、重度狭窄者可出现发育迟缓、头痛、头晕、乏力、胸闷、气促、运动后心绞痛发作甚至晕厥，主动脉瓣区可闻及喷射状收缩期杂音，向颈部传导。主动脉瓣区第二心音可正常，但在严重狭窄者其第二心音常减弱甚至消失。

X 线胸片示肺充血明显，主动脉影稍增宽，心影扩大。心电图检查表现为左心室肥大，部分狭窄轻者可正常。超声心动图检查可明确诊断，能显示畸形瓣膜的形态、活动度等，并可发现伴发畸形。故一般无须再行心导管手术，但部分患儿可行介入性治疗。

（五）主要手术方式

1. 主动脉瓣交界切开术　一般认为，主动脉－左心室收缩压力阶差＞50mmHg 有手术适应证，如出现晕厥、心绞痛、心力衰竭，不论压力阶差以及年龄大小，均应及时手术。通常采用体外循环下直视手术。常规建立体外循环，在升主动脉远端阻断，用冷心肌保护液灌注后做升主动脉斜切口至无冠瓣窦，显露主动脉瓣，探查后做融合的瓣膜交界切开，并注意切除范围，防止术后造成严重的主动脉瓣反流。

2. 主动脉瓣置换术

（1）自体肺动脉瓣替换主动脉瓣术（Ross 术）：如肺动脉瓣膜存在多瓣或先天性发育异常、后天病变引起肺动脉明显扩张，则不适宜行 Ross 术。手术过程如下。

1）切取自体带瓣肺动脉瓣：在肺动脉干前壁做一横切口，探查肺动脉瓣功能状态满意后横断肺动脉干，游离肺动脉，在肺动脉瓣窦下 2～3mm 处做右心室流出道（RVOT）横切口，并向两侧延伸，注意避免损伤左冠状动脉及第一间隔支。分离主动脉与肺动脉根部，取下肺动脉瓣。

2）带瓣肺动脉置换主动脉根部：在主动脉阻断钳下方横断升主动脉，将左、右冠状动脉开口从主动脉壁上呈纽扣样剪下，开口周围保留主动脉壁宽 3～5mm；切除主动脉根部，保留动脉壁宽度 2～4mm，剪除病变主动脉瓣，如无主动脉瓣环发育不良，尽可能保存瓣环的完整。然后将自体带瓣肺动脉近端与主动脉根部吻合，使其与原来主动脉瓣窦位置相一致，再在置入的肺动脉壁瓣窦上方或窦内打孔或剪两个圆孔，采用 7－0 Prolene 线连续缝合植入冠状动脉，最后行自体带瓣肺动脉远端与原主动脉离断远端缝合。

3）重建右心室流出道：大多采用低温保存的同种带瓣主动脉或肺动脉管道重建 RVOT，但此法存在带瓣管道远期钙化需再次置换的问题，故对年龄较小者，也可采用肺动脉下拉，直接缝合，前面用心包片扩大的方法。

(2)机械瓣置换术:儿童期机械瓣置换主动脉瓣尽量在 10 岁以后进行。

二、主动脉瓣下狭窄

(一)概述

婴幼儿主动脉瓣下狭窄(subvalvular aortic stenosis,SAS)主要指纤维肌肉性狭窄,包括分散性狭窄、纤维肌性通道。此类畸形梗阻征象极少见于小婴儿,通常在 1 岁后发病。一年后可逐渐发生明显梗阻,多见于儿童、青少年期,需要及早手术治疗。目前,多在体外循环下解除瓣下狭窄。随着手术技术的提高,SAS 术后死亡率逐渐下降。术后远期效果与 SAS 不同类型、不同手术方法、心脏畸形、手术年龄以及病例数量有关。约 16%的患儿术后因复发性左心室流出道梗阻需再次进行二次或三次手术。

(二)病理解剖

分散性狭窄根据病理解剖特点可分为膜样狭窄和纤维肌性狭窄。膜样纤维组织多位于主动脉瓣环的左及右冠瓣的下方,而纤维肌性狭窄部位离主动脉瓣环较远,位于主动脉瓣环与二尖瓣环之间的任何部位,大部分距离主动脉瓣环 5～14mm。纤维肌性通道发生率较低,但狭窄程度往往较重,是一种环形纤维肌样肥厚,病变范围广泛,可自主动脉瓣下延伸至左心室心尖部。

(三)病理生理

纤维肌肉性 SAS 的病理生理过程与 AVS 相似。由于 SAS 引起的血流湍流明显,易导致主动脉瓣增厚或受损,发生主动脉瓣反流,且易伴发心内膜炎。

(四)临床表现与诊断

本病的临床表现与 AVS 相似,但其主动脉瓣区第二心音正常,无喷射性喀喇音,收缩期喷射性杂音位置较低,多不向颈部传导。

X 线胸片一般无升主动脉扩张,如狭窄部位较低尤其接近瓣膜,可出现升主动脉狭窄后扩张现象。心电图检查与 AVS 无差别。超声心动图检查能发现 SAS 狭窄程度和分型。心导管检查可明确左心室－主动脉之间的压力阶差及狭窄征象。

(五)主要手术方式

1. 主动脉瓣下分散性狭窄　在体外循环下行纤维肌性嵴或膜样组织切除术,常规建立体外循环,在左、右冠瓣交界下方固定纤维嵴或膜状组织,切除纤维嵴或膜以及外突明显的室间隔肌肉,注意切除肌肉深度以及量。另外,在做纤维嵴或膜切除时,要避免损伤主动脉瓣叶、二尖瓣前叶、室间隔膜部。

2. 主动脉瓣发育正常的纤维肌性通道　可用改良 Konno 术,常规体外循环后,在肺动脉瓣下做一漏斗部斜切口,并向右冠状动脉开口左侧接近主动脉瓣环水平做延长切口,切开主动脉显露主动脉瓣,在左、右冠瓣交界下方,纵行切开室间隔,切除明显增厚的室间隔肌肉,并探查有无右心室流出道梗阻,然后用心包或涤纶补片做室间隔切开处的扩大修补,若存在梗阻,还需用补片做右心室流出道扩大修补。

3. 主动脉瓣发育不良的纤维肌性通道　此类采用扩大性主动脉根部置换术。利用同种异体主动脉带瓣管道行主动脉根部置换,并将带瓣管道上相连的二尖瓣前瓣作为补片扩大左心室流出道,补片的基底部长度应与主动脉瓣环相吻合。

三、主动脉瓣上狭窄

(一)概述

主动脉瓣上狭窄(SVAS)是指主动脉瓣膜以上主动脉管腔的狭窄,发生率最低。SVAS是一种进行性疾病,一般在新生儿、婴儿期很少出现梗阻症状。典型病例多在10～20岁出现明显的临床表现,若不治疗多在成年前死亡。伴有Williams综合征的患儿,常合并高钙血症,并且包括智力发育迟缓、特殊面容、多发性外周肺动脉狭窄等,易出现猝死,建议早期手术处理。局限性SVAS矫治术后住院死亡率低,部分心脏中心报道为0～10%。广泛性SVAS术后早期风险大于局限性SVAS,住院死亡率高达40%,主要原因为残余狭窄或解除梗阻手术中处理不当。

(二)病理解剖

SVAS根据病理解剖特点分为局限性SVAS和广泛性SVAS。局限性SVAS较为常见,包括隔膜型和壶腹型两种类型。狭窄的血管壁由于中层和内膜增厚形成局部狭窄。广泛性SVAS狭窄范围可从主动脉瓣上缘延伸至无名动脉开口,甚至累及主动脉弓,这类畸形较罕见。

(三)病理生理

SVAS基本病理生理变化与AVS、SAS相同,主要是由于左心室与主动脉之间存在压力阶差,增加了左心室后负荷,导致左心室肥大。

(四)临床表现与诊断

SVAS患儿临床表现基本与AVS相似,一般在婴幼儿期极少出现心脏症状,但严重SVAS的患儿可出现晕厥、心绞痛。伴有Williams综合征的患儿可有高钙血症、智力发育迟缓、特殊面容、多发性外周肺动脉狭窄等症状和体征。X线胸片提示心影正常或轻－中度增大。心电图示左心室肥厚,电轴左偏。超声心动图能明确诊断,确定其狭窄部位及狭窄程度。目前,64排CT检查能较为精确地测定瓣上主动脉狭窄的程度、长度,是否伴有其他血管畸形和有无支气管受压表现。

(五)主要手术方式

当左心室与升主动脉间收缩压力阶差达50mmHg以上者为手术适应证,不受年龄限制。应根据SVAS不同解剖类型而选择不同的手术方法。

1.局限性SVAS　SVAS一般有两种手术方式。

(1)体外循环下补片修补术:建立体外循环,纵行切开升主动脉,远端延至主动脉阻断钳下方,近端分别向无冠瓣、右冠瓣窦做延长切口,使切口呈倒“Y”形,然后切除升主动脉管壁内纤维嵴或隔膜,注意避免损伤主动脉瓣膜、主动脉壁和冠状动脉开口,最后采用自体心包或涤纶或Gore－Tex补片扩大修补。

(2)主动脉端端吻合术:横断升主动脉,切除瓣上狭窄段,在主动脉根部瓣膜交界上方3mm以上水平予以离断,然后作端端吻合。此法优点在于不用补片,与补片修补相比,不累及瓣窦和瓣叶,但要求狭窄至少位于瓣膜交界上方3mm以上,且婴幼儿一般长度在10mm以内。

2.广泛性SVAS　可采用主动脉扩大成形术:纵行切开主动脉,向主动脉弓延伸,利用同种异体主动脉作为补片材料,扩大主动脉至接近正常管腔大小。

(姜辉)

第六节 房间隔缺损

一、概述

继发性房间隔缺损(ASD)是最常见的一种先天性心脏病,约占所有先天性心脏病的 5%～10%,多见于女性,女∶男为 2∶1,常合并其他先天性心脏病畸形。1953 年,John Gibbon 首次报道在体外循环辅助下关闭房间隔缺损。此后,房间隔缺损亦是首次通过介入或外科微创封堵方法治疗的先天性心脏病。继发孔房间隔缺损的自然闭合率整体上为 87%。在 3 个月以前诊断的缺损直径<3mm 的房间隔缺损在 1 岁半内可 100%自然闭合;缺损直径在 3～8mm 的房间隔缺损在 1 岁半内有 80%以上的可自然闭合;缺损直径在 8mm 以上者很少有自然闭合者。如果未经治疗,充血性心力衰竭和肺动脉高压将在 30 岁前发生。继发性房间隔缺损手术死亡率<0.5%,但对年龄大的伴有严重肺动脉高压、充血性心力衰竭和心律失常的患儿,其手术死亡率在 3%左右。

二、病理解剖

正常的房间隔由继发隔和原发隔组成。如在发育的过程中,原发房间隔停止生长,不与心内膜垫融合而遗留间隙,即成为原发孔(或第一孔)缺损。当原发房间隔向下生长而尚未和心内膜垫融合以前,其上部逐步被吸收,构成两侧心房的新通道,称为继发孔(或第二孔)缺损。继发隔和原发隔之间残留活瓣状孔道,称为卵圆孔。原发孔房间隔缺损在房室间隔缺损章节叙述,本节主要介绍继发性房间隔缺损,根据其缺损的部位可分为可分为四个类型。

(一)卵圆孔型(中央卵圆孔缺损)

临床上最常见,发病率约占总数的 75%。绝大多数缺损为单发性,呈椭圆形,大小各不相同,位于冠状窦的后上方,周围有良好的边缘,尤以上部更为明显。个别病例的缺损,可呈筛孔形。

(二)下腔静脉型(低位缺损)

较少见,约占总数的 12%。缺损为单发性,位置较低,呈椭圆形,下缘缺如,与下腔静脉的入口没有明显分界,有时可伴有下腔静脉瓣。

(三)上腔静脉型(静脉窦型或高位缺损)

缺损位于卵圆孔上方,紧靠上腔静脉的入口,约占总数的 3.5%。缺损一般不大,其下缘为明显的新月形房间隔,上界缺如,常与上腔静脉连通,使上腔静脉血流至左、右心房(图 12－10)。这类病例几乎都伴有右上或右中叶肺静脉异常,血液回流入上腔静脉内。

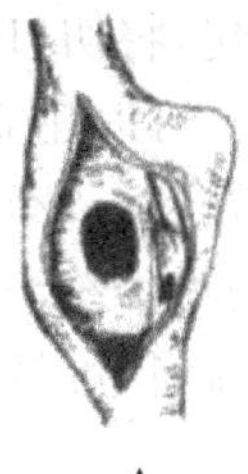

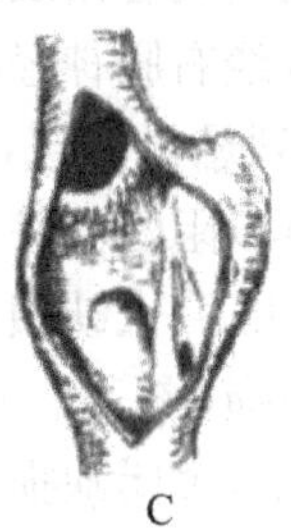

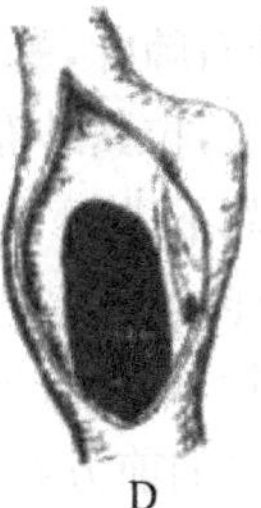

图 12－10 继发性房间隔缺损分型

A. 中央型;B. 下腔静脉型;C. 上腔静脉型;D. 混合型(中央型下腔静脉型)

(四)混合型(兼有上述两种以上的缺损)

约占15%。往往伴有其他畸形,如肺动脉瓣狭窄、右肺静脉异位引流、二尖瓣狭窄(Lutembacher综合征)、双上腔静脉、右位主动脉弓等。

三、病理生理

由于左心房压力8～10mmHg比右心房3～5mmHg高,房间隔存在缺损将使左心房血流向右心房分流,分流量的多少决定于心房压力阶差和缺损大小。幼儿期,两侧心房压力比较接近,分流量不大,临床症状也不明显。随着年龄增长,房压差增大,左向右分流量逐渐增多,可达到体循环血流量的2～4倍。右心负荷加重,使右心房、右心室和肺动脉逐渐扩大,肺动脉压力上升。初期肺小动脉痉挛,以后管壁内膜增生和中层增厚,管腔狭小和阻力增加,最终导致梗阻性肺动脉高压,右心房、右心室压力随之增高,分流量减少,甚至发生右心房向左心房逆流,晚期可发生艾森门格(Eisemenger)综合征。

四、临床表现与诊断

患儿发育大多正常。缺损较大的患儿发育较差,体格瘦小,左前胸隆起,心脏浊音界增大,心前区近胸骨左缘处有抬举性搏动;胸骨左缘第2～3肋间可闻及吹风样收缩期杂音。肺动脉瓣区收缩期杂音和第二心音亢进及固定分裂,对诊断有重要意义。部分缺损较大的病例,在心前区可听到三尖瓣相对性狭窄的短暂滚筒样舒张期杂音。当肺动脉高压形成后,肺动脉瓣区收缩期杂音可见减轻,但是第二心音亢进更明显,而分裂变窄或消失。晚期病例发生右心衰竭时,则有颈静脉怒张、肝大和坠积性水肿等体征。

X线胸片表现为右心房、右心室扩大,明显肺动脉段突出以及肺纹理增多。心电图检查在右胸导联可见电轴右偏、右心室高电压伴不完全右束支阻滞、右心房肥大(Ⅱ导联中高P波)。超声心动图四腔面可示房间隔有连续回声中断、右心房及右心室扩大、室间隔与左心室后壁同向运动。

房间隔缺损的诊断一般不难。根据临床症状、心脏听诊、放射线胸片、心电图及超声心动图的检查,往往可以得出结论。如在心导管检查中,心导管通达左心房,同时右心房血氧含量超过上腔静脉时,更可进一步明确诊断。

五、主要手术方法

(一)体外循环下修补术

经胸骨正中切口进胸,但当前从美容角度出发,多采用经右腋下纵切口第四肋间进胸(图12－11)。推开右肺叶,暴露心包,经右膈神经前方2cm纵行切开心包,将切口两侧心包分别缝于两块纱布上,拉紧纱布,以达到悬吊心包,并遮挡周围组织作用。可以建立体外循环,可以在心脏不停跳下进行手术,也可以阻断心脏血流,心停搏后手术(图12－12)。孔径小的房间隔缺损可用连续缝合法直接缝闭,巨大缺损或上腔静脉型者用心包或涤纶织片修补。筛状多孔先予以剪除,再缝合或缝补缺损(图12－13)。伴有异位静脉引流者,可将缺损内侧边缘缝于肺静脉开口的前方右心房壁上,关闭缺损,同时纠正异位引流。

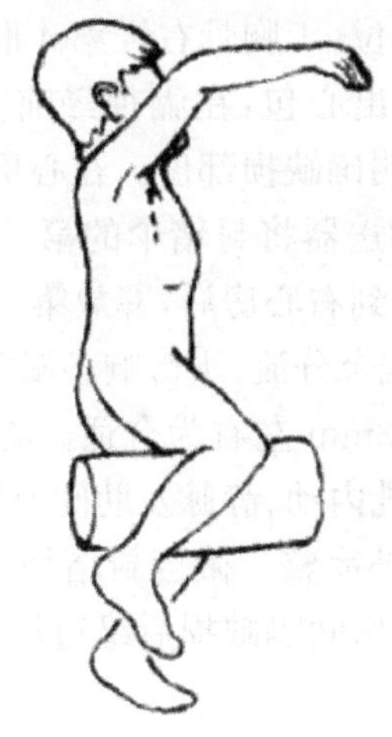

图 12－11　右腋下纵切口

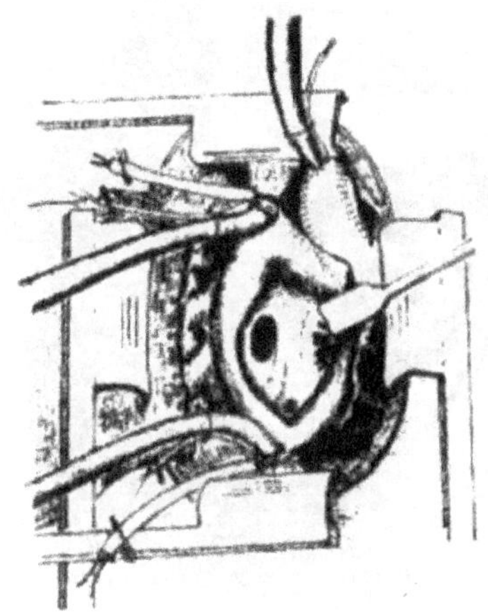

图 12－12　暴露手术野

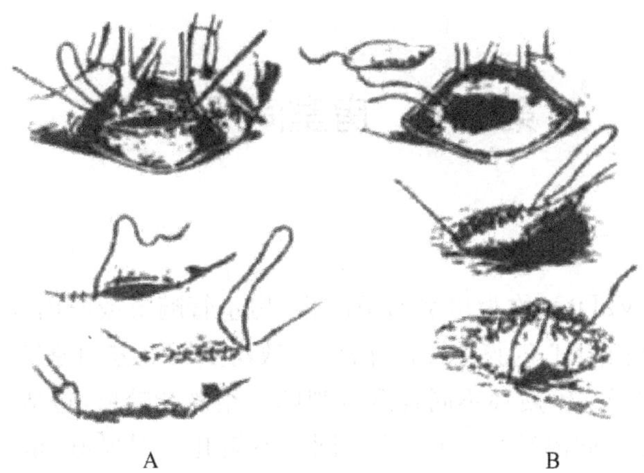

图 12－13　房间隔缺损修补术

A. 直接缝合法；B. 补片修补法

（二）微创外科封堵术

随着介入技术的发展，对一些年龄较小、体重较轻但有临床症状者，或为避免大剂量 X 线的辐射，近年来开创了外科微创封堵术，其手术适应证同介入手术，即中央型周围均有边的继发性房间隔缺损。手术方法:取平卧位,于胸骨右缘第 4 肋间做 0.5~2cm 的切口,切开皮肤及相关组织达胸膜前,推开胸膜,提出心包,在膈神经前方做一个"十"字切口,在食管超声(TEE)指引下,用手指探查右心房,明确缺损部位。在心房表面缝一荷包,将输送器穿入右心房再经房间隔缺损到达左心房,经输送器将封堵伞的第一个伞释放到左心房后,回拉输送器使第一个伞钩住房间隔;输送头部迟到右心房后,释放第二个伞,让两个伞正好夹住房间隔缺损二侧的房间隔边缘,TEE 检查无残余分流,不影响各瓣膜功能后,退出输送器(图 12－14)。封堵伞大小选择往往比缺损直径大 2mm 左右为合适。心包切口一般不缝合,大多数患者无须放置引流管。手术要切忌勿损伤乳内动、静脉及肋间血管,一旦损伤,一定要缝扎止血。尽量不要损伤胸膜,如损伤者,尽量修补完整。微创封堵如果发生封堵器不牢或脱落并无法补救者,应立即改为体外循环手术。如房间隔缺损后缘边较小,担心封堵器不够牢固时,可在房间沟处,用 4－0 Prolene 线加固一针。

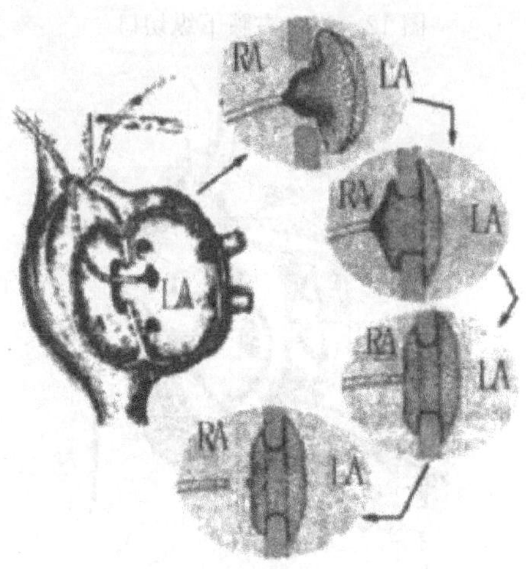

图 12－14　微创外科封堵术

（姜辉）

第七节　房室间隔缺损

一、概述

房室间隔缺损(AVSD)又称为房室通道缺损、房室管畸形或心内膜垫缺损,约占先天性心脏病的 4%。该病是由于心内膜垫发育异常,导致房室瓣上方的原发孔缺损或房室瓣下方的膜周室间隔缺损,以及房室瓣环不同程度分裂的一组复杂畸形,包括房室瓣下大型室间隔缺损、近房室瓣平面上房间隔缺损、单一或共同房室瓣孔。据报道,超过半数的患儿合并有 Down 综合征。临床上将房室间隔缺损主要分为部分型房室间隔缺损、过渡型房室间隔缺损和完全型房室间隔缺损。

二、病理解剖

各型房室间隔缺损在形态学上有以下共同特征:①有房间隔缺损;②房室瓣畸形;③室间

隔嵴低凹，左心室流入道缩短；④主动脉瓣向上前移位，使左心室流出道延长，形成鹅颈征畸形；⑤冠状窦、房室结和位于心室的近侧传导束下移。

（一）部分型房室间隔缺损

1. 原发孔房间隔缺损　由于胎儿期心内膜垫未能与第一房间隔会合，残留房间隔原发孔缺损，其下缘为二尖瓣、三尖瓣附着在室间隔嵴上的瓣环，后下缘接近房室结，上缘为房间隔。

2. 原发孔房间隔缺损合并二尖瓣和（或）三尖瓣畸形　二尖瓣分为左上瓣叶、左下瓣叶及其跨越部分和左侧瓣叶，前二者可完全分开或部分融合，形成二尖瓣裂缺且均附着于低凹的室间隔嵴上。三尖瓣分为右上、右下和右侧瓣叶，右上瓣叶不附着于室间隔嵴上，多有发育不全。原发孔缺损一般中等大小，偶尔伴有继发孔缺损而形成共同心房。

（二）过渡型房室间隔缺损

过渡型房室间隔缺损为介于部分型与完全型房室间隔缺损之间的中间类型。有 1 个原发孔房间隔缺损，或合并继发孔房间隔缺损，可形成共同心房；有两个分开的房室瓣环，房室瓣组织未完全黏附至低凹的室间隔嵴上，可在腱索之间形成数个较小的室间隔缺损，偶尔有 1～2 个较大或中等室间隔缺损形成，二尖瓣左上和左下瓣叶间有裂缺存在。

（三）完全型房空间隔缺损

完全型房室间隔缺损包括原发孔房间隔缺损和房室瓣下方室间隔流入道缺损。根据房室瓣环与室间隔嵴有无腱索连接，以及左前瓣向室间隔右侧骑跨程度，Rastelli 将其分为三种类型：A 型为左前瓣与右前瓣交界处位于室间隔上，有房室瓣的腱索与室间隔嵴相连。过渡型房室间隔缺损亦属于 A 型。B 型为左前瓣轻度骑跨于室间隔上，在室间隔右侧与右前瓣分界，仅部分腱索与室间隔右心室面的异常乳头肌相附着。C 型则为左前瓣显著骑跨于室间隔对侧，并与右前瓣相融合，无任何腱索与室间隔相连，形成“漂浮瓣”（图 12－15）。

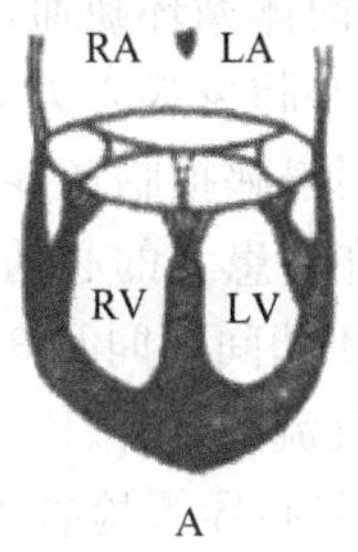

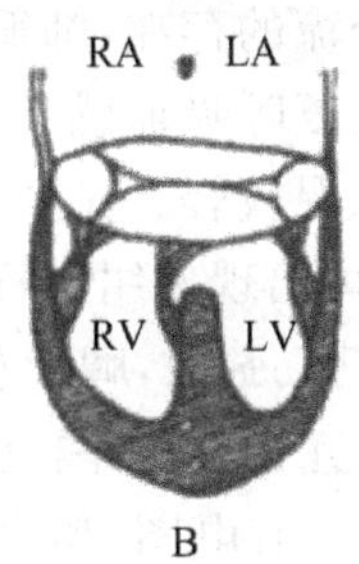

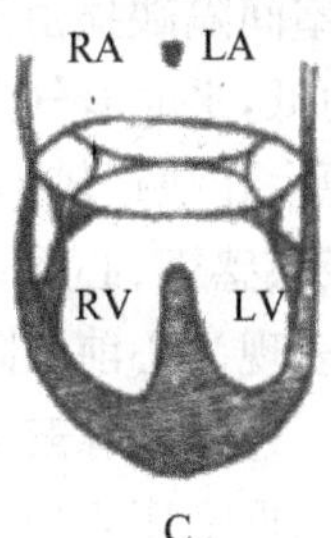

图 12－15　完全型房室间隔缺损

A. A 型；B. B 型；C. C 型

（四）合并畸形

1. 法洛四联症　完全型房室间隔缺损偶尔伴发法洛四联症，约占 6%。如右心室流出道梗阻严重以致需要跨瓣环补片扩大时，由于肺动脉瓣反流，加上三尖瓣重建后易于反流，容易引起右心衰竭，远期效果差。

2. 动脉导管未闭　约占 10%，是完全型房室间隔缺损中最常见的合并畸形。

3. 右心室双出口　同时伴有肺动脉狭窄的约占 2%，无肺动脉狭窄约为 1%，VSD 较大，通常位于主动脉瓣下，偶尔 VSD 远离主、肺动脉开口。

4. 左心室流出道梗阻　部分型房室间隔缺损患儿多于完全型室间隔缺损，但在 Down 综合征中少见。当右心室优势时，左心室流出道梗阻常见。当存在主动脉缩窄或主动脉弓发育不良时，常有左心室流出道梗阻存在。

5.单组乳头肌 在左心室发育不全的情况下，左心室两组乳头肌可靠得很近，偶尔可融合成单组乳头肌。如缝合二尖瓣前瓣裂缺后，而所有乳头肌附着于单组乳头肌的情况下，可形成降落伞样二尖瓣。但因为腱索细，腱索空间较大，与真性降落伞样二尖瓣有所不同。单组乳头肌往往提示左心室发育不良。

三、病理生理

各型房室间隔缺损的病理生理变化取决于引起血流动力学改变的程度：房内分流、室内分流及房室瓣分流。合并畸形也影响病理生理变化。

部分型及过渡型房室间隔缺损中，只要没有大的室内分流，主要的病理生理变化为心房水平左向右分流，在无或有轻度二尖瓣反流时，与大的房间隔缺损相似，有右心室容量负荷加重及肺血增多；如有重度二尖瓣反流，其反流从左心室直接入右心房，使左、右心室容量负荷增加，可能早期产生心脏增大和心力衰竭。

完全型房室间隔缺损四个心腔相通，除心房及心室水平左向分流外，左心室血液直接反流至右心房，右心室负荷明显增加，从出生时就有严重的肺动脉高压及严重的心力衰竭，并呈进行性加重。合并 Down 综合征的患儿肺动脉高压的进展速度更快。病理生理变化较部分型房室间隔缺损更严重。二尖瓣前瓣裂缺的反流引起边缘的卷曲和增厚，随着时间的推移，导致瓣膜反流越来越重。此外，肺血管阻力在出生后几个月内就常有明显的升高，往往在 1 岁以内产生肺血管阻塞性疾病，因此，完全型房室间隔缺损早期手术至关重要。

四、临床表现与诊断

部分型房室间隔缺损由于左向右分流的存在，肺循环充血而体循环缺血，患儿生长发育落后，活动耐力低，平时有气急、多汗、反复呼吸道感染，甚至合并肺炎或心力衰竭，若二尖瓣反流不明显，原发孔缺损较小，则临床状况较轻。完全型房室间隔缺损临床症状除生长发育迟缓、反复呼吸道感染、心力衰竭外，也可出现发绀及杵状指，许多患儿的心功能状况需用药物控制。体征表现为心前区隆起、心尖搏动弥散，胸骨左缘 3～4 肋间可闻及 3 级以上收缩期杂音，并伴有震颤，肺动脉瓣区第二心音亢进，还可闻及房室瓣反流的杂音。

典型患儿依据临床表现和 X 线胸片、心电图、超声心动图和心导管检查可以做出诊断。X 线胸片示肺血管影增多、肺动脉干凸出且搏动增强，右心房、右心室增大，主动脉结缩小，原发孔缺损可有左心室增大。心电图检查常合并不完全性或完全性右束支传导阻滞、右心室肥厚。超声心动图检查提示肺动脉增宽，右心房、右心室增大，房间隔连续中断。超声多普勒于房间隔右侧可测到收缩期左至右分流频谱。心导管检查可发现右心房血氧含量高于上腔静脉 1.9％容积，70％的病例心导管可通过缺损口由右心房进入左心房。通过右心导管可测量各个部位压力及计算分流量。目前，临床一般通过超声心动图检查即可确诊，但如疑有原发孔缺损、肺动脉瓣狭窄、肺静脉畸形引流等复杂畸形，可考虑行心血管造影。

五、主要手术方法

(一)双补片法(图 12—16)

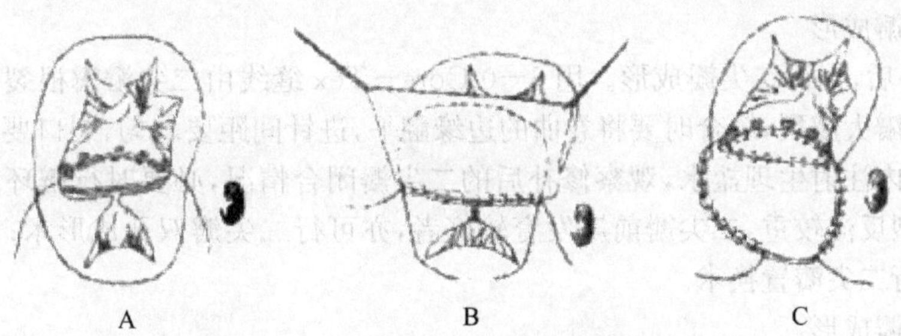

图 12－16　双补片法修复完全型房室管畸形

A. 用剪成新月形的涤纶补片置入空间隔右侧，用 5－0 聚丙烯缝线连续缝合法修补室间隔缺损，5－0 涤纶线带垫片褥式加强数针；B. 用 5－0 聚丙烯缝线将三尖瓣、心室补片上缘、二尖瓣似三明治样连续缝合固定，间断缝合二尖瓣裂缺，自体心包补片开始修补原发孔房间隔缺损；C. 心包补片修补原发孔房间隔缺损，冠状窦仍位于右心房

分别修补室间隔缺损部分和房间隔缺损部分，亦可剪开前后共同瓣用单补片一起修补室间隔缺损和房间隔缺损。为避免传导束损伤，修补室间隔缺损时，从空间隔上缘中点到后共同瓣中点应缝在室间隔的右侧面。手术中应抬高二尖瓣的水平以扩大左心室流出道。完全型房室间隔缺损合并法洛四联症或右心室双出口时，修补室间隔缺损补片应剪成泪滴形，从右心房和右心室切口修补室间隔缺损，主动脉环的针距要小于补片的针距，防止左心室流出道梗阻。右心室流出道疏通后用补片加宽。原发孔型房间隔缺损的修补从冠状窦口至房室环中点与隔瓣之间是传导束行经的危险区。修补原发孔型房间隔缺损时从二尖瓣裂隙处开始，沿大瓣根部用 5－0 Prolene 线连续缝合，至冠状窦口上缘对左心房壁，进而再转移至房间隔缺损边缘，依次缝合，心包片修补。少数冠状静脉窦口靠近左心房，则可将其隔至左侧心房侧。

(二)改良单片方法(下沉法)

见图 12－17。用 5－0 聚丙烯缝线作牵引线缝合在室间隔嵴上方的前、后共同瓣。用 5－0 聚丙烯缝线或涤纶带垫片缝线自上至下做一排褥式缝合，自室嵴右侧进针，近室暗处穿出。然后再依次穿出前、后共同瓣及自体心包补片(经戊二醛处理)边缘。心包补片向下推至室间隔后一一打结，似三明治样将房室瓣夹在心包补片和室间隔嵴之间。每对褥式缝合在心包补片上的距离要小于室间隔嵴上的距离，使补片在室间隔嵴的平面可起到部分瓣环成形术的作用。下沉法仅适用于过渡型或 VSD 较小的患者，其缺点是减少了左右心室的容积。

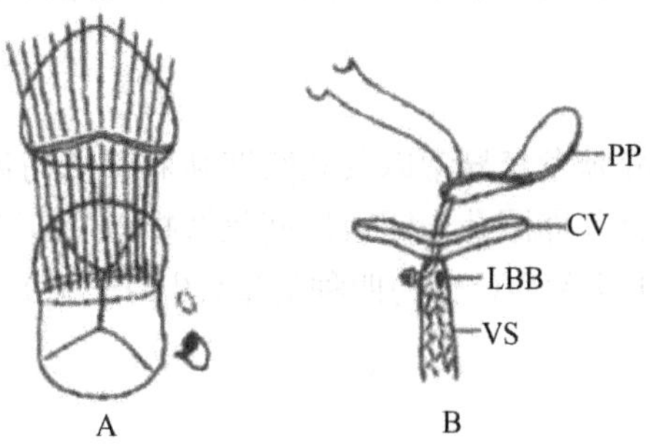

图 12－17　改良单片法矫治完全性房室间隔缺损

A. 5－0 聚丙烯带垫片缝线自上而下做一排褥式缝合于室间隔嵴右侧，缝线依次穿过前、后共同瓣及自体心包补片；B. 室间隔嵴上的缝线打结后，使共同瓣叶向下至室间隔嵴，从而堵闭空间隔缺损；PP：心包补片，CV：共同瓣，LBB：左束支，VS：室间隔

(三)二尖瓣成形

VSD修补后,再行二尖瓣成形。用6－0 Gore－Tex缝线由二尖瓣瓣根裂口向瓣缘间断缝合修补二尖瓣大瓣裂,缝合时要将卷曲的边缘翻平,进针间距要均匀,裂口要对正。修补完后应向左心室内注射生理盐水,观察修补后的二尖瓣闭合情况,必要时行瓣环成形术。如果修补后,中心型反流较重,二尖瓣前瓣发育较好者,亦可行二尖瓣双孔成形术;如二尖瓣严重发育不良,可行二尖瓣置换术。

(四)三尖瓣成形

完全性房室间隔缺损三尖瓣成形非常重要,对近、远期疗效影响很大,如隔瓣缺如较多,必要时可以用心包片修补,要求术中注水,基本无反流。心脏复跳后,要求行TEE探查二尖瓣、三尖瓣反流情况,如反流严重,则需要重新成形,必要时要行瓣膜置换术。

(姜辉)

第八节　完全性肺静脉异位连接

一、概述

完全性肺静脉异位连接(TAPVC)是指左右肺静脉直接或间接同右心房相连接,使上、下腔静脉血和肺静脉氧合血全部回流至右心房,左心房只能接受经心房内分流出来的混合血,其发病率占先天性心脏病的1.5%～3%。Wilson首先对TAPVC做了明确的描述。Burroughs和Kirklin首先在体外循环下完成了TAPVC矫治术。Barratt－Boyes等大力推广在深低温停循环下进行TAPVC矫治术,极大地改善了婴儿包括伴严重肺静脉梗阻的新生儿的手术效果。

完全性肺静脉异位连接的自然生存率同有无肺静脉引流梗阻和肺动脉高压程度有很大关系。50%的患儿将在出生后3个月内死亡,80%以上的患儿死于1岁以内。10%～20%的患儿没有肺动脉高压,常发生心力衰竭,经适当的内科治疗可以存活,但到达青春期而没有症状者极少。早期TAPVC手术死亡率较高,达10%～30%。随着手术技术及监护水平的提高,目前手术死亡率大约5%。大约有5%～10%的患者会出现肺静脉阻塞,并且常发生于吻合口处,这和手术死亡率密切相关。手术后早期心律失常也经常发生。

二、病理解剖

胚胎发育过程中,肺总静脉发育异常以及胚胎期肺血管丛与体静脉系统之间通道残留而导致TAPVC。TAPVC常合并卵圆孔未闭或房间隔缺损,约25%～50%合并动脉导管未闭。根据肺静脉的连接类型不同,TAPVC分为四种类型(图12－18)。

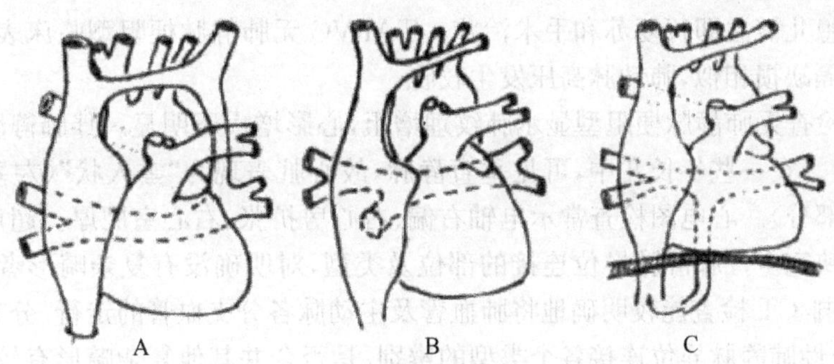

图 12－18　完全性肺静脉异位连接的类型

A. 心上型；B. 心内型；C. 心下型

（一）心上型

约占 45%。左、右肺静脉在心房后先融合形成肺静脉共干，然后再同左上腔或右上腔静脉相连。多数情况是肺静脉共干通过垂直静脉与左上腔静脉相通，肺静脉血经左上腔静脉、左头臂静脉入右上腔静脉，再回流到右心房。少数情况可见肺静脉共干直接同右上腔静脉或奇静脉连接。在左垂直静脉与肺静脉共干连接的部位以及回流静脉与上腔静脉连接的位置可能发生局限性的狭窄，或由于左垂直静脉肺门处受到气管压迫，可形成肺静脉梗阻。

（二）心内型

约占 25%，左、右肺静脉融合形成肺静脉共干，多数与冠状静脉窦连接，少数直接入右心房，或各个肺静脉分别开口于右心房内。肺静脉梗阻较少见，可能发生于肺静脉共干与冠状静脉窦连接处，或冠状静脉窦的开口处。

（三）心下型

约占 25%，多数左、右肺静脉汇合成肺静脉共干在食管前方通过膈肌后和门静脉及静脉导管相连，或是与下腔静脉直接相连，肺静脉经下腔静脉回流到右心房。肺静脉引流梗阻在此型最常见，肺静脉共干由于受膈肌或腹腔内脏器如肝脏的压迫而引起梗阻较为多见。

（四）混合型

此型较少见，约占 5%。肺静脉通过两种连接方式引流，其中最常见的连接方式是左肺静脉引流入左垂直静脉，其他肺静脉引流入冠状静脉窦。

三、病理生理

TAPVC 病理生理取决于其两种病理类型：肺静脉引流梗阻型和无梗阻型。肺静脉引流梗阻型多有肺静脉压升高和肺水肿同时出现，伴有反射性肺小动脉收缩和肺动脉高压，最终导致充血性右心衰竭。肺静脉引流无梗阻型肺静脉血反流到体循环静脉系统，两个循环的静脉血混合，右心房、右心室扩张，体循环心排血量在心房水平保持右向左分流。肺静脉引流无梗阻型引起右心衰竭的原因主要是容量负荷集中在右心系统，随着右心的扩张，左心房左心室则相对缩小和功能下降。

四、临床表现与诊断

TAPVC 伴肺静脉梗阻时，出生后即表现为呼吸急促、全身发绀、肝脏肿大，常有肺部感染，查体表现为全身发绀，心脏收缩期杂音轻，肺动脉瓣区第二心音亢进，右心衰竭后可致肝脏肿大。此类患儿需立即行复苏和手术治疗。TAPVC 无肺静脉梗阻型临床表现出现较晚，其表现与房间隔缺损相似，肺动脉高压发生较晚。

X 线胸片检查无肺静脉梗阻型显示肺纹理增粗，心影增大不明显。伴肺静脉梗阻型示心脏扩大、肺充血。在一些年长儿中，可见垂直静脉，故心脏表现为“雪人状”(左垂直静脉构成“雪人”的左侧部分)。心电图检查常示电轴右偏、右心房扩张、右心室肥厚。超声心动图检查能较准确地反映完全性肺静脉异位连接的部位及类型，对明确没有复杂畸形者，可不再进行造影检查。64 排 CT 检查能较明确地将肺血管及主动脉各分支血管的走行、分布等立体地呈现出来，对完全性肺静脉异位连接各个类型的辨别、是否合并其他复杂畸形有较大的益处，基本上可以替代有创的心血管造影检查。因此，目前心导管检查基本不用，除非在肺静脉回流情况不明确的情况下应用。

五、主要手术方式

TAPVC 合并肺静脉梗阻者，其 1 岁内死亡率接近 100%。出生后应及早明确诊断，及时给予手术治疗。完全性肺静脉异位连接无肺静脉梗阻者一般要求在 3 岁内完成手术矫治。手术禁忌证为明显的不可逆性肺血管病变，同时肺血管阻力＞10Wood U。

完全性肺静脉异位连接手术的目的是将肺静脉汇流处共同静脉与左心房进行吻合，将肺静脉血流引入左心房。不同类型 TAPVC 的手术方法如下。

(一)心上型

主要包括左、右心房横切吻合法、经房顶吻合法和心脏上翻法三种。当前首选的手术方法为经左房顶吻合法，体外循环建立后在上腔静脉与主动脉间暴露左心房顶，横行切开左心房顶部，并将切口延伸至左心耳根部，然后将长轴方向切开的肺静脉共干与左心房顶切口做侧侧吻合。左、右心房横切吻合法的切口经右心房体前面横行切开至左心房后壁，同时切开房间隔，左心房后壁切口延伸至左心耳根部，同样长轴方向切开肺静脉共干，将两切口做侧侧吻合。两种方法的吻合口直径均要求大于二尖瓣口直径，吻合后方可用 6－0 Prolene 连续缝合，吻合口前壁最好做间断缝合以防止吻合口梗阻。经左房顶吻合法的优点是术后心律失常的发生率明显减少。Shah 认为，对一些重症患儿，垂直静脉可以暂时不结扎，从而起到一个早期缓解作用，今后可以通过介入治疗等再予以处理。心脏上翻法目前已基本放弃使用。

(二)心内型

在体外循环下，切开右心房，切开、切除卵圆孔或房间隔缺损与冠状窦口间的房间隔组织，形成一个大的房间隔缺损，5－0 Prolene 线连续缝合切除残端，心包补片将冠状窦隔入左心房并关闭房间隔缺损，从而使所有肺静脉血和冠状窦口血都汇流入左心房。

(三)心下型

体外循环下完成手术。心下型常与其他畸形合并存在，在完成其他畸形矫治的同时将垂直静脉与肺静脉汇流处与左心房行侧侧吻合。垂直静脉一般也不予以结扎。

(四)混合型

混合型 TAPVC 都应依据其畸形的具体情况制订个性化的手术策略。上述提及的各种手术技术都可以应用于这类患儿。对于一些小婴儿，一期手术矫治所有的肺静脉异位引流可能风险较大，可以先矫治一部分畸形，这样手术风险小，易于成功。

(马宁)

第九节　肺动脉狭窄

一、概述

肺动脉瓣狭窄(PVS)较为常见,约占先天性心脏病的8%～10%。PVS是一种进展性疾病,进展速度和预后与PVS程度密切相关。新生儿常无症状,但危重型PVS迅速发展,出现严重低氧血症、心力衰竭,约15%甚至在出生后的1个月内死亡,其中将近50%死亡者伴有右心室发育不良。在儿童期轻度PVS患儿很少出现症状,病情发展缓慢。Swan在停循环下成功地进行了心内直视肺动脉瓣交界切开术。近年来,随着介入技术的不断提高,经皮腔内球囊肺动脉瓣成形术亦得到了广泛应用。但目前的经典术式是体外循环辅助直视下瓣膜交界切开术。单纯PVS手术疗效佳,死亡率低,伴有右心室发育不良或充血性心力衰竭者预后较差,尤其是新生儿危重型PVS术后死亡率仍较高,死亡率高的原因可能与术前状况差,术前、术中和术后是否持续使用PGR及围手术期监护技术有关。

二、病理解剖

肺动脉瓣狭窄通常是由肺动脉三个瓣叶的交界互相粘连融合,使其开放受限而致瓣口狭窄,亦可见两个瓣叶交界粘连呈二瓣畸形,较少见。偶尔瓣膜仅见中央一小孔而无交界者为单瓣狭窄。瓣孔狭窄程度轻重不一,直径一般在2～4mm,往往瓣环正常,部分病例合并瓣环狭窄。大多数患儿通常伴狭窄后肺动脉扩张。由于右心室排出受阻,右心室常呈向心性肥厚,心室腔变小,晚期可扩大。新生儿危重型PVS早期多无狭窄后肺动脉扩张,且多伴有右心室发育不良。

三、病理生理

肺动脉瓣狭窄的病理生理变化取决于瓣口的狭窄程度。由于狭窄引起右心室排血受阻,右心室压力增高,而肺动脉压力降低,导致右心室与肺动脉之间存在不同程度的压力阶差。随着右心室后负荷不断增加,将引起右心室肥厚甚至充血性心力衰竭,并引起右心房压力升高,如患儿合并卵圆孔未闭或房间隔缺损时,心房水平可产生右向左分流,从而出现发绀。在新生儿危重型PVS,由于其瓣口极重度狭窄接近于闭锁,如此类患儿不合并室间隔缺损或房间隔缺损,出生后即处于高度缺氧状态,生存主要依赖于动脉导管。一旦动脉导管闭合或有闭合趋势,由于侧支循环尚未形成,将很快出现严重缺氧及进行性酸中毒,最终导致死亡。

四、临床表现与诊断

轻度狭窄的患儿可无明显症状,中度以上狭窄的患儿可在劳累后出现心悸、气喘、乏力及胸闷等,如有房间隔缺损或卵圆孔未闭者可有不同程度的发绀。新生儿危重型出生后不久即可出现气促、呼吸困难、心力衰竭甚至晕厥、猝死。心脏检查在肺动脉瓣区可闻及响亮的粗糙喷射性收缩期杂音,多伴有震颤,第二心音减弱,可有来自肺动脉的收缩早期喀喇音。新生儿危重型PVS,常伴有发绀和心力衰竭体征。

X线胸片示右心室增大,肺血少,肺野不清晰,多数可见肺动脉段明显凸出。心电图检查可正常，或不完全性右束支传导阻滞、右心室肥厚、电轴右偏。超声心动图检查有助于明确诊断，显示肺动脉瓣解剖特征、狭窄程度及右心室大小。检测右心室与肺动脉收缩压之间的压力阶差。部分患儿在行球囊肺动脉瓣扩张术前需行心导管检查。

五、主要手术方式

(一)肺动脉瓣交界切开术

常规建立体外循环，在心脏不停跳平行循环下于肺动脉主干瓣环上 0.5cm 处做由近向远纵行切口，显露瓣膜，辨认瓣膜融合的交界处以及瓣叶与动脉侧壁附着粘连处，用解剖剪先在瓣叶与动脉壁附着处做松解，紧贴动脉壁与瓣叶垂直剪开附着处粘连组织，然后切开瓣叶交界融合组织直至瓣环，并将切口向两侧瓣叶稍做延长，使其成倒“T”字状。然后缝闭肺动脉切口，停止体外循环。

(二)右心室流出道补片修补术

重度肺动脉狭窄时瓣环发育不良、瓣环过小、右心室流出道梗阻严重，仅做瓣交界切开是不够的，应向右心室流出道延长肺动脉切口，切除部分肥厚的心肌组织，用心包补片做右心室流出道跨瓣补片扩大。在做瓣膜右后交界充分松解切开时，要避免损伤肺动脉后壁及冠状动脉。

(三)经皮球囊扩张术

在造影下，通过导引钢丝置入球囊，根据扩张要求置入不同大小球囊。对瓣口极小者有时比较困难。

(马宁)

第十节 室间隔缺损

一、概述

室间隔缺损(VSD)是最常见的先天性心脏病之一，约占所有先天性心脏病的 20%。VSD 大小不一，可以单发或多发，也可作为复杂心内畸形的组成部分。外科开胸手术是 VSD 传统的治疗方法。1954 年，Lilehei 等用可控制交叉循环法外科修补首例 VSD。Okamoto 等在 1969 年应用深低温停循环技术成功矫治了婴儿 VSD。近年来，随着介入治疗设备和技术的不断完善与发展，介入封堵缺损较小的 VSD 被越来越多地应用于临床，成为排除科手术外又一种被广泛接受的安全、有效的治疗方法。Amplatzer 肌部 VSD 封堵器于 1999 年首次成功用于临床。在 2002 年，Hijazi 等率先报道成功应用 Amplatzer 膜部 VSD 封堵器治疗膜周部 VSD。近年，通过外科微创置入封堵器获得成功。

VSD 的病程发展与缺损大小、左向右分流量、肺血管阻力以及是否有其他心内畸形有关。限制型 VSD(直径<0.5cm)在 1 岁以内自发变小或愈合的可能性较大。VSD 自发闭合率在 6 个月以内最高，随年龄增加逐渐降低，到 3～4 岁以后可能性已很少。肺动脉瓣下 VSD 的主动脉瓣叶易脱入 VSD，发生主动脉瓣叶脱垂，晚期将导致主动脉瓣关闭不全，几乎不会自愈，应尽快手术治疗。非限制性 VSD 在出生后随着生理性肺阻力下降很快表现为充血性心力衰竭，需要药物支持。肺血管阻力随年龄增加而升高，有可能进展为艾森门格综合征，需要

尽早手术。随着体外循环、心肌保护、术后监护技术的提高，20 多年来 VSD 修补的病死率已明显下降。大龄单纯 VSD 手术死亡率接近于零。婴儿 VSD 由于大量左向右分流和体重关系，过去病死率较高，目前已逐渐降低。远期随访显示 VSD 修补术疗效好，生活质量与同龄人相似。如果 VSD 伴肺动脉高压，应该在 1 岁以内，最好在 3～6 个月内手术，以防止肺血管阻塞性病变的发生。

二、病理解剖

胚胎发育第 4 周末，在房间隔形成的同时，由原始心室底部肌小梁汇合成肌肉隆起，沿心室前线和后缘向上生长，与心内膜垫融合，将原始心室分为左、右两部分，形成室间隔的肌部，其上方暂留一孔，称为心空间孔。约在胚胎发育第 7 周末，心球的膜状间隔由上向下斜向生长，同时心内膜垫也向下延伸，使心室间孔闭合，组成室间隔膜部。室间隔流入道、小梁部、流出道组成室间隔膜部。

VSD 根据其解剖位置可分为五种类型（图 12－19）。

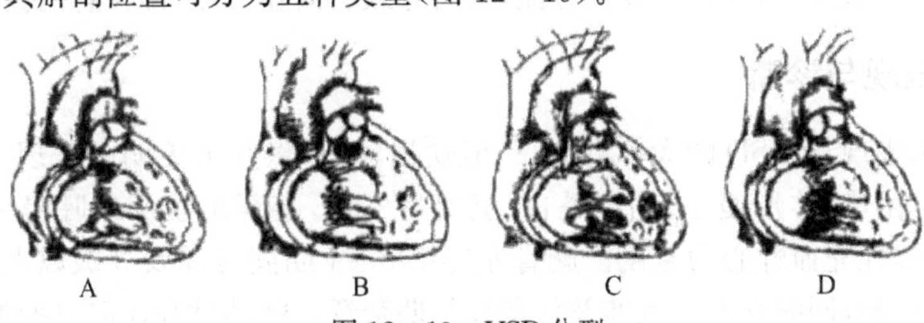

图 12－19 VSD 分型

A. 膜周型；B. 漏斗部空间隔缺损；C. 肌部缺损；D. 房室通道型

（一）膜周型

膜周型也可称为室上嵴下型或膜部缺损，占 70％左右，最为多见。位于三尖瓣隔瓣和前瓣交界处，向前延伸至肌部室间隔，向上延伸至圆锥隔，向下延伸至隔瓣后。从左心室面观，缺损位于左心室流出道的后缘，无冠瓣和右冠瓣交界的下面。希氏束在中心纤维体的前方偏右侧穿过，经室间隔膜部后缘行走于缺损的后下缘，再分为左、右束支。

（二）漏斗部型

约占 20％，可分为圆锥间隔缺损型和肺动脉瓣下型，一般位于右心室流出道的漏斗部，也有称为室上嵴上型、干下型等。圆锥间隔缺损，其缺损四周均为肌肉组织，即 VSD 上缘至肺动脉瓣环之间有肌性组织隔开。肺动脉瓣下型缺损的上缘直接与肺动脉瓣及主动脉右冠瓣相连，即缺损与瓣叶之间没有肌性室间隔组织，而主动脉瓣与肺动脉瓣之间存在纤维环。由于缺损位于主动脉瓣右冠瓣叶下缘，使右冠瓣处无室间隔组织连接、支撑，同时存在心内左向右分流，导致主动脉瓣叶经 VSD 向下脱垂，易产生主动脉瓣关闭不全。

（三）肌部缺损

较少见，可发生在肌部的任何部位。整个缺损的边缘为肌性组织，好发于心尖部，肌部缺损可为多发性，即可由许多大小不等的缺损组成，又称 Swiss－Cheese 型缺损，肌部缺损常位于肌部小梁间，故给手术中寻找和修补缺损带来一定困难，现多采用体外循环下封堵器治疗。

（四）房室通道型

也可称为隔瓣后型。较少见，仅占 5％。缺损位于右心室流入道隔瓣后，前缘为肌部室间隔，上缘可延伸至膜部。个别病例可伴有二尖瓣前瓣裂缺，但很少有反流。

（五）混合型

同时存在以上类型任何两种或两种以上即称为混合型VSD，约占0.67%。

三、病理生理

VSD的血流动力学变化与缺损大小、左右心室压力阶差及肺血管阻力高低有关，其他因素尚包括心室顺应性、左心室或右心室流出道有否梗阻。小型VSD的直径不超过主动脉根部直径的1/4，左向右分流量小，肺循环与体循环血流量之比小于2∶1，左心室容量负荷增加，肺动脉压力正常。中型VSD的直径为主动脉根部直径的1/4～1/2，心内流量为(2～3)∶1，回流至左心房和左心室的血流量明显增加，左心室舒张期负荷增加，使左心房、左心室扩大。大型VSD的直径超过主动脉根部半径或大于等于主动脉直径。肺循环与体循环血流量之比大于3∶1，不仅左心房和左心室扩大，而且由于肺循环血流量增加，肺小动脉产生动力性高压，右心室收缩期负荷增加，导致右心室肥大。随着病理进展，肺动脉压力进一步增高，使心内左向右分流量减少，后期出现双向分流，最后导致右向左分流，即艾森门格综合征。

四、临床表现与诊断

患儿的临床表现与VSD的大小有关，一般缺损较小，患儿可无明显表现。如缺损较大，患儿可出现喂养困难、体形瘦小、面色苍白、吸奶后气促，甚至出现反复呼吸道感染，并发肺炎，严重者出现慢性充血性心力衰竭。胸骨左缘第3～4肋间可闻及3级以上粗糙全收缩期杂音，伴收缩期震颤，同时在心尖区闻及低调舒张期杂音。肺动脉高压时，肺动脉瓣区第二心音亢进。细菌性心内膜炎为VSD少见并发症。

胸部X线表现可从正常到肺血管影增加伴心脏扩大。心电图检查表现为左心房扩大，左心室、右心室肥大或双室肥大；当出现肺动脉高压时，出现可出现ST段变化。超声心动图检查有助于术前鉴别诊断，可了解VSD的部位、大小、肺动脉压力和房室瓣、肺动脉瓣及主动脉瓣的活动情况，是否伴其他心内畸形等。除非超声心动图不能明确诊断，一般不需要心导管检查。

五、主要手术方法

（一）体外循环下修补术

此术式一般在中度低温或常温体外循环下进行，对缺损直径小于5mm，且边缘有较完整的纤维环者，可采用间断褥式带垫片直接缝合法。对缺损直径大于5mm，或边缘为肌性组织者需采用补片法。

1.膜周型VSD　经右心房切口，拉开三尖瓣暴露VSD进行修补，一般采用带垫片双头针缝合后再穿过补片打结的方法(图12－20)。室间隔缺损后下缘为传导束通过的部位，故后下缘应超越缝合，即出针距离缺损边缘约5mm，避开以防止损伤传导束。缺损较大者可应用心包补片连续缝合能节省较多时间(图12－21)，室间隔缺损后下缘传导束部位一般直接沿VSD边缘浅缝。如室间隔缺损偏向流出道，或延伸至肺动脉瓣下，可同时做肺动脉根部横切口，经右心房三尖瓣修补室间隔缺损下半部分，经肺动脉切口修补室间隔缺损上半部分。

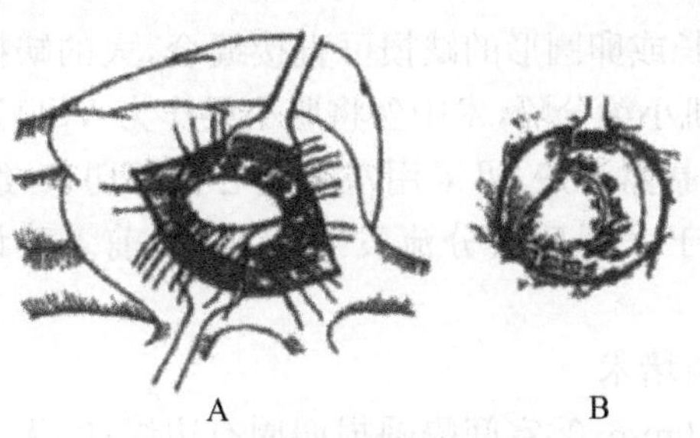

图 12－20　膜周型室间隔缺损修补方法

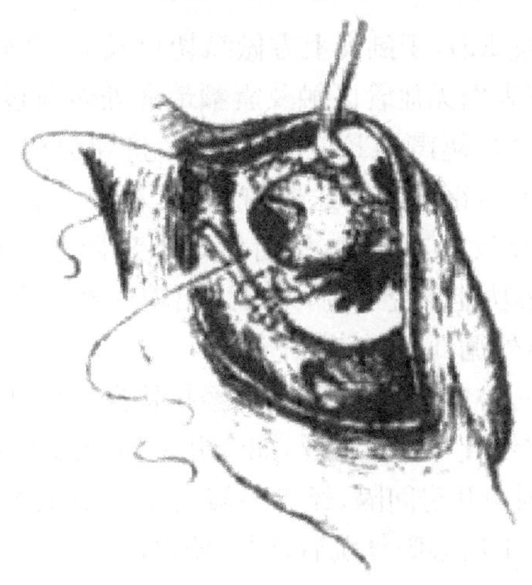

图 12－21　VSD 连续缝合修补法

2. 漏斗部型 VSD　肺动脉瓣下型 VSD 经肺动脉根部横切口或直切口修补，由于上缘为肺动脉瓣环，缝针垫片可置于肺动脉瓣窦内，也可采用连续缝合，后者可减轻手术后心脏杂音。由于这类 VSD 多伴有主动脉瓣脱垂，一般不主张直接缝合 VSD，术中要避免损伤主动脉瓣叶(图 12－22)。嵴内间隔缺损型修补可通过三尖瓣进行，术中要注意缝线不可过深，否则也会影响主动脉瓣。

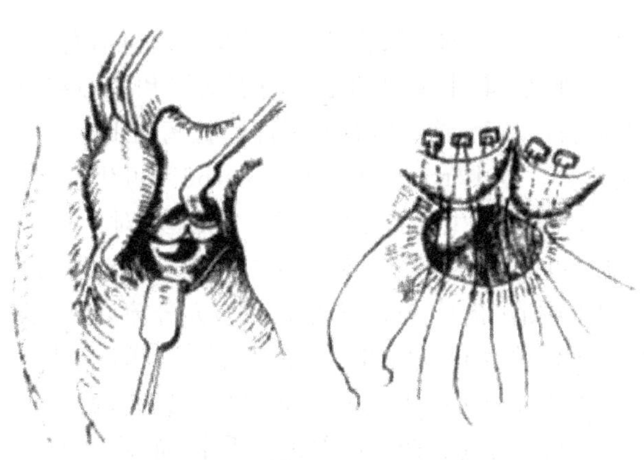

图 12－22　肺动脉瓣下型室间隔缺损修补方法

3. 房室通道型 VSD　一般经右心房切口拉开三尖瓣隔瓣进行修补，采用间断或连续缝合方法修补，要注意传导束可能在室间隔缺损的后上缘通过，故缝合必须较浅。如隔瓣后有较多的腱束阻挡，可以沿隔瓣根部剪开隔瓣，充分暴露 VSD，修补完毕再缝合隔瓣。

4.肌部VSD　单个狭长或卵圆形的缺损可直接缝合，大的缺损需用补片修补，修补前必须探清VSD边缘，往往有肌小梁分隔，术中勿将肌小梁作为VSD边缘修补，以免术后发生残余分流。心尖部VSD无法暴露清楚，可采用左心室心尖部切口，经左心室面修补，但术后心力衰竭的发病率较高。由于术后残余分流发生率高，目前多建议采用体外循环下微创封堵术。

(二)室间隔缺损微创封堵术

1.适应证　①缺损≤10mm；②室间隔缺损四周有边缘；③无主动脉瓣脱垂；④无其他合并畸形。

2.方法　肝素化后(1mg/kg)，于剑突上方做纵切口长2～3cm，沿剑突劈开部分胸骨，暴露心包，切开心包，于右心室表面无血管区触及震颤最强处做荷包缝线，在荷包线圈内用穿刺针穿刺并引入导引钢丝，在食管超声(TEE)的指引下，将导引钢丝经VSD送入左心室，再沿导引钢丝送入输送器，退出导引钢丝及输送器内芯，置入封堵伞，在左心室侧释放第一个伞，输送器头部退至右心室后，释放第二个伞，然后做一下来回推拉试验，证实封堵器牢固并经TEE检查无残余分流及瓣膜功能不受影响，即可退出输送器。中和肝素，关闭胸部切口。

(三)肌部室间隔缺损体外循环下封堵术

建立体外循环后，切开右心房，经三尖瓣用神经拉钩探查肌部VSD，肌部VSD往往较小，一般寻找有困难。经探查拉钩置入导引钢丝，如合并大的膜部VSD，经膜部VSD引出导引钢丝，如没有膜部大型VSD，则切开房间隔，经二尖瓣引出导引钢丝，置伞过程同上。合并心内其他畸形可一并同期矫治。术后心脏复跳后，用TEE探查有无残余分流。

(马宁)

第十一节　法洛四联症

一、概述

法洛四联症(TOF)是一组复合的先天性心脏血管畸形，包括右心室流出道狭窄、室间隔缺损、主动脉骑跨和右心室肥厚，其中主要的是室间隔缺损和右心室流出道狭窄。本病是最常见的紫绀型先天性心脏病，发病率约占所有先天性心脏病的10%～15%。未经手术治疗的患儿绝大多数在儿童期死亡。据Bertranou等的资料，66%可生存到1周岁，49%生存到3岁，24%生存到10岁，而20岁时仍生存者则仅在10%以下。对于有症状或发绀的患儿来说，根据各个心脏中心的习惯，可以行一期根治术或者先行体—肺动脉分流姑息手术，以后再进行根治术。尽管分流手术的风险很小，但是它可能会加大分流处远端肺动脉狭窄的发生率，同时，患儿仍然存在生理学异常直到以后进行彻底根治术。随着目前手术及监护技术的进步，现在大多数心脏中心几乎对于所有单纯的法洛四联症患儿，偏向于进行一次根治术。目前对于2～4个月大的有症状的患儿有选择性地进行手术，而对所有患儿，均建议在6～12个月进行手术治疗。目前手术成功率很高，根据多中心报告，单纯法洛四联症的手术死亡率低于3%。

二、病理解剖

早在19世纪，Fallot就阐述了法洛四联症（TOF）的病变：①室间隔缺损；②右心室流出道狭窄；③主动脉骑跨；④右心室肥厚。

另外，常合并的解剖异常包括：①冠状动脉左前降支横过右心室流出道发自右冠状动脉；②双重左前降支；③右位主动脉弓；④多发性室间隔缺损；⑤永存左上腔静脉等。从胚胎心脏发生学来看，目前认为法洛四联症是由于胚胎发育时期漏斗隔发生异常所致。除了单纯的法洛四联症，法洛四联症常合并肺动脉闭锁、肺动脉瓣缺如和完全性房室间隔缺损等，称为复杂性法洛四联症。

三、病理生理

法洛四联症的病理生理情况主要取决于右心室流出道狭窄的程度。由于右心室流出道狭窄，血液进入肺循环受阻，引起右心室代偿性肥厚。对于肺血流梗阻小的患儿，可以没有或只有少量右向左分流。多数患儿肺动脉血流梗阻严重，在室间隔缺损水平可出现明显的右向左分流，这些患儿将出现缺氧症状和发绀，血氧饱和度在70%～80%。最严重者会出现严重的反复性缺氧发作，甚至可引起猝死。

四、临床表现与诊断

患儿自幼出现进行性发绀和呼吸困难，哭闹时更甚，伴有杵状指（趾）和红细胞增多。患儿易感乏力，多有蹲踞症状，少数患儿由于严重缺氧导致缺氧发作，可引起突然晕厥、抽搐。其他并发症尚有心力衰竭、脑血管意外、感染性心内膜炎、肺部感染等。体格检查时心前区可隆起，胸骨左缘第2～4肋间有收缩期喷射性杂音，可伴有震颤。此杂音为肺动脉口狭窄所致，其响度与狭窄的程度呈反比，肺动脉口狭窄严重者此杂音可以消失。肺动脉瓣区第二心音减弱或消失。

X线胸片示肺纹理减少，透亮度增加，右心室增大，心尖向上翘起，典型者心影呈靴形。心电图检查示心电轴右偏，右心室肥大，也可右心房肥大。超声心动图检查现已作为主要诊断手段，可见主动脉根部扩大，其位置前移并骑跨在心室间隔上，主动脉前壁与心室间隔间的连续性中断，该处室间隔回声失落，右心室肥厚及右心室流出道狭窄。一般来说，超声心动图已经能够较明确诊断。常规检查并不需要做心导管检查，因为导管穿过右心室流出道可能会引起流出道痉挛，加重病情。当患儿疑有多发性室间隔缺损、冠状动脉异常、肺动脉闭锁和主动脉缩窄、主－肺动脉交通支和肺动脉异常分支等异常时，建议要进行心导管检查。由于高速CT的出现，现完全可以用其替代心血管造影，从而可以减少创伤性检查。

五、主要手术方式

（一）单纯性TOF手术治疗

1. 姑息性手术　在体循环与肺循环之间建立分流，以增加肺循环的血流量，使氧合血液得以增加，改善机体缺氧。有锁骨下动脉与左或右肺动脉的吻合术（改良Blalock－Taussing分流术）、主动脉与肺动脉的吻合术、上腔静脉与右肺动脉的吻合术等方法。本手术可增加肺血流量，促进肺血管发育和增加左心室容积，可为将来行根治性手术创造条件。近年来随着手术技术的不断提高，单纯性 TOF 已较少行姑息性手术治疗，多数予一期根治。

2. 根治性手术　常规建立体外循环，采取经右心房和(或)肺动脉切口结合的途径方法来修补 VSD，切除右心室漏斗部异常肥厚的心肌组织，用补片扩大漏斗部，修补材料可选用涤纶片或自体心包片，采取带垫片双头针间断缝合或用聚丙烯单丝线连续缝合，要避免发生残余分流，VSD 后下角要防止损伤传导束而导致三度房室传导阻滞。如果合并肺动脉主干狭窄，漏斗部切口要超过瓣环，需进行跨瓣缝合。跨瓣补片可导致肺动脉反流，如果右心室明显肥厚且顺应性差，右心功能就会有明显血流动力学变化。同时，必须常规探查肺动脉分支有无狭窄，如有狭窄应术中一并处理。VSD 修补后，必须探查二尖瓣，如有反流，必须进行处理，否则术后近远期效果均差。对于复杂性法洛四联症，需要同时根治其他合并畸形。

(二)复杂性 TOF 手术治疗

1. TOF 伴肺动脉闭锁(TOF/PA)　TOF/PA 的解剖特征是 VSD 前壁连续性异常、右心室肺动脉连续中断及主动脉骑跨。因其肺动脉结构的多样性，TOF/PA 患儿可以分为三类：①融合性的“肺动脉”，肺动脉的直径正常或轻度偏小，由动脉导管供血；②肺动脉主干缺如或极狭窄，肺动脉主干直径＜2mm，主、肺动脉间存在许多侧支；③没有固有肺动脉，肺血来自体肺侧支，许多肺段有双重血供。

第一类患儿可以当作一般 TOF 治疗。对于新生儿，可以使用前列腺素 E_1 维持动脉导管的开放直到进行姑息性分流术，或者在新生儿时就行根治术，这类患儿常会在动脉导管连接处出现左肺动脉狭窄，因此，在分流术后 1～4 个月严密监测左肺灌注很重要(通过超声心动图或肺灌注扫描)。一般认为只要条件许可，新生儿期就可进行一期根治术，但一般情况下需要行右心室－肺动脉管道重建。

第二类及第三类患儿的治疗方法需要更加个体化，根据肺动脉分支的局部解剖情况而决定手术方案，包括先确定进入肺动脉的血流，再通过血管造影确定各肺段的血供来源：①“真正”肺动脉；②单独来自主、肺动脉间分支；③以上两种。肺段由主、肺动脉间分支供血的这一类患儿可以并入“真正”肺动脉这一类。早期外科处理是 Blalock－Taussig 分流术，也可以是主动脉与肺动脉之间的直接分流或右心室与肺动脉之间用导管相连。近年来，对侧支循环较粗的患儿采用单元化手术，即将多个分支汇总，人工建成左、右肺动脉，并用带瓣管道与右心室相连。一旦肺血管能足够接受全部的心脏血液、VSD 能够被关闭，并且右心室压能维持在可接受的范围内，临床治疗即达到满意效果。

2. TOF 伴肺动脉瓣缺如(TOF/APV)　TOF/APV 包括肺动脉瓣发育不良、瓣环狭窄及肺动脉功能不全。此类患儿可根据年龄和症状的严重程度分为两类。第一类是有心脏病及呼吸功能障碍的婴幼儿；第二类是经过婴幼儿期存活下来的年长儿(此类患儿在生理上类似于 TOF)。新生儿的典型症状为出生后几个小时出现明显呼吸困难、发绀。缺氧通常是由于 VSD 处右向左分流及因肺通气血流不匹配导致的肺静脉氧饱和度低下。气管插管及机械通气可能不会提高气体交换，但是高呼气末正压(PEEP)给氧可能会帮助开放“塌陷”的气道。平卧位有时能够帮助减轻一些气道受压。对这类患儿，必须早期手术。手术包括肺动脉前后折叠术、关闭 VSD 及跨瓣补片修补右心室流出道。目前，许多外科医生会放置一个自体移植瓣膜或单一瓣膜，以便减少术后肺动脉反流和维持肺动脉搏动性血流。TOF/APV 矫治术，尽管手术的技术很全面，但此类患儿往往持续性存在肺动脉的问题，几乎所有患儿在婴儿及儿童期都有不同程度的支气管痉挛；一些患儿还需要气管切开，长期机械通气以及呼气末正压。术中如果支气管软化明显，需行支气管悬吊术。术后监护的重点是呼吸道管理及呼吸机的合理应用。

3. TOF伴完全性房室通道（TOF/CAVC） 患儿同时发生TOF与CAVC时，手术及术后处理均较困难，目前死亡率仍较高。对于此类患儿，保留肺动脉瓣的功能尤为重要。因为术后三尖瓣经常会发生异常及出现反流，跨瓣补片会导致肺动脉及三尖瓣反流，这样会导致术后立即出现严重的右心衰竭。当一些患儿肺动脉瓣严重畸形或发育不全时，应该考虑使用带瓣管道。TOF/CAVC术后也会发生残余缺损，包括残余VSD、右心室流出道梗阻、房室瓣反流和传导阻滞，并且往往对术后影响很大，故对这类右心功能不全的患儿术后应留有卵圆孔。TOF合并CAVC行跨瓣环补片术后合并中、重度三尖瓣反流往往预后不佳，术后右心衰竭明显，呼吸机脱机困难。即使度过手术早期，手术远期效果亦不理想，有较高的死亡率，往往需要再次手术，甚至要行心脏移植。

（马宁）

第十二节 完全性大动脉转位

一、概述

完全性大动脉转位（D－TGA）为紫绀型先天性心脏病，其发病率仅次于法洛四联症，占先天性心脏病病发病率的7%～9%。大动脉转位的定义为心房与心室连接一致，而心室与大动脉连接不一致，其含义指主动脉发自右心室，而肺动脉发自左心室，这样，主动脉内接受的是体循环的静脉血，而肺动脉接受的是肺静脉的动脉血。患儿出生后即出现发绀、严重低氧血症，绝大部分患儿必须即时手术，否则30%的D－TGA新生儿在出生后1周内死亡，50%左右在1个月内夭折，只有10%的婴儿能生存到1岁以上。

1797年，Matthew Baillie首先提出大动脉转位的病理解剖。早期为了缓解发绀和低氧血症，Blalock和Hanlon于1948年首先采用房间隔造口的方法姑息性治疗大动脉转位；1953年，Lillehei和Varco采用下腔静脉与左心房连接而右肺静脉与右心房连接的方法；1956年，Baffes改用为右肺静脉与右心房连接，而采用人造血管连接下腔静脉至左心房的方法等各类姑息性手术。

1959年，Senning采用心房内翻转方法首先取得成功，但死亡率和并发症较高。1963年，Mustard采用同样原理的心房内调转术取得成功，由于远期的腔静脉回流梗阻和房性心律失常的发生率较高，又逐渐被Senning手术替代。直到1975年，Jatene的大动脉转换术（Switch术）成功，不但避免了心房内翻转术的并发症，而且从解剖上彻底得到矫治，提高了大动脉转位的远期手术疗效。1969年以前，对大动脉转位伴肺动脉狭窄采用Rastelli术。1972年，McGoon对大动脉转位伴大的室间隔缺损位置合适者采用心室内隧道方法矫治。近年来，考虑到Rastelli术有较多的远期并发症，对D－TGA合并VSD肺动脉狭窄者可采用Nikaidoh术或双圆锥调转术。

D－TGA的大动脉转换术的手术死亡率在2.5%～5%。心房水平矫治的晚期死亡率显著高于大动脉转换术，两种手术的早期死亡率无明显差异，说明Switch手术肯定优于心房水平矫治手术。1997年，先天性心脏病外科医生协会报道Switch手术后的流出道梗阻。早期每年右心室流出道梗阻的晚期发生率为 0.5%，比重建主动脉根部的梗阻危险性明显增高，后者每年为 0.1%。漏斗部或肺动脉瓣水平梗阻的危险因素包括大血管侧侧位、原先就伴有狭窄、应用人工材料重建肺动脉根部和 Switch 手术的早期阶段。肺动脉根部或肺动脉梗阻与下述因素有关：低体重儿、左冠状动脉起源于右后窦和 Switch 手术的早期阶段。

波士顿儿童医院已报道了许多有关新生儿的大动脉 Switch 手术，Colan 等对大动脉 Switch 术后左心室的状况进行了综述，施行大动脉 Switch 手术的患儿，其左心室大小、形态和功能的超声指数正常。相反，进行快速二期大动脉 Switch 手术的患儿，其左心室功能及收缩性的超声指数较正常者或经历过大动脉 Switch 手术的患儿都有轻微降低。Rhodes 等对大动脉 Switch 术后心律失常和心内传导进行了研究。与 Senning 和 Mustard 手术相比，大动脉 Switch 手术平均 2.1 年后行 24 小时动态心电图监测，其中 99%的患儿呈现窦性节律。室上性心动过速及其他严重心律失常的发生率也很低。Wernovksy 等对影响大动脉 Switch 手术早期和远期效果的因素进行了研究，发现冠状动脉解剖异常是死亡或肺动脉狭窄的主要危险因素。Bonhoeffer 对 165 名 Switch 手术后 6 年的儿童行选择性冠状动脉造影，发现 12 名儿童冠状动脉存在阻塞。波士顿儿童医院的 Tanel 等报道 366 个 Switch 术后的患儿，心导管造影检查发现 13 例(3%)存在术前没有发现的冠状动脉畸形，其中 1 例术后 3 年突然死亡，1 例失去随访，其余 10 例术后 11 年仍存活，无症状。说明 Switch 手术后仍需密切随访，关注冠状动脉是否通畅。

二、病理解剖

D－TGA 是指主动脉发自形态学右心室，而肺动脉发自形态学左心室，其房室连接一致。绝大部分心脏位置正常，右位心极少。大约 20%～40%大动脉转位的患儿伴有 VSD，如果 VSD 属于对位不良型，即向后移位影响到左心室流出道，同时可能伴有肺动脉瓣环发育不良。约 20%大动脉转位伴有 VSD 的患儿在出生时就有左心室流出道梗阻。大部分都有卵圆孔未闭或动脉导管末闭。如无室间隔缺损，称为室间隔完整型大动脉转位。可伴有主动脉缩窄、肺动脉狭窄和肺动脉瓣下狭窄。大动脉的位置变异较大，最多见的为主动脉和肺动脉前后位，即主动脉位于前，肺动脉位于正中后方，其次为主动脉在右前，肺动脉位于左后，较少见的为大动脉侧侧位。

D－TGA 的正常冠状动脉约占 60%，左冠状动脉回旋支起源于右冠状动脉的占 20%，单根右冠状动脉占 4%，单根左冠状动脉占 3%，其他类型包括冠状动脉行走于主动脉壁内约占 13%。

三、病理生理

大动脉转位为两个独立的平行循环，即体静脉血经过右心室到主动脉，而肺静脉血经过左心室到肺动脉，使组织严重缺氧。只有循环之间的混合才能维持生命，而体、肺循环间的混合量取决于局部的压力差，包括呼吸周期、心室的顺应性、心率、血容量和体、肺循环的阻力。

室间隔完整的 D－TGA 患儿，其左心室舒张期的血流充盈阻力低于右心室，心房内是右向左分流，而左心房舒张压高于右心房，因此心室收缩期时，心房内是左向右分流。心房内分流还受自主呼吸影响，吸气时体静脉回流增加而肺静脉回流减少，使心房内产生右向左分流。当正压辅助呼吸时，对心房内分流的影响还有待进一步研究。但依靠动脉导管的血流和通过卵圆孔或房间隔缺损的左向右分流，只能满足组织氧合的低限，增高吸入氧浓度并不能改善氧合。室间隔完整型大动脉转位的胎儿出生后肺阻力开始下降，左心室压力也相应下降。出生后 2～3 个月，左心室将不能适应体循环压力负荷的急剧增加。肺阻力下降的另一结果是导致肺血流增加，甚至比体循环血流多 3～4 倍，此时伴有左心室扩张。因此，大动脉转位是肺血流不减少的紫绀型心内畸形。

D－TGA 伴室间隔缺损，心室水平混合。肺血多，因此氧饱和度相对较高。但室间隔缺损大小不一，小缺损混合少，表现发绀，临床与室间隔完整型 D－TGA 难鉴别；大缺损混合多，肺血多，以致患儿不发组，但有继发性肺动脉高压的危险。大动脉转位伴有 VSD 时，如不早期进行治疗就很快发生肺血管疾病。可能由于高流量、高压力和高的肺动脉血氧饱和度，很快导致不可逆的肺血管疾病。大动脉转位伴有 VSD 的患儿在出生后 6 个月时就可失去手术机会。即使室间隔完整型大动脉转位，12 个月龄时也可能失去手术机会。

D－TGA 伴肺动脉流出道梗阻加重发绀程度，发绀程度取决于梗阻程度。室间隔完整型患儿瓣膜狭窄罕见，常见梗阻部位在瓣下，由右心室扩张引起的室间隔偏移所致。瓣下狭窄多见于合并室间隔缺损者，这部分患儿生理更为平衡，因而临床发绀程度轻，症状出现相对较晚。

四、临床表现与诊断

D－TGA 的患儿出生后的临床表现取决于体循环和肺循环的血液混合程度。如心房内分流很小、动脉导管自然闭合，出生后即严重发绀，呼吸急促，对吸入纯氧无变化。但如心房内分流大，同时伴有动脉导管未闭或室间隔缺损，则发绀较轻，由于体循环和肺循环血液的大量混合，发绀不明显，但早期出现充血性心力衰竭，严重者出现心率快、呼吸促、肝脏大等心衰表现。如合并大室间隔缺损和左心室流出道狭窄，类似于法洛四联症，肺血流减少，低氧血症、心力衰竭症状较轻。

X 线胸片示心影增大，以右心室扩大为主，肺门血管影扩大。如伴肺动脉狭窄，肺血管影减少。心电图检查示电轴右偏，右心室肥大，ST 段和 T 波可出现缺血性表现。超声心动图可明确诊断，主要了解大动脉位置、各房室瓣关闭情况、是否左心室流出道梗阻，室间隔缺损情况和左右冠状动脉开口情况等。心导管检查可进一步确诊。但由于导管检查的创伤性较大，目前临床上对新生儿大动脉转位的导管检查应用很少。

五、主要手术方式

（一）手术适应证

D－TGA 根据其解剖条件、患者年龄、伴发的其他心内畸形来决定手术方法。姑息性手术包括房间隔切除术、肺动脉环缩术和体－肺动脉分流术，早期对 D－TGA 出生后严重低氧血症采用的方法目前较少采用，主要因为在出生后 1 个月内可行大动脉转换术。

根治手术包括心房内调转术和大动脉转换术。早期的心房内调转术如 Mustard 或 Senning 术，由于手术后易发生心律失常和腔静脉、肺静脉回流梗阻，特别是由于形态右心室不能长期承受体循环压力，导致三尖瓣关闭不全，即功能性二尖瓣关闭不全，因此，目前临床上除了在双调转术中应用，其他方面很少采用。

大动脉转位伴室间隔缺损和左心室流出道梗阻者行 Rastelli 术。手术年龄以 2～4 岁为好，否则由于心外人工管道不能随着年龄的增长而生长，远期并发症较多，需多次手术置换。同时，心内隧道发生左心室流出道梗阻的发生率较高。对室间隔缺损位置远离主动脉瓣开口和室间隔缺损至主动脉瓣开口之间有三尖瓣腱索或乳头肌阻挡，不易行 Rastelli 手术。这类患者目前多行 Nikaidoh 手术或双圆锥调转术。

大动脉转换术的手术年龄取决于左心室功能，一般对室间隔完整型大动脉转位应在出生后 2 周内手术最合适，如手术年龄超过 1 个月，必须注意左心室功能是否退化，临床上可根据心导管检查或心脏超声检查决定。超声检查室间隔位置必须居中或居右方可一期手术根治。如偏向左侧，说明左心室压力低于右心室压力，需进一步心导管检查，左心室压力必须超过右心室压力 60%。对大动脉转位伴室间隔缺损，除了考虑解剖因素外，肺动脉高压是手术失败的主要原因。

室间隔完整型大动脉转位年龄大于 4 至 8 周龄的患儿，左心室压力低于体循环压力的 60%，是二期 Switch 手术的适应证。二期 Switch 手术的适应证也可以是心房内转换矫治术后，即 Senning 或 Mustard 手术后体循环功能衰竭的患儿。

(二)大动脉转换术(Switch 术)(图 12－23)

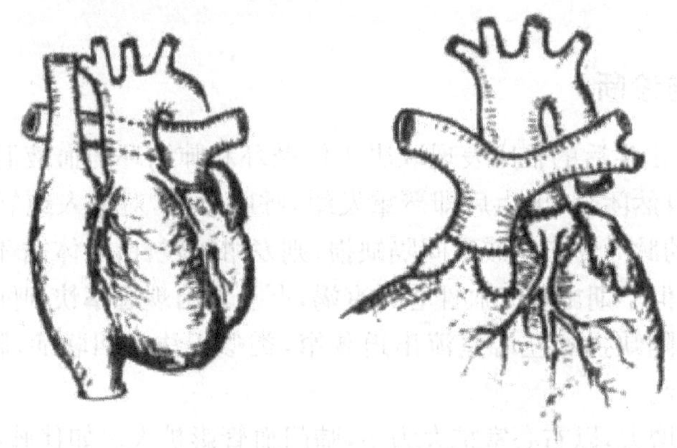

图 12－23 大动脉转位的大动脉转换术(Switch 术)

大动脉转换术：①升主动脉距瓣上 1cm 处横断；②自主动脉瓣窦中分别剪下左、右冠状动脉开口；③将左、右冠状动脉分别移植至肺动脉根部；④主动脉与肺动脉换位；⑤心包补片修补原主动脉根部取冠状动脉后的缺损；⑥肺动脉干吻合。

手术在体外循环下进行，对新生儿可采用深低温停循环转流方法和深低温低流量转流方法。

1. 首先建立体外循环，在转流降温时，解剖游离动脉导管，缝扎、切断动脉导管。一般保持肛温 25℃左右，也可至肛温 20℃时停循环，主动脉根部注入心肌保护液。

2. 右心房切口，缝合房间隔缺损或修补室间隔缺损，然后缝合右心房切口，恢复体外循环，在低流量下行大动脉转换术。

3. 将升主动脉距瓣上 1cm 处横断，沿冠状动脉开口 1～2mm 外缘剪下主动脉壁，同时向心肌壁处游离 0.5～1.5mm，便于向后移植。

4. 肺动脉干位于近左、右肺动脉分叉处横断，仔细检查肺动脉瓣。

5. 将左、右冠状动脉向后移植至肺动脉根部，在相应位置剪去小片肺动脉壁，然后采用 7－0 Prolene 线连续缝合。

6. 主动脉与肺动脉换位　将左、右肺动脉提起，主动脉从肺动脉下穿出，用镊子钳住主动脉开口后，将主动脉阻断钳换至肺动脉前方再阻断。将主动脉远端与肺动脉根部连续缝合，形成新的主动脉。

7. 采用心包补片修补原主动脉根部取冠状动脉后的缺损，最后与肺动脉干吻合形成新的肺动脉干。

（三）快速二期 Switch 手术

1. 胸骨正中切口进胸后，切开心包，建立体外循环。

2. 阻断上、下腔静脉，切开右心房于卵圆窝处切除房间隔，形成一个直径约 10～15mm 的 ASD，缝合右心房，停体外循环。

3. 用 Gore－Tex 补片剪成一长条，环缩肺动脉，一般将肺动脉环缩到外径 7～8mm，并将 Gore－Tex 补片固定到主肺动脉远端，防止肺动脉瓣变形。

4. 于主动脉与肺动脉环缩远端用直径 3. 5～4mm Gore－Tex 人工血管行 Blalock－Taussig 分流术。

5. 调整肺动脉环缩带，使吸入空气状态下，经皮 SaO_2 在 85%～90%左右。

6. 术后每 1～2 天复查超声心动图，术后 1 周室间隔偏向右侧后，即可行 Switch 手术。

（四）Rastelli 手术

Rastelli 手术主要适合于大动脉转位伴室间隔缺损和肺动脉狭窄，或原做过肺动脉环缩术，引起肺动脉干和瓣下狭窄（图 12－24）。

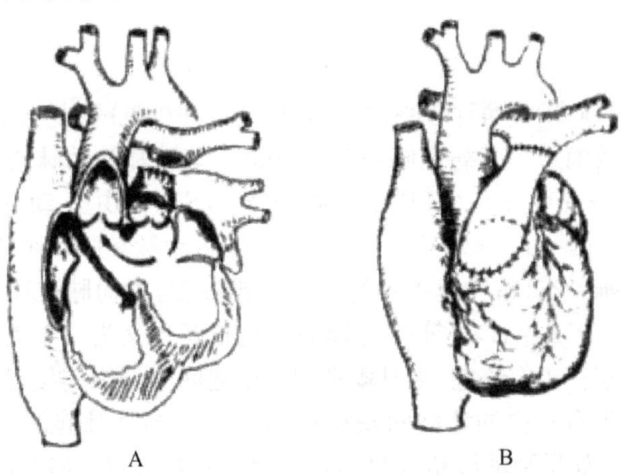

图 12－24　Rastelli 手术

1. 横断肺动脉，空间隔缺损至升主动脉开口间建立心内隧道，采用同种带瓣管道连接有心室切口至肺动脉。

2. 手术建立体外循环方法与上相同。取下心包经戊二醛固定备用。

3. 右心室切口，探查室间隔缺损位置。

4. 横断肺动脉，近心端连续缝合关闭。

5. 将室间隔缺损至升主动脉开口间建立心内隧道。

6. 采用同种带瓣管道连接右心室切口至肺动脉。

（五）主动脉移位术

主动脉移位术（Nikaidoh 手术）对 D－TGA 伴 VSD 和左心室流出道梗阻患儿采用连同

自体冠状动脉一起进行主动脉换位以及双心室流出道重建。

1.在深低温低流量下建立体外循环,心停跳后在主动脉瓣上1cm处横断主动脉,将左、右冠状动脉根部游离约1cm左右。

2.在主动脉瓣叶下5mm处切开右心室流出道,并向两侧剪开直至将整个主动脉瓣取下,保留左、右冠状动脉。

3.横断肺动脉,向右心室流出道方向剪开肺动脉瓣环至室间隔缺损贯通。

4.保留左、右冠状动脉的主动脉瓣向后移植,后半部分直接与原肺动脉瓣环连续缝合,前半部分与室间隔缺损之间采用Dacron补片连续缝合关闭。

5.左、右肺动脉后壁与右心室切口上缘直接连续缝合,然后采用心包补片覆盖肺动脉和右心室切口。

(六)双圆锥调转术

手术方法同Nikaidoh手术,不同之处在于病例选择为伴有轻度肺动脉狭窄或瓣膜异常的D－TGA,将肺动脉调转到右心室后,能在术后减少肺动脉瓣反流方面起到较Nikaidoh手术更佳的结果。

(马宁)

第十三节　右心室双出口

一、概述

右心室双流出道(DORV)简称右心室双出口,是一种少见的、复杂的、心室一动脉连接关系异常的先天性心血管畸形。其病理解剖学特征是主动脉和肺动脉均完全或主要起源于形态右心室。其形态学表现变异甚多,从室间隔缺损(VSD)合并主动脉骑跨,到大动脉转位(TGA)合并VSD等。典型的DORV有三个特征:①主动脉和肺动脉均起源于右心室;②室间隔缺损为左心室的唯一出口;③有主动脉瓣下圆锥存在,主动脉瓣和二尖瓣间有肌肉组织分割,没有纤维连接。1972年,Lev等提出DORV的广泛定义为一个大动脉全部和另一个大动脉的大部分或完全起源于右心室,半月瓣和房室瓣之间的纤维连接可有可无。许多学者将90%以上主动脉起源于右心室的法洛四联症和小于90%肺动脉起源于左心室的Taussig－Bing畸形归于DORV,如果肺动脉超过90%以上是发自左心室,则划入TGA合并VSD的一种亚型。

DORV的临床发生率约占先天性心脏病的0.75%,先天性心脏病尸体解剖时发现有2.7%～3.7%,占先天性心脏病病手术总数的1%～2%,男、女性别发生比为(2～3)∶1。DORV患儿自然发展过程因不同病变类型而不尽相同,同时也受合并畸形不同的影响。1957年,Kirklin等首先对一例DORV患儿成功进行心室内修补术。DORV分类各异,情况复杂,各种文献报道各组的手术结果悬殊甚大。影响手术结果的因素仍然是病变的类型、手术方法的选择、肺血管病变的程度以及手术技巧等问题。过去手术死亡率高达27%～39%,近年来,随着对病理解剖和病理生理学的深入研究、手术技巧的日益提高、围手术期处理的改善,手术成功率逐渐提高。中长期术后随访中发现主动脉下和双动脉下室间隔缺损型的DORV,心室内隧道修补的远期效果满意。而远离两大动脉开口型和房室通道型缺损的手术效果欠佳,再手术的发生率高。Brown 回顾 1980 至 2000 年间 124 例 DORV 手术效果，早期死亡率为 4.8%，晚期死亡率为 3.2%，15 年存活率达 89.5%以上，其认为根据术前精确的解剖诊断选择适当的手术方式可以有效地提高外科治疗效果。

二、病理解剖

由于圆锥部发育异常，肺动脉下、主动脉下圆锥不同程度的吸收，以及两大动脉之间不同的位置关系，形成病理解剖学上的许多变异。因此，在命名上也存较多争议。不同解剖亚型的结构差异决定不同手术方式，精确的解剖学诊断有助于决定手术的方式和方法。因此，Sakatt 和 Lecompte 等认为对这类心室－动脉连接异常的心脏畸形，手术前解剖学的诊断定义比分类和命名更为重要。

右心室双出口大部分均有较大的室间隔缺损作为左心室的唯一出口，通常是非限制性的(直径相当于或大于主动脉瓣环)，有 10%病例的室间隔缺损是限制性的，极少数没有心室间的交通。当没有室间隔缺损的时候，通常伴有二尖瓣和左心室发育不良，并且有一个房间隔缺损作为左向右分流的唯一通道。Kirklin 等在 1993 年的研究中总结，约有 13%的 DCRV 患儿合并多发性室间隔缺损。

(一)VSD 与大动脉之间的关系

VSD 与大动脉之间的关系往往是决定采用何种手术方式的关键。因此，DORV 中的 VSD 的位置通常采用与大血管位置关系的术语来描述。按照缺损的位置可分为四种：主动脉瓣下 VSD、肺动脉瓣下 VSD、双动脉瓣下 VSD(在两大动脉开口下方)和与大动脉非关联 VSD(远离两大动脉，与两大动脉开口无关)。

1.主动脉下室间隔缺损　约有 50%的 DORV 是这种类型，是最常见的一种类型。其心房－心室关系一致，主动脉和肺动脉常并列，主动脉大部分位于肺动脉的右侧或右前方。VSD 位于主动脉瓣下或主动脉圆锥的下方，并与主动脉瓣有一定的距离，其距离取决于主动脉下圆锥的存在和长度。当有主动脉下圆锥存在时，主动脉瓣环和二尖瓣之间为肌肉组织分隔而无纤维连接。如主动脉圆锥被吸收，则存在主动脉瓣环与二尖前瓣间的纤维连续，这时主动脉左冠瓣或二尖瓣前瓣实际形成了 VSD 的后上边界。有的 VSD 位于膜周部周围，或在三尖瓣隔瓣和前瓣交界处与三尖瓣环相连，在 VSD 后下方边缘有二尖瓣－三尖瓣连续，偶有肌性组织边缘将 VSD 的后边界与三尖瓣基底部分隔开。部分 DORV 合并主动脉左侧移位时，VSD 常位于肌性室间隔更靠前靠上的位置。VSD 的上缘通常是主动脉瓣，室上嵴的上、下肢形成下缘和后缘，这与 Taussig－Bing 畸形非常相似。

2.肺动脉瓣下室间隔缺损(Taussig－Bing)　约有 30%的 DORV 是这种类型。其心房－心室关系一致，主动脉在肺动脉的右侧或右前方，主动脉瓣和肺动脉瓣并列在相同的高度。这类 VSD 通常是非限制性的，位于肺动脉前下方，包绕在室上嵴的前后肢之间，常有圆锥部肌肉组织分开。存在肺动脉圆锥时，圆锥构成 VSD 的上缘。VSD 与肺动脉瓣的距离因肺动脉圆锥长度而不同。无肺动脉圆锥时，肺动脉与二尖瓣存在纤维连续，肺动脉不同程度地骑跨在 VSD 上，形成 VSD 的上缘。这种类型的畸形常合并有主动脉缩窄，其原因可能是肥大的漏斗隔和壁束引起主动脉下不同程度的梗阻所致。

Van Praagh 将其解剖学定义为主动脉直接在肺动脉的前面、左前或右前方；主动脉和肺动脉下圆锥将半月瓣和房室瓣分开，两个半月瓣并列在相同的高度；有一个大的肺动脉下

VSD,在壁束和肌性室间隔上方;VSD被肺动脉下圆锥游离缘分隔而不与肺动脉瓣环连接;主动脉完全起源于右心室,肺动脉瓣骑跨于VSD,但不骑跨左心室腔。只有当肺动脉圆锥完全起自左心室者才列为大动脉转位。

3.双动脉瓣下室间隔缺损　约有10%的DORV有双动脉下VSD。因为漏斗隔发育不全或缺如,主动脉和肺动脉常相互邻近,主、肺动脉开口并列,主动脉在稍前方。VSD通常较大,位于室间隔前部的室上嵴分叉处,正位于主、肺动脉瓣开口的下方。半月瓣形成VSD的上缘,室上嵴的前后分叉形成VSD的前、下和后缘。两大动脉不同程度地骑跨在室间隔上,常难以区分大动脉到底起自哪个心室,有学者因此称其为双心室双出口。无冠瓣叶位于右或右前方,在有主动脉瓣—二尖瓣纤维连接时,二尖瓣多与无冠瓣连接。

4.与大动脉非关联空间隔缺损　约10%～20%的DORV患儿属于这种类型。VSD位于圆锥之下,远离主、肺动脉瓣,不被室上嵴前后肢所包绕,在三尖瓣隔瓣下为房室通道型或位于小梁心室间隔的流出道隔上。部分VSD较小,有时可以严重限制左心室血液的排出。

(二)心房和心室的位置关系

在DORV的患儿当中,大部分是房室连接一致,约有11%是不一致的。同时少数也可以存在心房正位、心房反位和左/右心房异构。房室关系不一致的DORV常伴有肺动脉狭窄和右位心,主动脉多在肺动脉之前及左侧,部分在肺动脉之前侧或直接在前方,VSD多在肺动脉瓣下,少数在主动脉瓣下。

(三)两大动脉的关系

DORV两大动脉的位置关系有三种:第一种是正常的大动脉关系,即主动脉在肺动脉的右后方,大动脉在离开心脏时相互旋绕,大多数DORV患儿是这种类型;第二种是主动脉在肺动脉的右侧,常呈侧侧位,两大动脉相互平行,没有相互旋绕;第三种是主动脉在肺动脉的左前方,两大动脉平行并置,该类型最为少见。

(四)合并心脏畸形

DORV常伴有其他的心脏畸形,这些畸形会对外科手术的实施产生不同的影响。Lev、Kirklin等从外科治疗的观点上对此进行了分类(表12—1)。

表12—1　右心室双出口的外科分类

Ⅰ单纯型右心室双出口	Ⅱ复杂型右心室双出口
一般的室间隔缺损(主动脉口下、两大动脉下)	合并房室瓣异常
无肺动脉狭窄	二尖瓣闭锁或狭窄
合并肺动脉狭窄	共同房室管畸形
异常的室间隔缺损	完全肺静脉异位连接
限制性室间隔缺损	主动脉狭窄或发育不全
肺动脉下室间隔缺损(Taussig—Bing)	其他
远离两大动脉开口型室间隔缺损	

与法洛四联症相似,DORV可以合并不同程度的右心室流出道梗阻,多合并主动脉瓣下和双动脉瓣下室间隔缺损的DORV。这种右心室流出道梗阻常位于漏斗部,也可以是单纯瓣膜型,而在肺动脉瓣下室间隔缺损的DORV患儿中常合并有主动脉瓣下狭窄,其原因可能是由左心室流出道发育不良、房室瓣组织或肥大的肌束等引起的。

随着外科手术的进一步提高,人们对DORV患儿的冠状动脉的畸形也越来越重视。研究发现，DORV 患儿中有 30%存在冠状动脉畸形，部分 DORV 患儿的左前降支起自右冠状动脉，并在肺动脉前横跨右心室流出道，这增加了外科医生的手术难度。

三、病理生理

由于 DORV 是一种介乎法洛四联症和大动脉转位之间的先天性心脏畸形，因此其病理生理表现也和这两种先天畸形有相似之处。由于室间隔缺损是左心室的唯一出口，所以左向右分流是必然存在的，而且左心室出口的通畅与否取决于 VSD 的大小。患儿临床上有无发绀决定于主动脉口和室间隔缺损的关系。

主动脉瓣下 VSD 型以 DORV 的血流动力学主要表现是左向右分流。随着肺循环血流量的增加、病程的长短不同以及是否合并右心室流出道或肺动脉狭窄，而产生不同程度的肺动脉高压和肺血管的病变。如果右心室流出道或肺动脉梗阻严重，肺血量明显减少，右心室压力明显增高，可以发生持续的右向左分流，从而在病程的早期即出现严重的发绀。

对于肺动脉瓣下 VSD 型的 DORV，其表现与大动脉转位相似。由于氧合血通过室间隔缺损优先流入肺动脉，肺动脉的血氧高于主动脉。体循环血氧饱和度取决于体、肺循环间血液混合的程度，因此，患儿在婴儿早期就表现出发绀和充血性心力衰竭。该类型并发梗阻型肺动脉高压也较主动脉瓣下 VSD 型为早，可能是由于左心室血流直接冲击肺动脉所致。如果患儿伴有主动脉下狭窄或主动脉缩窄时，体循环血流量减少，会进一步增加肺循环血流量，从而更早地出现肺动脉高压和肺血管病变。伴有肺动脉狭窄的，则因肺循环血流量的减少而使发绀加重。

四、临床表现与诊断

不同类型的 DORV 患儿临床表现亦不同。不伴其他心脏畸形的 DORV 患儿与大室间隔缺损相同，一般无明显发绀，表现为喂养困难、气促、发育差、反复呼吸道感染和充血性心力衰竭等，心脏听诊可闻及胸骨左缘 3～4 肋间 3 级以上粗糙的全收缩期杂音，肺动脉瓣区第二心音亢进。伴有肺动脉狭窄的 DORV 与法洛四联症相似，表现为发绀、发育不良、杵状指、低氧血症、蹲踞等，以及胸骨左缘 3～4 肋间 3 级以上收缩期杂音、肺动脉瓣区第二心音减弱。而肺动脉瓣下室间隔缺损的 DORV 则与大动脉转位并室间隔缺损相似，出生早期即出现发绀、反复呼吸道感染和充血性心力衰竭等，病情较严重。

X 线胸片显示因解剖类型而异，无肺动脉狭窄者，示肺血增多，心影增大，以右心室为主；有肺动脉狭窄者，则肺血减少，心影稍增大。心电图检查示电轴右偏，右心室肥大。超声心动图检查具有重要的诊断价值，可显示主动脉和肺动脉的位置关系，室间隔缺损的大小、数目及位置，有无肺动脉狭窄及其他心内畸形等。心导管检查可进一步明确诊断，因其是有创检查，具有一定的风险和并发症，可根据患儿具体病情需要而选择，目前多采用高速螺旋 CT 检查来代替大部分心导管检查。

五、主要手术方式

由于 DORV 病变较为复杂，针对各类型病理解剖的不同，手术方法也多种多样。因此，应根据每个病例病变的特点，设计合理的个体化手术方案。如单纯主动脉瓣下或双动脉瓣下 VSD 型 DORV，多在 2 岁内发生严重的肺血管病变。因此，应在婴儿早期接受根治性手术，延迟外科治疗会增加死亡的危险性。合并有肺动脉狭窄的，如果冠状动脉解剖正常，通常在出生 6 个月后实施手术。如果患儿情况不好，可先行体－肺动脉分流手术，以增加肺部血流，改善缺氧症状后再实施根治手术。肺动脉瓣下 VSD 型 DORV，由于大多数没有肺动脉狭窄，容易早期发生严重的肺血管病变和心力衰竭，自然预后不佳。如果临床缺氧症状显著，可以在心导管检查的同时行球囊房间隔造口术，改善血氧情况，并且在 1 岁以内应尽早手术治疗。

目前常用的方法有以下几种：

(一)心室内隧道修补术

适用于主动脉瓣下或双动脉瓣下 VSD 型 DORV。

此法采用补片法连接室间隔缺损与主动脉开口。内隧道补片的材料可采用自体心包片、涤纶补片和人造血管等。补片长轴的长度取决于主动脉右位的程度。补片隆起部分形成内隧道的前 2/3，隧道的后 1/3 为心脏组织，以保持生长能力。术中应注意 VSD 的大小及其与主动脉的位置关系。如果 VSD 直径小于主动脉瓣，可扩大 VSD，尽量使其大小达到主动脉瓣环的大小。在扩大 VSD 的同时，注意不要损伤二尖瓣及其腱索，不要损伤心室前壁和冠状动脉左前降支，或造成心室穿孔。同时，要切除右心室肥厚梗阻的肌束，常需部分切除漏斗隔，以使 VSD 与主动脉之间的内隧道通畅。有时内隧道可能造成右心室流出道梗阻，多数患儿需要行流出道扩大补片以扩大右心室流出道。

如果合并肺动脉狭窄，需切除部分肥厚的隔束和壁束，切除引起梗阻的圆锥隔，再行内隧道连接 VSD 和主动脉口，并同时行右心室流出道扩大成形术。如果肺动脉瓣环发育不良、瓣环狭窄或闭锁，则必须实施跨环补片，以免右心室流出道狭窄。手术应注意右心室流出道切口的长度，以免术后出现右心室功能障碍。对于合并冠脉畸形、肺血管明显病变、体－肺动脉分流大的患儿，可以考虑使用带瓣心外管道解除右心室流出道梗阻。

(二)内隧道关闭 VSD 和动脉调转术

适用于肺动脉瓣下 VSD 型 DORV。

此法是目前治疗肺动脉瓣下 VSD 型 DORV 最常用的方法，可以用于治疗任何动脉位置的 Taussig－Bing 畸形的患儿。先做 VSD 修补，引导左心室的血液流入肺动脉，使之成为完全的大动脉转位，然后再行大动脉调转及冠状动脉移位。术中要注意冠状动脉移植点的位置。防止冠状动脉发生扭曲成角或过度牵拉造成冠脉缺血，引起心肌缺血和心率失常。

(三)补片内隧道连接 VSD 与肺动脉，并行心房调转术(Mustard 或 Senning 术)

适用于肺动脉瓣下 VSD 型 DORV。

此法手术过程较复杂，先用补片修补 VSD 使左心室血流进入肺动脉，再行心房内障板引导腔静脉血经二尖瓣进入左心室到肺动脉，而肺静脉血经三尖瓣进入右心室到主动脉，形成生理性循环。该手术术后晚期并发症较多，常见有严重的心律失常和肺静脉回路梗阻等，现已较少应用。

(四)Damus－Kaye－Stansel 手术

适合于合并圆锥肌肉肥厚、严重主动脉瓣下狭窄的 DORV 患儿。

手术方法采用内隧道连接 VSD 到肺动脉，吻合肺动脉近心端于主动脉侧壁，并关闭主动脉瓣，再用心外带瓣管道连接右心室与肺动脉远心端。手术后血流的途径是：左心室血液→VSD→肺动脉→主动脉→体循环，右心室血液→心外带瓣管道→肺动脉远心端→肺循环。该手术重建了心室与动脉连接的一致性，不影响冠状动脉的位置。但由于需使用心外带瓣管道，对远期效果有一定的影响，临床应用受到一定的限制。

（五）全腔静脉—肺动脉连接手术

适用于矫治伴有房室瓣异常、心室发育不良型的DORV。

此法使用Gore—Tex血管作外道建立上、下腔静脉引流入肺动脉的通路，切断肺动脉，并闭合近心端，将上腔静脉与入口上方1cm处切断，闭合近心端，远端与右肺动脉吻合，横断下腔静脉，闭合近心端，用长20～22mm的Gore—Tex人工血管行下腔静脉远心端与右肺动脉连接，使腔静脉血进入肺循环氧合后经心室进入体循环。术毕要常规测量肺动脉压。由于腔静脉血是在低压下进入肺循环，因此，只适用于有肺动脉狭窄、肺循环压力和阻力低者，对于有肺动脉高压的患儿是不适用的。另外，对于与大动脉非关联VSD型DORV者和SDL型亦可选用此手术。

（六）Lecompte(REV)心室内修复手术

适用于不能做心室内隧道手术的心室动脉连接不一致的患儿，以及因肺动脉狭窄（左心室流出道）而无法行心内隧道关闭VSD到肺动脉和动脉调转术的患儿。

REV手术与动脉调转术相似。首先在右心室下部行垂直于右心室的切口并向上延伸至靠近主动脉瓣。在主动脉瓣交界上数毫米处、靠近肺动脉瓣交界处横断两大动脉。用补片法建立VSD到主动脉的内隧道。重建横断的主动脉。垂直切开肺动脉前壁，将肺动脉后缘连接右心室切口上段，用心包补片扩大肺动脉，关闭右心室切口下段和肺动脉前部。关闭原肺动脉瓣口。在REV手术中，三尖瓣—肺动脉瓣的距离对决定VSD补片的位置尤为重要。如果距离大于主动脉瓣直径，则可以在肺动脉瓣后方成功建立内隧道；如果距离极短，则肺动脉开口将被隔入左心室；如果距离小于主动脉瓣直径，倘若在肺动脉瓣开口的后方建立隧道，容易引起主动脉下狭窄，所以必须将肺动脉瓣留在隧道的左心室面。

由于REV手术会引起肺动脉反流，所以仅限于术前那些肺动脉狭窄并且肺动脉压力低的患儿。当主、肺动脉侧侧位或主动脉稍微在肺动脉前方时，没有必要做这个手术。

（七）左心室至主动脉心外带瓣管道

适合于大动脉非关联VSD型DORV和合并有升主动脉及其弓部发育不全者。

VSD用补片修补，自左心室用一带瓣管道连接主动脉。由于左心室压力高，致动脉瓣不能开放，右心室血流只能进入肺动脉。此手术现已很少应用。由于该法近远期效果均不理想，近年来有作者提出采用双动脉圆锥调转术进行外科治疗的探索。

（八）室间隔修补合并带瓣心外管道矫治术

适用于房室关系不一致的DORV(SLD、IDD、SLL、IDL)。

心室切口位于形态上的左心室，闭合VSD使主动脉引流体循环血流。切断肺动脉主干，缝合近心端，用带瓣心外管道连接肺动脉远端与左心室切口，引流体循环静脉血进入肺动脉。

（马宁）

第十四节　永存动脉干

一、概述

永存动脉干是一种相对少见的先天性心脏病，占先天性心脏病发病率的0.21%～

0.34%，其畸形特点是保存了胚胎期单一动脉干从心底部发出，骑跨在室间隔上。永存动脉干没有单独的肺动脉瓣或心室一肺动脉连接，可与法洛四联症合并肺动脉闭锁相鉴别。永存动脉干自然预后不良，如不及时手术治疗，约75%的患儿在出生后1年内死亡。在Van Praagh的57例中，除3例外，都在6个月内夭折。婴儿早期死亡的最常见原因为充血性心力衰竭合并肺炎。

二、病理解剖

永存动脉干的解剖特征是单一动脉干起源于心底部，只有一组半月瓣骑跨在室间隔上，瓣叶常有结节性增厚，致使对合不佳或脱垂，常伴有大的室间隔缺损。永存动脉干的解剖分型主要依据肺动脉从动脉干的起源。1949年，Colett和Edwards提出了分类法，这种分类法尽管有所帮助，但不能完全解释所有解剖变异。1965年Van Praagh夫妇提出了改良分类法，该分类法废弃了原来分类法中的汉型或有些书称之为假性动脉干，因为这种畸形更确切地应称为室间隔缺损、肺动脉闭锁伴侧支血管。Van Praaph对合并室间隔缺损患儿分为四型。A1型：肺动脉发自动脉干；A2型：左、右肺动脉直接从动脉干发出；A3型：左或右肺动脉缺如，该侧肺血由侧支循环供应；A4型：主动脉峡部发育不全、狭窄或中断，同时伴有一巨大动脉导管（图12－25）。

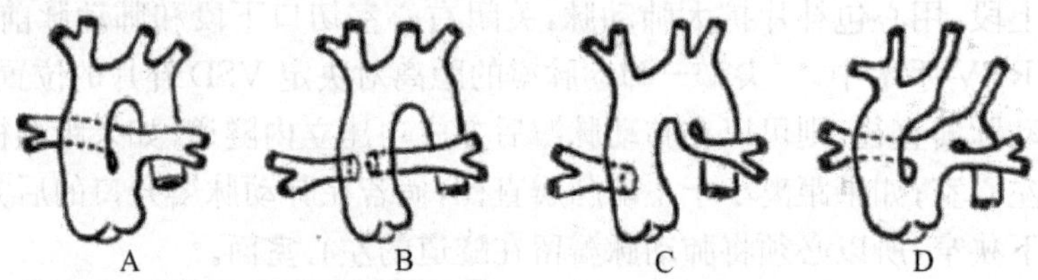

图12－25　永存动脉干分型示意图

A. A1型；B. A2型；C. A3型；D. A4型

永存动脉干只有一组半月瓣，大多为三瓣（60%），也有四瓣（25%）和二瓣（5%），常有增厚和变形而反流。右位主动脉弓占18%～36%，常并发头臂干镜像分支，11%～14%的患者合并主动脉弓中断。室间隔缺损常位于前上位，有些患者合并有冠状动脉起源和分布异常，在手术时需注意识别和保护。

三、病理生理

永存动脉干的主要病理生理特征是出生后随着肺血管阻力的下降，大量左向右分流，肺血流量明显增多，导致肺动脉高压、肺血管阻力增加，患儿在出生后6个月即可出现肺血管阻塞性病变。患者有共同瓣反流将进一步加剧这种逆向分流，故早期就可发生心功能不全和心力衰竭。

四、临床表现与诊断

患儿出生后不久即表现明显的心脏杂音，以及呼吸急促、肝脏增大、喂养时出汗、生长迟缓等充血性心力衰竭的表现，部分患儿有发绀，如有共同瓣反流，可在胸骨旁闻及舒张期杂音。

X线胸片示肺血影增多，心影增大。心电图检查示窦性心律，双心室肥大。超声心动图检查可明确诊断,包括永存动脉干的类型、共同瓣反流的程度、冠状动脉的开口及其他合并心内畸形等。

五、主要手术方式

(一)手术适应证

姑息性的肺动脉环缩术仅适用于少数病情重、体质差的患婴,以限制肺血流量和保护肺血管床。尽管手术死亡率较高(75%左右),但必要时仍值得考虑。此项手术能使少数患婴的症状得以改善,过渡到 3~4 岁时,再接受根治术。

永存动脉干的手术治疗建议在 6 个月以内,甚至在新生儿行根治手术更能防止肺血管阻塞性病变发生。伴有肺动脉狭窄或肺动脉缺如的永存动脉干(A3 型)也可行根治手术,但常因严重肺血管病变而影响手术效果。

再次手术指征是移植的管道发生梗阻、瓣膜损坏而出现明显充血性心力衰竭或第一次移植的管道直径太小已不适应患者发育和活动的需要。

(二)手术禁忌证

肺血管阻力指数显著增高,超过 $12WoodU/m^2$(或一侧肺动脉缺如者,阻力指数超过 $20WoodU/m^2$)或肺动脉重度高压,伴有不可逆性肺血管阻塞性病变的患者是根治手术的禁忌证。年龄较大、临床上出现明显发绀、动脉血氧饱和度低于 83%和肺血管阻力指数大于 $12WoodU/m^2$ 的患者往往失去了根治术的机会。而严重充血性心力衰竭不应视为根治手术的禁忌证。

(三)手术方式

永存动脉干完整的外科矫治包括将肺动脉从动脉干上解刨下来,修补缺损,关闭室间隔缺损,直接或通过使用心外管道建立右心室与肺动脉之间的连续性。

应用双腔静脉插管和深低温体外循环。深低温体外循环可以为新生儿患儿提供良好的心肌保护,并只需要一次灌注心肌停搏液,从而避免多次灌注心肌停搏液造成的心肌水肿和手术程序上的烦琐。主动脉插管必须足够高,以保证有足够的空间阻断主动脉、离断肺动脉和主动脉重建。

一般主张从动脉干的左端解剖肺动脉,而保持动脉干右端的完整,然后将动脉干上的缺损连续或补片缝合。但波士顿儿童医院主张在动脉干发出肺动脉处将动脉干横断,行动脉干近端和远端的端端缝合。他们认为切断的优点在于保持升主动脉重建的系统性,通过修剪动脉干的近端可以达到动脉干近远端管径的相对一致,取得较好的塑形,有利于维持共同瓣的功能,减少左冠状动脉扭曲和主动脉窦瘤的发生。

在右心室漏斗部做一横行切口,要特别注意避免损伤冠状动脉前降支和圆锥支。切口要足够大,以避免心外管道放置后压迫冠状动脉和心脏,同时也是与心外管道的管径保持一致的需要。一般来讲,对于新生儿患儿,切口长度不大于 10mm。通过心室切口可以很好地暴露 VSD,采用 6—0 Prolene 线连续缝合,另以间断缝合方法加以固定。永存动脉干的 VSD 离传导束较远,如延及膜部要注意避免损伤传导束。VSD 修补材料大多采用心包补片或涤纶(Dacron)补片。

在重建右心室与左、右肺动脉的连接时,通过估计右心室切口到环切的肺动脉之间的距离,选择的管道应修剪到适当的长度。长度应不多余,避免压迫左冠状动脉,也避免被胸骨压迫，又能在无任何张力的情况下吻合。因术后可能仍存在有肺动脉高压，缝合要紧密，以防吻合口出血。关于重建右心室流出道与肺动脉连接的材料。早期有采用带猪瓣的 Dacron 管道，但容易出现早期的瓣膜钙化，管道新生内膜的纤维组织剥脱、堵塞。目前，应用较多的是小尺寸的经处理的牛颈静脉，其来源丰富，但远期效果还不清楚。近年来，许多作者对 1 岁以内患儿采用直接将肺动脉主干吻合到右心室切口上方，下方再用自体心包扩大，解决了生物材料远期钙化问题，长期效果有待随访。但对年龄较大儿童(大于 1 岁)仍要求使用带瓣管道。

(马宁)

第十五节　室间隔完整型肺动脉闭锁

一、概述

室间隔完整型肺动脉闭锁(PA/IVS)是指肺动脉闭锁，伴右心室及三尖瓣发育不良，可有冠状动脉畸形，但室间隔是完整的，心脏血管连接亦为正常。其发病率约占先天性心脏病的 1%～1.5%。室间隔完整型肺动脉闭锁自然病死率高，50%的患儿死于出生后 2 周以内，85%在 6 个月以内死亡。早年对该病仅做肺动脉瓣切开术，死亡率高达 50%以上，以后采用肺动脉瓣切开加体肺动脉分流术或单纯分流术，使早期疗效明显提高。由于其通常伴随明显的冠状动脉畸形，包括最重要的近端冠状动脉狭窄和远端的右心室冠状动脉瘘，在这种情况下，任何一种使右心室减压的手术将会导致左心室的大面积坏死而致患儿死亡。近年来，随着冠状动脉造影成为常规检查，手术死亡率也明显降低。手术远期效果主要与患儿右心室发育、冠状动脉有无畸形、三尖瓣反流程度等有关。依据患儿冠状动脉解剖、右心室发育程度和生长潜能以及手术中血流动力学和血氧情况，个体化地选择相应的手术方法，有利于提高患儿生存率。

二、病理解剖

室间隔完整型肺动脉闭锁通常是肺动脉瓣闭锁，可见三个瓣叶交界完全融合，肺动脉主干及左、右分支一般发育良好。右心室的形态和大小变化较大，存在不同程度的发育不良。正常的右心室由输入部、小梁部和漏斗部这三部分组成，Bull 等根据这三部分不同的解剖结构将室间隔完整型肺动脉闭锁分为三型：①Ⅰ型：右心室的三个部分均存在，但有一定程度的发育不良；②Ⅱ型：仅有输入部和漏斗部，小梁部闭塞；③Ⅲ型：只有输入部，其余两部分均未发育。少数病例右心室正常或扩大，甚至室壁很薄或有三尖瓣下移等。病理上右心室流入道存在，三尖瓣存在，虽无闭锁，但几乎都有不同程度的发育不良。不少学者以三尖瓣瓣环的直径来判断右心室的发育程度，以指导手术的方式和预后。约 10%的患儿有一个或多个主要冠状动脉的狭窄或闭锁，其狭窄远端通过冠状动脉瘘接受来自右心室的血液，这又称为依赖右心室的冠状血管循环。

三、病理生理

由于肺动脉瓣水平的完全闭塞，并且体肺侧支罕见，因此，肺血流量完全依赖于未闭的动脉导管。右心室压力通常大于左心室压力。血流进入无出路的右心室后可自三尖瓣反流入右心房，并在房间隔水平与肺静脉回流血在左心室混合，由于右心室高压，部分血流可在心脏收缩时通过心肌窦状间隙、交通支而进入冠状循环。一旦右心室压力下降，均可使依赖右心室交通支的逆行冠状动脉血流血压下降，导致左或右心室的心肌缺血、坏死、心力衰竭。如动脉导管出现闭合可造成肺血不足，加重低氧血症和代谢性酸中毒，甚至死亡；而心房水平右向左分流的减少，右心房高压可产生体静脉瘀血、体循环低心排血量症状。

四、临床表现与诊断

患儿出生时即出现发绀、呼吸窘迫，并且发展迅速，同时伴有明显的代谢性酸中毒。心脏杂音与动脉导管的血流和三尖瓣反流量的大小有关。X 线胸片示肺血少，右心房增大。心电图检查表现为右心室增大。超声心动图检查对该病有诊断意义，可显示肺动脉瓣、右心室及三尖瓣的形态，同时可测量三尖瓣的 Z 值。Z 值＝(测得的三尖瓣口直径－同体重正常值)/同体重组正常值的标准差。三尖瓣 Z 值是决定右心室发育及术式选择的决定因素，按照三尖瓣 Z 值大小可将右心室发育不良程度分为三级。①轻度发育不良：三尖瓣 Z 值＞－2；②中度发育不良：三尖瓣 Z 值为－2～－4；③重度发育不良：三尖瓣 Z 值＜－4。冠状动脉造影对室间隔完整型肺动脉闭锁患儿的诊断非常重要，可确定近端冠状动脉的狭窄和通过右心室供应的左心室及室间隔的血量。

五、主要手术方式

对右心室腔发育稍差但接近正常，仅为肺动脉瓣膜状闭锁，可单行肺动脉瓣切开术；右心室的三个部分存在或仅漏斗部消失者，宜做体外循环下右心室流出道补片扩大术，同时行改良体－肺动脉分流术；右心室的漏斗和小梁部均不存在，仅行体－肺动脉分流术；对于依赖右心室的冠状动脉供血者，仅能做体－肺动脉分流术(或心脏移植术)。

(一)姑息手术

1. 肺动脉瓣口隔膜切开

(1)经肺动脉干切开术：常温下经左后外侧第 4 肋间切口进胸，剪开肺动脉干表面心包，显露肺动脉干及其分支和右心室流出道。用 Potts 钳阻断肺动脉干近分叉处，纵行切开肺动脉主干，用尖刀切开闭锁的肺动脉隔膜，继用剪刀剪除隔膜，并用中号血管钳轻轻扩张肺动脉瓣环，缝闭肺动脉主干切口，完成手术(图 12－26)。动脉导管保持开放。

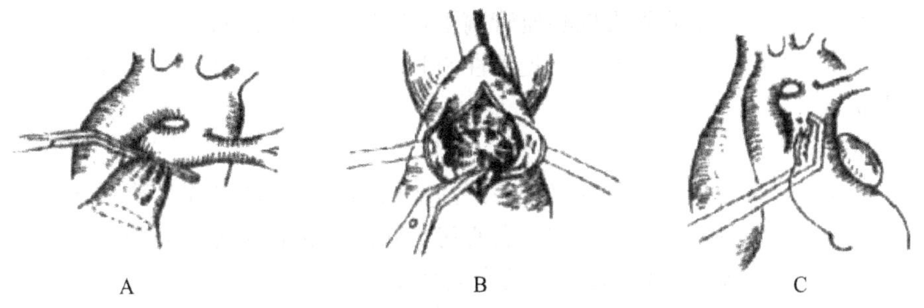

图 12－26　经肺动脉干切开法

A. 肺动脉干阻断；B. 肺动脉瓣隔膜切除；C. 切口置无损伤侧壁钳后缝闭

(2)镶嵌治疗：适合单纯膜式闭锁的患者。采取胸骨正中剪开，显露心脏和大血管。在右心室前壁无血管区做一带垫荷包牵引线。从荷包线圈内穿刺导管针进入右心室腔再穿过肺动脉瓣隔膜进入肺动脉，退出针芯，将导引钢丝引入，退出穿刺针，沿导引钢丝导入球囊扩张导管，按设定标准扩张肺动脉。完成手术后用心导管测右心室及肺动脉干压力、经皮氧饱和度以示疗效。该手术方法近年来被逐步推广应用。

2.体－肺动脉分流术　可采用改良 Blalock－Taussig 分流术。取膨体聚四氟乙烯人造血管置锁骨下动脉与左或右肺动脉间架桥。人造管道直径为 3～5mm，用 6－0 Prolene 缝线做连续缝合完成吻合。

对于新生儿，改良 Blalock－Taussig 分流方法吻合较困难，目前常采用中央型分流术，经胸骨正中切口，显露心脏后在无名动脉或升主动脉与肺动脉干间用膨体聚四氟乙烯人造血管架桥。

3.同时实施分流术和肺动脉瓣隔膜切口术　同时行分流术和肺动脉瓣隔膜切口术常可获得更好效果。

(二)二期根治术

经姑息术治疗后，低氧血症得到改善，右心室压力下降，但这些患儿大多仍存在未闭卵圆孔和右心室流出道残余梗阻，若干年后需予以解决。二期根治的原则是经姑息手术后如果有心室发育良好，则二期根治采取双室修补术或称解剖纠正术，即在体外循环下关闭未闭的卵圆孔或房间隔缺损，切除右心室漏斗部异常肌肉，彻底解除右心室流出道残余梗阻；如姑息术后右心室发育仍差，仅能做生理纠正术、右心室旷置手术、改良 Fontan 手术或先完成 Glenn 腔肺双向分流以后，再完成改良 Fontan 术。

(马宁)

第十六节　先天性三尖瓣畸形

一、三尖瓣闭锁

三尖瓣闭锁(TA)是指三尖瓣完全未发育、瓣孔闭锁或瓣口缺如，使右心房和右心室之间无直接交通；同时，伴有房间隔缺损或卵圆孔未闭、右心室发育不良、二尖瓣和左心室的扩大。绝大多数病例为心房正位和心室右襻，极少数为心房反位和心室左襻，心室与大动脉关系可一致也可不一致。此外，尚可伴有肺动脉瓣狭窄、室间隔缺损、动脉导管未闭、大动脉转位等畸形。三尖瓣闭锁为较少见的先天性心血管畸形，占先天性心血管畸形的 1.2%～3%，为先天性心脏病发病率的第 14 位，在紫绀类先天性心脏病中为第 3 位，仅次于法洛四联症和完全性大动脉转位。

(一)病理解剖

三尖瓣闭锁在正常三尖瓣的位置仅有一凹窝或局部性纤维增厚或呈薄膜状，无三尖瓣瓣膜组织和三尖瓣孔，右心房扩大、肥厚，左、右心房之间保留胚胎期房间隔的交通，其中 2/3 病例未闭的卵圆孔为一裂隙或可容纳指尖，其余病例则为大小不等的房间隔缺损，多为继发孔型，偶尔为原发孔型，伴有二尖瓣大瓣裂缺。因全部体静脉和肺静脉回血均汇集于左心，故左心房和左心室都肥厚和扩大，尤其是房间隔通道大、血流通畅者。右心室发育不良，右心室腔多为数毫升大小或呈裂隙状。当室间隔完整者，右心腔常变成一由心内膜衬垫的裂缝样间隙，埋藏在左心室的右壁，甚至已闭塞；当室间隔缺损较大者则右心室腔中度缩小。有1/3的病例合并大动脉转位，多为右型转位，少数为左型转位，室腔中度缩小。凡有肺动脉闭锁或室间隔完整者，多合并有细小的动脉导管未闭。

三尖瓣病变复杂而且差异很大，按Keith的分类法，根据有无大动脉转位分为三类，再按有无肺动脉和室间隔的病变分为八种类型（图12－27）。

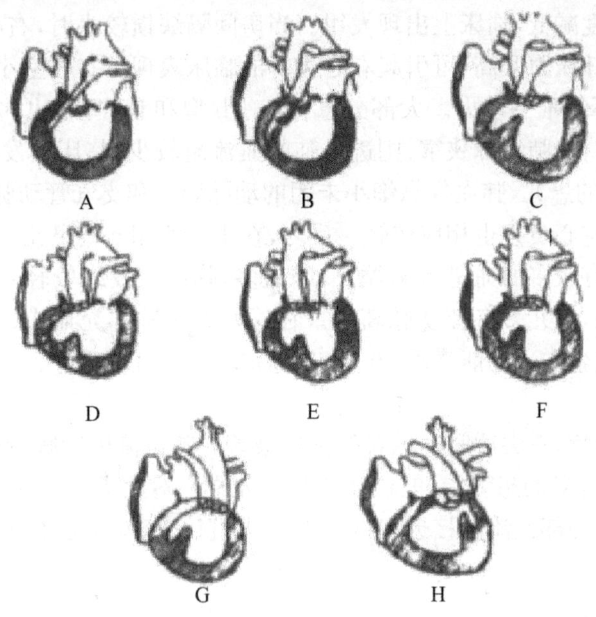

图12－27　三尖瓣闭锁的分类

A－Ⅰa型；B－Ⅰb型；C－Ⅰc型；D－Ⅱa型；E－Ⅱb型；F－Ⅱc型；G－Ⅲa型；H－Ⅲb型

Ⅰ型：大动脉位置正常类，约占69％。

Ⅰa型：肺动脉闭锁，室间隔完整，合并有细小的动脉导管未闭。

Ⅰb型：肺动脉发育不良，瓣下狭窄，极少数为肺动脉瓣及其瓣环狭窄。同时伴小室间隔缺损，直径一般在5mm以下。25％合并有细小的动脉导管未闭。本类型占大动脉位置正常类的75％，占总数的50％以上。

Ⅰc型：肺动脉发育正常，无漏斗部狭窄，室间隔缺损大。

Ⅰ型中左心室内血流通过室间隔缺损到肺动脉，升主动脉起源于左心室，漏斗部内壁光滑呈囊状，有20％的肺动脉瓣为二叶瓣，冠状动脉分布和心脏传导系统基本正常，但由于左心室增大而左冠状动脉前降支右侧移位，传导束穿过异常的中心纤维体至室间隔的左心室面，在室间隔缺损后下缘分支，右束支在室间隔的右心室面沿缺损下缘到漏斗部。

Ⅱ型：右旋大动脉转位类，约占28％。主动脉由右心室发出，肺动脉由左心室发出。一般主动脉位于肺动脉的右前方，其位置关系完全符合TGA的标准。

Ⅱa型：肺动脉闭锁，室间隔缺损很大，合并有小动脉导管未闭。

Ⅱb型：肺动脉瓣或（和）瓣下狭窄，合并大室间隔缺损，偶有主动脉骑跨。

Ⅱc型：粗大肺动脉，合并大的室间隔缺损。在Ⅱ型三尖瓣闭锁中最为多见，占70％以上。

Ⅲ型：左旋大动脉转位类，约占3％。主动脉位于左前，肺动脉在右后，心室可正常或转位。

Ⅲa 型:肺动脉瓣或肺动脉瓣下狭窄。

Ⅲb 型:主动脉瓣下狭窄。

(二)病理生理

三尖瓣闭锁患者的右心房与右心室间不相通,有赖于卵圆孔未闭或房间隔缺损存活。右心房血液经过房间隔交通流入左心房和左心室,体循环静脉血和肺静脉氧合血在左心房混合,使动脉血氧饱和度减低,临床上出现发绀。当房间隔缺损较小时,右心房血进入左心房受阻,右心房和外周静脉压力升高,可引起右心衰竭的临床表现。右心室小,左心室是直接或间接承担体及肺血循环的唯一动力。大部分患儿如Ⅰb 型和Ⅱb 型患儿,左心室血通过室间隔缺损进入小的右心室,但肺动脉狭窄,则进入肺的血流量较少,临床上发绀较明显。在Ⅰa 型和Ⅱa 型肺动脉闭锁的患儿,肺血仅靠细小未闭的动脉导管和支气管动脉侧支循环,以致临床出现发绀更加严重,左心负担也相应较轻。反之,在Ⅰc 型、Ⅱc 型患儿,无肺动脉狭窄并有较大的室间隔缺损,则有较多的血进入肺循环,肺血多,临床上发绀较轻。肺部充血严重者,尚可引起左心功能衰竭,患儿多有肺动脉高压。在这两型中肺部充血Ⅰc 型较轻,Ⅱc 型较重,但都可使婴儿早期发生左心功能衰竭,并于出生后 2～3 个月即夭亡。

(三)自然转归

如不接受手术治疗,三尖瓣闭锁患者的预后极差。肺血流极度减少(如Ⅰa 型、Ⅱa 型)和肺血严重增多(如Ⅱc 型)的患者,一般在 3 个月内死亡。对此类患者应争取在出生后 1 个月内行姑息性手术。对肺部血流较接近正常的Ⅰb 型、Ⅱb 型患者,可择期进行姑息性或根治性手术。

(四)主要手术方式

1. 手术适应证

(1)姑息手术适应证:姑息性手术包括改善心房间交通的房间隔造口术、增加肺血流的体肺分流术和减少肺血流的肺动脉环缩术。姑息性手术适用于下列两类患儿:①病理解剖类型不适合行根治手术者;②病理解剖类型适合根治性手术但年龄在 1 岁以下,临床上有明显肺血流量异常或心力衰竭的患儿。

新生儿及 3 个月以内的婴儿,如心房交通太小,引起严重缺氧,体循环静脉系统压力升高,应争取在心导管检查时行球囊导管房间隔撑开术(Rashkind 手术)或房间隔部分切除术(Blalock－Hanlon 手术)。对于肺血多,出生不久即造成严重心力衰竭的患儿(Ⅱc 型),应行肺动脉环缩术。

在各种分流手术中,锁骨下动脉与肺动脉分流术(Ehlock－Taussig 手术,简称 B－T 分流术)分流量易于掌握,效果较好,但新生儿及小婴儿血管较细,手术较困难,而且随着患儿年龄的增长,吻合口则显得相对狭窄,甚至需要再次施行分流手术。升主动脉与右肺动脉分流术(Waterston 手术)和降主动脉与左肺动脉分流术(Ports 手术)在小婴儿患者施行较易,但分流量往往过大,可以引起心力衰竭,或使肺循环阻力增加,不利于将来的生理性矫治(Fontan 式手术)。所以,对肺血显著减少的患儿(如Ⅰa 型、Ⅰb 型、Ⅱa 型、Ⅱb 型和Ⅲa 型),如年龄小于 6 个月,应首选 Waterston 分流术,6 个月以上者最好采用 Blalock－Taussig 分流术,亦可根据情况选用 Ports 分流术或上腔静脉与右肺动脉吻合术(Glenn 分流术)。近年来,在小婴儿利用 Gore－Tex 人造血管施行改良的 Blalock－Taussig 分流术日益增多,逐渐取代了 Ports、Waterston 分流术。对婴儿期做姑息手术者,应在 2～4 岁时行改良 Fontan 手术。

(2)Fontan 手术适应证:Choussat 曾有 10 条标准,即:①年龄 4～15 岁;②窦性心律;③腔静脉回流正常;④右心房容量正常;⑤肺动脉平均压≤15mmHg;⑥肺血管阻力指数＜4 Wood U/m²;⑦肺动脉和主动脉直径比＞0.75;⑧左心室功能正常,EF＞0.6;⑨无二尖瓣关闭不全;⑩既往分流术无有害作用。现在这些指标很多是相对性的,有些也已经被废除。如年龄小于 4 岁不再是手术禁忌证,不过 1 岁以下手术死亡率仍然较高,目前多数单位主张最佳手术年龄为 2～4 岁。

此外,Fontan 手术的高危因素还包括肺血管阻力大于 4 Wood U,平均肺动脉压力大于 20mmHg,左心室舒张末期压力大于 12mmHg,肺动脉指数小于 250mm²/m² 和单心室收缩分数小于 45%(但要排除容量负荷过重引起的心功能下降)等。B－T 分流术后,由于肺血管病变而形成堵塞,接下来的 Fontan 手术死亡率就会增高。

近年来研究还发现,术前膈肌单侧或双侧麻痹的患者,Fontan 术后并发症的发生率和住院天数较没有膈肌麻痹者为高,而早期的膈肌折叠术或对改善此部分患儿手术预后有益。

除了心室的收缩功能,单心室的舒张功能对于患者 Fontan 术后的表现也起着举足轻重的作用。除了前面提到过的左心室舒张末期压力大于 12mmHg 是相对禁忌证之外,有研究发现,患者术前心室等容舒张期时间常数(Tau)是 Fontan 术后监护室滞留时间和住院时间的唯一独立预测因子。这一能够较为难确反映心室舒张功能的参数,今后是否会成为决定 Fontan 手术指征的一个重要方面值得进一步研究。

(3)全腔静脉与肺动脉连接手术:其适应证与改良 Fontan 手术相同,适用于Ⅰb 型三尖瓣闭锁而漏斗腔窄小和合并肺动脉瓣及其瓣环狭窄的患儿。

2.手术禁忌证　改良 Fontan 手术的禁忌证有:①有严重左心室功能损害;②两侧肺动脉和周围肺动脉发育不全;③有明显肺动脉高压,肺血管阻力指数大于 4 Wood U/m²。

3.主要手术方式

(1)Blalock－Taussig 手术:本术式是在全身麻醉下,经左或右前外切口,第 4 肋间进胸,将锁骨下动脉与肺动脉吻合,使体循环血流进入肺循环。也可以用 Gore－Tex 血管搭桥,该手术可作为姑息手术,其目的是增加肺的血流量,提高血氧饱和度,促进肺动脉发育和缓解症状,待合适时机再行根治手术。此手术并发症少,死亡率低,一般在 1%以下(图 12－28)。

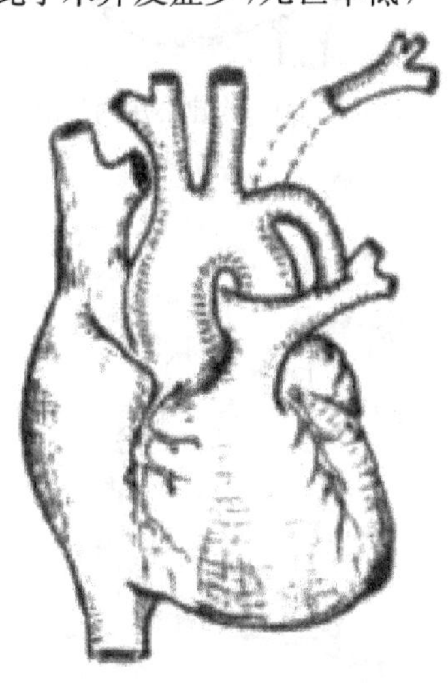

图 12－28　Blalock－Taussig 手术示意图

(2)全腔静脉一肺动脉吻合术:是用来治疗三尖瓣闭锁的一种术式,它是在双向 Glenn 术的基础上进行改良,将体循环静脉血不经过右心室直接引流入肺动脉从而使体、肺循环分开,减轻左心室负荷的一种姑息术式。目前,以心外全腔静脉一肺动脉吻合为最佳方案(图 12—29)。如腔静脉压>17mmHg,一般加做开窗手术。

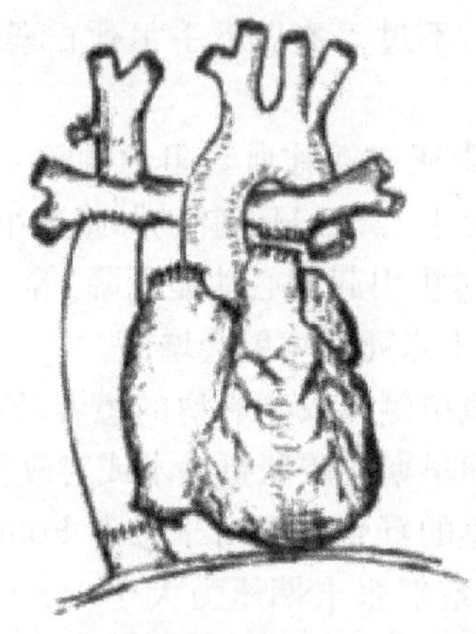

图 12—29 心外管道全腔静脉一肺动脉吻合术

(3)改良 Fontan 手术:包括上腔静脉和肺动脉吻合和构建心房内隧道引导下腔静脉血进入肺动脉两部分。多数患儿同时加心房内隧道与右心房侧孔交通。目前该方法已经较少使用(图 12—30,图 12—31)。

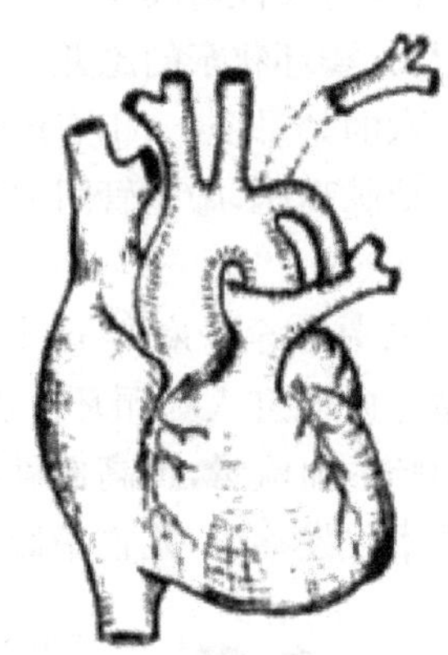

图 12—30 构建心房内隧道

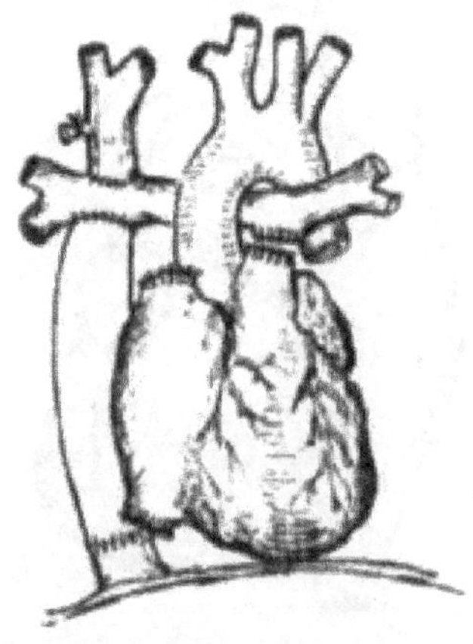

图 12—31 扩大上腔静脉开口并与右肺动脉吻合

二、三尖瓣下移畸形

三尖瓣下移畸形是指部分或整个有效的三尖瓣瓣环向下移位于右心室，同时伴有三尖瓣瓣膜的畸形和右心室结构的改变。Ebstein首先对此畸形的病理解剖做了详细的描述，故又称Ebstein畸形，比较少见，其发病率在先天性心脏病中占0.5%～1.0%，男女发病率无显著差别。该病往往合并房间隔缺损、室间隔缺损或动脉导管未闭。

（一）病理解剖

Ebstein畸形可因三尖瓣发育不全和下移程度的不同在病理解剖上呈现较大的差异。多数病例是隔瓣和后瓣呈螺旋形下移，并常附着在心室壁的心内膜上。后瓣较隔瓣下移尤为明显，且下移的瓣叶发育不全、增厚。前瓣叶位置多正常，但常增大呈风帆样，有时有穿孔，或呈筛状。与瓣叶连接的乳头肌和腱索变细、缩短，有时只有细小的肌肉柱附着于瓣膜上。因同时存在三尖瓣环扩大，下移的隔瓣、后瓣及前瓣不能良好地密切闭合，从而出现严重的三尖瓣关闭不全。

Carpentier将Ebstein畸形的病理解剖按严重程度分为下列四型，临床上可由超声心动图辨别，从而可估计成形术的难度。

A型：前瓣宽大，活动自如。房化右心室很小，有收缩力，功能右心室有足够的容量。

B型：前瓣宽大，活动自如。后瓣和隔瓣明显下移，房化右心室很大，无收缩力，功能右心室细小。

C型：前瓣活动受限，下缘附着于心室面，导致右心室流出道梗阻。功能右心室细小，收缩力减迟。

D型：前瓣下缘附着于心室面，与粘连的后瓣和隔瓣连接。巨大房化右心室与小的漏斗部仅通过前瓣隔瓣交界的狭小孔相通。

（二）病理生理

三尖瓣瓣环的下移，使右心室被分为两部分，移位瓣膜上方的房化右心室和其下方的功能右心室。房化右心室的反常活动，即右心房收缩时，房化右心室并不协调地同步收缩，而是舒张、扩大，收纳部分右心房血流，影响血流从右心房充盈功能性右心室；当右心房舒张、功能性右心室收缩时，除了因移位后的三尖瓣关闭不全，使部分血反流入右心房外，房化右心室的同期收缩，迫使腔内血也反流入右心房，从而加重右心房负荷，使右心房逐步扩大和压力上升，排血功能逐渐失代偿，到后期可导致右心衰竭。这类患儿多伴有卵圆孔未闭或房间隔缺损，此时右心房的静脉血可进入左心房与动脉血混合流入左心室和主动脉，使动脉血氧饱和度下降，临床表现为中央性发绀。

（三）自然转归

本病轻者可无任何症状，或偶有易疲劳、气短和心悸等。约有半数患儿在新生儿期即出现发绀，后又逐渐减轻，5～10岁时又出现，部分患儿并发心力衰竭，严重病例可于出生后不久死亡，少数患儿可出现眩晕、头痛、晕厥和暂时失明。

（四）主要手术方式

1. 手术适应证　近年来，随着手术技巧的日趋成熟，对Ebstein畸形的手术适应证也逐渐放宽。临床上一经明确诊断且伴有心悸、气急、心律失常或发绀、心力衰竭的出现即应手术治疗，对在婴儿时期出现症状或近期加重者，则更应及早手术治疗，而不应受到诸如年龄及心功能等方面的限制。经过相应的手术治疗后，往往都能取得比较满意的临床效果。近年来，在手术方法的选择上有许多人提出了新的看法，认为畸形矫正应根据其病理解剖类型选择：三尖瓣隔、后瓣下移＜2.5cm、前瓣发育好，行三尖瓣环缩术；下移＞2.5cm、前瓣发育好，行房化心室折叠加三尖瓣环缩术；前瓣发育差，应行三尖瓣置换术。

2.手术方法

(1)姑息手术：改良 Fontan 术或上腔静脉与右肺动脉吻合术(Glenn 手术)，仅适用于严重发绀的重型 Ebstein 畸形的婴幼儿，因病变严重、心脏明显增大不宜施行根治手术。该手术属减状手术，预后差，目前已很少采用。

(2)矫治手术：现将目前最为常用的几种方法叙述如下。

1)三尖瓣成形术：①水平房化心室折叠三尖瓣成形术：手术的要点是必须有一个足够大的前瓣叶，术中将房化心室的游离壁部分折叠，通过三尖瓣环成形以缩小三尖瓣口径及右心房，利用前瓣做三尖瓣的单瓣重建，如有房间隔缺损，同期缝闭，这种成形手术法适用于前瓣增大、功能性右心室不太小的病例(图 12－32，图 12－33)；②垂直房化心室折叠三尖瓣成形术(Carpentier 术)：适用于三尖瓣前瓣发育良好、面积较大，或前瓣腱索部分融合的患者，自下移瓣叶附着处直至瓣环放置一系列的带垫片褥式缝线垂直折叠房化右心室，同时环缩三尖瓣环，将切下的瓣叶顺时针旋转缝合固定于正常瓣环处，最后用 Carpentier 环成形三尖瓣环(图 12－34)；③改良 Carpentier 术：适用于三尖瓣隔、后瓣下移明显，以及前瓣发育较差或与右心室发育尚可的患者。常规建立体外循环，心脏停跳后切开右心房，沿隔瓣、后瓣附着处切下隔瓣、后瓣及前瓣后部，游离相应的瓣根部腱索，若瓣膜与室间隔有粘连或异常腱索附着，应给予充分松解。从后一隔交界位置纵向折叠消除房化右心室并环缩三尖瓣环，将切下的隔瓣、后瓣及部分前瓣缝至正常三尖瓣环处，使前瓣叶向右移位并尽量覆盖正常水平的三尖瓣口面积，同时充分应用隔瓣和后瓣，在瓣根部自体心包连续缝合加固，也可同时使用 Carpentier 环行瓣环成形。

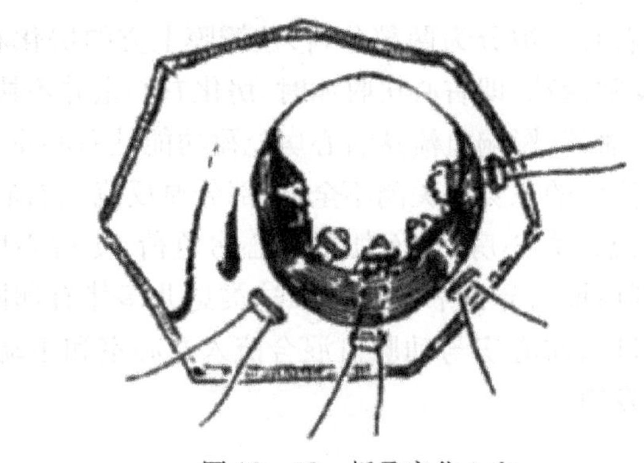

图 12－32　折叠房化心室

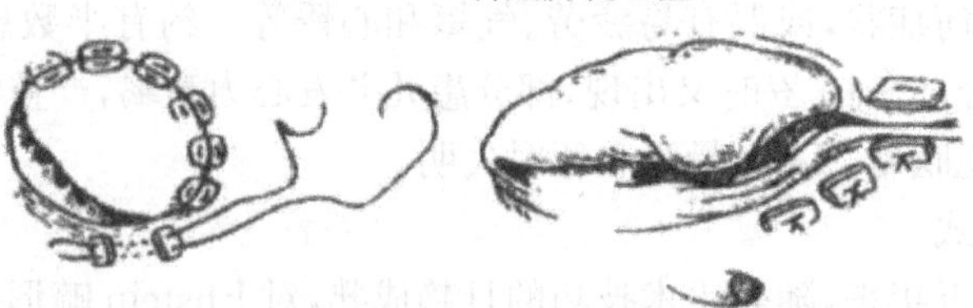

图 12－33　后瓣环成形术

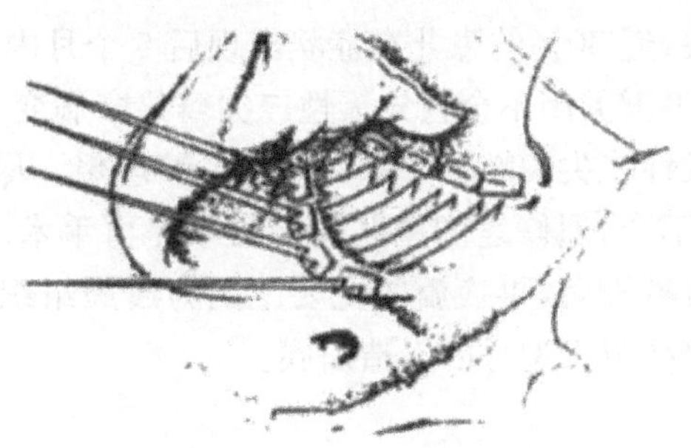

图 12－34　三尖瓣环

2)解剖矫治术：建立体外循环，阻断升主动脉后切开右心房，切除房化心室部分，4/5－0 Prolene 线缝合切口，注意不要损伤冠状动脉后降支及右冠状动脉主干，再切下下移瓣叶及有关腱索和乳头肌。如后叶或隔叶发育不良，可将其修复、互补，形成新的 6 瓣叶，再将腱索和乳头肌移植在相应部位。如部分前叶发育不良或下移，也可采取相同处理，若面积不足可用自体心包补片重建，再用 4/5－0 Prolene 线折叠瓣环。

3)一个半心空矫治术：如果患儿合并右心室发育不良，当－5＜三尖瓣 Z 值＜－2，50%＜RV(右室容积)＜80%，可行一个半心室矫治术。既减轻了右心室负荷，又减少了三尖瓣反流，还保留了右心室一定的功能参与血液循环。采用正中开胸，体外循环下手术治疗。在右肺动脉水平横断上腔静脉，其近心端切口缝闭，横行切开右肺动脉上方与上腔静脉远端行端一侧吻合，完成双向腔静脉肺动脉连接术。同时完成畸形矫治。

4)三尖瓣置换术：若畸形严重，如隔瓣、后瓣和室间隔融合，腱索和乳头肌附着异常以及前瓣细小，或有多发性穿孔、交界融合、形成狭窄，或功能右心室偏小、右心血流受限、右室壁肥厚僵硬等，则需施行瓣膜置换术。

(五)手术结果与随访

根据三尖瓣病变程度及合并其他畸形不一，其预后差别较大。除术后早期因心、肺功能衰竭或严重心律失常死亡外，绝大多数患者术后心功能都有明显改善。轻者无临床症状，可享有常人生活和寿命。若肺血少，心脏呈进行性扩大者，预后不良。其他症状的出现通常与顽固的室上性心律失常(非预激综合征)有关。至于瓣膜置换术在儿童的效果往往不佳，特别是生物瓣的应用，由于儿童正处于生长发育的旺盛时期，容易发生钙化和瓣膜增生等。

(马宁)

第十七节　先天性二尖瓣畸形

一、概述

先天性二尖瓣畸形有二尖瓣狭窄和二尖瓣关闭不全，主要是指二尖瓣装置中的一个或几个部分的发育异常，包括瓣上、瓣环、瓣膜、瓣下(腱索或乳头肌)畸形。该病为一种少见的先天性心脏畸形，在先天性心脏病尸解中占 0.5%，临床上占 0.21%～0.42%。二尖瓣狭窄的患儿半数以上伴有关闭不全，同时往往合并其他先天性心脏畸形，最常见的有左心室发育不良或心肌异常肥厚、心内膜弹力纤维增生或硬化、左心室流出道梗阻、主动脉狭窄或缩窄、动脉导管未闭和房、室间隔缺损等，这些畸形更加重了原有病变的血流动力学障碍。因此，患儿症状出现早，病情进展较快，近50%的患儿在症状出现后6个月内死亡，未经手术者罕有存活至2岁以上者。先天性二尖瓣关闭不全较先天性二尖瓣狭窄病变要轻得多，往往可以延至儿童期手术。总体来看，先天性二尖瓣畸形手术的效果不够理想。尽管这些患儿中有的仍残留有不同程度的狭窄或关闭不全，但修复的患儿大多数不需再手术。儿童应用生物瓣替换者，以后均需再次替换；应用机械瓣者，再换瓣的主要原因为瓣周组织过度生长，瓣膜功能失调，其次是瓣膜太小，需重新更换成人型号的人造瓣膜。

二、病理解剖

（一）二尖瓣狭窄

一般病理分类按其病变部位，即瓣膜、瓣环、腱索和乳头肌的四种组织来进行。绝大多数的病变并非单一，而是包括两种以上组织的病变所组成。按分类主要有四种类型。①交界融合型：瓣膜交界处先天性融合，导致瓣口狭窄，瓣叶本身基本正常，瓣下可有一个乳头肌肥厚或腱索缩短，此型最少见；②吊床型：瓣膜改变主要是大小瓣融合，遗留一小孔，瓣下腱索和乳头肌融合成一片，腱索缩短，乳头肌肥厚，前后乳头肌融合形成拱桥形状，又形成一个狭窄，因此瓣下也有阻塞；③降落伞型：瓣膜本身病变不重，主要病变在腱索和乳头肌部分，腱索相互融合，附着在单一乳头肌上，融合的腱索形成筛孔状膜片，从而形成狭窄；④漏斗型：交界相互融合形成一小孔，腱索再融合成膜片状，分别附着在前后乳头肌上，形成漏斗状狭窄。

（二）二尖瓣关闭不全

二尖瓣关闭不全的病理解副主要分为三型：①瓣环扩大，瓣膜组织正常，关闭不全的主要原因是二尖瓣环扩大或交界增宽；②瓣膜本身的病变：主要包括大瓣或小瓣裂隙、瓣叶缺如、交界处瓣膜发育不良或缺如、瓣膜孔洞；③瓣下病变：腱索或乳头肌发育异常，发育过长或过细的腱索断裂，从而心室收缩时瓣膜脱入左心房造成二尖瓣脱垂，乳头肌上发育过短的索或瓣叶直接与心室壁相连，瓣膜关闭时不能对拢。

三、病理生理

二尖瓣狭窄导致二尖瓣血流梗阻、肺循环淤血，左心房压、肺静脉压和肺毛细血管楔压均升高，最终继发肺动脉高压，晚期出现充血性心力衰竭。

二尖瓣关闭不全导致左心室收缩时血流反流入左心房，左心房容量增加、压力升高，继发肺动脉高压和充血性心力衰竭。

四、临床表现与诊断

二尖瓣狭窄患儿发育较差，较早即有心动过速、呼吸困难、气促、反复呼吸道感染和心力衰竭等，75%的患儿在婴儿期出现症状，33%的患儿在出生后6个月内就出现症状，伴有其他心脏畸形者症状出现更早。心脏听诊可在心尖部听到舒张期隆隆样杂音，肺动脉瓣区第二心音亢进。二尖瓣关闭不全较先天性二尖瓣狭窄病变要轻得多，病变轻者可无症状，有中至重度关闭不全者，婴儿期患儿即可有反复上呼吸道感染、支气管肺炎、生长发育不良、活动耐力差等。心尖部可闻及全收缩期吹风样杂音，合并肺动脉高压时，肺动脉瓣区第二心音亢进。

X线胸片示肺充血，心影增大。心电图检查二尖瓣狭窄者示左心房和右心室增大，二尖瓣关闭不全者示左心室肥大。超声心动图检查可明确诊断，准确显示二尖瓣各部分结构及伴发的其他心内畸形等。心导管检查目前在单纯性二尖瓣畸形诊断中较少应用。

五、主要手术方式

(一)二尖瓣狭窄修复术

常规建立体外循环,在心停跳后做平行房室沟的右心房切口,在卵圆窝外缘切开房间隔,用小的心脏拉钩牵开房间隔切口内侧缘即可显露二尖瓣。如显露不满意,可在卵圆窝上缘横行切开1～2cm,使房间隔切口呈"T"形,即可充分显露。观察瓣膜的病理改变,拉钩牵开瓣口,观察瓣下腱索或乳头肌畸形。从二尖瓣口向左心室内注水,观察瓣膜活动情况,特别是大瓣活动、瓣膜反流部位。根据二尖瓣狭窄的不同类型,采用相应的手术方法。

1.交界融合型　充分切开融合的交界,拉钩牵开瓣口,沿交界切开,直至距瓣环2～5mm为止。瓣下融合的腱索按附着瓣膜边缘分界向下劈开,并劈开乳头肌使其充分舒展。

2.吊床型　将融合的大小分开,经瓣口显露左心室腔。如显露困难,于小瓣中部垂直瓣环切开瓣叶,充分显露瓣下结构。先切开前后乳头肌形成的"拱桥",再沿腱索方向劈开乳头肌,并将多余部分切开,以扩大左心室腔。影响瓣膜活动的异常腱索应予切除。

3.降落伞型　先切开二尖瓣融合交界,劈开融合腱索,切除多余部分,包括影响活动的二级腱索,劈开单个乳头肌,使腱索和乳头肌成为前后两部分。

4.漏斗型　手术方法与"降落伞"型相似。

5.二尖瓣环上隔膜切除术　经右心房和房间隔切口,充分显露二尖瓣环,可见在正常二尖瓣环上有一环状隔膜。将隔膜提起,充分切除。

成形结束后注水测试二尖瓣启闭良好,缝合房间隔切口。开放主动脉后要求常规行经食管超声心动图检查,如有重度关闭不全或狭窄压差在15～20mmHg以上,需要重新成形或行二尖瓣置换。

(二)二尖瓣关闭不全修复术

1.瓣环畸形修复术　瓣环扩大可做瓣环成形,其所致交界增宽适合做交界折叠术。大龄儿童瓣环成形可选用人工环植入,以加固瓣环,如Carpentier环植入,方法是先测量大瓣的面积,根据大瓣面积选择合适型号的环。用2－0涤纶线在瓣环上做间断褥式缝合,缝针穿过瓣环1～2mm,缝在坚固组织上,然后推下人工环打结,测试瓣膜仍有关闭不全,可适当调整人工环。在婴幼儿及学龄儿童,由于二尖瓣环被固定,不能随年龄增长,久而久之将形成狭窄,因此,最好不要在10岁以前使用人工环。对于瓣环中度扩大、瓣叶功能尚好者,可行瓣叶部分楔形或矩形切除后缝合加瓣环折叠。

2.二尖瓣双孔成形术　由于二尖瓣腱索过长而导致的二尖瓣脱垂伴中重度反流者,现推荐采用二尖瓣双孔成形术,方法是经右心房房间隔径路显露二尖瓣,通过注入冰水充盈心室,试验观察瓣膜闭合状况,反流最明显处即是"双孔"成形处,于大瓣中点增厚处与小瓣中点增厚处试缝一针,注水,如无反流或反流明显减轻,则为缝合点。用7－0 Gore－TeX线带心包垫片从大瓣心室面进针,小瓣心室面出针,同一水平缝合两针,注水观察效果,无反流者为佳,形成一个"双孔"二尖瓣(图12－35)。术后必须立即行经食管超声检查,要求压差在5mmHg以内,压差大于10mmHg以上须考虑重新成形,术后如果发生缝合脱落需要再次手术。

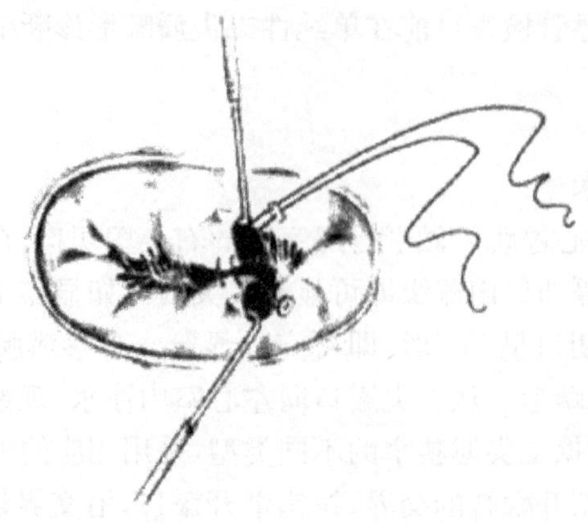

图 12－35　双孔二尖瓣

3.瓣膜畸形修复术　瓣膜裂隙者可用无损伤 Gore－TeX 线间断缝合瓣膜裂隙，小瓣缺如者直接缝合后，相对应的瓣环做折叠；瓣膜孔洞可用自体心包补片修补，测量孔洞大小，将心包片修剪合适，先用针牵引线固定，而后间断缝合。

4.腱索断裂修复术　小瓣腱索断裂，受累瓣叶小于小瓣者可呈矩形切除该处瓣膜，先将边缘缝合，瓣环做折叠。大瓣腱索断裂，如一级腱索断裂，可将瓣叶边缘固定在相对应的二级腱索上，但是需要有根较厚的二级腱索，先在腱索上缝 2～3 针，然后缝在瓣叶上；或做腱索移植，是指大瓣腱索断裂，把与之相对应的小瓣带腱索一起切下，乳头肌劈开，将瓣膜固定在大瓣上，小瓣对缘缝合，瓣环折叠；腱索延长者，如小瓣腱索延长可做部分切除，大瓣腱索延长可做腱索缩短术，对于乳头肌细小的病例，直接做“Z”字缝合把腱索折叠固定在乳头肌上，再用带垫片的褥式缝合穿过腱索和乳头肌加固，对于乳头肌较粗大者，将乳头肌尖端劈开，先在乳头肌一侧缝 1 针，缝线绕过延长的腱索，缝线另一端从对侧缝出，拉直缝线，把延长的腱索埋藏在乳头肌内，乳头肌再做缝合。用上述方法修复瓣膜后均需做交界折叠或植入人工环。目前部分病例主张行二尖瓣双孔成形术。

(三)二尖瓣替换术

严重的二尖瓣发育不良、大瓣钙化或瓣叶缺如，或大瓣活动受限的患儿，确认不能做瓣膜修复或修复后仍有明显关闭不全的应施行二尖瓣替换术。对小儿或儿童患儿建议选择双叶机械瓣。

(马宁)

第十八节　三房心

一、概述

三房心是由于胚胎发育障碍，左心房或右心房被纤维肌隔分成两部分的先天性心血管畸形，发病率很低，在所有的先天性心脏病中约占 0.1%。三房心分为左型和右型，左心房被分割者称为左型三房心，右心房被分割者称为右型三房心。右型三房心最罕见，仅占三房心的 8%。本章主要描述左型三房心。本病右心房基本正常，而左心房被一肌肉纤维隔膜分为副房(亦称近端腔)和真左心房(亦称远端腔)。三房心的自然转归主要取决于副房与真左心房之间交通孔的大小。如无交通孔或交通孔很小，出生后不久即出现严重的症状，约75%的患儿死于婴儿期。如交通孔较大或合并房间隔缺损，可在儿童期或至成人期才出现症状。三房心自然预后不佳，一经确诊均应手术治疗。目前，三房心在婴幼儿或儿童期手术效果较为理想，死亡率很低，死亡病例多合并复杂心内畸形。

二、病理解剖

三房心的副房与肺静脉相连，真左心房含有左心耳并与二尖瓣孔相连，而二者之间为一较厚的纤维肌肉隔膜，此隔膜可以是完整的，也可以有一个或多个交通孔。三房心约80%都合并ASD或卵圆孔未闭，故三个心房之间可有不同类型的交通。根据解剖结构不同，临床上一般分为A、B、C三型。

(一)A型

A型指肺静脉全部回流至副房，最常见。根据副房与真左心房有无交通，A型三房心又分为三个亚型。

AⅠ型：真左心房与副房无交通，而右心房与副房和真左心房之间均存在ASD，即双孔ASD。

AⅡ型：真左心房与副房之间有小的交通，又分成无房间隔缺损、高位房间隔缺损和低位房间隔缺损三个类型。

AⅢ型：真房与副房之间有宽大的交通。

(二)B型

B型是指肺静脉回流到扩大的冠状窦而形成副房，通过房间隔缺损与真性左心房相通，较为少见。

(三)C型

副房无肺静脉回流，与真左心房及右心房均有交通，最罕见。

三、病理生理

三房心的病理生理变化主要取决于左心房纤维肌肉隔膜交通孔的大小，房间隔缺损的大小、位置以及由此产生的一系列血流动力学的变化。典型的三房心由于肺静脉血自副房进入真左心房受阻而引起肺静脉压力升高，导致肺淤血、肺水肿，并逐渐产生肺动脉高压，最终导致右心衰竭。交通孔越小，血流动力学的改变越严重。当合并有ASD时，肺静脉梗阻得以减轻，当心房水平出现双向分流或右向左分流时，临床上可出现发绀。

四、临床表现与诊断

临床表现主要取决于副房与真左心房之间交通孔的大小。如无交通孔或交通孔很小，出生后不久即出现严重的症状，表现为发绀、咳嗽、呼吸困难、心率快、生长发育迟缓等，随之可以发生严重的肺炎、心力衰竭和低心排血量综合征。心脏听诊可闻及肺动脉瓣第二心音亢进。如交通孔较大或合并房间隔缺损，可在儿童期甚至成人才出现症状。

X线胸片示肺血增多，右心增大。心电图检查提示电轴右偏，右心室肥厚。超声心动图检查显示左心房内、二尖瓣上方可见到异常隔膜回声，并可显示交通孔以及房间隔缺损的大小。一般均可明确诊断，无须行心导管检查。

五、主要手术方式

常规建立体外循环，对婴幼儿或合并房间隔缺损患儿选择经右心房一房间隔切口，而对成人或较大儿童可选用经房间沟一左心房切口。显露左心房腔内异常隔膜，将纤维肌肉隔膜自交通孔处向左右或前后两侧剪开达左心房壁（注意勿损伤左心房壁），沿隔膜基底部彻底剪除该隔膜，然后用5－0 Prolene线将隔膜的残边连续缝合。注意冠状窦开口有无异常，必要时自主动脉根部灌注心肌保护液以了解冠状窦开口的位置。对于纤维隔膜完整的常将纤维隔膜提起，在中心部切开一小口然后再向两侧剪开，以免损伤二尖瓣。心包补片修补ASD应尽量将冠状窦开口或部分开口隔于右心房侧。该手术的关键在于左心房纤维肌肉隔膜的良好显露和彻底切除。如患者合并其他心内畸形，术中应一并纠正。

（马宁）

第十九节　先天性冠状动脉畸形

冠状动脉在发育过程中，在数目、起源、行径等方面可出现变异，导致畸形发生。先天性冠状动脉畸形种类很多，其中有些畸形仅为解剖学上的变异，无须矫治；而有些则有重要的临床意义，需及时手术。需要手术治疗的冠状动脉畸形主要有冠状动脉起源于肺动脉、冠状动脉瘘、冠状动脉瘤等。

一、左冠状动脉起源于肺动脉

（一）概述

冠状动脉起源异常是较常见的冠状动脉畸形，其中冠状动脉起源于肺动脉是最常见和最具有临床意义的一种，左、右冠状动脉可单独或全部起源于肺动脉。右冠状动脉起源于肺动脉时，扩大的左冠状动脉可通过侧支与右冠状动脉相通，再进入肺动脉，形成冠状动脉肺动脉瘘，导致心肌缺血，须尽早手术。左冠状动脉起源于肺动脉较多见，其中以左冠状动脉主干起源于肺动脉最为常见。左前降支、左回旋支或圆锥支起源于肺动脉较罕见。

本病预后很差，90％的患儿均于1岁以内死亡。由于大的右冠状动脉侧支血管的存在，一些患者（10％～15％）可存活到成年。但研究表明，平均35岁时有80％～90％患者因恶性心律失常死亡。因此，该病一经诊断，即使没有症状也应及早手术。手术效果与患者年龄、手术方法、术前心肌损害程度以及手术时机的选择等因素有关。

综合文献资料，20世纪本病手术死亡率较高，但近年来随着诊断技术及围手术期处理技术的提高，手术死亡率明显下降。存活的病例中，远期随访结果良好。

（二）病理解剖

起源于肺动脉的冠状动脉开口多位于肺动脉的左后窦内，偶见右后窦或肺动脉。多数仅为开口部位异常，其行程和分支仍然正常。而右冠状动脉起源于正常的主动脉，常伴有迂曲、扩张，有时似蔓状血管瘤。左冠状动脉起源于肺动脉，使其分布区域的心肌血供障碍，婴儿期即有心肌缺血和坏死，表现为心脏肥大，左心室心内膜下呈现多发性梗死灶、广泛的心肌纤维化和局限性钙化，有的可累及乳头肌和二尖瓣瓣叶，造成二尖瓣关闭不全。

（三）病理生理

起源于肺动脉的左冠状动脉在胎儿期及出生后早期，由于肺动脉压力较高，与体循环相仿，而且胎儿期肺动脉血氧含量高，使左心能够得到良好的血液供应，不至于发生严重的缺血、缺氧；出生后随着动脉导管闭合，肺动脉压力下降，左冠状动脉灌注压力下降，左心血供即开始发生障碍，造成心肌缺血、梗死。随后右冠状动脉通过侧支与左冠状动脉相沟通，随着侧支循环的不断建立和丰富，来自右冠状动脉的血液开始流至左冠状动脉，再进入肺动脉造成心肌缺血，其结果是左心室扩张、心内膜下缺血、乳头肌失去功能、二尖瓣反流和左心衰竭。

（四）临床表现与诊断

患儿在出生后1个月内可无异常表现，出生后2～3个月即可开始呈现心肌缺血、缺氧的表现，如喂奶或哭闹时诱发气急、烦躁不安、口唇苍白或发绀、大汗淋漓、乏力、心率增快、咳嗽、喘鸣等心绞痛和心力衰竭的症状。少数左、右冠状动脉侧支循环非常丰富的患者则可延迟到20岁左右呈现心绞痛和慢性充血性心力衰竭的症状。心尖区可听到二尖瓣关闭不全产生的收缩期杂音。冠状动脉侧支循环丰富者，心前区可听到柔和的连续性杂音。

X线胸片显示心影显著增大，以左心为主，肺血增多。心电图检查常呈现前外壁心肌梗死征象，Ⅰ和AVL导联呈现Qr型和T波倒置，V_5、V_6呈现深的Q波，常伴有T波倒置，左侧心前区导联显示ST段抬高，且常有左心室肥大征象。多数患者通过超声心动图检查可获得明确诊断，显示左冠状动脉异位起源于肺动脉，左心室扩大，心肌收缩力明显减弱。少数不典型病例可借助于升主动脉造影或选择性冠状动脉造影获得确诊。

（五）主要手术方式

1.单纯结扎术　此方法早期用于冠状动脉瘘的治疗。适用于右、左冠状动脉之间有丰富的侧支循环者；或小婴儿，左冠状动脉过细，难以直接吻合者。它可有效地消除左冠状动脉的缺血现象。这种手术方法简单，缺点是单一冠状动脉供血，早期手术死亡率高达20%～50%，远期效果也较差。目前已经不推荐采用。

2.冠状动脉重建术

（1）带蒂左冠状动脉移植术：适用于左冠状动脉起源于肺动脉左后窦。方法为：正中切口劈开胸骨，建立体外循环。心脏停跳后，于肺动脉瓣环上横断肺动脉。将冠状动脉开口带蒂（纽扣状）切下。用7－0 Prolene线行左冠状动脉和升主动脉端侧吻合，最后再行肺动脉端端吻合。如左冠状动脉起源于肺动脉左前壁，采用此种方法往往造成冠状动脉吻合口张力过大。解决的方法是将部分肺动脉后壁连同左冠状动脉口一并切下，将切下的肺动脉后壁做成左冠状动脉后壁，用心包片做成左冠状动脉前壁，与升主动脉行端侧吻合。

（2）升主动脉－左冠状动脉旁路术：适用于大儿童，左冠状动脉开口于肺动脉后窦，行带蒂左冠状动脉移植困难者。手术取一段大隐静脉或颈静脉，做左冠状动脉和升主动脉旁路移植术。婴幼儿施行此术较困难，应采用左锁骨下动脉－左冠状动脉吻合术。

（3）冠状动脉旁路移植术（即冠状动脉搭桥术）：年龄较小儿童可采用左锁骨下动脉－左冠状动脉旁路移植术，手术在非体外循环下进行。首先于肺动脉和左冠状动脉连接处结扎左冠状动脉，再切断左锁骨下动脉，将其近端与左冠状动脉行端侧吻合。对年长儿童及成人，胸廓内动脉搭桥是理想的选择，也可以用大隐静脉作为材料。

二、先天性冠状动脉瘘

(一)概述

先天性冠状动脉瘘是指左、右冠状动脉的主干或分支和心腔形成短路或沟通,其起始部正常而终末支与某一心腔呈瘘管交通的畸形。1865 年,Krause 首次描述这种先天性畸形。冠状动脉瘘的发病率约占先天性心脏病的 1/50000。冠状动脉瘘只要诊断明确,均应手术治疗。因冠状动脉瘘自行闭合的可能性小,且有充血性心力衰竭、心肌缺血及梗死、感染性心内膜炎甚至猝死的潜在危险。冠状动脉瘘合并其他心脏畸形可同期手术矫治。目前冠状动脉瘘的手术治疗效果满意,早年手术早期死亡率为 3%左右,残余瘘或复发率约为 4%。现手术死亡率及并发症均明显减少。

(二)病理解剖

冠状动脉瘘多来自右冠状动脉,占 50%～60%;来自左冠状动脉的占 30%～40%;来自二者甚少,占 2%～10%。其中右冠状动脉与右心瘘占 90%;瘘的部位在右心系统最为多见,可瘘入上腔静脉、右心房、冠状静脉、右心室、肺动脉,而在左心房、左心室等左心系统者占 10%。

在心脏表面,瘘支冠状动脉近端增粗、迂曲,呈瘤样扩张。冠状动脉瘘口通常为单个,少数为多个,形成血管丛样与心腔交通。冠状动脉瘘的心脏可有不同程度的扩大,左心室常扩大和肥厚,右心室亦常肥厚,升主动脉也可扩张。

(三)病理生理

冠状动脉瘘血流动力学决定于瘘口大小和进入心腔的部位。冠状动脉瘘进入右心腔导致左向右分流,增加右心负荷,使肺充血,并可引起轻度或中度肺动脉高压。冠状动脉瘘进入左心腔,心室舒张时血液从主动脉反流入左心室,增加左心负荷,引起左心室肥大。由于冠状动脉瘘使冠状动脉血流直接分流入心内,瘘远侧的冠状动脉血流量则减少,使局部心肌供血不足,可造成心肌缺血、缺血综合征。但由于冠状动脉瘘的瘘口多数都较小,因此分流量一般不大,对血循环的影响较小。临床上缺血、心肌梗死、心力衰竭的表现并不多见。

(四)临床表现与诊断

临床症状取决于瘘口的大小及瘘口的位置,大多数患者无症状。目前,超声心动图检查可以做出确定诊断。如诊断有疑问,可以行心导管检查。

(五)主要手术方式

1.瘘支冠状动脉结扎术　对冠状动脉主支和分支末端瘘,可直接施行结扎和缝扎术。结扎前应试验阻断 15 分钟,观察心率、ST 段变化等,如无异常,可行结扎。如 ST 变化要探查是否同时阻断了小的冠状动脉分支,必须游离出来。

2.冠状动脉褥式缝合术　适用于冠状动脉侧面瘘,尤其适用于心室前壁瘘,如图 12－36。缝合结扎前同样需要做阻断试验。

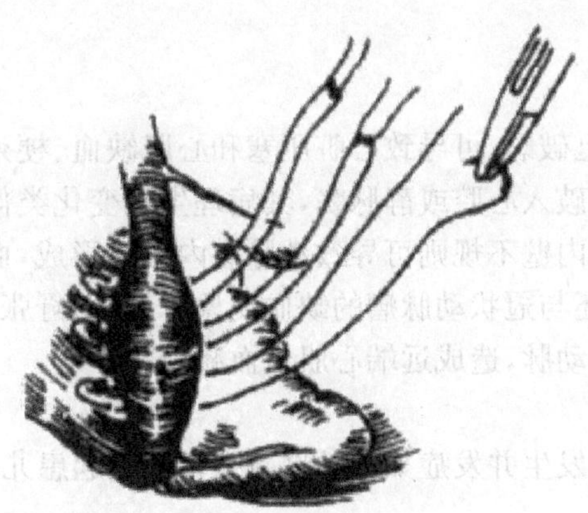

图 12—36 冠状动脉褥式缝合术

3.经心内瘘口关闭术 对瘘口位于心脏后面或瘘口分布范围较大或多发性瘘不易结扎，可在体外循环下切开心腔行瘘口关闭术。切开瘘入的心腔，寻找瘘口，然后根据瘘口的大小用补片或直接带垫片褥式缝合。

4.经冠状动脉瘘口修补术 当瘘支动脉显著扩张或合并巨大冠状动脉瘤从表面不能确定瘘口位置时，可用此法(图 12—37)。

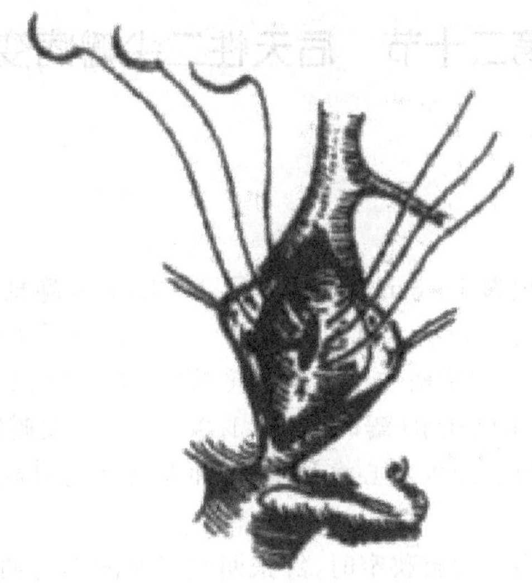

图 12—37 切开冠状动脉缝闭瘘口

三、先天性冠状动脉瘤

(一)概述

先天性冠状动脉瘤比较罕见。Paekard 首次报道此病。它可发生于婴儿甚至成人。先天性冠状动脉瘤仅占冠状动脉瘤的 15%，其他原因包括动脉粥样硬化、真菌或梅毒感染、风湿病和黏膜皮下淋巴结综合征(川崎病)等。先天性冠状动脉瘤具有出现严重并发症的可能，故一经确诊，应积极手术治疗。冠状动脉瘤手术效果满意，但目前尚缺乏大宗远期随访报告。

(二)病理解剖

先天性冠状动脉瘤多见于右冠状动脉，通常位于冠状动脉的分叉处，可为单发或多发。冠状动脉瘤最大直径可达 15cm。显微镜下观察可见瘤壁中层弹力纤维缺乏，病变血管不断扩张变薄。

（三）病理生理

先天性冠状动脉瘤一旦破裂，可导致心脏压塞和心肌缺血、梗死。动脉瘤若破入心包，可突发心脏压塞而死亡；如瘤破入心腔或静脉窦，其病理生理变化类似于冠状动脉瘘，可并发充血性心力衰竭。此外，血管内壁不规则可导致动脉瘤内血栓形成，血栓脱落、栓塞可造成心肌缺血，除此之外，心肌缺血还与冠状动脉瘤的缺血现象有关，即舒张期冠状动脉血流进入动脉瘤，收缩期血液又回到冠状动脉，造成远端心肌供血减少。

（四）临床表现

本病一般无症状，但若发生并发症如动脉瘤破裂常会引起患儿的死亡。

（五）主要手术方式

应根据情况采用动脉瘤切除术、大隐静脉植入术或冠状动脉旁路移植术。前者是在体外循环下切除瘤体，用自体大隐静脉倒置吻合于冠状动脉的近侧端和远侧端，以重建冠状动脉。后者是在主动脉起始部与瘤体远端做大隐静脉旁路移植，同时于吻合口近端结扎冠状动脉，以防止瘤体内血栓脱落造成栓塞。

（马宁）

第二十节　后天性二尖瓣病变

一、二尖瓣狭窄

（一）病理生理

正常成人二尖瓣口面积为 $4\sim6cm^2$，瓣口直径 3～3.5cm，静息状态下约有 5L/min 血液在舒张期通过二尖瓣口流入左心室。当瓣口面积 $<1.5cm^2$ 才会出现不同程度的临床症状。临床上根据瓣口面积不同，将二尖瓣狭窄分为轻度狭窄（瓣口面积 $2.0\sim1.5cm^2$）、中度狭窄（瓣口面积 $1.5\sim1.0cm^2$）、重度狭窄（瓣口面积 $<1.0cm^2$）。二尖瓣狭窄引起的基本血流动力学障碍是舒张期左心房内血液流入左心室受阻，进而左房压力升高、肺循环淤血导致呼吸困难，最终致右心功能障碍。

1.左心房压力升高　当二尖瓣狭窄时，舒张期左房血液不易通过二尖瓣口，使得左房压力异常增高，左房与左室之间的压力阶差增加，收缩期左室压力必须升高到超过明显升高的左房压时，二尖瓣才开始关闭，故二尖瓣关闭延迟。左房压升高，通过狭窄二尖瓣口的血流速度加快并产生涡流，患者出现舒张期杂音。随着左房压的升高，左房扩张增大，形成巨大左房。长期左房扩大、左房壁纤维化、心房肌束排列紊乱以及牵拉心房传导纤维，产生心房肌传导速度和不应期的不一致，导致心房颤动。房颤的发生使心房收缩消失，左室充盈量减少，心排血量减少 20%，加重血流动力学紊乱的程度。进行性左房扩大另一个并发症是左心房附壁血栓形成，有左房附壁血栓的二尖瓣狭窄患者中，有 20%的患者有栓塞史。发生栓塞的高危因素有：大于 35 岁、合并房颤、低心排血量、左心耳大。

2.肺循环淤血　左房肌层薄，代偿能力差，且与肺静脉之间无瓣膜装置，故二尖瓣狭窄时肺循环功能紊乱出现较早。左房压升高可引起肺静脉和肺毛细血管压力进一步升高、肺血管扩张和肺淤血、肺动脉压被动性升高。肺毛细血管内血流在后方有肺动脉高压的驱动，前方又受阻于左房和肺静脉高压，一旦肺毛细血管压超过血浆胶体渗透压，液体漏入肺间质，引起间质性肺水肿。当肺动脉压进一步升高，液体不但积聚于肺间质，而且进入肺泡腔，产生肺泡水肿，出现左心功能不全的症状和体征。

一般认为，二尖瓣狭窄患者出现左心功能不全的症状时，瓣膜口面积减少到正常的 1/2 以下，要维持患者生存瓣口面积至少要在 0.5cm² 以上。

3. 右心功能障碍 中度肺动脉高压时，右室压力负荷增大使右室壁肥厚，右室收缩压升高，但右室舒张压和右房压正常，右心功能尚可正常，但重度肺动脉高压时，肺动脉干扩张，肺动脉瓣功能性关闭不全，舒张期血流从肺动脉向右心室反流。长期右心室压力及容量负荷过度，超过右心室的代偿能力，可致右心衰竭，引起肝淤血及外周水肿。发生右心衰竭后，肺动脉压有所降低，肺淤血程度有所减轻，肺水肿发生减少(图 12－38)。

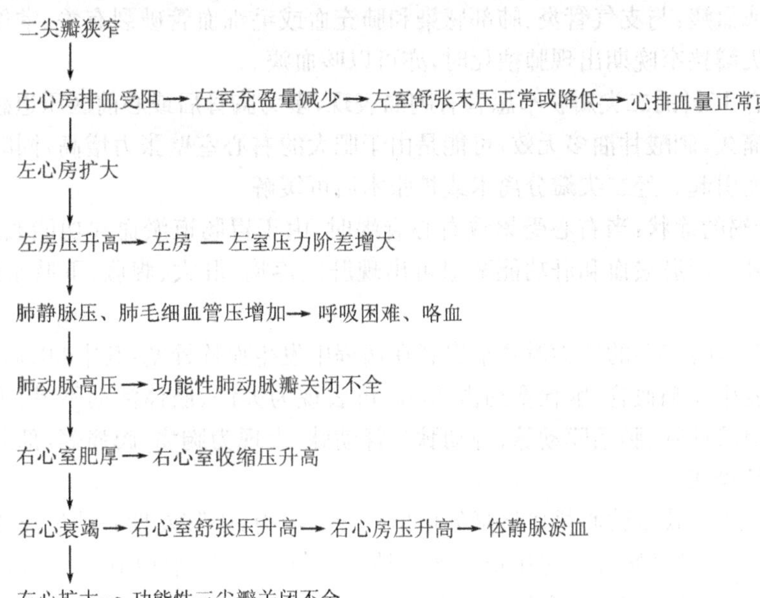

图 12－38 二尖瓣狭窄的血流动力学特征

(二)临床表现

通常情况下，急性风湿热后至少 2 年才能形成明显的二尖瓣狭窄，15～20 年后才开始出现临床症状。从症状轻微(心功能 2 级)到症状明显(心功能 3～4 级)需 3～5 年，多数患者在 30～40 岁丧失劳动能力。

1. 症状 早期可无症状，患者能胜任一般体力活动或劳动，通常于体检时发现二尖瓣狭窄的明显体征而被确诊。以后随着二尖瓣狭窄的加重，在二尖瓣中度狭窄(瓣口面积＜1.5cm²)时，才有明显的症状，表现如下。

(1)呼吸困难：是最主要的症状，是由于慢性肺淤血、肺的顺应性下降所致。最早期表现劳力性呼吸困难，仅在重度体力劳动或剧烈运动时出现，稍事休息可以缓解，常不引起患者的注意。随着狭窄的加重，日常轻微活动即可出现呼吸困难，严重者出现休息时呼吸困难、端坐呼吸和夜间阵发性呼吸困难，当有劳累、情绪激动、呼吸道感染、性交、妊娠或快速心房颤动等诱因时，可诱发急性肺水肿。

(2)咳嗽：除非合并呼吸道感染或急性肺水肿，多为干咳，多在夜间睡眠时及劳累后，系静脉回流增加，加重肺淤血引起咳嗽反射。部分患者在卧位时干咳，可能由于增大的左心房压迫左主支气管而引起刺激性干咳。肺淤血和支气管黏膜水肿、渗出，加上支气管黏膜上皮细胞纤毛功能减退，易引起支气管和肺部感染，此时患者咳黏液样或脓痰。

(3)咯血：发生率15%～30%，多见于中、重度二尖瓣狭窄患者，可有以下几种情况。

1)突发大咯血：常见于妊娠期或较剧烈的体力活动时，是由于左房压的急剧升高，原已扩张的支气管静脉破裂所致。出血量可达数百毫升，因出血后肺静脉压下降，出血常自行终止，故极少发生出血性休克，但必须警惕咯血所致窒息。这种大咯血多发生在二尖瓣狭窄的早期，仅有轻、中度肺动脉压增高的患者。当肺静脉高压持续存在时，支气管静脉的管壁代偿性增厚，咯血发生率反而下降。

2)粉红色泡沫痰：为急性肺水肿时肺泡毛细血管破裂的体征性表现。

3)痰中带血或血痰：与支气管炎、肺部感染和肺充血或毛细血管破裂有关，常伴夜间阵发性呼吸困难。二尖瓣狭窄晚期出现肺梗死时，亦可以咳血痰。

(4)胸痛：约有15%的二尖瓣狭窄患者有胸痛表现，多为胸骨后或心前区压迫感、闷痛感，持续时间较心绞痛久，硝酸甘油多无效，可能是由于肥大的右心室壁张力增高，同时心排血量降低致右心室缺血引起。经二尖瓣分离术或扩张术后可缓解。

(5)右心室衰竭的症状：当右心受累致右心衰竭时，由于胃肠道淤血和功能紊乱，可致食欲减退、恶心、呕吐。因肝淤血和肝功能减退可出现肝区疼痛、肝大、腹胀、下肢水肿、消瘦等表现。

(6)血栓栓塞症状：20%的二尖瓣狭窄患者在病程中发生血栓栓塞，其中80%合并有心房颤动。栓塞最易发生在脑血管，脑栓塞约占75%，可表现为失语、肢体活动不灵、重者出现昏迷等。其余包括冠状动脉、肠系膜动脉、脾动脉和肾动脉，表现为胸痛、腹痛等，部分患者可反复发生或为多发性栓塞。

(7)其他：因二尖瓣狭窄致心排血量降低可出现疲乏无力；因阵发性心动过速或心房纤颤时可有心悸；扩张的左肺动脉和左房压迫左喉返神经时可出现声嘶(Ortner综合征扩张的左房压迫食管而产生吞咽困难等，后两种症状少见。

2.体征

(1)视诊：重症二尖瓣狭窄患者的双颧呈紫红色、口唇轻度发绀，即所谓的“二尖瓣面容”，其发生机制与心排血量降低及外周血管收缩有关。肺动脉高压时可见颈静脉怒张。

(2)触诊：心脏触诊：心尖最强搏动点可正常或变小，重度二尖瓣狭窄患者，由于充盈极度减少，心尖冲动不易触及。在心尖部可扪及舒张期震颤，左侧卧位时明显。当出现肺动脉高压时，可出现胸骨旁隆起，并可在胸骨左缘触及右心室的收缩期抬举样搏动。当出现右心衰竭时，颈部可触及颈动脉异常搏动；右肋下可触及肿大的肝脏，质软、有压痛；肝颈静脉回流征阳性；身体下垂部位出现指凹性水肿等。

(3)叩诊：轻度狭窄患者心界常无扩大，中度以上狭窄患者，由于肺总动脉和右心室发生扩张，叩诊心浊音界在胸骨左缘第三肋间向左扩大，整个心浊音界呈梨形。

(4)听诊

1)二尖瓣狭窄的特征性杂音为心尖部舒张中晚期低调、递增型、隆隆样杂音，患者于左侧卧位时听诊明显。窦性心律时，由于舒张晚期心房收缩，促使血流加速，使杂音此时增强。心房颤动时，不再有杂音的舒张中晚期加强。该杂音的响度与瓣口的狭窄程度并无直接关系，但该杂音的持续时间常与二尖瓣狭窄的严重程度有关，持续时间越长，狭窄程度越重。二尖瓣呈轻度或中度狭窄时，该杂音位于舒张中晚期，二尖瓣重度狭窄时，该杂音占据整个舒张期。

2)第一心音(S_1)亢进，呈拍击样，在临床上常常是最先发现的一个重要体征。房颤时，一个响亮的 S_1 通常应引起医师的注意，并寻找二尖瓣狭窄的其他证据。第一心音增强与病变的二尖瓣叶关闭有关，当合并有二尖瓣关闭不全或瓣膜严重钙化时 S_1 亦可减弱。

3)二尖瓣开瓣音(OS)，为一紧随第二心音之后的高调、短促而响亮的附加音，呼气时明显，多于胸骨左缘第 3、第 4 肋间和心尖区的内上方听诊较清楚。其产生机制是血流经狭窄的二尖瓣口进入左室时，二尖瓣迅速开放到一定程度突然终止，引起二尖瓣前叶(隔膜型瓣膜口的主瓣)在开放时发生震颤所致，高度提示二尖瓣狭窄以及瓣膜仍有一定的柔顺性和活动力，对决定手术治疗有一定意义。

4)Graham－Steel 杂音：严重肺动脉高压时，可在胸骨左缘第 2～4 肋间闻及一高调、递减型、舒张中晚期、吹风样杂音，沿胸骨左缘向三尖瓣区传导，吸气时增强。此乃由于肺动脉及其瓣环的扩张，造成相对性肺动脉瓣关闭不全所致。

5)三尖瓣全收缩期吹风样杂音：严重二尖瓣狭窄患者，由于肺动脉高压，右心室扩大，引起三尖瓣瓣环的扩大，导致相对性三尖瓣关闭不全，出现三尖瓣区全收缩期吹风样杂音。右心室显著增大时，杂音可在心尖区听到，吸气时明显。

(三)辅助检查

1. X 线检查　多表现为左房增大、右室增大、主动脉结缩小、肺动脉干和次级肺动脉扩张、肺淤血、间质性肺水肿、含铁血黄素沉着和二尖瓣钙化等。

(1)左心房增大：后前位可见左心缘变直，右心缘有双心房影，左前斜位可见左心房使左主支气管上抬，右前斜位钡剂透视可见增大的左房压迫食管下段后移。但应注意，胸片上左房的大小与二尖瓣狭窄的严重程度并无正比关系。

(2)肺淤血：肺静脉压力升高可致肺静脉淤积，早期为毛细血管及肺小静脉扩张，可有少量血浆外渗。首先累及下肺静脉，发生下肺静脉收缩，造成血液再分布，上肺静脉扩张。肺上叶血流再分布是二尖瓣狭窄的特征性表现。X 线表现：①肺纹理普遍增多，稍增粗，边缘模糊，尤以中下肺野为著；②肺门影增大，尤其是上肺门影增宽，反映上肺静脉扩张，下肺静脉正常或变细，肺门影边缘模糊；③肺野透光度降低；④肺内含铁血黄素沉着、钙化。

(3)间质性肺水肿：肺静脉压升高超过血浆蛋白渗透压(>3. 3kPa)，可因血浆外渗而引起肺水肿，首先渗入到肺间质出现间质性肺水肿，X 线表现：①KerleyB 线为纤细、致密、不透光的水平线，是由于左房压的升高导致肺静脉压增高以及肺脏的小叶间隔和淋巴管扩张伴水肿所致，常见于肺野中下部近肋膈角处，一般当左房压达 2. 7kPa(20mmHg)时，中下肺可见 KerleyB 线(图 12－39)。②KerleyA 线多见于较重患者，为一自肺野外围斜行引向肺门的线状阴影，多见于上叶(图 12－40)。③叶间胸膜影增厚，肋膈角变钝，反映叶间和肋膈角少量渗液。

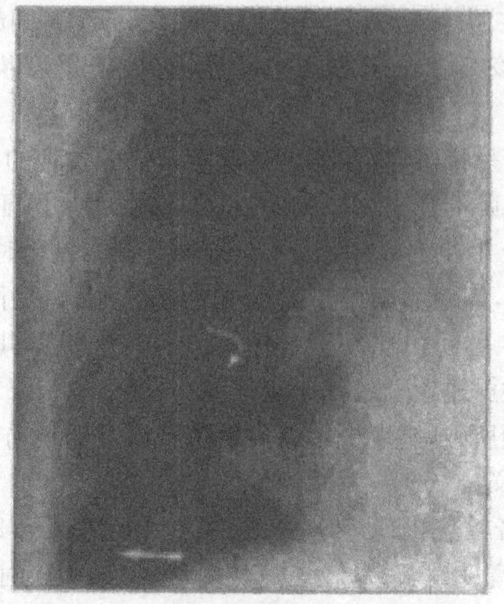

图 12－39　二尖瓣狭窄时胸片上示 KerleyB 线

水肿液潴留于增厚的小叶间隔，多见于肋膈角区，长 2～3cm，宽 1～3cm，垂直于侧胸壁

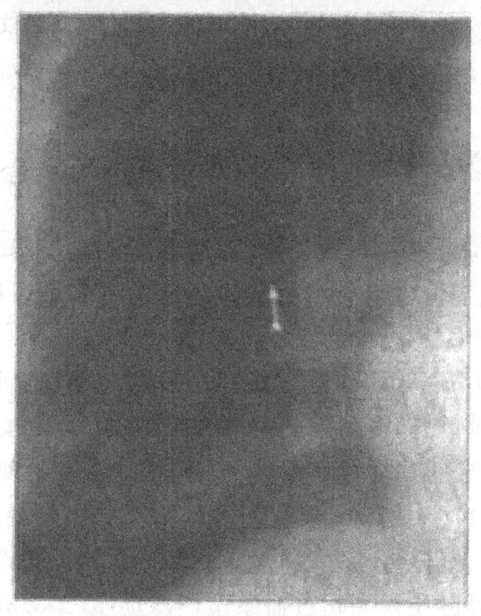

图 12－40　KerleyA 线

多见于急性左心衰，自肺野外围斜行引向肺门的线状阴影，长为 5～10cm，宽为 0.5～1mm

(4)二尖瓣钙化：二尖瓣叶钙化是二尖瓣狭窄的一个重要表现，它有助于明确是否进行瓣膜成形和瓣膜置换的手术治疗方式。后前位及侧位 X 线片可发现二尖瓣钙化，但在 X 线透视下检查更为可靠。二尖瓣钙化在老年女性患者中常见。

(5)肺动脉高压、右室增大：X 线前位心尖圆凸上翘，右下肺动脉干增宽侧位心前缘向前隆凸、右前斜位肺动脉圆锥部膨隆等(图 12－41)。

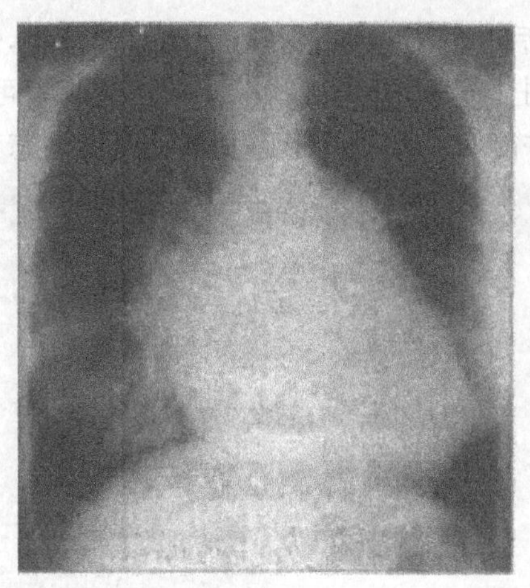

图 12－41　二尖瓣狭窄时并右室扩大和肺动脉高压

2.心电图检查　轻度二尖瓣狭窄者心电图可正常，特征性改变为 P 波增宽且呈双峰形，提示左房增大。合并肺动脉高压时，显示右心室增大，电轴右偏。晚期常合并心房颤动。

(1)二尖瓣型 P 波：宽度＞0.12S，伴切迹，Pv_1 终末负性向量增大。P 波电压多正常，振幅增高可见于合并肺动脉高压或三尖瓣狭窄者。

(2)心电轴右偏、右室肥厚、右束支传导阻滞。

(3)房颤：早期可表现为频发和多源房性期前收缩，为房颤的前兆。当左房明显增大时，往往出现房颤波，表现为正常 P 波消失、代之以锯齿状 f 波，R－R 间期绝对不等。

3.超声心动图检查　是最敏感和特异的无创性的诊断方法，对确定瓣口面积和跨瓣压力阶差、判断病变的程度、决定手术方法以及评价手术的疗效均有很大价值。超声心动图还可以对房室大小、室壁厚度和运动、心室功能、肺动脉压、其他瓣膜异常和先天性畸形等方面提供信息。

(1)M 型超声：舒张期充盈速率下降，即 EF 斜率降低；正常的双峰消失，E 峰后曲线下降缓慢；二尖瓣前叶、后叶于舒张期呈从属前叶的同向运动，即所谓城垛样改变(图 12－42)。左房扩大、右室肥大及右室流出道变宽。Ⅲ型超声可定性诊断二尖瓣狭窄，但不能测量二尖瓣口面积。

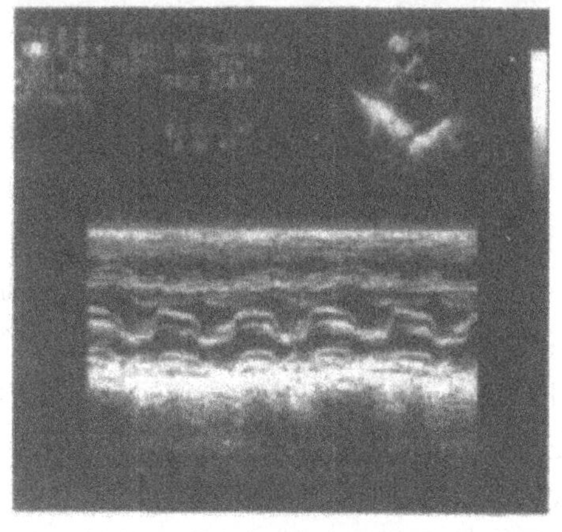

图 12－42　二尖瓣狭窄患者Ⅲ型超声心动图

显示二尖瓣活动呈城垛样改变，前后叶同向运动

(2)二维超声:二尖瓣前后叶反射增强、变厚,活动幅度减小,舒张期前叶体部向前膨出呈气球状,瓣尖处前后叶距离明显缩短,开口面积减小。二维超声可准确测量二尖瓣口面积、各个瓣环内径及各房室腔径,并能对二尖瓣的形态和活动度做动态观察(图 12—43)。

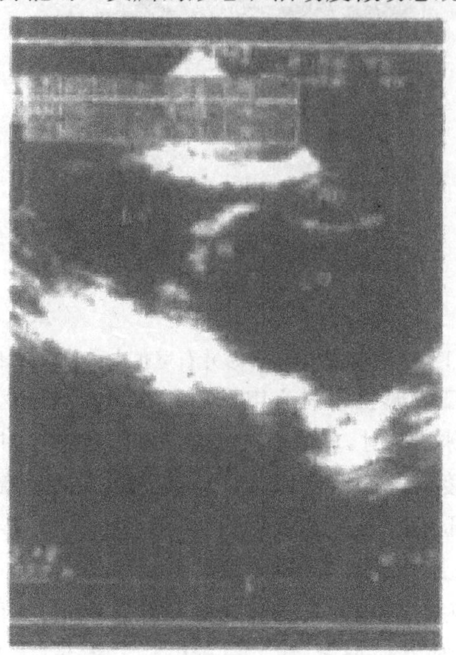

图 12—43　左心室长轴切面

示二尖瓣狭窄患者左心房扩大,而二尖瓣瓣前瓣呈鱼钩样改变

(3)彩色多普勒超声:可显示缓慢而渐减的血流通过二尖瓣口,可实时观察二尖瓣狭窄的射流(图 12—44)。主要用于评价是否合并二、三尖瓣反流。

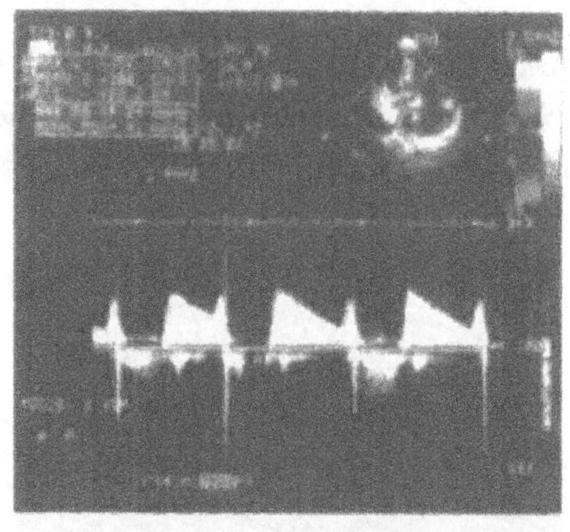

图 12—44　二尖瓣狭窄窦性心律患者的连续多普勒图像

(4)经食管超声(TEE):可准确检出左房耳部及左房附壁血栓。二尖瓣狭窄的患者左房内常可见浓密的“烟雾状”自发性回声影像(SCE),系左房内血栓形成前期的表现。

4. 放射性核素检查　左房扩大,显像剂浓聚和通过时间延长,左室不大。肺动脉高压时,可见肺动脉主干和右室扩大。

5. 右心导管检查　右心导管检查是经股静脉或贵要静脉插管,在 X 线透视下将导管送达上腔静脉、右房、右室、主肺动脉及左右肺动脉。沿途分别在上述部位取血氧标本并连续测压，检测心血管血流动力学状况。主要适应证为先天性心脏病、肺动脉高压征象的诊断、危重患者血流动力学检测以及心血管疾病介入治疗前后血流动力学变化检测和随诊复查。

对极个别二尖瓣狭窄诊断有困难的病例才考虑行右心导管检查。其主要表现为右室、肺动脉及肺毛细血管压力增高，肺循环阻力增大，心排血量减低。穿刺心房间隔后可直接测定左房和左室的压力，二尖瓣狭窄早期舒张期跨瓣压力阶差正常，随着病情加重，压力阶差增大，左房收缩时压力曲线呈高大的 a 波。

6. 甲状腺功能检查　甲状腺功能亢进（甲亢）女性多见，发病率男女比率为 1∶(4～6)。二尖瓣狭窄有症状的妇女均应进行甲状腺功能检查。由于甲亢可增加二尖瓣血流及心排血量，故合并甲亢而二尖瓣狭窄并不严重的患者可能症状极为明显，这种情况下，积极治疗甲亢可以避免手术治疗。

（四）诊断和鉴别诊断

发现心尖区隆隆样舒张期杂音伴 X 线或心电图示左房扩大，一般可诊断二尖瓣狭窄，超声心动图检查可确诊。

心尖区舒张期隆隆样杂音应注意与下列情况相鉴别。

1. 急性风湿性心肌炎　心尖区高调柔和的舒张早期杂音，每日变化较大，风湿活动控制后，杂音可消失。这是因为心室扩大，二尖瓣相对狭窄所致，即 Carey－Coombs 杂音。

2. “功能性”二尖瓣狭窄　见于各种原因所致的左室扩大，二尖瓣口流量增大，或二尖瓣在心室舒张期受主动脉反流血液的冲击等，如大量左至右分流的动脉导管未闭和室间隔缺损、高动力循环的甲状腺功能亢进和贫血等。此杂音历时较短，无开瓣音，性质较柔和，吸入亚硝酸异戊酯杂音减低，应用升压药后杂音增强。

3. 左房黏液瘤　为心脏原发性肿瘤中最常见者。临床症状和体征与二尖瓣狭窄相似，但呈间歇性，随体位而变化，可闻及肿瘤扑落音，一般无开瓣音，有反复的周围动脉栓塞征象，房颤少见。超声心动图示收缩期和舒张期二尖瓣后面均可见一团云雾状回声波。心导管检查显示左房压力明显升高，造影示左房内充盈缺损。

4. 原发性肺动脉高压　多发生于女性，无心尖区舒张期杂音和开瓣音，左房不扩大，肺动脉楔嵌压和左房压正常。

5. 三尖瓣狭窄　胸骨左缘下端闻及低调的隆隆样舒张期杂音，吸气时回心血量增加可使杂音增强，呼气时减弱。而二尖瓣狭窄舒张期杂音位于心尖区，吸气时无变化或减弱。超声心动图可确诊。

6. 严重主动脉瓣关闭不全　心尖区可听到舒张中晚期隆隆样杂音，即 Austin－Flint 杂音，其产生机制目前认为是：快速前向血流跨越二尖瓣口时，严重的主动脉反流使左室舒张压快速升高，导致二尖瓣已处于半关闭状态。Austin－Flint 杂音不伴有开瓣音和第一心音亢进。

（五）并发症

1. 急性肺水肿　急性肺水肿是重度二尖瓣狭窄的严重并发症。多发生于剧烈体力活动、情绪激动、感染、突发心动过速或快速房颤时，妇女妊娠、分娩时更易诱发。患者多表现为重度呼吸困难、发绀、不能平卧、咳粉红色泡沫样痰、双肺满布干湿性啰音。如不及时救治，可能死亡。

2. 心房颤动　二尖瓣狭窄并发心律失常以房性心律失常最常见，先出现房性期前收缩，以后出现房性心动过速、心房扑动、阵发性心房颤动直至持久性心房颤动。房颤时，舒张晚期心房收缩功能丧失，左室充盈减少，可使心排血量减少20%，所以，无症状的二尖瓣狭窄患者一旦发生房颤，可突然出现严重的呼吸困难，甚至肺水肿。此时恢复窦性心律或尽快控制心室率至关重要。

3.血栓栓塞　以脑栓塞常见，偶尔为首发症状。栓子多来自于扩大的左心耳伴房颤者。80%体循环栓塞患者有房颤，约2/3体循环栓塞为脑动脉栓塞，其次为四肢、肠、肾、脾等部位血管栓塞。右心房形成的附壁血栓可致肺栓塞。妊娠合并二尖瓣狭窄的妇女，妊娠期间血栓栓塞发生率更高，主要与妊娠期间血液循环中凝血因子增高、纤维蛋白溶解抑制、凝血因子增多、血液呈高凝状态有关。

4.大咯血　常见于妊娠期或较剧烈的体力活动时，是由于左房压的急剧升高，原已扩张的支气管静脉破裂所致。出血量可达数百毫升，因出血后肺静脉压下降，出血常自行终止，故极少发生出血性休克，但必须警惕咯血所致窒息。

5.右心衰竭　为晚期常见并发症。肺动脉高压导致相对性三尖瓣关闭不全时，右心排血量明显减少，右心容量负荷加重，出现体循环淤血等右心衰竭表现。同时，右心排血量减少时，肺循环血量亦减少，左房压下降，加之肺泡和肺毛细血管壁增厚，呼吸困难可有所减轻。

6.肺部感染　二尖瓣狭窄患者常有肺静脉压增高及肺淤血，易合并肺部感染。出现肺部感染后往往加重或诱发心力衰竭。

(六)治疗

当瓣口有效面积>1.5cm² 时，即二尖瓣轻度狭窄时，可给予一般治疗及并发症的治疗。当瓣口有效面积<1.5cm² 且伴有症状，尤其是症状加重时，应给予介入治疗或手术治疗扩大瓣口面积，减轻狭窄。

1.一般治疗

(1)无症状者无须治疗，但应避免剧烈体力活动，注意预防上呼吸道感染，定期复查。

(2)对于风湿性二尖瓣狭窄患者一经确诊即开始应用青霉素预防链球菌感染和风湿热的复发，长期甚至终身应用苄星青霉素120万U，每4周肌注1次。

2.并发症的治疗

(1)急性肺水肿：当患者因剧烈活动、情绪激动、肺部感染、妊娠、分娩等诱因出现呼吸困难、发绀、咳粉红色泡沫样痰、大汗等急性肺水肿征象时，应迅速抢救，下述步骤宜同时进行。

1)患者取端坐位，双腿下垂，以减少静脉回流。

2)持续高流量面罩给氧4～6L/min，有条件者可用麻醉机加压吸氧。

3)吗啡：建立液路后，吗啡3～5mg静脉注入，于3～5min推完，必要时可间隔15min重复给药，共2～3次。也可皮下或肌内注射5～10mg。吗啡是抢救急性肺水肿极为有效的药物，其作用机制是通过抑制中枢交感神经活性，减弱外周血管对交感缩血管活性物质的反应，从而降低外周血管阻力，减轻心脏负荷。此外，吗啡还具有镇静作用，可减轻或消除患者的烦躁不安。吗啡的不良反应为呼吸抑制、血压下降、呕吐等。若出现呼吸抑制时，可应用纳洛酮0.4～0.8mg静脉注射或肌注加以对抗。

4)快速利尿：呋塞米(速尿)20～80mg静脉注射，于2min推完。呋塞米进入体内最先发挥的是扩张静脉的作用，5min后才开始发挥利尿作用，一般在推完15min后尿量才会增加。也可静脉注射其他襻类利尿药，如丁尿胺(布美他尼)1mg。

5)氨茶碱:可解除支气管痉挛并有一定的正性肌力及扩血管利尿作用,以 0.5mg/(kg·h)静脉点滴,有条件者可监测茶碱浓度。若无禁忌证,也可静脉注射糖皮质激素,如地塞米松5~10mg,减轻支气管水肿,解除支气管痉挛。

6)应慎用以扩张动脉为主的血管扩张药,因二尖瓣狭窄所致的肺水肿系二尖瓣口机械性阻塞引起。但若患者血压较高,也可应用硝普钠,从 6.25μg/min 开始,逐渐加量,将血压控制在正常范围内。此外,正性肌力药物对于单纯二尖瓣狭窄伴窦性心律的肺水肿无益,当房颤伴快速室率时可通过静脉注射毛花苷 C(西地兰)0.4~0.8mg 以减慢心率。

7)急性肺水肿症状开始缓解时要明确诱因并治疗诱因,特别是合并肺部感染时,要用抗生素控制肺部感染,否则,肺水肿不易纠正或反复发作。

(2)房颤:治疗原则是控制室率、争取恢复维持窦性心律、预防血栓栓塞。

1)阵发性房颤伴快速心室率者,若血流动力学稳定,首选洋地黄制剂如毛花苷 C(西地兰)0.4~0.8mg 分 1~2 次静脉注射,或 β-受体阻滞药如艾司洛尔 0.5mg/kg 静脉注射,必要时可重复,或地尔硫䓬 10mg(0.25mg/kg)静脉注射。若血流动力学不稳定,应首先电复律。慢性房颤:如房颤病程<1 年,左房直径<60mm,无高度房室阻滞和病窦综合征,可行电复律或药物复律;如不宜复律或复律失败或复律后不能维持窦性心律而室率快者,可口服地高辛 0.125~0.25mg/d,控制休息时的室率在 70 次/min 左右、活动后的室率在 90 次/min 左右,心率控制不满意时可加地尔硫䓬或 β-受体阻滞药。

2)电复律或药物复律:复律前后各进行 3~4 周药物抗凝治疗,复律前抗凝是由于一个新形成的心房血栓需要至少 2 周的时间才能稳定;复律后抗凝则是由于部分患者的心房机械收缩功能需待 2 周以上才能恢复(心房顿抑现象)。①电复律:复律前 1 天给奎尼丁 0.2g(普鲁卡因胺 0.25~0.5g、普萘洛尔 10mg、苯妥英钠 100mg),准备复律时,给予地西泮 0.3~0.5mg/kg或氯胺酮 0.5~1mg/kg 麻醉,患者睫毛反射开始消失时,给予同步直流电转复,起始能量常为 100J,成功率在 75%以上,转复成功后每 6~8h 口服奎尼丁 0.2g。电复律并发症为体循环栓塞,并且由于电复律本身无维持窦律的作用,后者还需靠药物维持,且复发率为50%,反可影响患者情绪;②药物复律:主要为钠通道阻滞药(奎尼丁、普洛帕酮)和钾通道阻滞药(索他洛尔、胺碘酮)。奎尼丁用法为第 1 日每次 0.2g,每 2h1 次,共 5 次,如未能转复,逐日每次递增 0.1g 至第 3 日,仍未转复则停药。胺碘酮用法为 0.2g/次,3~4/d,口服 3~7d 后改为 0.2g/d。

3)预防血栓栓塞:二尖瓣狭窄患者合并下列情况发生血栓栓塞风险较大,需要抗凝治疗:二尖瓣狭窄和房颤(阵发性、持续性或永久性)患者;二尖瓣狭窄患者,以前有过栓塞现象,即使是窦性心律;二尖瓣狭窄患者伴有左房血栓。

常用抗凝药目前为华法林,华法林为双香豆素类抗凝药中的一种,抗凝机制是通过与维生素 K 竞争羧化酶,使维生素 K 依赖的凝血因子Ⅱ、Ⅶ、Ⅸ、Ⅹ合成障碍,从而达到抗凝目的。华法林起始剂量一般为 3mg,以后剂量应根据凝血酶原延长时间国际正常化比率(INR)来调节。INR 一般控制在 2~3。INR 过低抗凝不充分,INR 过高(>4.5)时易出现出血并发症。服华法林过程中应监测尿便常规,仔细观察是否有牙龈出血、鼻出血、皮肤黏膜出血等。合并高血压、溃疡病、血液病以及高龄患者宜慎用或不用。

二尖瓣狭窄并房颤妇女在妊娠期间尤其是妊娠前 3 个月,不主张用口服抗凝药,据报道一些口服抗凝药可引起胎儿脊柱异常及胎儿肝脏发育不成熟,过强的抗凝作用可引起华法林胎儿病，妊娠前3个月危险性最大，其程度与剂量有相关性。美国文献提倡妊娠期间特别是前3个月，中断口服抗凝药，可给予肝素5000U，12h皮下肌注1次，使APTT延长至对照的1.5倍。或一旦确定妊娠，停用华法林，皮下肌注肝素13周，之后恢复口服华法林至第9个月末，换用肝素一直到分娩。华法林不随乳汁分泌排出，产后即可使用，哺乳期应用安全。

(3)大咯血：应取坐位，用镇静药，静脉注射利尿药，一般为呋塞米(速尿)20～80mg静脉注入，降低肺静脉压效果好，止血药往往无效。如咯血量大，血红蛋白含量下降明显，可在严密观察下适当输血。

(4)右心衰竭：宜严格限盐(每日进盐量低于5g)，视心功能情况，加用利尿药，有时还需用洋地黄类药物。

1)利尿药：原则为间歇、小量、联合、交替使用。尽可能用口服利尿药，且保钾和排钾利尿药合用，同时注意血电解质以及体内酸碱平衡情况。如：氢氯噻嗪25mg、呋塞米20mg隔日(单双日)交替使用，联合螺内酯(安体舒通)20mg，3/d，连续使用7～10d可停药数天，视病情重复上述用法。特别注意：当出现低钠、低氯(血钠<125mmol/L、血氯<90mmol/L)时，尽管使用大剂量利尿药，利尿效果也极差。此时宜嘱患者多吃盐，每日口服氯化钠3～6g，但绝对控制饮水，同时每日静脉泵入3%氯化钠100～450mL，此时口服利尿药加倍，螺内酯120mg/d，呋塞米40～60mg隔日1次、氢氯噻嗪50mg隔日1次，待心衰纠正后，口服利尿药减量。

2)洋地黄类药物：最常用的为地高辛，小剂量0.125～0.25mg/d长期口服，注意观察洋地黄类药物毒性反应。

3.介入治疗一经皮穿刺球囊二尖瓣成形术(PBMV)　为缓解单纯二尖瓣狭窄的首选方法。PBMV是将球囊导管从股静脉经房间隔穿刺跨越二尖瓣，用生理盐水和造影剂各半的混合液体充盈球囊，分离瓣膜交界处的粘连融合而扩大瓣口。

(1)适应证

1)心功能Ⅱ～Ⅲ级。

2)瓣膜无钙化，腱索、乳头肌无明显病变。

3)年龄25～40岁，

4)二尖瓣狭窄瓣口面积在1～1.5cm^2为宜，可闻及明确的开瓣音，超声证实瓣膜弹性尚好。

5)左房内径<50mm，房内无血栓。

6)近期无风湿活动，或感染性心内膜炎已完全控制，无动脉栓塞的病史等。

根据目前资料显示，PBMV在缓解症状、保证顺利分娩有着良好的近期效果，且对胎儿无明显不良影响。二尖瓣狭窄合并妊娠进行PBMV主要顾虑是X线对胎儿的影响，研究表明，胎儿所接受的累积X线剂量为0.5～1.5拉德(rad)，远低于可导致流产和致畸的5rad的剂量，因此胎儿是安全的。尤其在对胎儿进行了保护和在孕20周以后进行PBMV时就更为安全。

(2)禁忌证

1)左房内新鲜血栓，特别是位于左房体部或房间隔上者；或左房内活动血栓患者。

2)合并中度以上的二尖瓣关闭不全。

3)瓣膜条件极差，wilkins超声记分在12分以上者。

4)未控制的感染性心内膜炎或有其他部位感染的患者。

(3)术前准备

1)术前完善各项化验检查,包括血、尿常规,肝功,肾功,血清电解质,凝血酶原时间及活动度,风湿活动指标(血沉、抗链"O"、C反应蛋白),乙肝、丙肝血清学检查及梅毒、艾滋病抗体检查。做心电图、心肺透视及心脏远达片、心脏超声心动图。

2)房颤患者 PBMV 术前 3d 停华法林。

3)术前 4h 禁食水;两侧腹股沟区备皮,双侧足背动脉搏动最强点用甲紫做线性标记;碘过敏试验及欲使用的抗生素皮肤试验。

4)术前半小时肌注地西泮(安定)10mg;对过敏体质或使用重复球囊导管的患者,术前肌注地塞米松 10mg 或苯海拉明 25mg;对于平卧困难或有发生急性肺水肿倾向,或入院时肺内有湿啰音的患者,术前 1d 及术前半小时给予呋塞米(速尿)20mg 静脉推注。

5)术前可能出现月经的患者,术前 3d 每天肌注黄体酮 1mg。合并妊娠的患者,术前 3d 同样开始肌注黄体酮,以预防流产或早产。

(4)操作技术:以顺行途径技术为例说明。采用 Seldinger 技术,经右股静脉穿刺插管,行右心导管检查,观察各部血氧饱和度、肺动脉压、肺毛细血管嵌顿压以及测定心排血量,再行右心房造影,观察三尖瓣环、左心房及主动脉根部的相对解剖关系。穿刺股动脉,送入 5F 猪尾导管,测量主动脉及左心室压力以及血氧饱和度,再做左心室造影,观察二尖瓣有无反流,然后将 5F 猪尾导管后退至降主动脉,作为监测血压用。经右股静脉送入 Brockenbrough 穿刺针,穿刺房间隔。穿刺成功后,用 14F 扩张器扩张股静脉穿刺孔和房间隔穿刺孔,然后经导丝送入球囊导管(Inoue 球囊导管系统),在荧屏连续监视下充胀球囊扩张二尖瓣口。扩张结束后,重复左右心导管检查,观察扩张的效果。

(5)术后处理及预后

1)术后平卧 24h,股动脉穿刺部位沙袋压迫 12h,嘱患者穿刺侧下肢不宜活动,不宜抬头,以免穿刺部位出血。

2)注意生命体征及心脏心音、杂音及肺部啰音听诊;特别注意穿刺侧足背动脉搏动情况及穿刺部位有无渗血及血肿形成,并且听诊穿刺部位有无血管杂音,注意动静脉瘘的形成。

3)术后常规给予肠溶阿司匹林 0.3g,1/d 口服,房颤患者继续华法林抗凝治疗,并用洋地黄类药物控制室率。

4)术后常规静脉应用抗生素 3d。PBMV 其近期与远期(5 年)效果与外科闭式分离术相似,基本可以取代后者。PBMV 死亡率为 1%。

4.手术治疗

(1)术式

1)闭式分离术:经开胸手术,将扩张器由左心室心尖部插入二尖瓣口分离瓣膜交界处的粘连融合,适应证和效果与经皮球囊二尖瓣成形术相似,目前临床已很少使用。

2)直视分离术:适于瓣叶严重钙化、病变累及腱索和乳头肌、左房内有血栓或狭窄的患者。在体外循环下,直视分离融合的交界处、腱索和乳头肌,去除瓣叶的钙化斑、清除左房内血栓,较闭式分离术解除瓣口狭窄的程度大,因而血流动力学改善更好。手术死亡率<2%。

3)人工瓣膜替换术:手术应考虑在有症状而无肺动脉高压时进行,严重肺动脉高压增加手术风险,但非手术禁忌。

(2)适应证

1)分离术适应证:①二尖瓣病变为隔膜型,无明显二尖瓣关闭不全;②无风湿活动并存或风湿活动控制后6个月心功能Ⅱ～Ⅲ级;④年龄20～50岁有心房颤动及动脉栓塞但无新鲜血栓时均非禁忌;⑥合并妊娠后,若反复发生肺水肿,内科治疗效果不佳时,可考虑在妊娠4～6个月期间行紧急手术。

2)人工心脏瓣膜替换术适应证:①心功能不超过Ⅲ级;②隔膜型二尖瓣狭窄伴有明显关闭不全,漏斗型二尖瓣狭窄,或者瓣膜及瓣膜下有严重粘连、钙化或缩短者。但需注意若患者有出血性疾病,不能进行抗凝治疗时,不宜置换机械瓣。生物瓣经济价廉,不需长期抗凝,但有瓣膜老化问题存在。

二、二尖瓣关闭不全

(一)病理生理

由于二尖瓣瓣叶异常、瓣环扩张或钙化、腱索断裂和乳头肌损伤,使二尖瓣在收缩期不能完全闭合,称为二尖瓣关闭不全。其基本血流动力学障碍是二尖瓣反流使得左心房负荷加重,导致左房压力增高、内径扩大,肺静脉和肺毛细血管压力升高出现肺淤血。同时左室舒张期容量负荷增加,左室扩大。失代偿时,每搏量和射血分数下降,左室舒张末期容量和压力明显增加,临床上出现肺淤血和体循环灌注低下等左心衰竭的表现,晚期可出现肺动脉高压和全心衰竭(表12－2)。

表12－2　二尖瓣关闭不全的血流动力学特征

指标	急性二尖瓣关闭不全	慢性代偿期	慢性失代偿期
左房容量负荷	急剧增加	缓慢增加	缓慢增加
左室容量负荷	急剧增加	缓慢增加	缓慢增加
左室收缩末期容量	正常或降低	降低	增加
左室舒张末期压力	明显增加	正常或轻度增加	增加
左房左室顺应性	正常或降低	增加	比代偿期降低
左房压	明显增加	正常或轻度增加	增加
射血分数	降低	增加	正常或降低
有效心排血量	降低	正常或轻度降低	降低
肺静脉及肺动脉压	明显增加	正常或轻度增加	增加

1.左房容量负荷增加　二尖瓣关闭不全时,左房在舒张期不仅接受从肺静脉回流的血液,还要接受从左室反流的血液,左房容量负荷明显增大。二尖瓣关闭不全时左房和肺循环功能的影响除受反流血量的影响外,还与二尖瓣关闭不全发生的速度密切相关。

急性二尖瓣关闭不全多发生在二尖瓣穿孔及腱索或乳头肌断裂时,此时左房来不及进行代偿调节,左房顺应性正常,当突然接受大量反流血液时不能发生适应性扩张,左房压急剧上升,肺静脉压和肺毛细血管压明显升高,导致急性肺淤血和肺水肿。慢性二尖瓣关闭不全多发生于二尖瓣钙化、风湿热及结缔组织病,由于反流血量是逐渐增加的,左房发生代偿性调节,表现为左房肌层增厚、心肌顺应性增加、左房腔明显扩张。故慢性二尖瓣关闭不全患者左房压及肺静脉压可正常或轻度升高。

2.左室容量负荷增加　二尖瓣关闭不全导致在收缩期左房容量负荷增加,在下一个舒张期充盈入左室的血量增多,左室容量负荷亦增加。左室容量压力改变同样与二尖瓣关闭不全发生的速度密切相关。

急性二尖瓣关闭不全时,左室顺应性正常,对突然增加的充盈量来不及发生代偿性扩张,左室舒张末期容量及压力明显升高,但收缩期由于二尖瓣反流,射入主动脉的前向血流明显降低,组织灌流量不足。

慢性二尖瓣关闭不全时,长期左室容量负荷过度,使舒张期室壁张力增加,心肌纤维长度增加,心室腔明显扩张,并且通过 Frank－Starling 机制对容量负荷过度进行代偿,心肌收缩力增强。由于容量负荷增大和心肌收缩力增强,左室每搏量增加,甚至可达正常的 2～3 倍。

3.全心衰竭　左房和左室扩张可使二尖瓣环扩大,进一步加重二尖瓣反流,长期心肌肥大使心肌纤维化、左室容量负荷过度及前向血流量减少引起轻度外周阻力增加均造成心肌损伤,使左室收缩功能逐渐减弱,进入失代偿期。

左室收缩力减弱后,心排血量减少,左室收缩末期容量和压力均增大,引起左房压力升高,进而肺静脉压和肺毛细血管压升高,出现肺淤血。长期肺淤血导致肺动脉压升高,加重右心负担,严重时发生全心衰竭。

与二尖瓣狭窄相比,由于二尖瓣反流使心房血液在舒张期迅速流入左室,故左房压可迅速降至正常水平,使左房压和肺静脉压力有一个缓解间隙,不像二尖瓣狭窄时,左房压和肺静脉压处于持续增高状态。同时,因二尖瓣反流量大,室间隔右偏,造成右室流出道相对狭窄,肺血流量相对减少,故左房压及肺动脉压严重升高并不常见,出现肺水肿和右心衰竭也较二尖瓣狭窄迟。但因左房明显扩大及纤维化,易发生心房颤动。

(二)临床表现

1.症状　轻度二尖瓣关闭不全可终身无症状,严重反流有心排血量减少可出现疲乏无力,晚期可出现肺淤血及右心衰竭表现,急性严重反流可诱发急性左心衰竭,甚至出现急性肺水肿或心源性休克。

(1)疲乏无力:这是最早出现的突出症状。严重二尖瓣关闭不全的患者,由于心排血量降低,患者有极度疲乏无力的感觉,活动耐力受限。

(2)呼吸困难:左室功能失代偿后,肺静脉压力升高,患者出现劳力性呼吸困难,严重时出现夜间阵发性呼吸困难。急性左心衰症状可由新发生的房颤、二尖瓣反流程度的增加、腱索断裂或发生心内膜炎所诱发,否则上述肺淤血症状出现较晚。

(3)右心衰竭症状:由于胃肠道淤血可出现食欲下降、恶心呕吐。肝淤血及肝功能减退可出现腹胀、肝大伴疼痛、下肢水肿或出现胸腔积液、腹水。上述症状多出现在二尖瓣关闭不全的晚期。

(4)胸痛:合并冠状动脉疾病时,可出现心绞痛的临床症状。

2.体征

(1)视诊:患者无特殊面容,出现肺动脉高压时可见颈静脉怒张。

(2)触诊:心脏触诊:左室增大后,心尖最强搏动点左下移,心尖区触及局限性收缩期抬举样搏动。当出现肺动脉高压时,可出现胸骨旁隆起,并可在胸骨左缘触及右心室的收缩期抬举样搏动。当出现右心衰竭时,颈部可触及颈动脉异常搏动;右肋下可触及肿大的肝脏,质软、有压痛;肝颈静脉回流征阳性;身体下垂部位出现指凹性水肿等。二尖瓣关闭不全患者脉搏较细弱。

(3)叩诊:轻度二尖瓣关闭不全患者心界常无扩大;中度以上出现左室增大者叩诊心界向左下扩大;晚期出现肺动脉高压及右室扩张时,心界在胸骨左缘第三肋间向左扩大。

(4)听诊

1)第一心音减弱:风心病时瓣叶缩短,导致重度关闭不全时 S_1 减弱。

2)第二心音分裂:由于左室射血期缩短,主动脉瓣关闭提前,导致第二心音分裂。严重二尖关闭不全者可出现第三心音。

3)心尖区全收缩期 3/6 级吹风样杂音,局限性,吸气时减弱,反流量小时音调高,瓣膜增厚时杂音粗糙。前叶损害为主时,杂音向左腋下或左肩胛下传导;后叶损害为主时,杂音向心底部传导,可伴收缩期震颤。

4)严重二尖瓣关闭不全者,由于舒张期大量血液通过二尖瓣口,导致相对性二尖瓣狭窄,故心尖区可闻及低调、短促的舒张中期杂音。

5)肺动脉高压时,肺动脉瓣区第二心音亢进。

(三)实验室检查

1. X 线检查　严重二尖瓣关闭不全者表现为左房和左室明显增大;可见肺静脉充血、间质性肺水肿及 KerleyB 线;肺动脉高压或右心衰时,右室增大,故呈二尖瓣一普大型心脏;常有二尖瓣叶和瓣环的钙化。慢性重度二尖瓣关闭不全者左房巨大,而肺淤血较轻,急性二尖瓣关闭不全或二尖瓣狭窄与之相反。

(1)左房增大:增大顺序为先向后、向上,再向右、向左。在正位胸片表现为:左上心缘膨凸形成第三弓,于右心房区域形成双边影,支气管隆凸角开大,左主支气管抬高。左侧位或右前斜位食管服钡剂显示相应段食管压迹或移位。可分三度:轻度增大一食管仅有局限性压迹,无位移;中度增大一食管除有压迹外并有向后位移,但尚未与脊柱相重;重度增大一食管明显后移与脊柱相重(图 12－45)。

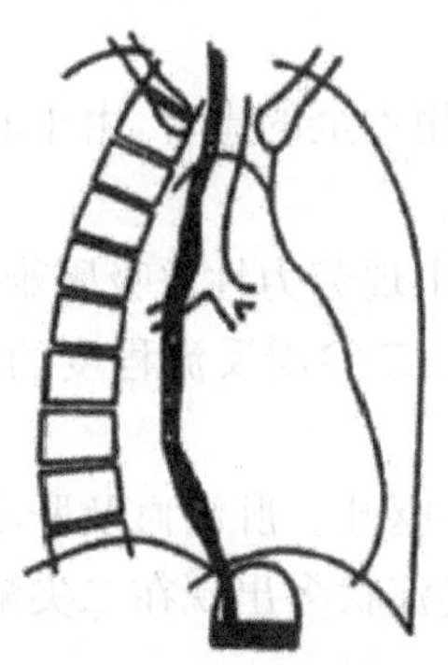
A.食管压迹Ⅰ度——左房轻度增大

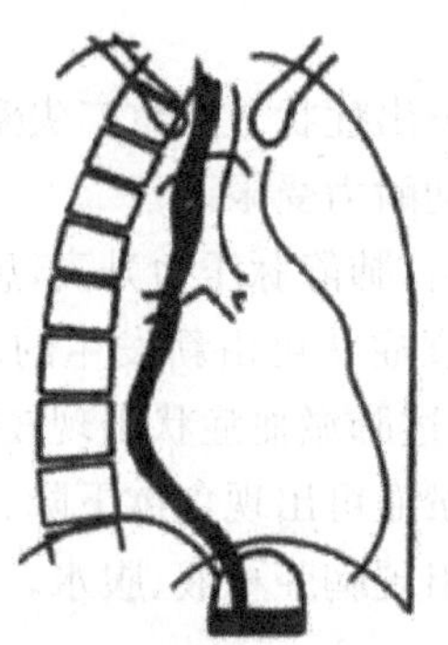
B.食管压迹及移位Ⅱ度——左房中度增大

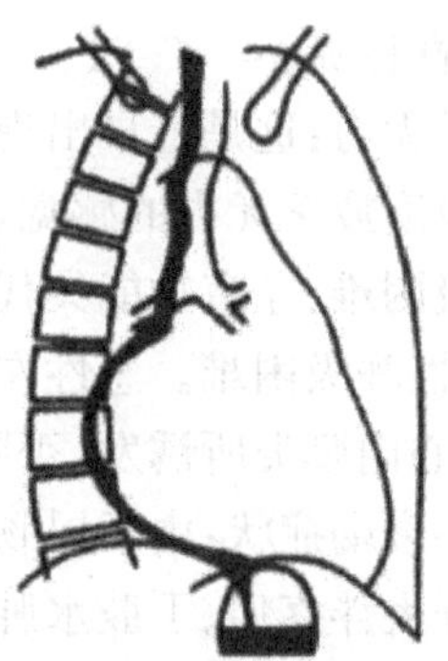
C.食管压迹及移位起过胸椎Ⅲ度——左房高度增大

图 12－45　左房增大食管压迹示意图

(2)左室增大:左室位于心脏左后方,增大一般始于流出道,故先向左下,继之流入道增大向后上膨凸。后前位左室段延长,心尖下移,相反搏动点上移。左前斜位心后缘下段向后下膨凸、延长,心室间沟向前移位,心后间隙缩小。左侧位心后缘下段向后膨凸,如超过下腔静脉后缘 1.5cm,可认为左室增大。其中心尖部下移和左室段圆隆是左室增大的轻度早期征象。

(3)二尖瓣叶和瓣环的钙化:在左侧位或右前斜位可见致密而粗的 C 型阴影,提示二尖瓣环钙化。

(4)肺循环异常及右室增大:二尖瓣关闭不全肺循环高压较二尖瓣狭窄发生得晚而轻,表现为轻度肺淤血征象:肺纹理增多,上腔静脉影增宽,重度肺淤血表现肺野透光度降低,肺门影增大、模糊。晚期出现间质性肺水肿。右室增大见于二尖瓣关闭不全全心衰竭的患者,X线后前位见心尖圆凸上翘,右下肺动脉干增宽,右前斜位见肺动脉圆锥膨隆。

2.心电图检查　主要表现为左房增大或房内传导延迟,部分患者有左室肥厚和非特异性ST－T改变,少数患者有右室肥厚改变,房颤常见。

(1)左房增大:可见二尖瓣型P波,窦性P波增宽且有切迹。

(2)房颤:见于75%的慢性二尖瓣关闭不全者。

(3)左室肥厚:约50%有左室肥厚劳损的表现。

(4)右室肥厚:约15%有右室肥厚劳损表现,较少见。

3.超声心动图检查　Ⅲ型超声及二维超声心动图不能确定二尖瓣关闭不全,彩色超声多普勒是检测和定量二尖瓣反流的最准确的无创性诊断方法,敏感性几乎达100%。

(1)Ⅲ型超声:舒张期二尖瓣前叶EF斜率增大,瓣叶活动幅度增大;左房扩大,收缩期过度扩张;左室扩大及室间隔活动过度。

(2)二维超声:可显示二尖瓣结构的形态和特征,有助于明确病因。二尖瓣前后叶反射增强、变厚,瓣口在收缩期关闭对合不佳。腱索断裂时,二尖瓣可呈连枷样改变,在左室长轴面可见伴有在收缩期呈鹅颈样钩向左房,舒张期呈挥鞭样漂向左室。

(3)多普勒超声:左房收缩期反流。左房内最大射流面积$<4cm^2$为轻度反流,$4\sim8cm^2$为中度反流,$>8cm^2$为重度反流。

4.放射性核素检查　可用于估计左室舒张末和收缩末容量及左右室EF值,并测定左、右室心搏量,表现为左房和左室扩大,左室舒张末期容积增加,左右室心搏量之比>2.5,提示严重反流。

5.心导管检查　左心导管检查提示左房压力增高,压力曲线V波显著,而排血量降低。右心导管检查提示右室、肺动脉及肺毛细血管压力增高。

(四)诊断和鉴别诊断

心尖部典型的吹风样收缩期杂音伴X线及心电图示左房和左室扩大,一般可诊断二尖瓣关闭不全,超声心动图检查可确诊。心尖部收缩期杂音注意与下列疾病相鉴别。

1.相对性二尖瓣关闭不全　可发生于高血压性心脏病、各种原因引起的主动脉瓣关闭不全或心肌炎、扩张性心肌病、贫血性心脏病等。由于左室或二尖瓣环明显扩大,造成二尖瓣相对关闭不全而出现心尖区收缩期杂音。

2.三尖瓣关闭不全　胸骨左缘下端闻及局限性吹风样的全收缩期杂音,吸气时回心血量增加可使杂音增强,呼气时减弱。超声心动图可明确诊断。

3.主动脉瓣狭窄　心底部主动脉瓣区或心尖部响亮粗糙的收缩期杂音,向颈部传导,伴收缩期震颤,心尖冲动呈抬举样。心电图和X线检查示左室肥厚和扩大,超声心动图可明确诊断。

4.室间隔缺损　胸骨左缘第3～4肋间可闻及粗糙的全收缩期杂音,伴收缩期震颤,杂音向心尖部传导。超声心动图示心室间隔连续中断,心导管检查、心室造影见心室水平左向右分流。

5.功能性心尖部收缩期杂音　多见于发热、贫血、甲状腺功能亢进的妇女，病因消除后杂音即消失。

（五）并发症

1.心房颤动　可见于3/4的慢性重度二尖瓣关闭不全患者，开始为房性期前收缩，之后出现阵发性房扑、房颤，最后转为慢性心房颤动。房颤时心室率的增快，使机体血流动力学发生变化，常常是二尖瓣病变患者症状加重的诱因，但由于慢性二尖瓣关闭不全患者左房压升高不如二尖瓣狭窄患者严重，故前者引起血流动力学恶化不如后者明显。

2.感染性心内膜炎　该病是二尖瓣关闭不全主要并发症。感染性心内膜炎最主要的基础疾病就是瓣膜性心脏病和先天性心脏病，而瓣膜性心脏病中，二尖瓣关闭不全、风湿性主动脉瓣狭窄及关闭不全以及人工瓣膜置换术后最易发生感染性心内膜炎。在二尖瓣病变中，二尖瓣关闭不全较二尖瓣狭窄患者更易发生感染性心内膜炎。

3.栓塞　体循环栓塞见于左房扩大、慢性房颤的患者，较二尖瓣狭窄少见。

4.心力衰竭　多出现于二尖瓣关闭不全的晚期，表现为肺淤血、肺水肿的征象，如劳力性呼吸困难、端坐呼吸等，晚期出现体循环淤血、右心衰竭表现。

（六）外科治疗

二尖瓣反流外科手术治疗的目的是减轻患者的症状，或防止无症状患者左室功能进一步恶化，是恢复二尖瓣关闭完整性的根本措施，包括二尖瓣替换术和二尖瓣成形术，手术治疗后二尖瓣关闭不全患者心功能的改善明显优于药物治疗。

1.二尖瓣替换术　二尖瓣替换术替换的瓣膜有机械瓣和生物瓣。机械瓣包括球瓣、浮动碟瓣和倾斜碟瓣，其优点为耐磨损性强，但血栓栓塞的发生率高，需终身抗凝，术后10年因抗凝不足致血栓栓塞或抗凝过度发生出血所致的病死率高达50%，故换瓣术后应长期口服华法林，使INR保持在2.0～3.0之间。对于年轻患者和有房颤或血栓栓塞高危需抗凝治疗者，宜选用机械瓣。

生物瓣包括猪主动脉瓣、牛心包瓣和同种硬脑膜瓣，优点为发生血栓栓塞率低，不需终身抗凝并具有与天然瓣相仿的中心血流，但不如机械瓣牢固，3～5年后可发生退行性钙化性变而破损，10年后约50%需再次换瓣。生物瓣膜适用于：①希望怀孕的育龄期妇女；②不适宜抗凝治疗或对抗凝治疗有禁忌证的患者；③无条件进行抗凝治疗监测的患者；④年龄＞60岁，和（或）合并其他疾患，二次瓣膜替换手术可能性小的患者。

二尖瓣替换术的适应证：①二尖瓣关闭不全和狭窄，以二尖瓣关闭不全为主或者虽以狭窄为主，但为漏斗型病变；②心功能Ⅲ～Ⅳ级，或有急性二尖瓣关闭不全，症状进行性恶化并出现急性左心衰时；③年龄大于75岁的老年二尖瓣反流患者；④连枷样瓣叶引起的二尖瓣反流患者；⑤左室功能衰竭者，左室射血分数＜0.5、左室收缩末内径＞45mm、平均肺动脉压均＞2.7kPa（20mmHg）者，可考虑行瓣膜替换术。

2.二尖瓣成形术　如果瓣膜损害较轻，瓣叶无钙化，瓣环有扩大，但瓣下腱索无严重增厚、活动度好，可行瓣膜修复成形术。优点为死亡率低，不需长期抗凝、左室功能恢复较好、疗效持久、术后发生感染性心内膜炎和血栓栓塞少。与换瓣相比，较早期和较晚期均可考虑修复术，但LVEF＜0.15～0.20时为禁忌。

（姜辉）

第二十一节　胸主动脉瘤

主动脉由于先天发育异常或后天疾患，使主动脉壁正常结构损害变弱，在长期动脉压力冲击下逐渐扩张膨大，形成瘤样改变，叫胸主动脉瘤。胸主动脉各段均可发生。

一、病因

（一）动脉粥样硬化

动脉粥样硬化是全身动脉粥样硬化病的局部表现，多发生于 40 岁以上者，主动脉壁胆固醇和脂质浸润沉积，形成粥样硬化斑块，使主动脉壁受破坏，逐渐膨出形成主动脉瘤。常见于降主动脉，呈梭形。

（二）主动脉囊性中层坏死

可能为先天性病变，主动脉壁中层囊性坏死，弹力纤维消失，常伴有黏液性变，形成的主动脉瘤常位于升主动脉，呈梭形，有时形成夹层动脉瘤。多见于青年患者，如马方(Marfan)综合征。

（三）创伤性动脉瘤

多由胸部挤压伤，汽车高速行驶突然碰撞胸部或从高处坠下，引起胸主动脉破裂。最常发生在比较固定的主脉弓与活动度较大的降主动脉之间。主动壁全层破裂者，在短时间内大量出血致死。主动脉内膜和中层破裂，则可形成假性动脉瘤或夹层动脉瘤。

（四）细菌性感染

常继发在感染性心内膜炎的基础上，主动脉壁中层受损害，形成动脉瘤。

（五）梅毒

主动脉壁弹性纤维被梅毒螺旋体所破坏，形成主动脉瘤。多见于升主动脉和主动脉弓，呈梭形。梅毒感染后，往往经历 10～20 年才产生动脉瘤。

二、病理

胸主动脉瘤有不同分类方法，形态上有囊性、梭形及混合形。按病理学分类如下。

（一）真性主动脉瘤

瘤体具有动脉壁内、中、外三层组织。

（二）假性主动脉瘤

又叫搏动性血肿，瘤壁无全层结构，常因外伤动脉壁连续性中断。血液外溢，被管壁外组织包裹而形成。

（三）剥离性主动脉瘤

即主动脉夹层。主动脉内层破裂，血液自该处进入管壁，在内层与中层之间剥离。剥离后 2 周内为急性期，2 周后属慢性期。

三、临床表现

胸主动脉瘤仅在压迫和侵及邻近器官和组织后才出现临床症状。常见症状为胸痛，胸痛在主动脉夹层最明显。肋骨、胸骨受侵蚀或脊神经受压迫的病例，胸痛更为常见。主动脉弓部动脉瘤压迫气管、支气管可引起刺激性咳嗽和上呼吸道部分梗阻，致呼吸困难；喉返神经受压可产生声音嘶哑；交感神经受压可产生霍纳(Horner)综合征；膈神经受压则有膈肌麻痹；左无名静脉受压使左上肢静脉压高于右上肢。动脉瘤长大后，可延伸到颈根部胸骨切迹上方或侵蚀破坏胸廓骨骼出现搏动性包块。

四、诊断

较小动脉瘤可无临床症状，往往在胸部X线检查时才发现纵隔区有包块影，透视或超声检查可见到扩张性搏动。胸主动脉瘤应与纵隔肿瘤相鉴别。彩色多普勒超声扫描、胸主动脉造影、数字减影血管造影、螺旋CT、磁共振成像等均可以明确诊断，并了解动脉瘤的部位、范围以及有无附壁血栓等情况。

五、治疗

(一)手术适应证

手术是治疗胸主动脉瘤唯一有效的方法。创伤性主动脉瘤和感染性主动脉瘤需尽快施行手术。直径在5.5cm以下的主动脉瘤破裂机会较少，而7cm以上者容易破裂。一些梭形主动脉瘤病变范围小，但其管壁甚薄且欠整齐，易破裂，也应尽早手术。总之，对有症状或无症状但动脉瘤直径大于6cm的病例均应尽早手术。年龄大小不是手术禁忌。

(二)手术方法

较小的囊性主动脉瘤，病变比较局限，可游离主动脉全层，于囊颈部钳夹、切除动脉瘤。妥善缝合切口或用补片缝补切口(图12－46)。

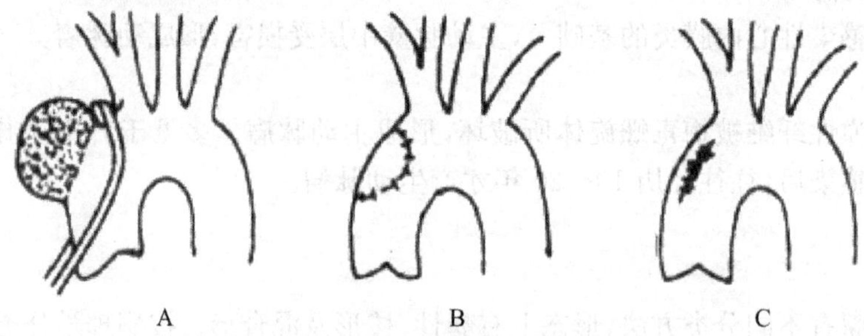

图12－46　囊性主动脉痛切除术

A－放置钳夹，切除动脉瘤；B－切除动脉瘤后，用织片缝补切口；C－切除动脉瘤后缝合切口

梭形动脉瘤或主动脉夹层，可用人造血管重建血流通道。对于主动脉夹层，中环状切开主动脉，分别连续缝合近、远端主动脉壁，使分离的内、外层闭合，再植人人工血管(图12－47)。

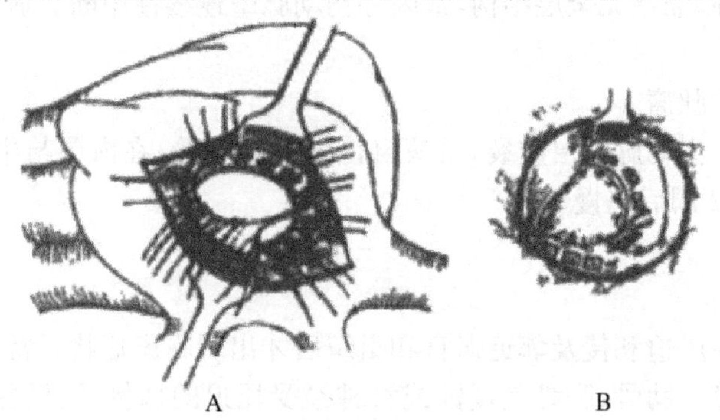

图12－47　降主动脉夹层动脉瘤切除后，用人造血管重建通道

由于手术中必须阻断动脉瘤近端和远端的主动脉，可能引起心脏排血受阻以及脑、脊髓、腹腔脏器及肢体的严重缺血性损害。因此，在低温下采用左心转流或完全体外循环下手术。在某些情况下也可做外分流术，即在切除的近、远两端主动脉之间暂时连接一段管道，以便在阻断主动脉后阻断远端组织得到良好的血液供应。

近年来对胸主动脉夹层采取经股动脉放入带膜支架，进行封闭内膜破口、腔内血管成形术，取得了良好效果。

（姜辉）

第二十二节　主动脉夹层

主动脉夹层指主动脉腔内的血液通过内膜的破口进入主动脉壁中层而形成的血肿，有别于由于主动脉壁扩张而形成的主动脉瘤。夹层按发病时间分为急性期（<48 小时），亚急性期（48～72 小时）和慢性期（>6 周）。主动脉夹层起病凶险、死亡率极高，是心血管疾病的灾难性危重急症。

一、病因及发病机制

病因至今未明，但可能与以下因素有关：①高血压：80%以上主动脉夹层患者有高血压，高血压可能并非是引起囊性中层坏死的原因，但可促进其发展；②遗传性疾病：马方综合征中主动脉囊性中层坏死颇常见，约 40%发生主动脉夹层，其他遗传性疾病如 Turner 综合征、Ehlers－Danlos 综合征等常有主动脉壁结缔组织遗传性缺陷，易致内膜破裂和形成夹层血肿，即出现主动脉夹层；③动脉粥样硬化：动脉粥样硬化斑块内膜破溃可促进主动脉夹层的发生；④其他：严重外伤、主动脉球囊内反搏以及炎症（梅毒性主动脉炎、系统性红斑狼疮）等均可导致主动脉夹层。主动脉夹层还易发生于妊娠期，其原因不明，可能与妊娠时机体内分泌变化导致主动脉的结构发生改变有关。

正常成人的主动脉壁耐受压力颇强，造成动脉夹层裂开的先决条件为动脉壁缺陷，尤其是中层的缺陷。一般而言，老年人动脉缺陷以中层肌肉退行性变为主，年轻者则以弹性纤维的缺少为主。至于少数主动脉夹层无动脉内膜裂口者，则可能由于中层退行性变病灶内滋养血管的破裂引起壁内出血所致。

二、病理变化

基本病变为囊性中层坏死。动脉中层弹性纤维局部断裂或坏死，基质黏液样变和囊肿形成。夹层撕裂常发生于升主动脉，此处经受血流冲击力最大，而主动脉弓的远端则病变少而轻。病变如涉及主动脉瓣环则引起主动脉瓣关闭不全。病变可从主动脉根部向远处扩延，最远可达髂动脉及股动脉，亦可累及主动脉的各分支，如无名动脉、颈总动脉、锁骨下动脉、肾动脉等。冠状动脉一般不受影响，但主动脉根部夹层血块可压迫冠状动脉开口造成冠脉受压。

多数夹层的起源有内膜的横行裂口，常位于主动脉瓣的上方，夹层与主动脉腔相通。少数夹层的内膜完整无裂口。部分病例外膜破裂而引起大出血，出血容易进入心包腔内造成心包填塞，破裂部位较低者亦可进入纵隔、胸腔或腹膜后间隙。慢性裂开的夹层可以形成一双腔主动脉，见于胸主动脉或降主动脉。

三、分型

DeBakey 分型是根据主动脉夹层的起源及受累部位分为 3 型：Ⅰ型夹层裂口起自升主动脉并延至降主动脉，甚至腹主动脉，是最常见的类型；Ⅱ型夹层局限于升主动脉；Ⅲ型夹层起自降主动脉并向远端延伸，可直至腹主动脉。

Daily 和 Miller 则将主动脉夹层分为 2 型：凡升主动脉受累者为 A 型(包括 DeBakeyⅠ型和Ⅱ型)，病变开口在左锁骨下动脉远端为 B 型(即 DeBakeyⅢ型)，A 型约占全部病例的 2/3，B 型约占 1/3。

四、临床表现

视病变部位而不同，主要表现如下。

(一)疼痛

夹层分离突然发生时多数患者突感胸部疼痛，向胸前及背部放射，随夹层涉及范围可延至手臂、颈部、腹部及下肢。疼痛剧烈难以忍受，起病后即达高峰，呈刀割或撕裂样。强烈的镇痛药如吗啡的常用剂量往往不能使疼痛完全缓解，一部分患者可因发病早期出现晕厥而掩盖了疼痛。

(二)休克

患者因剧痛而有休克外貌，面色苍白、焦虑不安、大汗淋漓、心率加速，血压常不出现下降甚至起病后因剧痛使血压反射性增高。当主动脉夹层外膜破裂出血时血压降低，出现严重的休克。

(三)心血管症状

1. 夹层血肿累及主动脉瓣环出现主动脉瓣关闭不全，在主动脉瓣听诊区出现舒张期吹风样杂音，脉压增宽；还可引起急性心力衰竭。

2. 心肌梗死　少数近端夹层的内膜破裂下垂物遮盖冠状窦口而出现急性心梗，多见下壁心梗。此时严禁溶栓和抗凝治疗，应提高警惕。

3. 胸锁关节处出现搏动或在胸骨上窝可触及搏动性肿块。

4. 夹层破裂入心包腔可引起心包填塞，可有心包摩擦音。

5. 夹层破裂入胸膜腔内引起胸腔积液。

(四)神经症状

主动脉夹层延伸至主动脉分支颈动脉或肋间动脉，可造成脑或脊髓缺血，引起偏瘫、昏迷、神志模糊、截瘫、肢体麻木、反射异常、视力与大小便障碍等症状。

(五)压迫症状

有的患者有类似急腹症表现，容易误诊。夹层压迫腹腔动脉、肠系膜动脉时可引起恶心、呕吐、腹胀、腹泻、黑便等症状；压迫食管、纵隔或迷走神经则出现吞咽困难；血肿破入食管引起呕血；压迫颈交感神经节引起 Horner 综合征；压迫气管、支气管等出现咳嗽、呼吸困难；压迫喉返神经可致声嘶；压迫上腔静脉致上腔静脉综合征；累及肾动脉可出现血尿、急性肾衰竭及肾性高血压。

五、辅助检查

近年来各种影像学检查方法对诊断主动脉夹层有很大帮助，如超声心动图、CT扫描、磁共振均可用于诊断，对考虑手术者可行主动脉造影检查。

（一）心电图

无特异性心电图改变。有高血压病史者可示左心室肥大，非特异性ST－T改变。病变累及冠状动脉时，可出现急性心肌缺血甚至急性心肌梗死改变。心包积血时可出现急性心包炎的心电图改变。

（二）X线

胸部平片见上纵隔或主动脉弓影增大，主动脉外形不规则，有局部隆起。如见主动脉内膜钙化影，可通过测量主动脉壁的厚度增大协助诊断。

（三）超声心动图

对诊断升主动脉夹层具有重要意义，且易识别并发症如心包积血、主动脉瓣关闭不全和胸腔积血等。多普勒超声不仅能检出主动脉夹层分离管壁双重回声之间的异常血流，而且对主动脉夹层的分型、破口定位及主动脉瓣反流的定量分析都具有重要的诊断价值。

（四）CT血管造影、螺旋CT及磁共振血管造影检查

具有很高的决定性诊断意义，敏感性与特异性高。

（五）数字减影血管造影（DSA）

无创伤性DSA对B型主动脉夹层分离的诊断较准确，可发现夹层的位置及范围，有时还可见撕裂的内膜片，但对A型病变诊断价值较小。DSA可以显示主动脉的血流动力学和主要分支的灌注情况、裂口的部位，明确分支和主动脉瓣受累情况，估测主动脉瓣关闭不全的严重程度。

六、诊断

1. 各种相关的临床症状，尤其是剧烈胸痛、休克等表现。

2. 突然出现主动脉瓣关闭不全杂音，两上肢血压相差增大，颈静脉怒张，病变部位触及搏动性肿块或有血管杂音，体温常升高。

3. 胸部X线摄片可见胸主动脉增宽。

4. 超声心动图、CT和MRI血管造影或DSA有助于诊断。

七、鉴别诊断

1. 急性肺栓塞　患者以突发性呼吸困难、胸痛、咯血等呼吸系统症状为突出特征，心电图、X线、超声心动图、CT或核素检查有助于诊断。

2. 急性心肌梗死　疼痛范围广泛，常向左前臂放射，心肌酶和肌钙蛋白增高，心电图存在特征性改变。

3. 急腹症　如溃疡穿孔、急性胰腺炎等，有较剧烈的腹痛、压痛、反跳痛以及肌紧张等症状。

八、治疗

因其死亡率高，故一旦怀疑或确诊为本病，即应住院监护治疗。要做到早期诊断、早期治

疗，有效地稳定或中止主动脉夹层的继续分离，使症状缓解，疼痛消失，为后期手术治疗创造条件。

（一）紧急治疗

1.严密监测血流动力学指标。

2.吗啡及其他镇静剂止痛，缓解患者的惊恐情绪。

3.控制血压，迅速将收缩压降至<13.3～16.0kPa(100～120mmHg)或更低。降压过程中密切观察血压、神志、心率、心电图、尿量及疼痛情况。

4.β受体阻滞剂的使用　控制心率在60～70次/分。

5.血压下降后疼痛明显减轻或消失是夹层分离停止扩展的临床指征。

（二）手术治疗

对近端主动脉夹层、已破裂或濒临破裂的主动脉夹层，出现重要脏器功能损害，伴主动脉瓣关闭不全的患者应进行手术治疗。

（三）介入治疗

近年来血管介入疗法已应用于主动脉夹层的治疗。其方法是带膜支架封闭原发撕裂口。目前已经成为治疗多数降主动脉夹层的优选方案，因其疗效优于内科保守治疗，且避免外科手术的风险，使总体死亡率降低。

九、预后

多数病例在起病后数小时至数天内死亡，死亡率视病变部位、范围及程度而异。越在远端，范围越小，出血量越少，预后越好。

（姜辉）

第二十三节　后天性主动脉病变

一、主动脉瓣狭窄

（一）病理生理

正常主动脉瓣口面积超过3.5cm²，当瓣口面积减小1.5cm²时，为轻度狭窄；1.0cm²时为中度狭窄；<1.0cm²时为重度狭窄。主动脉瓣狭窄引起的基本血流动力学改变是收缩期左室血液流出受阻，进而左室压力增高，严重时左房压、肺动脉压、肺毛细血管楔嵌压及右室压均可上升，心排血量减少，造成心力衰竭和心肌缺血。

1.左室壁增厚　主动脉瓣严重狭窄时收缩期左室血液流出受阻，左室压力负荷增加，左室代偿性通过进行性室壁向心性肥厚以平衡左室收缩压升高，维持正常收缩期室壁压力和左室心排血量。

2.左房肥厚　左室舒张末压进行性升高后，左房后负荷增加，左房代偿性肥厚，肥厚的左房在舒张末期的强有力收缩有利于左室的充盈，使左室舒张末容量增加，达到左室有效收缩时所需水平，以维持心搏量正常。左房有力收缩也可使肺静脉和肺毛细血管内压力避免持续性增高。

3.左室功能衰竭　主动脉瓣狭窄晚期，左室壁增厚失代偿，左室舒张末容量增加，最终由于室壁应力增高，心肌缺血和纤维化等导致左室功能衰竭。

4. 心肌缺血　严重主动脉瓣狭窄引起心肌缺血，机制为：①左室壁增厚、心室收缩压升高和射血时间延长，增加心肌耗氧；②左室肥厚，心肌毛细血管密度相对减少；③舒张期心腔内压力增高，压迫心内膜下冠状动脉；④左室舒张末压升高致舒张期主动脉－左室压差降低，减少冠状动脉灌注压。

(二)临床表现

1. 症状　主动脉瓣狭窄症状出现晚，由于左室代偿能力较强，相当长的时间内患者可无明显症状，直至瓣口面积小于 1cm² 才出现临床症状，主要表现为呼吸困难、心绞痛、晕厥三联征，有15%～20%发生猝死。

(1)呼吸困难：劳力性呼吸困难为晚期肺淤血引起的常见首发症状，见于90%的有症状患者，主要由于左室顺应性降低和左室扩大，左室舒张期末压力和左房压力上升，引起肺毛细血管楔嵌压和肺动脉高压所致，以后随着病程发展，可发生夜间阵发性呼吸困难、端坐呼吸和急性肺水肿。

(2)心绞痛：心绞痛见于60%有症状患者，常由运动诱发，休息后缓解，多为劳力性心绞痛。主要由于瓣口严重狭窄，心排血量下降，平均动脉压降低，使冠状动脉血流量减少，活动时不足以代偿增加的耗氧量，造成心肌缺血缺氧。极少数由瓣膜的钙质栓塞冠状动脉引起。

(3)晕厥：轻者为黑矇，可为首发症状。多发生于直立、运动中或运动后即刻，由于脑缺血引起。机制为：运动时周围血管扩张，而狭窄的主动脉瓣口限制心排血量的增加；运动致心肌缺血加重，使左心室收缩功能降低，心排血量减少；运动时左室收缩压急剧上升，过度激活心室内压力感受器，通过迷走神经传入纤维兴奋血管减压反应，导致外周血管阻力降低；运动停止后回心血量减少，左室充盈量及心排血量进一步减少；休息后由于心律失常导致心排血量骤减也可导致晕厥。

(4)其他症状：主动脉瓣狭窄晚期可出现心排血量降低的各种表现，如明显的疲乏、虚弱、周围性发绀。血栓栓塞及胃肠道出血主要多见于老年退行性主动脉瓣钙化男性患者，妇女少见。

2. 体征

(1)视诊：心尖冲动位置正常或在腋中线以内，为缓慢的抬举样心尖冲动，若心尖冲动很活跃，则提示同时合并有主动脉瓣或二尖瓣关闭不全。

(2)触诊：心尖区可触及收缩期抬举样搏动，左侧卧位时可呈双重搏动，第一次为心房收缩以增加左室充盈，第二次为心室收缩，持续而有力。心底部可触及收缩期震颤，在坐位、胸部前倾、深呼气后屏气时易触及，胸骨上窝、颈动脉和锁骨下动脉处也可触及。

脉搏较特殊，为细脉或迟脉，与强有力的心尖冲动不相称，脉率较低，在心衰时可低于70/min。

(3)叩诊：心浊音界正常，心力衰竭时向左扩大。

(4)听诊

1)胸骨右缘第2肋间可听到低调、粗糙、响亮的喷射性收缩期杂音，呈递增、递减型，第一心音后出现，收缩中期达到最响，以后逐渐减弱，主动脉瓣关闭前终止。胸骨右缘第2肋间或胸骨左缘第3肋间最响，杂音向颈动脉及锁骨下动脉传导，有时向胸骨下端或心尖区传导。通常杂音越长、越响，收缩高峰出现越迟，主动脉瓣狭窄越严重。合并心力衰竭时，通过瓣口的血流速度减慢，杂音变轻而短促。主动脉瓣狭窄杂音在吸入亚硝酸异戊酯或平卧时增强，在应用升压药或站立时减轻。

2)瓣膜活动受限或钙化明显时，主动脉瓣第二心音减弱或消失，也可出现第二心音逆分裂。

3)左室扩大和左心衰竭时可闻及第三心音(舒张期奔马律)。

4)左室肥厚和舒张期末压力升高时，肥厚的左房强有力收缩产生心尖区明显的第四心音。

(三)辅助检查

1. X线检查　左心缘圆隆，心影不大。升主动脉根部发生狭窄后扩张，透视下可见主动脉瓣钙化。晚期心力衰竭时左室明显扩大，左房扩大，肺动脉主干突出，肺静脉增宽以及肺淤血的征象。

(1)左室增大：心尖部下移和(或)左室段圆隆是左室增大的轻度早期征象。由于左室增大，心脏向右呈顺钟向转位，心脏呈"主动脉"型(图12—48)。

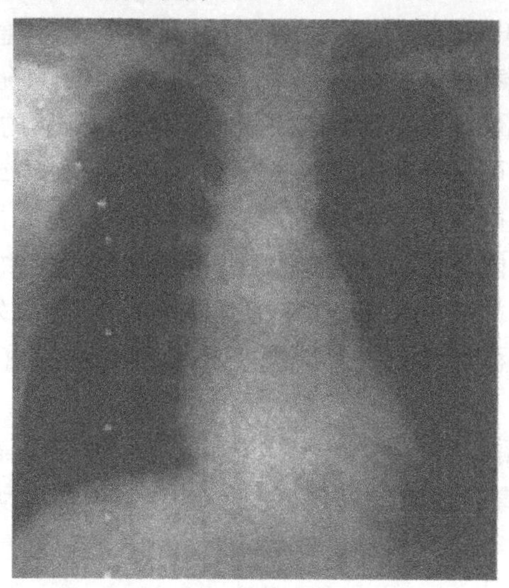

图12—48　主动脉狭窄，左心室扩大

(2)升主动脉扩张：升主动脉根部因长期血流的急促喷射而发生狭窄后梭形扩张，使右上纵隔膨凸，侧位透视下可见主动脉钙化。

(3)肺淤血征象：晚期心力衰竭可出现左室明显扩大，左房扩大，肺动脉主干突出，肺静脉增宽以及肺淤血的征象，表现为肺纹理普遍增多、增粗，边缘模糊，以中下肺野明显；肺门影增大，上肺门影增宽明显；肺野透光度降低；肺内含铁血黄素沉着、钙化。

2. 心电图检查　大约85%患者有左室肥厚的心电图表现，伴有继发性ST—T改变，左房肥厚、房室阻滞、室内阻滞(左束支传导阻滞或左前分支阻滞)、房颤以及室性心律失常。

多数患者左胸导联中T波倒置，并有轻度ST段压低，系左室收缩期负荷过重的表现。左胸导联中的ST段压低超过0.3mV，提示存在严重的左室肥厚。左房肥厚心电图表现为V_1导联P波的负性部分明显延迟(图12—49)。其他心电图表现如房室阻滞主要是钙化浸润范围从主动脉瓣扩大到传导系统，在男性主动脉瓣钙化中较多见。

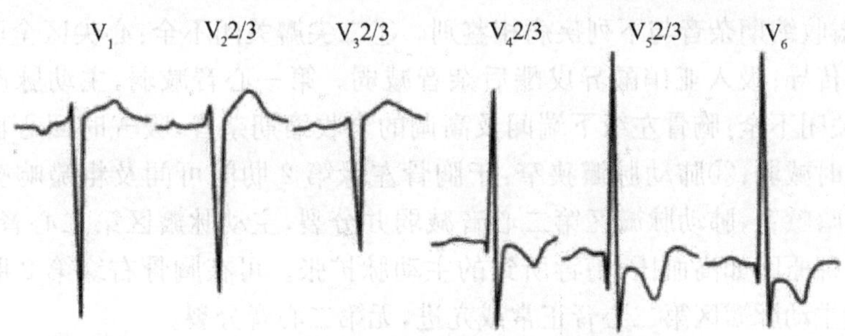

图 12－49　主动脉狭窄时心电图改变

$V_{4\sim6}$导联 R 波异常增大；ST 段呈下斜型下降；T 波倒置

3. 超声心动图检查　M 型超声诊断本病不敏感和缺乏特异性。二维超声心动图探测主动脉瓣异常敏感，有助于显示瓣叶数目、大小、增厚、钙化、瓣环大小、瓣口大小和形状等。彩色多普勒测定通过主动脉瓣的最大血流速度，可计算平均和跨膜压差以及瓣口面积，对瓣膜狭窄程度进行评价。

(1)M 型超声：可见主动脉瓣叶增厚、钙化、开放受限，瓣膜开放幅度＜15mm，瓣叶回声增强提示瓣膜钙化。

(2)二维超声：可观察左室向心性肥厚，主动脉瓣收缩呈向心性穹形运动，并能明确先天性瓣膜畸形、鉴别瓣膜狭窄原因(图 12－50)。

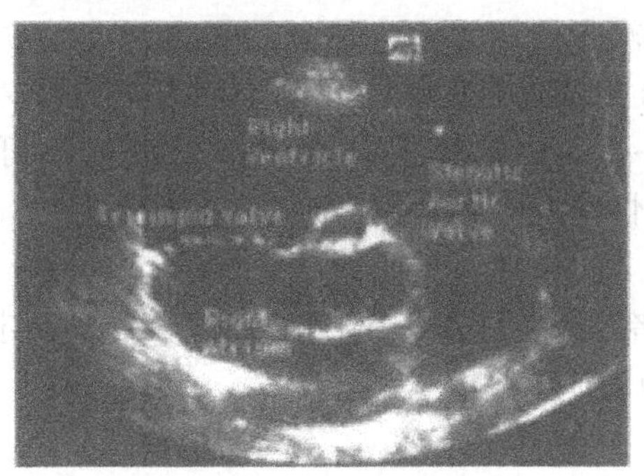

图 12－50　主动脉瓣狭窄

箭头所指为狭窄的主动脉瓣

(3)多普勒超声：多普勒超声可准确测定主动脉瓣口流速，计算跨瓣压力阶差，评价瓣膜狭窄程度。彩色多普勒超声可帮助区别二尖瓣反流和主动脉狭窄的血流。连续多普勒超声提示主动脉瓣流速超过 2m/s，又无过瓣血流增加(如主动脉瓣反流、动脉导管未闭等)时，是诊断主动脉瓣狭窄的根据之一。

4. 心导管检查　当超声心动图不能确定狭窄程度并考虑人工瓣膜置换时，应行心导管检查。将导管经股动脉置于主动脉根部及左室，可探测左室腔与主动脉收缩期压力阶差，并可推算出主动脉瓣口面积，从而明确狭窄程度。但对于重度主动脉瓣狭窄患者，应将导管经股静脉送入右心，经房间隔穿刺进入左室，测左室－主动脉收缩期峰压差。如怀疑合并冠状动脉病变，应同时行冠脉造影。

(四)诊断及鉴别诊断

发现主动脉瓣狭窄典型的心底部喷射样收缩期杂音及震颤，即可诊断主动脉瓣狭窄。超声心动图检查可明确诊断。

1.主动脉瓣收缩期杂音与下列疾病相鉴别。①二尖瓣关闭不全：心尖区全收缩期吹风样杂音，向左腋下传导；吸入亚硝酸异戊酯后杂音减弱。第一心音减弱，主动脉瓣第二心音正常。②三尖瓣关闭不全：胸骨左缘下端闻及高调的全收缩期杂音，吸气时回心血量增加可使杂音增强，呼气时减弱；③肺动脉瓣狭窄：于胸骨左缘第2肋间可闻及粗糙响亮的收缩期杂音，常伴收缩期喀嚓音，肺动脉瓣区第二心音减弱并分裂，主动脉瓣区第二心音正常；④主动脉扩张：见于各种原因如高血压、梅毒所致的主动脉扩张。可在胸骨右缘第2肋间闻及短促的收缩期杂音，主动脉瓣区第二心音正常或亢进，无第二心音分裂。

2.主动脉瓣狭窄还应与其他左室流出道梗阻性疾病相鉴别。①先天性主动脉瓣上狭窄：杂音最响在右锁骨下，杂音和震颤明显传导至胸骨右上缘和右颈动脉，喷射音少见；②先天性主动脉瓣下狭窄：常合并轻度主动脉瓣关闭不全，无喷射音，第二心音非单一性；③肥厚梗阻性心肌病：杂音为收缩中晚期喷射性杂音，胸骨左缘最响，不向颈部传导。

(五)并发症

1.感染性心内膜炎　多见于先天性二叶式主动脉瓣狭窄，老年妇女钙化性主动脉瓣狭窄发病率较男性低，合并感染性心内膜炎危险性亦较低。

2.心律失常　10%患者可发生心房颤动，致左房压升高和心排血量明显减少，可致严重低血压、晕厥或肺水肿。左室肥厚、心内膜下心肌缺血或冠状动脉栓塞可致室性心律失常。

3.充血性心力衰竭　50%～70%的患者死于心力衰竭。发生左心衰竭后，自然病程明显缩短，因此终末期的右心衰竭少见。

4.心脏性猝死　多发生于先前有症状者，无症状者发生猝死少见。

5.胃肠道出血　15%～25%的患者有胃肠道血管发育不良，可合并胃肠道出血。多见于老年患者，出血为隐匿性或慢性。人工瓣膜置换术后出血停止。

(六)治疗

无症状的轻度狭窄患者每2年复查一次，应包括超声心动图定量测定，中重度狭窄的患者应避免体力活动，每6～12个月复查一次。

1.内科并发症治疗

(1)心律失常：因左房增大，约10%患者可发生房性心律失常，如有频发房性期前收缩，应积极给予抗心律失常药物以预防房颤的发生。主动脉瓣狭窄的患者不能耐受房颤，一旦出现，病情会迅速恶化，发生低血压、心绞痛或心电图显示心肌缺血，故应及时用电转复或药物转复为窦性心律。其他有症状或影响血流动力学的心律失常也应积极治疗。

(2)感染性心内膜炎：对于风湿性心脏病患者，应积极预防风湿热。如已合并亚急性或急性感染性心内膜炎，治疗同二尖瓣关闭不全。

(3)心力衰竭：应限制钠盐摄入，使用洋地黄制剂和利尿药。利尿药使用需慎重，因过度利尿使血容量减少，降低主动脉瓣狭窄患者心排血量，导致严重的直立性低血压。扩张小动脉药物也应慎用，以防血压过低。

2.介入治疗—经皮球囊主动脉瓣成形术(PBAV)　由于PBAV操作死亡率3%，一年死亡率45%，故临床上应用远远不如PBMV，它主要治疗对象为高龄、有心力衰竭和手术高危患者，对于不适于手术治疗的严重钙化性主动脉瓣狭窄的患者仍可改善左室功能和症状。

适应证：①儿童和青年的先天性主动脉瓣狭窄；②不能耐受手术者；③重度狭窄危及生命；④明显狭窄伴严重左心功能衰竭的手术过渡手术禁忌的老年主动脉瓣狭窄钙化不重的

患者。

常用方法是经皮股动脉穿刺后将球囊导管沿动脉逆行送至主动脉瓣，用生理盐水与造影剂各半的混合液体充盈球囊，裂解钙化结节，伸展主动脉瓣环和瓣叶，撕裂瓣叶和分离融合交界处，减轻狭窄和症状。成形术后主动脉瓣口面积一般可比术前增加 0.2～0.4cm^2，术后再狭窄率为 42%～83%。

3.外科治疗　治疗关键是解除主动脉瓣狭窄，降低跨瓣压力阶差。常用有两种手术方法：一是人工瓣膜置换术；二是直视下主动脉瓣交界分离术。

(1)人工瓣膜置换术：为治疗成人主动脉瓣狭窄的主要方法。重度狭窄(瓣口面积＜0.75cm^{2}或平均跨瓣压差＞50mmHg)伴心绞痛、晕厥或心力衰竭症状为手术的主要指征。无症状的重度狭窄患者，如伴有进行性心脏增大和明显左室功能不全，也应考虑手术。术前多常规做冠状动脉造影，如合并冠心病，需同时做冠状动脉旁路移植术(CABG)。

手术适应证：①有症状，重度主动脉瓣狭窄，或跨瓣压差＞6.7kPa(50mmHg)；②重度主动脉瓣狭窄合并冠心病需冠状动脉旁路移植术治疗；③重度主动脉瓣狭窄，同时合并升主动脉或其他心脏瓣膜病变需手术治疗；④冠心病、升主动脉或心脏瓣膜病变需手术治疗，同时合并中度主动脉瓣狭窄[平均压差 4.0～6.7kPa(30～50mmHg)，或流速 3～4m/s](分级Ⅱa)；⑤无症状，重度主动脉瓣狭窄，同时有左室收缩功能受损表现(分级Ⅱa)无症状，重度主动脉瓣狭窄，但活动后有异常表现，如低血压(分级Ⅱa)。

手术禁忌证：晚期合并重度右心衰竭，经内科治疗无效；心功能 4 级以及 75 岁以上高龄患者；严重心力衰竭合并冠状动脉病变者。

手术死亡率小于 2%，主动脉瓣机械瓣替换术后，患者平均年龄 57 岁时，5 年生存率 80%左右，10 年生存率在 60%。生物瓣替换术后，患者平均年龄 74 岁时，5 年生存率 70%，10 年生存率 35%。术后的远期预后优于二尖瓣疾病和主动脉瓣关闭不全的换瓣患者。

(2)直视下主动脉瓣交界分离术：适用于儿童和青少年先天性主动脉瓣狭窄且无钙化者。妇女主动脉瓣狭窄患者多行介入治疗及换瓣术，行直视下主动脉瓣交界分离术者少见。

二、主动脉瓣关闭不全

(一)病理生理

主动脉瓣关闭不全引起的基本血流动力学障碍是舒张期左室内压力大大低于主动脉，故大量血液反流回左室，使左室舒张期负荷加重，左室舒张期末容积逐渐增大，容量负荷过度。早期收缩期左室每搏量增加，射血分数正常，晚期左室进一步扩张，心肌肥厚，当左室收缩减弱时，每搏量减少，左室舒张期末压力升高，最后导致左房、肺静脉和肺毛细血管压力升高，出现肺淤血。主动脉瓣反流明显时，主动脉舒张压明显下降，冠脉灌注压降低，心肌供血减少，进一步使心肌收缩力减弱。

1.左室容量负荷过度　主动脉瓣关闭不全时，左室在舒张期除接纳从左房流入的血液外，还接受从主动脉反流的血液，造成左室舒张期充盈量过大，容量负荷过度。左室的代偿能力是影响病理生理改变的重要因素，也决定了急、慢性主动脉瓣关闭不全血流动力学障碍的明显差异。

(1)急性主动脉瓣关闭不全：左室顺应性及心腔大小正常，面对舒张期急剧增加的充盈量，左室来不及发生代偿性扩张和肥大，导致舒张期充盈压显著增高，迫使左房压、肺静脉和肺毛细血管压力升高，引起呼吸困难和肺水肿，并导致肺动脉高压和右心功能障碍，此时患者表现出体循环静脉压升高和右心衰竭的症状和体征。

当左室舒张末期压力超过 4.0～5.3kPa(30～40mmHg)时，可使二尖瓣提前关闭，对肺循环有一定的保护作用，但效力有限。由于急性者左室舒张末容量仅能有限的增加，即使左室收缩功能正常或增加，并有代偿性心动过速，心排血量仍减少。

(2)慢性主动脉瓣关闭不全：主动脉反流量逐渐增大，左室充分发挥代偿作用，通过 Frank－Starling 定律调节左室容量－压力关系，使总的左室心搏量增加。长期左室舒张期充盈过度，使心肌纤维被动牵张，刺激左室发生离心性心肌肥大，心脏重量明显增加，心腔明显扩大。

代偿期扩张肥大的心肌收缩力增强，能充分将心腔内血液排出，每搏量明显增加，前向血流量、射血分数及收缩末期容量正常。

由于主动脉反流血量过大以及肥大心肌退行性变和纤维化，左室舒张功能受损。当左室容量负荷超过心肌的代偿能力时，进入失代偿期。此时，心肌顺应性降低，心室舒张速度减慢，左室舒张末压升高，左房压和肺循环压力升高，引起肺淤血和呼吸困难。同时，心肌收缩力减弱，每搏量减少，前向血流量及射血分数降低。左室收缩末期容量增加是左心收缩功能障碍的敏感指标之一。

2.脉压增宽　慢性主动脉瓣关闭不全时，因左室充盈量增加，每搏量增加，主动脉收缩压升高，而舒张期血液向左室反流又使主动脉舒张压降低，压差增大。当主动脉舒张压＜6.7kPa(50mmHg)时，提示有严重的主动脉瓣关闭不全。急性主动脉瓣关闭不全时，因心肌收缩功能受损，主动脉收缩压不高甚至降低，而左室舒张末压明显升高，主动脉舒张压正常或轻度降低，压差可接近正常。

3.心肌供血减少　由于主动脉舒张压降低和左室舒张压升高，冠状动脉灌注压降低；左室壁张力增加压迫心肌内血管，使心肌供血减少。交感神经兴奋反射性引起心率加快以及心肌肥大和室壁张力增加又再次增加心肌耗氧量，故主动脉瓣关闭不全患者可出现心肌缺血和心绞痛，多出现在主动脉瓣关闭不全的晚期。

(二)临床表现

1.症状　主动脉瓣关闭不全患者一旦出现症状(表 12－3)，往往有不可逆的左心功能不全。

表 12－3　重度主动脉瓣关闭不全经典体征

	体征
视诊及触诊	
De Musset's sign	伴随每次心搏的点头征，由于动脉搏动过强所致
Muller's sign	腭垂的搏动或摆动
Quincke's sign	陷落脉或水冲脉，即血管突然短暂的充盈及塌陷
听诊	
Hill's sign	袖带测压时，上下肢收缩压相差 8.0kPa(60mmHg)，正常时＜2.7kPa(20mmHg)
Traube's sign	股动脉收缩音及舒张音增强，即枪击音
Duroziez's sign	用听诊器轻压股动脉产生的杂音
De tambour 杂音	第二心音增强，带有铃声特点，常见于梅毒性主动脉瓣反流

(1)心悸和头部搏动：心脏冲动的不适感可能是最早的主诉，由于左室明显增大，左室每

搏量明显增加，患者常感受到强烈的心悸。情绪激动或体力活动引起心动过速时，每搏量增加明显，此时症状更加突出。由于脉压显著增大，患者常感身体各部有强烈的动脉搏动感，尤以头颈部为甚。

(2)呼吸困难：劳力性呼吸困难出现表示心脏储备能力已经降低，以后随着病情进展，可出现端坐呼吸和夜间阵发性呼吸困难，在合并二尖瓣病变时此症状更加明显。

(3)胸痛：由于冠脉灌注主要在舒张期，所以主动脉舒张压决定了冠脉流量。重度主动脉瓣关闭不全患者舒张压明显下降，特别是夜间睡眠时心率减慢，舒张压下降进一步加重，冠脉血流更加减少。此外，胸痛发作还可能与左室射血时引起升主动脉过分牵张或心脏明显增大有关。

(4)眩晕：当快速变换体位时，可出现头晕或眩晕，晕厥较少见。

(5)其他：如疲乏、过度出汗，尤其在夜间心绞痛发作时出现，可能与自主神经系统改变有关。晚期右心衰竭时可出现食欲下降、腹胀、下肢水肿、胸腔积液、腹水等。

2. 体征

(1)视诊：颜面较苍白，头部随心脏搏动频率上下摆动(De－Musset's sign)；指(趾)甲床可见毛细血管搏动征(Quincke's pulse)；心尖冲动向左下移位，范围较广，且可见有力的抬举样搏动；右心衰竭时可见颈静脉怒张。

(2)触诊

1)颈动脉搏动明显增强，并呈双重搏动。

2)主动脉瓣区及心底部可触及收缩期震颤，并向颈部传导。胸骨左下缘可触及舒张期震颤。

3)颈动脉、桡动脉可触及水冲脉(Corrigan's pulse)，即脉搏呈现高容量并迅速下降的特点，尤其是将患者前臂突然高举时更为明显。

4)肺动脉高压和右心衰竭时，可触及增大的肝脏，肝颈静脉回流征可阳性，下肢指凹性水肿。

(3)叩诊：心界向左下扩大。

(4)听诊

1)主动脉舒张期杂音，为一与第二心音同时开始的高调叹气样递减型舒张早期杂音，坐位并前倾和深呼气时明显。一般主动脉瓣关闭不全越严重，杂音的时间越长，响度越大。轻度反流时，杂音限于舒张早期，音调高。中或重度反流时，杂音粗糙，为全舒张期。杂音为音乐时，提示瓣叶脱垂、撕裂或穿孔。

2)心底部及主动脉瓣区常可闻及收缩期喷射性杂音，较粗糙，强度 2/6～4/6 级，可伴有震颤，向颈部及胸骨上凹传导，为极大的每搏量通过畸形的主动脉瓣膜所致，并非由器质性主动脉瓣狭窄所致。

3)Austin－Flint 杂音：心尖区常可闻及一柔和、低调的隆隆样舒张中期或收缩前期杂音，即 Austin－Flint 杂音，此乃由于主动脉瓣大量反流，冲击二尖瓣前叶，使其振动和移位，引起相对性二尖瓣狭窄；同时主动脉瓣反流与左房回流血液发生冲击、混合，产生涡流所致。此杂音在用力握拳时增强，吸入亚硝酸异戊酯时减弱。

4)当左室明显扩大时，由于乳头肌外移引起功能性二尖瓣反流，可在心尖区闻及全收缩期吹风样杂音，向左腋下传导。

5)心音:第一心音减弱,第二心音主动脉瓣成分减弱或缺如,但梅毒性主动脉炎时常亢进。由于舒张早期左室快速充盈增加,心尖区常有第三心音。

6)周围血管征听诊:股动脉枪击音(Traube's sign);股动脉收缩期和舒张期双重杂音(Duroziez's sign);脉压增大(Hill's sign)。

(三)实验室检查

1. X线检查　急性期心影多正常,常有肺淤血或肺水肿征。慢性主动脉瓣关闭不全常有以下特点。

(1)左室明显增大,心脏呈主动脉型。

(2)升主动脉普遍扩张,可以波及主动脉弓。

(3)透视下主动脉搏动明显增强,与左室搏动配合呈"摇椅样"摆动。

(4)左房可增大,肺动脉高压或右心衰时,右室增大并可见肺静脉充血、肺间质水肿。

2. 心电图检查　轻度主动脉瓣关闭不全者心电图可正常。严重者可有左室肥大和劳损,电轴左偏。Ⅰ、aVL、$V_{5\sim6}$导联Q波加深,ST段压低和T波倒置;晚期左房增大,也可有束支阻滞(图12—51)。

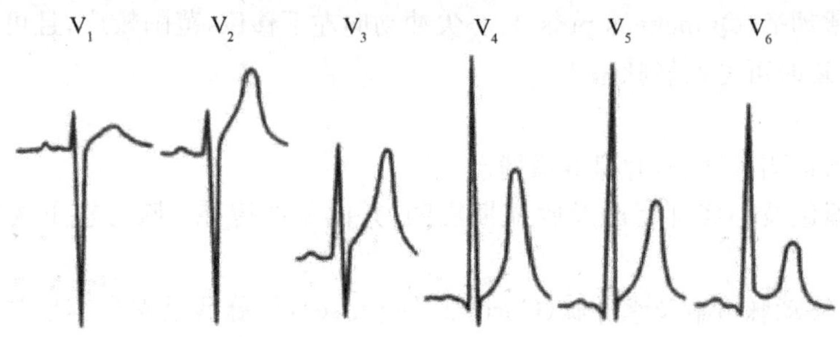

图12—51　主动脉关闭不全示心电图改变

V_5、V_6导联出现深Q波,R波增大,ST段抬高,T波增大

3. 超声心动图检查　对主动脉瓣关闭不全以及左室功能评价很有价值,还可显示二叶式主动脉瓣、瓣膜脱垂、破裂或赘生物形成以及升主动脉夹层等,有助于病因的判断。

(1)M型超声:显示舒张期二尖瓣前叶和室间隔纤细扑动,为主动脉瓣关闭不全的可靠诊断征象。但敏感度低。

(2)二维超声:可显示瓣膜和升主动脉根部的形态改变,可见主动脉瓣增厚,舒张期关闭对合不佳,有助于病因确定。

(3)彩色多普勒:由于舒张早期主动脉压和左室舒张压间的高压差,主动脉瓣反流导致很高流速(超过4m/s)的全舒张期湍流。彩色多普勒超声探头在主动脉瓣的心室侧可探及全舒张期高速血流,为最敏感的确定主动脉瓣反流方法,并可通过计算反流量与每搏量的比例,判断其严重程度。

4. 主动脉造影　当无创技术不能确定反流程度并且考虑外科治疗时,可行选择性主动脉造影,可半定量反流程度。

升主动脉造影提示:舒张期造影剂反流至左室,可以显示左室扩大。根据造影剂反流量可以估计关闭不全的程度。Ⅰ度:造影剂反流仅限于主动脉口附近,一次收缩即可排出。Ⅱ度:造影剂反流于左室中部,一次收缩即可排出。Ⅲ度:造影剂反流于左室全部,一次收缩不能全部排出。

5. 磁共振显像　诊断主动脉疾病如主动脉夹层极准确。可目测主动脉瓣反流射流，可半定量反流程度，并能定量反流量和反流分数。

(四)诊断和鉴别诊断

发现典型的主动脉瓣关闭不全的舒张期杂音伴周围血管征即可诊断，超声心动图可明确诊断。主动脉瓣舒张早期杂音应与下列杂音和疾病鉴别。

1. Graham Steell 杂音　见于严重肺动脉高压伴肺动脉扩张所致肺动脉瓣关闭不全，常有肺动脉高压体征，如胸骨左缘抬举样搏动、第二心音肺动脉瓣成分亢进等。

2. 肺动脉瓣关闭不全　胸骨左缘舒张期杂音吸气时增强，用力握拳时无变化。颈动脉搏动正常，肺动脉瓣区第二心音亢进，心电图示右房和右室肥大，X 线示肺动脉主干突出。多见于二尖瓣狭窄及房间隔缺损。

3. 冠状动静脉瘘　可闻及主动脉瓣区舒张期杂音，但心电图及 X 线检查多正常，主动脉造影可见主动脉与右心房、冠状窦或右室之间有交通。

4. 主动脉窦瘤破裂　杂音与主动脉瓣关闭不全相似，但有突发性胸痛，进行性右心功能衰竭，主动脉造影及超声心动图检查可确诊。

(五)并发症

1. 充血性心力衰竭　为主动脉瓣关闭不全的主要死亡原因。一旦出现心功能不全的症状，往往在 2～3 年内死亡。

2. 感染性心内膜炎　较常见。

3. 室性心律失常　较常见。

(六)外科治疗

主动脉瓣关闭不全，一旦心脏失去代偿功能，病情将急转直下，多数在出现心力衰竭后 2 年内死亡。主动脉瓣关闭不全的彻底治疗方法是主动脉瓣置换术。最佳的手术时机为左心室功能衰竭刚刚开始即严重心衰发生之前手术，或虽无症状，但左室射血分数低于正常和左室舒张末期内径＞60mm 左右，应进行手术治疗。

对于左室功能正常而无症状的患者，心脏结构改变不明显的应密切随诊，每 6 个月复查超声心动图以及时发现手术时机。一旦出现症状或出现左室功能衰竭或左室明显增大应及时手术。

1. 人工瓣膜置换术　风湿性和绝大多数其他病因引起的主动脉瓣关闭不全均宜施行瓣膜置换术。分机械瓣和生物瓣两种。心脏明显扩大、长期左心功能不全的患者，手术死亡率约 10%，尽管如此，由于药物治疗的预后较差，即使有左心功能衰竭亦应考虑手术治疗。

2. 瓣膜修复术　较少用，通常不能完全消除主动脉瓣反流，仅适用于感染性心内膜炎主动脉瓣赘生物或穿孔、主动脉瓣与其瓣环撕裂。由于升主动脉动脉瘤使瓣环扩张所致的主动脉瓣关闭不全，可行瓣环紧缩成形术。

3. 急性主动脉瓣关闭不全的治疗　严重急性主动脉瓣关闭不全迅速发生急性左心功能不全、肺水肿和低血压，极易导致死亡，故应在积极内科治疗的同时，及早采用手术治疗，以挽救患者的生命。术前应静脉滴注正性肌力药物如多巴胺或多巴酚丁胺和血管扩张药如硝普钠，以维持心功能和血压。

(马宁)

第十三章　心血管疾病的护理

第一节　心力衰竭的护理

心力衰竭(heart failure)简称心衰，是各种心脏结构或功能性疾病导致心室充盈和(或)射血功能受损，心输出量不能满足机体组织代谢需要，以肺循环和(或)体循环淤血，器官、组织血液灌流不足为临床表现的一组综合征。主要表现为呼吸困难、无力和体液潴留。心力衰竭是一种进行性的病变，一旦起始，即使没有新的心肌损害，临床亦处于稳定阶段，仍可自身不断发展，为各种心脏病的严重阶段。其发病率高，5 年存活率与恶性肿瘤相仿。病因以冠心病居首，其次为高血压，而风湿性心脏瓣膜病比例则下降；各年龄段心力衰竭病死率均高于同期其他心血管病，其主要死亡原因依次为左心衰竭(59%)、心律失常(13%)和猝死(13%)。近期心力衰竭的发病率仍将继续增长，正在成为 21 世纪最重要的心血管疾病。

根据心力衰竭发生的时间、速度、严重程度可分为慢性心力衰竭和急性心力衰竭。在原有慢性心脏疾病基础上逐渐出现心力衰竭症状、体征的为慢性心力衰竭。慢性心力衰竭症状、体征稳定 1 个月以上称为稳定性心力衰竭。慢性稳定性心力衰竭恶化称为失代偿性心力衰竭，如失代偿突然发生则称为急性心力衰竭。急性心力衰竭的另一种形式为心脏急性病变导致的新发心力衰竭。

依据左心室射血分数(LVEF)，心力衰竭可分为 LVEF 降低的心力衰竭(heart failure with reduced left ventricular ejection fraction，HF－REF)和 LVEF 保留的心力衰竭(heart failure with preserved left ventricular ejection fraction，HF－PEF)。一般来说，HF－REF 指传统概念上的收缩性心力衰竭，而 HF－PEF 指舒张性心力衰竭。本节主要介绍 HF－REF。

按发生的部位可分为左心衰竭、右心衰竭和全心衰竭。

一、慢性心力衰竭的护理

大多数心血管疾病到一定程度均可引起心力衰竭，因此导致心力衰竭的原因也很多。从病理生理的角度看，心肌舒缩功能障碍主要由原发性心肌损害和(或)心脏长期负荷过重导致心肌功能由代偿最终发展为失代偿。

(一)护理评估

1.病因

(1)基本病因

1)原发性心肌损害：①缺血性心肌损害，如冠心病心肌缺血和(或)心肌梗死是引起心力衰竭最常见的原因之一；②心肌炎和心肌病：各种类型的心肌炎和心肌病均可引起，以病毒性心肌炎和原发性扩张型心肌病最为常见；③心肌代谢障碍性疾病：以糖尿病心肌病最常见。

2)心脏负荷过重：①压力负荷(后负荷)过重，即收缩期负荷过重，左心室压力负荷过重常见于高血压、主动脉瓣狭窄；右心室压力负荷过重常见于左房室瓣狭窄、慢性阻塞性肺气肿所致肺动脉高压、肺动脉瓣狭窄、肺栓塞等。②容量负荷(前负荷)过重，即舒张期负荷过重，见于以下几种情况：心脏瓣膜关闭不全，血液反流(如左房室瓣、主动脉瓣关闭不全等)，左心、右心或动一静脉分流性先天性心脏病(如室间隔缺损、动脉导管未闭等伴有全身循环血量增多的疾病,如慢性贫血、甲状腺功能亢进等。

3)心肌舒张受限(心室前负荷不足):如心包缩窄或填塞、限制性心肌病等。心室充盈受限,使前负荷不足,体循环与肺循环淤血而出现心力衰竭。

(2)诱因:有基础心脏病的患者,其心力衰竭症状往往由一些增加心脏负荷的因素所诱发。常见的诱发心力衰竭的原因有:①感染。呼吸道感染是最常见、最重要的诱因,其次风湿活跃、感染性心内膜炎作为心力衰竭的诱因也不少见。②心律失常:特别是快速心律失常,如快速心房颤动是诱发心力衰竭的重要因素。其他各种类型的快速性心律失常以及严重的缓慢性心律失常亦可诱发心力衰竭。③生理或心理压力过大:劳累过度、情绪激动、精神过于紧张、妊娠后期及分娩过程、暴怒等。④血容量增加:如钠盐摄入过多,输液或输血过快、过多等。⑤治疗不当:如不恰当使用洋地黄类药物或降压药等。⑥原有心脏病变加重或并发其他疾病:如冠心病发生心肌梗死,风湿性心瓣膜病出现风湿活动,合并甲状腺功能亢进或贫血等。

心力衰竭的主要发病机制之一为心肌病理性重构。导致心力衰竭进展的两个关键过程,一是心肌死亡(坏死、凋亡、自噬等)的发生,如急性心肌梗死(AMI)、重症心肌炎等;二是神经内分泌系统过度激活所致的系统反应,其中肾素一血管紧张素一醛固酮系统(RAAS)和交感神经系统过度兴奋起着主要作用。切断这两个关键过程是心力衰竭有效预防和治疗的基础。

2.临床表现

(1)健康史:了解患者有无器质性心脏病的病史;有无吸烟、血脂异常、睡眠呼吸障碍、胸部放射史、接触心脏毒性药物等病史;有无违禁药物使用史和乙醇摄入量;有无导致心力衰竭的诱因。

(2)症状和体征:

1)左心衰竭:以肺循环淤血和心输出量降低为主要表现(图13一1)。主要症状有:①呼吸困难。呼吸困难是左心衰竭较早出现的最主要的症状。可表现为劳力性呼吸困难、夜间阵发性呼吸困难、端坐呼吸、急性肺水肿。②咳嗽、咳痰和咯血:咳嗽、咳痰是肺泡和支气管黏膜淤血所致。开始常发生在夜间,坐位或立位时可减轻或消失。痰常呈白色泡沫状,偶可见痰中带血丝。慢性肺淤血肺静脉压力升高,在支气管黏膜下形成扩张的血管,一旦破裂可引起大咯血。③乏力、虚弱、心悸:主要是由于心输出量降低,器官、组织血液灌注不足及代偿性心率加快所致。④泌尿系统症状:严重的左心衰竭时肾血流量减少,患者可出现少尿。长期慢性肾血流量减少可出现血尿素氮、肌酐升高,并可有肾功能不全的相应表现。⑤肺部湿啰音:是左心衰竭的主要体征。由于肺毛细血管压增高,液体可渗出到肺泡而出现湿啰音。随着病情由轻到重,肺部啰音可从局限于肺底部直至全肺。约有1/4左心衰竭患者发生胸腔积液征。⑥心脏体征:患者一般多有心脏扩大、舒张期奔马律及肺动脉瓣区第二心音亢进,同时伴有基础心脏病的固有体征。

2)右心衰竭:以体循环静脉淤血为主要表现的临床综合征(图13一1)。

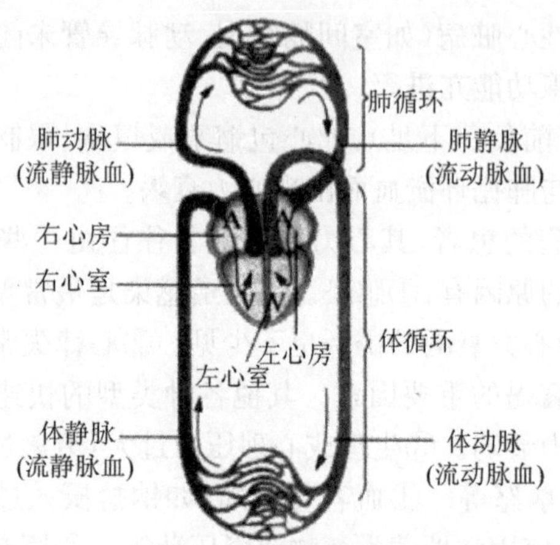

图 13－1　人体血液循环示意图

主要症状有:①消化道症状。胃肠道淤血及肝淤血引起腹胀、纳差、恶心、呕吐等,是右心衰竭最常见的症状,长期肝淤血可致心源性肝硬化的发生。②呼吸困难:右心衰竭可由左心衰竭发展而来。单纯性右心衰竭多由分流性先天性心脏病或肺部疾病所致。

主要体征有:①心脏体征,除基础心脏病的相应体征外,胸骨下部左缘或剑突下可见明显搏动,提示右心室肥厚和右心室扩大,右心衰竭时可因右心室显著扩大而出现右房室瓣关闭不全的反流性杂音。②水肿:体静脉压力增高使皮肤等软组织出现水肿,其特征为首先出现在身体最低垂的部位,为对称性凹陷性水肿。胸腔积液也是因体静脉压力增高引起,以双侧多见,若为单侧则以右侧更为多见,可能与右膈下肝淤血有关。腹水多发生病程晚期,多与心源性肝硬化有关。③肝颈静脉回流征:颈静脉充盈、怒张是右心衰竭的主要体征,肝颈静脉回流征阳性则更具特征性。④淤血性肝肿大、伴压痛:持续慢性右心衰竭可致心源性肝硬化,晚期可出现肝功能受损、黄疸及大量腹水。

3)全心衰竭:多见于心脏病晚期、病情危重,同时具有左心衰竭、右心衰竭的表现。当右心衰竭出现后.右心输出量减少,因此阵发性呼吸困难等肺淤血症状反而有所减轻。

(3)心功能分级

1)目前通用的是美国纽约心脏病协会(NYHA)分级(表 13－1),将患者按心功能状况给予分级,可大体上反映病情严重程度,对治疗措施的选择、劳动能力的评定、预后的判断等有实用价值。

表 13－1　心功能分级(NYHA)

心功能分级	特点
Ⅰ级	患者患有心脏病,但平时一般活动不引起疲乏、心悸、呼吸困难、心绞痛等症状
Ⅱ级	体力活动轻度受限。休息时无自觉症状,但平时一般活动可出现上述症状,休息后很快缓解
Ⅲ级	体力活动明显受限。休息时无症状,低于平时一般活动量时即可引起上述症状.休息较长时间后症状方可缓解
Ⅳ级	不能从事任何体力活动。休息时亦有心力衰竭的症状,体力活动后加重

2)根据心力衰竭发生、发展的过程,从心力衰竭的高发危险人群进展成器质性心脏病,出现心力衰竭症状直至难治性终末期心力衰竭,可分成 A、B、C、D 四个阶段,从而提供了从“防”到“治”的全面概念。这四个阶段不同于纽约心脏病学会(NYHA)的心功能分级,是两种不同的概念(表 13－2)。

表 13-2　心力衰竭发生、发展的过程和治疗

观察指标	A 级段(前心力衰竭)	B 阶段(前临床心力衰竭)	C 阶段(临床心力衰竭)	D 阶段(难治性终末期心力衰竭)
临床特点	心力衰竭的高发危险人群(高血压病、冠心病、糖尿病等),但目前尚无心脏的结构或功能异常,也无心力衰竭的症状和(或)体征	患者从无心力衰竭的症状和(或)体征,但已发展成结构性心脏病,例如左心室肥厚、无症状瓣膜性心脏病、以往有心肌梗死史等	患者已有基础的结构性心脏病,以往或目前有心力衰竭的症状和(或)体征;或目前虽无心力衰竭的症状和(或)体征,但以往曾因此治疗过	患者有进行性结构性心脏病,虽经积极的内科治疗,休息时仍有症状,且需要特殊干预
治疗	针对控制危险因素和积极治疗高危人群原发病	关键是阻断或延缓心肌重构。①包括所有阶段 A 的措施;②ACEI、β 受体阻滞剂、ARB 的应用;③冠心病合适病例应做冠脉血运重建术;④严重瓣膜狭窄或反流可做瓣膜置换或修补术;⑤埋藏式心脏除颤复律器(ICD)和心脏再同步化治疗(CRT)	包括所有阶段 A 的措施,并常规应用利尿剂、ACEI、β 受体阻滞剂。为改善症状,地高辛、醛固酮受体拮抗剂、ARB、硝酸酯类等可应用于某些选择性患者。CRT、ICD 可选择合适病例应用	包括所有阶段 A、B、C 的措施,并可应用以下手段:心脏移植、左心室辅助装置、静脉滴注正性肌力药以缓解症状;如果肾功能不全严重,水肿又变成难治性,可应用超滤法或血液透析。应注意并适当处理重要的并发症,如睡眠障碍、抑郁、贫血、肾功能不全等

3)6min 步行试验:6min 步行试验是一项简单易行、安全方便的试验,用于评定慢性心力衰竭患者的运动耐力和预测患者预后。要求患者在平直走廊里尽可能快地行走,测 6min 步行距离。US Carvedilol 研究设定的标准:重度心力衰竭步行距离<150m,中度心力衰竭步行距离为 150～450m,轻度心力衰竭步行距离>450m。

3. 辅助检查

(1)常规实验室检查:血常规、尿常规、肝功能、肾功能、甲状腺功能,以及水、电解质和酸碱平衡等检查有助于对心力衰竭的诱因判断、疾病诊断与鉴别诊断提供依据、指导治疗。

(2)心电图检查:有助于基本病变的诊断,如心肌梗死、左心室肥厚、广泛心肌损害及心律失常等,为治疗提供依据。有心律失常时应做 24h 动态心电图。

(3)X 线检查:提供心脏增大、肺淤血、肺水肿及原有肺部疾病的信息。

(4)二维超声心动图(2DE)及多普勒超声:能准确地提供各心腔大小变化及心瓣膜结构功能情况。以收缩末及舒张末的容量差计算射血分数(EF 值),可反映心脏收缩功能。

(5)核素心室造影及核素心肌灌注显像:前者可准确测定左心室容量、左心射血分数(LVEF)及室壁运动。后者可诊断心肌缺血和心肌梗死,并对鉴别扩张型心肌病或缺血性心肌病有一定帮助。

(6)有创性血流动力学检查:可采用漂浮导管经静脉插管直至肺小动脉,测定各部位的压力及血液含氧量,计算心脏指数(CI)及肺毛细血管楔压(PCWP),直接反映左心功能。

(7)冠状动脉造影:适用于有心绞痛或心肌梗死、需血管重建或临床怀疑慢性心力衰竭的患者;也可鉴别缺血性或非缺血性心肌病。但不能用来判断存活心肌,而有心肌存活的患者,血管重建可有效改善左心室功能。

(8)心肌活检:对不明原因的心肌病诊断价值有限,但有助于明确心肌炎症性或浸润性病变的诊断。

(9)利钠肽检查:是心力衰竭诊断、患者管理、临床事件风险评估中的重要指标。人类有3种利钠肽:心钠肽(ANP)、脑钠肽(BNP)和C型利钠肽(CNP)。临床上常用血浆脑钠肽(BNP)和氨基末端脑钠肽前体(NT－proBNP)诊断心力衰竭和预后判断,慢性心力衰竭时两者均升高。

4.心理、社会状况　由于病程长,反复发作,体力活动受限,患者容易出现焦虑不安、悲观厌世等情绪反应。

诊断要点:心力衰竭的诊断是综合病因、病史、症状、体征及辅助检查而作出的。首先应有明确的器质性心脏病或损害心功能疾病的诊断;心力衰竭的症状特点和身体评估是诊断心力衰竭的重要依据:左心衰竭肺淤血引起不同程度的呼吸困难,右心衰竭体静脉淤血引起颈静脉怒张、肝大、水肿等。

(二)护理诊断和合作性问题

1.气体交换受损　与左心衰竭致肺循环淤血有关。

2.体液过多　与右心衰竭致体循环淤血、水钠潴留、低蛋白血症有关。

3.活动无耐力　与心输出量下降有关。

4.潜在并发症　洋地黄中毒。

(三)护理措施

1.一般护理

(1)休息与活动:根据患者心功能分级决定活动量,尽量保证患者体力和精神休息,以减轻心脏负荷。①心功能Ⅰ级:不限制一般体力活动,但避免剧烈运动和重体力活动。②心功能Ⅱ级:适当轻体力活动和家务劳动。③心功能Ⅲ级:严格限制一般的体力活动,日常生活可以自理或在他人协助下自理,多做被动运动,以预防深部静脉血栓形成。④心功能Ⅳ级:必须绝对卧床,避免任何体力活动,以减轻心脏负担。活动过程中若患者有呼吸困难、胸痛、心悸、头晕、疲劳、大汗、面色苍白、低血压等情况时应停止活动。如患者经休息后症状仍不缓解.应及时通知医生。

(2)饮食护理:①限钠。对控制NYHAⅢ～Ⅳ级心力衰竭患者的充血症状和体征有帮助。心力衰竭急性发作伴有容量负荷过重的患者,要限制钠摄入＜2g/d(钠1g相对于氯化钠2.5g)。一般不主张严格限制钠摄入和将限钠扩大到轻度或稳定期心力衰竭患者,因其对肾功能和神经体液机制具有不利作用,并可能与慢性代偿性心力衰竭患者预后较差相关。盐代用品应慎用,因常富含钾盐,如与ACEI合用,可致高钾血症。②限水:严重低钠血症(血钠＜130mmol/L)患者液体摄入量应＜2L/d。严重心力衰竭患者液量限制在1.5～2.0L/d,有助于减轻症状和充血。③食物以高蛋白、多维生素、易消化、低脂饮食为宜。饮食中增加粗纤维食物,保持大便通畅。注意不能使用大剂量液体灌肠,以防增加心脏负担。④肥胖患者应减少总热量。⑤严重心力衰竭伴明显消瘦(心脏恶病质)者,应给予营养支持,包括静脉输注血清清蛋白。

(3)心理护理:压抑、焦虑和孤独在心力衰竭恶化中发挥了重要作用,也是心力衰竭患者死亡的主要因素。综合性情感干预包括心理疏导可改善心功能状态,必要时可考虑酌情应用抗焦虑、抗抑郁药物。

(4)皮肤、口腔护理:加强患者皮肤护理,预防压疮及皮肤感染的发生。重度水肿患者,协助患者翻身或改变体位时,要避免拖、拉等增加皮肤摩擦的动作,防止皮肤损伤。对于阴囊水肿的男性患者,可使用阴囊托,防止阴囊皮肤破溃、感染。

2.病情观察　注意观察水肿的消长情况,每日监测体重;监测患者呼吸困难的程度、发绀情况、肺部啰音的变化;观察颈静脉怒张程度,颈静脉怒张是最可靠的容量超载体征;密切观察体温、咳嗽、咳痰、呼吸音等变化;定期监测血电解质和酸碱平衡情况;观察肢体远端是否出现局部肿胀、发绀等皮肤变化。

3.治疗配合　治疗原则为纠正血流动力学异常,缓解症状,防止心肌损害进一步加重;阻止或延缓心室重塑,降低死亡率,改善生活质量,延长寿命。

(1)病因治疗

1)基本病因的治疗:如控制高血压,应用药物、介入或手术治疗改善冠心病心肌缺血,心瓣膜病的换瓣手术以及先天畸形的纠治手术等。

2)消除诱因:如积极选用适当抗生素控制感染;对于心室率很快的心房颤动,如不能及时复律,应尽可能控制心室率。甲状腺功能亢进、贫血等也可能是心力衰竭加重的原因,应注意排查并予以纠正。

(2)药物治疗:①可改善预后的药物,适用于所有慢性收缩性心力衰竭心功能Ⅱ～Ⅳ级患者。包括血管紧张素转化酶抑制剂(ACEI)、β受体阻滞剂、醛固酮拮抗剂、血管紧张素受体拮抗剂(ARB)、伊伐布雷定(用来降低因心力衰竭再住院率,替代用于不能耐受β受体阻滞剂的患者)。②可改善症状的药物:推荐应用于所有慢性收缩性心力衰竭心功能Ⅱ～Ⅳ级患者。包括利尿剂(推荐用于有心力衰竭症状和体征,尤其伴显著液体滞留的患者)、地高辛(表13—2)。慢性收缩性心力衰竭治疗步骤包括:第一步,伴液体滞留的患者先应用利尿剂;第二步,继以ACEI或β受体阻滞剂;第三步,尽快使两药联用,形成“黄金搭档”;第四步,无禁忌证者可再加用醛固酮拮抗剂,形成“金三角”;第五步,如果这3种药已达循证剂量,患者仍有症状或效果不够满意,可再加用伊伐布雷定。

1)血管紧张素转换酶抑制剂(ACEI):是公认的治疗心力衰竭的基石和首选药物。禁忌证:曾发生致命性不良反应如喉头水肿、严重肾功能衰竭和妊娠妇女。以下情况慎用:双侧肾动脉狭窄,血肌酐＞265.2μmol/L(3mg/dl),血钾＞5.5mmoL/L,伴症状性低血压(收缩压＜90mmHg),左心室流出道梗阻等。用法:从小剂量开始,逐渐递增,直至达到目标剂量,一般每隔1～2周剂量倍增1次。滴定剂量及过程需个体化。调整到合适剂量应终生维持使用,避免突然撤药。应监测血压、血钾和肾功能,如果肌酐增高＞30%,应减量,如仍继续升高,应停用。

2)β受体阻滞剂(BB):从极小剂量开始,逐渐增加剂量,适量长期维持。静息心率是评估心脏β受体有效阻滞的指标之一,通常心率降至55～60次/分的剂量为β受体阻滞剂应用的目标剂量或最大可耐受剂量。当心率低于55次/分或伴有眩晕等症状,或出现二度或三度房室传导阻滞,应减量甚至停药。

3)醛固酮受体拮抗剂:从小剂量起始,逐渐加量。要定期监测血钾和肾功能。如血钾＞5.5mmol/L,应减量或停用。

4)血管紧张素受体拮抗剂(ARB):对不能耐受ACEI的患者,可改用ARB替代。

5)伊伐布雷定:可减慢心率,对心脏内传导、心肌收缩或心室复极化无影响,且无β受体拮抗剂的不良反应和反跳现象。根据心率调整用量，患者静息心率宜控制在 60 次/分左右，不宜低于 55 次/分。

6)利尿剂：给药应个体化，从最小有效剂量开始使用，以减少电解质紊乱等不良反应的发生。应于早晨服药，以免夜间排尿次数增多，影响睡眠。用药前应了解患者血钾浓度，用药时密切观察患者的肝肾功能、血压、电解质及酸碱平衡等情况。每天体重变化是最可靠的监测利尿剂效果和调整利尿剂剂量的指标。体质量(亦称体重)每天减轻 0.5～1.0kg 为宜，如在 3d 内体质量突然增加 2kg 以上，应考虑患者已有钠、水潴留(隐性水肿)，需要利尿或加大利尿剂的剂量。

7)地高辛：细胞内 K^+ 浓度降低，是洋地黄中毒的重要原因。一般治疗剂量下，洋地黄可抑制心脏传导系统，对房室交界区的抑制最为明显。对迷走神经系统的直接兴奋作用是洋地黄的一个独特优点。用维持量 0.125～0.25mg/d，老年或肾功能受损者剂量减半。控制房颤的快速心室率，剂量可增加至 0.375～0.50mg/d。应严格监测地高辛中毒等不良反应及药物浓度。给药前数脉搏，当 P＜60 次/分、原来节律不规则变为规则或原来节律规则变为不规则，均应停服药并告诉医生。

护理要点　遵医嘱做好治疗配合，正确用药，注意观察药物的疗效和不良反应(表 13－2、表 13－3)。洋地黄中毒的处理：①立即停用洋地黄。②低血钾者：口服或静脉补钾，停用排钾利尿剂。③纠正心律失常：快速性心律失常可用苯妥英钠或利多卡因，一般禁用电复律，有传导阻滞及缓慢性心律失常者，可用阿托品静脉注射或安置临时心脏起搏器。

表 13－3　NYHA Ⅱ～Ⅳ级慢性 HF－REF 患者明确适用的药物

药物分类	代表药物	作用机制	适应证	不良反应
ACEI	卡托普利 依那普利 福辛普利 赖诺普利 培哚普利 雷米普利 贝那普利	扩张血管，减轻淤血症状，同时降低心力衰竭患者代偿性神经－体液变化的不利影响，限制心肌、小血管的重塑	所有 LVEF 值下降的心力衰竭患者都必须且终身使用，除非有禁忌证或不能耐受	咳嗽、低血压和头晕、肾损害、高钾血症、血管神经性水肿等
β受体阻滞剂	琥珀酸美托洛尔 比索洛尔 卡维地洛 酒石酸美托洛尔	可对抗代偿机制中交感神经兴奋性增强这一效应，从而提高患者运动耐量，降低死亡率	所有慢性 HF－REF，病情相对稳定，以及结构性心脏病且 LVEF＜40％者，均必须且终身使用，除非有禁忌证或不能耐受	支气管痉挛、液体潴留(可表现为体重增加)和心力衰竭恶化、心动过缓、低血压等
醛固酮拮抗剂	螺内酯 依普利酮	醛固酮受体拮抗剂可抑制醛固酮的有害作用	①LVEF＜35％、NYHA Ⅱ～Ⅳ级患者，已使用 ACEI/ARB 和 BB 治疗，仍持续有症状的患者 ② AMI 后、LVEF ≤ 40％，有心力衰竭症状或既往有糖尿病史	高钾血症和肾功能异常

（续表）

药物分类	代表药物	作用机制	适应证	不良反应
ARB	坎地沙坦 缬沙坦 氯沙坦 厄贝沙坦 替米沙坦 奥美沙坦	ARB 可阻断 AngⅡ与 AngⅡ的 1 型受体(AT1R)结合，从而阻断或改善因 AT1R 过度兴奋导致的不良作用，还可通过加强 AngⅡ与 AngⅡ的 2 型受体结合发挥有益效应	①LVEF≤40%，不能耐受 ACEI 的患者推荐使用 ②LVEF≤40%，尽管用 ACEI、BB 治疗后临床状况改善仍不满意，如不能耐受醛固酮受体拮抗剂，可改用 ARB	与 ACEI 类似，但很少引起咳嗽，血管神经性水肿发生率低于 ACEI
依伐布雷定	依伐布雷定	选择性特异性抑制剂，以剂量依赖性方式抑制 If 电流，降低窦房结发放冲动的频率，从而减慢心率	①窦性心律的 LVEF≤35%，使用 ACEI/ARB、BB、醛固酮拮抗剂，已达到推荐剂量或最大耐受剂量，心率仍然≥70 次/分，并持续有症状(NYHAⅡ～Ⅳ)，可加用 ②不能耐受 BB、心率仍然≥70 次/分、有症状的也可使用	心动过缓、光幻症、视物模糊、心悸、胃肠道反应等，均少见
利尿剂	襻利尿剂：呋塞米 噻嗪类：氢氯噻嗪保钾利尿剂：阿米洛利、氨苯喋啶 血管加压素 V_2 受体拮抗剂：托伐普坦	抑制肾小管特定部位钠或氯的重吸收，遏制心力衰竭时的钠潴留，减少静脉回流和降低前负荷，从而减轻肺淤血，提高运动耐量	有体液潴留证据的所有心力衰竭患者	电解质丢失较常见，如低钾血症、低镁血症、低钠血症
地高辛	地高辛	通过抑制衰竭心肌细胞膜 Na^+/K^+-ATP 酶，使细胞内 Na^+ 水平升高，促进 Na^+-Ca^{2+} 交换，提高细胞内 Ca^{2+} 水平，发挥正性肌力作用	慢性 HF－REF 已应用利尿剂、ACEI/ARB、BB 和醛固酮受体拮抗剂，LVEF≤45%，仍持续有症状的患者，伴有快速心室率的房颤患者尤为适合	①心脏反应：洋地黄中毒最重要的反应是各类心律失常，最常见者为室性期前收缩，多呈二联律或三联律 ②胃肠道反应：洋地黄中毒最常见的反应 ③神经系统症状：如头痛、倦怠、视物模糊、黄视、绿视等

(3)非药物治疗：心脏再同步化治疗，植入式心脏复律除颤器(ICD)的应用，心脏移植、细胞替代治疗等治疗方法。

（四）健康教育

1. 向患者及其家属讲解慢性心力衰竭的病因和诱因。

2.指导患者自我护理的方法

(1)避免感冒,积极治疗呼吸道感染;

(2)饮食宜清淡、易消化、富营养,每餐不宜过饱,多食蔬菜、水果,防止便秘,劝其戒烟酒。

3.指导患者合理安排活动与休息　制定适当有利于提高心脏储备力的活动,如平地散步、打太极拳、练气功等,避免耗氧量大的运动,如举重、快跑等,避免精神紧张、兴奋。

4.指导患者加强病情监测　定时测量体重,观察气急、水肿、咳嗽、夜尿、厌食、饱胀等症状。

5.教会患者自我用药监测　如服洋地黄类药物时要学会自测脉搏,当脉搏在60次/分以下或有厌食、恶心、呕吐,为洋地黄中毒,应停服药物并及时就诊。服用血管扩张剂者,改变体位的动作不宜过快,以防止发生直立性低血压。

二、急性心力衰竭的护理

急性心力衰竭(简称急性心衰)是指心力衰竭症状和体征迅速发生或恶化。临床上以急性左心衰竭最为常见,急性右心衰竭较少见。急性左心衰竭是指急性发作或加重的左心功能异常所致的心肌收缩力明显降低、心脏负荷加重,造成急性心输出量骤降、肺循环压力突然升高、周围循环阻力增加,从而引起肺循环充血而出现急性肺淤血、肺水肿,并可伴组织器官灌注不足和心源性休克的一种临床综合征。本节将重点讨论急性左心衰竭。

急性心力衰竭已成为年龄＞65岁患者住院的主要原因,又称急性心力衰竭综合征,其中15%～20%为新发心力衰竭,大部分则为原有慢性心力衰竭的急性加重,即急性失代偿性心力衰竭。急性心力衰竭预后很差,住院病死率为3%,6个月的再住院率约为50%,5年病死率高达60%。

(一)护理评估

1.病因

(1)慢性心力衰竭急性加重。

(2)急性心肌坏死和(或)损伤:如广泛前壁心肌梗死、重症心肌炎。

(3)急性血流动力学障碍:①急性瓣膜大量反流和(或)原有瓣膜反流加重,如感染性心内膜炎所致的左房室瓣和(或)主动脉瓣穿孔、左房室瓣腱索和(或)乳头肌断裂、瓣膜撕裂(如外伤性主动脉瓣撕裂)以及人工瓣膜的急性损害等;②高血压危象;③重度主动脉瓣或左房室瓣狭窄;④主动脉夹层;⑤心脏压塞;⑥急性舒张性左心衰竭,多见于控制不良的老年高血压患者。

2.诱因

(1)可能导致心力衰竭迅速恶化的诱因:快速心律失常,或严重心动过缓(如各种类型的房室传导阻滞急性冠状动脉综合征及其机械并发症,如室间隔穿孔、左房室瓣腱索断裂、右心室梗死等;急性肺栓塞;高血压危象;心包填塞;主动脉夹层;手术的围术期;感染;围生期心肌病。

(2)可能导致慢性心力衰竭急性失代偿的诱因:感染,包括感染性心内膜炎;慢性阻塞性肺疾病(COPD)或支气管哮喘急性加重;贫血;肾功能不全(心肾综合征);药物治疗和生活管理缺乏依从性;医源性因素如应用了非类固醇抗炎剂、糖皮质激素、抗肿瘤治疗(化疗或放疗),以及药物相互作用等;心律失常;未控制的高血压;甲状腺功能亢进或减退;乙醇或药物滥用。

3. 临床表现

(1)健康史:大多数患者有各种心脏病的病史,存在引起急性心力衰竭的各种病因。老年人中的主要病因为冠心病、高血压和老年性退行性心瓣膜病,而在年轻人中多由风湿性心瓣膜病、扩张型心肌病、急性重症心肌炎等所致。

(2)症状和体征:

1)早期表现:原来心功能正常的患者出现原因不明的疲乏或运动耐力明显减低,以及心率增加 15～20 次/分,可能是左心功能降低的最早期征兆。继续发展可出现劳力性呼吸困难、夜间阵发性呼吸困难、不能平卧等;检查可发现左心室增大、舒张早期或中期奔马律、肺动脉瓣第二心音亢进、两肺尤其肺底部有湿啰音,还可有哮鸣音,提示已有左心功能障碍。

2)急性肺水肿:起病急骤,病情可迅速发展至危重状态。突发严重呼吸困难、端坐呼吸、喘息不止、烦躁不安,并有恐惧感,呼吸频率可达 30～50 次/分;频繁咳嗽并咯大量粉红色泡沫样血痰;听诊心率快,心尖部常可闻及奔马律;两肺满布湿啰音和哮鸣音。

3)心源性休克:主要表现为①持续性低血压,收缩压降至 90mmHg 以下,且持续 30min 以上,需要循环支持;②血液动力学障碍:肺毛细血管楔压(PCWP)≥18mmHg,心脏指数≤2.2L/(min·m^2)(有循环支持时)或 1.8L/(min·m^2)(无循环支持时);③组织低灌注状态,可有皮肤湿冷、苍白和发绀,尿量显著减少(<30ml/h),甚至无尿,意识障碍,代谢性酸中毒。

4. 病情监测

(1)无创性监测:每个患者均需应用床边监护仪,持续测量心率、呼吸频率、血压、血氧饱和度等。监测体温、动脉血气、心电图等。

(2)血液动力学监测:主要方法有右心导管、外周动脉插管、肺动脉插管。

(3)生物学标志物检测:①心力衰竭标志物。脑钠肽(BNP)及其氨基末端脑钠肽前体(NT-proBNP)的浓度增高已成为公认诊断心力衰竭的客观指标。②心肌坏死标志物:评价是否存在心肌损伤或坏死及其严重程度。③其他生物学标志物:中段心房利钠肽前体(MR-proANP)用于诊断急性心力衰竭;反映心肌纤维化的可溶性 ST2 及半乳糖凝集素-3 等指标在急性心力衰竭的危险分层中可能提供额外信息;此外,反映肾功能损害的指标也可增加额外预测价值。

5. 心理、社会状况　由于突然发病、病情严重,患者可出现恐惧甚至濒死感。

诊断要点:根据患者基础心脏病的病史,左心衰竭典型的临床表现(如突发极度呼吸困难、咳粉红色泡沫痰、两肺满布湿啰音等),心电图、超声心动图、胸部 X 线、血气分析等辅助检查,一般不难作出诊断。

(二)护理诊断和合作性问题

1. 气体交换受损　与肺淤血有关。

2. 恐惧　与严重呼吸困难、病情危急有关。

3. 清理呼吸道无效　与肺淤血、呼吸道内大量泡沫痰有关。

4. 潜在并发症　心源性休克、呼吸道感染、下肢静脉血栓形成。

(三)护理措施

1. 一般护理

(1)休息与活动:嘱患者立即休息,取半卧位或端坐位,双腿下垂,以减少回心血量。病情缓解后按心功能的分级指导患者活动。

(2)饮食护理：予易消化饮食，在总量控制下少食多餐。肺淤血、体循环淤血及水肿明显者，应严格限制饮水量和静脉输液速度。无明显低血容量因素(大出血、严重脱水、大汗淋漓等)者，每天摄入液体量一般宜在1500ml以内，不要超过2000ml。保持每天出入量负平衡约500ml，严重肺水肿者水负平衡为1000～2000ml/d，甚至可达3000～5000ml/d，以减少水钠潴留，缓解症状。3～5d后，如肺淤血、水肿明显消退，应减少水负平衡量，逐渐过渡到出入量大体平衡。在负平衡下应注意防止发生低血容量、低血钾和低血钠等，同时限制钠摄入<2g/d。

(3)心理护理：恐惧或焦虑可导致交感神经系统兴奋性增高，使呼吸困难加重。医护人员在抢救时必须保持镇静、操作熟练，避免在患者面前讨论病情，以减少误解。护士应与患者及家属保持密切接触，提供情感支持，并做好基础护理与日常生活护理。

(4)吸氧：适用于低氧血症和呼吸困难明显，尤其指端血氧饱和度<90%的患者。无低氧血症的患者不应常规应用，这可能导致血管收缩和心输出量下降。如需吸氧，应尽早采用，使患者 SaO_2>95%(伴COPD者 SaO_2>90%)。可采用不同方式：①鼻导管吸氧，从低氧流量(1～2L/min)开始，根据动脉血气分析结果调整氧流量；也可6～8L/min的高流量鼻导管吸氧，给氧时在氧气湿化瓶加入30%～50%的乙醇或有机硅消泡剂，有助于消除肺泡内的泡沫。②面罩吸氧：适用于伴呼吸性碱中毒患者。必要时还可采用无创性或气管插管呼吸机辅助通气治疗。

(5)做好抢救准备：至少开放2根静脉通道，并保持通畅。必要时可采用深静脉穿刺置管，以随时满足用药的需要。血管活性药物一般应用微量泵泵入，以维持稳定的速度和正确的剂量。固定和维护好漂浮导管、深静脉置管、心电监护的电极和导联线、鼻导管或面罩、导尿管以及指端无创血氧仪测定电极等。保持室内适宜的温度、相对湿度，灯光柔和，环境安静。

(6)四肢交换加压：四肢轮流绑扎止血带或血压计袖带，通常同一时间只绑扎三肢，每隔15～20min轮流放松一肢。血压计袖带的充气压力应较舒张压低10mmHg，使动脉血流仍可顺利通过，而静脉血回流受阻。此法可降低前负荷.减轻肺淤血和肺水肿。

2.病情观察　密切监测血压、呼吸、心率、血氧饱和度、心电图、血电解质、血气分析等。观察意识、精神状态、皮肤颜色及温度、肺部啰音的变化，记录出入量。

3.治疗配合

(1)基础治疗：阿片类药物如吗啡可减少急性肺水肿患者焦虑和呼吸困难引起的痛苦。此类药物也被认为是血管扩张剂，降低前负荷，也可减少交感神经兴奋。应用吗啡，应密切观察疗效和呼吸抑制的不良反应。伴明显和持续低血压、休克、意识障碍、COPD等患者禁忌使用。洋地黄类能轻度增加心输出量、降低左心室充盈压和改善症状。伴快速心室率房颤患者，可应用毛花苷C 0.2～0.4mg缓慢静脉注射，2～4h后可再用0.2mg。

(2)利尿剂：作用于肾小管髓襻的利尿剂如呋塞米、托塞米、布美他尼静脉应用，可以在短时间里迅速降低容量负荷，应列为首选。除利尿作用外，还有静脉扩张作用，有利于缓解肺水肿。托伐普坦推荐用于充血性心力衰竭、常规利尿剂治疗效果不佳、有低钠血症或有肾功能损害倾向患者，可显著改善充血相关症状，且无明显短期和长期不良反应。

(3)血管扩张剂：此类药可应用于急性心力衰竭早期阶段。收缩压水平是评估此类药是否适宜的重要指标。收缩压>110mmHg的急性心力衰竭患者通常可以安全使用；收缩压在

90～110mmHg 之间的患者应谨慎使用；而收缩压＜90mmHg 的患者则禁忌使用。可选用硝酸酯类、硝普钠、萘西立肽(人重组脑钠肽)等。

(4)正性肌力药：适用于低心输出量综合征，如伴症状性低血压(≤85mmHg)或心输出量降低伴循环淤血患者，可缓解组织低灌注所致的症状，保证重要脏器血液供应。常用多巴胺、多巴酚丁胺、磷酸二酯酶抑制剂(主要应用米力农)、左西孟旦等。

(5)血管收缩药物：对外周动脉有显著缩血管作用的药物(如去甲肾上腺素、肾上腺素等)，多用于尽管应用了正性肌力药物后仍出现心源性休克，或合并显著低血压状态时。

护理要点：①吗啡：密切观察患者的心率、血压、呼吸等指标，发现不适及时通知医生，配合治疗。②利尿剂：大剂量和较长时间地应用可发生低血容量和低钾血症、低钠血症，应用过程中应密切观察患者的血压，定时检测血电解质、尿量，并根据尿量和症状的改善状况调整剂量。③血管扩张剂：严格遵医嘱定时监测血压，有条件者用输液泵控制滴速，根据血压调整剂量。用硝普钠应从小剂量开始，现用现配，避光滴注。

(庞琳)

第二节　感染性心内膜炎的护理

感染性心内膜炎(infective endocarditis，IE)为微生物感染心脏内膜面，伴赘生物形成。赘生物为大小不等、形状不一的血小板和纤维素团块，内含大量微生物和少量炎症细胞，最常累及瓣膜。根据病程分为急性和亚急性。急性感染性心内膜炎的特征为：中毒症状明显；病程进展迅速，数天至数周引起瓣膜破坏；感染迁移多见；病原体主要为金黄色葡萄球菌。亚急性感染性心内膜炎的特征为：中毒症状轻；病程数周至数月；感染迁移少见；病原体以草绿色链球菌多见，其次为肠球菌。根据感染部位和是否存在心内异物而将 IE 分成 4 类：左心自体瓣膜 IE、左心人工瓣膜 IE、右心 IE 以及器械相关性 IE(包括发生在起搏器或除颤器导线上的 IE，可伴或不伴有瓣膜受累)。心内膜炎也可根据感染来源分为社区获得性 IE、医疗相关性 IE(院内感染和非院内感染)和经静脉吸毒者的 IE。

本节主要讨论自体瓣膜感染性心内膜炎。

一、护理评估

1.病因　急性感染性心内膜炎的病原菌主要为金黄色葡萄球菌，少数由肺炎球菌、淋球菌、A 族链球菌和流感嗜血杆菌等引起。亚急性心内膜炎占据 2/3 的病例，主要发生于器质性心脏病的基础上，以心脏瓣膜病为主，其次为先天性心脏病。最常见的致病菌是草绿色链球菌，其次为 D 族链球菌(牛链球菌和肠球菌)和表皮葡萄球菌，真菌、立克次体和衣原体为少见致病微生物。亚急性感染性心内膜炎发病主要与以下因素有关：①血流动力学因素。赘生物常位于血流从高压腔经病变瓣口或先天缺损至低压腔产生高速射流和湍流的下游，高速射流冲击导致相应部位损伤，易于感染。②非细菌性血栓性心内膜病变。当内膜的内皮受损，暴露其下结缔组织的胶原纤维时，血小板聚集，形成血小板微血栓和纤维蛋白沉着，成为结节样无菌性赘生物，是细菌定居瓣膜表面的重要因素。③短暂性菌血症。各种感染或细菌寄居的皮肤黏膜的创伤导致暂时性菌血症，循环中的细菌定居在无菌性赘生物上即可发生心内膜炎。④细菌感染无菌性赘生物。取决于发生菌血症的频度和循环中细菌的数量，以及细菌黏附于无菌性赘生物的能力。急性感染性心内膜炎发病机制尚不清楚，主要累及正常瓣膜。

2.临床表现

(1)发热：亚急性者起病隐匿，有全身不适等非特异性症状。发热是亚急性感染性心内膜炎最常见的症状，常呈原因不明的持续发热1周以上，呈弛张性低热，一般<39℃，午后和晚上较高。急性患者呈现败血症过程，心力衰竭发作常见。

(2)心脏杂音：心脏听诊除了原有基础心脏病的各种杂音外，最具特征性表现的是新出现的病理性杂音或原有杂音的明显改变，如变得粗糙、响亮或呈音乐样。急性者较亚急性者更容易出现杂音强度和性质的改变，或出现新的杂音(尤以主动脉瓣关闭不全多见)。

(3)周围体征：多为非特异性，已经较少见，可能由微血管炎或微栓塞引起。包括：①瘀点，以锁骨以上皮肤、口腔黏膜和睑结膜多见；②指(趾)甲下线状出血；③Osler结节：为在指和趾垫出现豌豆大的红紫色痛性结节，亚急性者较常见；④Roth斑：为视网膜的卵圆形出血斑块，中心呈白色，多见于亚急性感染；⑤Janeway损害：在手掌和足底有直径1～4mm的出血红斑，主要见于急性患者。

(4)感染的非特异性症状：如贫血、脾大等，部分患者可见杵状指(趾)。

3.并发症

(1)心脏：心力衰竭为最常见并发症，原因是瓣膜穿孔及腱索断裂导致急性心力衰竭，是亚急性感染性心内膜炎最常见的死亡原因。以主动脉瓣受损患者最多见。其他可见心肌脓肿、急性心肌梗死、心肌炎和化脓性心包炎等。

(2)动脉栓塞：可为首发症状，可发生于机体的任何部位，常见于脑、心、脾、肺、肾、肠系膜和四肢，脑栓塞发生率高。

(3)细菌性动脉瘤：多见于亚急性者。受累动脉依次为近端主动脉、脑、内脏和四肢。

(4)迁移性脓肿：急性者多见，亚急性者少见，常发生于肝、脾、骨骼和神经系统。

(5)神经系统：患者可有脑栓塞、脑细菌性动脉瘤、脑出血、中毒性脑病、脑脓肿、化脓性脑膜炎等不同神经系统受累表现。

(6)肾脏：大多数患者有肾损害，包括肾动脉栓塞和肾梗死、肾小球肾炎、肾脓肿等。

4.辅助检查

(1)血培养：是最重要的诊断方法，药物敏感试验可为治疗提供依据。近期未接受过抗生素治疗的患者阳性率可高达95%以上，2周内用过抗生素或采血、培养技术不当，常降低血培养的阳性率。

(2)血液：血常规检查进行性贫血较常见，白细胞计数正常或轻度升高，中性粒细胞轻度核左移，红细胞沉降率升高。

(3)超声心动图：经胸壁超声可诊断出50%～75%的赘生物，经食管超声可检出<5mm的赘生物，其敏感性高达95%以上。超声心动图对IE诊断、处理以及随访均具有重要的意义。

(4)其他：X线检查可了解心脏外形、肺部表现等。心电图可发现心律失常。

5.心理、社会状况　发热、心力衰竭急性发作时患者表现为焦虑不安、紧张，治疗期间患者对反复抽血化验不理解，甚至抵触，抗生素使用疗程较长使患者逐渐失去耐心，出现抑郁、悲观等不良情绪。

诊断要点：在原有心瓣膜病变或其他心脏病基础上，患者发现周围体征(瘀点、甲下线状出血、Osler 结节、Roth 斑、杵状指）提示本病的存在，血培养和超声心动图是诊断 IE 的两大基石。

二、护理诊断和合作性问题

1. 体温过高　与感染有关。

2. 营养失调　低于机体需要量与食欲下降、长期发热导致机体消耗过多有关。

3. 焦虑　与发热、出现并发症、疗程长或病情反复有关。

4. 潜在并发症　心力衰竭、动脉栓塞。

5. 急性意识障碍　与脑血管栓塞有关。

三、护理措施

1. 一般护理

(1)休息与活动：高热患者卧床休息，并给予相应的降温处理。平时合理安排休息，注意防寒保暖，避免感冒。

(2)饮食护理：给予清淡、高蛋白、高热量、高维生素、易消化的半流质饮食或软食，以补充发热引起的机体消耗。鼓励患者多饮水，做好口腔护理。有心力衰竭征象的患者按心力衰竭患者饮食进行指导。

(3)心理护理：向患者及家属解释本病的病因及发病机制，并将治疗方案、疗程及困难告诉患者，同时要给予鼓励，帮助患者建立信心。

2. 病情观察　观察体温及皮肤黏膜变化，动态监测体温变化情况，每 4～6h 测量体温 1 次，并准确绘制体温曲线，判断病情进展及治疗效果。观察患者有无皮肤瘀点、指(趾)甲下线状出血、Osler 结节和 Janeways 损害等及消退情况。观察患者有无栓塞征象，重点观察瞳孔、神志、肢体活动及皮肤温度等。

3. 治疗配合

(1)抗微生物药物治疗：是最重要治疗措施。病原微生物不明时，选用针对大多数链球菌的抗生素；本病大多数致病菌对青霉素敏感，可作为首选药物；已培养出病原微生物时，根据药物敏感试验结果选择用药。

护理要点　①遵医嘱应用抗生素治疗，应早期、大剂量、长疗程、联合应用杀菌性抗生素治疗，疗程至少 4～6 周，以静脉给药方式为主。严格按时间用药，以维持有效的血药浓度。注意保护静脉，可使用静脉留置针，避免多次穿刺增加患者痛苦。②正确采集血标本：告知患者及家属为提高血培养结果的准确率，需多次采血，且采血量较多，在必要时甚至需暂停抗生素，以取得理解和配合。对于未经治疗的亚急性患者，应在第 1 天每间隔 1h 采血 1 次，共 3 次。如次日未见细菌生长，重复采血 3 次后，开始抗生素治疗。已用过抗生素者，停药 2～7d 后采血。急性患者应在入院后立即安排采血，在 3h 内每隔 1h 采血 1 次，共取 3 次血标本后，遵医嘱开始治疗。本病的菌血症为持续性，无需在体温升高时采血，每次采血 10～20ml，同时做需氧和厌氧培养。

(2)外科治疗：对抗生素治疗无效、严重心内并发症者应及早手术治疗。部分患者赘生物过大，也应尽早手术、预防栓塞。

4.对症护理

(1)发热:高热患者卧床休息,注意病室的温度和相对湿度适宜。可予以冰袋物理降温,并记录降温后的体温变化。出汗较多时可在衣服与皮肤之间垫以柔软毛巾,便于潮湿后及时更换,增加舒适感,并防止因频繁更衣而导致患者受凉。

(2)栓塞:心脏超声可见巨大赘生物的患者,应绝对卧床休息,防止赘生物脱落。观察患者有无栓塞征象,重点观察神志、瞳孔、肢体活动及皮肤温度等。当患者突然出现胸痛、气急、发绀和咯血等症状,要考虑肺栓塞的可能;出现腰痛、血尿等,考虑肾栓塞的可能;当患者出现神志和精神改变、失语、吞咽困难、肢体功能障碍、瞳孔大小不对称,甚至抽搐或昏迷征象时,警惕脑血管栓塞的可能;当出现肢体突发剧烈疼痛,局部皮肤温度下降,动脉搏动减弱或消失,要考虑外周动脉栓塞的可能。出现可疑征象,应及时报告医生并协助处理。

四、健康指导

1.疾病知识指导　目前认为预防 IE 的最有效措施是良好的口腔卫生习惯和定期的牙科检查,在任何静脉导管插入或其他有创性操作过程中都必须严格无菌操作,预防性使用抗生素仅限于最高危患者。

2.生活指导　嘱患者平时注意防寒保暖,避免感冒,加强营养,增强机体抵抗力,合理安排休息。保持口腔和皮肤清洁,少去公共场所。勿挤压痤疮、疖、痈等感染病灶,减少病原体入侵的机会。

3.病情自我监测指导　教会患者自我监测体温变化,有无栓塞表现,定期门诊随访。

(庞琳)

第三节　原发性高血压的护理

高血压(primary hypertension)是一种以体循环动脉压升高为主要特点,由多基因遗传、环境及多种危险因素相互作用所致的全身性疾病。高血压是多种心、脑血管疾病的重要病因和危险因素,影响重要脏器如心、脑、肾的结构与功能,最终可导致这些器官的功能衰竭。特别是脑卒中是我国原发性高血压最主要的死亡原因。近年来,经过全社会的共同努力,我国高血压患者知晓率、治疗率和控制率有明显进步,但仍与 WHO 的要求有较大差距。其中农村低于城市,男性低于女性,经济欠发达地区低于较发达地区。高血压分为原发性高血压(又称高血压病,约占 95%)和继发性高血压(约占 5%)。

高血压的患病率在欧美等国家高于亚非国家,工业化国家较发展中国家高。过去我国高血压的患病率远低于西方发达国家,但是近年来我国高血压患病率明显升高,根据 2002 年调查数据显示,我国 18 岁以上成人高血压患病率为 18.8%,按 2010 年我国人口的数量与结构,估计我国目前约有 2 亿高血压患者,每 10 个成年人中就有 2 人患有高血压,约占全球高血压总人数的 1/5。我国人群高血压流行有两个比较显著的特点:从南方到北方,高血压患病率呈递增趋势,可能与北方年平均气温较低以及北方人群盐摄入量较高有关;不同民族之间高血压患病率也有一些差异,生活在北方或高原地区的藏族、蒙古族和朝鲜族等患病率较高,而生活在南方或非高原地区的壮族、苗族和彝族等患病率则较低,这种差异可能与地理环境、生活方式等有关,尚未发现各民族之间有明显的遗传背景差异。

一、护理评估

1.病因 目前认为原发性高血压是在一定的遗传背景下由于多种后天环境因素作用,使正常血压调节机制失代偿所致。

(1)遗传和基因因素:高血压病有明显的遗传倾向,流行病学研究提示高血压发病有明显的家族聚集性。双亲均有高血压的正常血压子女,以后发生高血压的比例增高。高血压的遗传可能存在主要基因显性遗传和多基因关联遗传两种方式。

(2)环境因素:高血压可能是环境因素与遗传易感性相互作用的结果。我国人群高血压发病的重要危险因素主要有:①高钠、低钾膳食。钠盐(氯化钠)摄入量与血压水平和高血压患病率呈正相关,而钾盐摄入量与血压水平呈负相关。我国大部分地区,人均每天盐摄入量12～15g以上,膳食钠盐摄入量平均每天增加2g,收缩压和舒张压分别增高2.0mmHg和1.2mmHg。②超重和肥胖。身体脂肪含量与血压水平呈正相关,且身体脂肪的分布与高血压发生也有关,腹部脂肪聚集越多,血压水平就越高。③饮酒。过量饮酒也是高血压发病的危险因素,人群高血压患病率随饮酒量增加而升高。如果每天平均饮酒>3个标准杯(1个标准杯相当于12g乙醇,约合360g啤酒,或100g葡萄酒,或30g白酒),收缩压与舒张压分别平均升高3.5mmHg与2.1mmHg,且血压上升幅度随着饮酒量增加而增大。④精神紧张。长期精神过度紧张也是高血压发病的危险因素,长期从事高度精神紧张工作的人群高血压患病率增加。⑤其他危险因素。高血压发病的其他危险因素包括年龄、高血压家族史、缺乏体力活动等。

高血压发病机制尚不完全清楚,目前认为交感神经系统活动亢进、肾素－血管紧张素－醛固酮系统(RAAS)激活、肾脏潴留过多钠盐、胰岛素抵抗(IR)、内皮细胞功能受损等与本病发生有关。

2.临床表现

(1)健康史:①家族史。询问患者有无高血压、糖尿病、血脂异常、冠心病、脑卒中或肾脏病的家族史。②病程:患高血压的时间,血压最高水平,是否接受过降压治疗及其疗效与副作用。③既往史:目前及既往有无冠心病、心力衰竭、脑血管病、外周血管病、糖尿病、痛风、血脂异常、支气管哮喘、睡眠呼吸暂停综合征、性功能异常和肾脏疾病等症状及治疗情况。④有无提示继发性高血压的症状:例如肾炎史或贫血史,提示肾实质性高血压;有无肌无力、发作性软瘫等低血钾表现,提示原发性醛固酮增多症;有无阵发性头痛、心悸、多汗提示嗜铬细胞瘤。⑤生活方式:膳食脂肪、盐、酒摄入量,吸烟支数,体力活动量以及体重变化等情况。⑥药物引起高血压:是否服用使血压升高的药物,例如口服避孕药、生胃酮、滴鼻药、可卡因、安非他明、类固醇、非类固醇抗炎药、促红细胞生长素、环孢菌素以及中药甘草等。⑦心理社会因素:包括家庭情况、工作环境、文化程度及有无精神创伤史。

(2)症状:原发性高血压通常起病缓慢,早期常无症状或不明显,仅在体格检查时发现血压升高,少数患者则在发生心、脑、背等并发症后才被发现。高血压患者可有头痛、眩晕、后颈部疼痛、疲劳、心悸、耳鸣等症状,但并不一定与血压水平相关。

(3)体征:听诊可闻及主动脉瓣区第二心音亢进、带有金属音调、主动脉瓣区收缩期杂音或收缩早期喀喇音;长期持续高血压可有左心室肥厚,出现抬举性心尖搏动,并可闻及第四心音。

高血压急症和高血压亚急症:曾被称为高血压危象。高血压急症是指原发性或继发性高血压患者,在某些诱因作用下,血压突然和显著升高(一般超过180/120mmHg),同时伴有进行性心、脑、肾等重要靶器官功能不全的表现。高血压急症包括高血压脑病、颅内出血(脑出血和蛛网膜下隙出血)、脑梗死、急性心力衰竭、肺水肿、急性冠状动脉综合征(不稳定型心绞痛、急性非ST段抬高和ST段抬高型心肌梗死)、主动脉夹层动脉瘤、子痫等。高血压亚急症是指血压显著升高但不伴靶器官损害。患者可以有血压明显升高造成的症状,如头痛、胸闷、鼻出血和烦躁不安等。相当多数的患者有服药顺从性不好或治疗不足。血压升高的程度不是区别高血压急症与高血压亚急症的标准,区别两者的唯一标准是有无新近发生的急性进行性的严重靶器官损害。

(4)并发症:

1)脑血管病:包括短暂性脑缺血发作、脑血栓形成、腔隙性脑梗死、脑出血。

2)心力衰竭:左心室后负荷长期增高可致心室肥厚、扩大,晚期可发生心力衰竭。

3)慢性肾功能衰竭:长期持久血压升高可致进行性肾小球硬化,可出现蛋白尿、肾损害,晚期出现肾衰竭。

4)视力下降:累及眼底血管时可出现视力进行性下降。

3.辅助检查

(1)血压测量:包括诊所偶测血压、自测血压、动态血压监测,特别是24h动态血压监测有助于判断高血压的严重程度,了解其血压变异性和血压昼夜节律,指导降压治疗和评价降压药物疗效。如患者选择家庭血压监测,需要选择合适的血压测量仪器,并进行血压测量知识与技能培训。①使用经过验证的上臂式全自动或半自动电子血压计。②家庭血压值一般低于诊室血压值,高血压的诊断标准为≥135/85mmHg,与诊室血压的140/90mmHg相对应。③家庭血压适用于:一般高血压患者的血压监测,白大衣高血压识别,难治性高血压的鉴别,评价长时血压变异,辅助降压疗效评价,预测心血管风险及预后等。④对于精神高度焦虑患者,不建议自测血压。

(2)实验室检查:检查血常规、尿常规、肾功能、血糖、血脂分析、血尿酸等,可发现高血压对靶器官损害情况。

(3)心电图:可见左心室肥大、劳损。

(4)X线胸片检查:可见主动脉弓迂曲延长,左心室增大,出现心力衰竭时肺野可有相应的变化。

(5)超声心动图:了解心室壁厚度、心腔大小、心脏收缩和舒张功能、瓣膜情况等。

(6)眼底检查:有助于对高血压严重程度的了解,其分级标准如下。Ⅰ级:视网膜动脉变细,反光增强;Ⅱ级:视网膜动脉狭窄,动静脉交叉压迫;Ⅲ级:眼底出血或棉絮状渗出;Ⅳ级:视神经盘水肿。

4.心理、社会状况　高血压病程长、见效慢,多反复发作,患者长期受疾病的折磨,情绪波动大,身心疲惫,多数患者存在焦虑、紧张、恐惧、抑郁等不良心理。

二、护理诊断和合作性问题

1.疼痛　头痛与血压升高有关。

2.有受伤的危险　与头晕、视物模糊、意识改变或发生直立性低血压有关。

3.知识缺乏 不能坚持服用降压药 与缺乏高血压相关知识有关。

4.潜在并发症 脑卒中。

三、护理措施

1.一般护理

(1)休息与活动:患者头痛时嘱其卧床休息,抬高床头,改变体位的动作要慢,为患者提供安静、温暖、舒适的环境,尽量减少探视。护理人员操作应相对集中,动作轻巧,防止过多干扰患者。避免劳累、情绪激动、精神紧张、环境嘈杂等不良因素。指导患者使用放松技术,如心理训练、缓慢呼吸等。

(2)饮食护理:①限制钠盐摄入,每天应低于6g;②保证充足的钾、钙摄入,多食绿色蔬菜、水果、豆类食物、油菜、芹菜、蘑菇、木耳、虾皮、紫菜等含钙量较高食物;③减少脂肪摄入,补充适量蛋白质,如蛋类、鱼类等;④增加粗纤维食物摄入,预防便秘;⑤戒烟限酒;⑥控制体重。

(3)心理护理:高血压患者患病后一般有焦虑及抑郁情绪,为了减轻患者的情绪障碍,必须为其提供情感上的支持,包括对患者的理解、爱心和鼓励。如在天冷时给输液的患者热水袋保暖,在需要时主动给一杯开水等。同时细心观察,了解患者对疾病诊断、治疗及对护理人员的情绪反应;并及时了解患者心理活动,分析其产生的原因。必要时有针对性地对患者作耐心的交谈,使患者改变思维方法和行为方式上的消极态度,在护患沟通方面不断深入,为患者创造良好的人际关系,减少患者恐惧、悲伤、抑郁、孤独等心理,保持乐观向上,平稳安定的心境。

2.病情观察 对血压持续增高的患者,应每日测量血压2～3次,并做好记录,必要时测立、坐、卧位血压,掌握血压变化规律。如血压波动过大,要警惕脑出血的发生:如在血压急剧增高的同时出现头痛、视物模糊、恶心、呕吐、抽搐等症状,应考虑高血压脑病的发生;如出现端坐呼吸、喘憋、发绀、咳粉红色泡沫痰等,应考虑急性左心衰竭的发生。出现上述各种表现时,均应立即进行紧急救治。注意保持血压的稳定,防止血压过度波动,服用降压药时要勤测血压,避免血压过分降低。防止直立性低血压的发生,改变体位时,特别是大便蹲位时间长时,更应注意。由于老年人血管调节能力较差,不能灵活地适应体位的改变,易引起一时性脑缺血,出现头昏、黑矇现象,甚至会摔倒,必要时需有人陪同老人上厕所。

3.治疗配合 有效的治疗必须使血压降至正常范围,目前主张高血压患者血压应降到140/90mmHg以下,对于高血压合并糖尿病或慢性肾脏病变的患者,应降到130/80mmHg以下。老年收缩期性高血压应使收缩压降至140～150mmHg,舒张压<90mmHg,但不低于65～70mmHg。

(1)改善生活行为:适用于各级高血压患者;①减轻体重;②限制钠盐摄入;③补充钙和钾盐;④减少食物中饱和脂肪酸的含量和脂肪总量;⑤戒烟限酒,适量饮酒后仍明显升高血压者以及体瘦者应戒酒;⑥适当运动;⑦减少精神压力,保持心理平衡。

护理要点:指导患者改善生活行为。

(2)降压药物治疗:凡高血压2级或以上患者;高血压合并糖尿病,或者已有心、脑、肾靶器官损害和并发症的患者;血压持续升高6个月以上,非药物治疗手段仍不能有效控制血压者,必须使用降压药物治疗。降压药物应用应遵循以下4项原则,即小剂量开始、优先选择长效制剂、联合应用及个体化。

1)常用降压药物:见表13—4。

表13—4　常用降压药种类的临床选择及不良反应

药物类别	常用药物	适应证	不良反应
钙拮抗剂			
二氢吡啶类	硝苯地平(缓释片、控释片) 左旋氨氯地平 尼群地平	老年高血压 周围血管病 单纯收缩期高血压 稳定型心绞痛 颈动脉粥样硬化 冠状动脉粥样硬化	踝部水肿,头痛,潮红;快速型心律失常、心力衰竭为相对禁忌证
非二氢吡啶类	维拉帕米(普通、缓释片)地尔硫䓬缓释片	心绞痛 颈动脉粥样硬化 室上性心动过速	房室传导阻滞,心功能抑制;二至三度房室传导阻滞为绝对禁忌证,心力衰竭为相对禁忌证
利尿药			
噻嗪类	氢氯噻嗪 氯噻酮	心力衰竭 老年高血压 高龄老年高血压 单纯收缩期高血压	血钾减低,血钠减低,血尿酸升高;痛风为绝对禁忌证,妊娠为相对禁忌证
襻利尿药	呋噻米	肾功能不全 心力衰竭	血钾减低
保钾利尿药	阿米洛利 氨苯蝶啶	心力衰竭 心肌梗死后	肾功能衰竭、高血钾为绝对禁忌证
醛固酮拮抗剂	螺内酯	同上	同上
β受体阻滞剂	美托洛尔(普通、缓释片) 阿替洛尔 普萘洛尔	心绞痛 心肌梗死后 快速性心律失常 稳定型充血性心力衰竭	支气管痉挛,心功能抑制;二至三度房室传导阻滞、哮喘为绝对禁忌证,慢性阻塞性肺病、周围血管病、糖耐量低减、运动员为相对禁忌证
α受体阻滞剂	哌唑嗪	前列腺增生 高血脂	直立性低血压
血管紧张素转换酶抑制剂	卡托普利 依那普利 培哚普利	心力衰竭 心肌梗死后 左室肥厚 左室功能不全 颈动脉粥样硬化 非糖尿病肾病 糖尿病肾病	咳嗽,血钾升高,血管性水肿;妊娠、高血钾为绝对禁忌证
血管紧张素Ⅱ受体拮抗剂	氯沙坦 缬沙坦 厄贝沙坦 替米沙坦	同上	血钾升高,血管性水肿(罕见);妊娠、高血钾为绝对禁忌证

2)降压药物应用方案：联合用药治疗可以增强药物疗效，减少不良反应。目前比较合理的2种降压药物联合治疗方案：利尿剂与β受体阻滞剂；利尿剂与ACEI或ARB；二氢吡啶类钙通道阻滞剂与β受体阻滞剂；钙通道阻滞剂与ACEI或ARB。药物治疗应从小剂量开始，逐步递增剂量，达到满意血压水平所需药物的种类与剂量后进行长期降压治疗。推荐应用长效制剂可以减少血压的波动，降压药物和治疗方案选择应个体化。

护理要点：遵医嘱应用降压药物治疗，定时测量患者血压并做好记录，观察药物不良反应。患者有头晕、眼花、耳鸣、视物模糊等症状时，应嘱患者卧床休息，上厕所或外出时有人陪伴。若头晕严重，应协助在床上大小便。伴恶心、呕吐的患者，应将痰盂放在患者伸手可及处，防止取物时跌倒。避免迅速改变体位，必要时病床加用床栏。

3)高血压急症和亚急症的治疗：①高血压急症的治疗。一般情况下，初始阶段(数分钟到1h内)血压控制的目标为平均动脉压的降低幅度不超过治疗前水平的25%。在随后的2～6h内将血压降至较安全水平，一般为160/100mmHg左右，如果可耐受这样的血压水平，临床情况稳定，在以后24～48h逐步降低血压达到正常水平。在处理高血压急症时，要根据患者具体临床情况作其他相应处理，争取最大程度保护靶器官，并针对已经出现的靶器官损害进行治疗。常用的降压药物包括硝普钠(同时直接扩张动脉和静脉，降低心脏前、后负荷)、硝酸甘油(扩张静脉和选择性扩张冠状动脉与大动脉)、拉贝洛尔(兼有α受体阻滞作用的β受体阻滞剂)等。②高血压亚急症治疗。可在24～48h将血压缓慢降至160/100mmHg。许多高血压亚急症患者可通过口服降压药控制，如钙通道阻滞剂、血管紧张素转换酶抑制剂、血管紧张素受体阻滞剂、α受体阻滞剂、β受体阻滞剂，还可根据情况应用襻利尿剂。

护理要点：定期监测血压，一旦发现血压急剧升高、剧烈头痛、视物模糊、面色及神志改变、肢体运动障碍等高血压急症的表现，立即通知医生。对于已发生高血压急症的患者，应绝对卧床休息，抬高床头，避免一切不良刺激和不必要的活动，协助生活护理。保持呼吸道通畅，吸氧。安定患者情绪，必要时用镇静剂。连接好心电、血压、呼吸监护。迅速建立静脉通路，遵医嘱尽早应用降压药物，用药过程注意监测血压变化。

4)其他：①叶酸。高同型半胱氨酸与脑卒中风险呈正相关，我国进行的多种维生素治疗试验显示，补充叶酸可显著降低脑卒中风险。②调脂治疗。高血压合并血脂异常的患者，应同时采取积极的降压治疗以及适度的降脂治疗，首选他汀类药物。③抗血小板治疗。阿司匹林在心脑血管疾病二级预防中的作用已被大量临床研究证据支持，且已得到广泛认可，但合并活动性胃溃疡、严重肝病、出血性疾病者需慎用或停用阿司匹林。④血糖控制。高血压伴糖尿病患者心血管病发生危险更高，应积极治疗糖尿病。

(3)直立性低血压的预防和处理：①首先要告诉患者直立性低血压的表现为乏力、头晕、心悸、出汗、恶心、呕吐等。②指导患者预防直立性低血压的方法：避免长时间站立，尤其在服药后最初几个小时内站立会使腿部血管扩张，血液淤积于下肢，脑部血流量减少；改变姿势，特别是从卧、坐位起立时动作宜缓慢；服药时间可选在平静休息时，服药后继续休息一段时间再下床活动。③应指导患者在直立性低血压发生时采取下肢抬高位平卧，以促进下肢血液回流。

四、健康教育

1.疾病知识指导　让患者了解自己的病情，了解控制血压的重要性和终身治疗的必要性。教会患者和家属正确的测量血压方法,每次就诊携带记录,作为医生调整药量或选择用药的依据。指导患者调整心态,避免情绪激动,以免诱发血压增高。家属应对患者充分理解、宽容和安慰。

2.指导患者用药　强调长期药物治疗的重要性,用降压药物使血压降至理想水平后,应继续服用维持量。对无症状者更应强调。告知有关降压药物的名称、剂量、用法、作用及不良反应。嘱患者必须遵医嘱按时按量服药。不能擅自突然停药,经治疗血压得到满意控制后,可以逐渐减少剂量。

3.安排合理运动　指导患者根据年龄和血压水平选择适宜的运动方式,对中老年人应包括有氧、伸展及增强肌力3类运动,具体项目可选择步行、慢跑、打太极拳、练气功等。运动强度因人而异,常用的运动强度指标为运动时最大心率达到170减去年龄(如50岁的人运动心率为120次/分),运动频率一般每周3~5次,每次持续30~60min。

4.定期复诊　根据患者的总危险分层及血压水平决定复诊时间。危险分层属低危或中危者,可安排患者每1~3个月随诊1次;若为高危者,则应至少每1个月随诊1次。

(庞琳)

第四节　冠状动脉旁路移植的术后护理

一、冠心病

冠心病是指供给心脏营养物质的血管一冠状动脉发生严重粥样硬化和痉挛,使冠状动脉狭窄和阻塞,以及血栓形成造成管腔闭塞,导致心肌缺血缺氧和梗死的一种心脏病,亦称缺血性心脏病。

分型:①隐匿型。②心绞痛型。③心肌梗死型。④心力衰竭型。⑤猝死型。

二、护理评估

(一)术前

1.临床表现　心绞痛发作时面色苍白、表情焦虑、皮肤湿冷或出汗、血压升高、心率增快。评估疼痛部位、放射方向、性质、持续时间,疼痛诱因及缓解方式。

2.病史　有无高血压、糖尿病、吸烟及胃肠道疾病史。

3.心电图　大部分患者出现心绞痛症状时,会发生暂时的T波倒置,或ST段压低。

4.冠状动脉CTA　可以检测出其他检查无法发现的早期动脉硬化症。

5.动态心电图(Holter)　记录各种心律失常、无痛性心肌缺血;比较胸痛时有无S—T段压低,以明确胸痛的性质。

6.超声心动图　确诊或排除多种器质性心脏病(先心病、风心病、心肌病);急性心肌梗死、陈旧性心肌梗死,有明确的室壁运动异常,超声心动图可以确诊这两类疾病。

7.伴随的其他疾病　高血压、糖尿病等。

(二)术后

1.心功能状况及重要脏器功能。

2.呼吸型态、呼吸音。

3. 心电图及彩色超声多普勒的检查结果。

4. 心肌酶学的测定。

5. 水、电解质及酸碱平衡情况。

6. 手术切口、引流管情况。

7. 引流液的颜色、性质、量。

8. 四肢末梢循环及活动情况。

三、主要护理问题

（一）术前

1. 焦虑、恐惧　与患者对疾病的恐惧、认识不足及担心预后有关。

2. 舒适的改变　与疼痛、活动受限等有关。

3. 知识缺乏　与患者缺乏疾病及手术相关知识有关。

（二）术后

1. 围术期心梗　与冠状动脉持续痉挛、血运重建不完全有关。

2. 低心排血量　与术前左室功能不全、术中心肌保护欠佳以及围术期发生心肌梗死有关。

3. 气体交换受损　与高龄、术前肺通气与换气功能下降、麻醉和体外循环对肺的影响等有关。

4. 低效型呼吸型态　与手术、麻醉、人工辅助呼吸、体循环和术后伤口疼痛有关。

5. 下肢血液回流障碍　与下肢大隐静脉取出术有关。

6. 心输出量减少　与心脏疾病、心功能减退、容量不足，心律失常有关。

7. 皮肤完整性受损　与手术切口及术肢取血管有关。

8. 潜在并发症　心律失常、意识障碍、肾功能不全等。

四、护理措施

（一）术前护理

1. 心理护理

（1）解释手术的必要性、手术方式及注意事项。

（2）鼓励患者表达自身感受，了解患者的心理及精神状况，鼓励术者术前接触一些手术成功的患者，增加其信心。

（3）教会患者自我放松的方法。

（4）针对个体情况进行针对性心理护理。

（5）鼓励家属和朋友给予患者关心和支持。

2. 密切观察生命体征，备好抢救药品、器材。心绞痛发作时立即停止活动，绝对卧床休息，胸闷时给氧气吸入，必要时遵医嘱给硝酸甘油舌下含服或静脉泵入，注意用药护理。

3. 完善相关检查，讲解疾病知识、术前的注意事项及介绍术后伤口部位，置管情况，并介绍手术室及监护室的一些情况。

（二）术后护理

1. 监测心电图，观察心律、心率变化及各导联 ST－T 变化。心率最好控制在 60～80

次/min。

2.密切监测血压，维持适合患者自身的血压（即要参考患者术前的血压），对术前合并高血压的患者术后血压控制在不低于术前血压 20～30mmHg。

3.术后应密切观察胸腔或心包腔的出血。准确记录胸腔引流量，及时发现出血如确诊后及早二次开胸止血

4.术后应用抗凝及抗血小板聚集药。注意出血情况和血栓形成。

5.加强呼吸道的护理，充分供氧，保持呼吸道通畅，有效拍背体疗，防止肺部并发症发生。

6.观察尿量、尿比重、尿糖及患者取血管肢体情况，注意抬高患肢 15°～30°，观察患肢循环、温度及颜色，防止血栓形成。

7.保持大便通畅，避免用力排便，营养支持及指导，饮食为低脂高蛋白，富含维生素的摄入。

8.取血管肢体的护理

(1)术后用弹力绷带包扎下肢，注意观察皮肤的颜色、温度及搏动等情况，并与对侧肢体比较。

(2)观察下肢伤口有无出血、渗血或感染迹象。

(3)抬高术肢 15°～30°，间断被动或主动活动术肢，有利于下肢静脉回流，防止血栓形成。

(4)术后 12 小时拆除弹力绷带。

9.做好口腔护理、尿管护理、定时翻身，保持患者舒适清洁。

10.并发症的观察及护理。

(1)预防围术期心梗

1)持续心电监测：心电监测选择一个 R 波向上的导联。心率最好维持在 60～80 次/min，左心功能不全时心率维持在 100 次/min 左右为宜。每日至少做全导联心电图一次，并与术前心电图对比，观察有无 ST－T 弓背上抬、T 波改变，并复查 CK－MB、血清肌钙蛋白，观察有无成倍上升，有助于及早发现围手术期心梗。一旦确诊，需再次手术。

2)遵医嘱给予硝酸甘油扩张冠状动脉，改善心肌供血供氧。

3)术后根据患者情况及时有效应用抗凝、抗血小板聚集药，确保血管桥的通畅，并注意观察患者用药后的反应，如出血、胃肠道不适等。

4)保证充足的供氧，并给予镇痛镇静治疗，减少心肌耗氧。

(2)低心排血量的观察：应用持续心排血量监测仪，监测心输出量、心排血量指数，尽早发现低心排血量，及时处理。术后要维持适合患者自身的血压（即要参考患者术前的血压），对术前合并高血压的患者术后血压控制在不低于术前血压 20～30mmHg，以利于心、脑、肾的灌注。血压低时，在补充血容量的同时遵医嘱应用多巴胺、肾上腺素、去甲肾上腺素等血管活性药物，如循环仍无改善，及早应用主动脉内球囊反搏。

(3)呼吸功能的维护

1)持续监测经皮血氧饱和度，定时复查动脉血气。

2)麻醉清醒后充分镇痛、镇静，适当延长呼吸机辅助时间，血氧饱和度不理想时适当增加氧浓度。

3)每日摄 X 线片，了解肺部情况。

4)定时、有效地进行胸部物理治疗，保持呼吸道通畅。

5)适当限制液体入量,保持合适的胶体渗透压,适当利尿以减轻肺组织水肿。

6)拔除气管插管后,如血氧饱和度低,可采用双腔鼻塞和面罩同时供氧,重者可采用无创呼吸机辅助。

(4)预防心律失常:CABG术后心律失常以快速房颤、室上性心动过速、窦性心动过速、室性心律失常最为多见。常见病因为疼痛、血容量不足、电解质紊乱、心肌缺血等,遵医嘱针对病因处理,必要时用抗心律失常药并注意观察用药后的反应。

(5)合并糖尿病的护理

1)监测血糖,药物控制首选胰岛素,并注意监测血糖水平。

2)开始进食后,给予糖尿病饮食,逐渐过渡到口服降糖药。

3)观察切口愈合情况及有无感染迹象。

五、健康指导

(一)术前

1. 患者宜低盐低脂饮食,清淡、易消化食物,进食适量的蔬菜和水果,少食多餐。禁忌烟酒、咖啡及刺激性食物,切忌暴饮暴食。

2. 指导保持大便通畅的方法,必要时应用缓泻剂。

3. 指导患者随身携带硝酸甘油片以备急用,注意药物的有效期。

(二)术后

1. 指导患者低盐低脂饮食,进食足够的蔬菜和水果,少食多餐。禁忌烟酒、咖啡及刺激性食物,切忌暴饮暴食,指导患者正确记录尿量的方法。

2. 指导患者正确有效的咳嗽排痰的方法,促进肺扩张,预防肺部感染。

3. 指导患者保持手术切口的清洁,必要时抬高患肢促进静脉回流的方法。

4. 指导患者服用阿司匹林,应选用肠溶剂型,并在饭后服用,以减少对胃肠道黏膜的刺激。同时观察有无消化道出血倾向。

5. 指导患者适当康复锻炼,量、力而行,勿劳累,肥胖者应减肥。指导患者保持良好心态,控制情绪激动,促进康复。

6. 保持心情愉快,切忌情绪波动,注意休息,放松身心,减轻压力。

7. 指导患者进行下肢活动,防止静脉血栓。

8. 保持大便通畅,遵医嘱服用药物,教会患者进行自我观察,注意药物的副作用。

六、护理评价

1. 患者情绪稳定,配合治疗。

2. 患者卧床休息或者适度活动,活动后无气促、心率过快、疲乏感。

3. 患者了解危险诱因,手术及用药知识。

4. 呼吸平稳,听诊呼吸音对称,无啰音及痰鸣或喘鸣。

5. 患者生命体征维持在适宜范围,四肢温暖,量出为入。

6. 术后无护理并发症,切口愈合良好,患者掌握饮食调理、活动耐力增强,主动参与自我护理。

(孙哲)

第五节　心脏大血管外科的急救护理

一、心室破裂的急救护理

(一)心室破裂

心室破裂是心血管术后的严重并发症,发生率极低,多与患者基础病变、手术创伤及各种因素导致的术后心腔压力改变等因素有关。根据发生时间的不同分为:①早期破裂,通常发生在手术室,多为体外循环停机后发生的左室破裂;②延迟破裂,通常发生在复苏室,多为术后数小时或数天;③晚期破裂,通常发生在术后数天至数年出现。常在短时间内心搏骤停,死亡率达 90%以上。

(二)护理评估

1.评估患者的年龄、术前心脏彩超(左室大小、EF 值等)、心功能。

2.评估术中情况,如体外循环时间、心肌阻断时间、心肌保护、体内置入物等。

3.术后突然发生的胸液急剧增多,颜色深、温热。

4.患者病情突变,意识丧失,无心音、血压进行性快速下降,心电图出现“电一机械性分离”现象,即心脏虽有节律的电活动,但无机械性收缩运动。

(三)主要护理问题

1.组织灌注量减少　与心脏破裂、心律失常有关。

2.心输出量减少　与心脏破裂有关。

3.潜在生命危险　与心脏破裂,大出血有关。

(四)护理措施

1.心室破裂的预防。心肌梗死早期要绝对卧床休息,给予镇静,积极止痛,控制高血压,预防便秘,禁止用力排便。

2.从术前开始,着手心功能的维护及基础病变的处置。术中做好心肌保护,提高手术技巧。尽量避免因手术造成的心肌损伤。

3.保持引流管通畅,观察引流液量、颜色、性状及引流管波动情况,积极止血。

4.术后密切观察心率(律)、血压、中心静脉压等血流动力学的变化。心电图出现窦性心动过缓、逸搏性心率、电一机械性分离时提示心室破裂。

5.发生心室破裂时,迅速加压扩容,确保各种抢救管道通畅,如给药管道、负压吸引管道、气道等。

6.迅速通知外科医生、手术室护士、麻醉医生到场,床旁开胸或进手术室,并尽快建立体外循环,及早进行外科修复。

7.严密监测动脉血气,维持电解质、酸碱平衡。

8.密切观察患者意识、瞳孔、尿量,准确记录抢救过程。

(五)健康指导

1.向患者家属讲解疾病的发生、发展和转归,语言应通俗易懂。

2.患者抢救无效死亡时,应做好亲属的安抚工作。

3.做好善后处理。

(六)护理评价

1.患者血流动力学恢复,并发症得到有效预防和控制。

2.抢救无效死亡时,无重大医疗纠纷。

二、急性左心衰的急救护理

(一)急性左心衰

急性左心衰是由于心脏瓣膜疾病、心肌损害、心律失常、左室前后负荷过重导致急性心肌收缩力下降、左室舒张末期压力增高、排血量下降,从而引起以肺循环淤血为主的缺血缺氧、呼吸困难等临床症候群。如端坐呼吸、心率加快、大汗、咯粉红色泡沫痰、嗜睡、烦躁、双肺布满湿啰音。急性肺水肿是最主要表现,可发生心源性休克或心搏骤停。

(二)护理评估

1.评估呼吸困难及缺氧的程度。

2.评估心律、心率、血压、中心静脉压、四肢末梢灌注、肝脏大小及尿量。

3.评估双肺呼吸音及全身水肿的情况。

4.评估X线胸片及心电图。

(三)主要护理问题

1.心输出量减少　由急性心功能不全所致。

2.气体交换受损　与急性肺水肿有关。

3.恐惧　与有窒息感、呼吸困难有关。

4.活动无耐力　与心搏出量减少、呼吸困难有关。

5.清理呼吸道无效　与大量泡沫样痰有关。

6.体液过多　如下肢水肿,与体循环淤血有关。

7.潜在并发症　心源性休克、猝死、洋地黄中毒。

(四)护理措施

1.循环功能的监护。持续心电监测,观察心率,心律,遵医嘱使用去乙酰毛花苷强心治疗,观察用药血管,注意有无洋地黄中毒等不良反应;使用有创血压监测,使用血管活性药物多巴胺、多巴酚丁胺增加心肌收缩力,维持正常血压;持续中心静脉压监测,观察中心静脉压的变化;使用血管扩张剂如硝酸甘油、米力农降低循环阻力,改善四肢末梢灌注情况。

2.积极纠正缺氧。保持呼吸道通畅,适当的胸部体疗,鼓励患者咳嗽咳痰。给予高流量氧气吸入(6～8L/min),可在湿化瓶内加入50%乙醇,有助于消除肺泡内的泡沫;呼吸困难严重者,使用无创呼吸机辅助通气,改善缺氧,嘱患者配合呼吸机进行深呼吸,用鼻呼吸,避免胃肠胀气。做好面部皮肤的护理,避免压伤皮肤。对病情危重的患者应做好机械通气的准备。

3.使用利尿剂,每小时监测尿量,观察利尿效果及水肿消退情况;注意皮肤颜色、温度的变化。

4.吗啡是在急性左心衰竭时有效的药物,可以用于任何原因引起的肺水肿,吗啡具有呼吸抑制、恶心呕吐、低血压等副作用,应注意观察。对于烦躁的患者给予小剂量的吗啡皮下注射,减少氧耗。

5.保持适当的体位,协助患者取坐位或半卧位,两腿下垂减少静脉回流,从而减少回心血量,改善呼吸困难。

6. 维持水电解质、酸碱平衡。准确记录 24 小时出入量，水肿患者适当限制液体入量，保持液体负平衡，控制液体输入速度，定时监测电解质，维持血钾在 4～4.5mmol/L。

7. 平喘解痉药物的应用。喘定及氨茶碱静脉注射，可以解除患者的支气管痉挛。

8. 保证患者休息，护理操作尽量集中，动作轻柔，保持环境温暖舒适。做好患者的解释、安慰及鼓励工作，使之配合治疗和护理。

（五）健康指导

1. 让患者熟知诱发心力衰竭的各种因素，对自己的疾病有正确的认识。

2. 根据患者心肺功能情况协助制定适当的活动计划。保持愉快的心情，避免情绪激动。避免长期卧床发生静脉血栓、体位性低血压。

3. 让患者理解遵医嘱服药的重要性，掌握自己所服药物的作用、剂量、方法及药物的副作用。教会患者观察用药后的反应。

4. 尽量避免诱因，注意保暖，防止呼吸道感染及其他部位的感染。

5. 定期复查，出现尿量减少、憋气、下肢水肿、乏力、体重增加等症状时及时到医院就诊。

6. 饮食指导。少食多餐，低热量、易消化饮食，避免暴饮暴食，适当限制含盐量及含水分较高的食物，以免增加循环血量，增加心脏负担。服用利尿剂，尿量多时多吃红枣、橘子、香蕉、韭菜等含钾高的食物，适当补钾。

（六）护理评价

1. 呼吸困难减轻，无缺氧症状。

2. 心率、心律、血压平稳，中心静脉压正常。

3. 四肢末梢温暖，尿量增加，出入量负平衡，水肿消退。

4. 无水电解质、酸碱平衡紊乱。

5. 无潜在并发症，如心源性休克、猝死、洋地黄中毒。

三、心跳骤停的急救护理

（一）心跳骤停

心跳骤停是心血管术后、各种原因导致的患者突然意识丧失和颈动脉搏动消失。应分秒必争地就地抢救，心脏停搏时间越短，全身组织特别是大脑、心脏缺氧性损伤越轻，恢复的机会越大。

（二）护理评估

1. 临床表现　患者突然意识丧失和颈动脉搏动或心音消失、瞳孔散大、发绀、喘息、呼吸停止。

2. 心电图表现　室速、室颤、心脏电一机械性分离、心搏完全停止。

（三）主要护理问题

1. 组织灌注量减少　与心脏骤停、心律失常有关。

2. 心输出量减少　与心脏骤停有关。

3. 潜在生命危险　与心脏骤停有关。

（四）护理措施

1. 心电图出现室速、室颤时，立即听心音，摸颈动脉搏动，监测生命体征。

2. 立即通知医生，推抢救车、除颤仪。

3. 持续胸外心脏按压。

4. 迅速平卧，保持呼吸道通畅、保证氧供。带呼吸机调氧至100%，不带呼吸机使用简易呼吸器加压给氧，紧急气管插管。

5. 遵医嘱给予复苏药物，口头医嘱核对2遍，观察用药效果。

6. 对症处理，除颤、临时起搏器应用，积极寻找病因，进行对因治疗。

7. 脑复苏。积极实施有效的脑保护，给予头置冰帽降温，观察意识状态变化。

8. 及时查动脉血气分析，维持电解质、酸碱平衡。

9. 复苏成功，继续高级生命支持。加强循环、呼吸、脑、肾功能的监护，注意监测和防范多脏器功能衰竭的发生。

10. 复苏失败，床旁开胸。

11. 准确、详细地完成抢救记录。

（五）健康指导

1. 向患者家属讲解患者病情，取得家属的配合。

2. 患者抢救无效死亡时，应做好亲属的安抚工作。

3. 做好善后处理。

（六）护理评价

1. 患者血流动力学恢复，并发症得到有效预防和控制。

2. 抢救无效死亡时，无重大医疗纠纷。

四、恶性心律失常患者的急救护理

（一）心律失常

心律失常是指心律起源部位、心搏频率与节律以及激动传导等任何一个环节出现异常。其中以窦性心律失常最为多见，异位心律中以室性期前收缩最为多见。

（二）恶性心律失常

恶性心律失常是指在短时间内引起严重血流动力学障碍，导致患者晕厥甚至猝死的心律失常。它是根据心律失常的程度及性质分类的一类严重心律失常，也是一类需要紧急处理的心律失常。包括严重窦性心动过缓、窦性停搏、高度房室传导阻滞、持续室上性心动过速、快速房颤及房扑、室性心动过速、心室扑动及颤动。

（三）护理评估

1. 评估引发患者恶性心律失常的原因、发作时的症状、持续时间及患者发作时的心理状态。

2. 评估患者的意识状态、瞳孔大小及对光反射。

3. 评估患者电解质、酸碱平衡情况。

（四）主要护理问题

1. 心输出量减少　与术前心功能差、心功能减退、血容量不足、心律失常和水电解质失衡有关。

2. 活动受限　与疾病需绝对卧床及各种治疗监护有关。

3. 潜在生命危险　与恶性心律失常有关。

（五）护理措施

1. 正确使用心电图监测，观察心电图波形是否正常。及时、准确地识别心律失常表现，重视恶性心律失常的预警信号。注意观察患者在出现心律失常时的血流动力学变化。

2.密切观察患者心率(律)的变化,及时寻找致心律失常的诱因。高度重视患者的主诉,如胸闷、眩晕、呼吸困难等。原有症状发生改变或有新的症状出现时,应提高警惕。

3.正确按医嘱使用抗心律失常药物,注意观察患者心率(律)及血压的变化,注意药物的疗效、副作用及药物致心律失常作用等。

4.若药物疗效不佳,血流动力学明显异常,发现心电图显示室颤或心搏骤停时,应该立即进行心肺复苏,积极实行电复律。观察除颤效果心率(律)、血压、呼吸、意识状态等情况。

5.心率减慢时除可应用药物提高心率外,可安装临时起搏器。

6.及时查血气,纠正水、电解质紊乱,纠正酸中毒。

7.各种抢救药品、物品准备齐全,一旦患者出现严重的情况,立即配合医生进行救治。

8.充分供氧,降低体温,补充血容量。

9.如果患者处于清醒状态,积极给予心理抚慰,必要时给适当镇静。

10.加强基础护理,预防护理并发症。

(六)健康指导

1.告知患者心律失常的常识、诱发因素、发作时的症状,以预防心律失常的发生及恐慌。

2.指导患者学会自测脉搏,告知患者在出现心悸、头晕、乏力、黑矇、胸闷、头痛、恶心、肢体及语言障碍时应卧床休息,尽量减少机体耗氧,及时到医院进行检查。

3.向患者及家属说明坚持服药的重要性。

4.指导患者创造轻松的工作与生活环境,避免由于精神紧张及压力过大诱发或加重心律失常。

5.指导患者及家属改正生活中对疾病不利的习惯,应戒烟、戒酒及少饮浓茶及咖啡。

6.对因心律失常安装了永久起搏器的患者,嘱其保持与有电磁辐射的物体至少10cm以上的距离。

(七)护理评价

1.患者病情变化得到及时处理,为进一步治疗赢得时间。

2.患者心律稳定,心功能改善。

3.患者并发症得到有效预防和控制。

4.患者及家属焦虑和恐惧得到缓解。

(孙哲)

参考文献

[1]田海明,王毅.临床心血管病综合征[M].合肥:安徽科学技术出版社,2010.

[2]赵勇鹏,陈兴澎.心肌梗死后室间隔缺损的治疗时机与策略[J]心血管病学进展,2015(02):224-227.

[3]沈卫峰,贝政平.心血管病诊疗标准[M].上海:上海科学普及出版社,2013.

[4]梁惠清,刘俊.肌钙蛋白T和肌钙蛋白I升高在非冠状动脉疾病中的特点[J]心血管病学进展,2014(04):506-510.

[5]刘梅林.老年心血管病[M].北京:人民军医出版社,2011.

[6]李艳芳,周玉杰,王春梅.心血管疾病研究进展[M].北京:人民军医出版社,2014.

[7]杜贺,陈少萍.心房颤动患者血栓形成危险因素的研究进展[J]心血管病学进展,2014(06):656-659.

[8]程龙献.心血管疾病循证治疗学[M].武汉:武汉大学出版社,2011.

[9]李雪芹,陈明.肺动脉高压的药物治疗进展[J]心血管病学进展,2014(04):472-476.

[10]牟燕,王清.心血管疾病药物治疗学[M].北京:化学工业出版社,2011.

[11]缪培智,卞士平,郑宏超.老年患者充血性心力衰竭的危险因素分析[J]国际心血管病杂志,2015(03):198-201.

[12]郭继鸿.临床实用心血管病学[M].北京:北京大学医学出版社,2015.

[13]刘宣,严金龙,汤宝鹏.心房颤动的药物治疗进展[J]心血管病学进展,2014(04):443-447.

[14]沈卫峰,张凤如.心血管疾病并发症防治进展[M].上海:上海科学技术出版社,2013.

[15]黄颖,李荣,左强,褚庆民,卿立金.心肌梗死急性期ST段抬高形态的临床意义及机理探讨[J]国际心血管病杂志,2015(03):212-213.

[16]郭兰敏.实用胸心外科手术学[M].北京:科学出版社,2010.

[17]卫弘智.临床心血管超声诊断学[M].兰州:兰州大学出版社,2012.

[18]葛洪霞,高炜,祖凌云.急性心肌梗死患者死因构成及危险因素分析[J]心血管病学进展,2015(02):146-150.

[19]刘世明,陈敏生,罗健东.心血管疾病药物治疗与合理用药[M].北京:科学技术文献出版社,2013.

[20]许迪.心血管科临床处方手册[M].南京:江苏科学技术出版社,2011.

[21]贾清华.老年心血管病用药指南[M].北京:中国医药科技出版社,2014.

[22]周茂金,苏美英,张卫东.心血管药物手册[M].北京:中国医药科技出版社,2013.

[23]郑清文,楚天舒.儿茶酚抑素在急性心肌梗死中的研究进展[J]心血管病学进展,2014(06):692-695.

[24]卢才义.心血管疾病药物治疗与合理用药[M].北京:科学技术文献出版社,2013.

[25]刘榜霞,李小荣,杜为,王林林,满艺龙,肖峰,屠苏,汪道武,曹克将.合并高血压的肥

厚型梗阻性心肌病患者的临床特点分析[J]国际心血管病杂志，2014(03)：195－197.

[26]张颖娇，张冬颖.非甾体类抗炎药与心血管事件风险的研究进展[J]心血管病学进展，2014(04)：510－514.

[27]张雅慧.心血管系统疾病[M].北京：人民军医出版社，2015.